PATHOLOGISCHE HISTOLOGIE

EIN UNTERRICHTSKURS FÜR STUDIERENDE UND ÄRZTE

VON

Dr. MAX BORST †

O. Ö. PROFESSOR DER ALLGEMEINEN PATHOLOGIE
UND DER PATHOLOGISCHEN ANATOMIE
AN DER UNIVERSITÄT MÜNCHEN

VIERTE
VERBESSERTE UND ERWEITERTE AUFLAGE

MIT 405 ABBILDUNGEN IM TEXT

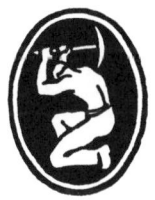

SPRINGER-VERLAG BERLIN HEIDELBERG GMBH
1950

ALLE RECHTE, INSBESONDERE DAS DER ÜBERSETZUNG
IN FREMDE SPRACHEN, VORBEHALTEN.

COPYRIGHT 1926 BY F. C. W. VOGEL IN LEIPZIG
1938 BY SPRINGER-VERLAG OHG. IN BERLIN
1950 BY SPRINGER-VERLAG BERLIN HEIDELBERG
URSPRÜNGLICH ERSCHIENEN BEI J.F. BERGMANN, MÜNCHEN 1950
SOFTCOVER REPRINT OF THE HARDCOVER 4TH EDITION 1950

ISBN 978-3-642-87794-0   ISBN 978-3-642-87793-3 (eBook)
DOI 10.1007/978-3-642-87793-3

Vorwort zur ersten Auflage.

Dieses Buch ist die Erfüllung eines in vielen Jahren immer wieder ausgesprochenen Wunsches meiner Schüler. Krieg und Revolution haben Entwurf und Ausführung immer wieder unterbrochen. Die Trostlosigkeit der Gegenwart legte es nahe, das Unternehmen ganz aufzugeben. Schließlich wurde die Vollendung doch gewagt.

Ein **Lehrbuch** der pathologischen Histologie kann ich das vorliegende Werk nicht nennen. Dazu ist der Stoff nicht systematisch und nicht vollständig genug bearbeitet. Von einem allgemeinen Teil habe ich abgesehen; er hätte den Umfang des Buches allzusehr vergrößert und Wiederholungen wären unvermeidlich gewesen. Es ist eine sorgfältige Auswahl **spezieller Krankheitsbilder** getroffen worden, bei deren Besprechung auch die allgemeine pathologische Histologie zu ihrem Rechte kommt. Die **Geschwülste** sind als ein zusammengehöriges Ganzes in einem eigenen Abschnitt nach Besprechung der wichtigsten Erkrankungen der einzelnen Organe behandelt. Jedem Kapitel ist eine ganz kurze Darstellung der **normalen Histologie** vorausgeschickt. Auf die pathologisch-histologische **Technik** ist nicht eingegangen worden. Hierfür gibt es ausgezeichnete Spezialwerke und auch kurze Anleitungen. Größter Wert ist auf die **Abbildungen** und auf die genaueste Beziehung des Textes zu diesen gelegt. Die Figuren sind alle nach ausgewählten Originalpräparaten von dem Universitätszeichner W. Freytag in Würzburg gezeichnet worden. Ihm sei für seine große Mühe und Sorgfalt herzlich gedankt. Dem Verleger, Herrn Dr. Lampe-Vischer, sei ganz besonderer Dank ausgesprochen für das unermüdliche Interesse, das er dem Buch entgegengebracht, und für die glänzende Ausstattung, die er ihm trotz aller Not der Zeit gegeben hat. Meinen Herren Assistenten Dr. Groll und Dr. Feucht danke ich vielmals für die Durchsicht der Korrekturbogen und für die Herstellung des Sachregisters.

Bei der Darstellung habe ich nach Möglichkeit versucht, das Verständnis für die histologischen Bilder zu wecken und zu fördern. Deshalb ist, wo immer dieses Ziel es zu erfordern schien, über die **Pathogenese und Ätiologie**, sowie gelegentlich auch über die **Symptomatologie** der betreffenden Krankheiten ein Wort gesagt, und es ist der Beschreibung des mikroskopischen Bildes auch immer der makroskopische Befund gegenübergestellt. So soll jedesmal ein möglichst abgerundetes Bild der betreffenden Erkrankung zustande kommen, und es soll auf diese Weise klar werden, wieviel die pathologische Histologie beitragen kann zur Erklärung der grobsinnlich wahrnehmbaren Erscheinung, zur Lösung formal- und kausalgenetischer Fragen, zum Verständnis der funktionellen Störungen. Freilich konnten alle diese Hinweise nur in kurzen Andeutungen geschehen, und ich weiß selbst nur zu gut, wie weit ich hinter dem Ziel, das mir vorschwebte, zurückgeblieben bin.

Wenn ich das vorliegende Buch einen Unterrichtskurs der pathologischen Histologie nenne, so tue ich es einerseits, um ihm einen möglichst anspruchslosen Titel zu geben und um die freie Behandlung des Stoffes zu rechtfertigen, andererseits aber, um zum Ausdruck zu bringen, daß sich mir die vorliegende Form der Darstellung im Laufe einer 25jährigen Tätigkeit in pathologisch-histologischen Unterrichtskursen als zweckentsprechend und brauchbar ergeben hat. Zugleich will ich aber auch einen Dank zum Ausdruck bringen für jenen Mann, der mich in die pathologische Histologie eingeführt hat und von dem ich die nachhaltigsten Anregungen auch in bezug auf den pathologisch-histologischen Unterricht empfing — an Georg Eduard von Rindfleisch. Seinem Andenken sei dieses Buch gewidmet.

München, den 1. März 1921.

Max Borst.

Aus den Vorworten zur zweiten und dritten Auflage.

In der zweiten Auflage sind eine Reihe von Abbildungen durch bessere ersetzt worden. Eine große Reihe neuer Bilder wurde aufgenommen. Den Organen mit innerer Sekretion ist ein eigenes Kapitel gewidmet worden. Der Text ist überall revidiert und durch Neuaufnahmen erweitert worden. Den dankenswerten Anregungen der Kritik habe ich nach Möglichkeit Rechnung getragen.

Für die dritte Auflage wurde der Text der zweiten Auflage nicht nur gründlich überprüft, sondern auch wesentlich erweitert. Ferner sind einige wenige Abbildungen der zweiten Auflage durch bessere ersetzt worden und es wurden nahezu 100 neue Abbildungen aufgenommen. An der grundsätzlichen Behandlung des Stoffes, wie sie im Vorwort zu der ersten Auflage auseinandergesetzt wurde, ist nichts geändert worden. Deshalb wurde auch der Titel des Buches beibehalten. Für die Vermehrung des Textes und der Abbildungen in der vorliegenden dritten Auflage war der Wunsch maßgebend, das Buch noch mehr als bisher für die Bedürfnisse der Ärzte, besonders der an Kliniken und Krankenhäusern histologisch tätigen, brauchbar zu gestalten. So wollen die umfangreicheren Zusätze, z. B. auf dem Gebiet der Erkrankungen der Gefäße, der blutbildenden Organe, der weiblichen Geschlechtsorgane, der Knochen und die wesentlichen Ergänzungen in dem Kapitel Gewächse verstanden sein.

München, Ostern 1925 und Juli 1938.

Max Borst.

Vorwort zur vierten Auflage.

Die im Vorwort zur dritten Auflage ausgesprochene Absicht, das Buch auch für die Bedürfnisse der Ärzte auszugestalten, hat mich auch bei der Bearbeitung der vierten Auflage geleitet. Insbesondere erschien es in dieser Hinsicht nötig, den Fortschritten auf dem Gebiete der Hirntumoren Rechnung zu tragen. Im Kapitel Geschwülste sind daher die Tumoren des zentralen und peripheren Nervensystems gesondert behandelt und völlig neu bearbeitet worden. Zahlreiche neue Abbildungen sind diesem Sonderabschnitt beigegeben. Auch die übrigen Kapitel wurden einer sorgfältigen Durchsicht unterzogen; neue Abbildungen wurden auch hier eingefügt und einige Figuren durch bessere ersetzt. Zu besonderem Dank bin ich den Herren Professoren Dr. O. Gagel-Wien und Dr. B. Romeis-München verpflichtet, ersterem für seine Beratung bei der Abfassung des Kapitels Hirntumoren, letzterem für seine Hilfe bei der Neubearbeitung der „normalhistologischen Vorbemerkungen" und bei der Berücksichtigung der neuen anatomischen Nomenklatur. Die Originale zu den neuen Abbildungen hat wieder Herr Universitätszeichner W. Freytag-Würzburg gezeichnet. Meinen Herren Assistenten, Dozenten Dr. Höra-München und Dr. Petermeier danke ich für die Hilfe bei der Durchsicht der Korrekturen und bei der Aufstellung des neuen Sachregisters.

München 1944.

Max Borst.

Zwei Jahre nach der Niederschrift dieses Vorworts traf den Verfasser ein tödlicher Autounfall. Nachdem ich das Vermächtnis des teuren Lehrers und Freundes übernehmen konnte, war es mir eine liebe Pflicht, die Korrekturen in Gemeinschaft mit Dr. Stampfl nochmals überprüfen zu können.

Herrn Prof. Romeis gebührt besonderer Dank für seine sorgfältige Beurteilung der neuangefertigten Klischeeabzüge.

Dieses Buch war das Meisterwerk des Verstorbenen, das er mit der ganzen Liebe erfüllte, die er für seine Wissenschaft hatte. Möge es viele empfängliche Leser finden.

München, Ostern 1949.

Werner Hueck.

Inhaltsverzeichnis.

	Seite
Einleitung	1
I. Organe des Kreislaufs	3
A. Herz	3
1. Myokard	3
a) Normal-histologische Vorbemerkungen	3
b) Pathologische Histologie	3
1. Atrophie	3
Braune Atrophie des Myokards	3
2. Stoffwechselstörungen (sog. Entartungen)	5
α) Trübe Schwellung	5
β) Verfettung des Myokards	6
γ) Adipositas cordis, sog. Fettherz	9
3. Zirkulations- und Ernährungsstörungen. Entzündungen. Ausheilung derselben	10
Myokarditis, Herzschwielen	10
2. Endokard	14
a) Normal-histologische Vorbemerkungen	14
b) Pathologische Histologie	15
Entzündungen. Endokarditis	15
3. Perikard	18
a) Normal-histologische Vorbemerkungen	18
b) Pathologische Histologie	18
Entzündungen. Perikarditis	18
B. Gefäße	20
a) Normal-histologische Vorbemerkungen	20
b) Pathologische Histologie	22
1. Arterien	22
1. Störungen des Stoffwechsels und der Ernährung	22
Atherosklerose der Aorta	22
2. Entzündungen	28
3. Spezifische Entzündungen, Mesaortitis luetica	30
2. Venen	33
a) Entzündungen	33
b) Phlebektasie, Varizen	35
3. Lymphgefäße. Entzündungen	36
II. Blut und Organe der Blutbildung	36
A. Blut	36
a) Normal-histologische Vorbemerkungen	36
b) Pathologische Histologie	38
Anämie	40
Leukämie (s. a. S. 56)	40
Thrombose	42
B. Knochenmark	43
a) Normal-histologische Vorbemerkungen	43
b) Pathologische Histologie	43
C. Lymphknoten	45
a) Normal-histologische Vorbemerkungen	45
b) Pathologische Histologie	46
1. Entzündungen. Lymphadenitis	46
2. Spezifische Entzündungen	49
α) Miliartuberkulose der Lymphknoten	49
β) Großzellige tuberkulöse Hyperplasie	51
γ) Hyalinose bei chronischer Tuberkulose	51
δ) Lymphogranulomatose	52
3. Hyperplasien	54

Inhaltsverzeichnis.

Seite

   D. Milz 58
      a) Normal-histologische Vorbemerkungen 58
      b) Pathologische Histologie 60
        1. Stoffwechselstörungen 60
          α) Amyloidmilz 60
          β) Lipoidosen 64
        2. Entzündungen und Hyperplasien 65
        3. Spezifische Entzündungen 67
          α) Miliartuberkulose der Milz 67
          β) Chronische disseminierte Milztuberkulose 68

III. Organe der Atmung 70
   1. Kehlkopf 70
      a) Normal-histologische Vorbemerkungen 70
      b) Pathologische Histologie. Diphtherie des Larynx 72
   2. Trachea 72
      a) Normal-histologische Vorbemerkungen 72
      b) Pathologische Histologie. Sog. Krupp der Trachea 72
   3. Lunge 73
      a) Normal-histologische Vorbemerkungen 73
      b) Pathologische Histologie 75
        1. Ablagerungen. Anthracosis pulmonum 75
        2. Atrophie und abnorme Entfaltungszustände. Emphysem und Atelektase 78
        3. Zirkulationsstörungen 82
          α) Stauungslunge 82
          β) Embolien 85
            a) Fettembolie 85
            b) Hämorrhagischer Infarkt 86
        4. Entzündungen 89
          α) Fibrinöse Pneumonie (Stadien, Regeneration, Karnifikation) 89
          β) Bronchopneumonie 94
          γ) Embolischer Abszeß der Lunge 99
          δ) Pneumonia dissecans 103
          ε) Pleuritis fibrinosa 103
        5. Spezifische Entzündungen 106
          α) Kongenitale Lues der Lunge 106
          β) Tuberkulose der Lunge 109

IV. Organe der Verdauung 126
   A. Leber 126
      a) Normal-histologische Vorbemerkungen 126
      b) Pathologische Histologie 127
        1. Atrophien. Braune Atrophie 127
        2. Regressive Gewebsmetamorphosen (Stoffwechselstörungen) . 129
          α) Trübe Schwellung 129
          β) Fettleber 131
          γ) Amyloidleber 133
          δ) Glykogeninfiltration der Leber 134
          ε) Sog. akute gelbe Leberatrophie 135
        3. Zirkulationsstörungen. Stauungsleber 139
        4. Entzündungen 141
          α) Akute exsudative Hepatitis 141
          β) Leberzirrhose 142
          γ) Pigmentzirrhose 148
        5. Leber bei Ikterus 148
        6. Spezifische Entzündungen 152
          α) Miliartuberkulose der Leber 152
          β) Leberlues (kongenitale und erworbene) 154
        7. Hyperplasien. Leber bei Leukämie 157
        8. Parasiten. Echinococcus alveolaris s. multilocularis 160
   B. Pankreas 162
      a) Normal-histologische Vorbemerkungen 162
      b) Pathologische Histologie 162

		Seite

1. Atrophien. Pankreas bei Diabetes mellitus 162
2. Regressive Gewebsmetamorphosen. Pankreas- und Fettgewebsnekrose 164
3. Spezifische Entzündungen. Pancreatitis interstitialis luetica . 167

C. Speiseröhre 169
   a) Normal-histologische Vorbemerkungen 169
   b) Pathologische Histologie. Soor des Ösophagus 169

D. Magen 170
   a) Normal-histologische Vorbemerkungen 170
   b) Pathologische Histologie 171
     1. Entzündungen. Gastritis hypertrophicans chronica (sog. hypertrophischer Magenkatarrh) 171
     2. Geschwürsbildung. Ulcus pepticum ventriculi 172

E. Darm 174
   a) Normal-histologische Vorbemerkungen 174
   b) Pathologische Histologie 175
     1. Entzündungen 175
       α) Enteritis catarrhalis acuta 175
       β) Choleradarm 177
       γ) Typhus abdominalis 178
       δ) Dysenterie 181
       ε) Appendicitis acuta 185
     2. Spezifische Entzündungen. Darmtuberkulose 187

F. Peritoneum 189
   a) Normal-histologische Vorbemerkungen 189
   b) Pathologische Histologie 189
   Entzündung. Peritonitis acuta fibrinosa (ex perforatione) ... 189

V. Harnorgane 191
  Niere 191
   a) Normal-histologische Vorbemerkungen 191
   b) Pathologische Histologie 193
     1. Ablagerungen 194
       α) Harnsäureinfarkt 194
       β) Hämosiderose der Niere (Hämosiderininfarkt) 195
       γ) Methämoglobininfarkt (bei Kalichloricumvergiftung) 196
       δ) Niere bei Ikterus (Bilirubininfarkt) 198
       ε) Argyrosis der Niere (Silberinfarkt) 199
       ζ) Kalkinfarkt (Sublimatniere) 200
     2. Stoffwechselstörungen (sog. Entartungen) 203
       α) Trübe Schwellung (parenchymatöse Degeneration) . 203
       β) Nierenverfettung 205
       γ) Amyloidniere 208
       δ) Glykogeninfiltration (Niere bei Diabetes) 211
     3. Zirkulationsstörungen 212
       α) Embolischer, blander Niereninfarkt 212
       β) Arteriosklerotische Schrumpfniere 215
     4. Entzündungen (Nephritis) 220
       α) Nichteitrige Nephritiden 220
         Anhang: Harnzylinder 228
       β) Eitrige Nephritis. Embolische Nierenabszesse 230
     5. Störungen des Harnabflusses. Hydronephrose 234
     6. Spezifische Entzündungen. Nierentuberkulose 237

VI. Geschlechtsorgane 240
  A. Männliche Geschlechtsorgane 240
    1. Prostata 240
      a) Normal-histologische Vorbemerkungen 240
      b) Pathologische Histologie 241
      Hyperplasien. Sog. Prostatahypertrophie 241
    2. Hoden 243
      a) Normal-histologische Vorbemerkungen 243
      b) Pathologische Histologie 244
        1. Atrophien. Hodenatrophie mit Zwischenzellenvermehrung. 244
        2. Entzündungen des Hodens und Nebenhodens 247

	Seite
3. Spezifische Entzündungen	247
α) Hodentuberkulose	247
β) Gumma des Hodens	249

B. Weibliche Geschlechtsorgane 253
  1. Uterus 253
    a) Normal-histologische Vorbemerkungen 253
    b) Pathologische Histologie 254
      α) Hyperplastische Prozesse 254
        1. Entzündung und Hyperplasie 254
        2. Adenomyosen, Endometriosen 259
        3. Erosio der Portio vaginalis 260
        4. Atypien und Metaplasien 261
      β) Schwangerschaftsprodukte 263
        1. Abortreste. 263
        2. Extrauteringravidität 267
      γ) Dysmenorrhoea membranacea 268
      δ) Spezifische Entzündungen. Uterustuberkulose 269
  2. Tube 272
    a) Normal-histologische Vorbemerkungen 272
    b) Pathologische Histologie 272
      1. Entzündungen. Salpingitis gonorrhoica 272
      2. Spezifische Entzündungen. Tubentuberkulose 274
  3. Ovarium 276
    a) Normal-histologische Vorbemerkungen 276
    b) Pathologische Histologie. Sog. kleinzystische Entartung des Eierstocks 278

VII. Nervensystem 280
  A. Gehirn 280
    a) Normal-histologische Vorbemerkungen 280
    b) Pathologische Histologie 281
      1. Entzündungen 281
        α) Pachymeningitis haemorrhagica interna 281
        β) Leptomeningitis purulenta 282
        γ) Enzephalitis 284
        δ) Großhirnabszeß 285
      2. Spezifische Entzündungen. Leptomeningitis tuberculosa (proliferative und exsudative Form) 288
  B. Rückenmark 291
    a) Normal-histologische Vorbemerkungen 291
    b) Pathologische Histologie 294
      1. Atrophie und Entartung 294
        α) Nichtentzündliche Rückenmarksentartung 294
        β) Tabes dorsalis 296
        γ) Kombinierte Strangerkrankung 299
      2. Entzündungen 299
        α) Akute Myelitis 299
        β) Poliomyelitis anterior (Heine-Medinsche Krankheit) . 302
        γ) Multiple Sklerose 303
      3. Spezifische Entzündungen. Meningitis spinalis syphilitica . 306

VIII. Bewegungsorgane 308
  A. Skelettmuskulatur 308
    a) Normal-histologische Vorbemerkungen 308
    b) Pathologische Histologie 309
      1. Parasiten. Muskeltrichinen 309
      2. Atrophien 311
        α) Spinale progressive Muskelatrophie 311
        β) Pseudohypertrophia lipomatosa 312
      3. Entartungen. Wachsartige Degeneration 313
  B. Knochen 315
    a) Normal-histologische Vorbemerkungen 315
    b) Pathologische Histologie 317
      1. Störungen des Stoffwechsels und der Ernährung 317
        α) Rhachitis 317
        β) Osteomalazie (atrophica und hyperplastica) 321

	Seite
2. Entzündungen	324
α) Akute eitrige Osteomyelitis	324
β) Osteodystrophia fibrosa	326
3. Spezifische Entzündungen	328
α) Knochentuberkulose	328
β) Osteochondritis luetica	330
γ) Aktinomykose	332

C. Gelenke 333
   a) Normal-histologische Vorbemerkungen 333
   b) Pathologische Histologie. Entzündungen 333
      α) Arthritis 333
      β) Spezifische Entzündungen. Gelenktuberkulose. Corpora libera 336
      γ) Gelenkgicht (Arthritis urica) 337

IX. Haut 339
   a) Normal-histologische Vorbemerkungen 339
   b) Pathologische Histologie 340
     1. Entzündungen 340
       α) Dermatitis 340
          Chronisches Ekzem 340
       β) Subkutane Phlegmone 342
     2. Spezifische Entzündungen 344
       α) Aktinomykose 344
       β) Tuberkulose der Haut 346
          Lupus 346
       γ) Syphilitischer Primäraffekt 348

X. Innersekretorische Organe 350
   Einleitung 350
   1. Schilddrüse 350
     a) Normal-histologische Vorbemerkungen 350
     b) Pathologische Histologie 351
       Geschwulstartige Hyperplasie 351
       α) Struma parenchymatosa und colloides 351
       β) Basedowstruma 356
   2. Thymus 358
     a) Normal-histologische Vorbemerkungen 358
     b) Pathologische Histologie 359
       Hyperplasie des Thymus 359
   3. Nebenniere 361
     a) Normal-histologische Vorbemerkungen 361
     b) Pathologische Histologie 362
       Nebennierentuberkulose (bei Addisonscher Krankheit) . . . 362
   4. Hypophyse 363
     a) Normal-histologische Vorbemerkungen 363
     b) Pathologische Histologie 364
   5. Zirbeldrüse 365
   6. Pankreas s. S. 161 ff.
   7. Hoden s. S. 243
   8. Ovarium s. S. 276

XI. Geschwülste 365
   Einleitung 365
     Einteilung der Geschwülste 366
     Allgemeines zur Histologie der Blastome 375
   A. Reife, nicht epitheliale Geschwülste 377
     I. Bindesubstanzgeschwülste im engeren Sinne 377
       1. Fibroblastoma (Fibroma) 377
         a) Fibroma durum 377
         b) Fibroma molle 379
       2. Myxoblastoma (Myxoma) 380
       3. Lipoblastoma (Lipoma, Xanthome und Xanthelasmen) . . 380
       4. Chondroblastoma (Chondroma) 381
       5. Osteoblastoma (Osteoma) 382
     II. Geschwülste des Gefäßgewebes 383
       1. Hämangioblastoma (Hämangioma) 383
       2. Lymphangioblastoma (Lymphangioma) 386

	Seite
III. Geschwülste der blutbildenden Gewebe (Lymphoma, Myeloma)	387
IV. Geschwülste des pigmentbildenden Gewebes	389
V. Geschwülste des Muskelgewebes	391
Myoblastoma (Myoma)	391
a) Leiomyoblastoma (Leiomyoma)	392
b) Rhabdomyoblastoma (Rhabdomyoma)	393
VI. Geschwülste des Nervengewebes s. S. 484.	
B. Unreife, nicht epitheliale Geschwülste. Sarkome	393
I. Sarkome der eigentlichen Bindesubstanzen	393
1. Sarkome von niederster Gewebsreife	395
a) Rundzellensarkome	395
b) Spindelzellensarkome	396
c) Polymorphzellige Sarkome	397
d) Alveolärsarkome	398
e) Riesenzellensarkome	399
2. Sarkome von höherer Gewebsreife	401
a) Fibroplastisches Sarkom	401
b) Myxoplastisches Sarkom	401
c) Lipoplastisches Sarkom	402
d) und e) Chondro- und osteoplastisches Sarkom (Osteoidsarkom)	403
f) Ewingsarkom	408
II. Sarkome des Gefäßgewebes. Angioplastische Sarkome. Endotheliome. Peritheliome	408
Anhang	412
1. Zylindrom	412
2. Psammom (s. a. S. 505)	413
3. Cholesteatom (s. a. S. 505)	413
III. Sarkome der blutbildenden Gewebe (Lymphoplastisches, myeloplastisches Sarkom. Retothelsarkom)	414
IV. Sarkom des pigmentbildenden Gewebes	418
Melanoplastisches Sarkom (Melanosarkom). Malignes Melanom	418
V. Sarkome des Muskelgewebes. Myoplastische Sarkome	420
C. Reife epitheliale Geschwülste	421
I. Reife Deckepithelgeschwülste	422
Papillome	422
Papillom der Harnblase	423
Papillom des Kehlkopfs	425
II. Reife Drüsenepithelgeschwülste	425
Adenome	425
1. Fibroadenoma mammae	426
2. Cystoma ovarii glandulare s. pseudomucinosum	429
3. Cystoma ovarii papillare s. serosum	431
Anhang: Mastopathia cystica	432
D. Unreife epitheliale Geschwülste. Karzinome	434
a) Verschiedene Grade der Epithelatypien	434
b) Einteilung der Karzinome	440
I. Deckepithelkarzinome	441
1. Hautkarzinome	441
a) Pflasterepithelzellenkarzinom der Haut	443
b) Pflasterepithelzellenkarzinom der Lippe	444
c) Sog. Hornkrebs der Haut (Lebermetastase)	445
d) Zelleinschlüsse in Hautkarzinomen	446
e) Basaliom	447
2. Schleimhautkarzinome	449
II. Drüsenepithelkarzinome	450
a) Verschiedene Grade der Epithelatypie bei Mastdarmpolypen	451
b) Zylinderepithelkarzinom (Ca. adenomatosum) des Magens	454
c) Carcinoma adenomatosum corporis uteri	455
d) Adenokankroid des Uterus	457
e) Carcinoma portionis uteri	459
f) Carcinoma psammosum ovarii	460
g) Carcinoma scirrhosum ventriculi	461

Inhaltsverzeichnis.

Seite

    h) Gallertkarzinom (Ca. gelatinosum) des Magens 463
    i) Gallertkarzinom des Zökums 465
    k) Karzinoide 466
    l) Carcinoma simplex solidum mammae 467
       Paget-Karzinom 468
    m) Metastase eines Dickdarmkarzinoms in einem Lymphknoten 468

E. Anhang. Besondere Geschwulstformen 468
  1. Bösartige epitheliale Geschwülste der Schilddrüse (malignes Adenom, maligne Parastruma, wuchernde Struma-Langhans) 471
  2. Chorionepithelioma malignum 475
  3. Malignes Hypernephroma (Maligner Grawitz-Tumor) . . 477
  4. Disgerminoma. Seminoma 479
  5. Granulosazelltumoren 480
  6. Struma colloides ovarii 482
  7. Krukenberg-Tumor des Eierstocks 482
  8. Adamantinom 483
  9. Die Blastome des nervösen Gewebes 484
    A. Blastome des Gehirns und Rückenmarks 484
      I. Die Blastome der nervösen Reihe 485
        1. Medulloepitheliom 485
        2. Medulloblastom und Retinablastom 486
        3. Ganglioblastom 489
      II. Die Blastome der gliösen Reihe 490
        1. Spongioblastom 490
        2. Astroblastom 491
        3. Astrozytom 491
        4. Glioblastome 495
        5. Oligodendrogliom 497
      III. Geschwülste mit ependymaler Differenzierung (Ependymome) 498
      IV. Plexusgeschwülste 499
      V. Geschwülste der Glandula pinealis (Pinealome) 499
      VI. Geschwülste der Glandula pituitaria 500
      VII. Geschwülste der Hirn- und Rückenmarkshäute (Meningeome) 505
      VIII. Epidermoide, Cholesteatome und Dermoide des Gehirns und Rückenmarks 506
    B. Geschwülste der cerebralen und spinalen Nerven und des Sympathikus: echte und falsche Neurome, Neurinome, Ganglioneurome, Sympathicoblastome 510

F. Mischgeschwülste 514
  A. Einfache Mischgeschwülste 516
    1. Gemischte Bindesubstanzgeschwülste (mesenchymale Mischgeschwülste) 516
    2. Gemischte Bindesubstanzepithelgeschwülste 516
  B. Komplizierte Mischgeschwülste 517
    1. Mischgeschwulst der Parotis 517
    2. Mischgeschwulst der Niere (sog. embryonales Adenosarkom) 518
  C. Teratoide und Teratome 520
    a) Teratoma embryonale (blastomatosum) testis 520
    b) Teratoma ovarii (adultum, coaetaneum, parasiticum, simplex). Sog. komplizierte Dermoidzyste 522

Sachverzeichnis 523

Bemerkung zur Schreibweise: Wir schreiben Fibroplast usw. ($\pi\lambda\acute{\alpha}\sigma\sigma\omega$ = ich bilde) und Fibroblastom usw. ($\beta\lambda\alpha\sigma\tau\acute{\alpha}\nu\omega$ = ich keime).

Einleitung.

Es ist ein anregendes und überaus belehrendes Studium, die Krankheit gewissermaßen bis ins Herz der Zelle hinein zu verfolgen. Wenn unser wissenschaftliches Interesse schon aufs höchste erregt wird durch eine Leichenöffnung, die es uns ermöglicht, die während des Lebens beobachteten Symptome auf grobwahrnehmbare anatomische Veränderungen der Organe zurückzuführen, so öffnet die weitere Verfolgung dieser Veränderungen mit dem Mikroskop eine neue Welt, die uns in Spannung versetzt und unserem Erkenntnisdrang Befriedigung verspricht, freilich oft auch Enttäuschung bringt, wenn wir für die im Leben hervorgetretenen Funktionsstörungen auch mit den allerfeinsten optischen Systemen kein morphologisches Korrelat auffinden können. Wir werden in solchen Fällen lieber der Unvollkommenheit unserer natürlichen Sinne und ihrer künstlichen Hilfsmittel die Schuld beimessen, als zugeben, daß Funktionsstörungen ohne Strukturveränderungen überhaupt denkbar seien. Sehen wir von solchen unbefriedigenden Fällen ab, so ist in der Tat nichts mehr geeignet, das Verständnis der Krankheiten zu fördern, als die Beschäftigung mit pathologischer Histologie. Sie setzt die genaue Kenntnis der normalen Zell- und Gewebsstrukturen voraus, und sie verlangt diese Kenntnis nicht nur für die fertig differenzierten Gewebe, sondern auch für deren embryonale Entwicklung. Die Feststellung und Beschreibung der pathologisch veränderten Struktur darf niemals Selbstzweck sein. Immer muß der Versuch gemacht werden, die morphologischen Veränderungen chemisch oder physikalisch auszudeuten und sie in Beziehung zu setzen zu den funktionellen Störungen. Bei solchen Ausdeutungen läuft der pathologische Histologe große Gefahr, sich in Spekulationen zu verlieren. Es ist wichtig, daß er sich dieser und vieler anderer Schwierigkeiten immer bewußt bleibt. In dieser Beziehung ist zunächst daran zu erinnern, daß unsere histologischen Objekte zu allermeist nur verzerrte Abbilder des wirklichen Zustandes der Zellen und Gewebe sind. Das ist aus der Vorbehandlung der Objekte mit den mannigfaltigsten Chemikalien ohne weiteres verständlich. Es ergibt sich daraus die Lehre, wo irgend angängig, auch die frische Untersuchung unvorbehandelter, lebender oder überlebender Objekte heranzuziehen. Eine weitere Schwierigkeit liegt darin, daß die Krankheiten Vorgänge sind, während in den histologischen Präparaten momentane Zustände fixiert sind. Unsere Aufgabe ist es nun, aus den feststellbaren Zuständen auf die Vorgänge zu schließen, das räumliche Nebeneinander in ein zeitliches Nacheinander umzudeuten, die toten histologischen Bilder wieder mit Leben zu erfüllen. Welche Irrwege tun sich da auf! Wir lassen die Zellen sich bewegen, auseinander hervorgehen, lassen sie in bestimmten Richtungen wandern und wachsen — und nichts von alledem sehen wir wirklich in unseren Präparaten, sondern unser Urteil bildet sich aus Erfahrung und Erinnerung, aus Intuition und Phantasie! Sollten wir bei dieser Sachlage nicht vorsichtig und bescheiden sein? In der Tat ist nichts weniger am Platze als der Anspruch auf Unfehlbarkeit bei solchen Auslegungen histologischer Bilder.

Nehmen wir uns vor, bei unseren pathologisch-histologischen Untersuchungen die tatsächlichen Befunde mit solcher Genauigkeit und

Gründlichkeit festzustellen, daß daran nicht gerüttelt werden kann! Bei der Deutung der Befunde aber und beim zusammenfassenden Urteil wollen wir strenge Kritik und die nötige Zurückhaltung walten lassen. Unser Urteil hat oft nicht nur wissenschaftliche, sondern auch praktische Bedeutung. Auf die pathologisch-histologische Diagnose stützt sich in vielen Fällen das Handeln des Arztes, insbesondere des Chirurgen. Welche Verantwortung lastet also auf unseren Schultern! Lassen wir uns von dem Gefühl der Verantwortung immer tief durchdringen! Bedenken wir aber auch, wieviel wir teilhaben können an dem beglückenden Erfolg ärztlichen Handelns, wenn wir zuverlässige histologische Diagnosen zur Verfügung stellen! Und freuen wir uns darüber! —

Um sich in dem ausgedehnten und vielseitigen Gebiet der pathologischen Histologie nur einigermaßen zurecht finden zu können, dazu gehört ein ganzes Leben unermüdlicher Arbeit. Das sei allen jenen gesagt, die sich nach kurzer Spezialbeschäftigung für befähigt halten, die schwierigsten histologischen Probleme mit Überlegenheit in Angriff zu nehmen. Die folgenden Vorlesungen und Übungen wollen nichts weiter, als eine Grundlage für pathologisch-histologische Ausbildung schaffen. Sie sollen einführen und zu vertiefender Beschäftigung anregen. Aus der Erkenntnis des Wesens und der Bedeutung einer Wissenschaft erwächst die Liebe zu ihr. Möge es mit diesem Unterrichtskurse gelingen, der pathologischen Histologie neue Freunde zuzuführen.

I. Organe des Kreislaufs.

A. Herz.

1. Myokard.

a) Normal-histologische Vorbemerkungen.

Die Herzmuskulatur ist ein kontraktiles Netzsynzytium mit eingelagerten Kernen („Herzmuskelschwamm"); echte Zellgrenzen sind nicht nachweisbar. Die Herzmuskelfasern sind Teile dieses Synzytiums; man kann sie durch Zerzupfen des Synzytiums isolieren und sieht dann an ihnen seitliche Abzweigungen als Ausdruck ihrer gegenseitigen netzartigen Verbindung. Die Herzmuskelfasern sind quer- und längsgestreifte Elemente. Sie bestehen aus Protoplasma (Sarkoplasma) und Fibrillen; der ovale Kern liegt in der Mitte der Faser, von reichlicherem Sarkoplasma umgeben. In dem undifferenzierten Sarkoplasma, welches durch Einlagerung von Granula (Sarkosomen, Glykogen, Lipoiden) eine körnige, trübe Beschaffenheit hat, liegen die Fibrillen bündelweise; zwischen den Fibrillenbündeln breitet sich spärliches Sarkoplasma aus. An der Peripherie der Fasern bildet das Sarkoplasma fächerartig radiär verlaufende Plasmazüge, was man besonders gut auf Querschnitten sehen kann. Diese Anordnung unterscheidet — abgesehen von der zentralen Lage des Kernes (s. o.) — die Herzmuskelfasern von den Skelettmuskelfasern. Die Fibrillen ziehen kontinuierlich durch den ganzen synzytialen Herzmuskelschwamm. Endigungen der Herzmuskelfasern gibt es an den Annuli fibrosi und an den Spitzen der Papillarmuskeln. Ein Sarkolemma ist bei den Herzmuskelfasern bis jetzt nicht mit Sicherheit nachgewiesen worden. Der Herzmuskel als Ganzes ist außen und innen von fibroelastischen Schichten, dem Epi- und Endokardium überzogen (s. sp. S. 14 und 18). Diese Bindegewebsschichten stehen mit dem innerhalb der Herzmuskulatur sich verzweigenden, relativ spärlichen, interstitiellen (perimysialen) Bindegewebe, das auch feine elastische Fasern führt, in Zusammenhang. Zwischen den einzelnen Muskelfasern des Herzens verlaufen feine Blutkapillaren. Die größeren Gefäße (Blut- und Lymphgefäße) finden sich in den perimysialen Bindegewebssepten. Auch im Epikard und in den tieferen Schichten des Endokards verlaufen Gefäße. Über Ganglienzellen und Nervenfasern im Herzmuskel sind die Lehrbücher der Anatomie einzusehen. Ebenso über das spezifische Muskelsystem des Herzens, Reizleitungssystem genannt, welches durch seine besonders sarkoplasmareichen Fasern (Purkinjesche Fasern) ausgezeichnet ist, deren Bündel von der übrigen Herzmuskulatur getrennt verlaufen.

b) Pathologische Histologie.

1. Atrophie.

Braune Atrophie des Myokards.

Unter Atrophie verstehen wir Massenabnahme der Substanz. Die Organe werden kleiner, weil ihre Bausteine, die Zellen, an Protoplasma und Kern abnehmen, zum Teil wohl auch ganz schwinden. Die quantitative Kern-Protoplasmarelation kann dabei erhalten oder gestört sein. Einfache Atrophie zeigt den Schwund ohne bemerkenswerte Veränderungen der Zellstruktur. Degenerative Atrophie ist mit Strukturveränderungen verbunden, welche der Ausdruck stärkerer Stoffwechsel- und Ernährungsstörungen sind. Bei der Pigmentatrophie treten in den atrophischen Zellen Farbstoffe auf. Aktive Atrophien zeigen uns den Schwund trotz genügenden Angebotes der Nährstoffe; Zellerkrankung ist hier die Grundlage. Bei den passiven Atrophien ist das Angebot ungenügend, die Zellen könnten sich ernähren, erhalten aber zu wenig an Nährstoffen (z. B. infolge von Gefäßsperren). Die Ursachen der Atrophien sind mannigfaltig. Mechanische Schädigungen (Druck), chemisch-toxische Einwirkungen, Funktionsmangel, Unterbrechung der nervösen Beziehungen, Behinderung der Blutzufuhr spielen eine Rolle. Physiologische Atrophien sind die Rückbildungen, die im Greisenalter, aber auch vorher (am Thymus z. B.) auftreten. Über sog. „maskierte" Atrophien (Pseudohypertrophien) s. sp. S. 312.

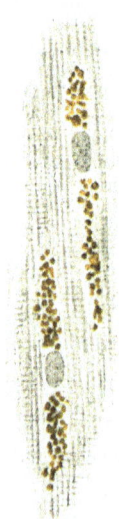

Fig. 1. Braune Atrophie des Myokards. Vergr. 500fach. (Frisches Zupfpräparat.)

Im Alter und bei konsumierenden Krankheiten (Krebs, Tuberkulose) tritt im Verein mit einer Massenabnahme der Herzmuskulatur eine Braunfärbung derselben (bis zu tiefem Kastanienbraun) auf. Frisch, in Kochsalzlösung an Zupfpräparaten bei starker Vergrößerung untersucht (Fig. 1), sieht man im Sarkoplasma der verschmälerten Muskelfasern ein feinkörnigscholliges, gelbliches Pigment eingelagert. Der Lage im Sarkoplasma entsprechend ist dieses Pigment besonders reichlich um die Kerne herum vorzufinden. An einem Dauerpräparat (Fig. 2) sieht man auf Längsschnitten die Verschmälerung der Muskelfasern (Atrophie), die Verkleinerung der Muskelkerne, sowie die Pigmenteinlagerung im Sarkoplasma, speziell um die Kerne herum, besonders deutlich. Manchmal sind die Kerne nicht nur verkleinert, sondern sie zeigen auch unregelmäßige Gestalt durch Schrumpfung, sowie auch intensivere Färbung bei plumpem Aussehen (Pyknose). Das sind degenerative Veränderungen, als welche auch gelegentlich nachzuweisende krankhafte Vergrößerungen der Kerne in den atrophischen Fasern gelten dürfen. Solche Degenerationsbilder an Kernen machen es wahrscheinlich, daß die Massenabnahme des Herzens bei der braunen Atrophie nicht allein auf Kaliberabnahme der Fasern beruht, sondern daß dabei auch ein wirklicher völliger Schwund der Fasern vorkommt.

Der Farbstoff in den atrophischen Muskelfasern ist nicht hämatogener (hämoglobinogener) Abkunft, wie nach der v. Recklinghausenschen Benennung „Hämofuszin" anzunehmen wäre. Er gibt auch keine Eisenreaktion. Vielmehr handelt es sich um einen der Gruppe der autochthonen oder autogenen Pigmente zugehörigen Farbstoff, welcher lipoide Reaktion gibt (und daher Lipofuszin genannt werden kann). Neuerdings wird er den Melaninen nahegestellt (Lipomelanin). Über seine Herkunft ist nichts Sicheres bekannt. Vielleicht ist es ein normalerweise in der Muskelzelle gelöster Stoff, der bei der Atrophie der Muskelfaser körnig ausfällt. Die braune Atrophie wird auch an Leberzellen, Darmmuskelzellen, selten auch in der Körpermuskulatur beobachtet. Ein ähnliches Pigment findet sich in den Samenblasen- und Prostataepithelien, in den Zwischenzellen des Hodens, in den Zellen der Zona pigmentosa der Nebenniere, sowie in Ganglienzellen vor. Da diese Pigmente, welche wohl nicht alle von einheitlicher Natur und Zusammensetzung sind, mit fortschreitender seniler Involution zunehmen, sind sie auch als Ausdruck der „Abnutzung" der Gewebe angesehen worden (sog. Abnützungspigmente).

In Fällen, in welchen ein chronischer (toxischer) Zerfall roter Blutkörperchen im Organismus stattfindet und die Schlacken der roten Blutkörperchen in Form eines eisenhaltigen Pigments (Hämosiderin) in den verschiedensten Organen abgelagert werden (sog. Haemochromatosis universalis), findet man in Herz, Leber, Darmmuskularis etc. auch das eisenfreie Lipofuszin vor. Gerade in solchen Fällen lag der Gedanke an eine hämatogene Entstehung auch dieses letzteren Farbstoffs nahe. Jedoch ist das Auftreten von Lipofuszin in den betreffenden Fällen leicht verständlich, weil es sich um Krankheiten handelt, die zu Kachexie und Atrophie führen. Eine hämatogene Entstehung des Lipofuszins anzunehmen, ist daher weder nötig, noch bewiesen.

Die Fig. 2 zeigt auch jenen Zustand der Herzmuskulatur, der unter dem Namen der **Fragmentatio myocardii** bekannt ist. Die einzelnen Muskelfasern sind durch Lücken voneinander getrennt. Die Trennungslinien entsprechen durchaus nicht immer den sog. „Kittlinien". Man hat den Eindruck einer gewaltsamen Zerreißung des synzytialen Herzmuskelschwammes. So kann man daran denken, daß die letzten (agonalen) ungeordneten Herzbewegungen den eigenartigen Zustand schaffen, den wir im histologischen Präparat vor uns haben. Daß irgendwelche Schädigungen des Myokards die Neigung zu solcher Zerreißung steigern werden, ist plausibel. Solche Schädigungen können Alter und Krankheit hervorbringen. Es würde damit übereinstimmen, daß die Fragmentatio cordis sich mit zunehmendem Lebensalter immer häufiger findet.

2. Stoffwechselstörungen (sog. Entartungen).

α) **Trübe Schwellung** (parenchymatöse Degeneration oder albuminöse Trübung).

Diese überaus häufige, bei infektiösen und toxischen Schädigungen auftretende Veränderung ist makroskopisch an der geringen Durchsichtigkeit und der fahlen, grauen Trübung des Herzfleisches zu erkennen. Mikroskopisch muß sie an frischem Material studiert werden. Wir zerzupfen ein winziges Stückchen der veränderten Herzmuskulatur und untersuchen bei starker Vergrößerung zunächst in Kochsalzlösung (Fig. 3). Dabei gewahren wir im durchfallenden Licht eine Trübung der einzelnen Herzmuskelfasern derart, daß die Faser infolge Einlagerung zahlreicher, feinster, lichtbrechender Körnchen dunkler, wie bestäubt, erscheint. Eine Schwellung (Verbreiterung) der Fasern kann mehr oder weniger deutlich vorhanden sein oder fehlen. Durch die Einlagerung dieser Körnchen, welche im Sarkoplasma, also zwischen den

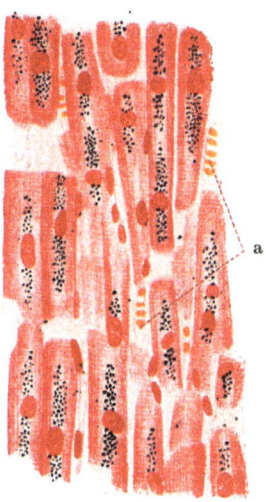

Fig. 2. **Braune Atrophie des Myokards.** Vergr. 260fach. (Karminfärbung.) Das Bild zeigt zugleich den Zerfall des Myokards in Bruchstücke (Fragmentatio myocardii.) a Kapillaren zwischen den Herzmuskelfasern.

Fibrillen liegen, wird die Querstreifung mehr oder weniger verdeckt. In vorgeschrittenen Fällen kann sie auch wirklich verschwunden sein; dann sieht man nicht selten auch an den Kernen der Muskelfasern degenerative Veränderungen.

Die Natur der Körnchen wird durch Essigsäurezusatz (2%) festgestellt. Man saugt an dem einen Rand des Deckgläschens mit Fließpapier die Kochsalzlösung an, nachdem man an dem gegenüber liegenden Rand einen Tropfen Essigsäurelösung appliziert hat; so wird die Essigsäure unter das Deckglas gelangen. Nun kann man sich überzeugen, daß die Körnchen nicht mehr sichtbar sind: es handelt sich also um **Eiweißkörnchen**. Unter Umständen bleiben noch stark lichtbrechende Körnchen zurück, welche Fettkörnchen sind (s. sp. S. 8). Die albuminöse Degeneration kann sich nämlich mit „fettiger Entartung" verbinden. Ein direktes Hervorgehen der Fett- aus den Eiweißkörnchen, wie man früher annahm, ist aber abzulehnen; beide Körnchen bestehen unabhängig nebeneinander im Sarkoplasma. Bei Zerfall von Fetteiweißkörpern in der Zelle können Eiweiß- und Fetttröpfchen zugleich entstehen.

Was die Auffassung der trüben Schwellung anlangt, so darf daran erinnert werden, daß schon physiologisch im Protoplasma vieler Zellen körnige Eiweißmassen enthalten sind (Granula, Mitochondria), die bei verstärkter Zellfunktion vermehrt und vergrößert sein können. Ähnliche körnige Zustände des Protoplasmas könnten durch vermehrte Ansammlung von Nähreiweiß entstehen (nutritive Reizung Virchows). In solchen Fällen würde also die stärkere körnige Trübung des Protoplasmas einer gesteigerten Lebenstätigkeit der Zelle entsprechen. Diese

„irritativen" Veränderungen als „entzündlich" aufzufassen und von parenchymatöser Entzündung zu sprechen, erregt Bedenken. Es erscheint unstatthaft, den Begriff Entzündung auf Vorgänge innerhalb einer einzelnen Zelle anzuwenden. Die Entzündung stellt einen sehr komplexen, geweblichen Reaktionsvorgang dar, der vor allem an die Gegenwart von Gefäßen gebunden ist. Von jenen körnigen Zuständen im Protoplasma, welche einer gesteigerten (nutritiven und funktionellen) Tätigkeit der Zelle entsprechen und bei welchen dementsprechend auch eine vermehrte Sauerstoffzehrung nachgewiesen werden kann, müssen diejenigen trüben Schwellungen unterschieden werden, bei welchen es sich nicht um eine Irritation im Sinne eines gesteigerten Lebensprozesses, sondern um eine rückläufige Zellmetamorphose handelt, also um eine Schädigung, die bei geringer Stärke auch reversibel ist. Das Zustandekommen dieser regressiven Störung kann verschieden gedeutet werden. Es kann durch Wasseraufnahme eine Vergrößerung des Zellkörpers erfolgen und es können vorher gelöste oder wegen ihrer Kleinheit normaliter nicht sichtbare Eiweißsubstanzen (durch Fällung oder Quellung) in Tröpfchenform in die Erscheinung treten. Sehr nahe steht der trüben Schwellung die tropfige Entmischung des Protoplasmas, die auch künstlich durch Störung der Isotonie hervorgerufen werden kann. Bei der trüben Schwellung wie bei der tropfigen Entmischung es sich sehr wahrscheinlich um „innere Zustandsänderungen" der Eiweißlösungen im Sinne der Kolloidchemie, die ja auch sog. Entmischungsphänomene kennt. Manche Formen von trüber Schwellung stellen vielleicht auch einen pathologischen Ablagerungszustand von aufgenommenen Eiweißen dar, die wegen der Zellschädigung nicht genügend verarbeitet werden. Bei der sog. vakuolären Entartung, wie man sie z. B. an Zellen wassersüchtiger Gewebe findet, ist das Zellprotoplasma von großen „Wassertropfen" durchsetzt. Hier scheint weniger eine kolloidchemische, als eine im engeren Sinne physikalisch-chemische (osmotische) Störung vorzuliegen. Ob bei der krankhaften trüben Schwellung und bei der tropfigen Entmischung Beziehungen der Tröpfchen zu den als Zellgranula und Mitochondria bekannten Protoplasmateilen bestehen, ist noch nicht genügend aufgeklärt. Es gibt eine eigenartige Veränderung des Zellprotoplasmas, bei welcher Eiweißsubstanzen in Form hyaliner Tropfen verschiedenster Größe auftreten (s. S. 204 und 210). Hier liegt es in der Tat nahe, an ein Hervorgehen der Tropfen aus Granula zu denken. Diese sog. „hyalintropfige Entartung" ist es gerade, welche von der albuminösen Degeneration getrennt und als trübe Schwellung im engeren Sinne („parenchymatöse Entzündung" Virchows) bezeichnet wird (s. hierüber auch später S. 203). Aus diesen kurzen Ausführungen geht hervor, daß die unter der Bezeichnung „trübe Schwellung" zusammengefaßten Zustandsbilder sehr verschiedenartigen Vorgängen entsprechen.

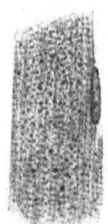

Fig. 3. Trübe Schwellung des Myokards. Vergr. 100fach. (Frisches Zupfpräparat.) Die Querstreifung der Muskelfasern ist ganz undeutlich.

Man darf die trübe Schwellung als intravitale Veränderung nur an einwandfreiem Leichenmaterial diagnostizieren. Bei der Autolyse und kadaverösen Zersetzung können ganz ähnliche Bilder an den Zellen gefunden werden.

β) Verfettung des Myokards.

Die pathologische Fettbildung in den Zellen unseres Körpers kann in die einfache und in die degenerative Form getrennt werden. Bei ersterer handelt es sich mehr um eine Fettspeicherung in den Zellen, um eine Art von Fettmast der Zellen, ohne tiefergreifende Störungen des Stoffwechsels oder der Lebenstätigkeit. Bei der degenerativen Form hingegen liegen tiefergreifende, unter Umständen zum Zelltod hinführende Störungen (fettiger Zerfall der Zelle) vor. Das pathologisch vermehrte Fett kann exogener Herkunft sein, d. h. die Zellen nehmen das Fett (oder dessen Vorstufen) aus dem zugeführten Säftestrom auf. Infolge allzu reichlicher Zufuhr oder wegen ungenügender Weiterverarbeitung bleibt das Fett im Zellprotoplasma in Tröpfchen und Tropfen liegen. Hierbei ist daran zu erinnern, daß unter pathologischen Bedingungen nicht selten eine Fettwanderung im Körper vorkommt, derart, daß das labile Fett aus seinen Depots mobilisiert und den Zellen gewisser Organe zugeführt wird; so z. B. bei der Phosphorvergiftung den Leberzellen. Bei der Zufuhr von außen können die Zellen fertiges Fett aufnehmen (Phagozytose). Dies ist besonders bei der sog. resorptiven

Verfettung in der Umgebung fettiger Zerfallsherde der Fall. Oder die Zellen bilden aus zugeführten Vorstufen synthetisch Fett, wobei dieses an die Zellgranula gebunden erscheint (granuläre Fettsynthese Arnolds). In anderen Fällen, speziell bei nekrobiotischen und autolytischen Vorgängen, kann das Fett endogener Herkunft sein, nämlich durch Zerfall von Lipoiden und Fetteiweißkörpern in der Zelle entstehen (fettige Metamorphose in engerem Sinne). Endlich ist es denkbar, daß bei Änderung der Löslichkeitsbedingungen vorher nicht sichtbares Fett in Tröpfchen ausfällt. Dies würde dann eine pathologische Fettvermehrung in der Zelle (morphologisch) nur vortäuschen (Fettphanerose).

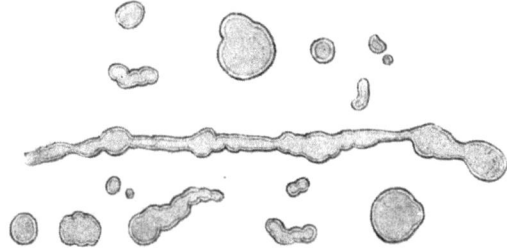

Fig. 4. Myelinfiguren. Vergr. 500fach. (Hergestellt durch wässerige Aufschwemmung postmortal veränderter Hirnsubstanz.)

Eine richtige Beurteilung der pathologischen Grade von Verfettung ist natürlich nur möglich, wenn man den normalen Gehalt der Zellen der einzelnen Organe an Fettsubstanzen kennt. Das Fett kommt im Körper als Verbrauchs- oder labiles Fett (Fettdepots!) und als Dauer- oder stabiles (im Hungerzustand nicht angreifbares) Fett vor. Die chemische Natur der Fette ist verschieden. Wir können Glyzerinester, Cholesterinester und Lipoide im engeren Sinne (Phosphatide, Lezithine, Cerebroside, Fettsäuren, Seifen) unterscheiden. Die manigfachsten Fettgemische kommen vor. Als Myeline wird eine chemisch nicht einheitliche Gruppe von (nur zum Teil doppelbrechenden) Lipoiden zusammengefaßt, die sich durch die Färbbarkeit mit Neutralrot (was auf Beziehung zu Kernsubstanzen hindeutet) und durch die Eigenschaft, in Wasser zu eigentümlichen, oft sehr bizarr gestalteten, doppelt konturierten Gebilden aufzuquellen, auszeichnen. Solche Myelinbildung (myelinige Metamorphose) kommt speziell bei nekrobiotischen Vorgängen und bei der postmortalen Autolyse vor. Man kann sich die „Myelinfiguren" (Fig. 4) leicht herstellen, wenn man ein kleines Teilchen postmortal veränderter Hirnsubstanz, mit einem Tropfen Wasser versetzt, unter Deckglas bringt und leicht quetscht. Bei starker Vergrößerung sieht man rundliche, längliche, verzweigte Gebilde mit Doppelkontur; manche dieser Gebilde haben eine gewisse äußere Ähnlichkeit mit Nervenfasern.

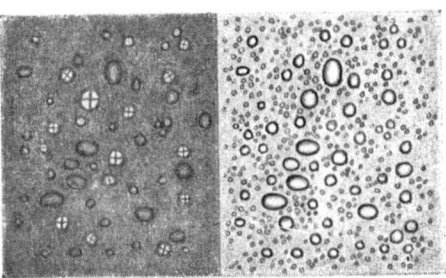

Fig. 5. Doppelbrechende Fette. Vergr. 100fach. (Aus Nebennierenrinde.) Rechts Fetttropfen bei ungekreuzten Prismen („Nicols") des Polarisationsmikroskops; die gleiche Stelle links bei gekreuzten Prismen. Im linken Bild erscheinen einzelne Fetttropfen hell auf dunklem Grunde; sie zeigen das für Anisotrope charakteristische dunkle Achsenkreuz (flüssige Sphärokristalle).

Die mikrochemische Trennung der fettigen Substanzen hat durch neuere Untersuchungen eine große Förderung erfahren. Es kann hier nicht auf die vielen Fettfärbungen und Fettreaktionen eingegangen werden, welche eine mehr oder weniger genaue Bestimmung der chemischen Natur und Zusammensetzung der Fette erlauben. Nur auf einiges sei hingewiesen. Fett zeichnet sich zunächst durch sein physikalisch-optisches Verhalten aus. Im frischen Präparat bei durchfallendem Licht sehen (infolge der starken Lichtbrechung) kleine Fetttröpfchen ganz dunkel aus; große Fetttropfen sind durch dunkle Randkontur und hell glänzendes Zentrum ausgezeichnet. In Chloroform, Äther, Alkohol ist Fett verschieden leicht löslich; dagegen nicht in Säuren und Laugen. Eine altbewährte Fettreaktion, welche speziell die Oleinverbindungen trifft, ist die Reduktion von Osmiumtetroxyd zu metallischem Osmium; bei Behandlung mit Überosmiumsäure wird das Fett geschwärzt. Mit Anilinfarben — Sudan III, Scharlachrot — werden verschiedenartige Fette rot gefärbt. Manche Fette (vor allem die Cholesterinester und

Cholesteringemische) sind durch Doppelbrechung ausgezeichnet (anisotrope Fette (Fig. 5). Die Doppelbrechung geht häufig beim Erwärmen verloren und tritt bei Abkühlung wieder auf. Glyzerinester sind isotrop. Nicht selten finden wir das „Fett" in kristallinischer Form: Cholesterin bildet charakteristische Tafeln (Fig. 6). Cholesterinester und Fettsäuren kommen gelegentlich in nadelförmigen Kristallen (Fig. 7) zur Beobachtung. Der Schmelzpunkt dieser kristallinischen Fettkörper ist verschieden; sie wandeln sich dann in Tropfen um („flüssige Sphärokristalle"), die teils einfach, teils doppelbrechend sind.

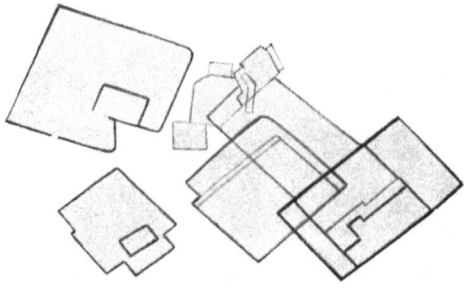

Fig. 6. Cholesterintafeln. Vergr. 500fach.
(Aus einem atheromatösen Herd der Aorta.)

Pathologische Verfettungen können in einem Organ diffus verteilt oder örtlich begrenzt auftreten. Wir treffen solche Verfettungen an bei ungenügender Sauerstoffzufuhr und mangelhafter Ernährung (z. B. bei chronischen Anämien), bei bakteriellen Infektionen und Intoxikationen, bei Vergiftungen, im Fieber usw. Ferner bei lokalem Gewebszerfall, ischämischen Nekrosen, eitrigen Einschmelzungen, chronischen Entzündungen (z. B. der Niere) und Entartungen (Nephrosen, Atherosklerose der Gefäße).

Als Beispiel einer pathologischen Fettbildung wählen wir die Herzmuskelverfettung. Sie entspricht einer Glyzerinesterverfettung und in der Regel dem Bilde einer einfachen Verfettung, kann aber auch degenerativen Charakter annehmen. Das in den Muskelfasern auftretende Fett ist aus zugeführten Fettsubstanzen entstanden. Der verfettete Herzmuskel sieht graugelblich aus. Oft ist die Verfettung nicht diffus, sondern herdweise ausgebildet; dann sieht man gelbe Flecken und Streifen (sog. „tigerfellartige Zeichnung" des Myokards). Diese ungleich starke Entwicklung der Verfettung, die man besonders charakteristisch an den Papillarmuskeln sehen kann, hängt nach Ribbert mit dem Blutumlauf zusammen (stärkste Verfettung in der Umgebung kleinster Venen). Bringen wir ein winziges Stückchen der verfetteten Herzmuskulatur frisch auf den Objektträger, zerzupfen das Material subtil, und setzen schließlich einen Tropfen 2%iger Essigsäure hinzu, so sehen wir bei starker Vergrößerung kleinste dunkle Tröpfchen („Fettkörnchen") in den Muskelfasern, durch welche die Querstreifung der Fasern mehr oder weniger verdeckt ist.

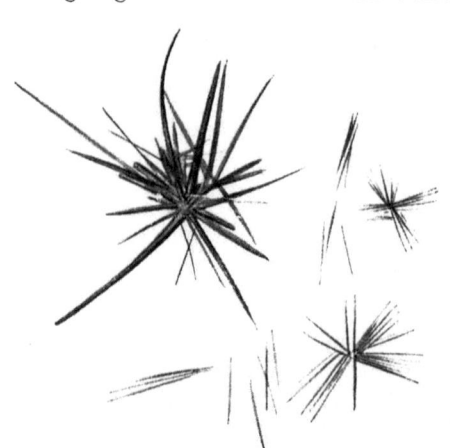

Fig. 7. Fettsäurenadeln. Vergr. 500fach.
(Aus nekrotischen Herden des pankreatischen Fettgewebes.)

Manchmal sehen wir ganze Längsreihen solcher Tröpfchen. Bei hochgradiger Tröpfchenbildung ist die Querstreifung nicht mehr sichtbar, überdeckt durch die Tröpfchen oder wirklich verschwunden; die Muskelfaser ist in solchen Fällen aufs dichteste von Körnchen durchsetzt. Auch der Kern kann dann völlig verdeckt oder wirklich verschwunden (aufgelöst) sein. Die Körnchen liegen im Sarkoplasma, also zwischen den Fibrillen und Fibrillenbündeln. Das sieht man sehr deutlich an Dauerpräparaten, die mit Überosmiumsäure behandelt oder mit Sudan III und (zur Kerndarstellung) dann auch noch mit Hämatoxylin gefärbt wurden. Die Präparate dürfen bei der Fixation und Härtung nicht mit fettlösenden Mitteln behandelt sein (Gefrierschnitte!). In Fig. 8 ist ein Osmiumpräparat von Herzmuskelverfettung abgebildet. Man erkennt auf einem Übersichtsbild bei schwacher Vergrößerung die fleckige Verteilung der Verfettung an den mehr oder minder intensiv geschwärzten Partien. Bei starker Vergrößerung sieht man an längsgeschnittenen Muskelfasern (Fig. 8a) die reihenförmige Anordnung der Fetttröpfchen (in den interfibrillären Ausbreitungen des Sarkoplasmas). Die Größe der Fetttröpfchen wechselt; es sind aber durchweg kleine Tröpfchen (Fig. 8a und b).

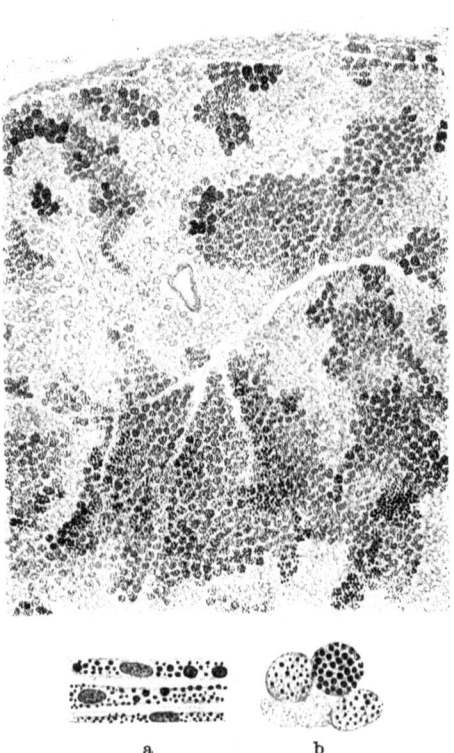

Fig. 8. Verfettung des Myokards. (Osmiumpräparat.) Übersichtsbild. Vergr. 60fach. Die verfetteten Muskelfasern geschwärzt. a und b Detailbilder. Vergr. 300fach. Längs- und quergeschnittene Herzmuskelfasern mit schwarzgefärbten Fetttröpfchen im Sarkoplasma. Die längs getroffenen Fasern sind stark atrophisch.

Man hat die einfache Fettbildung von der degenerativen morphologisch dadurch unterscheiden wollen, daß bei ersterer große, bei letzterer kleine Fetttropfen, die keine Neigung zeigen, zu größeren Tropfen zusammenzufließen, vorkommen. Das stimmt nicht für alle Fälle; denn bei der degenerativen Leberverfettung bei Phosphorvergiftung finden wir auch sehr große Fetttropfen in den degenerierenden Leberzellen. Maßgebend für die Diagnose der degenerativen Verfettung ist allein der Nachweis tiefergreifender Strukturveränderungen, besonders der Kerne.

Die klinische Bedeutung der Herzmuskelverfettung wird vielfach überschätzt. Geringe Grade der einfachen Verfettung stören die Funktion des Herzmuskels nicht nennenswert. Zudem sind solche Verfettungen häufig nicht die Ursache, sondern die Folge von Herzinsuffizienz. Dagegen sind stärkere Grade der Verfettung, insbesondere solche ausgesprochen degenerativen Charakters (besonders bei toxischen Schädigungen), als hinreichende Ursache von Funktionsstörungen des Herzmuskels anzuerkennen.

γ) Adipositas cordis, sog. Fettherz.

Gänzlich verschieden von der eben geschilderten Verfettung des Myokards ist das Bild jenes Zustandes, welcher als Adipositas oder Obesitas cordis oder schlechtweg als Fettherz bezeichnet wird. Hier handelt es sich um eine pathologische Massenzunahme jenes Fettgewebes (Fettdepots), welches schon normalerweise unter dem Epikardium, besonders des rechten Ventrikels, entwickelt ist. In hochgradigen Fällen kann das ganze Myokard von einer dicken, subepikardialen Fettgewebsschicht bedeckt sein. Es kommt hinzu, daß sich in solchen Fällen auch das interstitielle Bindegewebe des Myokards in Fettgewebe umwandelt, dadurch, daß die Bindegewebszellen Fett aufnehmen und zu Fettzellen werden. Dann findet man zwischen den Muskelfasern, ja sogar schließlich auch subendokardial Fettgewebe vor.

Dieser Befund wird fälschlich als „Fettdurchwachsung" des Herzmuskels gedeutet; es handelt sich aber nicht um ein Hineinwachsen von Fettgewebe zwischen die Muskulatur, sondern um eine Art von „Metaplasie" des Muskelbindegewebes in Fettgewebe.

Diese „Fettsucht" am Herzen kann wohl nur in besonders extensiver Ausbildung als Grundlage für Herzschwäche in Betracht gezogen werden. Man findet diese Adipositas cordis besonders häufig bei allgemeiner Fettsucht, bei Überernährung, Plethora, Alkoholismus. Eine angeborene Anlage zu vermehrtem Fettansatz spielt wohl häufig mit.

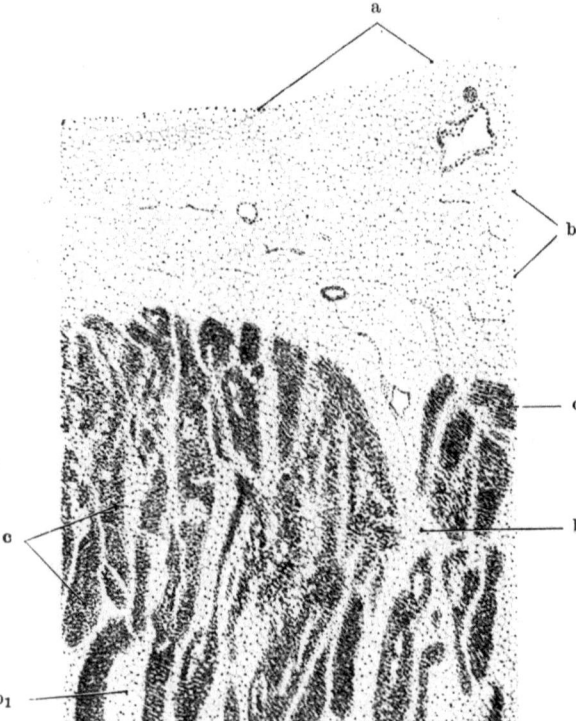

Fig. 9 zeigt die betreffenden Verhältnisse an einem Dauerpräparat. Es handelt sich um einen senkrechten Durchschnitt durch die Herzwand (rechter Ventrikel). Man sieht (bei sehr schwacher Vergrößerung) unter dem Epikard, welches sich als eine schmale Lage fibrillären Bindegewebes darstellt (a), Fettgewebe in breiter Schichte auf dem Myokard. Dieses Fettgewebe (b) ist an seinem grobvakuolären, wabigen Bau zu erkennen. Das Fett wurde in unserem Präparat durch Alkohol extrahiert. Die Räume, in welchen das Fett in Form von großen, rundlichen Tropfen lag, sind leer („Fettvakuolen"). In dem vermehrten subepikardialen Fettgewebe sieht man die Gefäße und Nerven des Epikards eingelagert. Das gleiche wabige Gewebe (b_1) trifft man überall auch zwischen den Muskelbündeln des Myokards (c) an. Irgendwelche entzündliche oder auf Zellneubildung hinweisende Veränderungen fehlen völlig. Bei starker Vergrößerung sieht man am Rand vieler Fettvakuolen einen plattgedrückten Kern. Es ist dies der Kern der Fettzelle, der an die Wand der Zelle gerückt und durch den großen Fetttropfen, welcher die Zelle erfüllt, zusammengedrückt ist. Das Protoplasma der Fettzelle bildet eine dünne, membranartige Hüllschicht um den Fetttropfen.

Fig. 9. Adipositas cordis. Vergr. 25fach. (Karminfärbung.) a Epikard. b Vermehrtes subepikardiales Fettgewebe. b_1 Fettgewebe im Bereich des Myokards. c Myokardfaserbündel.

3. Zirkulations- und Ernährungsstörungen. Entzündungen. Ausheilung derselben.

Myokarditis. Herzschwielen.

Häufig wird das Myokard von kleinen oder größeren, grauweißlichen oder weißen, manchmal sehnig glänzenden Herden durchsetzt gefunden. Diese sind als Narben, Schwielen anzusprechen und stellen das Endresultat sehr verschiedenartiger Prozesse dar. Die Bezeichnung Myocarditis (interstitialis chronica), also Entzündung des Myokards, paßt auf viele Fälle nicht. Wir müssen vielmehr die Schwielen auf degenerativer Basis von den Schwielen auf der Basis von Entzündung trennen. Weitaus am häufigsten entstehen Schwielen — speziell sind es größere, makroskopisch leicht sichtbare — auf dem Boden der Atherosklerose, Thrombose oder Embolie der Kranzgefäße. Hier handelt es sich also um lokale Zirkulations- und Ernährungsstörungen der Herzmuskulatur infolge von Verengerung oder Verschluß der Kranzarterienäste[1]. Diese Ernährungsstörungen spielen sich unter Verfettung und Nekrose der Muskelfasern ab. Dabei bilden sich oft infarktartige Herde von Gerinnungsnekrose (lehmfarbige anämische Herzinfarkte), die später autolytisch erweichen können (Myomalacia cordis). Bleiben ernste Folgen aus (akutes Herzaneurysma, Herzruptur), so können die anämischen Nekrosen nach Resorption der Zerfallsprodukte durch ein „Flickgewebe" ersetzt werden, d. h. durch Bindegewebe, das zuerst zell- und gefäßreich ist, später aber zell- und gefäßarm, schwielignarbig wird. Auch toxischer, rein degenerativer Muskelzerfall kann mit (allerdings meist nur mikroskopisch nachweisbaren) Narben ausheilen (bei Diphtherie z. B.). Die frischen degenerativen Herde zeigen hierbei Verfettung, Hyalinisierung, Nekrosen der Muskelfasern, dann folgt der Ersatz dieser Zerfallsherde durch Wucherung des interstitiellen Bindegewebes. Aus echter Entzündung können Schwielen resultieren z. B. im Gefolge rheumatischer Infektion. Auch das sind meist nur mikroskopisch sichtbare Entzündungsherde und Schwielen. Andere mikroskopisch kleine, aus echter Entzündung entstehende Schwielen werden bei Diphtherie, Typhus, Meningokokkeninfektion, Streptokokkensepsis gefunden. Echt entzündliche, perivaskuläre kleine Schwielen findet man auch nach Fleckfieber. Schwielen entzündlicher Entstehung sind ferner die aus der eitrigen Myokarditis (Herzmuskelabszeß) hervorgehenden Narben. Endlich sind hier die syphilitischen Schwielen zu erwähnen, die oft größeren Umfang annehmen.

Eitrige Myokarditis kann primär (Trauma), aus der Umgebung fortgeleitet (Perikarditis) oder hämatogen (metastatisch und embolisch) entstehen. Sie führt entweder zu einer diffusen Infiltration des Myokards mit Eiterzellen, oder es bilden sich kleinere oder größere umschriebene Herde, die zur Schmelzung führen (Herzmuskelabszesse). Submiliare Abszesse sind makroskopisch nicht zu erkennen; größere Eiterherdchen sind als gelbliche, zerfließend weiche, runde und längliche Herdchen, nicht selten mit dunkelrotem Saum (Hyperämie) versehen, sichtbar. In unserem Falle (Fig. 10) lag eine Septikopyämie vor mit zahlreichen kleinsten, durch kapilläre Embolie entstandenen Abszessen. Man sieht im Myokard (a) eine umschriebene dichte Ansammlung von Leukozyten (b), in deren Bereich die Herzmuskelfasern zu kernlosen Schollen zerfallen (c) oder gar nicht mehr nachweisbar sind. In der Mitte des Abszesses Kokkenhaufen (e). An der Peripherie Eiterzelleninfiltration zwischen den Muskelfasern (d).

Als Beispiel einer nichteitrigen Myokarditis diene ein Präparat eines Falles von Rachendiphtherie (Fig. 11). Hier sieht man eine mehr diffuse zellige Infiltration zwischen degenerierenden Herzmuskelfasern (a). Unter den Infiltratzellen findet man (b) Leukozyten (auch einzelne eosinophile) und Lymphozyten (c); viele Zellen haben den Charakter der Histiozyten (d). Außerdem sieht man große Kerne der Muskelfasern, auch in Vermehrung [Myoplasten (e)].

---

[1] Die Kranzarterien sind keine Endarterien; sie sind durch Kollateralen untereinander verbunden. Voraussetzung für einen erfolgreichen kollateralen Ausgleich nach Verlegung eines Kranzarterienastes sind: gesunde, erweiterungsfähige Gefäße und genügende Triebkraft des Herzens.

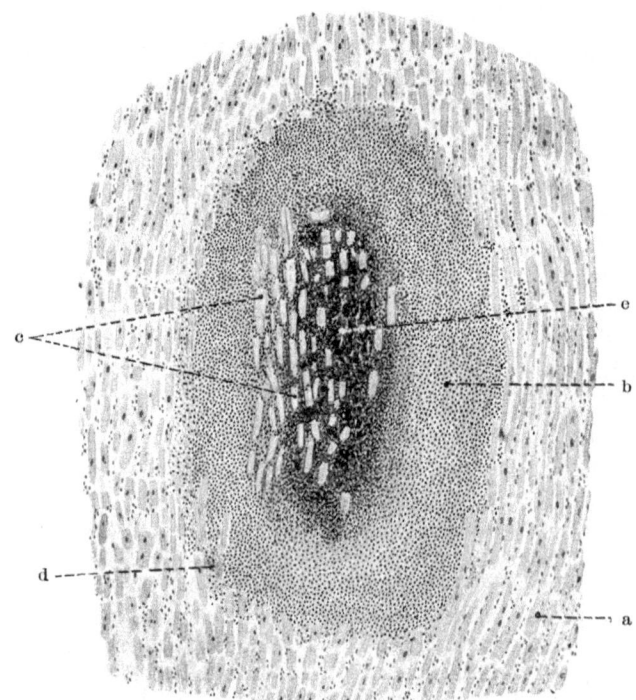

Fig. 10. Embolische Abszesse im Myokard. Vergr. 80fach. (Hämatoxylin.)
a Myokard, b Abszeß, c zerfallene Muskelfasern, d Eiterzelleninfiltration des Myokards in der Umgebung des Abszesses, e Kokkenhaufen.

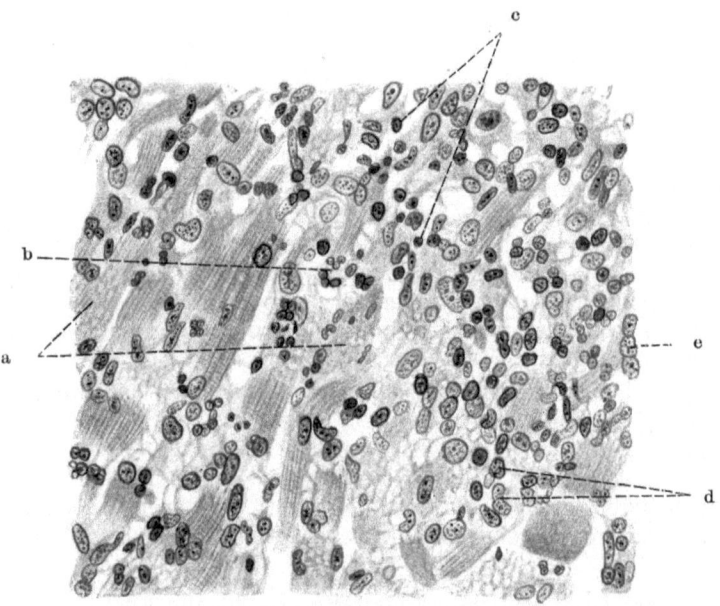

Fig. 11. Myocarditis simplex bei Diphtherie. Vergr. 450fach. (Hämatoxylin-Eosin.)
Zelliges Infiltrat zwischen degenerierenden Herzmuskelfasern (a), b Leukozyten (darunter auch eosinophile), c Lymphozyten, d Histiozyten, e Myoplasten.

Von den spezifischen Entzündungen des Herzmuskels seien die tuberkulösen (Miliar- und Konglomerattuberkel) und die syphilitischen erwähnt. Bei der Lues der Neugeborenen kommt eine interstitielle Myokarditis vor, die entweder histologisch nichts besonderes an sich hat oder gummösen Charakter zeigt. Im letzteren Fall findet man auch Riesenzellen in dem gummösen Granulationsgewebe. Diese Riesenzellen sind von anderen Riesenzellen zu unterscheiden, welche von regenerierenden Muskelfasern gebildet werden. Bei der diffusen luetischen Myokarditis der Neugeborenen können sich neben Degeneration der Muskelfasern auch sehr starke regenerative Neubildungen des Muskelgewebes vorfinden. Bei der Lues der Erwachsenen findet man Gummen im Herzmuskel, die mit oft sehr ausgedehnten Schwielen ausheilen können (s. o.).

Bei der Myocarditis rheumatica (Fig. 12) sieht man perivaskuläre, umschriebene Zellanhäufungen, die (räumlich gesprochen) Knötchen darstellen (sog. Rheumatismusknötchen). Auf mikroskopischen Durchschnitten erscheinen rundliche oder längliche Herdchen, die in den Verlauf der kleinen arteriellen Gefäßchen (a) gewissermaßen eingeschaltet sind und besonders auch unter dem Endokard gefunden werden. Sie sind aus Zellen sehr verschiedener Art und Herkunft zusammengesetzt. Man findet vor allem Zellen mit großen, rundlich-ovalen, blaßgefärbten Kernen (Abkömmlinge der Bindegewebszellen, Adventitialzellen, Histiozyten), ferner Zellen mit kleinen, runden, dunkel gefärbten Kernen (Lymphozyten); auch eosinophile Leukozyten mit polymorphen Kernen kommen vor. Hyaline Quellungen der Grundsubstanzen spielen dabei eine Rolle. Übergänge der zelligen in faserige Herde (Schwielen) sind nachweisbar. Infolge Übergreifens der Entzündung auf die benachbarte Herzmuskulatur leiden auch die Muskelfasern, an welchen rückläufige Ernährungsstörungen (Verfettung) und Zerfall zu beobachten sind. Hier sieht man auch

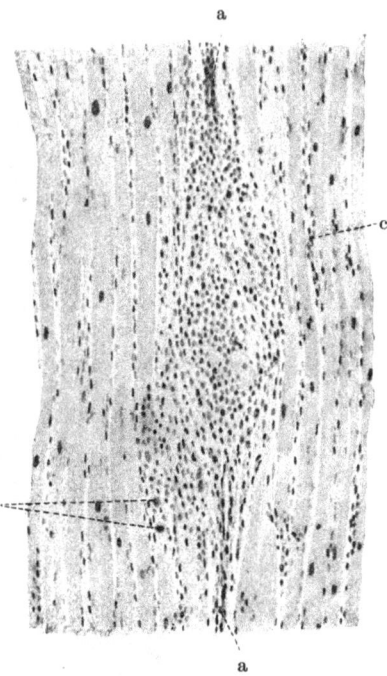

Fig. 12. Myocarditis rheumatica (sog. Rheumatismusknötchen). Vergr. 110fach. (Hämatoxilin-Eosin.) a Kleine Arterie des Myokards: in ihrer Umgebung starke Ansammlung größerer und kleiner Zellen und zerfallene Myokardfasern. b Auffallend große Zellen, aus zerfallenen Herzmuskelfasern hervorgegangen (Myoplasten.) c Zellvermehrung im feineren intermuskulären Interstitium.

große Kerne, die zerfallenen Muskelfasern angehören (b). Wucherungen solcher myogener Zellen sind zu beobachten.

In Fig. 13 ist eine Schwielenbildung bei Atherosklerosis der Kranzarterien abgebildet. Bei schwacher Vergrößerung sieht man die Herzmuskulatur durch Bindegewebsmassen unterbrochen. Eine größere bindegewebige Schwiele setzt sich mit vielen Ausläufern zwischen die angrenzende Herzmuskulatur fort. Das Bindegewebe der Schwiele ist kern- und gefäßarm, faserreich, derbfaserig (Narbengewebe). Jüngere Schwielen sind zell- und gefäßreicher, enthalten auch oft Herde lymphozytärer Infiltration. Alte Schwielen enthalten oft reichlich elastische Fasern. Pigment in den Schwielen rührt von Muskelfasern her (Lipofuszin) oder von Blutungen (Hämosiderin). Manchmal findet man innerhalb der Schwiele einen verengten oder obliterierten Ast der Kranzarterie. An der Grenze der Schwiele sieht man die Herzmuskelfasern spitz zulaufend oder verbreitert an der Schwiele inserierend. Man wird an die Bilder des Muskelansatzes an Sehnen erinnert.

Manche dieser Muskelfasern sind schmal, atrophisch, besonders solche, die in die peripheren Teile der Schwiele eingeschlossen sind. Die Kerne dieser atrophischen Fasern (starke Vergrößerung!) sind verkleinert, oft auch geschrumpft oder pyknotisch. Andere Muskelfasern in der Umgebung der Schwiele sind im Gegenteil hypertrophisch, breit, mit großen Kernen (funktionelle Hypertrophie).

Die Folgen solcher Schwielenbildung auf der Basis der Kranzarteriensklerose sind mannigfaltig. Sehr große Schwielen können zu chronischer, mehr oder weniger zirkumskripter Erweiterung der Herzhöhle (chronisches Herzwandaneurysma) führen. Ruptur dieser chronischen Aneurysmen kommt kaum vor (im Gegensatz

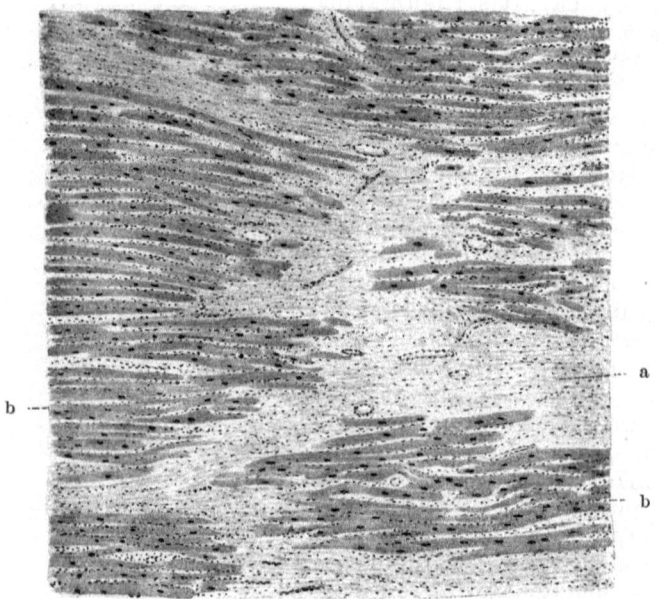

Fig. 13. Herzschwielen (auf arteriosklerotischer Basis entstanden). Vergr. 40fach. (van Giesons Färbung.) a schwieliges Bindegewebe, b Muskulatur.

zu den Herzwandaneurysmen auf der Basis luetischer Schwielenbildung). Durch die Schwielen wird die Herzfunktion geschädigt, zumal die Narbenherde häufig sehr zahlreich sind und den Herzmuskelschwamm an vielen Stellen unterbrechen (Adams-Stokessches Phänomen, Asthma cardiale, Angina pectoris bei Kranzarteriensklerose). Solche Unterbrechungen sind besonders folgenschwer, wenn sie im Bereich des Reizleitungssystems stattfinden (verschiedene Formen des sog. Herzblocks!).

2. Endokard.

a) Normal-histologische Vorbemerkungen.

Das Endokardium ist eine fibrös-elastische (stellenweise auch glatte Muskelfasern enthaltende) Membran, welche die Herzhöhle innen auskleidet und auch die Papillarmuskeln, Sehnenfäden und Klappen überzieht. Die Membran steht mit dem Perimysium des Myokards in kontinuierlichem Zusammenhang und zeigt nach der Herzhöhle hin auf einer elastischen Grenzschichte einen Belag mit platten Deckzellen (endokardiales Epi- oder Endothel) in einfacher Schicht. Die Gefäße liegen in den tieferen Schichten des endokardialen Überzugs und reichen an den Klappen nur wenig über deren Ansatzstelle ins Klappengewebe hinein. Die Klappen sind besonders reich an elastischen Fasern, die an der Seite der stärksten Spannung zu dichten Lamellen entwickelt sind (Vorhofseite bei den venösen, Ventrikelseite bei den arteriellen Klappen); auch die fibröse Mittelplatte der Klappen enthält elastische Fasern. An den Ansatzstellen der Klappen (den Ostien) ist reichlich derbes Bindegewebe vorhanden.

b) Pathologische Histologie.

Entzündungen. Endokarditis.

Von Entzündung gefäßloser Gewebe kann man streng genommen nicht sprechen; denn die Erscheinungen der Entzündung (Hyperämie und Exsudation) sind an die Blutgefäße gebunden. Die Herzklappen sind zwar beim Fetus bis zum freien Rand vaskularisiert, im postfetalen Leben reichen die Gefäße aber nicht weit über die Ansatzstellen der Klappen hinaus. Die Vorgänge, die sich bei einer Reizung oder Schädigung des Klappenendokards im postfetalen Leben abspielen, würden also konsequenterweise erst von dem Augenblick an die Bezeichnung „Endokarditis" verdienen, wenn durch pathologische Neubildung von Gefäßen eine Vaskularisation des Klappenendokards erfolgt wäre. Gewiß erscheint es gezwungen, einem fortlaufenden Prozeß erst von einer bestimmten Phase an eine bestimmte Bezeichnung zu geben. Wir werden aber diese aus theoretischen Überlegungen sich ergebende Schwierigkeit nicht unüberwindlich finden, wenn wir bedenken, daß die entzündliche Reaktion bei gefäßlosen Geweben nur deshalb etwas Besonderes bietet, weil die Einwirkung des Reizes mit der darauffolgenden vaskulären Reaktion räumlich nicht zusammenfällt. Die Gefäßreaktion bei Reizung der Korneamitte spielt sich am Kornealrande ab. Ähnlich ist es auch bei den Herzklappen. Die Reize, die hier in Betracht kommen, wirken vom Blut aus auf die Klappenoberfläche im Bereich der mechanisch am intensivsten in Anspruch genommenen Schließungsränder ein, während die vaskuläre Reaktion (Hyperämie und Exsudation) von der Ansatzstelle der Klappen ihren Ausgang nimmt. Die von hier aus gelieferten flüssigen und zelligen Exsudate werden aber ins Klappengewebe abgesetzt, und sehr bald erreichen die chemotaktisch angelockten Exsudatzellen die Stelle der Reizung am Schließungsrande der Klappen. Man kann also ohne weiteres von Endokarditis sprechen, nur muß man sich bewußt sein, daß Reiz und entzündliche Gefäßreaktion zuerst räumlich getrennt sind und erst im Laufe der Reaktion räumlich zusammenfallen. Mit der Bildung neuer Gefäße in den erkrankten Klappen (s. unten) wird dann später auch die entzündliche Reaktion an den Ort der Reizung selbst verlegt. Neben der geschilderten vaskulären Reaktion spielen sich aber an der primären Reizstelle, also zumeist an den Schließungsrändern der Klappen selbständige Reaktionen des Klappenbindegewebes (Wucherungen der Zellen dieses Gewebes) ab, die wir aber nicht im engeren Sinne als entzündlich bezeichnen.

Die Endokarditis wird je nach der Lokalisation des entzündlichen Prozesses als Endocarditis valvularis, chordalis, papillaris und parietalis unterschieden. Akute und chronische (rezidivierende) Prozesse kommen vor.

Die Ursache der Endokarditis ist hauptsächlich in infektiösen (bakteriellen) Reizungen oder Schädigungen zu suchen, während rein toxische Momente wohl nur selten in Frage kommen.

Die Endocarditis acuta tritt in zwei Formen auf: als Thromboendocarditis verrucosa s. simplex, superficialis und als Thromboendocarditis ulcerosa s. destruens, s. septica.

Die Thromboendocarditis verrucosa ist eine sehr häufige Manifestation der rheumatischen Infektion; rheumatische Knötchen (s. S. 13) können im Klappengewebe nachweisbar sein. Verruköse Formen kommen aber auch bei anderen Infektionskrankheiten (Pneumonie, Diphtherie) vor. Sie haben ihren Namen von wärzchenförmigen Auflagerungen, welche besonders an den Schließungsrändern der Herzklappen auftreten. Diese Auflagerungen sind thrombotische Abscheidungen aus dem Blut (Plättchen, Leukozyten, Fibrin). Sie bilden sich auf dem Boden einer Läsion der endokardialen Oberfläche. Bakterien können bei der rheumatischen Endokarditis in den Auflagerungen nicht nachgewiesen werden. Das Klappengewebe selbst reagiert durch Wucherung seiner fixen Elemente und der sog. „ruhenden Wanderzellen" (Histiozyten). Später kommt es auch zur Gefäßneubildung im entzündeten Klappengewebe. Die jungen Gefäße und Bindegewebszellen dringen in die thrombotischen Auflagerungen vor und ersetzen sie allmählich (Organisation). Bei der Heilung bleiben Verdickungen der Klappen (der Sehnenfäden usw.) zurück. Ferner entstehen Verwachsungen und Schrumpfungen des Klappenapparates (Stenosen und Insuffizienzen der Klappen), besonders dann, wenn der Prozeß länger dauert oder (wie häufig) öfter rezidiviert (Endocarditis recurrens). Kalkeinlagerungen in den vernarbten, hyalinisierten Klappen schließen den Reigen dieser Prozesse. So kommt das Bild der sog. Endocarditis chronica fibrosa zustande (chronisches Herzklappenleiden).

Die Thromboendocarditis ulcerosa ist nicht prinzipiell, sondern nur graduell von der Endocarditis verrucosa verschieden. Sie ist durch massige thrombotische Auflagerungen ausgezeichnet und durch ausgedehnte und schwere Schädigungen des Klappengewebes, die sich als mehr oder weniger tiefgreifende Nekrosen, eitrige Infiltrationen usw. zu erkennen geben. In den Auflagerungen und im entzündeten Klappengewebe finden sich — im Gegensatz zur Endocarditis verrucosa rheumatica — massenhaft Bakterien (Strepto-, Pneumo-, Meningo-, Gono-, Staphylokokken, Diphtheriebazillen). Geschwüre, aneurysmatische Ausbuchtungen, Perforationen der Klappen bilden sich aus. Ein Übergreifen des ulzerösen Prozesses auf die Herzwand führt zu Geschwüren, akuten Aneurysmen und Perforationen der Herzwand. Heilungen erfolgen unter starker Deformation, schwieliger Umwandlung, Schrumpfung, Verwachsung und Verkalkung der Klappen. Also auch hier ein Ausgang in die etwas ungenau als chronische fibröse Endokarditis bezeichnete Form. Blande Embolien (bei der E. verrucosa) und septische (bei der E. ulcerosa) vervollständigen das anatomische Bild dieser Herzklappenerkrankungen.

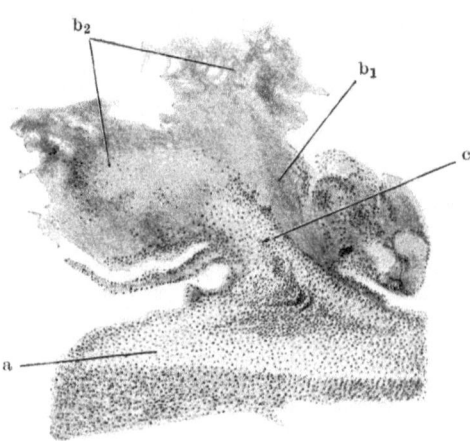

Fig. 14. Endocarditis verrucosa der Mitralis (bei Gelenkrheumatismus). Vergr. 20fach. Pikrokarminfärbung. a Klappengewebe, stark zellig infiltriert. b₁ Ältere thrombotische Auflagerungen (zusammengesinterte Plättchen.) b₂ Frische thrombotische Auflagerungen (körnige Plättchenmassen.) c Entzündlich neugebildetes, zellreiches Granulationsgewebe, in die thrombotische Auflagerung vordringend.

Die Trennung von Endocarditis simplex verrucosa und ulcerosa ist nicht immer leicht. Es gibt Zwischen- und Übergangsformen (maligne Formen der Endocarditis verrucosa, relativ gutartige Formen der ulcerosa). Auch kann die Endocarditis simplex den Boden für eine Endocarditis ulcerosa vorbereiten (Sekundärinfektion). Eine mehr schleichend verlaufende Form der Endocarditis ulcerosa ist als Endocarditis lenta bekannt und häufig durch herdförmige (selten diffuse) Glomerulonephritis, Milztumor, Anämie, kompliziert. Als Erreger wird hier in vielen Fällen der Streptococcus viridans (manchmal auch der Mikrococcus flavus) gefunden.

Die Endocarditis verrucosa rheumatica wird wegen ihres ausgesprochen proliferativen Charakters von der Thromboendocarditis verrucosa mit andersartiger Ätiologie unterschieden. Es wird auch versucht, die verschiedenen Formen der Endocarditis (verrucosa, lenta, ulcerosa) immunbiologisch zu verstehen, d. h. im Sinne von allergischen Reaktionen zu deuten.

Spezifische Entzündungen der Herzklappen kommen bei Tuberkulose und Lues vor.

Die Atherosklerose der Herzklappen ist ein Prozeß von rückläufiger Art (Verfettung, hyaline Entartung Verkalkung des Endokards) und hat mit Entzündung nichts zu tun.

In Fig. 14 sehen wir eine frischere Thromboendocarditis verrucosa der Mitralklappe. Das Klappengewebe ist aufs dichteste von Zellen durchsetzt (a). Es sind gewucherte fixe Zellen und Wanderzellen (Histiozyten, Leukozyten,

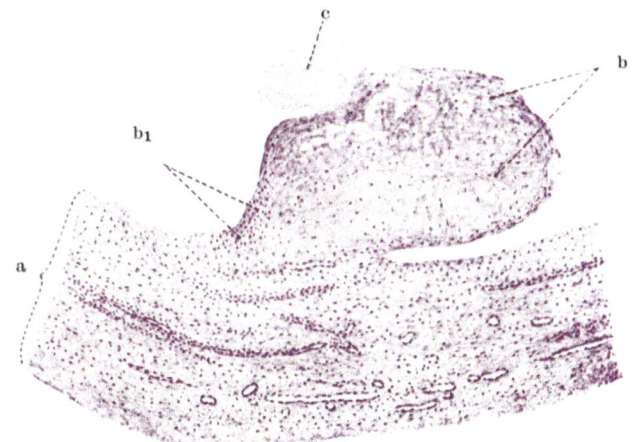

Fig. 15. **Endocarditis verrucosa rheumatica der Mitralis.** Vergr. 50fach. (Hämatoxylinfärbung.) Stadium der Organisation.
a Verdicktes Klappengewebe mit vielen Gefäßen. b Endokarditische Effloreszenz = durch faseriges Bindegewebe ersetzte thrombotische Auflagerung. b_1 Zellreicheres Bindegewebe am Stiel der Effloreszenz. c Frische (noch unorganisierte) thrombotische Auflagerung.

Lymphozyten). Dem Klappengewebe sind thrombotische Massen aufgelagert. Sie bestehen hauptsächlich aus Blutplättchen; Leukozyten sind da und dort reichlicher eingelagert. Die älteren Plättchenabscheidungen haben bei

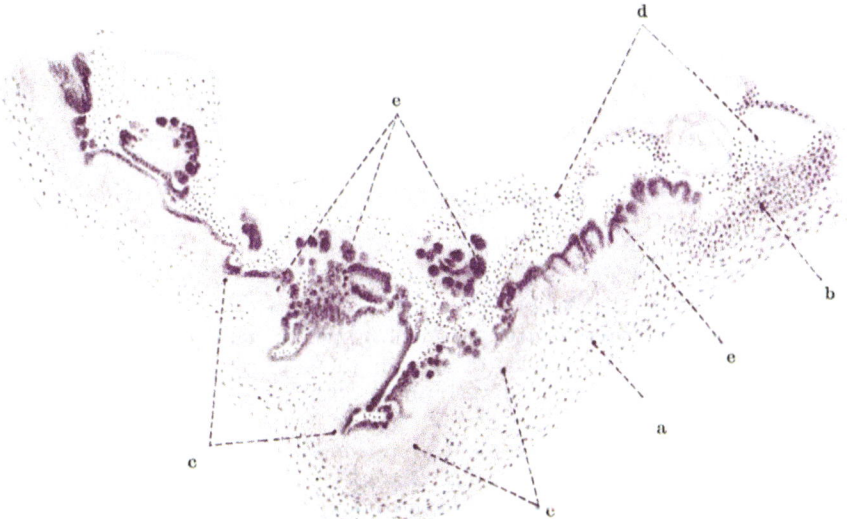

Fig. 16. **Endocarditis ulcerosa der Aortenklappen.** Vergr. 50fach. (Hämatoxylin.)
a und b Entzündlich infiltriertes Klappengewebe. c Nekrotisches Klappengewebe. d Thrombotische Abscheidungen. e Bakterienhaufen.

starker Vergrößerung ein mehr homogenes Aussehen (Zusammensinterung der Plättchen — bei b_1); die frischen thrombotischen Auflagerungen zeigen ein lockeres Gefüge und bei starker Vergrößerung eine feinkörnige Beschaffenheit (bei b_2). Das zellreiche Klappengewebe ist an der Basis der thrombotischen Abscheidung in letztere eine Strecke weit vorgedrungen: beginnende Organisation (bei c).

Unser zweites Bild (Fig. 15) zeigt bei sehr schwacher Vergrößerung eine ältere (rekurrierende) Endocarditis verrucosa mit frischen Auflagerungen (Mitralis). Das Klappengewebe ist verdickt und von zahlreichen Gefäßen durchzogen (a). Reichliche Zellen durchsetzen dasselbe; sie sind zum Teil deutlich um die Gefäße angeordnet. Dem Klappengewebe sitzt eine „endokarditische Effloreszenz" auf (b). Sie besteht aus fast völlig organisiertem thrombotischen Material, d. h. sie ist von Bindegewebsfasern und -zellen durchsetzt. Bei b_1 ist die Fortsetzung des endokardialen Bindegewebes auf die Effloreszenz besonders deutlich zu sehen. An einer Stelle ist der Effloreszenz eine frische thrombotische Abscheidung aufgelagert (c).

Von der Endocarditis ulcerosa (Aortenklappe) bringen wir bei schwacher Vergrößerung (Fig. 16) einen Teil des entzündlich infiltrierten Klappengewebes (a, b), welches von thrombotischen Abscheidungen (d) bedeckt ist. Unterhalb dieser Abscheidungen sieht man eine kernlose (nekrotische) Zone des Klappengewebes (c), welche von Bakterienmassen (e) durchsetzt ist. Das Klappengewebe ist reich an Kernen (Fibrozyten, Histiozyten, Leukozyten).

3. Perikard.

a) Normal-histologische Vorbemerkungen.

Das Perikard ist, wie das Endokard, eine fibrös-elastische Haut. Auch hier findet sich nach der Lichtung des perikardialen Sackes hin ein Abschluß durch eine elastische Grenzschicht mit einem einfachen Belag polygonaler platter Deckzellen. Zwischen diesen finden sich feine Öffnungen (Stomata) für den Säfteaustausch zwischen Herzbeutelinhalt und den Lymphgefäßen des Perikards. Wir unterscheiden das Pericardium viscerale oder Epikard vom Pericardium parietale. Das Epikard enthält reichlich Blut- und Lymphgefäße (und Nerven); es steht mit dem Perimysium der Herzmuskulatur in kontinuierlichem Zusammenhang. Es enthält auch Fettgewebe; an manchen Stellen schiebt sich eine mehr oder weniger dicke Schichte von Fettgewebe zwischen Epikard und Myokard ein (s. auch bei Fettherz S. 9). Auch das parietale Perikard ist reich an Blut- und Lymphgefäßen. Man kann an ihm eine innere seröse und eine äußere fibröse Schichte unterscheiden.

b) Pathologische Histologie.

Entzündungen. Perikarditis.

Entzündungen des Perikards (Perikarditis) sind aus der Umgebung fortgeleitet oder sie entstehen auf metastatischem Wege. Infektiöse Ursachen liegen in der Regel zugrunde. Wichtig ist die rheumatische Infektion. Autotoxische Formen (z. B. bei Urämie) kommen vor. Perikarditis kann sich an Verletzungen anschließen. Je nach dem Exsudat, das sich im Laufe der Entzündung bildet und sich auf dem viszeralen und parietalen Blatt oder im Cavum pericardii absetzt, unterscheidet man eine Pericarditis serosa, fibrinosa (sicca), serofibrinosa, purulenta, haemorrhagica usw. Bei der Pericarditis fibrinosa bildet sich unter entzündlicher Rötung der Membran ein hauchartiger Schleier an der Oberfläche aus, der durch die Abscheidung von Fibrin bedingt ist. Diese Trübung, verbunden mit Abnahme des Glanzes der Oberfläche, nimmt zu und geht mit Fortschreiten der Fibrinablagerung in eine feine Rauhigkeit der perikardialen Flächen über (klinisch: Reiben!). Durch die Herzbewegungen und die dadurch bedingten Verschiebungen der mit klebriger Fibrinmasse bedeckten Perikardialblätter entstehen leistenartige Erhabenheiten und schließlich eine zottige Beschaffenheit der fibrinbedeckten Oberfläche (Cor villosum). Bei länger dauerndem Verlauf kommt es zur

Organisation des fibrinösen Exsudates. Bei Ausheilung bleiben Verdickungen und Verwachsungen des Perikards zurück; nicht selten kommt es zur völligen Obliteration des perikardialen Sackes. Verkalkungen und Verknöcherungen können sich anschließen, manchmal in solchem Umfang, daß das Herz in einen starren Kalkpanzer eingeschlossen erscheint. Da das Perikardium mit dem interstitiellen Bindegewebe des Myokards kontinuierlich zusammenhängt, ist es verständlich, daß perikarditische Prozesse durch Übergreifen häufig auch das Myokard in Mitleidenschaft ziehen.

Mikroskopisch zeigt sich im Beginn der Pericarditis fibrinosa eine Schwellung der Deckzellen, zwischen und auf welchen sich alsbald fein-

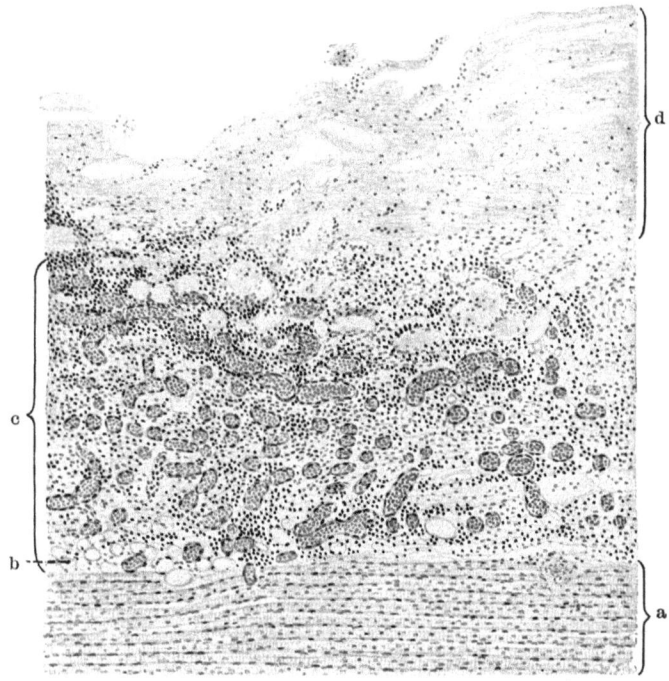

Fig. 17. Pericarditis fibrinosa in Organisation. Vergr. 50fach. (Karmin.)
a Myokard. b Reste des subepikardialen Fettgewebes.
c Gefäßreiches Granulationsgewebe. d Fibrinöses, noch nicht organisiertes Exsudat.

faseriges Fibrin abscheidet. Vielfach gehen auch die Deckzellen zugrunde. Im perikardialen Bindegewebe zeigt sich Hyperämie und Leukozytenemigration; Fibrinausscheidungen werden auch hier gefunden. Die Leukozyten dringen mehr und mehr in das auf der Perikardoberfläche abgelagerte Fibrin ein. Die älteren Fibrinlagen quellen und sintern zusammen und bilden homogene, oft grobbalkige Massen; das frischer exsudierte Fibrin zeigt eine mehr feinfaserige Beschaffenheit. Eine Pericarditis fibrinosa in Organisation führt unser Bild (Fig. 17, schw. Vergr.) vor. Die Epikardschichte ist beträchtlich verbreitert und in sehr gefäß- und zellreiches Granulationsgewebe umgewandelt (c). Auf diesem liegt das fibrinöse Exsudat (d) auf, in welches die jungen Gefäße (Kapillaren) und Zellen überall vordringen. Ein großer Teil des Fibrins ist von dem Granulationsgewebe noch nicht ersetzt. An der Grenze gegen das Myokard (a) sieht man einige Fettzellen (Vakuolen) = Reste der subepikardialen Fettgewebsschichte (b).

2*

Die sog. organisierenden Prozesse stellen Wucherungen eines jungen, gefäßreichen Bindegewebes dar, welches **Granulationsgewebe** genannt wird. Diese Bindegewebswucherungen führen zur Abkapselung von Fremdkörpern, zur Um- und Durchwachsung und damit zur Ausheilung von Nekrosen und Infarkten, zur Substitution von Exsudaten und Thromben. Alle diese ausheilenden Vorgänge werden unter dem Begriff der **pathologischen Organisation** zusammengefaßt. Granulationsgewebe erscheint auch bei der Heilung von flächenhaften äußeren und inneren **Wunden**. Hier bildet es einen dunkelrötlichen höckerigen Überzug der Wundfläche (**Wundgranulationen**). Von einem solchen Fall stammt das Präparat Fig. 18. Es soll die Zusammensetzung des Granulationsgewebes bei starker Vergrößerung aufweisen. Wir sehen 1. **Gefäße junger Bildung**: Endothelröhren (a) mit großen, protoplasmareichen Endothelzellen; 2. **junge Fibroplasten**: rundliche, längliche, spindlige Zellen (b) mit charakteristischen Kernen. Diese sind chromatinarm, zeigen zarte Chromatinpunktierung und haben 1—2 Nukleoli; die Kernmembran ist scharf gezeichnet; Mitosen (b_1) in solchen Zellen finden sich. 3. **Wanderzellen** histiogener und hämatogener Abkunft. Darunter finden sich polymorphkernige und polynukleäre Leukozyten (c); sie gehören in der Mehrzahl der neutrophil gekörnten Abart

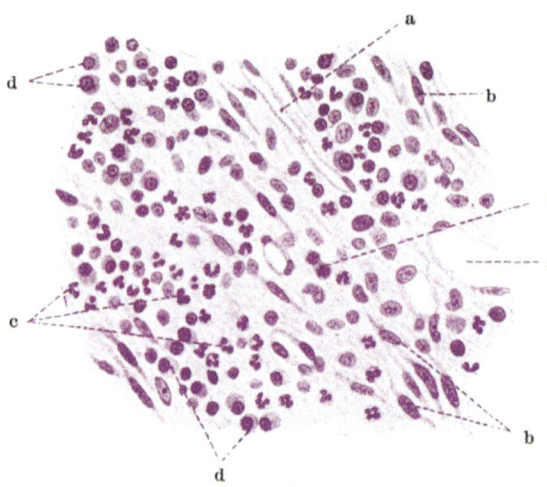

Fig. 18. Granulationsgewebe.
Vergr. 300fach. (Hämatoxylinfärbung.)
a Neugebildete Gefäße (Kapillaren). b Fibroplasten.
b_1 Mitosen in Fibroplasten. c Polymorphkernige
Leukozyten. d Plasmazellen.

an; in manchen Fällen, besonders als Reaktion auf Eiweißzerfall (Karzinom) oder eiweißartige Stoffwechselprodukte (Parasiten) treten eosinophile Leukozyten auf; auch basophile Leukozyten (sog. Mastleukozyten) werden manchmal reichlicher gefunden. Ferner Lymphozyten und deren Abart, die Plasmazellen (d). Endlich leukozytoide und lymphozytoide Zellen (sog. Polyplasten), deren Abkunft aus Gefäßwandzellen (Adventitialzellen) und Histiozyten wahrscheinlich ist (s. S. 38).

B. Gefäße.

a) Normal-histologische Vorbemerkungen.

Die Blutgefäße teilen wir ein in Arterien, Venen und Kapillaren. Gemeinsam ist allen das innerste, den Gefäßinhalt zunächst umschließende, aus platten Zellen zusammengesetzte, sog. **Endothelrohr**. Die Kapillaren stellen nur solche Endothelröhren dar. Ein synzytialer Aufbau derselben ist, wenigstens für Kapillaren gewisser Organe, festgestellt. Sonst können durch Versilberung Zellgrenzen dargestellt werden (Niederschlagsbildung in einer sog. Kittsubstanz zwischen den Zellen). Manche Autoren unterscheiden an der Außenseite des Endothelrohrs eine zarte homogene Grundmembran. Umspinnende Zellen an den Kapillaren werden Perizyten (Rougetsche Zellen) genannt. Gewisse Zellen der Kapillarwand können durch Kontraktion oder Quellung die Lichtung verschließen (Pförtner-, Drosselzellen). Feinste Lücken in der Kapillarwand sind die sog. Stigmata und

Stomata. Eine selbständige Tätigkeit (Kontraktilität) der Kapillaren steht zur Diskussion. Alle nicht kapillären Blutgefäße zeigen außer dem Endothelrohr noch mehr oder weniger ansehnliche und kompliziert aufgebaute äußere Gefäßlagen, die unter dem Namen der Akzessoria zusammengefaßt werden. Wir unterscheiden an dieser Akzessoria bei Arterien und Venen drei Schichten: Intima, Media und Adventitia. Der Bau der Arterien wechselt innerhalb eines allgemeinen Schemas je nach der Größe (dem Kaliber) des Gefäßes, dann aber auch je nach den Organen. Darauf kann nicht näher eingegangen werden. Man unterscheidet kleine, mittlere und große Arterien. Große und mittlere Arterien haben unter dem Endothel eine Intimaschicht; sie besteht aus elastischem Gewebe und schließt gegen die Media mit einer elastischen Lamelle (Lamina elastica interna) ab. Auch längs verlaufende glatte Muskelfasern kommen in den tiefen Intimaschichten großer Arterien vor. An der Intima der Aorta unterscheidet man eine tiefe elastisch-muskulöse und eine oberflächliche elastisch-hyperplastische Schicht; dazwischen einen elastischen Grenzstreifen. Bei kleineren Arterien fehlt eine eigentliche Intima, d. h. hier liegt das Endothel einer elastischen (gefensterten) Grenzmembran direkt auf. Die Media ist eine zirkulär orientierte elastisch-muskulöse Schicht. Je größer das Gefäß, desto mehr überwiegen im allgemeinen die ringförmig verlaufenden elastischen Fasern und Lamellen, die durch verschiedenartige Verbindungen untereinander zusammenhängen und zwischen sich die ebenfalls zirkulär angeordneten glatten Muskelfasern fassen. Je kleiner das Gefäß ist, desto mehr treten die elastischen Elemente zurück gegenüber der glatten Muskulatur. Kleine Arterien haben überhaupt keine elastischen Fasern in der Media, sondern nur Muskelzellen. So können wir Gefäße von elastischem Typ und solche von muskulösem Typ unterscheiden. Die Hauptschlagader des Körpers, die Aorta, zeigt den elastischen Typ in höchster Ausbildung. Wir sehen in diesen Strukturunterschieden der großen und der kleinen Arterien den Ausdruck besonderer funktioneller Eigentümlichkeiten. Je mehr herzwärts die Arterien liegen, desto mehr genügt zur Fortbewegung des Blutes die Kraft des Motors, des Herzens; diese Arterien sind daher vorzüglich auf elastische Spannung eingestellt (elastischer Typ). Die weiter in der Peripherie gelegenen Arterien wirken bei der Zirkulation des Blutes durch eigene Kräfte mit und sind daher mehr auf Kontraktilität eingestellt (muskulöser Typ). Diese Mitwirkung ist sehr wahrscheinlich nicht nur auf die Widerstandsregulation beschränkt (Gefäßtonus), sondern ist auch im Sinne einer aktiven Teilnahme der Arterien an der lokalen Fortbewegung des Blutes zu verstehen. Über das Wie dieser Teilnahme ist allerdings nichts Sicheres bekannt. Die Arteria pulmonalis gehört dem elastischen Typ an. Nach der Adventitia hin ist die Media der Arterien häufig durch eine elastische Grenzschicht abgesetzt (Lamina elastica externa); sie fehlt den großen Arterien. Die Adventitia besteht aus einem kollagen und elastisch imprägnierten Fasergeflecht. Auch längsverlaufende glatte Muskelfasern kommen in der Adventitia vor. Die Adventitia geht ohne scharfe Grenze in das umgebende Bindegewebe über. In der Adventitia der mittleren und größeren Gefäße finden wir die ernährenden Gefäße der Arterienwand (Vasa vasorum); ferner führt die Adventitia die größeren Gefäßnerven. Die Vasa vasorum versorgen die Media mit Kapillaren, während die Intima frei von Gefäßen bleibt. Auf den besonderen (funktionellen) Bau der Arterien der einzelnen Organe kann hier nicht eingegangen werden. Die mittleren und großen Venen zeigen ebenfalls Intima, Media und Adventitia, wenn auch diese Schichten nicht so scharf gegeneinander abgegrenzt sind wie bei den Arterien. Im allgemeinen sind die Venen dünnwandiger, muskelärmer und bindegewebsreicher als die Arterien. In der Adventitia größerer Venen finden sich längsverlaufende glatte Muskelfasern. Im übrigen weichen die Venen der einzelnen Körperregionen nicht unwesentlich im Bau (besonders der Media) voneinander ab. Eine besondere Eigentümlichkeit großer Venen sind die (von der Intima gebildeten) Klappen. Der Bau der Lymphgefäße entspricht im allgemeinen dem der Venen.

Für die Verteilung und auch für die Fortbewegung des Blutes sind besondere Einrichtungen an den Gefäßen (Arterien und Venen) bekanntgeworden, die sich in den verschiedensten Organen und Körpergegenden finden. Das sind zum Teil Sperrmechanismen: sphinkterartige Muskelringe[1], oder muskulöse Intimapolster, sog. Polkissen[2], Anhäufungen von epithelähnlichen Zellen, welche durch Quellung das Lumen verschließen können, z. B. in den Arteriolae afferentes der Niere. Solche Drosseleinrichtungen finden sich auch in vielen Organen an den Venen. Besonders wichtig sind die arteriovenösen Anastomosen, die sich in bestimmten Körpergegenden und Organen finden und deren Bedeutung erst in neuerer Zeit richtig

---

[1] Z. B. an den kleinen Lungenarterien.
[2] In den Arterien der verschiedensten Organe.

gewürdigt wird. Im Bereich solcher Anastomosen finden sich zum Teil auch die erwähnten Sperrvorrichtungen. Diese Anastomosen sind wichtig für die Regelung der Blutverteilung, des Blutdruckes und der Strömungsgeschwindigkeit in der Körperperipherie, besonders aber auch für die Fortbewegung des Venenblutes und damit für die Aufrechterhaltung des Kreislaufes. Vielleicht geben die „epitheloiden" Zellen auch gefäßwirksame Stoffe an das Blut ab. In den sog. Paraganglien, welche keine phäochromen Zellen enthalten, im Glomus caroticum, coccygicum u. a. liegen arteriovenöse Anastomosen von besonders verwickeltem Bau vor (Schumacher, Clara). (Siehe hierüber auch unter Glomustumoren.) Der ganze periphere Kreislauf wird durch das vegetative Nervensystem reguliert, das alle Gefäße einschließlich der Kapillaren mit einem sog. Terminalretikulum umhüllt, und das vielleicht auch die humorale Steuerung des Kreislaufes (epithelähnliche Zellen!) beeinflußt.

Für die Beurteilung krankhafter Verhältnisse ist es wichtig, zu wissen, daß die Blutgefäße im Laufe des extrauterinen Lebens physiologische Umwandlungen durchmachen, die in der aufsteigenden Lebensphase in einer zunehmenden Verdickung der Intima (mit Neubildung elastischer Fasern in Zusammenhang mit der Lamina elastica interna) bestehen. Diese elastische Intimahyperplasie ist also eine physiologische Erscheinung. Etwa vom 50. Lebensjahr an bilden sich die elastischen Fasern wieder zurück und Bindegewebe tritt mehr und mehr an die Stelle. Das Pathologische streifen schon die elastischen und muskulösen Gefäßhypertrophien, die bei stärkerer funktioneller Inanspruchnahme der Gefäße sich ausbilden (z. B. bei dauernd stärkeren Gefäßfüllungen, Änderungen der Durchströmung, Blutdruckerhöhungen[1]). Immerhin haben wir es auch hier mit Anpassungserscheinungen zu tun. Auch die bindegewebigen Hypertrophien der Gefäßwand (Intima, Media) pathologischer Art, die das Bild der sog. Gefäßsklerose ausmachen, haben vielfach kompensatorischen Charakter und sind Reparationen bei anderweitiger Erkrankung der Gefäßwand (s. S. 23 und 32). Das so entstandene Bindegewebe kann neue elastische Fasern und neue Grenzschichten bilden. Es erleidet aber häufig auch regressive Umwandlungen, vor allem Hyalinisierung und Verfettung. Beträchtliche bindegewebige Verdickungen der Intima entstehen auch bei Heilung von Gefäßverletzungen und bei Organisationen von Thromben. Alle diese Anpassungs- und Ausheilungsvorgänge in der Gefäßwand müssen als sekundäre Erscheinungen von primären pathologischen Gefäßprozessen unterschieden werden. Ganz besonders gilt dies für die Intimaprozesse und den Formenkreis der sog. Endarteriitis obliterans (s. S. 29).

b) Pathologische Histologie.

1. Arterien.

1. Störungen des Stoffwechsels und der Ernährung.

Atherosklerose der Aorta.

Unter den krankhaften Veränderungen der Arterien, die zwar nicht ausschließlich unter dem Einfluß des Alters zustande kommen, bei denen aber doch der funktionelle Aufbrauch der spezifischen Elemente der Gefäßwand während des Lebens eine Rolle spielt, sind zu nennen 1. die senile Gefäßatrophie, die zu einfachem Schwund der elastischen und muskulösen Bestandteile, zu Ersatz derselben durch Bindegewebe und damit zu allmählicher Erweiterung der Gefäße führt (senile Angiosklerose und Angiektasie); 2. die senile Gefäßverkalkung, die vor allem in den

---

[1] Hierher gehören auch die noch in das Gebiet des Physiologischen zu rechnenden Umbildungen in den Arterien des Uterus und der Ovarien (hyaline Sklerosen der Wandungen mit Einbauten neuer Gefäßröhren im Innern).

Gefäßen von muskulösem Typ (s. S. 28) sich abspielt und zu ausgedehnten Mediaverkalkungen führt; 3. die hyaline Entartung der kleinen Organarterien (sog. Arteriolosklerose s. sp. S. 28), die mit subendothelialen hyalinen Ablagerungen beginnt und zur Verengerung (und Obliteration) der Gefäße führt. In besonderen Fällen tritt diese Erkrankung relativ frühzeitig und in sehr großer Ausdehnung auf und verbindet sich mit Verfettungen (s. S. 215); 4. die Atherosklerose. Die genannten vier Typen können auch in Kombination auftreten. Die Atherosklerose, auch Arteriosklerose, Arterienatherom genannt, ist eine der wichtigsten Erkrankungen des menschlichen Körpers. Es gibt seltene Fälle von vorgeschrittener Atherosklerose bei Jugendlichen (Dreißigjährigen und früher); in der Regel tritt sie erst in den 40er Jahren stärker hervor. Tod meistens in den 50er und 60er Jahren an Koronarsklerose und Nierenleiden, an Apoplexie oder anämischer Hirnerweichung. Das grobanatomische Bild, das uns dieser, auf viele Jahre, ja Jahrzehnte hin ausgedehnte Krankheitsprozeß in seiner vollen Ausbildung vor Augen führt, ist ein sehr vielgestaltiges. Es zeigt uns eine starke Deformierung (Virchows Endarteriitis deformans) der normalerweise glatten Innenhaut der Arterien, besonders der Aorta und ihrer großen Äste, ferner der Organarterien, vor allem des Herzens und des Gehirns[1]. Betrachten wir eine atherosklerotische Aorta von innen her, so sehen wir weißliche, oft beetartig erhabene, besonders um abgehende Seitenäste gelegene Verdickungen der Intima (Sklerosen). Daneben sind ähnliche Beete von gelber Farbe (verfettete Herde) zu sehen (Atheromatose). An anderen Stellen wieder sind die gelben Beete usuriert bis zur Bildung kleiner und größerer sinuöser Defekte der Intima, auf deren Grund fettige Zerfallsmassen liegen (aufgebrochene atheromatöse Herde, atheromatöse Geschwüre). Manche dieser Defekte zeigen sich bedeckt mit thrombotischen Abscheidungen (Parietalthromben). Endlich finden sich Verkalkungen, teils an den Defekten, die im Grund und Rand kalkige Einlagerungen zeigen teils in Form von Kalkplatten, die in die schwielige Intima wie versteinerte Narben eingelagert sind. Auch aufgelagerte Thromben können verkalken. Der ganze Prozeß spielt sich in der Intima ab. Er ist durchaus degenerativer Natur und hat mit Entzündung nichts zu tun; daher ist von der Bezeichnung Endarteriitis ganz abzusehen. Über die allerersten Anfänge des Prozesses wissen wir nichts Sicheres.

Da man Verfettungen in der Intima, Verkalkungen in der Media der Arterien schon in sehr frühem Alter, ja sogar schon bei Kindern, nachgewiesen hat, sind manche geneigt, die Anfänge der Atherosklerose weit ins jugendliche Alter zurückzuverlegen. Dies scheint nicht gerechtfertigt; denn derlei Verfettungen und Verkalkungen bei Jugendlichen sind hier häufig nur vorübergehende und völlig rückbildungsfähige Veränderungen, und es ist gar nicht erwiesen, daß sie dauernd und progressiv sind und die Anfänge der Atherosklerose darstellen. Was speziell die Verfettungen anlangt, so gibt es herdförmige derartige Ernährungsstörungen in der Intima (bei akuten Infektionen, Intoxikationen z. B.), die gar nicht mit Intimawucherungen verknüpft sind und durchaus reversible Prozesse darstellen. Herdförmige Verkalkungen der Media kommen auf Grund von toxischen Nekrosen (Adrenalin, Vigantol) vor. Mit rückläufigen Ernährungsstörungen der Gefäßwand beginnt freilich auch die Atherosklerose sensu strictiori.

Die primären Störungen in der Intima scheinen sog. schleimige Entartungen, d. h. Saftstauungen mit Auflockerung und Quellung des Gewebes zu sein; Zerfallsvorgänge an den elastischen Fasern und Verfettungen schließen sich an. Diese regressiven Vorgänge führen zu (reparatorischen)

---

[1] Atherosklerose kommt auch an der Arteria pulmonalis vor als sog. sekundäre Form bei dauernder Widerstandserhöhung im kleinen Kreislauf (z. B. bei Mitralfehlern) und als primäre Arteriolensklerose mit Verengerung und Verschluß der kleinen Lungenarterien.

Verstärkungen der Intima, zu Sklerosen, die im wesentlichen fibroelastische Hyperplasien der Intima darstellen (s. oben S. 22). Der fettige Zerfallsherd wird dadurch gegen das Gefäßlumen hin „abgedeckt". An diesen Sklerosen spielen sich aufs neue Zerfallsprozesse und Verfettungen ab, die besonders in den tieferen Intimaschichten größere Ausdehnung annehmen und zur Bildung fettiger Erweichungsherde führen. In diesen „atheromatösen" Erweichungen finden sich viel doppeltbrechende Fette (Cholesterin). Der geschwürige Aufbruch der Erweichungen, die Thrombenablagerungen und Verkalkungen sind weitere Folgen dieser regressiven Vorgänge in der Intima.

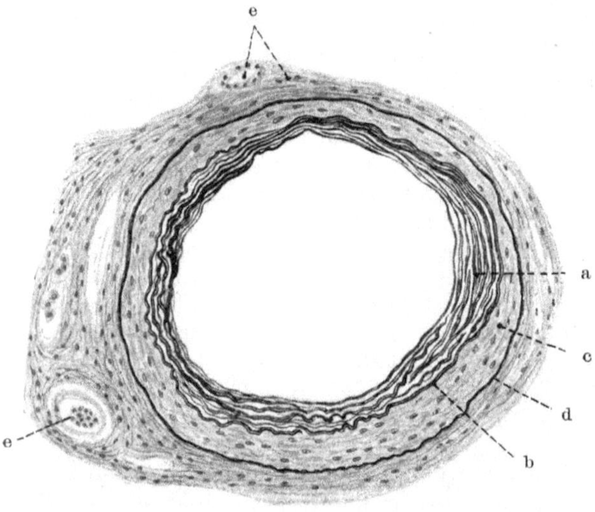

Man unterscheidet maligne und benigne Formen, je nachdem die fettigen Zerfallsprozesse oder die Sklerosen vorherrschen. An kleineren Arterien führt die Intimawucherung (mit oder ohne Hinzutritt von Thrombose) zu Verengerung und Verschluß des Lumens (Herz-, Nieren-, Hirnarterien). Andererseits gehören auch (diffuse und umschriebene) Erweiterungen (Aorta und deren Äste), ferner Rupturen der erkrankten Gefäße (Gehirn) zu den häufigen Folgen der Atherosklerose. Komplikationen entstehen durch Thrombose und Embolie.

Fig. 19. Elastische Intimahyperplasie (Nierenarterie), 64jähriger Mann. Vergr. Zeiss Obj. 12 Ok. 2. (Resorcinfuchsin-van Gieson). a Vervielfachung der elastischen Lamellen der Intima. b Lamina elastica interna. c Media. d Lamina elastica externa. e Adventitia mit Vasa vasorum.

Ebenso wie über die ersten Anfänge der Atherosklerose ist auch über die Ätiologie dieser eigenartigen Krankheit das letzte Wort noch nicht gesprochen. Man wird drei Momente als zusammenwirkende Faktoren anerkennen müssen: Einmal ein endogenes konstitutionelles Moment, eine gewisse Schwäche des Gefäßsystems von Hause aus (Arteriosklerotikerfamilien!); dann Schädigungen der Gefäßwand durch Ernährungs- und Stoffwechselstörungen (vgl. die experimentelle Erzeugung von Atherosklerose durch Cholesterinfütterung oder tiefgreifende Änderung des Ernährungsregimes) oder durch Gifte (Nikotin, Blei, Alkohol, Infektionen!); endlich ein mechanisches Moment, nämlich das der funktionellen übermäßigen Inanspruchnahme der Gefäße. Letzteres Moment zeigt die Atherosklerose als ein Glied in der Kette der sog. Abnützungskrankheiten und läßt uns den Zusammenhang derselben mit übermäßiger körperlicher, geistiger (und seelischer) Anstrengung und mit Blutdruck steigernden Erkrankungen (Alkoholismus, Nephritis usw.) ebenso verstehen, wie die oft eigenartige Lokalisation des Prozesses in bestimmten Gefäßgebieten des Körpers.

Wir bringen zuerst einige histologische Bilder, in welchen wir den Unterschied zwischen funktionell-hochwertigen und krankhaft-minderwertigen Einbauten in die Wand von Arterien festhalten wollen. Die Fig. 19 zeigt die elastische Intimahyperplasie des Alters; man sieht die Vervielfachung der elastischen Lamellen (a) in der Intima. In der Fig. 20 sehen wir über dieser physiologischen elastischen Hyperplasie den Einbau eines gewöhnlichen, an elastischen Fasern armen kollagenen Bindegewebes (b) in der Intima. Auch innerhalb der physiologischen Altersvervielfachung der elastischen Lagen sieht man (rot gefärbtes) kollagenes Gewebe. Hier ist also bereits ein pathologischer Zustand (Sklerose) vorhanden. Die Media (c) ist an der Stelle der stärksten Intimaverdickung verschmälert (d). Die Bilder stammen von Nierenarterien: Fig. 19 von einem 64jährigen Mann mit gesunden Gefäßen, Fig. 20 von einem 63jährigen Atherosklerotiker.

Das Präparat (Fig. 21) von Atherosklerose der Aorta, das uns zur Untersuchung vorliegt, ist mit Karmin und Weigerts Elastinfärbung behandelt. Die Kerne der Zellen sind rot, die elastischen Fasern blauschwarz gefärbt. Bei sehr schwacher Vergrößerung unterscheiden wir zunächst die einzelnen Schichten der Aorta. Am deutlichsten hebt sich die Media (b) als dunkelschwarzblau gefärbte, breite Zone hervor; sie verdankt diese Färbung ihrem Reichtum an elastischen Lamellen. Die Adventitia (c) erkennen wir als eine von elastischen Fasern durchsetzte, vorwiegend aus Bindegewebsbündeln geflechtartig aufgebaute Schicht, in welcher wir Gefäßdurchschnitte (Vasa vasorum) sehen. Während Media und Adventitia keinerlei nennenswerte pathologische Veränderungen zeigen[1], erscheint die Intima (a) hochgradig und sehr unregelmäßig verdickt. Ihre Grenze gegen die Media hin ist nicht überall scharf zu bestimmen. Das rührt davon her, daß die verdickte Intima selbst sehr reich an elastischen Fasern ist und sich deshalb von der elastinreichen Media nicht so deutlich abhebt. Dann aber hat die normale elastische Grenzmembran (Lamina elastica interna) durch pathologische „Abspaltung" neugebildeter Fasern ihr typisches Aussehen verloren. Stellenweise sieht man unvollkommen ausgebildete elastische Grenzmembranen etagenweise übereinander gelegen, ein Bild, welches den schubweise fortschreitenden Prozeß gut illustriert. Die Verdickung der Intima ist am ganzen Präparat nachweisbar; an einer Stelle ist sie aber besonders stark und stellt eine beetartige, nach den Seiten hin flach abfallende Erhabenheit dar (sklerotisches Beet). Die verdickte Intima besteht aus Bindegewebe, das stellenweise hyalin entartet ist. Schon bei schwacher Vergrößerung ist der Reichtum der verdickten Intima und auch des großen sklerotischen Beetes an elastischen Fasern erkenntlich. Nur die oberste, dem Blutstrom zugekehrte Schicht der Intima zeigt keine elastischen Fasern; es ist die jüngste Neubildungsschichte. In der beetartigen Sklerose kommt aber noch etwas anderes zu Gesicht. Es sind hier Stellen, die nicht nur ohne Elastinfärbung, sondern

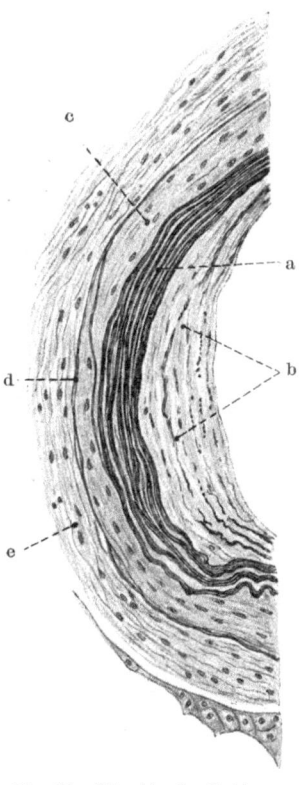

Fig. 20. Elastische Intimahyperplasie mit Sklerose (Nierenarterie). 63jähriger Arteriosklerotiker. Vergr. Seibert Obj. 5 Ok. 0 auf $^1/_2$ verkleinert. (Resorcinfuchsinvan Gieson.)
a Altersvervielfachung der elastischen Lamellen der Intima; zwischen diesen elastischen Lamellen (rot gefärbtes) kollagenes Bindegewebe. b Kollagenes, an elastischen Fasern armes Bindegewebe der Intima. c Media, bei d verschmälert. e Adventitia.

---

[1] Manchmal ist die Media beteiligt, wenn die Intimaverfettungen bis in die angrenzende Mediaschichte hineinreichen. Sekundäre entzündliche Prozesse (kleinzellige Infiltration um die Vasa vasorum) können bei hochgradiger Atherosklerose der Intima gefunden werden. Unter mächtigen atherosklerotischen Intimaherden findet man auch Atrophie der Media. Eigentümliche herdförmige Medianekrosen unterhalb der sklerotischen Intima werden gelegentlich gefunden (s. a. S. 27 u. Fig. 23).

auch ohne jede Kerntinktion sind (d); diese Stellen erscheinen auch von Lücken durchsetzt, aufgelockert, wie in Zerfall begriffen. Hier haben wir fettigen Zerfall und Nekrose vor uns, und es entsprechen diese Stellen dem atheromatösen Stadium des Prozesses. Die schweren Veränderungen in der Intima kontrastieren sehr auffallend gegen die so gut wie unbeteiligten übrigen Schichten der Gefäßwand, so daß in der Tat der ganze atherosklerotische Prozeß auf die Innenhaut beschränkt erscheint.

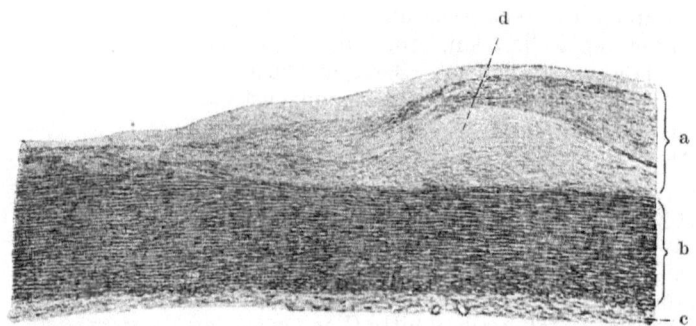

Fig. 21. Atherosklerose der Aorta. Vergr. 15fach. (Karmin-Resorcinfuchsin.)
a Beetartig verdickte Intima. b Media. c Adventitia. d Fettiger Nekroseherd in der Intima.

Das ergibt sich auch bei Untersuchung mit stärkerer Vergrößerung. Wir sehen hier die Bindegewebsbündel der Adventitia, dazwischen hineingewirkt die elastischen Fasern, alles in normaler Anordnung und in normalen Stärkeverhältnissen. Auch an den Vasa vasorum der Adventitia finden sich keine Veränderungen. Zellinfiltrationen der Adventitia, die als entzündliche gedeutet werden könnten, fehlen. Zwischen den elastischen Lamellen der Media, die nirgends unterbrochen sind und nirgends Zerfalls-

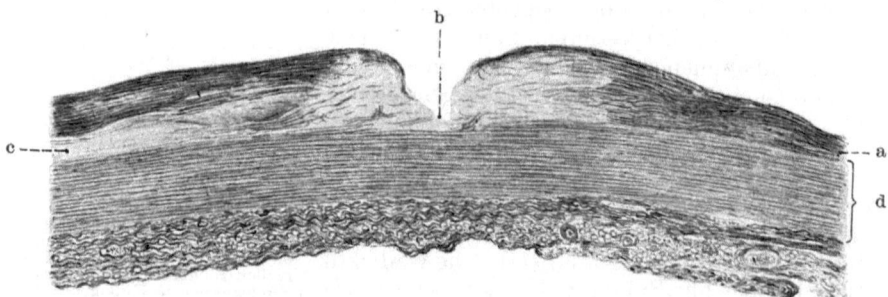

Fig. 22. Atheromatöses Geschwür der Aorta. Vergr. 10fach. Färbung nach van Gieson.
a Verdickte Intima. b Defekt der Intima an Stelle eines großen fettigen Zerfallsherdes, der bis an die Media heranreicht. c Kleiner verfetteter Zerfallsherd in tiefen Lagen der verdickten Intima. d Media.

erscheinungen zeigen, sieht man die rötlich gefärbten Kerne der glatten Muskulatur. In der verdickten Intima aber sehen wir massenhaft feine und feinste neugebildete elastische Fasern. Die elastische Neubildung ist besonders stark in den tieferen (älteren) Schichten der verdickten Intima. Viele der elastischen Fasern zeigen feinkörniges Aussehen (Zerfall?). Zwischen den elastischen Fasern ist überall streifiges kernarmes Bindegewebe zu sehen. In der atheromatösen Partie ist völliger Kern- und Fasermangel festzustellen; man sieht hier ein völlig nekrotisches, in Zerfall begriffenes Gewebe. Die Lücken, die den Zerfall anzeigen, sind zum Teil eigenartig spaltförmig, scharf begrenzt; diese leeren Spalten entsprechen in ihrer Form Fettsäure- und Cholesterinkristallen. Die Kristalle selbst sind durch die Behandlung der Präparate mit Alkohol und Äther aufgelöst.

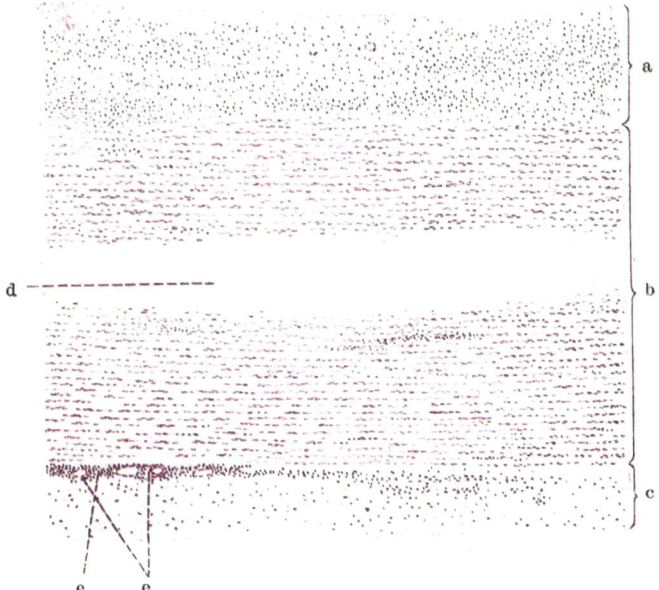

Fig. 23. Nekrose der Media (Aorta). Vergr. 45fach. (Hämatoxylin.)
a Intima verdickt, kernreich. b Media. c Adventitia. d Umschriebene Nekrose in der Media (kernlose Zone). e Geringe Zellinfiltration im Bereich der Vasa vasorum der Adventitia.

Die Verfettungen in der Intima können auch mit Sudanfärbung nachgewiesen werden: man findet dann die Fetttröpfchen in Endothelien, Intimazellen, ferner auch in der Grundsubstanz, in welcher die elastischen und kollagenen Fibrillen eingebettet sind; schließlich auch frei in Spalten und Lücken des Gewebes.

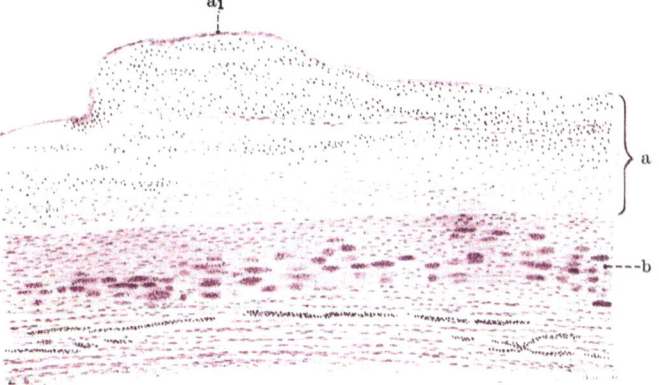

Fig. 24. Beginnende Verkalkung der Media. Vergr. 30fach. (Hämatoxylin.)
a Verdickte Intima. a_1 Besonders stark umschriebene Verdickung der Intima. b Fleckige und körnige Kalkablagerung (dunkelblau gefärbt) in der Media.

Ein weiteres Bild von Atherosklerose der Aorta stammt von einem aufgebrochenen Verfettungsherd der Intima (Fig. 22). Wir sehen hier die verdickte Intima (a); an einer Stelle ist sie defekt und aufgerissen (b). Hier liegt ein großer fettiger Zerfallsherd, welcher bis an die Media heranreicht.

Ein zweiter fettiger Zerfallsherd in der tiefen Schicht der verdickten Intima findet sich bei c.

Klinge unterscheidet eine besondere rheumatische Form der Atherosklerose mit besonderem histologischem Befund (Rheumatismusknötchen in den Gefäßwandschichten [s. S. 13]) und mit Prädilektion der Bauchaorta. Eine als rheumatisch bezeichnete Arteriitis ist auch an peripheren Arterien (und Venen) beschrieben worden. In der Tat findet man bei Atherosklerose ohne nachweisbare luetische Infektion gelegentlich entzündliche Prozesse (perivaskuläre zellige und fibröse Herdbildungen) in Media und Adventitia. Bei der erwähnten Beziehung der Atherosklerose zu Infektionskrankheiten wird von vornherein zu erwarten sein, daß es Fälle gibt, in welchen sich entzündliche Reaktionen auch in den Gefäßwänden finden. Der Nachweis einer histologischen Spezifität ist dabei aber häufig nicht zu erbringen. Ganz ebenso wie entzündliche Prozesse können Nekrosen (der Media) zu sekundären atherosklerotischen Intimaveränderungen führen. Solche Nekrosen können traumatisch oder toxisch oder auch auf Grund von Ernährungsstörungen (Vasa vasorum! Nerven!) entstehen; man findet sie ohne oder mit entzündlicher Reaktion und in Übergängen zu Narben. Festzuhalten ist aber, daß bei den gewöhnlichen Fällen von Atherosklerose weder entzündliche noch degenerative Prozesse in den äußeren Gefäßwandschichten nachweisbar sind.

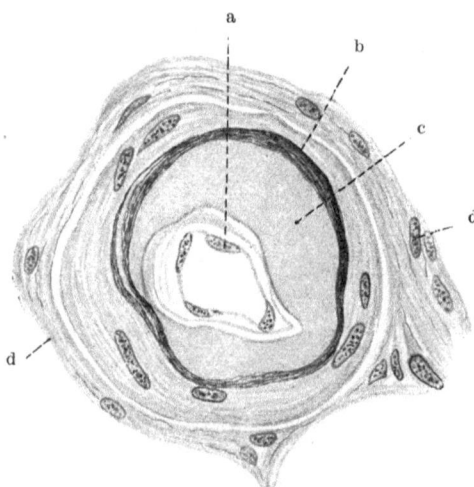

Fig. 25. Arteriolosklerose. Vergr. Imm. $^1/_{12}$ Ok. 0. (Resorcinfuchsin- van Gieson.) (Vas afferens eines Nierenglomerulus bei 49jährigem). a Endothel. b Lamina elastica interna; nach außen davon die Media. c Hyaline Ablagerung zwischen a und b. d Adventitia.

Ein Bild von herdförmiger Medianekrose bei Atherosklerose bringt die Fig. 23. Man sieht die verdickte Intima (a), deren Kernreichtum auffällt. Mitten in der Media (b) findet sich eine kernlose Zone, die Nekrose (d). Hier sieht man nichts von entzündlichen Prozessen. Geringe Zellinfiltration (e) an den Vasa vasorum der Adventitia (e).

Eine beginnende Mediaverkalkung, verbunden mit Sklerose der Intima ist in Fig. 24 abgebildet. Die Intima (a) ist verdickt und zeigt (bei a_1) eine besonders starke beetartige Verdickung. Die Kalkablagerung in der Media (b) ist durch die fleckige Blaufärbung mit Hämatoxylin gekennzeichnet.

Hier sei bemerkt, daß die Färbung mit Hämatoxylin allein nicht ein untrügliches Zeichen von Kalkablagerung ist. Man muß spezielle Kalkreaktionen anwenden, um sicher zu sein (chemische Methoden, Kalkfärbung nach Kossa usw.).

Ein Bild von Arteriolosklerose (Fig. 25) zeigt diese eigenartige Veränderung an einer kleinen Arterie der Niere (Vas afferens) bei einem 49jährigen. Auf einem Querschnitt sieht man die Ablagerung hyaliner Substanz (c) unter dem erhaltenen Endothel (a), zwischen diesem und der Membrana elastica interna (b).

2. Entzündungen.

Die akuten Entzündungen der Arterien stellen sich meist unter dem Bild der Thromboarteriitis dar, wobei der Prozeß entweder von außen nach innen oder (bei hämatogener Noxe) auf umgekehrtem Weg in der Gefäßwand fortschreitet (Endo-Meso-Periarteriitis). Neben zelligen Infiltrationen und Wucherungen finden sich dabei oft auch herdförmige Nekrosen der Gefäßwand. Chronische Entzündungen sind durch Bindegewebsproduktionen (Sklerosen) ausgezeichnet; sie sind häufig Ausheilungen akuter Prozesse (s. S. 22), wobei vor allem durch Thrombusorganisationen stärkere Intimaverdickungen entstehen, die bei kleineren Gefäßen zur Verengerung und Obliteration des Lumens führen. Infektiös-toxische Ursachen kommen in Betracht.

Eine eigenartige multiple entzündliche Erkrankung der Arterien ist die sog. **Periarteriitis nodosa**. Sie ist wohl sicher durch (spezifische?) Infektion bedingt und vielleicht als eine hyperergische Form der Entzündung aufzufassen. Sie tritt oft weitverbreitet im Arteriensystem auf, manchmal auch mehr lokalisiert auf einzelne Organe. Knotige und diffuse Verdickungen, Verengungen und Verschlüsse der Gefäße und multiple Aneurysmabildung zeichnen diese Erkrankung aus. Mikroskopisch sind oft alle Wandschichten erkrankt, mit Leuko- und Lymphozyten zellig infiltriert; Thrombosen, Nekrosen, ausgedehnte Zerstörungen der Gefäßwand finden sich. Ausweitungen, Rupturen, Blutungen sind die Folgen. Bei längerer Dauer treten bindegewebige Wucherungen auf, die auch zu teilweiser Ausheilung mit Gefäßverödung führen können. Die Fig. 26 zeigt das typische Bild einer frischen ,,Periarteriitis nodosa''. Alle Schichten der Gefäßwand, besonders die äußeren, sind von Entzündungszellen (Leukozyten, Lymphozyten, Histiozyten) infiltriert. Die innersten Schichten (a) zeigen Hyalinisierung (Nekrose); das Lumen der Gefäße ist eingeengt und mit Zellen und Zelltrümmern gefüllt (b). Die Umgebung der Gefäße ist ebenfalls entzündlich zellig infiltriert (c).

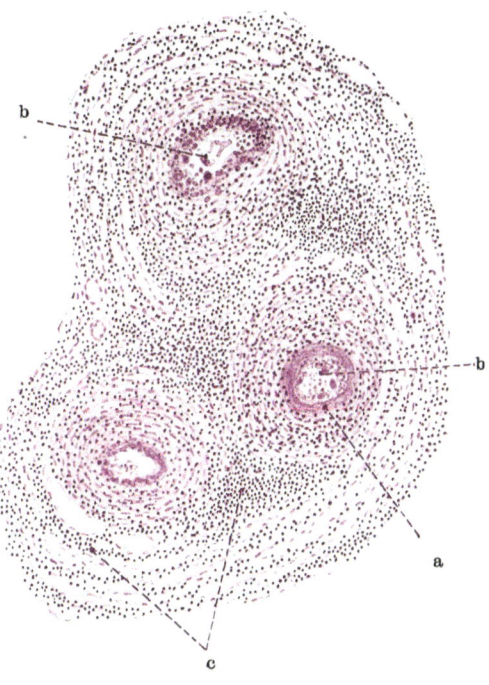

Fig. 26. Periarteriitis nodosa (Prostata.) Vergr. 80fach. (Hämatoxylin). Alle Schichten der Gefäßwand sind von Zellen infiltriert; bei a Nekrose der innersten Schichten. b Enge Lumina der Gefäße mit Zellen und Zelltrümmern als Inhalt. c Zellige Infiltration der Umgebung der Gefäße.

Über arteriitische Prozesse bei der sog. malignen Nephrosklerose s. sp. S. 216.

Eine besondere Form der Arterienerkrankung wird als essentielle **Endarteriitis obliterans** (Bürgersche und Raynaudsche Erkrankung) bezeichnet[1]. Es werden in der Regel jüngere Menschen befallen mit

---

[1] Der Formenkreis der ,,Endarteriitis'' schränkt sich sehr ein, wenn man die sekundären Intimaprozesse, die als Anpassungsvorgänge, Reparationen und pathologische Organisationen gelten dürfen, abzieht. Streng genommen könnte von Endarteriitis überhaupt nicht gesprochen werden, weil die Intima ja keine Gefäße hat, somit Hyperämie und Exsudation hier nicht auftreten können. Erst wenn sich pathologischerweise Gefäße in der Intima neubilden, ist die Entwicklung eines selbständigen Entzündungsprozesses möglich. Entzündliche Exsudate können aber von Adventitia und Media her auf die Intima übergreifen. Das geschieht häufig, und insoferne mag es erlaubt sein, von Endarteriitis zu sprechen, wenn man im Auge behält, daß es sich nicht um eine selbständige, sondern um eine fortgeleitete Entzündung in der Intima handelt. Die Verhältnisse liegen hier ähnlich wie bei anderen gefäßlosen Geweben (Endokard, Kornea). Diese Stellungnahme ist mit der Anerkennung primärer selbständiger reaktiver Prozesse in der Intima (Wucherungen als Antwort auf Reize oder Schädigungen) durchaus vereinbar, nur sollte man diese rein intimalen Reaktionen nicht Entzündung nennen.

vasomotorischer Labilität und anderen neuropathischen Zeichen. Hunger, Kälte, Nikotinabusus sollen mitwirken. Intermittierendes Hinken und spontane Extremitätengangrän sind Symptome und Folgen. Der Prozeß befällt die Extremitätenarterien (und Venen) und führt unter Intimawucherungen und Thrombosen zu Gefäßverschlüssen. Im klinischen Bild bestehen oft lange Zeit vasomotorische Störungen (Spasmen, Paralysen). Dies läßt an primäre Thrombosen mit folgenden Intimawucherungen im Sinne von Organisationen

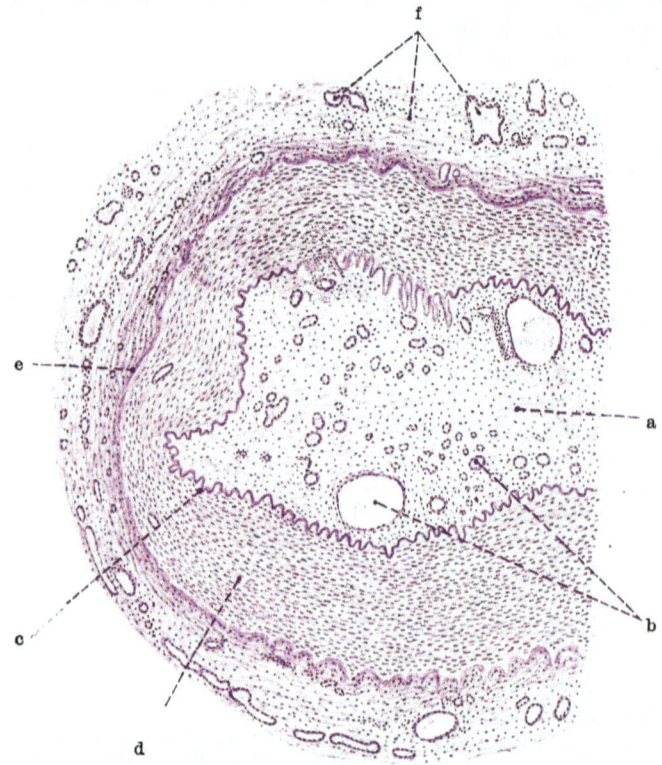

Fig. 27. Sog. Endarteriitis obliterans. Nach einem Präparat von Prof. Hueck, München. Vergr. 20fach. (Hämatoxylin.)
a Lichtung der Arterie mit Bindegewebe ausgefüllt. b Zahlreiche, auch erweiterte Gefäße in diesem Bindegewebe. c Lamina elastica interna. d Media. e Lamina elastica externa. f Adventitia mit Vasa vasorum.

und Rekanalisationen der Thromben denken. Die meisten Autoren halten aber an einer primären Intimawucherung fest („Thromboangitis obliterans"). Unser Bild (Fig. 27) zeigt die Ausfüllung der Lichtung mit Bindegewebe (a), in welchem zahlreiche, auch erweiterte Gefäße (b) zu sehen sind (organisierter Thrombus).

3. Spezifische Entzündungen.

Mesaortitis luetica.

Spezifische Entzündungen der Arterien sind vor allem die tuberkulösen und syphilitischen. Die tuberkulöse Infektion kann von innen her (d. h. vom Blut aus) erfolgen und zur Entwicklung von primären Intimatuberkeln führen. Viel häufiger werden die Arterien von außen her durch Übergreifen tuberkulöser Prozesse der Umgebung befallen. Thrombosen und Obliterationen der Gefäße können auch hier die Folgen solcher Entzündungen sein; andererseits können Erweiterungen (Aneurysmabildung per arrosionem) und Rupturen (Lungenblutungen der Phthisiker!) auftreten. Die Syphilis ergreift die Gefäße in allen Stadien. Eine auffallende Beteiligung der kleinen Arterien (und Venen) im Sinne einer Infiltration mit kleinen Rundzellen ist bis zu einem gewissen Grade bezeichnend für luetische Prozesse. Sehr charakteristische Formen gehören dem tertiären Formenkreis der Lues an. Die gummöse Arteriitis führt unter einfach entzündlicher und spezifisch gummöser Zellinfiltration zu Verdickungen und Obliterationen der kleinen Arterien. Die Infiltration geht von den äußeren Gefäßwandschichten aus und dringt nach innen vor. Intimaverdickungen sind entweder sekundär oder beherrschen das Bild derart, daß man sie als selbständige Reaktionen ansehen möchte. Sehr charakteristisch sind die Veränderungen an den Arterien der Hirnbasis bei der von Heubner beschriebenen Form. Umschriebene Verdickungen dieser Gefäße und deren pialer Umgebung erweisen sich mikroskopisch als bindegewebige Intimawucherungen, die das Lumen mehr oder weniger einengen; in den äußeren Gefäßwandschichten finden sich unspezifische kleinzellige Infiltrate oder spezifische gummöse Prozesse (mit mehrkernigen Riesenzellen). Solche „Endarteriitis" obliterans findet man bei Lues auch in kleinen Organarterien.

An der Aorta manifestiert sich die Lues in einem sehr charakteristischen makroskopischen Bild. Früher wurde die Aortenlues sehr häufig mit der vulgären Atherosklerose zusammengeworfen. Heute unterscheiden wir die beiden anatomischen Krankheitsbilder sehr genau, sowohl grobanatomisch als mikroskopisch. Die Aortenlues kommt in viel früherem Lebensalter vor als die vulgäre Atherosklerose. Die Aortensyphilis lokalisiert sich besonders im Anfangsteil der Aorta, ergreift in wechselnder Ausdehnung die Brustaorta, seltener auch noch einen Teil der Bauchaorta und setzt sich oft mit scharfer Grenze peripherwärts ab. Die vulgäre Atherosklerose verschont den Anfangsteil (Aorta ascendens), befällt die übrige Brust- und die Bauchaorta, und erreicht in einem Gebiet zwischen Abgang der Nierenarterien und Teilungsstelle der Aorta nicht selten die stärkste Ausbildung. Die Aortenlues neigt viel mehr zur Aneurysmenbildung als die vulgäre Atherosklerose; fast alle Aortenaneurysmen, besonders die umschriebenen, sackförmigen, sind syphilitischer Natur. Die Aortenlues ist durch sklerosierende Prozesse, die vulgäre Atherosklerose durch Verfettungen, Geschwüre, Verkalkungen ausgezeichnet. Bei Lues erscheint die Intima aortae weißlich verdickt und dabei uneben, da sich zwischen den Verdickungen überall narbige, gegen die Media hin gerichtete Einziehungen finden. Bis zu einem gewissen Grade charakteristisch ist auch bei Lues das Übergreifen der Intimasklerosierungen auf die Abgänge der Gefäße, besonders der Koronararterien, und auf die Klappen. Durch die (häufige) Kombination mit vulgärer Atherosklerose kann sich das typische Bild der Aortenlues freilich sehr verwischen.

Mikroskopisch findet sich die Hauptlokalisation der Lues (wiederum im Gegensatz zur Atherosklerose) in der Media, während die Intima nur sekundär (kompensatorisch) beteiligt ist. Unser Präparat (Fig. 28) ist genau so vorbehandelt wie das Präparat von Atherosclerosis aortae (Karmin-Elastinfärbung, Fig. 21). Bei schwacher Vergrößerung erkennen wir wieder leicht die drei Schichten der Aortenwand (a, b, c). Aber welch ein Unterschied gegenüber der Atherosklerose! Hier, bei der Aortenlues, sehen wir die breite, schwarzblau gefärbte Mediazone vielfach durch (rosa gefärbte) zellreiche Herde (e, f) unterbrochen, die zum Teil deutlich um Gefäße herumliegen. Diese Herde entsprechen den „mesarteriitischen Flecken" Kösters. In ihrem Bereich sieht man auch verdickte und obliterierte Gefäße (d) in der Media (Vasa vasorum!). Da und dort treten in den Herden ungefärbte

Stellen (Nekrosen) hervor. An der Stelle der Herde ist das elastische Lamellensystem der Aortenmedia unterbrochen, zerstört. Gelegentlich sieht man die Mediaherde auch auf die Intima übergreifen. Die Intima (a) ist stark (auch stellenweise beetartig) verdickt. Wir dürfen diese Intimahyperplasie, die in ihrer Intensität der Mediazerstörung parallel geht, als eine sekundäre, also als einen reparatorischen und kompensatorischen Vorgang auffassen. Die Schwächung der Media wird mit Verstärkung der Intima beantwortet. Diese Intimaverdickung zeigt relativ wenig feine neugebildete elastische Fasern, hauptsächlich besteht sie aus Bindegewebe. Fettige Zerfallserscheinungen treten an der verdickten Intima nirgends in so auffälliger Weise hervor, wie bei der vulgären Atherosklerose. Die Adventitia ist ebenfalls pathologisch verändert: sie erscheint verdickt; herdförmige, zellige (entzündliche) Infiltrate (g) sind schon bei schwacher Vergrößerung sichtbar. Vor allem erscheinen die Vasa vasorum (d) der Adventitia mit dicken Wandungen und enger Lichtung versehen; zum Teil sind sie völlig obliteriert.

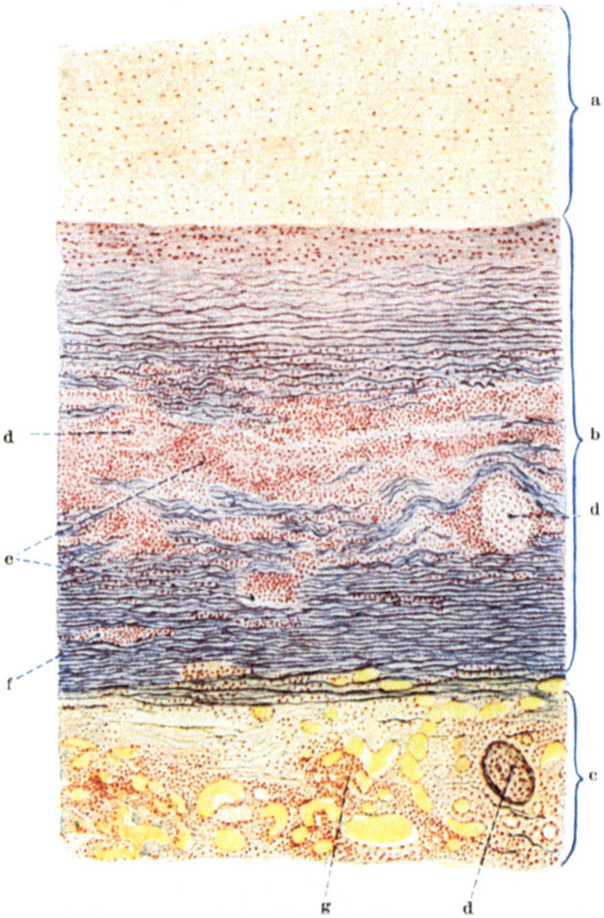

Bei starker Vergrößerung sind die Mediaherde nicht gleichartig zusammengesetzt: es gibt zellreiche Herde, die aus kleinen spindligen Zellen und rundlichen lymphozytenartigen Elementen mit kleinen runden Kernen bestehen; das sind frischere Entzündungsherde. Manchmal findet man in diesen kleinzelligen Infiltraten größere, mehrkernige Riesenzellen und Nekrosen. Dadurch gewinnt das entzündlich neugebildete Gewebe histologisch einen spezifischen Charakter und darf als syphilitisches, gummöses Granulationsgewebe bezeichnet werden. Beim Fehlen spezifischer Merkmale kann der (freilich selten genug) gelingende Spirochätennachweis die Diagnose Lues sichern. Andere Herde sind zellarm; sie bestehen aus feinfaserigem Gewebe und stellen ältere, vernarbte Entzündungen dar. Im Bereich der Herde fehlen die elastischen Lamellen; in ihrer Peripherie findet man körnig zerfallene elastische Fasern. Stellenweise kann man die pathologische Gefäßbildung in

Fig. 28. **Mesaortitis luetica.** Vergr. 35fach. (Karmin-Resorcinfuchsinfärbung.) a Kompensatorisch verdickte Intima. b Media. c Adventitia. d Verdickte und teilweise obliterierte Gefäße in Media und Adventitia. e, f Syphilitische Zellinfiltrate der Media mit Zerstörung der elastischen Lamellen. g Zellinfiltrate der Adventitia.

der Media und die damit verbundene herdförmige Entzündung bis in die Intima hinein verfolgen. Die Intima ist aus faserigem (z. T. hyalinisiertem) Bindegewebe, das auch einzelne neugebildete elastische Fasern enthält, aufgebaut. Diesem Bindegewebe gehören relativ spärliche, schmale, längliche Kerne (Fibroplasten) zu. Stellenweise ist die Intima kernreicher, besonders da, wo die syphilitische Entzündung von der Media her auf die Intima übergegriffen hat. Die Gefäße der Adventitia sind auffallend reichlich und stark gefüllt. Die Zellinfiltrate bestehen hier aus lymphozytenartigen Rundzellen. Die erwähnte Verdickung der Vasa vasorum geht vorwiegend auf Kosten der Adventitia, jedoch ist nicht selten auch die Intima verdickt und das Lumen dadurch sehr eingeengt oder manchmal ganz verschlossen (luetische Peri- und Endarteriitis). Die elastischen Fasern der Adventitia sind im Bereich der Zellinfiltrate ebenfalls zerstört. Wo Nerven in der Adventitia sichtbar sind, zeigen sie gelegentlich auch Zellinfiltrationen und Verdickungen des Perineuriums.

2. Venen.

a) Entzündungen.

Die Pathologie der Venen ist beherrscht von der Phlebitis und der Phlebektasie.

Die akute eitrige Phlebitis ergreift die Venen von außen oder von innen her und verbindet sich mit eitriger Thrombose (phlebitische Thrombose und Thrombophlebitis). Wundinfektionen, Infektionen des schwangeren und puerperalen Uterus, eitrige Tonsillitis und Halsphlegmonen, Mittelohreiterungen, Abszesse in den verschiedenen Organen (z. B. in Leber, Lunge) können zu phlebitischer Thrombose führen, welche häufig der Ausgang für eine septikopyämische Allgemeininfektion mit metastatischen und embolischen Abszessen, besonders in der Lunge, ist. Unsere Fig. 29 zeigt das Übergreifen einer eitrigen Entzündung auf die Venenwand mit sekundärer eitriger Thrombose. Es handelt sich um einen Fall von Otitis media mit Sinusthrombose. Man sieht die Wand des Sinus (a), welche stellenweise stärker entzündlich zellig infiltriert ist. Den innersten Schichten der Sinuswand sind eitrig-thrombotische Massen (b) aufgelagert; das Lumen des Sinus ist mit zerfallener Thrombusmasse gefüllt (c). Massenhaft Eiterkokkenhaufen (d).

Bei Infektionskrankheiten (z. B. beim Typhus abdominalis) findet man in den kleinen Venen der Milz Knötchen und polypöse Intimaherde, welche entweder aus körnigen Abscheidungen aus dem Blute bestehen, die sekundär vom Endothel überzogen und organisiert werden können oder mesenchymale Wucherungen darstellen (sog. Intimagranulome). Diese Prozesse können auch zu Verschlüssen der Gefäße und zu Infarktbildung führen (s. S. 179). Die Fig. 30a u. b zeigen thrombotische Abscheidungen (f) und zellige Neubildungen (g) im Bereich der Intima kleiner Milzvenen; es sind verschiedene Stadien der Schädigung und der Reaktion.

Chronische Entzündungen der Venen führen zu bindegewebigen Verdickungen und zu Einengungen oder Verschlüssen der Venen (mit begleitender Thrombusorganisation): sog. sekundäre Phlebosklerose. Daneben werden genetisch unklare Fälle primärer Phlebosklerose unterschieden. Eine der Arteriosklerose ähnliche fortschreitende Systemerkrankung der Venen gibt es nicht.

Spezifische Venenentzündungen sind die tuberkulösen und syphilitischen. Die tuberkulöse Infektion kann von außen her auf die Venenwände übergreifen, z. B. von tuberkulös erkrankten Lymphknoten aus, oder es siedeln sich die Kochschen Bazillen von der Blutbahn aus auf der inneren Wand der Venen an. Es entstehen Intimatuberkel (miliar und konglomeriert). Thrombose kann in beiden Fällen hinzutreten. Häufig begegnet man dieser Intimatuberkulose in den Venen der Lunge. Unser Bild (Fig. 31) stammt von einem solchen Fall. In der Intima (a) einer offenen

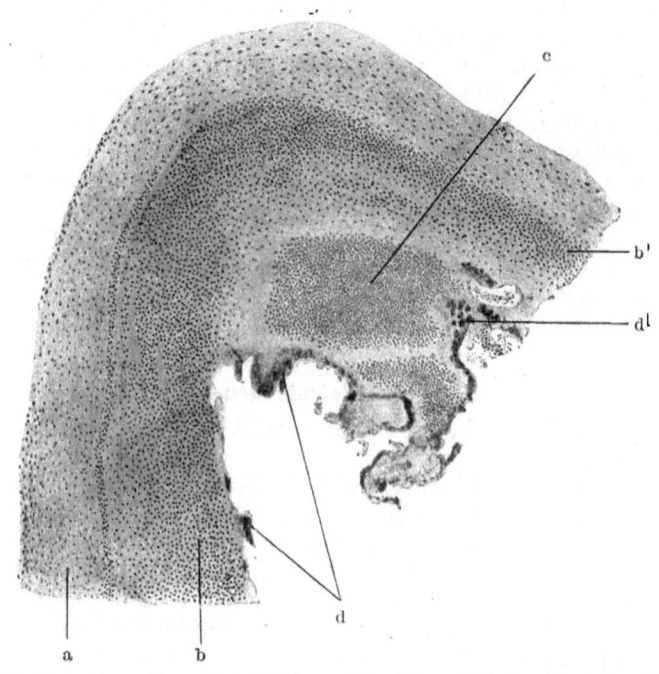

Fig. 29. Sinusthrombose bei Otitis media. Vergr. 25fach. (Hämatoxylin.)
a Sinuswand, entzündlich zellig infiltriert. b Auf der Wand aufgelagerte eitrig-thrombotische Abscheidungen. c Thrombotische Massen im Lumen des Sinus. d Bakterienhaufen.

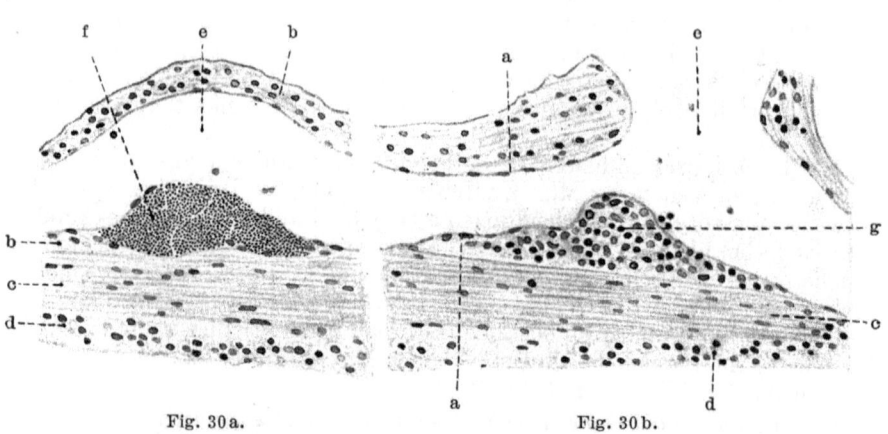

Fig. 30a. Fig. 30b.
Fig. 30a und b. Intimagranulome bei Typhus abdominalis (Milzvenen).
Vergr. 200fach. (Hämatoxylin.) Zbl. Path. 31, S. 313.
a Endothel. b Intima. c Media. d Adventitielles Gewebe. e Lumen. f Thrombotische Abscheidungen auf der Intima. g Zellige Neubildungen der Intima.

Lungenvene hat sich ein großer käsiger Knoten (d) entwickelt. In der Umgebung der käsigen Nekrose sieht man bei stärkerer Vergrößerung Epitheloidgewebe mit typischen Riesenzellen (e). Näheres über die Histologie der Tuberkulose s. S. 113.

Eine besondere Lokalisation der luetischen Venenerkrankung stellt die sog. **Endophlebitis hepatica obliterans** dar, welche besonders die aus der Leber in die Cava caudalis einmündenden Venen ergreift. Im Vordergrund steht eine starke (mit Thrombose verbundene) Intimawucherung, die zur Einengung und zu völligem Verschluß der Lebervenen und damit zu hochgradiger Leberstauung führt. Ähnliche Prozesse können sich bei Lues an den Venae cavae abspielen. Schließlich sei die Phlebitis der **Nabelvene** bei Lues congenita erwähnt.

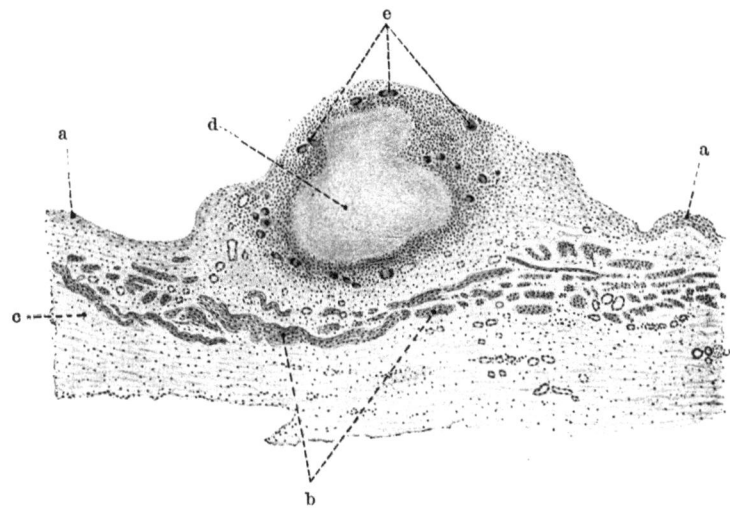

Fig. 31. Intimatuberkel (Lungenvene). Vergr. 12fach. (Hämatoxylin.)
a Intima (gewuchert). b Media. c Adventitia. d Käsige Zone des Konglomerattuberkels. e Riesenzellen.

b) Phlebektasie (Varizen).

Erweiterung der Lichtung der Venen tritt besonders in Körpergebieten auf, aus welchen der Abfluß des venösen Blutes schon normalerweise nur unter Zusammenwirken aller Faktoren (Trieb- und Saugkraft des Herzens, Lungenatmung, Muskelspiel) gut von statten geht (untere Extremitäten, Plexus haemorrhoidalis). Nachlassen dieser Trieb- und Saugkraft, ferner örtliche Behinderung des venösen Abflusses mit Verengung oder völliger Verlegung der Venenlichtungen (durch Thrombosen, entzündliche Prozesse in der Venenwand und deren Umgebung), Druck von außen (durch Tumoren, durch den Uterus gravidus, durch stagnierende Kotmassen), narbige Schrumpfung von Organen mit Benützung kollateraler Bahnen (Leberzirrhose und Caput medusae s. S. 143) führen zu Phlebektasien und zur Varizenbildung. So ist also die Blutstauung ein wesentlicher Faktor. Eine angeborene Schwäche der Venenwand wirkt als konstitutioneller Faktor mit. Primäre Entzündung der Venenwand und dadurch erworbene Schwäche derselben kann von Bedeutung sein. Meistens sind aber die bei Varizen nachweisbaren entzündlichen Vorgänge nur von sekundärer Bedeutung. Die Erweiterung betrifft entweder ein größeres Venengebiet mehr oder weniger gleichmäßig, wobei die erweiterten Venen oft einen stark geschlängelten Verlauf zeigen (diffuse Phlebektasie) oder es bilden sich sackartige Ausweitungen aus (Varizen). Die benachbarten Venensäcke können zusammenfließen (Varix anastomoticus). Beispiele für derartige Venenerweiterungen sind die sog. Kinds- oder Krampfadern im Gebiet der Beinvenen, die Hämorrhoidalknoten am unteren Ende des Mastdarms, das Caput medusae (bei Leberzirrhose) im Gebiet der Venen der Bauchhaut rings um den Nabel. Die Begleiterscheinungen der Varizenbildung sind Blutungen (z. B. bei Hämorrhoiden), ödematöse Zustände, chronische Entzündungen, Ekzeme, Geschwüre (z. B. Ulcus varicosum bei Varizen der Beine). Histologisch zeigt sich Schwund der elastischen und muskulösen Elemente in der Gefäßwand mit Ersatz durch Bindegewebe (Phlebosklerose), Verdickung der Intima. Entzündliche Prozesse gesellen sich, wie erwähnt, meist erst sekundär hinzu. Eine häufig vorkommende Komplikation ist die Thrombose, welche mit und ohne begleitende Entzündung der Venenwand auftreten und zu Embolien führen kann. Unser Bild (Fig. 32) stammt von Varizen des Unterschenkels; die Venenerweiterung ist hier mit entzündlichen Prozessen in der Venenwand

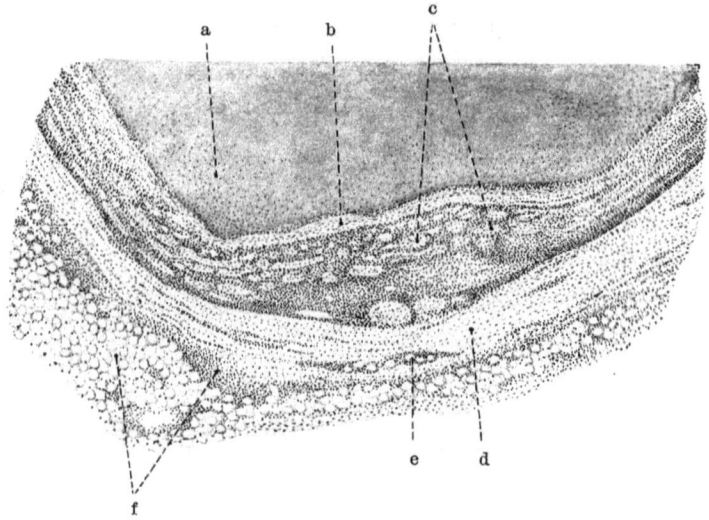

Fig. 32. Varix der Haut des Unterschenkels. Vergr. 25fach. (Hämatoxylin.)
a Gerinnungsthrombus. b Intima, verdickt. c Media, entzündlich zellig infiltriert. d Adventitia, verdickt und entzündlich infiltriert. e Vasa vasorum. f Entzündliche Zellinfiltration (periadventitiell und im angrenzenden Fettgewebe).

und deren Umgebung verbunden. Im Bild ist ein Teil der Wand eines Varix des Unterschenkels zu sehen; sie zeigt starke entzündliche Zellinfiltration besonders in der Media (c), jedoch auch in der Adventitia (d) und an deren Grenzen gegen das periadventitielle Fettgewebe (f). Die Intima (b) ist verdickt, das Lumen mit einem Gerinnungsthrombus (a) ausgefüllt.

3. Lymphgefäße.

Entzündungen s. im Kapitel Haut.

II. Blut und Organe der Blutbildung.
A. Blut.
a) Normal-histologische Vorbemerkungen.

Die zelligen Elemente des strömenden Blutes werden im postfetalen Leben vom Knochenmark, von der Milz, von den Lymphknoten und den übrigen lymphadenoiden Geweben des Körpers geliefert. Die roten Elemente entstehen normaliter nur im Knochenmark, die weißen Zellen auch in Milz und Lymphknoten. In der fetalen Periode ist die Blutbildung viel weiter verbreitet. Das embryonale Mesenchym bildet an den verschiedensten Körperstellen Blutzellen; vor allem ist die Leber eine wichtige Blutbildungsstätte während des Embryonallebens. Es mag hier gleich bemerkt sein, daß unter pathologischen Bedingungen die fetale Potenz der Blutbildung im späteren Leben wieder hervortreten kann, daß also in solchen Fällen Blutbildungsherde in der Leber und in den verschiedensten Organen und Regionen des Körpers zu jeder Zeit des extrauterinen Daseins gefunden werden können (sog. extramedulläre Blutbildung).

Die blutbildenden Gewebe werden unterschieden in myeloisches und in lymphatisches Parenchym. Das myeloische Gewebe wird im extrauterinen Leben durch das Knochenmark repräsentiert. Im sog. roten (pulpösen) Knochenmark finden wir in ein retikuläres Grundgerüst spezifische blutbildende Zellen eingelagert. Diese sind folgende: 1. Erythroplasten, die Mutterzellen der roten Blutkörperchen. Es sind basophile (polychromatische), kernhaltige Elemente. Sie verlieren die Basophilie, während sie gleichzeitig Hämoglobin aufnehmen. Die hämoglobinführenden (orthochromatischen) kernhaltigen Erythroplasten heißen auch Normoplasten. Durch Pyknose, intrazellulären Zerfall und Auflösung der Kerne entstehen schließlich die reifen (kernlosen) Formen, die napfförmigen (im Blutpräparat bikonkaven, scheibenförmigen) Erythrozyten oder Normozyten. In jugendlichen Formen, sog. Retikulozyten (s. S. 38), sind noch basophile, mit besonderen Methoden darstellbare Einlagerungen nachzuweisen; 2. treffen wir im Knochenmark die Mutterzellen der Leukozyten. Es sind die Myeloplasten und deren Abkömmlinge die Myelozyten. Die Myeloplasten finden sich nur in jugendlichen Knochenmark; es sind große basophile, ungranulierte Zellen mit großen rundlichen Kernen. Die Myeloplasten differenzieren sich zu den Myelozyten. Diese haben ebenfalls runde oder leicht eingekerbte Kerne, besitzen aber ein spezifisch gekörntes Protoplasma: eosinophile, neutrophile, basophile Protoplasmagranulationen werden unterschieden. (Granulozyten). Das ergibt eine logische Dreiteilung der Myelozyten. Die basophilen Myelozyten heißen auch Mastmyelozyten. Die reifen Endstadien der Myelozyten (bzw. Myeloplasten) sind die Leukozyten. Sie sind durch gelappte (polymorphe) Kerne ausgezeichnet und werden, ihrer verschiedenen Granulation entsprechend, ebenfalls in drei Gruppen eingeteilt. Die basophilen Leukozyten werden auch Mastleukozyten genannt. Mastzellen kommen auch im Bindegewebe vor; die Frage, ob diese Bindegewebsmastzellen hämatogenen Ursprungs sind, ist ungeklärt. Endlich finden wir im Knochenmark 3. die Riesenzellen, Megakaryozyten genannt. Es sind sehr große Zellen mit einem großen, stark verzweigten Kern; das Protoplasma enthält feine (basophile) Körnchen und zeigt am Rand eine granulafreie Zone. Von manchen Autoren werden sie zu den Leukocyten gezählt, von anderen als sessile Elemente aufgefaßt und dem Retikulum zugerechnet. Die Megakaryozyten sind die Lieferanten der Blutplättchen (Thrombozyten), die sie durch Protoplasmaabschnürungen bilden und ins strömende Blut absetzen. Die Blutplättchen sind kleine protoplasmatische Körperchen mit einem färbbaren granulierten, basophilen Innenkörper und einem homogenen Randteil. Mit den Megakaryozyten des Knochenmarks dürfen nicht verwechselt werden jene Riesenzellen, die beim Knochenabbau auftreten und als Osteoklasten bekannt sind. Diese Osteoklasten haben mehrere Kerne und heißen daher auch Polykaryozyten. Das lymphatische Parenchym (Milz, Lymphknoten usw,) bildet in den sog. Keimzentren die Mutterzellen der Lymphozyten, die Lymphoplasten. Es sind schwach basophile größere Zellen mit unregelmäßig runden Kernen. Sie vermehren sich mitotisch. Eine Abart sind die lymphoplastischen Plasmazellen, welche stärker basophil sind und einen stärkeren perinukleären Hof zeigen. Die reifen Abkömmlinge dieser Mutterzellen sind die Lymphozyten und lymphozytären Plasmazellen. Diese Zellen sind kleiner und protoplasmaärmer als die entsprechenden Mutterzellen. Die Lymphozyten haben kleine, runde, chromatinreiche Kerne mit Radspeichenstruktur und ein basophiles Protoplasma. Die lymphozytären Plasmazellen haben reichlicheres Plasma als die Lymphozyten; ihr Protoplasma ist stärker basophil und hat einen sehr deutlichen perinukleären Hof, der bei Protoplasmafärbungen (Pyronin, polychromes Methylenblau) besonders gut sichtbar wird; der runde chromatinreiche Kern liegt meist exzentrisch im Protoplasma und zeigt eine besonders deutliche radspeichenartige Anordnung des Chromatins. Im Protoplasma der Lymphozyten sind fuchsinophile und teilweise auch azurophile Granula nachzuweisen; erstere sind Mitochondrien.

So streng wir im ausdifferenzierten Körper normalerweise eine räumliche Trennung der myeloischen und lymphatischen Blutbildung durchgeführt sehen, so häufig kommt unter pathologischen Verhältnissen eine gegenseitige Umwandlung der blutbildenden Gewebe vor: das lymphatische kann sich in myeloisches umbilden und umgekehrt. Diese sog. „Metaplasien" sprechen dafür, daß alle Blutzellen aus einer gemeinsamen Stammform hervorgehen. Wir bekennen uns damit als Anhänger der sog. unitaristischen (monophyletischen) Richtung, die auch bei der embryonalen Blutbildung alle Blutzellen von einer Stammzelle (Hämogonie) ableitet. Andere Autoren lassen lymphatisches und myeloisches Parenchym je aus besonderen Mutterzellen entstehen.

In das strömende Blut gehen aus den Blutbildungsstätten normaliter nur die reifen Elemente über. Wir finden daher im postfetalen Leben folgende Zellen im Blute vor: 1. Rote Blutkörperchen (Erythrozyten) 4½—5 Millionen im Kubikmillimeter. Davon Retikulozyten 1—2°/₀₀ (s. S. 37). 2. Weiße Blutkörperchen 7000 im Kubikmillimeter, und zwar a) Leukozyten (Hämoleukozyten), 65% neutrophile, 2—4% eosinophile, 0,3% basophile). b) Lymphozyten (Lympholeukozyten) 20—25%. c) Übergangsformen, sog. große mononukleäre Zellen (Monozyten) 5—8%. Dies sind relativ große Zellen mit eingekerbten, leicht gelappten Kernen; ihr Protoplasma zeigt bei Giemsafärbung (nach Naegeli) ein basophiles Retikulum mit eingelagerter sehr feiner (spezifischer?) Granulation (s. a. unten). 3. Blutplättchen (s. S. 37) 150—200000 im Kubikmillimeter (nach Naegeli). Ein wichtiger Unterschied der myeloischen und der lymphatischen weißen Blutkörperchen ist durch die Tatsache gegeben, daß nur die (unreifen und reifen) myeloischen Formen Oxydasen enthalten und die Indophenolblausynthese geben (blau-schwarze Granula bei Färbung nach Winkler-Schultze). Die oben erwähnten Monozyten Naegelis geben ebenfalls positive Indophenolblausynthese. Nur die positive Oxydasereaktion läßt lymphoide Elemente ausschließen.

Die Gruppe der Monozyten ist in Hinsicht auf Herkunft und Weiterentwicklung noch umstritten. Sind es Abkömmlinge der Retikuloendothelien („Bluthistiozyten")? Oder stammen sie von myeloischen oder lymphatischen Zellen ab? Müssen sie neben den lymphatischen und den myeloischen Elementen als eine besondere dritte Differenzierungsform der embryonalen Mesenchymzellen gelten?

b) Pathologische Histologie.

Krankhafte Veränderungen des Blutes können die Blutflüssigkeit und die Blutkörperchen betreffen. Hier haben wir es nur mit den Blutkörperchen zu tun. Es kann sich um qualitative oder quantitative Störungen handeln, um Veränderungen der formalen Ausgestaltung oder der Zahl der Blutkörperchen. Pathologische Formen der roten Blutelemente im strömenden Blut sind vor allem unreife Elemente. Sie treten in allen Fällen von gesteigerter (regenerativer und kompensatorischer) Erythropoese auf, also nach Blutverlusten, in den sog. Blutkrisen bei Infektionskrankheiten (s. unten), bei sekundären und essentiellen Anämien. Die unreifen Formen können frühembryonalen Typ zeigen und den Megaloplasten entsprechen: sehr große kernhaltige polychromatische (basophile) Elemente (bei schweren Anämien). Oder sie entsprechen den Normoplasten (s. S. 37). Oder es sind polychromatische und basophil punktierte, evtl. mit Kernresten versehene Erythrozyten. In anderen Fällen handelt es sich um Störungen im Hämoglobingehalt und um pathologische Gestaltung der Erythrozyten. Hierher gehören hämoglobinarme (sog. Schatten- und Pessar-) Formen, darunter die sog. Makrozyten: abnorm große, hämoglobinarme Zellen, die auch Zeichen der Jugendlichkeit (Basophilie usw.) darbieten können (bei Chlorose, sekundären Anämien). Im Gegensatz hierzu sind die sog. Megalozyten abnorm große, aber sehr hämoglobinreiche Formen. Störungen der Form zeigen auch die Poikilozyten: es sind kernlose rote Blutkörperchen von wechselnder Gestalt; sie kommen bei Chlorose, bei sekundären und essentiellen Anämien vor. Pathologische Formen der weißen Blutkörperchen im strömenden Blut sind zumeist ebenfalls unreife Stadien der myeloischen oder lymphatischen Reihe. Ferner treten manchmal sog. Reizungsformen von durchaus pathologischer Ausbildung (Lymphozyten mit gelapptem Kern), ferner Blutplasmazellen usw. auf.

Vermehrung der Zahl der roten Blutkörperchen (Erythrozytose, Polyzythämie) kann sowohl als vorübergehende, wie als dauernde

Störung auftreten. Die Ursachen solcher pathologischer Reizerscheinungen der Erythropoese sind nur zum Teil bekannt. Sauerstoffmangel aus irgendwelchen Ursachen ist ein solcher Reiz für die Erythropoese. „Defekte" des fließenden Blutes, seien sie traumatischer Natur (Blutverluste) oder von infektiös-toxischer Art (Infektionskrankheiten, Blutgifte) führen zu überkompensierendem Wiederersatz. „Defekte" des blutbildenden Knochenmarks selbst (durch starke Giftwirkung oder durch zerstörende Geschwulstbildung) bringen den gesund gebliebenen Rest des Knochenmarks in gesteigerte (vikariierende) Tätigkeit. Schwache Gifteinwirkungen vermögen vielleicht die Erythropoese direkt stärker anzuregen. Hierzu muß man auch daran erinnern, daß die Tätigkeit des Knochenmarks auch mit der Funktion anderer Organe in Beziehung steht, so daß auch bei Störung dieser Korrelationen eine pathologische Anregung (oder Hemmung) des Knochenmarks erfolgen kann. In allen solchen Fällen werden wir eine vorübergehende Vermehrung der im Blut kreisenden roten Blutkörperchen und dabei auch mehr oder weniger unreife, jugendliche Formen finden können. Besonders bei Infektionskrankheiten in den Stadien der Besserung, können diese Reaktionen des blutbildenden Markes in stürmischer Art krisenhaft auftreten (sog. Blutkrisen).

Eine Vermehrung der Zahl der weißen Blutkörperchen tritt unter ähnlichen Bedingungen auf. Auch hier spielen toxisch-infektiöse Schädigungen und (funktionelle) Reize die Hauptrolle. Im Kampf gegen die Bakterien werden enorme Massen von Blutkörperchen gebraucht und verbraucht; der regenerative Ersatz in den Bildungsstätten schießt über das Ziel hinaus, der „Defekt" wird überkompensiert. So kommt es zu vorübergehender, unter Umständen beträchtlicher Vermehrung dieser Zellen im strömenden Blut (Leukozytosen, Lymphozytosen), wobei auch unreife Vorstufen erscheinen können (Myelozyten, Myeloplasten, Lymphoplasten). Bei den Leukozytosen sind selten die basophilen und meistens die neutrophilen Granulozyten vermehrt (bei Entzündungen, Infektionen, nach Blutungen); die eosinophilen bei Parasiten, Hautkrankheiten, Asthma bronchiale. Gelegentlich finden sich auch die Megakaryozyten (bei Verbrennung, Infektion) im Blut oder es sind ihre Produkte, die Blutplättchen, vermehrt (bei Chlorose z. B.). Vermehrung aller Blutzellen bei Wahrung des gegenseitigen Verhältnisses wird Polyglobulie genannt.

Verminderung der Zahl der roten Blutelemente ist entweder ein Zeichen verstärkten Verlustes oder eines ungenügenden Ersatzes. So sehen wir abnorm niedrige Zahlen der Roten nach Blutverlusten, bei schweren toxisch-infektiösen Schädigungen, bei Zerstörungen des Knochenmarks (durch Geschwülste z. B.), ferner bei chronischen, sekundären und essentiellen Anämien, besonders bei den sog. aplastischen Formen dieser Anämien (s. u.), bei welchen ganz offenbar ein Versagen des regenerativen Ersatzes vorliegt. Durch dauernde Verminderung der roten Blutkörperchen sind die schweren Formen der Anämien ausgezeichnet. Zeichen des fortgesetzten Unterganges der Erythrozyten sind Erythrophagie (Phagozytose der Roten) im Bereich des retikuloendothelialen Gewebssystems und Hämosiderinablagerungen.

Verminderung der Zahl der weißen Blutkörperchen kann die myeloischen (Granulozyten) oder die lymphatischen Elemente betreffen (Leuko- oder Lymphopenie). Leukopenie findet man bei Infektionskrankheiten, beim anaphylaktischen Schock; hochgradige Abnahme der Granulozyten bei der Agranulozytose (auf infektiös-toxischer Basis entstehende Knochenmarkschädigung) und aller Blutelemente bei der Panmyelophthise. Lymphopenie entsteht auf infektiös-toxischer Grundlage und bei Zerstörung der lymphoiden Blutbildungsstätten (durch Krebs, Tuberkulose, Lymphogranulomatose). Verminderung der Blutplättchen (Thrombozytopenie) führt zu hämorrhagischer Diathese (bei Vergiftungen, Perniziosa).

Es würde zu weit führen, die histologischen Blutbefunde bei den sehr verschiedenartigen Anämien zu schildern, deren Klassifizierung wegen vielfach mangelhafter Kenntnis der Ätiologie große Schwierigkeiten bereitet. Sekundäre Anämien sind die bei Blutverlusten, Infektionen, Intoxikationen, Tumoren auftretenden. Bei den primären Anämien spielen endogene Faktoren die Hauptrolle. Hierher gehört die Anaemia perniciosa und die Chlorose.

Bei der perniziösen Anämie sind im strömenden Blut die roten Blutkörperchen (bei hohem Färbeindex) an Zahl vermindert; es treten Erythroplasten und die pathologischen Formen der Megaloplasten und Megalozyten auf, ferner Poikilozyten; Abnahme der Blutplättchen führt zu hämorrhagischer Diathese. Bei den sog. aplastischen Formen der Perniziosa sind auch die übrigen myeloischen Zellen im Blut vermindert. Das Knochenmark ist bei der Perniziosa dunkelrot gefärbt; bei den aplastischen Formen ist es zellarm und Fettmark. Wundinfektionen, Parasiten (Botriozephalus), Magenleiden (Schleimhautatrophie), Schwangerschaft spielen neben der endogenen Disposition eine Rolle. Der starke Blutzerfall zeigt sich durch Hämatin, Bilirubin im Serum, ferner durch Hämosiderinablagerungen an.

Die Chlorose ist ein endogenes Leiden, welches wahrscheinlich auf hormonalen Störungen (Ovarium) beruht. Man findet hämoglobinarme Erythrozyten, auch Abnahme dieser Elemente im Blut, ferner pathologische Formen der roten Blutkörperchen (hämoglobinarme Makrozyten); die Blutplättchen sind vermehrt (Neigung zu Thrombosen).

Leukämie.

Bei den Leukämien handelt es sich um ursächlich noch nicht genügend aufgeklärte Wucherungen der blutbildenden (myeloischen und lymphatischen) Gewebe. Diese Wucherungen können auch außerhalb der regulären postfetalen Blutbildungsstätten an den verschiedensten Körperstellen auftreten. Mächtige Vergrößerungen der Milz, geschwulstartige Neubildungen der Lymphknoten des Körpers, Wucherungen des lymphadenoiden Gewebes der Schleimhäute, Neu- und Umbildungen des Knochenmarkes können sich mit sog. heterotopen, diffusen Infiltraten und knotigen Geschwülsten in Leber, Niere, Lunge, Haut usw. verbinden. Alle diese Neubildungen bestehen histologisch aus myeloischem oder lymphatischem Gewebe. Dabei kann sich myeloisches in lymphatisches und lymphatisches in myeloisches Parenchym umbilden (s. S. 37). Die an den verschiedenen Bildungsstätten im Übermaß gelieferten weißen Blutkörperchen werden — oft auch in unreifer Form — in das Blut ausgeschwemmt, und wir finden hier dementsprechend eine starke Vermehrung der betreffenden Elemente („leukämisches Blutbild"). Akute, subakute, chronische Formen, groß- und kleinzellige Abarten der Leukämie werden unterschieden. Ferner trennen wir in myeloische (leukämische Myelose) und lymphatische Leukämie (leukämische Lymphadenose). Bei der myeloischen Leukämie (Fig. 33) finden wir die neutrophilen (b), aber auch die eosinophilen (c) und basophilen Leukozyten vermehrt; daneben treten Myelozyten (f) in verschiedener Granulation, oder auch Myeloplasten (e) auf. Ist auch die Erythropoese gestört (Leukanämie), so werden im Blut auch unreife, jugendliche Formen der Roten gefunden (Normoplasten usw.). Bei der lymphatischen Leukämie (Fig. 34) sind die Lymphozyten vermehrt; auch Lymphoplasten treten auf (a) oder man trifft ganz pathologische Formen der lymphatischen Reihe (Reizungsformen [s. S. 38.]). Unser Präparat zeigt auch Normoplasten (d). Selten sind lymphatische Leukämien mit Plasmazellen. Es gibt akute Leukämien mit großen Elementen, die zum Teil für große Lymphozyten oder Monozyten, zum Teil für Myeloplasten gehalten werden; vielleicht handelt es sich auch um indifferente Stammzellen (Monozytenleukämien, Stammzellenleukämien). Bei den aleukämischen Myelosen und Lymphadenosen fehlt der charakteristische Befund im strömenden Blut; die Wucherungen

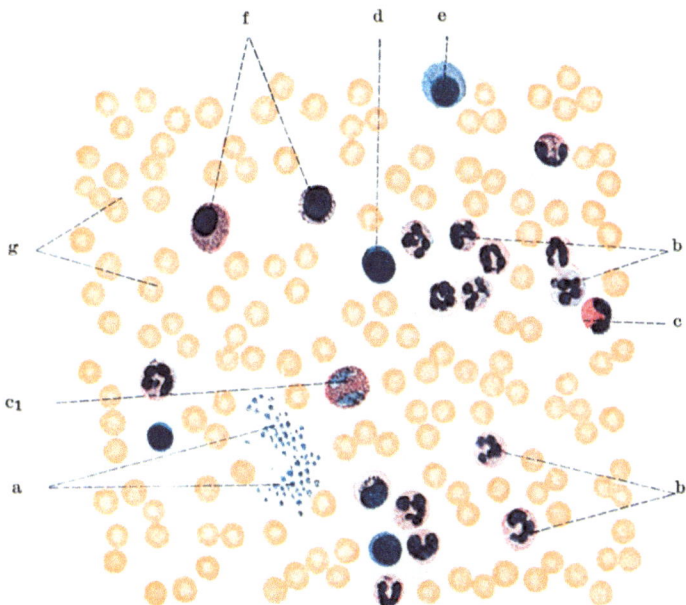

Fig. 33. Myeloische Leukämie. Vergr. 800fach. Blutausstrich. (Färbung nach May-Grünwald.) a Blutplättchen. b Neutrophile Leukozyten. c Eosinophiler Leukozyt. c_1 Unreifer eosinophiler Leukozyt. d Lymphozyt. e Myeloplast. f Myelozyten mit basophiler bzw. neutrophiler Granulation. g Erythrozyten.

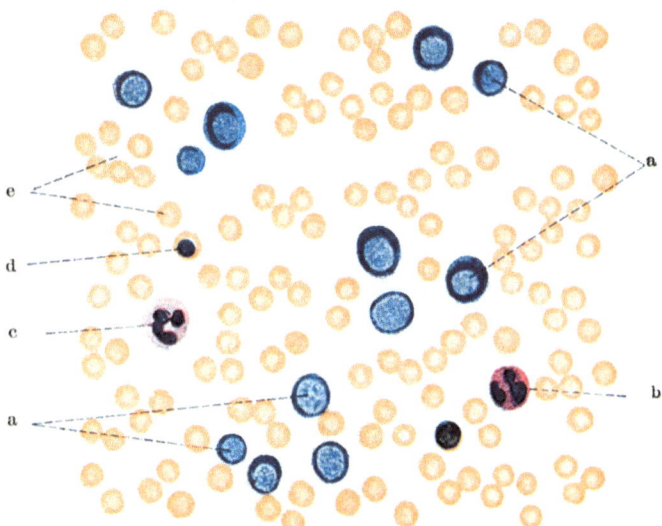

Fig. 34. Lymphatische Leukämie. Vergr. 800fach. Blutausstrich. (Färbung nach Giemsa.) a Lymphozyten und Lymphoplasten. b Eosinophiler Leukozyt. c Neutrophiler Leukozyt. d Kernhaltiger Erythroplast (Normoplast). e Erythrozyten.

der myeloischen und lymphatischen Zellen an den Bildungsstätten und in anderen Organen sind die gleichen wie bei den Leukämien; die neugebildeten Blutzellen werden bei den aleukämischen Formen nur nicht gehörig in das strömende Blut ausgeschwemmt.

Ätiologisch kommen für manche akute Leukämien Infektionen in Betracht. Für die experimentell übertragbare Hühnerleukämie soll ein Virus maßgebend sein. Durch Gifte (Benzol, Indol) können Leukämie und sogar sarkomartige Wucherungen hervorgerufen werden. Diese Erfahrungen scheinen dafür zu sprechen, daß die Leukämie auf der Grundlage von Untergang weißer Blutzellen im strömenden Blut mit regeneratorischer Überkompensation in den Blutbildungsstätten entsteht. Aber wir haben in den meisten Fällen keinen Einblick weder in die Ursachen noch in die Art dieses Unterganges.

Es besteht zur Zeit die Neigung, die Leukämien nicht als hyperplastische Neubildungen, sondern als echt geschwulstmäßige Wucherungen anzusehen. Über **bösartige** Formen der Leukämie und über **grüne Leukämien** (Chloroleukämie) s. später bei den Sarkomen der blutbildenden Gewebe.

Thrombose.

Thromben sind Pfröpfe, welche sich innerhalb der Gefäße und des Herzens während des Lebens aus dem Blute bilden. Sie sind von den postmortalen Gerinnungen des Blutes, den sog. Leichengerinnseln, mit denen sie manches Gemeinsame haben, zu trennen. Die thrombotischen Pfröpfe bilden sich teils durch Gerinnung des Blutes, teils durch Abscheidung aus dem Blute. Die Gerinnungsthromben sind rot, die Abscheidungsthromben gelb-weißlich gefärbt. Gerinnungs- und Abscheidungsvorgänge können auch abwechslungsweise auftreten (gemischte Thromben).

Die Thromben können autolytisch (aseptisch) erweichen. Länger liegende Thromben werden von der Gefäßwand her organisiert. Wandständige Thromben können hierbei in schrumpfendes Bindegewebe verwandelt, verstopfende Thromben vermittels neugebildeter Gefäße wieder kanalisiert werden. Loslösung der Thromben führt zu embolischen Vorgängen.

Bisher war von sog. **blanden** Thromben die Rede. **Infizierte** Thromben sind durch reichlichen Gehalt an Leukozyten, sowie durch die Entwicklung von Bakterienmassen ausgezeichnet. Sie neigen zu eitrigem oder jauchigem Zerfall.

Ursachen der Thrombenbildung sind: 1. **Störungen der Zirkulation** im Sinne der Verlangsamung und des Stillstandes der Strömung oder im Sinne von ungeordneten Blutbewegungen (Wirbelbildungen usw.). 2. **Schädigungen der Gefäßwand** verschiedenster Art, besonders durch infektiöse Stoffe. 3. **Veränderung der Blutbeschaffenheit** im Sinne einer Zunahme der gerinnungsfördernden Stoffe (Fibrinogen, Blutplättchen) oder einer Abnahme der gerinnungshemmenden Stoffe. Wohl immer wird es sich bei Thrombenbildung um ein Zusammenwirken mehrerer Bedingungen handeln.

Der **rote Gerinnungsthrombus** setzt sich aus sämtlichen Blutbestandteilen zusammen. Die flüssigen Teile erstarren unter Ausflockung eines Faserstoffes (Fibrin). Dieser stellt sich histologisch als ein Netz glänzender, starrer Fasern dar, in dessen Maschen die roten und weißen Blutkörperchen, sowie die Blutplättchen, eingelagert sind. Der **weiße Abscheidungsthrombus** ist verschieden zusammengesetzt, je nach der Art der Abscheidung. Es gibt **Plättchenthromben**, die vorwiegend aus zusammengehäuften Blutplättchen bestehen und im histologischen Bild ein körniges Aussehen darbieten. Durch Zusammensintern der Plättchen können diese Thromben ein homogenes Aussehen gewinnen (sog. hyaline Thromben in Kapillaren). Es gibt ferner **Fibrinthromben**, die vorwiegend aus faserigen Massen bestehen. Die Abscheidung des faserigen Fibrins zeigt häufig sehr deutliche Beziehungen zu absterbenden Zellen (Endothelien, Leukozyten, Erythrozyten); hierbei entstehen oft strahlige Anordnungen der Fibrinfasern (sog. Fibrinsterne). Es gibt endlich **Leukozytenthromben**, die vorwiegend aus weißen Blutkörperchen bestehen, daneben aber auch Fibrin oder Plättchen enthalten. **Gemischte Thromben** zeigen einen oft sehr komplizierten Bau: Plättchenmassen wechseln mit Leukozytenanhäufungen und Ablagerungen fädigen Fibrins ab; in den Fibrinnetzen findet man rote Blutkörperchen eingeschlossen. Sehr charakteristisch sind derartige Thromben, die im Innern einen korallenstockartigen Aufbau haben und an ihrer Oberfläche ein welliges, geripptes Aussehen darbieten. Auf einem Durchschnitt durch einen solchen Thrombus sehen wir mikroskopisch (Fig. 35) verzweigte Balken (a), die in alternierenden Abständen senkrecht auf der Gefäßwand aufsitzen, und die an der Oberfläche als Rippen hervorragen. Sie bestehen aus Plättchen und stellen gewissermaßen das Gerüst des Thrombus dar. Diesen Plättchenbalken sind Säume dicht gedrängter Leukozyten angelagert (b). Zwischen den Balken, diese girlandenartig verbindend, spannen sich Fibrinfäden aus; hier sind die roten Blutkörperchen eingelagert (c). Das Bild ist so zu erklären, daß es zuerst zur Abscheidung der

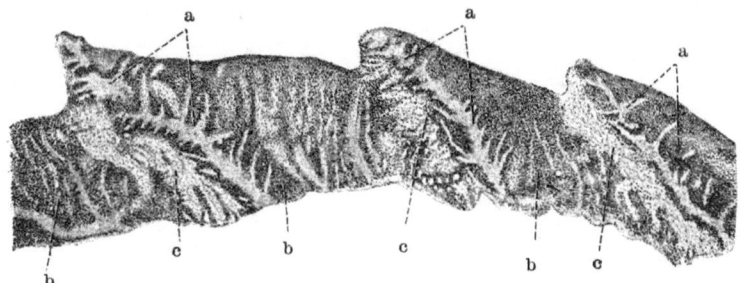

Fig. 35. Abscheidungsthrombus aus der Vena femoralis. Vergr. 10fach (Hämatoxylinfärbung.) a Verzweigte Balken aus Blutplättchen. b Anhäufungen von Leukozyten. c Fibrinfasern mit eingelagerten roten Blutkörperchen, darunter vereinzelte Leukozyten.

Plättchen und zur Anlagerung der Leukozyten an diese kommt. Durch fortgesetzte Apposition von Plättchen an die primären Abscheidungen derselben entstehen die Plättchenbalken, die an der Oberfläche des Thrombus als Wellenberge hervorragen. In den Wellentälern kommt es zu Gerinnungen (Fibrin und rote Blutkörperchen). Die pulsatorische Bewegung des Blutes vermittelt das allgemeine Verständnis für diesen eigenartigen Aufbau; im einzelnen ist der Vorgang noch nicht genügend aufgeklärt.

B. Knochenmark.

a) Normal-histologische Vorbemerkungen.

Das Knochenmark zeigt ein zartes retikuläres Grundgerüst (Retikulumzellen und -fasern), in welches die Elemente der myeloischen Reihe (s. S. 37) eingelagert sind. Lymphozyten oder lymphatisches Gewebe sind im Knochenmark Ausnahmsbefunde. Das Netz der arteriellen Kapillaren geht in weite Venen über. Lymphgefäße sind nicht nachgewiesen. Das bindegewebige Gerüst zeigt mehr oder weniger reichlich Fettspeicherung (Fettgewebe). Über die physiologischen Wandlungen des Knochenmarks (rotes Mark, Fettmark, Gallertmark) s. im Kapitel Knochen. Das die Knochenbälkchen auskleidende Endost gehört nicht zum Markgewebe.

b) Pathologische Histologie.

Hier sollen jene Knochenmarkveränderungen erwähnt werden, die in Beziehung zur Blutbildung stehen. Über Entzündungen, infektiöse Schädigungen, Geschwulstbildungen s. später.

Viele der früher (S. 38ff.) geschilderten Störungen in der zelligen Zusammensetzung des strömenden Blutes beruhen auf entsprechenden Knochenmarksveränderungen. So sehen wir Vermehrung der verschiedenen Blutzellen und ihrer Vorstufen im Knochenmark — bei Polyglobulie, Polycythaemia vera, Infektionskrankheiten, im Gefolge von Blutungen. Bei der Anaemia perniciosa treten neben Normoplasten auch Megaloplasten auf. Bei reichlichem Untergang roter Blutkörperchen (Infektionen, hämolytische Gifte, Perniziosa, Blutungen) findet man Erythrophagie im Knochenmark (Milz, Leber und anderen Organen), d. h. Aufnahme der unbrauchbar gewordenen Erythrozyten in Zellen des retikulo-endothelial-histiozytären Gewebes. Ablagerung von Hämosiderin in diesen Zellen ist auch ein Zeichen des Unterganges und der Verarbeitung roter Blutzellen. Pathologischen Schwund (Atrophie) und Degeneration der Knochenmarkselemente

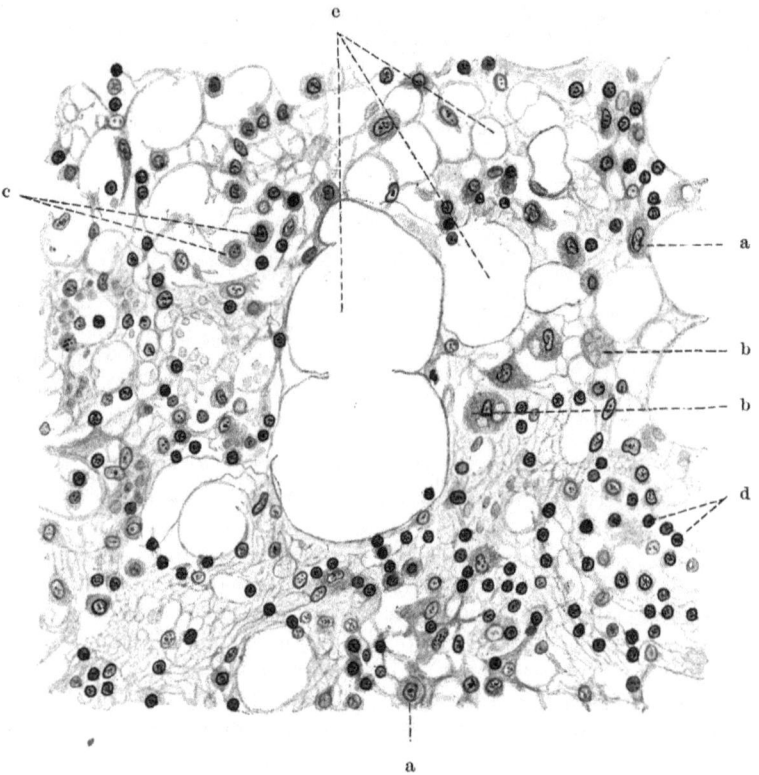

Fig. 36. Panmyelophthise (Knochenmark). Vergr. 400fach. (Hämatoxylin.)
a Retikulumzellen, zum Teil mit degenerativen Kernveränderungen. b Retikulumzellen, welche ausgelaugte rote Blutkörperchen enthalten. c Myeloische Elemente. d Kernhaltige rote Blutkörperchen. e Fettvakuolen.

findet man bei Einengung der Markräume durch Knochenneubildung (Osteosklerose) oder durch Tumoren, ferner bei toxisch-infektiösen Schädigungen, so z. B. bei Agranulozytose (hier Schädigung besonders der Granulozyten und Megakaryozyten) und bei Panmyelophthise (aplastischer Anämie, hämorrhagischer Aleukie): höchster Grad des Untergangs, auch der roten Elemente, bei Fehlen jeglicher Regeneration.

Bei der Panmyelophthise zeigt sich klinisch Anämie, Neigung zu Blutungen; ätiologisch kommen Fokalinfekte (Zähne!) in Betracht; sekundäre Infektionen (mit septischen Zuständen) als Folge der Blutschädigung treten auf. Im Blut zeigt sich Abnahme der Roten, Herabsetzung des Hämoglobingehaltes, Abnahme der weißen Blutkörperchen und der Plättchen; die Abnahme der zelligen Elemente des Blutes betrifft bald mehr die eine oder andere Form derselben, nicht selten alle Formen. In letzter Linie liegt eine toxische Schädigung des strömenden Blutes und der Blutbildungsstätten, vor allem des Knochenmarks, vor (endogene [Stoffwechsel-] Gifte, exogene

Infektionen und Vergiftungen). Das Knochenmark ist mehr oder weniger stark geschädigt bis zu völligem Schwund und Umbildung zu gelbem Fettmark. Histologisch betrifft der Schwund vor allem die weißen Blutkörperchen (Myeloplasten, Myelozyten, Granulozyten) und die Blutplättchen. In schweren Fällen ist auch stärkerer Zerfall und Schwund der roten Blutkörperchen (Erythroplasten und -zyten) festzustellen.

Die Fig. 36 zeigt die hochgradige Degeneration der Knochenmarkselemente bei Panmyelophthise. Man sieht die Verarmung des Marks an Zellen. Die Retikulumzellen (a) enthalten teilweise ausgelaugte rote Blutkörperchen (b) als Schatten, sie sind geschwollen, in Zerfall begriffen, ihre Kerne häufig geschrumpft oder nicht mehr färbbar; von myeloischen Zellen sieht man nur vereinzelte z. T. degenerierte Elemente (c); Knochenmarksriesenzellen fehlen völlig. Kernhaltige rote Blutkörperchen (d) sind noch vorhanden.

Bei der myeloischen Leukämie ist das Knochenmark gelblich-rötlich, grau-gelblich, gelblich, manchmal grünlich (Chloroleukämie) gefärbt. Histologisch ist es überreich an Myelozyten oder Myeloplasten, gelegentlich auch an Megakaryozyten; die Roten sind an Zahl vermindert, regressive Veränderungen an den Weißen und den Megakaryozyten sind beschrieben worden. Bei der lymphatischen Leukämie finden sich im Knochenmark Lymphozyten, Plasmazellen, bei den akuten großzelligen Leukämien atypische große lymphoide Zellformen, die schwer zu identifizieren und zum Teil vielleicht Stammzellen (Hämozytoplasten) sind. Die wuchernden myeloischen oder lymphatischen Elemente infiltrieren das Markgewebe, erfüllen die Markräume der Spongiosa, zerstören aber den Knochen nicht.

Das Knochenmark nimmt auch an Stoffwechselstörungen teil. So findet man bei den sog. Speicherkrankheiten, z. B. beim Morbus Gaucher, Mengen von großen (Retikulum-) Zellen, in deren Protoplasma Lipoide gestapelt sind.

Über das Knochenmark bei Lymphogranulom, Myelom, Chlorom s. später S. 52 und im Kapitel „Geschwülste".

C. Lymphknoten.

a) Normal-histologische Vorbemerkungen.

Die Lymphknoten sind Filter oder Klärbecken der Lymphe; ihre Erkrankung bei den verschiedenartigsten Verunreinigungen der Lymphe wird aus dieser ihrer Funktion verständlich. Sie sind ferner Bildungsstätten weißer Blutkörperchen, normalerweise der Lymphozyten, unter pathologischen Bedingungen auch der Zellen der myeloischen Reihe (myeloische Umwandlung!). Hieraus versteht sich die Beteiligung der Lymphknoten bei gewissen Blutkrankheiten und bei den verschiedensten Reizungen und Schädigungen des lymphatischen (und myeloischen) Systems, z. B. im Verlauf von Infektionskrankheiten. Auch an der Verarbeitung des Blutfarbstoffes („Eisenstoffwechsel") können sich die Lymphknoten beteiligen. Nach Milzexstirpation z. B. können die Lymphknoten den Abbau verbrauchter roter Blutkörperchen an Stelle der Milz übernehmen. Eine besondere Art von Lymphknoten, die sog. Blutlymphknoten, beteiligt sich vorübergehend oder dauernd (bei gewissen Tieren) am Blutabbau. Ein Abbau verbrauchter weißer Blutkörperchen in den Lymphknoten ist wahrscheinlich.

Der Bau der Lymphknoten erlaubt eine Unterscheidung in das System der Lymphstraßen und das zwischengelagerte lymphadenoide Parenchym. Die zuführenden Lymphgefäße (Vasa afferentia) treten an der Konvexität des Lymphknotens ein, die wegführenden Lymphgefäße (Vasa efferentia) verlassen das Organ an der als Hilus bezeichneten Konkavität. Unter der fibroelastischen Kapsel breitet sich die zutretende Lymphe in den sog. Randsinus über die Oberfläche des Organs aus. Von diesen Randsinus aus ziehen in einer gegen den Hilus radiär verlaufenden Anordnung zahlreiche Lymphstraßen (Intermediärsinus) durch den Lymphknoten hindurch; sie stehen alle untereinander in Verbindung. Die Sinus sind endothelbekleidete Räume, deren Lichtung aber selbst wieder von einem Netz durchspannt ist, das aus zusammenhängenden, verästelten, feine Fasern bildenden Zellen gewebt ist (Sinusretikulum). Als Inhalt finden sich in den Sinus (außer Lymphe) vereinzelte weiße Blutkörperchen, vor allem Lymphozyten, vor. Die Retikuloendothelien der Sinus zeigen, wie alle übrigen retikuloendothelialen Formationen des Körpers, eine ausgesprochene phagozytische Tätigkeit (retikuloendotheliales phagozytisches System des Körpers). Das lymphadenoide Parenchym (aus einem Retikulum mit eingelagerten Lymphozyten bestehend) liegt zwischen den Lymphstraßen; es zeigt in den peripheren Abschnitten der Lymphknoten mehr rundlich begrenzte Anhäufungen (sog.

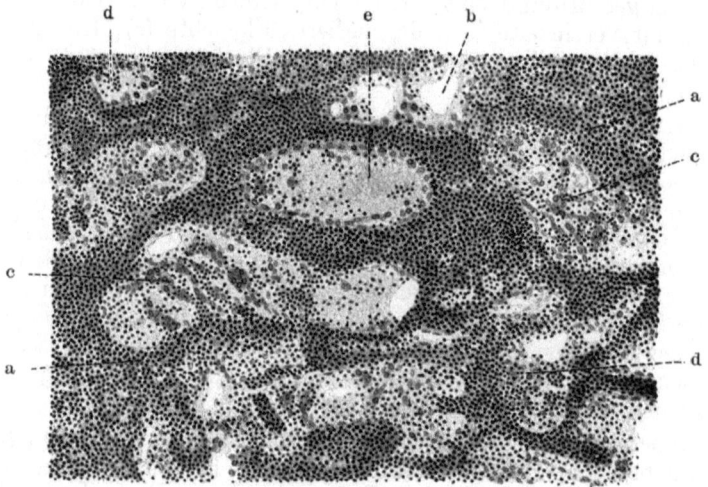

Fig. 37. Lymphadenitis acuta simplex. Vergr. 80fach. (Hämatoxylinfärbung.) a Lymphadenoides Parenchym (Markstränge). b Stark erweiterte Sinus. c Große Zellen (geschwollene und gewucherte Retikuloendothelien) in den Sinus. d Reichliche weiße Blutkörperchen in den Sinus. e Fibrinöses Exsudat in den Sinus.

Rindenknötchen), während in der Mitte und gegen den Hilus hin mehr langgestreckte, walzenförmige, untereinander zusammenhängende Parenchymkörper (Markstränge) vorhanden sind. Die Knötchen (Follikel) bestehen aus einem Retikulum mit eingelagerten lymphatischen Zellen; sie weisen zum Teil Keimzentren auf; in diesen Zentren finden sich neben kleinen auch größere Lymphozyten (Lymphoplasten); ferner sieht man hier Kernzerfall („tingible Körperchen"). Das fibroelastische Stützgerüst der Lymphknoten zieht vom Hilus aus in radiär gestellten Septen (Trabekeln) zur Kapsel, an die es sich anheftet. Die Trabekel sind von den Lymphsinus umgeben; letztere liegen also zwischen den Trabekeln und dem lymphadenoiden Parenchym. In den Trabekeln verlaufen die größeren Arterien, deren kleinere Äste (durch die Sinus hindurch) in die adenoide Substanz eintreten und sich hier in Kapillaren auflösen; das Kapillarblut sammelt sich in Venen, deren größere Äste wiederum in den Trabekeln verlaufen und das Blut zum Hilus zurückführen.

b) Pathologische Histologie.

1. Entzündungen. Lymphadenitis[1].

Lymphadenitiden entstehen zu allermeist durch den Import der entzündungserregenden Stoffe auf dem Wege der Lymphgefäße. Hämato-

---

[1] Für Erkrankungen der Lymphknoten, die mit Schwellung und Vergrößerung dieser Organe einhergehen, wird vielfach der Sammelname Lymphom gebraucht. Diese Bezeichnung sollte aber für die echten lymphadenoiden Gewächse reserviert bleiben oder man müßte durch Bezeichnungen wie entzündliches, hyperplastisches, leukämisches, blastomatöses, malignes Lymphom die Natur der Lymphknotenschwellung näher charakterisieren.

gene Formen sind viel seltener. Die mit den Lymphgefäßen zugeführten Reizstoffe sind sehr häufig bakterieller Natur (Bakterien und Bakterientoxine). Andererseits kommen Zerfallsprodukte der Gewebe, resorbierte Exsudate und Extravasate, Fremdkörper (Staub, Farbstoffe) in Betracht. Die mit der Lymphe zugeführten Reizstoffe werden zunächst ihre Wirksamkeit im Bereich der Lymphsinus entfalten, können aber auch das lymphadenoide Parenchym in Mitleidenschaft ziehen. Im Gegensatz hierzu werden die hämatogen zugeführten Stoffe zuerst von den Kapillaren der Rindenknötchen und Markstränge her wirken. Wir unterscheiden akute und chronische Lymphadenitiden. Bei den akuten Formen schwellen die Lymphknoten schmerzhaft an; die Kapsel ist stark gespannt. Auf dem Durchschnitt zeigt sich ein weiches, graurotes bis dunkelrotes, feuchtes Gewebe (Lymphadenitis simplex, s. serosa, serofibrinosa). Nicht selten kommt es zur Eiterung und eitrigen Schmelzung, manchmal des ganzen Lymphknotens, und zum Übergreifen der Eiterung auf die Umgebung (Lymphadenitis purulenta, Perilymphadenitis). In anderen Fällen kann die Entzündung ausgesprochen hämorrhagischen Charakter zeigen (Milzbrand, Pest): Lymphadenitis haemorrhagica. Schwere Formen von Lymphadenitis sind die mit Nekrosen einhergehenden Entzündungen (Lymphadenitis necroticans, gangraenosa bei Typhus, Diphtherie, Pest, Wundinfektionen). Die chronische Lymphadenitis führt ebenfalls zu oft sehr bedeutenden Anschwellungen der in solchen

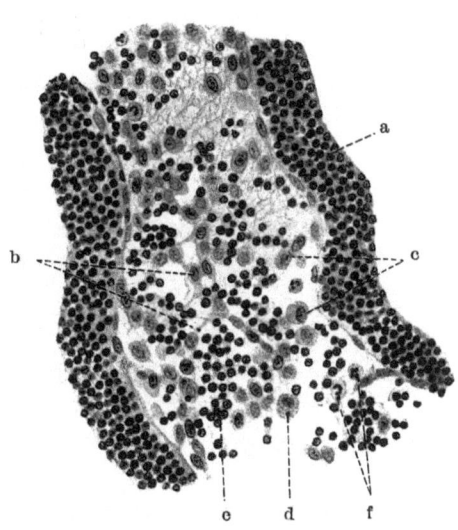

Fig. 38. Lymphadenitis acuta simplex. Vergr. 250fach. (Hämatoxylinfärbung.)
a Lymphadenoides Parenchym. b Retikuloendothelien in netzartigem Zusammenhang. c Aus dem Netzverband freigewordene Retikuloendothelien. d Solche Zellen mit Granulationen im Protoplasma. e Lymphozyten. f Polymorphkernige Leukozyten.

Fällen mehr weißlich gefärbten Lymphknoten: Hyperplasien des lymphadenoiden Gewebes sowie Wucherungen des retikulären Gewebes, der Trabekel, der Kapsel begleiten hier die eigentlich entzündlichen Vorgänge. Verhärtungen, schließlich Schrumpfungen und Atrophie der Lymphknoten sind die Folgen und Ausgänge dieser chronischen Formen. Bemerkenswert ist, daß in manchen Fällen von chronischer Lymphadenitis die Retikuloendothelien der Sinus in starke Vermehrung geraten, aus dem Verband frei werden und die Sinus erfüllen (sog. Sinuskatarrh). Das kann gelegentlich ein krebsartiges Bild vortäuschen (s. a. S. 55).

In unserem Fall von akuter Lymphadenitis simplex sehen wir die hauptsächlichsten Veränderungen an den Sinus. Schon bei schwacher Vergrößerung (Fig. 37) erscheinen die Sinus (b) erweitert und reicher an zelligen Elementen als es normal der Fall ist; auch feine Fäserchen von Fibrin (e) sind in dem Sinus zu sehen. Die starke Vergrößerung (Fig. 38) erlaubt eine Analyse der in den Sinus vorhandenen Zellen. Wir finden große protoplasmareiche Zellen, zum Teil in netzförmigem Zusammenhang (b), zum Teil frei, aus dem Netzverband gelöst (c). Diese Zellen sind geschwollene und teilweise abgelöste phagozytisch tätige Retikuloendothelien. Sie haben große rundlichovale, relativ chromatinarme Kerne. Mitosen finden sich in diesen Retikuloendothelien. Auffallend sind solche Zellen, welche Granulationen im Protoplasma zeigen (d). Man könnte an die Entstehung von Zellen der myeloischen Reihe aus gewucherten Retikuloendothelien denken. Außer diesen retikuloendothelialen Elementen trifft man in den Sinus kleinere Zellen mit gelappten Kernen (neutrophile Leukozyten [f]); auch eosinophil und basophil gekörnte Leukozyten kommen vor. Endlich finden sich auch viel Lymphozyten (e) mit kleinen, runden, chromatinreichen Kernen.

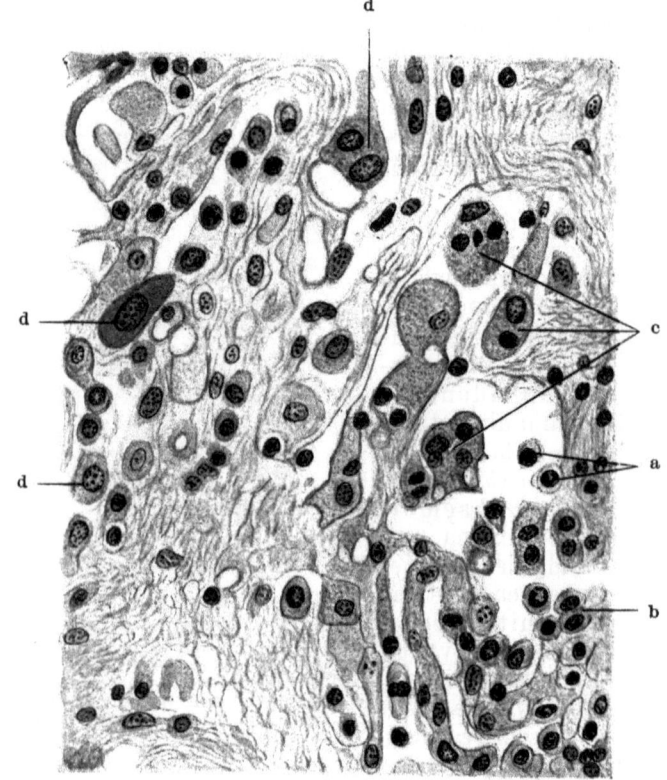

Fig. 39. Lymphdrüse bei Typhus abdominalis. Vergr. 600fach. (Hämatoxylin-Eosin.) a Kleine Lymphozyten. b Polyplasten. c Große sog. Typhuszellen, Makrophagen mit Vakuolen und Kerneinschlüssen. d Große Typhuszellen (Histiozyten) im trabekulären Bindegewebe.

Auf die Veränderungen in den Keimzentren der Follikel bei akuten Infektionen sei hingewiesen: Vergrößerung der Zentren, reichliche große Phagozyten, Zerfallserscheinungen (Nekrosen).

Im folgenden bringen wir noch ein Bild von einer Lymphadenitis typhosa (Fig. 39). Beim Typhus abdominalis (s. S. 178) sind die Lymphknoten, besonders die mesenterialen, regelmäßig stark mitbeteiligt; sie sind geschwollen, saftreich, grau- oder dunkelrot gefärbt und zeigen oft auch mehr oder weniger ausgedehnte Nekrosen. Histologisch sieht man ähnliche Veränderungen wie am lymphatischen Gewebe des Darmes: neben den Erscheinungen der Entzündung treten Wucherungen der zelligen Elemente des Lymphdrüsengewebes, der lymphoiden Zellen und vor allem der Retikuloendothelien hervor; die letzteren wandeln sich in die sog. großen Typhuszellen um und bewähren sich als Makrophagen, in deren Protoplasma Vakuolen und allerlei Einschlüsse gefunden werden. In der Fig. 39 ist ein Lymphsinus abgebildet, der eine Menge verschiedenartiger Zellen enthält.

Man sieht kleine Lymphozyten (a); ferner verschiedenartige größere Zellen, sog. Polyplasten (b), die z. T. aus lymphoiden Elementen, z. T. aber deutlich aus einer Wucherung der Retikuloendothelien hervorgegangen sind; endlich große Makrophagen (c), z. T. mit mehreren Kernen und mit Kerneinschlüssen. Auch im angrenzenden trabekulären Bindegewebe finden sich solche große histiozytäre „Typhuszellen" (d); außerdem zahlreiche Polyplasten.

2. Spezifische Entzündungen.

a) Miliartuberkulose der Lymphknoten.

Sehr häufig finden wir die Lymphknoten, in deren Quellgebiet tuberkulöse Prozesse sich abspielen, in spezifischer Weise miterkrankt, so die Bronchialdrüsen bei der Lungentuberkulose, die Mesenterialdrüsen bei tuberkulösen Darmgeschwüren. Nicht selten ist der Herd im Quellgebiet relativ klein, während die regionären Lymphdrüsen in ausgedehnter Weise erkrankt sind. Das wird verständlich, wenn man bedenkt, daß aus dem erkrankten Organ fortgesetzt Tuberkelbazillen mit der Lymphe in die Drüsen importiert, dort abfiltriert und festgehalten werden, so daß schließlich große Mengen von Bazillen zur Wirksamkeit gelangen. Nach der hier gegebenen Schilderung ist die Lymphknotentuberkulose zumeist lokal oder regionär begrenzt. Selten kommt sie als generalisierte Systemerkrankung vor.

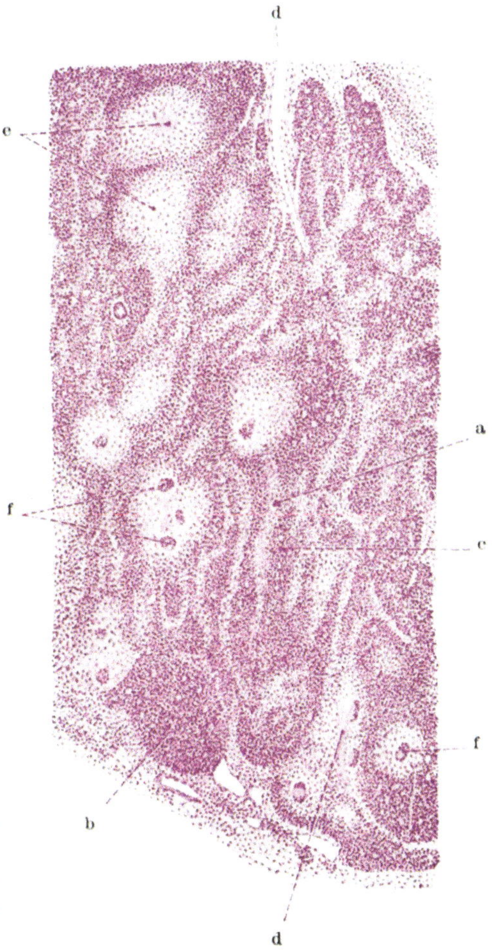

Die histologischen Befunde bei der Tuberkulose der Lymphknoten sind sehr wechselnd: bald herrscht die Bildung von Epitheloidgewebe (Tuberkel) vor (proliferative Formen), bald überwiegt die Entzündung (exsudative Formen). Es gibt auch rein exsudative Fälle. Diese wechselnden Befunde sind der histologische Ausdruck der im Laufe der tuberkulösen Infektion wechselnden Reaktionslagen des Körpers (Allergien). Näheres hierüber siehe bei Lungentuberkulose.

Fig. 40. Miliartuberkulose eines Lymphknotens. Vergr. 30fach. (Hämatoxylin.) a Sinus. b Rindenknötchen. c Markstränge. d Trabekel. e Tuberkel. f Riesenzellen.

Von den sekundären Umwandlungen tuberkulöser Lymphknoten ist die käsige Nekrose die wichtigste. Es gibt Formen von Lymphdrüsentuberkulose, bei welchen die Verkäsung rasch fortschreitet und große Ausdehnung gewinnt, so daß die Drüsen schließlich ganz und gar in trockene, käsige Massen umgewandelt werden. Dies ist besonders bei den exsudativen Formen der Fall. Die in ausgedehnter Weise verkäsenden tuberkulösen Lymphknoten neigen besonders zur Erweichung. Durch Übergreifen der Entzündung auf Kapsel und Umgebung kommt es zu den mannigfaltigsten Durchbrüchen in Nachbarorgane (fistulöse Durchbrüche durch die Haut der Halsgegend, Einbrüche in Speiseröhre, Trachea, Bronchien usw.). In anderen Fällen von Lymphknotentuberkulose tritt die Verkäsung zurück und kann auch vollständig fehlen. Dann herrschen gewöhnlich die produktiven Prozesse vor. Im sog. Tertiärstadium der Tuberkulose sind die spezifischen Neuproduktionen (die Tuberkel) von auffallend geringen entzündlich-exsudativen Prozessen begleitet. Die chronischen Formen der Lymphknotentuberkulose zeigen eine Kombination der spezifisch tuberkulösen Prozesse mit Heilungsvorgängen. Als solche sind bindegewebige Indurationen, Schrumpfungen, Verkalkungen und Verknöcherungen anzusehen.

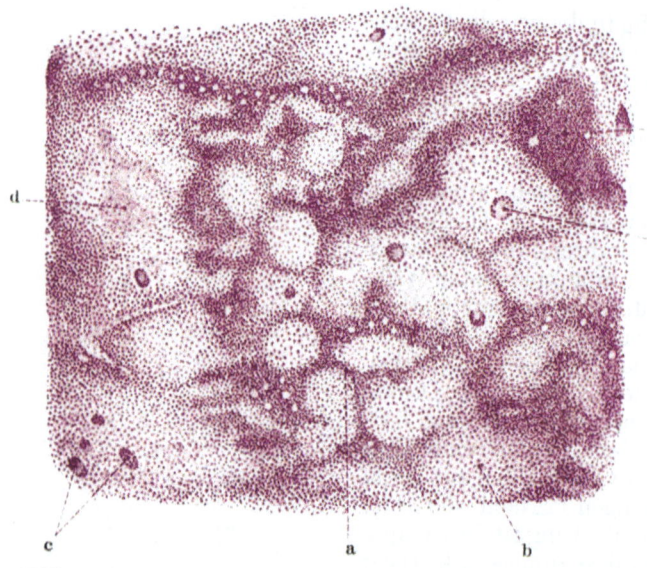

Fig. 41. Miliartuberkulose eines Lymphknotens. Vergr. 40fach. (Hämatoxylin.) a Lymphadenoide Substanz. b Epitheloidzellen der Tuberkel. c Riesenzellen in Tuberkeln. d Zentrale Nekrose der Tuberkel.

Die Lymphknotentuberkulose ist zu allermeist eine lymphogene Erkrankung. Daneben gibt es auch hämatogene Infektionen. Wir bringen hier zunächst die akute miliare Form der Lymphknotentuberkulose in zwei histologischen Bildern. Bei frischer Miliartuberkulose sind die Lymphknoten geschwollen, gerötet, weich und zeigen an Oberfläche und Durchschnitt die charakteristische Einlagerung kleiner grau- oder gelbweißer Knötchen. Bei mikroskopischer Untersuchung eines Hämatoxylin-Eosin-Präparates (Fig. 40) sieht man (schwache Vergrößerung!) massenhaft rundlich begrenzte Herdchen, die sich von dem dunkelblau gefärbten, lymphadenoiden Parenchym durch ihre helle, blaßrosa Farbe abheben. Das sind die Tuberkel (e), die teils im Bereich der Sinus (a), teils im Bereich der Rindenknötchen (b) und Markstränge (c) liegen. Sie sind teils rein zellig, teils bereits mehr oder weniger nekrotisch. Häufig fließen mehrere benachbarte Tuberkel zu einem größeren Herd zusammen (Konglomerattuberkel). Bei starker Vergrößerung (Fig. 41) sieht man die Zusammensetzung der Tuberkel aus großen, protoplasmareichen, hellkernigen Zellen (Epitheloidzellen [b]) und aus Riesenzellen (c). In den Sinus sieht man auch außerhalb der epitheloiden Herde vielfach eine auffallende Zellvermehrung. Neben kleinen Lymphozyten und auch vereinzelten polymorphkernigen Leukozyten, roten Blutkörperchen und blutkörperchenhaltigen Phagozyten werden hier vor allem große, epitheloide Zellen gefunden, die als Abkömmlinge der Retikuloendothelien anzusehen sind. Wucherung und Anhäufung dieser Zellen in den Sinus führt zu dem Bilde des in tuberkulösen Drüsen so häufigen sog. Sinuskatarrhs (s. a. S. 55).

β) Großzellige tuberkulöse Hyperplasie.

Die eben erwähnte großzellige Wucherung kann in manchen Fällen von Lymphknotentuberkulose das Bild völlig beherrschen (Fig. 42). Hier haben wir eine besondere Form der Tuberkulose vor uns, die als großzellige

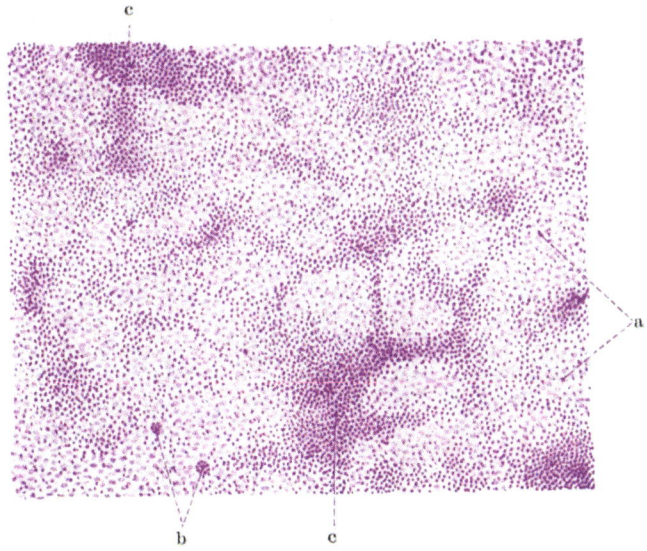

Fig. 42. Großzellige tuberkulöse Hyperplasie eines Lymphknotens. Vergr. 80fach. (Hämatoxylin.)
a Epitheloidgewebe, die Sinus ausfüllend und die adenoide Substanz ersetzend. b Riesenzellen. c Reste adenoiden Gewebes.

tuberkulöse Hyperplasie beschrieben worden ist. Das wuchernde epitheloide Gewebe (a) verdrängt und ersetzt die lymphadenoide Substanz, die nur in Resten nachweisbar ist (c). Wenn Riesenzellen (b) beigemischt sind, erhält die epitheloide Zellwucherung histologisch ein besonderes (spezifisches) Merkmal. Die Lymphknoten sind bei dieser Form sehr stark vergrößert, glasig grauweiß und von eigentümlich markiger Beschaffenheit; es besteht wenig Neigung zur Verkäsung.

γ) Hyalinose bei chronischer Tuberkulose.

Bei chronischen Entzündungen der Lymphknoten tritt häufig eine Umwandlung des lymphadenoiden Gerüstes (der Retikula und Kapillaren) in eine homogene Substanz auf. Diese Hyalinose findet sich besonders häufig bei der Tuberkulose der Lymphknoten. Es handelt sich um albuminöse Infiltrationen der Grundsubstanzen, wobei wir annehmen dürfen, daß gelöste Eiweißstoffe in fester Form zur Ausfällung kommen. Dabei findet eine beträchtliche Quellung der Grundsubstanzen statt. Die Retikula und Kapillarwände verbreitern sich und nehmen ein völlig homogenes, strukturloses Aussehen an. Die in die Retikula eingelagerten Lymphozyten schwinden mit der zunehmenden Quellung mehr und mehr. Die Retikulum- und Kapillarwandzellen gehen zugrunde. Völlige Veränderung der betreffenden

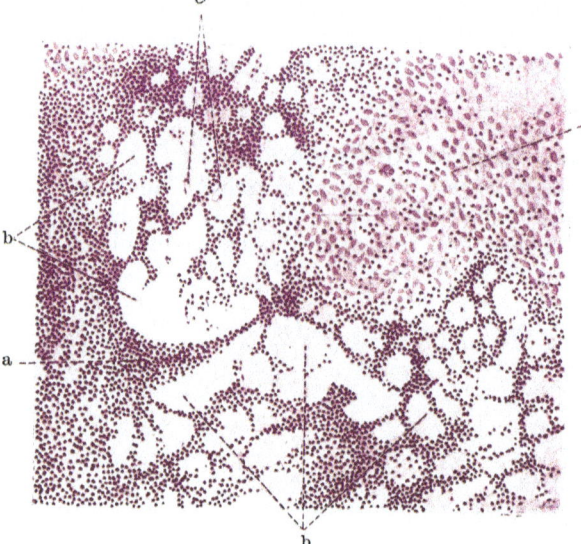

Fig. 43. **Hyaline Entartung in tuberkulösen Lymphknoten.** Vergr. 100fach. (Hämatoxylin.)
a Lymphadenoide Substanz. b Hyaline Balken und Bänder.
c Enge Kapillarlumina, von hyalinen Massen umgeben.
d Epitheloide Zellmassen eines Tuberkels.

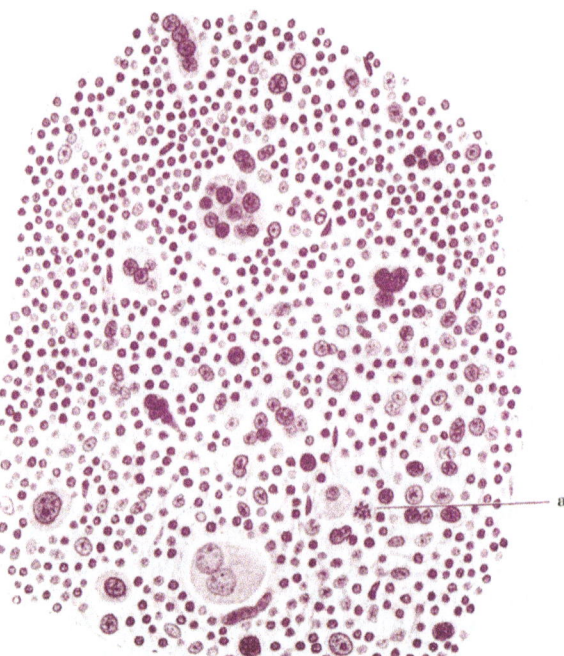

Fig. 44. **Lymphogranulomatose eines Lymphknotens.** Vergr. 250fach. (Hämatoxylin.)
Neben kleinen (vorwiegend lymphozytären) Elementen finden sich verschieden große, z. T. mehrkernige Zellen (Sternbergsche Zellen). a Mitosen in wuchernden Retikuloendothelien.

Bezirke ist die Folge. Es läßt sich gelegentlich feststellen, daß diese Hyalinose sich auch an den spezifisch tuberkulös erkrankten Partien abspielt (hyaline Umwandlung der Tuberkel selbst!). In Fig. 43 sind diese eigenartigen hyalinen Veränderungen des lymphatischen Gewebes abgebildet.

δ) **Lymphogranulomatose.**

Hier liegt eine Erkrankung der Lymphknoten vor, die früher unter die pseudoleukämischen Affektionen gerechnet, auch als malignes Lymphom, Hodgkinsche Krankheit bezeichnet wurde. Beziehungen dieser Erkrankung zur Tuberkulose sind zunächst dadurch gegeben, daß Kombinationen mit echter Tuberkulose nicht selten sind. Ferner wurde in den erkrankten Drüsen ein granuläres Virus gefunden, das an die granuläre Form des Tuberkelbazillus erinnerte. Die Lymphogranulomatose ist daher von manchen als eine besondere Reaktionsform bei tuberkulöser Infektion aufgefaßt worden. Diese Auffassung hat sich nicht bestätigt. Es liegt wohl eine Infektionskrankheit sui generis vor, eine Krankheit, die den sog. Hämoblastosen zugerechnet wurde, also jenen Allgemeinerkrankungen, die neben Veränderungen in der Zusammensetzung des strömenden Blutes Wucherungsvorgänge in den Blutbildungsstätten aufweisen. Ein pathologischer Blutbefund ist bei der Lymphogranulomatose immer vorhanden, wenn er auch je nach dem Stadium der Krankheit wechselt (Lymphozytose, Leukozytose, Lymphopenie) und keinesfalls sehr charakteristisch ist. Die Lymphogranulomatose stellt eine entweder mehr lokale (Hals, Mediastinum, Schenkelbeuge) oder im Lymphknotensystem des Körpers mehr oder weniger generalisierte Erkrankung dar. Die Lymphknoten sind stark vergrößert, ganze Drüsengruppen untereinander verbacken, so daß die Grenzen der einzelnen Knoten nicht mehr deutlich feststellbar sind. Die Wucherung, um die es sich dabei handelt, kann auch über das Gebiet der Drüsen hinaus auf die benachbarten Organe (z. B. von den Bronchialdrüsen auf die Lunge) übergreifen. Auf Durchschnitten sind die Drüsenpakete anfänglich weich, graurot, später werden sie weißlich und unter Schrumpfung härter; es finden sich eigenartige, zackig und landkartenartig begrenzte, gelbliche, käsige Nekrosen, später bindegewebige Umwandlungen. Durch das Fortschreiten der Wucherung auf die Umgebung und durch die Entwicklung gleichartiger Wucherungen in den verschiedensten Organen (Milz, Leber, Nieren, Knochenmark, Lungen, Haut) gewinnt das Krankheitsbild Ähnlichkeit mit dem einer bösartigen Geschwulst.

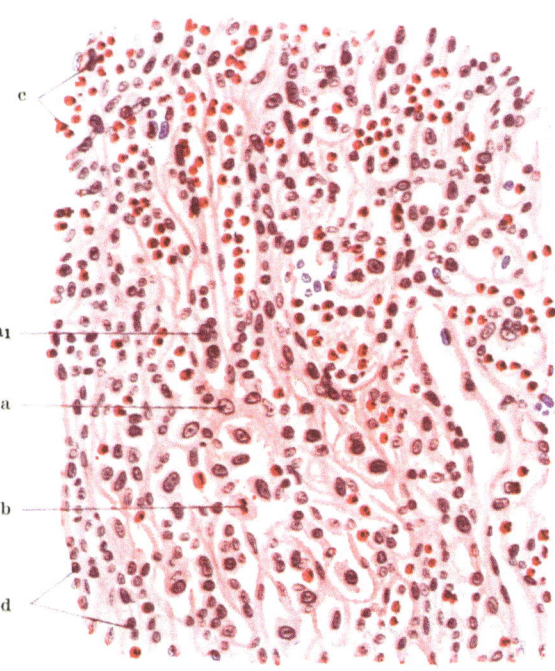

Fig. 45. Lymphogranulom (Lymphknoten). Vergr. 450fach. (Hämatoxylin-Eosin.)
a Retikulumzellen in gegenseitigem Zusammenhang mit verschieden großen Kernen, bei a_1 in direkter Kernteilung. b Freie Retikulumzelle in Mitose. c Eosinophile Leukozyten. d Lymphozyten.

Die mikroskopische Untersuchung zeigt, daß ein aus verschiedenartigen Zellen aufgebautes Gewebe vorliegt, welches an Granulationsgewebe erinnert (sog. malignes Granulom). Bei schwacher Vergrößerung erscheint an den Erkrankungsstellen die normale Struktur des Lymphknotens aufgehoben; man kann nicht mehr zwischen Sinus und lymphadenoidem Parenchym unterscheiden; höchstens trabekuläre Bindegewebssepten sind noch zu sehen, und auch diese zeigen oft keine reguläre Anordnung mehr. Reste des lymphatischen Parenchyms sind zwischen den Granulommassen da und dort noch nachweisbar. Ein zellenreiches Gewebe hat sich an Stelle der normalen Strukturen ausgebreitet. Da und dort sieht man mangelnde Kernfärbung (Nekrosen). Eine mittelstarke Vergrößerung (Fig. 44) gibt Einblick in die besondere Zusammensetzung der zelligen Wucherungen. Man sieht kleine, rundliche Zellen mit wenig Protoplasma und dunklen, kleinen, runden Kernen: Lymphozyten; ferner auch die plasmazelluläre Abart der Lymphozyten. Ein weiterer wichtiger Befund sind die eosinophilen Leukozyten. Daneben treten spindelige Zellen (Fibroplasten) auf. Vor allem aber sind charakteristisch größere, protoplasmareiche, rundliche Zellen mit rundlichen und ovalen Kernen. Die mannigfaltigsten Übergänge finden sich zu auffallend großen Zellen, deren dunkel oder heller gefärbte Kerne teils rundlich, teils eingekerbt oder wurstförmig gewunden erscheinen. Endlich trifft man auf eigenartige, besonders große Zellen (bis zu Riesenzellengröße) mit sehr vielgestaltigen, gelappten und wechselnd chromatinreichen Kernen. Auch mehrkernige Zellformen kommen vor. Die Kernbilder sprechen für direkte Teilungsvorgänge; jedoch kommen auch Mitosen (a) vor. Diese Zusammensetzung des gewucherten Gewebes aus vielerlei Zellarten unter starker Beteiligung lympho- und leukozytärer Elemente spricht gegen echte Geschwulst- (Sarkom-) Bildung. Die großen (sog. Sternbergschen) Zellen entstehen durch Wucherung und pathologische Umgestaltung der Retikuloendothelien. Zwischen den Zellmassen sieht man da und dort Reste des faserigen Retikulums der Lymphdrüse. Je frischer die granulomatöse Wucherung, desto spärlicher ist Bindegewebe in ihr anzutreffen; je älter die Neubildungsherde, desto reichlicher entwickelt sich faseriges, später hyalin entartendes Bindegewebe, und desto mehr schwinden die Granulomzellen (fibröse, narbige Umwandlung). Ein zweites Bild (Fig. 45) von Lymphogranulom eines Lymphknotens zeigt bei stärkerer Vergrößerung das Hervorgehen der großen Sternbergschen Zellen aus den Elementen des Retikulums. Man sieht diese gewucherten Zellen z. T. in retikulärem Zusammenhang (a), z. T. aus der netzförmigen Verbindung gelöst (bei b in Mitose); sie sind verschieden groß und zeigen Kerne von verschiedener Größe, Gestalt und Färbbarkeit. Daneben sieht man Mengen von eosinophilen Leukozyten (c) neben lymphoiden (d) Zellen. Einzelheiten zeigt Fig. 46 bei noch stärkerer Vergrößerung.

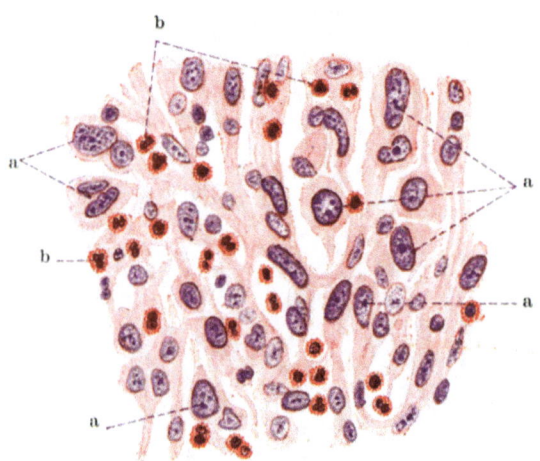

Fig. 46. Lymphogranulom (Lymphknoten). Vergr. 450fach. (Hämatoxylin-Eosin.) a Retikulumzellen in gegenseitigem netzförmigem Zusammenhang oder aus dem Retikulum gelöst, mit verschieden großen Kernen. b Eosinophile Leukozyten.

Es gibt atypische Formen des Lymphogranuloms, bei welchen charakteristische Zeichen, wie die Eosinophilen und Riesenzellen spärlich sind oder fehlen, was die Diagnose schwierig macht. Andererseits kommen sehr an Sarkom erinnernde Fälle vor, in welchen die großen polymorphen Zellen ganz überwiegen. Es liegt nahe, solche Fälle als Übergänge in echtes Sarkom zu deuten. Die Diskussion hierüber und über die Frage, ob das Lymphogranulom nicht überhaupt doch richtiger bei den Sarkomen untergebracht würde, ist noch nicht abgeschlossen.

3. Hyperplasien.

Wir können einfache und im engeren Sinne entzündliche Hyperplasien der Lymphknoten unterscheiden. An den hierbei auftretenden Neubildungen kann sich vor allem das retikuloendotheliale Gewebe dieser Organe beteiligen. Wucherungen der Retikuloendothelien finden sich nicht nur in den Sinus der Lymphknoten, sondern es können die Retikulumzellen auch mehr oder weniger diffus im lymphadenoiden Parenchym vergrößert und vermehrt sein. Die Lymphknoten können dabei beträchtlich vergrößert sein. Manchmal treten zugleich ähnliche Wucherungen der Retikuloendothelien in Milz und Knochenmark und anderen Organen auf, so daß eine mehr oder weniger generalisierte Form der Hyperplasie des retikulo-endothelialen-histiozytären Gewebssystems vorliegt. Dieses Gewebssystem beteiligt sich bei den verschiedensten Infektionskrankheiten nicht nur im Sinne zellulärer (phagozytischer) und humoraler Abwehr, sondern auch mit Proliferationen, welche manchmal in Form von Knötchen auftreten können (Tuberkel, Typhus-, Rheumatismusknötchen). Wenn die histiozytären und retikuloendothelialen Reaktionen weit verbreitet auftreten, so spricht man von Histiozytosen und Retikuloendotheliosen, und wenn umschriebene

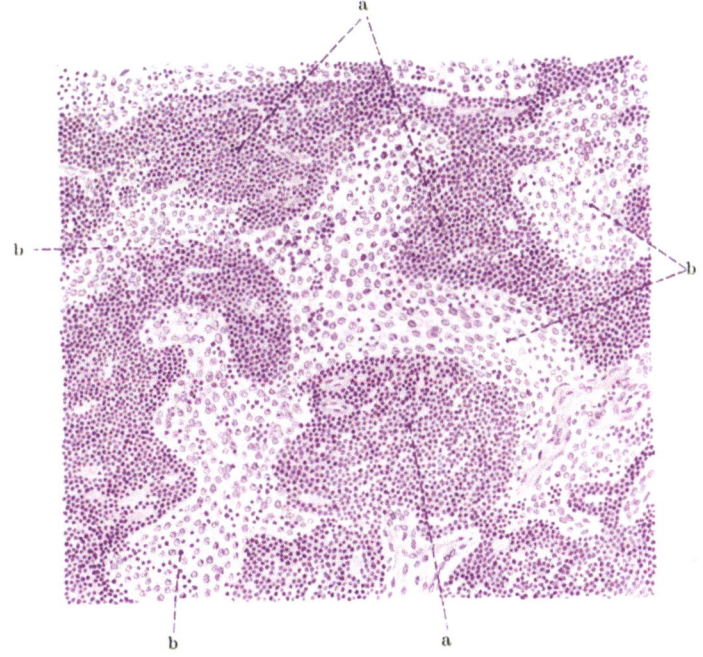

Fig. 47. Sog. Sinuskatarrh des Lymphknotens. Vergr. 70fach. (Hämatoxylin.)
a Adenoide Substanz. b Die Lymphsinus mit gewucherten großen Zellen (Retikuloendothelien) ausgefüllt.

Wucherungen tumorähnlichen Charakter annehmen, wohl auch von Retikulomen. Diese Neubildungen des „aktiven Mesenchyms" können mit Speicherungen einhergehen. Es wird auch die Frage diskutiert, ob diese Neubildungen zur Entstehung von weißen Blutkörperchen (auch atypischen Formen) führen können. So deuten sich Beziehungen dieser Reaktionen an, einerseits zu den Speicherkrankheiten (s. S. 64), andererseits zu den Leuko-Lymphozytosen und zu den leukämischen oder aleukämischen Krankheitsbildern, je nachdem die neugebildeten Elemente ins Blut ausgeschwemmt werden oder nicht. Gewisse Beziehungen bestehen auch zur Lymphogranulomatose (s. S. 52), bei welcher eine (allerdings sehr atypische) Wucherung der Retikulumzellen im Vordergrund steht.

Das hier kurz berührte Gebiet der Retikulosen ist noch reichlich unübersichtlich und vor allem in ätiologischer Hinsicht noch wenig aufgeklärt. Infektionen und Stoffwechselstörungen spielen die Hauptrolle. Über maligne Wucherungen der Retikuloendothelien siehe bei den lymphoepithelialen Tumoren, bei Retothelsarkom, bei den Sarkomen der blutbildenden Gewebe überhaupt und bei den bösartigen Leukämien.

Von gutartigen retikuloendothelialen Wucherungen in Lymphknoten bringen wir zuerst das Bild eines sog. „Sinuskatarrhs" (Fig. 47). Die Sinus des Lymphknotens sind alle beträchtlich erweitert und mit protoplasmareichen, großkernigen Zellen ausgefüllt (b); die Kerne dieser Zellen sind aber sehr gleichmäßig ausgebildet und entsprechen den Kernen der Histiozyten. Diese großen Zellen sind ein Wucherungsprodukt der Retikulumzellen und Endothelien der Lymphsinus. Die adenoide Substanz (a) ist an der Wucherung nicht beteiligt.

Während in diesem Bilde die „Retikulose" auf die Sinus beschränkt ist und das lymphoide Parenchym nicht in Mitleidenschaft gezogen hat,

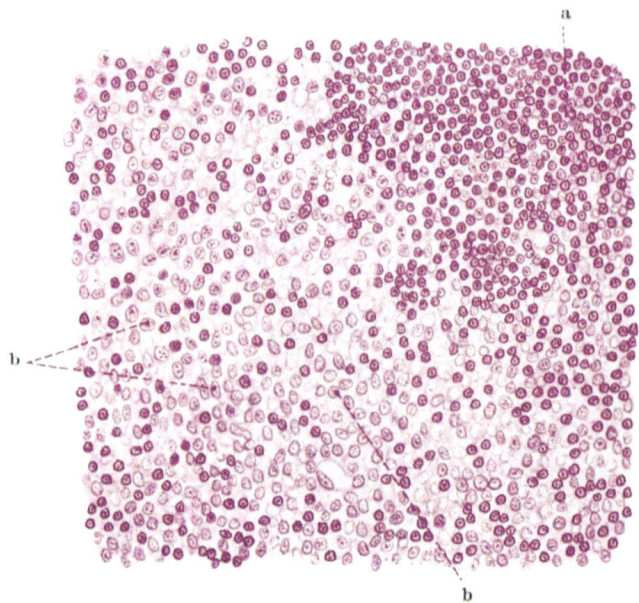

Fig. 48. Diffuse Retikulose eines Lymphknotens. Vergr. 300fach. (Hämatoxylin.)
a Reste des lymphoiden Parenchyms. b Großzellige histiozytäre Zellwucherung (Retikuloendothelien), durch welche die lymphoide Substanz und die Lymphsinus ersetzt sind.

sehen wir in Fig. 48 eine diffuse Retikulose eines Lymphknotens. Vom lymphoiden Gewebe (a) sind nur noch Reste zu sehen; im übrigen ist es ersetzt durch eine großzellige histiozytäre Wucherung (b). Da an dieser sowohl die Retikulumzellen des lymphoiden Parenchyms, als die Retikuloendothelien der Sinus beteiligt sind, sind auch die Grenzen zwischen diesen beiden Gewebskomponenten des Lymphknotens völlig verwischt und nicht mehr festzustellen.

Es gibt auch Fälle von Hyperplasie, bei welchen ganz vorwiegend das lymphoide Parenchym der Lymphknoten beteiligt ist. Histologisch zeigt sich in diesen Fällen bei erhaltener Gesamtstruktur des Lymphknotens eine manchmal sehr bedeutende Vergrößerung der Rindenknötchen (oft mit auffallend großen Keimzentren) und der Markstränge. Vergrößerungen und Wucherungen der Retikuloendothelien können dabei vorhanden sein oder fehlen. Diese lymphadenoiden Hyperplasien führen uns zur Schilderung der Veränderungen der Lymphknoten bei den Leukämien.

Bei den leukämischen (und den selteneren aleukämischen) Hyperplasien der Lymphknoten sind diese Organe beträchtlich vergrößert und in weiche, weißliche oder rötliche, manchmal dunkelrote Tumoren umgebildet. Die einzelnen vergrößerten Lymphknoten bleiben dabei voneinander getrennt, verbacken also nicht miteinander. Die Neubildungen können regionär beschränkt oder im ganzen Lymphknotensystem des Körpers ausgebreitet sein. Vergrößerungen der Milz, Neubildungen im Knochenmark begleiten diese Wucherungen in den Lymphknoten. Daneben finden sich Neubildungen nicht nur im Bereich des übrigen lymphoiden Gewebes (im Darm, Rachen, Thymus), sondern auch in den verschiedensten Organen, welche im postfetalen Leben nichts mit Blutzellenbildung zu tun haben (Leber, Niere,

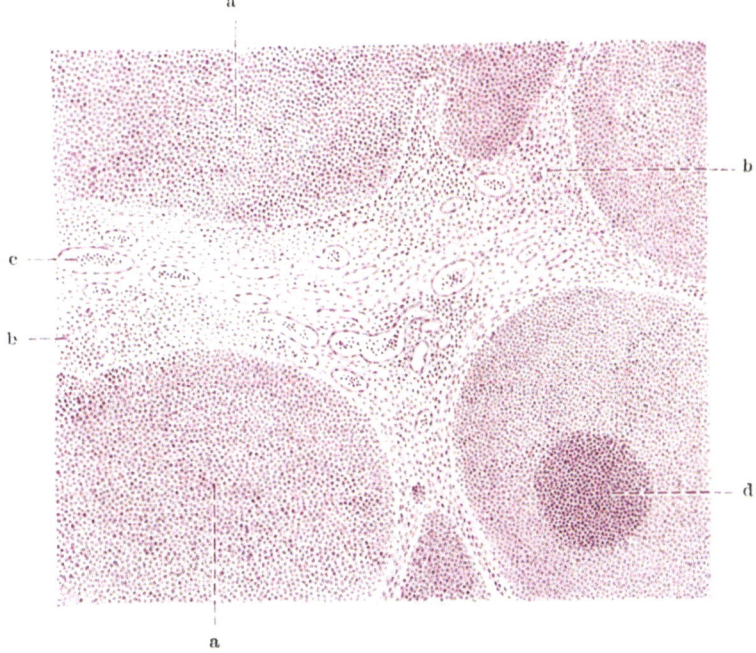

Fig. 49. Lymphknoten bei myeloischer Leukämie. Vergr. 50fach. (Hämatoxylin.)
a Wucherungen myeloischer Zellen. b Trabekel, von den myeloischen Elementen infiltriert. c Blutgefäße mit reichlichen myeloischen Zellen. d Reste des lymphoiden Parenchyms.

Lunge, Haut). Je nach der Form der Leukämie finden sich histologisch in den Lymphknoten Wucherungen lymphoider Elemente (Lymphoplasten, Lymphozyten, Plasmazellen) oder es treten myeloische Neubildungen auf (mit Myeloplasten, Myelozyten, Leukozyten, Megakaryozyten, manchmal auch mit Erythroplasten). Bei der lymphatischen Leukämie vergrößern sich die Rindenknötchen und die Markstränge der Lymphknoten; die Sinus werden mit lymphatischen Zellen ausgefüllt, das trabekuläre Bindegewebe von diesen Elementen infiltriert; so verwischt sich der Gegensatz zwischen lymphadenoider Substanz, Lymphsinus und Trabekeln mehr und mehr, und es gehen die normalen Strukturen des Lymphknotens verloren, indem an ihrer Stelle ein diffus ausgebreitetes lymphadenoides Gewebe entsteht. Auch die Kapsel der Lymphknoten ist häufig lymphoid infiltriert; auch in dem umgebenden Binde-Fettgewebe können sich solche Infiltrate finden. Die zu- und wegführenden Lymphgefäße sind oft von lymphoiden Elementen erfüllt. Bei der myeloischen Leukämie wird in ähnlicher Weise das ursprüngliche Lymphknotengewebe durch myeloisches Gewebe ersetzt. Ähnliche Prozesse spielen sich in der Milz, im Knochenmark und in den übrigen vorhin erwähnten Organen ab. Von manchen werden die leukämischen Neubildungen nicht als Hyperplasien, sondern als echte blastomatöse Wucherungen angesprochen.

Über die histologische Unterscheidung der leukämischen Hyperplasien von echten Tumoren der Lymphknoten s. später im Kapitel „Geschwülste".

Ein Bild von leukämischer myeloischer Hyperplasie eines Lymphknotens (Fig. 49) läßt von der normalen Struktur des Organs fast nichts mehr erkennen. Lymphadenoide Substanz und die Sinus lassen sich nicht mehr unterscheiden; sie sind ersetzt durch eine gleichmäßig ausgebreitete Masse rundlicher Zellen (a); Reste des lymphoiden Parenchyms finden sich da und dort innerhalb dieser myeloischen Zellwucherung (d). Das trabekuläre Bindegewebe (b) ist von den myeloischen Elementen infiltriert (b). Auch in Lymph- und Blutgefäßen (c) finden sie sich reichlich. In Fig. 50 ist bei stärkerer Vergrößerung die Grenze zwischen den myeloischen Wucherungen und einem Rest des lymphadenoiden Parenchyms zu sehen. Die kleinen dunklen Rundkerne der Lymphozyten (a) heben sich deutlich von den größeren myeloischen Elementen (b) ab.

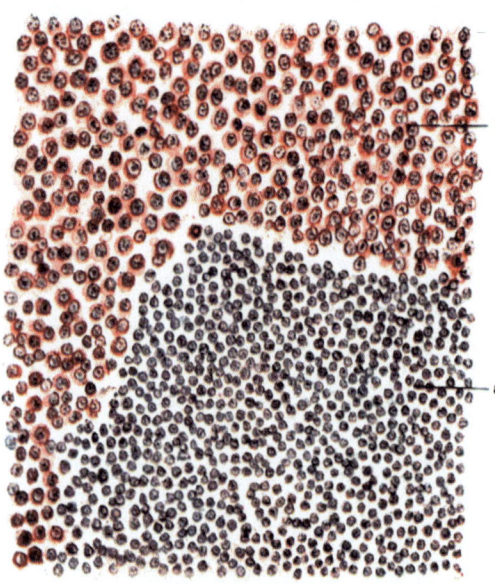

Fig. 50. Halsdrüse, myeloische Leukämie.
Vergr. 350fach. (Hämatoxylin-Eosin.)
a Zellen des lymphatischen Restparenchyms.
b Myeloische Zellen.

Bei der lymphatischen Leukämie stellen wir die gleiche Auflösung der normalen Lymphdrüsenstruktur wie bei der myeloischen Leukämie fest; es finden sich auch die gleichen Infiltrationen des Stützgerüstes und dieselben Bilder an den Blut- und Lymphgefäßen. Nur wuchern bei der lymphatischen Leukämie die lymphoiden Zellen, und der Gegensatz zwischen wuchernden Zellen und den Resten des ortsangehörigen lymphoiden Gewebes ist undeutlich.

D. Milz.

a) Normal-histologische Vorbemerkungen.

Die Milz ist ein Organ für Blutbildung und Blutreinigung. In die Blutbahn ist sie in ähnlicher Weise als ein Filter oder Klärbecken eingesetzt wie die Lymphknoten in den Verlauf der Lymphbahnen. Die Milz liefert normalerweise Lymphozyten, die in den Keimzentren der sog. Milzkörperchen gebildet werden. Unter pathologischen Verhältnissen kann sie auch myeloische Zellen liefern. Das geschieht in der Pulpa. Andererseits ist die Milz dazu bestimmt, die abgenützten roten Blutkörperchen (und auch Blutplättchen) weiter abzubauen. Diesen Abbau besorgt die Pulpa, deren Retikuloendothelien und freie Pulpazellen wir mit der Aufnahme und Weiterverarbeitung der verbrauchten Erythrozyten und Plättchen beschäftigt sehen. Insofern als hierbei auch eine Verarbeitung des Bluteisens stattfindet, kann die Milz auch als ein Organ des Eisenstoffwechsels (intermediären Hämoglobinstoffwechsels) angesehen werden. Hierbei bestehen engste Beziehungen zur Leber (hepato-lienales System). Daß die Milz sich auch am Lipoidstoffwechsel (ebenfalls im Verein mit der Leber) beteiligt, beweist der Fett- (Lipoid-) gehalt der Pulpazellen und Retikuloendothelien unter normalen und pathologischen

Verhältnissen. Auch am Eiweißstoffwechsel (Abbau weißer Blutkörperchen) scheint die Milz beteiligt. Pathologische Beimengungen des Blutes (Bakterien usw.) werden in dem Retikulum der Milzpulpa abgefangen. So wird uns verständlich, weshalb die Milz so häufig in entzündliche Schwellung gerät und sich bei vielen Krankheiten, besonders bei solchen mit bakterieller Ätiologie, intensiv mitbeteiligt. Diese infektiösen Milzschwellungen sind als eine Reaktion auf die im Blute kreisenden Krankheitsstoffe anzusehen; sie führen nicht nur zur gesteigerten Lieferung von Lymphozyten und eventuell auch von myeloischen Zellen für den Kampf gegen die Bakterien, sondern wir haben auch Grund anzunehmen, daß im Zusammenhang damit humorale bakterientötende Abwehrstoffe geliefert werden. Berücksichtigt man weiter, daß im Verlauf von Infektionskrankheiten auch ein reichlicher Zerfall der Blutzellen stattfinden kann, und daß auch andere Zerfallsprodukte, z. B. bei Resorption von Exsudaten, mit dem Blute nach der Milz gelangen und hier als „Schutt" abgelagert und weiterverarbeitet werden (sog. spodogene Milzschwellung), so begreift man, weshalb die Milz bei vielen Infektionskrankheiten in sehr gesteigerte Tätigkeit und damit in Hyperplasie gerät. Abbau und Neubildung, Speicherung, Phagozytose und humorale Abwehr sind hierbei vor allem an die Tätigkeit des retikuloendothelialen Gewebssystems der Milz geknüpft. Ganz abgesehen ist hierbei von den Schädigungen des Milzgewebes durch die infektiösen Stoffe. Endlich sei des regulierenden (hemmenden) Einflusses der Milz auf die Knochenmarksfunktion und der Bedeutung der Milz als „Blutreservoir" gedacht.

Eine fibroelastische Kapsel, welche vom Peritonealepithel überzogen ist, hüllt das Organ ein. Ein elastisches Bindegewebsgerüst, das vom Hilus aus fächerartig nach der Kapsel des Organs hin ausstrahlt, wird das System der Milzbalken, Trabekel, genannt. Diese Trabekel, welche untereinander netzartige Zusammenhänge aufweisen, führen die größeren Gefäße als Arteriae und Venae trabeculares. Das Bindegewebe der Kapsel und der Trabekel setzt sich mit elastischen und kollagenen Fasern auf die Wandungen der Arterien und Venen der Pulpa (s. u.) fort und strahlt mit seinen letzten feinsten Ausläufern auch in die Retikula (s. u.) ein, welch letztere selbst jene Fäserchen enthalten, die weder kollagen noch elastisch sind und als argyrophile oder Gitterfasern bezeichnet werden (Färbung nach Bielschowsky!). Das Parenchym der Milz wird von den Milzkörperchen (Milzknötchen) und der Milzpulpa gebildet. Die Milzkörperchen (auch weiße Pulpa genannt) sind kugelige, eiförmige, walzenförmige Herde lymphadenoiden Gewebes, welches in die Umgebung kleiner Arterien eingelagert ist. Diese kleinen Arterien haben also gewissermaßen eine lymphadenoide Scheide; sie sind Äste der trabekulären Arterien und durchsetzen das Milzkörperchen zentrisch oder exzentrisch; sie heißen daher auch schlechtweg Zentralarterien der Milzkörperchen. Der feinere Bau der Milzknötchen zeigt uns ein Retikulum mit zugehörigen Zellen; in die Maschen dieses Retikulums sind Lymphozyten eingelagert. Die Knötchen zeigen (besonders im jugendlichen Alter) Keimzentren (Mitosen!). Die Milzknötchen sind wandelbare Gebilde, deren Ausbildung von Alter, Krankheiten usw. abhängig ist. Die Milzpulpa (rote Pulpa) besteht ebenfalls aus einem Retikulum, das mit demjenigen der Milzknötchen überall zusammenhängt. In den Maschen des Pulparetikulums finden sich Lymphozyten; ferner protoplasmareichere Zellen mit größeren, rundlichen, helleren Kernen: es sind wahrscheinlich aus dem Retikulum freigewordene Zellen; sie werden Pulpazellen („Splenozyten") genannt. Weiterhin finden sich in der roten Pulpa rote Blutkörperchen und Blutplättchen. Regelmäßig werden auch vereinzelte Phagozyten (Pulpazellen) gefunden, welche Reste roter Blutkörperchen und Blutplättchen enthalten; ferner findet sich immer auch etwas Pigment (Hämosiderin) frei oder in Pulpazellen eingeschlossen. Von manchen werden diese Befunde schon als pathologisch betrachtet. Richtig ist, daß Phagozytose roter Blutkörperchen und Hämosiderinablagerung bei gewissen Krankheiten sehr gesteigert sind. Leukozyten sind normalerweise nur spärlich in der Milzpulpa zu finden. Ihre Eigenart erhält die Pulpa durch die besondere Entwicklung der Gefäße. Äste der trabekulären Arterien treten von den Trabekeln aus in die Pulpa über und heißen dann Pulpaarterien. Die kleinen Pulpaarterien, auch diejenigen, welche aus den Milzknötchen (s. o.) in die Pulpa eintreten, splittern sich in pinselartig ausstrahlende Ästchen auf (Pinselarterien, Penicilli). Eine besondere Eigenart zeigen die kleinen Pulpaarterien dadurch, daß an irgendeiner Stelle ihres Verlaufes (außerhalb des Endothels) eine zellige (synzytiale) und feinfaserige Verdickung der Wand auftritt (Hülsenarterien). Diese Hülsenbildung ist wahrscheinlich eine Einrichtung zur Drosselung der Blutbahn. Die Milzarterien sind Endarterien. Die Penicilli ergießen ihr Blut in venöse Bluträume der roten Pulpa, welche Venensinus, Venenlakunen, kapilläre Milzvenen heißen. Auf die Frage der offenen oder geschlossenen Blutbahn in der Milz kann nicht eingegangen werden. Diese Pulpavenensinus sind Bluträume mit eigenartig vorspringenden Endothelkernen; das Endothelrohr wird von ringförmig verlaufenden, feinen Fasern umsponnen (Reifenfasern). Das Endothelrohr stellt ein Synzytium dar, welches zahlreiche Lücken aufweist (gefenstertes Synzytium), so daß Blutkörperchen aus- und eintreten können. Genaueres über den Bau der Milzvenensinus ist in den Lehrbüchern der normalen Histologie nachzulesen. Die Venensinus stellen das Blutreservoir der Milz dar. Die Retikulumzellen und Sinusendothelien der Milz bilden deren „retikuloendothelialen Stoffwechselapparat". Die Arteriolen der Milzknötchen teilen sich innerhalb der Knötchen in kleinste Ästchen, welche in Kapillaren übergehen (Follikelkapillaren). Das Kapillarblut der Milzknötchen fließt ebenfalls in die Pulpavenensinus ab. Alle diese Venensinus gehen über in kleine, weite Pulpavenen und diese in die größeren, trabekulären Venen, die mit den größeren Arterien in den Balken verlaufen und ihr Blut in die am Hilus der Milz austretende Vena lienalis ergießen. Lymphgefäße werden von einigen Autoren nur für die Kapsel, von anderen auch für die Trabekel beschrieben. Über den Anfang der Lymphgefäße der Milz ist nichts Sicheres bekannt. Die Lymphe der Milz wird am Hilus aus dem Organ herausgeführt.

b) Pathologische Histologie.
1. Stoffwechselstörungen.
α) Amyloidmilz.

Bei der allgemeinen Amyloidose liegt eine Stoffwechselstörung vor, welche morphologisch durch die Ablagerung eines pathologischen Eiweißkörpers in den verschiedensten Organen des Körpers zum Ausdruck kommt. Den Vorgang der Ablagerung dürfen wir uns so vorstellen, daß ein gelöstes pathologisches Eiweiß (im Solzustand befindliches Emulsionskolloid) im Blute kreist und nach seinem Durchtritt durch die Blutgefäßwände in die Bindesubstanzen die feste Form (den Gelzustand) annimmt. Die Ablagerungsstätte ist also der Blutgefäßbindegewebsapparat. Die Ablagerung geschieht im Bereich der Grundsubstanzen. Die Fasern des Stützgewebes, Retikula, Basalmembranen werden von dem Stoff umlagert. Die Kapillaren zeigen die Ablagerung außerhalb des Endothels, Arterien und Venen in der Media und (subendothelial) in der Intima. Der abgelagerte Amyloidstoff ist ein transparenter, homogener, gegen Chemikalien sehr widerstandsfähiger Stoff, der stärkeähnliche Reaktionen gibt — daher der Name Amyloid.

Wenn man von der Schnittfläche einer Kartoffel ein wenig Substanz abschabt und den so gewonnenen trüben Saft mit Jodlösung behandelt, so werden die Membranen und ebenso die Kerne der Kartoffelzellen braun, die Stärkekörner im Protoplasma derselben blauviolett gefärbt. Setzen wir Schwefelsäure (50%) zum Präparat, so nehmen die Membranen und die Stärkekörner kornblumenblaue Färbung an (Fig. 51 A a und a_1). Schneiden wir mit dem Rasiermesser eine möglichst dünne Schicht von der Schnittfläche einer Zwiebel ab, so sehen wir bei Jodzusatz Membranen und Kerne der Pflanzenzellen braun, bei H_2SO_4-Zufügung werden die Membranen prachtvoll blau gefärbt (Fig. 51 B b und b_1). Amyloid zeigt bei Jodzusatz rotbraune, bei Jod- und Schwefelsäurebehandlung manchmal bläuliche oder grünliche Farbtöne. Die Braunfärbung mit Jod ist auch am frischen Präparat bei der Sektion durch Aufgießen von Lugolscher Lösung auf die Schnittfläche der amyloid entarteten Organe leicht zu erzielen. Außer der Jodreaktion ist die Methylviolettreaktion für den Amyloidnachweis wichtig. Methylviolett färbt gesundes Gewebe blau; am Amyloid tritt ein Farbenumschlag (Metachromasie) in Rot ein. Die Reaktionen des Amyloids sind übrigens nicht ganz konstant. Das Alter des Stoffes kann die Reaktion beeinflussen; vielleicht ist aber auch die chemische Zusammensetzung nicht immer genau die gleiche (verschiedene Begleitstoffe?). Die Braunfärbung mit Jod und die Rotfärbung mit Methylviolett lassen sich aber in den meisten Fällen erzielen. Sehr brauchbar ist auch die von Bennhold angegebene Kongorotfärbung (auch vital anzuwenden).

Die Bedingungen, unter denen dieses eigenartige Stoffwechselprodukt entsteht, sind wechselvoll. Am wichtigsten sind chronische Eiterungen, besonders der Knochen und Gelenke; ferner chronische Lungentuberkulose, Lues, zerfallende Tumoren, Malaria. Es zeigt sich somit eine Beziehung zu Zerfallsprozessen im Körper an. Man kann sich denken, daß bei solchen Prozessen im Blute ein Eiweißkörper kreist, der in die Organe eliminiert und hier (durch Säuren oder Fermente?) ausgefällt wird. Vielleicht liegt auch Präzipitation im Sinne einer Antigen-Antikörperreaktion vor.

Die Ablagerung des Amyloids erfolgt besonders in Milz, Leber, Nieren, Darm, kann aber auf fast alle Organe des Körpers ausgedehnt sein.

Wir untersuchen hier Fälle von Amyloid der Milz. Makroskopisch ist die Amyloidmilz vergrößert und von fester, teigiger Konsistenz. Die Schnittfläche zeigt ein verschiedenes Aussehen, je nachdem nur die Milzkörperchen oder die gesamte (rote und weiße) Pulpa der Sitz der amyloiden Ablagerung ist. Das Amyloid der Milzknötchen verwandelt diese in stark vergrößerte, graue, glasige Gebilde, die gequollenen Sagokörnern ähnlich sehen (Sagomilz). Beim diffusen Amyloid der Pulpa gewinnt der ganze Milzdurchschnitt ein glasiges Aussehen; ist die Pulpa dabei noch blutreich, so erinnert das Aussehen der Milz, besonders dünner, gegen das Licht gehaltener Scheiben, an geräucherten rohen Schinken (Schinkenmilz); ist (in hochgradigen

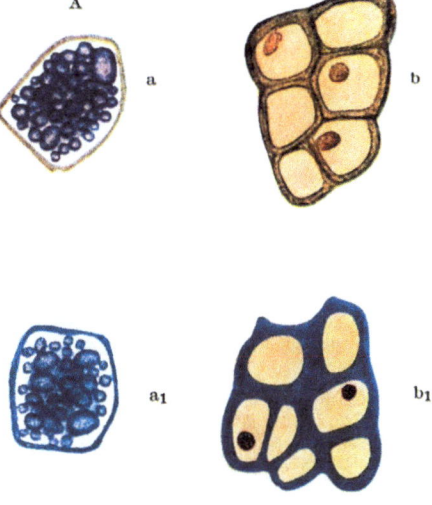

Fig. 51. Jod- und Jodschwefelsäurereaktion an Stärke und Zellulose (Kartoffel und Zwiebel). Vergr. 100fach.
A. Kartoffel. a Jodreaktion: Zellmembran gelbbraun, Stärkekörner im Protoplasma violett; bei Jodschwefelsäure Stärkekörner und Membranen blau (a_1). B. Zwiebel. b Jodreaktion: Zellmembranen und Kerne braun, bei Jodschwefelsäure Membranen blau (b_1).

Fällen) der Blutgehalt gering, die Pulpa mehr oder weniger anämisch, so sieht sie blaßgraurot, speckig aus (Speckmilz).

Unsere mikroskopischen Präparate führen die Sagomilz vor Augen. Ein mit Hämatoxylin-Eosin gefärbter Schnitt (Fig. 52) läßt bei schwacher Vergrößerung die amyloid entarteten, stark vergrößerten Milzkörperchen als helle, blaßrosa gefärbte, rundliche Scheiben (d) erscheinen; zwischen diesen Scheiben ist die Pulpa auf einen relativ kleinen Raum zusammengedrängt. Die Scheiben sind von homogenem Aussehen, zellarm. Vom lymphadenoiden Gewebe der entarteten Milzknötchen ist wenig mehr zu sehen; da und dort sieht man inmitten der homogenen Scheiben Reste davon um die Zentralarterie erhalten (e). Bei starker Vergrößerung sieht man die amyloide Substanz als strukturlose, homogene Masse in die Reste der geweblichen Bestandteile des Milzkörperchens infiltriert. Die Lymphozyten sind größtenteils zugrunde gegangen; an den noch erhaltenen kann man nicht selten Pyknose der Kerne feststellen. Die Blutkapillaren sind in Form eines unvollkommen erhaltenen Netzes feinster Spalten oder faseriger Gewebszüge, denen schmale längliche Kerne (atrophische Endothelien!) zugehören, zu erkennen. Vom Retikulum ist bei den gewöhnlichen Methoden außer übrig gebliebenen Zellkernen nichts Deutliches mehr zu sehen. Das Amyloid hat sich außerhalb der kapillären Endothelröhren und im Bereich des Retikulums infiltriert und dabei die Fasern des Retikulums umhüllt. Die Kapillaren werden komprimiert, verengt und veröden oft völlig. Die Zentralarterie der Milzkörperchen ist auf Quer- oder Längsschnitten zu sehen; sie zeigt homogenisierte Wandungen (vor allem Mediaamyloid) und enges oder völlig verödetes Lumen. In der relativ zellarmen (atrophischen) Pulpa sieht man ebenfalls geringe homogene Einlagerungen, besonders (subendothelial)

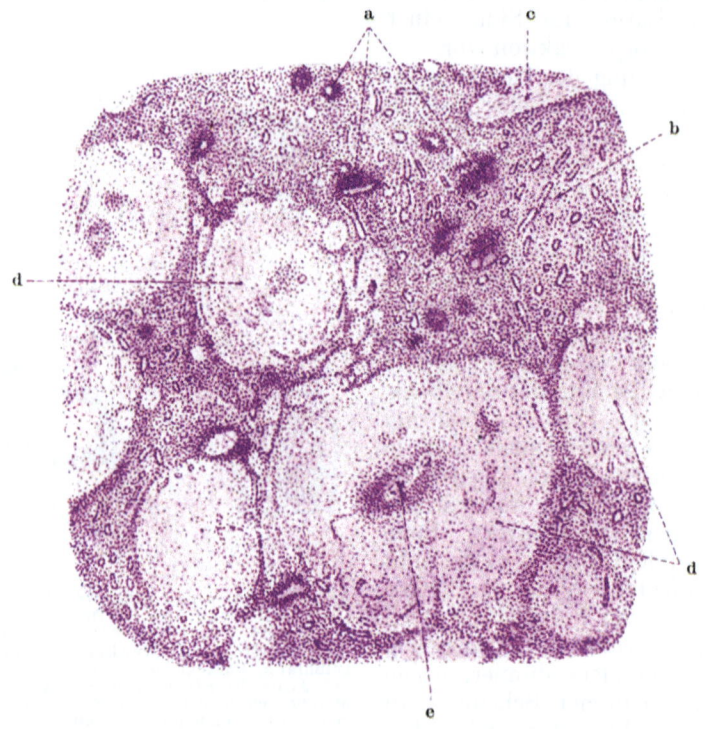

Fig. 52. Amyloidmilz (Sagomilz). Vergr. 30fach. (Hämatoxylin.)
a Atrophische Milzknötchen. b Rote Pulpa mit geringer amyloider Ablagerung; in ihr sehr deutlich die Venensinus. c Trabekel. d Amyloid entartete Milzknötchen. e Reste des adenoiden Gewebes amyloider Milzknötchen mit Zentralarterie.

um die Sinus und kleinen Venen herum (b). Stark atrophische, von der Amyloidablagerung verschonte Milzknötchen sind allenthalben zu sehen (a).

Ein zweites Präparat (Fig. 53) von Sagomilz ist mit Methylviolett gefärbt und in Zuckerlösung (Lävulose) eingebettet. Schon bei der Betrachtung mit bloßem Auge fallen innerhalb der blaugefärbten Pulpa die großen, rundlichen, rot tingierten Durchschnitte durch die amyloiden Milzkörperchen (a) auf. Bei schwacher Vergrößerung sieht man in ihnen überaus deutlich die Durchschnitte der ebenfalls rot gefärbten Zentralarterien. Bei der starken Vergrößerung zeigt sich alles rot gefärbte Amyloid als homogene Substanz; die Wandungen der Zentralarterien sind ebenfalls völlig homogenisiert. Von Interesse ist es, den Rand der amyloiden Milzknötchen gegen die Pulpa hin zu untersuchen. Hier wird man das Übergreifen der amyloiden Ablagerungen auf das Retikulum der Pulpa feststellen können. Ferner sind stellenweise auch die Wandungen der Sinus und kleinen Venen der Pulpa, sowie der kleinen Pulpaarterien (b) amyloid infiltriert. Bei ausgedehnter Amyloidose der Milz nehmen auch die trabekulären Gefäße an der Entartung teil.

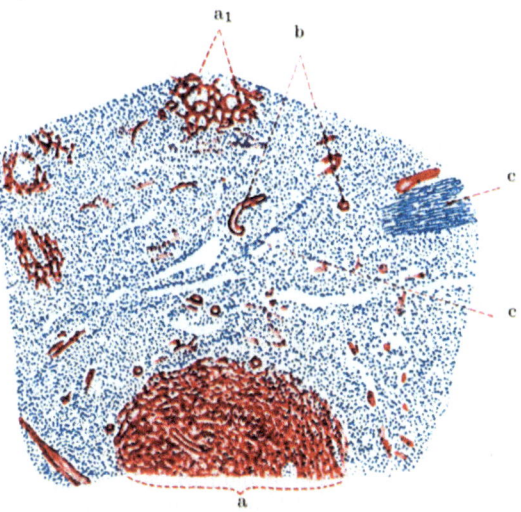

Fig. 53. Amyloidmilz (Sagomilz). Vergr. 45fach. (Methylviolett.)
a Amyloides Milzknötchen. a₁ Ein solches tangential getroffen. Netzartige Amyloidablagerungen am Retikulum und Kapillarnetz der Milzknötchen. b Amyloide, kleine Pulpaarterien. c Trabekel.

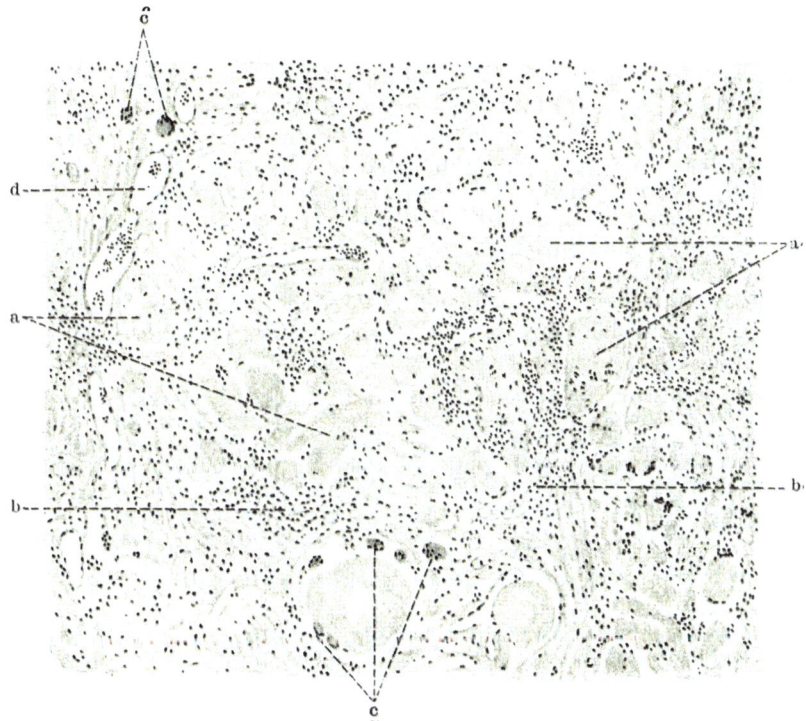

Fig. 54. Sog. Amyloidtumor des Kehlkopfes. Vergr. 60fach. (Hämatoxylin-Eosin.)
a Homogene strukturlose Schollen (Amyloidsubstanz). b Entzündlich neugebildetes Bindegewebe. c Riesenzellen. d Blutgefäße.

Es gibt auch ätiologisch unaufgeklärte lokale Amyloidablagerungen — sog. Amyloidtumoren der Conjunctiva bulbi, der Zunge, des Kehlkopfes und der Trachea, der Harnblase. Diese sog. Amyloidtumoren sind glasige, transparente, geschwulstähnliche Ablagerungen in den genannten Schleimhäuten; sie können äußerlich glatt, von Schleimhaut bedeckt sein. Ein Bild von einem solchen Amyloidtumor des Kehlkopfes bringt die Fig. 54. Die amyloiden Ablagerungen (a), welche mehr oder weniger deutlich auch die Amyloidreaktion (z. B. mit Methylviolett) geben, sind von neugebildetem Bindegewebe umzogen (b), welches auch Riesenzellen (c) produziert; letztere sind als Fremdkörperriesenzellen und die ganze bindegewebige Neubildung als eine Art von Organisationsvorgang aufzufassen.

Die sog. Corpora amylacea haben keine engere Beziehung zum Amyloid (s. a. S. 242).

Den amyloiden Ablagerungen ähnlich sind die Hyalinisierungen, die man in den Milzfollikeln nicht selten — auch unter ähnlichen Bedingungen wie in Lymphknoten (s. S. 51) — findet. Außerdem kommt eine Hyalinose der kleinen Follikel- und Pulpaarterien recht häufig vor (sog. Arteriolosklerose s. S. 215).

β) Lipoidosen.

Spuren von Fettstoffen lassen sich in der Milz auch unter physiologischen Bedingungen (in den Retikulumzellen) nachweisen. Bei Lipämie (Diabetes) und bei den sog. Speicherkrankheiten (Thesaurismosen) sehen wir pathologische Bilder von Lipoidablagerung im Milzgewebe. Bei der Gaucherschen Krankheit (familiäre Splenomegalie) ist die Milz stark vergrößert; die Retikulumzellen sind sehr groß und zeigen Speicherungen von Kerasin. Leber, Lymphdrüsen, manchmal auch Knochenmark sind in ähnlicher Weise miterkrankt. Die Speicherung findet in allen diesen Organen im retikuloendothelialen-histiozytären Gewebe statt. Bei der Niemann-Pickschen Krankheit (auch familiär auftretend) findet man ebenfalls Milzvergrößerung und Speicherung von Phosphatiden in Retikulumzellen; solche Speicherung trifft man auch in Lunge, Leber und anderen Organen und hier nicht nur in mesenchymalen Elementen, sondern auch in Parenchymzellen (Leber). Hier sei auch noch die Hand-Schüller-Christiansche Krankheit erwähnt, bei welcher eine Speicherung von Cholesterinestern in den Elementen eines Granulationsgewebes vorliegt. Bindegewebige Ausheilung der Granulome kommt vor. Bezeichnend ist hier die Zerstörung des Schädelknochens durch lipoidhaltiges Granulationsgewebe (sog. Lückenschädel). Daneben bestehen Diabetes insipidus und Exophthalmus.

Es sind atypische Fälle von Schüller-Christianscher Erkrankung beschrieben worden ohne Diabetes insipidus und Exophthalmus, mit Retikuloendothelwucherungen in Knochen, Lymphknoten, Milz, Leber und Speicherung von Cholesterinestern in diesen Zellen; sie werden den Retikulosen und Xanthomatosen zugerechnet (s. bei Lipoma). Der Vollständigkeit wegen sei erwähnt, daß es bei Kindern eine Speicherkrankheit gibt, bei welcher nicht Lipoide, sondern Kohlehydrat (Glykogen) in Leberzellen angehäuft ist. Dieser Stoff tritt unter physiologischen Bedingungen in der Leber auf; er kann pathologisch vermehrt und dann auch in den Kernen nachweisbar sein (z. B. bei Diabetes mellitus).

Andere stoffliche Ablagerungen in der Milz sind Blutpigment (Hämosiderin), Malariapigment (Hämatin), Kohlepigment. Auch diese Stoffe finden wir vorwiegend in den Retikuloendothelien abgelagert.

In der Fig. 55 sehen wir die bezeichnenden Veränderungen in einer Milz bei der Gaucherschen Erkrankung. Man sieht Stützgewebe und Retikulum (b) der Milzpulpa zu einem großmaschigen Netz entfaltet. In den Maschenräumen liegen massenhaft eigenartig große, protoplasmareiche Zellen (a), zusammen mit einigen Lymphozyten, stellenweise auch mit roten Blutkörperchen. Die zuletzt genannten Stellen entsprechen den erweiterten, mit Gaucher-Zellen erfüllten Venensinus. Die Fig. 56 zeigt die Gaucher-Zellen (a) mit ihrem eigenartigen teils mehr homogenen, teils vakuolisierten Protoplasma bei stärkerer Vergrößerung.

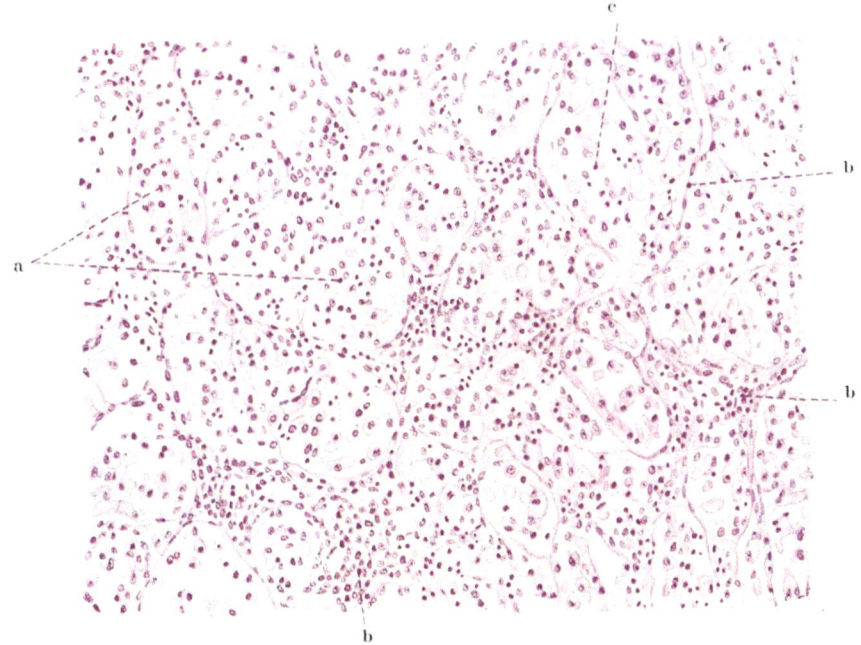

Fig. 55. Milz bei Gauchers Erkrankung. Vergr. 100fach. (Hämatoxylin.)
a Erweiterte Maschenräume des Retikulums (und Venensinus) mit Gaucher-Zellen erfüllt. b Retikulum und Stützgewebe. c Gaucher-Zellen.

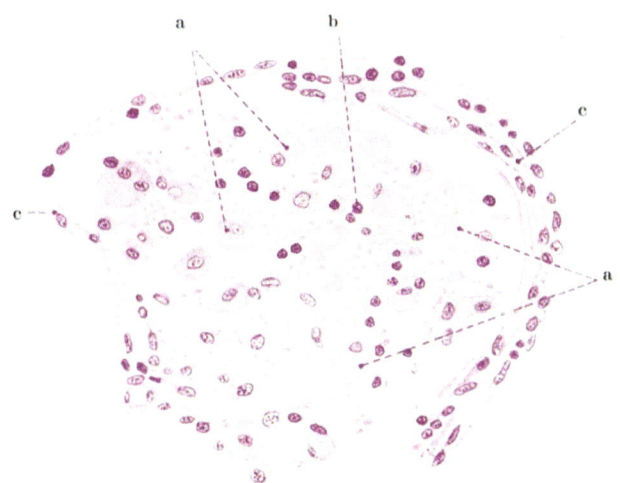

Fig. 56. Milz bei Gauchers Erkrankung. Vergr. 350fach. (Hämatoxylin.)
a Gaucher-Zellen. b Lymphozyten. c Stützgerüst und Retikulum.

2. Entzündungen und Hyperplasien.

Bei akuten Allgemeininfektionen ist die Milz, wie früher (S. 59) erwähnt, in der Form einer mehr oder weniger starken Schwellung mitbeteiligt. So besonders bei Sepsis, Pyämie, Typhus, Pneumonie. Bei anderen Infektionskrankheiten tritt dieser „Tumor infectiosus lienis" weniger deutlich hervor, oder kann auch ganz fehlen (Diphtherie, Cholera). Die Milz bietet sich in ausgesprochenen Fällen infektiöser Schwellung dar als ein vergrößertes, weiches, dunkelrotes Organ mit gespannter Kapsel. Letztere zeigt manchmal multiple, feine Einrisse oder zarte Fibrinbeläge. Ein Durchschnitt führt die weiche, mit dem Messer leicht abstreifbare, tiefrote Pulpa vor Augen, durch deren Überquellen die Milzkörperchen und Trabekel mehr oder weniger völlig verdeckt sein können. Nicht selten sind die Milzknötchen selbst besonders stark an der Schwellung beteiligt; die Schnittfläche hat dann ein körniges Aussehen. Die histologischen Bilder sind bei den verschiedenen infektiösen Milzschwellungen nicht gleichartig. Von **Splenitis** infectiosa wird man sprechen dürfen, wenn neben der Hyperämie auch Zeichen zelliger und flüssiger Exsudation vorhanden sind (z. B. reichliche Anwesenheit von Leukozyten in der Pulpa bei den septischen Milzschwellungen). In anderen Fällen sieht man Bilder, welche mehr in das Gebiet der **Hyperplasie** als der Entzündung gehören. Die hierbei auftretenden Zellneubildungen finden sich hauptsächlich in der roten Pulpa; besonders reagieren die Retikulumzellen, welche sich vergrößern und vermehren und zur Bildung zahlreicher freier Pulpazellen führen.

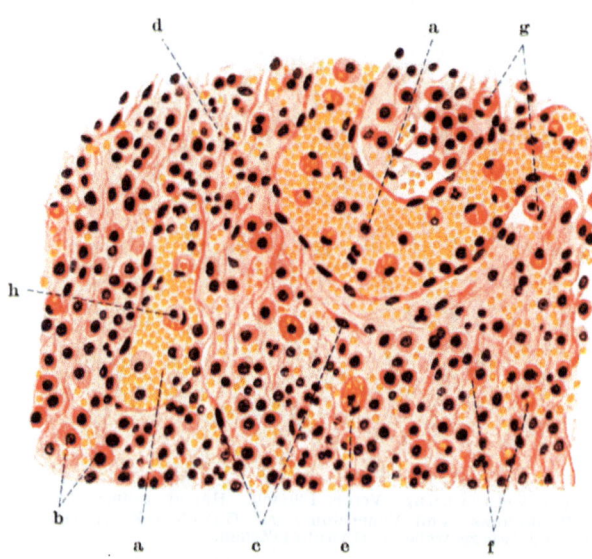

Fig. 57. **Splenitis acuta infectiosa** (bei Fleckfieber). Vergr. 350fach. (Hämatoxylin-Eosin.) Nach einem Präparat von Prof. Dr. A. Schmincke.
a Pulpavenen. b Pulpazellen. c Retikulumzellen der Pulpa. d Leukozyten. e und f Pulpazellen mit aufgenommenen roten Blutkörperchen (Erythrophagen). g Pulpazellen mit aufgenommenen weißen Blutkörperchen. h Phagozyten mit roten und weißen Blutkörperchen in Pulpavenen.

Ähnliche Prozesse spielen sich an den Sinusendothelien ab. Die rote Pulpa erscheint blutüberfüllt, zellreich. In besonderen Fällen (bei Diphtherie) kann die weiße Pulpa an der Hyperplasie beteiligt sein. Mehr spezifischen Charakter zeigen die Wucherungen in der Typhusmilz, in welcher sich durch die Wucherung retikulär-histiozytärer Elemente kleine Granulome (sog. Typhusknötchen) in der roten Pulpa und in den Gefäßen bilden (s. a. S. 34). Bei allen diesen infektiösen Prozessen spielt die **Phagozytose** eine große Rolle. Man findet die Retikulumzellen, freien Pulpazellen, Sinusendothelien mit roten und weißen Blutkörperchen beladen (Makrophagen, auch im Lumen der Sinus). Diese Befunde führen die Verarbeitung untergegangenen Zellmaterials vor Augen. Von diesem Gesichtspunkt aus verstehen wir auch die Milzschwellungen bei der kruppösen Pneumonie im Stadium der Lösung (s. S. 59): sog. spodogener Milztumor (die Milz als Organ für Ablagerung und Verarbeitung von Zerfallsmaterial!). Bei manchen Infektionen kann es in der Milz auch zur Bildung von myeloischen Blutbildungsherden kommen. Neben den geschilderten entzündlichen und hyperplastischen Vorgängen finden wir in den Milzen bei Infektionskrankheiten auch die Zeichen toxischer Schädigung: kleine Nekroseherde, Zerfallserscheinungen in den Keimzentren der Follikel.

Ein histologisches Präparat (Fig. 57) von entzündlicher Schwellung der Milz bei Fleckfieber zeigt uns die blutzellenverarbeitende Funktion dieses Organs bei Infektionskrankheiten in eindrucksvollster Weise. Die Pulpa ist außerordentlich zellreich; auch rote Blutkörperchen enthält sie in großer Menge. Die Blutgefäße der Pulpa (Sinus, Venen) sind erweitert und bluterfüllt (a). In der Pulpa sehen wir neben kleineren lymphozytenartigen Zellen und Retikulumzellen (c) größere, protoplasmareichere Elemente; es sind Pulpazellen (b). Vielfach enthalten sie in ihrem Protoplasma Einschlüsse. Diese sind rote Blutkörperchen oder Teilstücke von solchen (e, f). Nicht selten enthält eine Zelle mehrere solche Einschlüsse. Neben diesen erythrophagischen Elementen sieht man auch Pulpazellen, welche weiße Blutkörperchen aufgenommen haben (g). Der Kern dieser Pulpazellen ist sichelförmig zusammengedrückt, an die Peripherie der Zelle gedrängt; in einer großen Vakuole des Protoplasmas liegt der in die Zelle aufgenommene Leukozyt oder Lymphozyt. Beide Arten von Phagozyten findet man auch in den weiten Pulpavenensinus vor; auch die noch in situ befindlichen Sinusendothelien beteiligen sich an der Phagozytose. Gelegentlich kann man Zellen finden, welche rote und weiße Blutkörperchen enthalten (h).

Chronische Milzhyperplasien kommen zunächst bei andauernden Infektionen vor; histologisch findet sich neben der Vermehrung der Pulpa- und Retikulumzellen eine Zunahme des Fasergerüstes; schließlich kann es zu Atrophie der Pulpa und zu Fibrose kommen, so auch bei der sog. Bantischen Krankheit (s. a. S. 145).

Die vergrößerten Milzen bei den echten Leberzirrhosen (s. d. S. 142) zeigen nicht nur Blutüberfüllung infolge der portalen Stauung, sondern Pulpahyperplasie, Phagozytose, Hämosiderinablagerung als Ausdruck der gesteigerten Abbautätigkeit der Milz bei toxisch bedingtem Zellzerfall; auch hier kann Fibrose hinzukommen.

Die Milztumoren bei Blutkrankheiten sind histologisch sehr mannigfaltig. Es seien erwähnt die myeloischen Umwandlungen der Pulpa bei Polyzythämie, bei manchen Fällen von Perniziosa, bei sekundären Anämien, bei der angeborenen Wassersucht, und die lymphatischen und myeloischen Hyperplasien bei den entsprechenden Leukämien und aleukämischen Prozessen. Beim Lymphogranulom ist die Milz vergrößert, auf dem Durchschnitt dunkelrot, die Pulpa von grauweißen, grauroten, scharf begrenzten Knoten durchsetzt (Porphyrmilz, Bauernwurstmilz). Diese Knoten bestehen aus dem charakteristischen Granulationsgewebe (s. S. 52).

Über tuberkulöse und syphilitische Milztumoren s. unten.

3. Spezifische Entzündungen.

α) Miliartuberkulose der Milz.

Bei der akuten allgemeinen Miliartuberkulose finden wir die Milz regelmäßig mitbeteiligt. Sie ist geschwollen, ihre Pulpa ist dunkelrot und sehr weich, die Milzkörperchen sind innerhalb der geschwollenen Pulpa oft schwer erkennbar. Ins Milzgewebe eingelagert sind zahllose, perlgraue oder graubis gelblichweiße Körnchen (Tuberkel), die über die Schnittfläche deutlich hervortreten und mit der Messerspitze aus der weichen Pulpa förmlich herausgehoben werden können. Diese Isolierbarkeit läßt die Tuberkel von den Milzkörperchen mit Sicherheit unterscheiden. Mikroskopisch (Fig. 58) (schwache Vergrößerung) erscheint die Pulpa blut- und zellreich (infektiöse Hyperplasie). Die Milzkörperchen sind scheinbar an Zahl vermindert; man sieht häufig nur Reste von ihnen. Das rührt davon her, daß viele Milzknötchen in die Tuberkelbildung aufgegangen sind. Die Tuberkel (b, c) erscheinen als hellere, rundliche Flecken im Präparat. Sie liegen teils in der roten Pulpa, teils im Bereich und an Stelle der Milzkörperchen. Oft sieht man Reste des lymphadenoiden Gewebes der Milzkörperchen an der Peripherie der Tuberkel. Die Lage der Tuberkel in der nächsten Nachbarschaft der Trabekel (a) ist

68 Blut und Organe der Blutbildung.

oft sehr deutlich (b); das weist auf Beziehungen zu den Gefäßverästelungen hin. Bei starker Vergrößerung zeigen die Tuberkel das gewöhnliche Verhalten: epitheloide Zellen und Riesenzellen (d), periphere Lymphozytenanhäufungen, meistens auch zentrale Verkäsung.

β) Chronische disseminierte Milztuberkulose.
(Konglomerattuberkel.)

Diese besonders im Kindesalter vorkommende Form zeigt uns eine beträchtlich vergrößerte, dunkelrote Milz, die von gelbweißen größeren Knoten

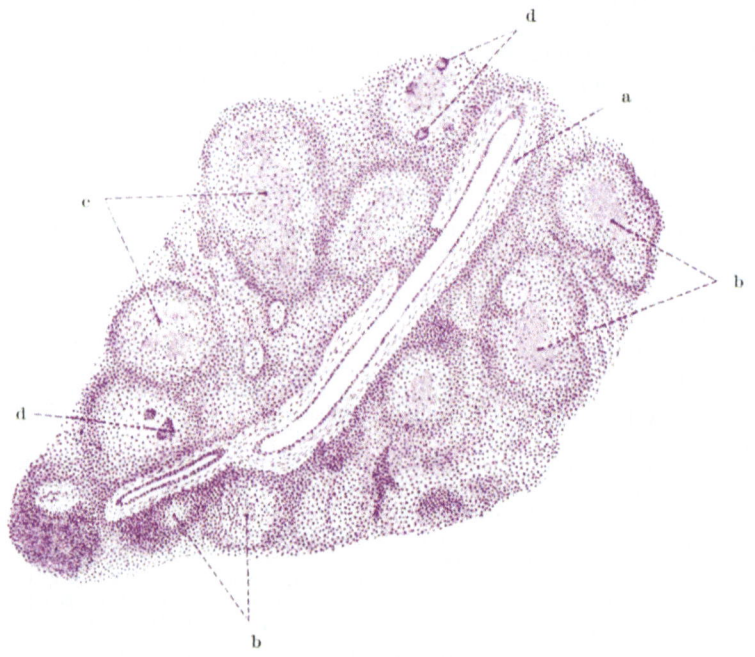

Fig. 58. Akute Miliartuberkulose der Milz. Vergr. 30fach. (Hämatoxylin.)
a Trabekel mit trabekulären Gefäßen. b und c Tuberkel. d Riesenzellen in Tuberkeln.

durchsetzt ist; die Knoten können Haselnußgröße und mehr erreichen. Mikroskopisch zeigen sich bei schwacher Vergrößerung (Fig. 59) umfangreiche, größtenteils nekrotische (verkäste) Einlagerungen ins Milzgewebe. Diese Herdbildungen sind Durchschnitte durch große, käsige Knoten, welche durch appositionelles Wachstum der Tuberkel und durch Vereinigung mehrerer benachbarter Tuberkel entstanden sind (sog. Konglomerattuberkel). An den großen käsigen Herden (c) tritt nicht so sehr (wie sonst in kernlosen, nekrotischen Teilen) die Eosinfarbe hervor, sondern eine mehr diffuse, verwaschene, blauviolette Färbung mit Hämatoxylin (d). Starke Vergrößerung klärt dies färberische Verhalten auf. Man sieht nämlich in den nekrotischen Herden zahllose kleinste, mit Hämatoxylin stark gefärbte Körnchen und Bröckelchen; das sind die zerfallenen Zellkerne der Tuberkel. Es ist das typische Bild des degenerativen Kernzerfalls, der Karyorrhexis, das wir hier vor uns haben. Daneben sehen wir eine diffuse, blaßviolette Färbung der strukturlosen Zerfallsmasse, in welche dieser „Kernschutt" eingelagert ist; sie rührt von einer Diffusion des Chromatins her, wie sie nach Auflösung der Kerne (Karyolyse) und der färbbaren Kernsubstanz (Chromatolyse) zustande kommt. Zum Studium dieser Vorgänge, der Karyorrhexis und Karyolyse, ist dieses Präparat besonders geeignet. Der Nachweis solcher Vorgänge in den tuberkulösen Herden zeigt den besonders rapiden nekrotischen Zerfall derselben an. Vom spezifischen „epitheloiden" Gewebe (mit Riesenzellen) ist bei den großen Konglomerattuberkeln nur ein schmaler Saum an der Peripherie der Knoten zu sehen (e): ebenfalls ein Zeichen dafür, daß der Neubildung des epitheloiden Granulationsgewebes der Zerfall auf

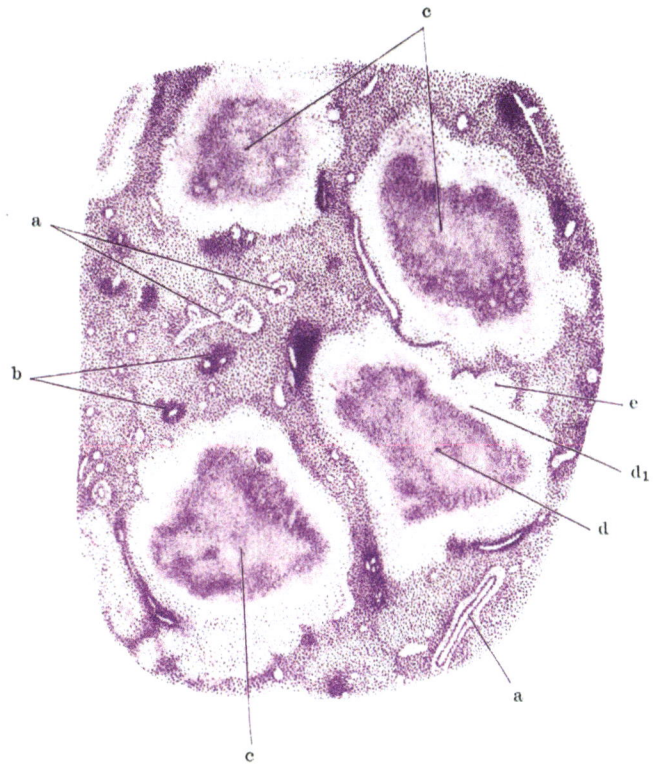

Fig. 59. Chronische disseminierte Tuberkulose der Milz (Konglomerattuberkel). Vergr. 12fach. (Hämatoxylin.)
a Trabekel mit Gefäßen. b Atrophische Milzknötchen. c Käsige Konglomerattuberkel. d Zone der Karyorrhexis in den käsigen Konglomerattuberkeln. d_1 Nekrotische Zone jüngerer Bildung. e Zone des epitheloiden Gewebes in der Peripherie der käsigen Knoten.

dem Fuße folgt. Zwischen den reichlichen großen Konglomerattuberkeln ist das Gewebe der Pulpa zu sehen; hier finden sich die Bilder der entzündlichen Hyperplasie, auch Phagozytose roter Blutkörperchen und Hämosiderinpigment (s. S. 67). Die Milzkörperchen sind, soweit noch vorhanden, stark verkleinert, atrophisch (b).

Selten sind chronische Milztuberkulosen, die mit starker Vergrößerung des Organs verbunden sind. Die Milz kann hier im Vordergrund der tuberkulösen Veränderungen des Körpers stehen und von miliaren und konglomerierten Tuberkeln diffus und auf das dichteste besetzt sein. Verkäsung kann vorhanden sein oder auch ganz fehlen (fibröse Tuberkel).

Bei der Lues findet man im Sekundärstadium entzündliche Hyperplasie unter starker Beteiligung der Sinusendothelien, im Tertiärstadium sehr selten miliare und größere Gummen (s. S. 156); außerdem sind kleinzellige Infiltrate der Trabekel und Gefäßwände (mit Lymphozyten und Plasmazellen) einigermaßen charakteristisch. Myeloische Blutbildungsherde sieht man bei angeborener Lues.

III. Organe der Atmung.

1. Kehlkopf.

a) Normal-histologische Vorbemerkungen.

Die Schleimhaut des Kehlkopfes ist mit mehrzeiligem, zylindrischem Flimmerepithel bedeckt. An den wahren Stimmbändern, an der Unterseite der Epiglottis, in der Aryknorpelgegend findet sich geschichtetes Pflasterepithel. Das Epithel sitzt einer Tunica propria auf. Diese besteht aus Bindegewebe, das reich an elastischen Fasern ist. Wo sich Pflasterepithel findet, bildet die Tunica propria fast überall einen Papillarkörper. Die Schleimhaut ist von Lymphozyten durchsetzt; auch Lymphknötchen finden sich stellenweise. Die undeutlich gegen die Schleimhaut begrenzte Submukosa enthält (besonders reichlich an den falschen Stimmbändern und im Ventriculus Morgagni) gemischte Drüsen. Die wahren Stimmbänder bestehen aus vorwiegend elastischem Gewebe; die falschen Stimmbänder aus elastischem und kollagenem Gewebe. Eine Submukosa und damit auch Drüsen fehlen an den wahren Stimmbändern, an welchen die Schleimhaut fest mit dem elastischen Stimmbandgewebe verbunden ist. Die Kehlkopfknorpel bestehen zum Teil aus hyalinem, zum Teil aus elastischem Knorpel. Blut- und Lymphgefäße bilden in Schleimhaut und Submukosa flächenhaft ausgebreitete Netze.

b) Pathologische Histologie.

Diphtherie des Larynx.

Die sog. pseudomembranösen Entzündungen sind durch die Bildung „falscher Häute" ausgezeichnet, die im wesentlichen aus fibrinösem Exsudat bestehen. Bei diesen fibrinösen Oberflächenentzündungen kann das bedeckende Oberflächenepithel unterhalb der Pseudomembranen erhalten sein: sog. rein krupppöse Entzündungen. Bei Reizung durch inhalierte giftige Gase kann solch reiner Krupp an der Trachea beobachtet werden. In anderen Fällen von pseudomembranösen Entzündungen geht das Oberflächenepithel zugrunde und nimmt an der Bildung der Pseudomembran insofern Anteil, als es der Gerinnungsnekrose verfällt und mit dem gerinnenden Exsudat (Fibrin) verschmilzt. Hier haben wir also die Kombination von Exsudatbildung mit Gewebsnekrose: sog. pseudomembranös-nekrotisierende Entzündung vor uns. Diese Fälle von nur oberflächlicher Nekrose führen zum Verständnis der schweren, tiefgreifenden Formen der pseudomembranös-nekrotisierenden Entzündung, bei welcher außer dem Oberflächenepithel auch noch das subepitheliale Gewebe (Mukosa, nicht selten auch Submukosa) mehr oder weniger ausgedehnt der Gerinnungsnekrose verfällt und mit dem Exsudat zu einem sog. Schorf verschmilzt. Die Pseudomembranen haften auf ihrer Unterlage um so fester, je mehr sich Nekrose des Gewebes mit der Exsudatbildung kombiniert. Bei den oberflächlichen pseudomembranös-nekrotisierenden Entzündungen hängt das lockere oder festere Haften auch mit der Art des Oberflächenepithels und seiner Verbindung mit der Unterlage zusammen. Von der Schleimhaut der Trachea, deren Flimmerepithel einer Glashaut aufsitzt, lassen sich die Membranen leicht abziehen. An den mit geschichtetem Pflasterepithel bekleideten Teilen der Schleimhaut des Kehlkopfes oder an der Rachenschleimhaut haften sie fester.

Die pseudomembranös-nekrotisierenden Entzündungen werden auch als diphtherische oder diphtheritische Entzündungen bezeichnet, und man spricht von Diphtherie des Rachens, des Kehlkopfes, der Trachea, des Darmes, der Harnblase. Diese Namengebung darf aber nicht die Vorstellung hervorrufen, als ob für die in Frage stehenden Entzündungen ätiologisch der Diphtheriebazillus allein maßgebend wäre. Außer dem Bacillus diphtheriae Löffler können sehr verschiedene Bakterien (Streptokokken, Koliarten, Ruhrbazillen usw.) pseudomembranös-nekrotisierende Entzündungen erzeugen.

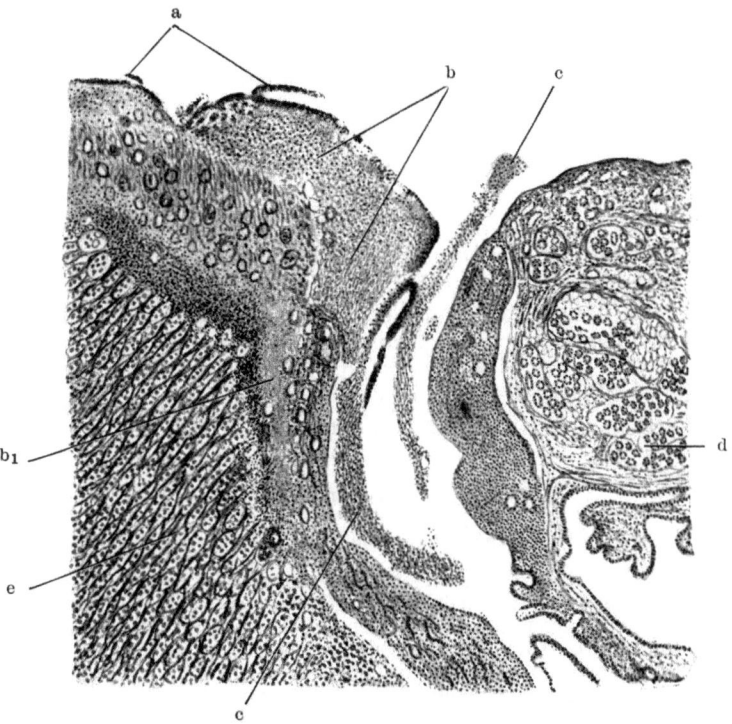

Fig. 60. Diphtherie des Kehlkopfs. Vergr. 15fach. Färbung nach van Gieson.
a Nekrotisches Oberflächenepithel. b Nekrose der Schleimhaut. b_1 Nekrose in der Submukosa. c Pseudomembranen (aus Fibrin und Leukozyten). d Schleimdrüsen. e Musculus vocalis.

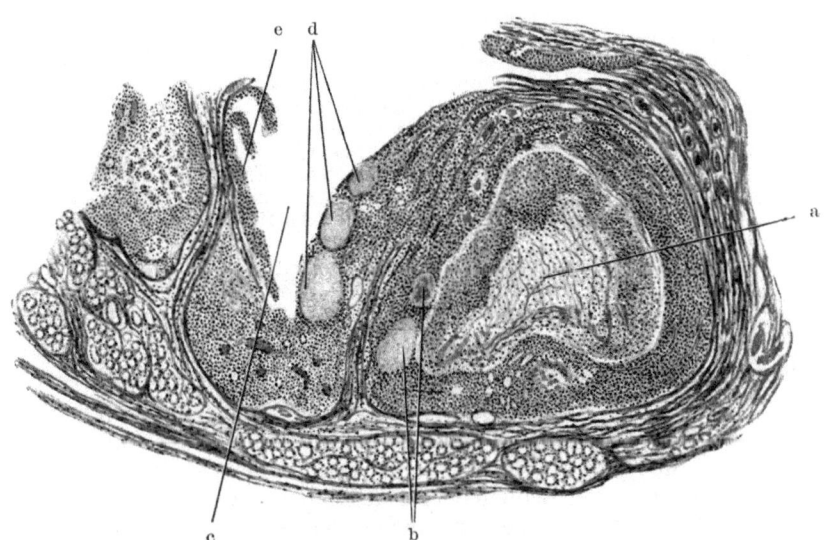

Fig. 61. Diphtherie der Gaumenmandel. Vergr. 15fach.
(Färbung nach van Gieson.)
a Quergetroffene Tonsillarbucht, erfüllt von einer Pseudomembran, die aus dem nekrotischen Pflasterepithel und fibrinös-zelligem Exsudat besteht. b Nekrotische Lymphfollikel. c Längsgetroffene Bucht, deren Pflasterepithelbelag völlig zugrunde gegangen ist. d Nekrotische Lymphfollikel. e Locker aufliegende Pseudomembran aus Fibrin und Leukozyten.

Unser Präparat (Fig. 60) stammt von einem Falle von Löffler-Bazillen-Diphtherie des Kehlkopfes und stellt (bei schwacher Vergrößerung) einen Durchschnitt durch die Gegend des Ventriculus Morgagni dar. Auf der rechten Seite des Ventrikels ist die Schleimhaut stark entzündlich-zellig infiltriert; das Oberflächenepithel fehlt größtenteils. Auf der linken Seite sieht man Reste des nekrotischen Oberflächenepithels (a), ferner ausgedehnte Nekrosen in der Schleimhaut (b) und Submukosa (b_1). Locker aufliegende Pseudomembranen bei c.

Von dem gleichen Fall von Löffler-Bazillen-Diphtherie des Kehlkopfs (Fig. 60) stammt das Bild von Diphtherie der Gaumenmandel (Fig. 61). Man sieht (bei schwacher Vergrößerung) eine quer (a) und eine längs (c) getroffene Bucht (Lakune) der Tonsille. Das die Bucht auskleidende Pflasterepithel ist hier überall zugrunde gegangen. Als Inhalt der quer getroffenen Lakune findet sich fibrinös-zelliges Exsudat, welches von dem abgestoßenen und nekrotischen Pflasterepithel umgeben ist. In dem lymphoiden Tonsillargewebe sieht man nekrotische Lymphknötchen (b und d).

2. Trachea.

a) Normal-histologische Vorbemerkungen.

Die Luftröhre besitzt, wie der Kehlkopf, ein Skelett aus hyaliner Knorpelsubstanz. Dieses Skelett setzt sich aus hintereinander gereihten, hufeisenförmig gebogenen Knorpelspangen zusammen; an der dorsalen (membranösen) Fläche des Organes werden die Hufeisen durch glatte Muskulatur zu Ringen geschlossen. Querverlaufende glatte Muskulatur findet sich auch zwischen den Ringen; längsverlaufende glatte Muskelfasern führt die Außenschicht der Trachea. Dieser knorpelig-muskulöse Apparat wird außen und innen von elastisch-fibrösem Gewebe umhüllt, welches mit dem Perichondrium der Knorpelspangen zusammenhängt, die Zwischenräume zwischen den Knorpelringen ausfüllt, und an der Außenfläche der Trachea den Übergang in das lockere Bindegewebe der Umgebung vermittelt (Tunica fibroelastica). Die Innenfläche des Trachealrohrs wird von einer zellreichen Schleimhaut (Tunica mucosa) ausgekleidet; diese trägt ein mehrzeiliges, flimmerndes (auch Becherzellen führendes) Epithel, welches einer Glashaut aufsitzt. An der Grenze der Schleimhaut findet sich eine elastische Schicht, welche durch elastische Züge mit einer tieferen, vor und zwischen den Knorpelspangen gelegenen elastischen Schicht (s. oben) verbunden ist. Man spricht hier von „elastischen Längsbändern" der Trachea. In der Schleimhaut finden sich (individuell wechselnd reichlich) Noduli lymphatici. Die Schleimhaut geht in eine aus locker gebautem Bindegewebe bestehende Submukosa über, in welcher serös-muköse Drüsen liegen; sie sind besonders reichlich im Bereich des membranösen Teiles der Trachea, wo sie zum Teil zwischen und sogar außerhalb der Muskelschicht gefunden werden; die Drüsen durchsetzen mit ihren Ausführungsgängen die Mukosa.

b) Pathologische Histologie.

Sog. Krupp der Trachea. Unser Bild stammt von einer Löffler-Bazillen-Diphtherie und soll die vorwiegend kruppöse, oberflächliche Form der pseudomembranösen Schleimhautentzündung an der Trachea demonstrieren.

Das Präparat (Fig. 62) stellt einen Querschnitt durch die Luftröhre dar. Man unterscheidet deutlich die verschiedenen Schichten der Luftröhre: die Faserhaut (a), den hufeisenförmigen Trachealknorpel (b), die Schleimhaut und Submukosa mit den Schleimdrüsen (c und d). An der hinteren, membranösen, knorpelfreien Fläche der Trachea reichen die Schleimdrüsen weit in die Tiefe. Das Oberflächenepithel der Schleimhaut ist größtenteils in Resten erhalten, an einigen Stellen fehlt es. Nach innen vom Oberflächenepithel liegt eine Exsudatmembran (e), welche sich durch Schrumpfungsvorgänge bei der Präparation von der Schleimhaut abgehoben hat; nur bei e_1 haftet die Membran fester an der Schleimhaut; hier fehlt auch das Oberflächenepithel. Bei stärkerer Vergrößerung zeigt sich eine entzündliche Infiltration besonders der Schleimhaut, weniger intensiv der Submukosa. Besonders stark ist diese (lympho- und leukozytäre) entzündliche Infiltration an den Stellen, an welchen die Kruppmembran an der Schleimhaut festhaftet. Die Blutgefäße der Mukosa und Submukosa sind erweitert und stark gefüllt; sie enthalten auch reichlich weiße Blutkörperchen. Das Oberflächenepithel der Schleimhaut ist nirgends vollständig erhalten; nur die untersten Zellschichten sind an den meisten Stellen noch nachweisbar, und auch diese

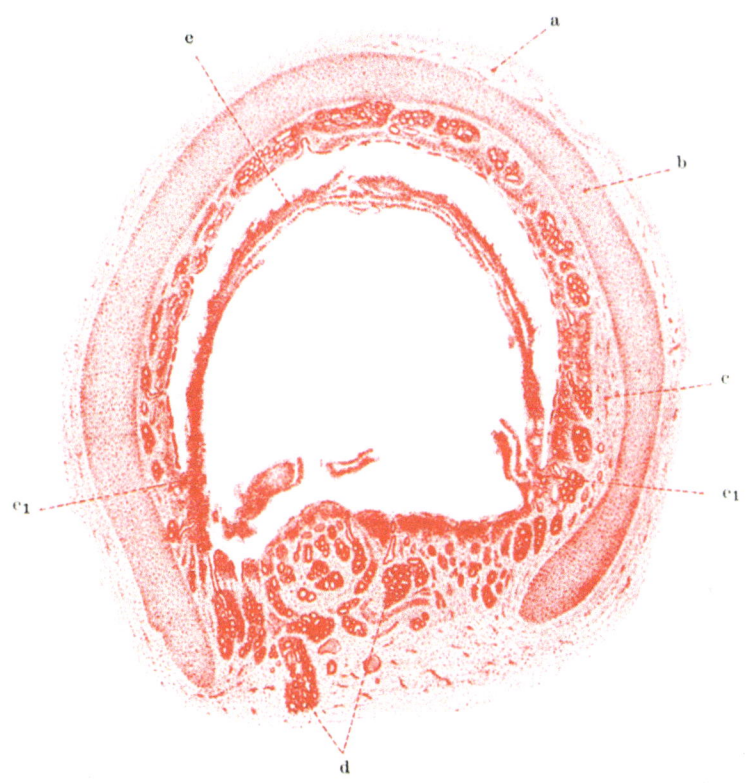

Fig. 62. Sog. Krupp der Trachea. Vergr. 10fach. (Karminfärbung.)
a Äußere Faserhaut. b Trachealknorpel. c Submukosa. d Schleimdrüsen. e Kruppmembran, bei e_1 auf der Schleimhaut festhaftend.

befinden sich vielfach in Auflockerung und Ablösung. Die Basalmembran, welcher das Epithel aufsitzt, ist gequollen und von Leukozyten durchsetzt. Die Pseudomembran besteht aus fädigem Fibrin mit massenhaft eingelagerten weißen Blutkörperchen, zumeist polynukleären Leukozyten, auch haften der Membran abgelöste Zellen des Oberflächenepithels der Schleimhaut an.

3. Lunge.

a) Normal-histologische Vorbemerkungen.

Die wichtigsten geweblichen Bestandteile der Lunge sind: 1. die zu- und abführenden Luftkanäle, die Bronchien, die sich nach Art eines Baumes verästeln und verzweigen (Arbor bronchialis); 2. das spezifisch funktionierende „Parenchym", d. h. der dem Gasaustausch dienende Teil des Lungengewebes. Dieses Parenchym beginnt mit dem Auftreten des sog. respiratorischen Epithels (s. u.), welches die terminalen Aufzweigungen und Aussackungen (Alveolen) des Bronchialbaumes auskleidet (Arbor alveolaris). Die zwei Hauptbronchien, welche aus der Teilung der Trachea hervorgehen und noch außerhalb der Lunge liegen, sind ganz wie die Trachea gebaut. Die übrigen größeren Bronchien sind durch eine Wand ausgezeichnet, an der man — von innen nach außen — Schleimhaut, Muskelschicht, Submukosa mit Drüsen und Knorpelspangen, sowie eine äußere Faserhaut unterscheiden kann. Die Schleimhaut trägt ein mehrzeiliges, zylindrisches (flimmerndes) Epithel, welches Becherzellen führt. Starke elastische Längsfaserzüge sind in die Schleimhaut eingewebt. Die Muskelschicht zeigt zirkuläre und (in den kleineren Bronchien) schräg gerichtete, netzartig verbundene Züge glatter Muskelzellen. Die Drüsen der „Submukosa" sind gemischte serös-muköse Drüsen. Die Knorpelspangen haben sehr verschiedenartige Gestalt und bestehen nur in den ganz großen Bronchien vorwiegend aus Hyalinknorpel; in den übrigen Bronchien herrscht gegen die peripherischen Verzweigungen hin mehr und mehr der elastische Knorpel vor. Die Faserhaut besteht aus elastischem und kollagenem Bindegewebe. Mit der Aufzweigung der Bronchien verlieren sich viele ihrer Wandattribute mehr und mehr. Die kleinen Bronchien sind frei von Knorpel und Drüsen; die Muskelschicht erstreckt sich aber bis auf die kleinsten Bronchien (Bronchioli), welche auf einer schmalen elastischen Tunica propria ein einreihiges, niedrig zylindrisches bis kubisches (flimmerndes) Epithel besitzen. Sog. Endbronchien (Bronchioli terminales) sind solche, welche sich in Bronchioli respiratorii (s. alveolares) aufteilen. Letztere sind feinste Bronchiolen, welche neben dem gewöhnlichen (niedrig zylindrischen, kubischen) Flimmerepithel im Bereich halbkugeliger Ausbuchtungen das respiratorische Epithel (s. o.) tragen. Ein jeder Bronchiolus respiratorius geht in eine Reihe von Gängen (I., II. und III. Ordnung) über, welche mit halbkugeligen Aussackungen („Alveolen") dicht besetzt sind. Diese „Alveolargänge" bilden schließlich letzte Verzweigungen, die als blinde Endsäckchen (Sacculi, Infundibula) ringsum alveoläre Aussackungen zeigen. Alveolargänge, Infundibula und Alveolen sind mit respiratorischem Epithel ausgekleidet. Dieses Epithel wird von manchen nicht als echtes Epithel anerkannt; es soll sich um mesenchymale Elemente („Alveolarphagozyten") handeln. Die für diese Ansicht vorgebrachten Gründe sind keineswegs zwingend. Das respiratorische Epithel besteht aus abgeplatteten Zellen mit eingelagerten flachen Kernen; es bedeckt bei vollentwickeltem Organismus die Alveolarwände nicht durchgehend; an einzelnen Stellen ist die Alveolarwand nackt, und es läßt sich hier nur das Grundhäutchen nachweisen. Die Wand der Alveolen besteht außer aus dem eben erwähnten Epithel aus einem Netz elastischer Fasern, welche in einer homogenen Grundsubstanz (Grundhäutchen) eingebettet sind. Hier liegen auch einige Bindegewebszellen. Die elastischen Wandungen benachbarter Alveolen fließen zu den sog. interalveolären Septen zusammen. Am Eingang der Alveolen sind die elastischen Fasern besonders reichlich und ringförmig entwickelt; hier finden sich auch glatte Muskelfasern, welche von den Endbronchien her die Bronchioli respiratorii und Alveolargänge bis zu den Sacculi begleiten und auch im feinsten interstitiellen Bindegewebe der Azini (s. u.) gefunden werden. Die Wandungen der Alveolen selbst sind frei von Muskelfasern. Zwischen benachbarten Alveolen des gleichen Alveolarganges oder -sackes gibt es, durch die trennenden Septen hindurch, feinste Öffnungen (Poren). Wahrscheinlich bestehen auch Poren zwischen benachbarten Alveolen verschiedener Alveolargänge und Sacculi des gleichen Azinus. Ein kleiner (sog. lobulärer) Bronchus mit allen ihm zugehörigen Endbronchien, respiratorischen Bronchiolen, Alveolargängen und Endsäckchen stellt eine organische Einheit des Lungengewebes dar. Diese wird „Lungenläppchen" (Lobulus) genannt. Die an der Lungenoberfläche gelegenen Lobuli grenzen mit polygonalen Basalflächen an die Pleura. Dadurch entsteht die charakteristische Felderung der Pleura pulmonalis. Eine kleinere Einheit des Lungengewebes ist der Azinus; es ist ein Bronchiolus respiratorius III. Ordnung mit seinen Aufzweigungen. Mehrere, manchmal viele Azini bilden einen Lobulus. Die Azini eines Lobulus liegen nebeneinander und greifen nicht ineinander ein. Zwischen den Lobulis befindet sich reichlicheres interstitielles Bindegewebe mit kollagenen und elastischen Fasern (interlobuläre Septen). Innerhalb der Läppchen ist das Bindegewebe spärlich und zart entwickelt; es bildet hier hauptsächlich die Scheidewände (Septen) zwischen den Azini (interazinöse Septen), den Alveolargängen und Infundibeln; es ist sehr reich an elastischen Fasern und enthält auch glatte Muskelfasern. Gröberes und reichlicheres Bindegewebe (kollagen und elastisch) ist entlang der größeren Bronchien und Gefäße der Lunge entwickelt. An der Lungenoberfläche ist das an elastischen Fasernetzen reiche pleurale Bindegewebe ausgebreitet, auf welchem das pleurale platte Epithel (Endothel) aufsitzt.

Die Lunge hat zwei zuführende Gefäße, ein funktionelles, dem Gasaustausch dienendes Gefäß, das aus dem rechten Herzen kommt — die Arteria pulmonalis, und ein ernährendes Gefäß, das aus der Aorta entspringt — die Arteria bronchialis. Die Pulmonalarterie läuft mit ihren Ästen den Bronchien entlang und breitet ihr Kapillarnetz dicht unterhalb der respiratorischen Oberfläche aus, d. h. ihre Kapillaren verlaufen in den feinen Septen und Wandungen des alveolären Parenchyms; sie sammeln sich zu kleinen Venen, die interlobulär und nicht mit den Bronchien zusammen verlaufend, sich in immer größere Venen entleeren. Diese Venae pulmonales, von denen die größeren wieder an die Seite der Bronchien herantreten, ergießen ihr Blut schließlich in den linken Herzvorhof. Die Arteria bronchialis spaltet sich in Äste auf, welche zur Ernährung des Lungeninterstitiums, ferner der Bronchien und Gefäßwände bestimmt sind und sich in diesen Teilen in Kapillaren auflösen. Diese Kapillaren sammeln sich zu den Venae bronchiales, welche ihr Blut zum Teil in die Vena azygos, zum andern Teil aber in die Venae pulmonales ergießen. Ebenso wie zwischen Pulmonal- und Bronchialvenen bestehen auch zwischen Arteria pulmonalis und Arteria bronchialis Anastomosen[1]. Die Arteriae pulmonales sind also nur insofern Endarterien, als sie untereinander keine Anastomosen eingehen. Die Blutgefäßversorgung der Pleura visceralis stammt von der Arteria bronchialis; die Anordnung der pleuralen Blutgefäße entspricht dem Bilde der übrigen serösen Häute. Die geschilderte besondere Gefäßeinrichtung der Lunge erklärt uns manche pathologische Erscheinungen. Sie läßt verständlich erscheinen, daß bei Verstopfung der Arteria pulmonalis die Arteria bronchialis aushelfen, oder daß eine Stauung in den Lungenvenen sich auf die Bronchialvenen fortpflanzen kann. Die Lymphgefäße der Lunge beginnen interazinös, verlaufen interlobulär und als größere peribronchiale und perivaskuläre Lymphgefäße in der Umgebung der Bronchien und Gefäße. In der Pleura ist ein reiches Lymphgefäßnetz vorhanden, welches hier die polygonalen Basalflächen der Lungenläppchen umzieht. In den Verlauf der Lymphgefäße der Lunge und der Pleura visceralis sind mikroskopisch kleine Lymphknötchen eingeschaltet, deren Ausbildung individuell wechselt. Schließlich münden die großen Lungenlymphgefäße in die Lymphknoten, die am Lungenhilus um die Bronchien herumliegen und diese letzteren gelegentlich auch etwas tiefer in die Lunge hinein begleiten (intrapulmonale Lymphknoten).

b) Pathologische Histologie.

1. Ablagerungen.

Anthracosis pulmonum.

Mit der Luft, die wir atmen, gelangt Staub in die Atmungswege. Je nach dem Medium, in welchem wir atmen müssen, ist dieser Staub verschieden reichlich und von verschiedener Qualität (Kohlen-, Stein-, Metall-, Holz-, Tabak-, Haarstaub). Gewisse Berufe bedingen eine besonders starke Staubinhalation (Kaminfeger, Kohlenarbeiter, Steinschläger, Schleifer, Arbeiter in Spinnereien, in Holz- und Zigarrenfabriken usw.). Weitaus die größte Menge des inhalierten Staubes bleibt an den feuchten Wandungen der großen Respirationswege hängen; nur ein relativ geringer Teil gelangt schließlich in die feineren Luftwege (Bronchiolen, Alveolen). Hier wird der Staub teils passiv in die Saftstraßen resorbiert[2], teils aktiv von Zellen (Leukozyten, Alveolarepithelien) aufgenommen und von Wanderzellen in die Lymphgefäße verschleppt. Mit den Lymphgefäßen gelangt er schließlich in die bronchialen Lymphknoten, wo er abfiltriert wird und in den Sinus und in der adenoiden Substanz liegen bleibt — teils frei, teils in Zellen eingeschlossen. Bei fortgesetzter Zufuhr kann der Staub vermittels der Lymphbahnen weite Wege zu entfernteren Lymphdrüsenstationen machen und schließlich durch den Ductus thoracicus ins Blut gelangen. Dann kann er auf dem Blutweg nach Milz, Leber, Knochenmark, Darm verschleppt, hier abgelagert und schließlich wieder in die regionären Lymphknoten dieser Organe weitertransportiert werden. Ein mehr direkter Übergang des Staubes ins Blut

---

[1] Über arteriovenöse Anastomosen s. d. Lehrbücher.
[2] Da in der Alveolarwand und in den interalveolären Septen keine Lymphgefäße nachzuweisen sind, muß man an Verschleppung der staubartigen Fremdkörper in Gewebsspalten denken.

kann dadurch erfolgen, daß staubbeladene bronchiale Lymphknoten durch entzündliche Prozesse mit Blutgefäßen (besonders mit Venen) verwachsen, und daß dann der Staub auf dem Wege dieser Verwachsungen durch Lymphbewegung und Wanderzellen in die Blutgefäßwand und schließlich ins Blut selbst gelangt. Auch förmliche Einbrüche staubbeladener, entzündlich erweichter Lymphknoten in die Gefäße kommen vor. Das kann sich auch an den großen Bronchien und an der Speiseröhre ereignen. Der Staub wird in solchen Fällen wieder expektoriert oder an die Oberfläche des Verdauungstraktes abgegeben. So sind die Wege und Wanderungen der inhalierten korpuskulären Substanzen sehr mannigfaltig. Auf diesen Wegen können die Staubmassen allerlei Reaktionen erregen. Hierbei kommt es vor allem auf die Qualität des Staubes an. Der Ruß der Flammen ist relativ wenig irritierend; mehr reizt die Gewebe der Staub der unverbrannten Kohle; stark reizend sind Steinstaub, Eisenstaub, Haarstaub usw.

Die krankhaften Prozesse, welche durch die Ablagerung der Staubmassen in der Lunge erzeugt werden, werden unter dem Namen der Pneumokoniosen zusammengefaßt. Ablagerungen von Kohlenstaub werden als Anthrakosis, von Steinstaub als Chalikosis, von Eisenstaub als Siderosis, von Tonstaub als Aluminosis usw. bezeichnet. Der oben geschilderte Resorptionsmechanismus innerhalb der Lunge wird insuffizient, wenn fortgesetzt große Mengen von irritierendem Staub mit der Atemluft zugeführt werden: entzündliche Prozesse führen zu bindegewebigen Veröderungen im Lungenlymphgefäßnetz (obliterierende Lymphangitis!) und in den bronchialen Lymphknoten. So bleibt immer mehr Staub in der Lunge selbst — gewissermaßen an den Ufern der Lungenlymphgefäße — liegen. Zu bedenken ist auch, daß in das Lymphgefäßnetz der Lunge und Pleura mikroskopisch kleine Lymphknötchen eingeschaltet sind (s. oben), in welchen der Staub intrapulmonal abfiltriert wird; derartige Lymphknötchen bilden sich im Verlaufe der Staubinhalationserkrankung auch vielfach neu.

Die krankhaften geweblichen Vorgänge bei einer Pneumokoniose bestehen in katarrhalischen Erscheinungen (katarrhalische Bronchitis, Abstoßung der Epithelien der Alveolarwände, Einwanderung weißer Blutkörperchen in die Alveolarlumina), ferner in entzündlichen Wucherungen des interstitiellen Bindegewebes. Schließlich kommt es zu herdförmigen und diffusen bindegewebigen Verdichtungen (Indurationen) des Lungengewebes. Diese Indurationen sind in vorgeschrittenen Fällen sehr massig und ausgedehnt; sie können sekundär zerfallen, und es kann so eine Art von Phthise mit Kavernenbildung sich ausbilden. Echte Tuberkulose kann sich aufpfropfen.

Die bei der gewöhnlichen Form von Anthracosis pulmonum zu beobachtenden Gewebsveränderungen stellen sich makroskopisch als schwarze Flecken und Streifen dar, die sowohl im Lungengewebe als besonders deutlich in der Pleura pulmonalis sichtbar sind. In letzterer kann das interlobuläre Bindegewebe und das Netz der Lymphgefäße in schwarzer Zeichnung dargestellt erscheinen, wobei an den Knotenpunkten des Netzes (Lymphknötchen!) stärkere Kohleanhäufungen in Gestalt von schwarzen Flecken oder derben schwarzen Knötchen erscheinen. Die bronchialen Lymphknoten sind ebenfalls mehr oder weniger schwarz gefärbt und induriert. Die in solchen Fällen festzustellenden mikroskopischen Befunde in der Lunge sind in Fig. 63 zu verfolgen. Man sieht (schw. Vergr.) schwarze Kohleanhäufungen, besonders stark in der Umgebung der Bronchien und Gefäße (b_1), aber auch sonst im feineren septalen Bindegewebe der Lunge. Das Interstitium ist im Bereich der Kohleablagerungen häufig vermehrt, verdickt (b). Auch sieht man vielfach umschriebene Anhäufungen von

Lymphozyten (Lymphknötchen), in deren Bereich mehr oder weniger reichlich Kohle deponiert ist. Der Kohlenstaub liegt (st. Vergr.) in Form von schwarzen Körnchen, Schollen und Splittern, teils innerhalb von Zellen (Bindegewebszellen, Wanderzellen), teils frei im interstitiellen Bindegewebe und in Saftspalten und Lymphgefäßen, die manchmal wie schwarz injiziert aussehen. Die kohleführenden Zellen sind hier oft so stark mit dem Staub beladen, daß man weder Protoplasma noch Kern sehen kann und nur aus

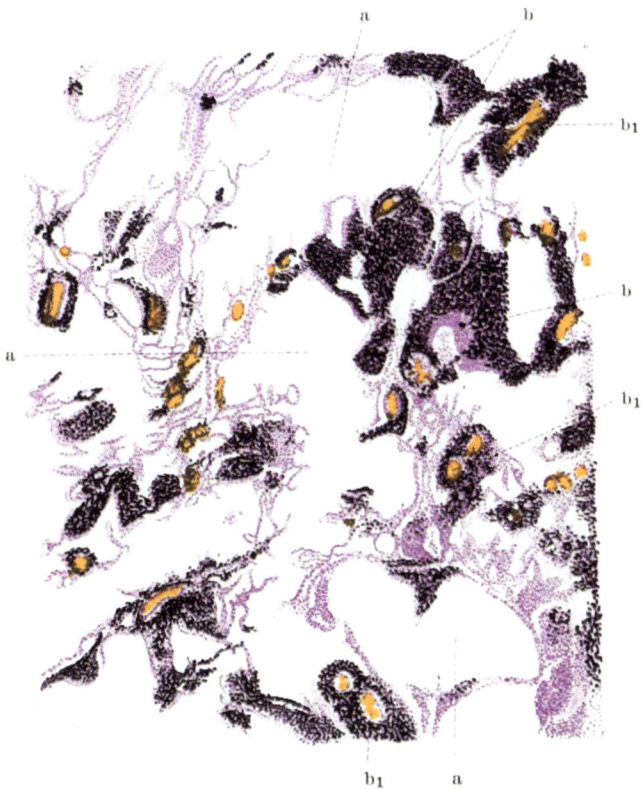

Fig. 63. Anthracosis pulmonum. Vergr. 25fach. (Hämatoxylin.)
a Emphysematöse Lufträume. b Verdichtungen des Interstitiums, bestehend aus zellreichem Bindegewebe; Kohleablagerungen in diesen Indurationsbezirken. b_1 Blutgefäße mit perivaskulärer Bindegewebsvermehrung und Kohleablagerung.

der rundlichen oder spindeligen Form der Kohleanhäufung auf die intrazelluläre Ablagerung in rundlichen oder spindeligen Zellen schließen kann. In den Lumina der Alveolen kann man größere und kleinere Zellen finden, deren Protoplasmaleib Kohlekörnchen enthält (Phagozyten). Es sind dies meist rundliche, einkernige Zellen, deren Herkunft umstritten ist. Vielleicht sind es histiozytäre Wanderzellen. Aber auch Alveolarepithelien beteiligen sich an der Staubphagozytose. Gelegentlich sieht man staubbeladene Alveolarepithelien noch in situ an der Alveolarwand; viele andere haben sich von der Wand abgelöst und den übrigen intraalveolären Staubzellen beigemischt[1].

---

[1] Die Staubzellen kann man auch leicht an einem frischen Präparat, das durch Abstreifen des Saftes von der Schnittfläche einer anthrakotischen Lunge gewonnen ist, untersuchen. In Fig. 64 sind einige Staubzellen abgebildet, wie sie sich in einem gewöhnlichen Hämatoxylinpräparat bei starker Vergrößerung darbieten.

Da und dort findet man in den Alveolen reichlicher Zellen angehäuft, auch solche, die nicht mit Staub beladen sind. Man hat es hier mit Ernährungsstörungen der Alveolarepithelien (Abstoßung derselben), sowie mit entzündlichen Reizerscheinungen (Wanderzellen) zu tun — sog. Alveolarkatarrh. Überall wo Staub im Bindegewebe abgelagert ist, sieht man bei stärkerer Vergrößerung eine Vermehrung der Bindegewebszellen und auch der faserigen Substanz, sowie (als Zeichen entzündlicher Reizung) lymphozytäre Infiltrationen. Im Bereich der Lymphknötchen (s. oben) läßt sich ebenfalls die fibröse Verdichtung dieser Gebilde in vielen Übergangsstadien verfolgen. Gelegentlich ist das vermehrte Bindegewebe hyalinisiert.

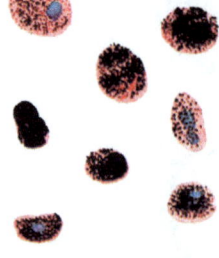

Fig. 64. Kohlenstaubführende Zellen aus Alveolarinhalt bei Anthracosis pulmonum. Vergr. 350fach. (Hämatoxylin-Eosin.)

Eine gewisse Weite der Lungenlufträume (a), welche unser Präparat (Fig. 63) aufweist, entspricht jenem Zustande, welcher als chronisches substantielles Emphysem bezeichnet wird. Im folgenden Präparat werden wir diesen Zustand in voller Ausbildung kennenlernen.

2. Atrophie und abnorme Entfaltungszustände.

Emphysem und Atelektase.

Ein abnorm aufgeblähter Zustand des Lungengewebes ($εμφυσᾶν$ = aufblähen) kann unter sehr verschiedenartigen Bedingungen zustande kommen; er kann akut und in chronischer Weise auftreten, ferner allgemein oder partiell in den Lungen entwickelt sein. Den Zustand, der allgemeinen akuten Lungenblähung finden wir z. B. bei Ersticktens bei welchen sich infolge forcierter Inspiration bei behinderter Exspiration das respirierende Lungenparenchym im äußersten Zustand der Raumentfaltung befinden kann. Partiell tritt eine solche akute Lungenblähung beispielsweise bei pneumonischen Prozessen auf, weil hier das von der Pneumonie verschonte Lungengewebe ad maximum für die Lungenventilation herangezogen wird (sog. vikariierendes Emphysem). Bei diesen akuten Lungenblähungen kann es sich auch ereignen, daß die überdehnten Alveolenwände einreißen und die Lungenluft in das Bindegewebe der Lunge austritt; die Druckschwankungen in der atmenden Lunge bringen es mit sich, daß an solchen Rißstellen weiterhin Luft in das Lungenbindegewebe angesaugt und in demselben weitertransportiert wird — sog. Emphysema interstitiale. Dieses interstitielle Emphysem sehen wir auch nach Lungenverletzungen auftreten. Ein chronisches partielles Lungenemphysem sehen wir sich entwickeln, wenn bei langdauernden Lungenerkrankungen, z. B. Tuberkulose, die von der Krankheit verschont gebliebenen Lungenteile dauernd funktionell überlastet sind (Emphysembildung in der Umgebung tuberkulöser Spitzenherde z. B.). Das ist also ebenfalls eine vikariierende Form des Emphysems. Allgemein verbreitet tritt das chronische Emphysem auf bei jener Krankheit, die als Lungenerweiterung oder Emphysem schlechtweg bezeichnet wird und unter dem genauer treffenden Namen Emphysema universale substantiale bekannt ist. Diese so häufig vorkommende Krankheit diagnostiziert der Arzt aus den erweiterten Lungengrenzen, aus der mangelhaften Verschieblichkeit der Lungenränder bei der Atmung, aus dem faßförmigen Thorax, aus Atem- und Herzbeschwerden (Kurzatmigkeit, Verbreiterung des rechten Herzens) usw. Alle diese Symptome erklären sich leicht aus dem anatomischen Prozeß, der sich bei dieser Form des Emphysems in der Lunge abspielt. Sehen wir uns eine emphysematöse Lunge dieser Art mit bloßem Auge an, so stellen wir bei oft mächtig vergrößertem Lungenumfang eine Verminderung der Elastizität der Lunge fest, die uns sofort bei Eröffnung des Thorax an der Leiche dadurch erkenntlich wird, daß die emphysematöse Lunge sich nicht wie eine normale Lunge bei Eintritt des atmosphärischen Druckes in den eröffneten Pleuraraum retrahiert, sondern steif in abnorm gebläht em Zustande verharrt. Der Herzbeutel kann von den stark geblähten Lungenrändern mehr oder weniger überlagert sein. Die Ränder der Lunge (besonders die vorderen) sind nicht scharf, sondern abgerundet. Die abnorm vergrößerten Lufträume der Lunge sind mit dem unbewaffneten Auge sowohl an der Oberfläche, wie auf Durchschnitten deutlich zu sehen; in vorgeschrittenen Fällen finden sich Lufträume, die kleine und große Blasen darstellen (Emphysema bullosum). Die emphysematösen Lungenteile erscheinen blaß wegen Anämie; auch die anthrakotische Färbung tritt aus verschiedenen, hier nicht zu erörternden Gründen zurück. Eine chronische Bronchitis begleitet häufig dieses anatomische Bild; sie kann die Ursache des Emphysems sein — ist aber auch häufig die Folge desselben (s. S. 81).

Mikroskopisch zeigt sich uns der Prozeß am Lungengewebe als eine fortschreitende Atrophie des Lungengerüstes[1]. Dieser Schwund ist die Folge dauernder Überdehnung des respirierenden Lungenparenchyms. Die Poren in den Alveolarwandungen erweitern sich; die elastischen Fasern in den Wandungen der Alveolen zerfallen; die Alveolarwandungen schwinden mit ihrem ganzen Bestand an elastischen Fasern und Kapillaren; es folgt der Schwund der Scheidewände zwischen benachbarten Infundibeln und Alveolargängen; mehr und mehr fließen unter fortgesetzter Atrophie und Nivellierung der trennenden Septen die Lufträume eines Lungenazinus, schließlich die eines Lobulus, ineinander, bis endlich der ganze Lobulus zu einem einzigen ungegliederten Raum geworden ist, der infolge der starken Blähung eine kugelige Blase darstellt. Der Verlust an Substanz an dem elastisch-fibrösen Gerüst (daher der Name Emphysema substantiale!) kann noch weiter gehen und zum Schwund auch der Septen zwischen benachbarten Lobuli führen, so daß dann immer größere Blasen entstehen. Bei diesem Schwund des gröberen Gerüstes gehen auch die Blut- und Lymphgefäße, die in den bindegewebigen Septen enthalten sind, zugrunde. So bietet sich uns das Bild einer Atrophie des Lungengewebes dar, welche nur durch den gleichzeitig vorhandenen abnormen Blähungszustand der Lunge[2] äußerlich maskiert wird: die Lunge ist atrophisch, obwohl ihr Volumen vergrößert erscheint.

In unserem Übersichtspräparat (Fig. 65) fallen die abnorm großen Lufträume (b) und die schmalen (atrophischen) Bindegewebssepten (c) auf. Die Elastinfärbung (elastische Fasern schwarzblau!) deckt den Mangel an elastischen Fasern auf. Bei starker Vergrößerung sieht man an letzteren Zerfallserscheinungen (schlechte Färbbarkeit, Auflösung in Körnchenreihen). Eine eigens auf den Zustand der Gefäße in der Emphysemlunge gerichtete

---

[1] Man kann als Gerüst der Lunge das gesamte Bindegewebe und elastische Gewebe, einschließlich der alveolären Abschnitte, bezeichnen. Orth trennt das alveoläre Gerüst schärfer von dem übrigen bindegewebigen Interstitium. Letzteres findet sich nach ihm nur zwischen, nicht innerhalb der Läppchen. Interstitielle Tuberkel z. B. gibt es nach Orth nur interlobulär, nicht intralobulär.

[2] Beim sog. senilen Emphysem fehlt dieser abnorme Blähungszustand. Die Greisenlunge ist klein, fällt nach Eröffnung des Thorax wenig zusammen, zeigt eigenartig morsche Konsistenz (leichte Zerreißbarkeit). Im histologischen Bild findet sich weitgehende Ähnlichkeit mit dem präsenilen substantiellen Emphysem, indem auch beim senilen Emphysem ein Schwund der Septen (infolge funktionellen Aufbrauches des Elastins) stattfindet. Die Unterschiede sind nur von gradueller Art.

Untersuchung stellt regelmäßig eine unter Umständen starke elastische Hyperplasie der Intima der Lungenarterien fest. Diese funktionelle Hyperplasie (s. u.) kann in bindegewebige Sklerose und Atheromatose der Intima ausarten.

Die klinischen Erscheinungen des vulgären Emphysems erklären sich, wie gesagt, aus dem geschilderten histologischen Befund restlos: die geringen respiratorischen Volumschwankungen der Lunge verstehen sich aus dem nachweisbaren Schwund des elastischen Gewebes. Die Atemnot erklärt sich aus diesem Elastizitätsverlust, sowie aus der fortschreitenden Verkleinerung der respiratorischen Oberfläche (Septenschwund!). Eine Folge dieses Elastizitätsverlustes ist der faßförmige Thorax; die Lunge steht dauernd in einer mittleren Inspirationslage, und der

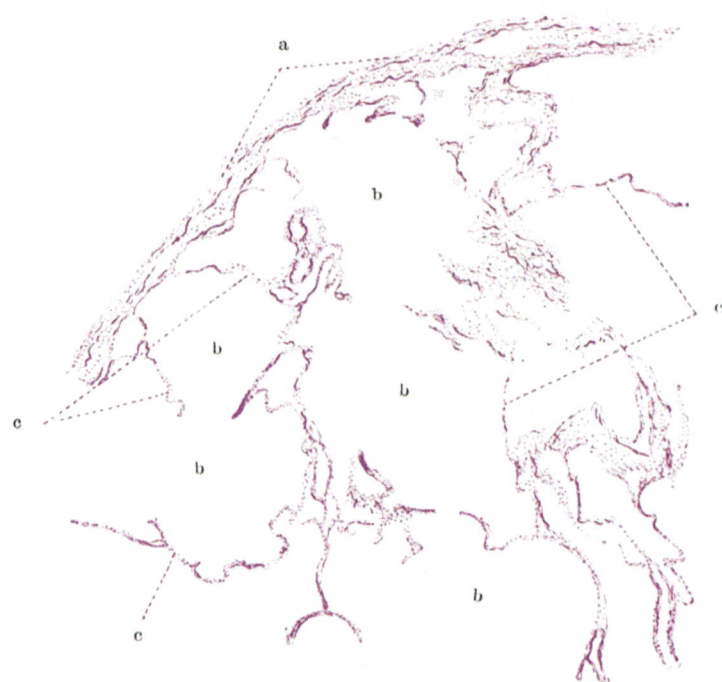

Fig. 65. **Emphysema chronicum substantiale der Lunge.** Vergr. 40fach.
(Hämatoxylin — Weigerts Elastinfärbung.)
a Pleura visceralis. b Emphysematöse Lufträume. c Dünne, atrophische Lungensepten mit Resten elastischer Fasern.

Thorax muß ihr folgen; er verknöchert in seinen knorpeligen Anteilen frühzeitig wegen mangelhafter Bewegung bei der Atmung. Das Emphysem kann auch die Folge einer Thoraxveränderung sein (abnorme Länge und frühzeitige Verknöcherung der Rippenknorpel — juveniles Emphysem); daher der Vorschlag, den starren Thorax in solchen Fällen durch Operation zu mobilisieren. Löschke weist auf andere primäre Thoraxveränderungen (Kyphose der Brustwirbelsäule, Ankylose der Rippenwirbelgelenke) als Ursache des Emphysems hin. Die rechtsseitige Herzhypertrophie bei Emphysem versteht sich aus dem Schwund zahlreicher Blutgefäße, wodurch der Gesamtquerschnitt der Lungenarterienstrombahn verkleinert, die Widerstände im kleinen Kreislauf erhöht und die Arbeit für das rechte Herz gesteigert wird (Anpassungshypertrophie). In Betracht zu ziehen ist auch die Erschwerung der Zirkulation überhaupt in der geblähten und nur geringe respiratorische Schwankungen ausführenden Lunge. Die chronische Bronchitis endlich als Folge des Emphysems ist verständlich aus der pathologischen Blutverteilung in der emphysematösen Lunge. Infolge Schwundes zahlreicher Äste der Lungenarterienbahn (Kapillaren und kleine Arterien) trifft das Lungenarterienblut allenthalben auf Hindernisse; es sucht und findet kollaterale Auswege nach dem Gebiete der Arteria bronchialis hinüber. Die dauernde übermäßige Blutfülle im Bereich der Bronchialis, die hier zu Stauungen führt, disponiert zu katarrhalischen

Zuständen in den Bronchien. Sogar in ätiologischer Hinsicht gibt uns die anatomische Betrachtung Anhaltspunkte für die Beurteilung des Lungenemphysems. Wir sehen unter abnormer Ausdehnung der Lufträume die Septen schwinden. Was liegt näher, als dies so zu deuten, daß infolge dauernder Druckerhöhung in den Lungenlufträumen eine frühzeitige Abnutzung des elastischen Gewebes der Lunge statthat. In der Tat ist es die dauernde Erhöhung des in- oder exspiratorischen Druckes, welche bei Leuten mit chronischen Bronchialkatarrhen (chronische Bronchitis hier als Ursache des Emphysems!), mit häufigen pneumonischen Affektionen, bei Asthmatikern, bei Glasbläsern, Musikern (Blech- und Holzbläsern) die Abnutzungs- oder Aufbrauchkrankheit Emphysem erzeugt (bronchostenotisches Emphysem). Eine angeborene (familiäre) Disposition, eine von vornherein schwächere Anlage des elastischen Systems der Lunge wird mitspielen. In jenen Fällen von Emphysem, bei welchen primäre Thoraxveränderungen, die zu Thoraxstarre führen, maßgebend sind, spricht man von statischem Emphysem. Löschke weist z. B. auf das Emphysem der Lastträger hin.

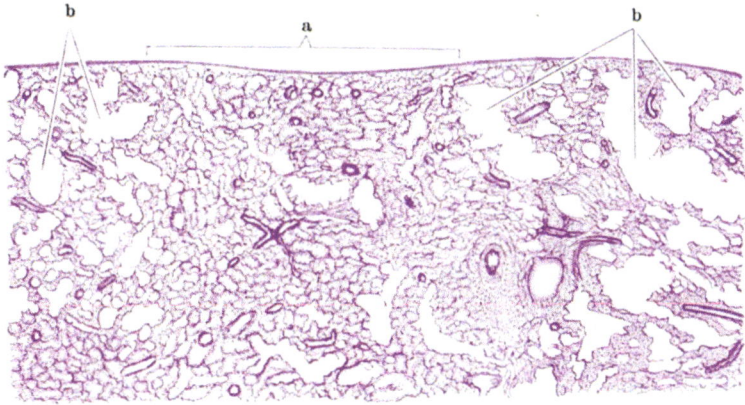

Fig. 66. Atelektase der Lunge bei Bronchiolitis. Vergr. 35fach. (Hämatoxylin.) a Kollabierte (atelektatische) Azini. b Vikariierende Blähung (akutes vesikuläres Emphysem) der Nachbarschaft.

Beim Emphysem haben wir einen übermäßigen Entfaltungszustand der Lunge vor uns. Das Gegenteil ist bei der Atelektase der Fall. Abgesehen von Persistenz des fötalen unbeatmeten Zustandes der Lunge kann eine mangelhafte Entfaltung des alveolären Gewebes durch Kollaps oder durch Kompression der Lunge zustande kommen. Bei Verstopfung der Bronchien kollabiert das alveoläre Gewebe, weil die Ventilation behindert oder unmöglich ist und die in den Alveolen befindlichen Restgase vom Blute resorbiert werden (s. S. 95 und 106). Zu Kollaps des Lungengewebes führt auch jede Aufhebung der kapillären Adhäsion der Lunge an der inneren Thoraxwand. Kompressionsatelektase tritt ein, wenn die Lunge starken pathologischen Drucken ausgesetzt ist, wie sie pleurale Exsudate oder Geschwülste ausüben können. Das atelektatische Lungengewebe zeigt mikroskopisch enge, spaltförmige Alveolarräume; die Alveolarwandungen sind einander bis zur Berührung genähert. Bei der Verstopfungsatelektase (bei Bronchiolitis) sieht man neben (an die Läppchengrenzen gebundenen) blaurot verfärbten und eingesunkenen Atelektasen andere Läppchen hellrot gefärbt und vorgewölbt (wegen akuter Blähung). Die Atelektase führt häufig zu Ödem und Entzündung (s. S. 95); sie kann bei dauerndem Bestand auch in Induration übergehen. Die Fig. 66 stammt von einem Fall von Verstopfungsatelektase. Man sieht unterhalb der Lungenpleura gelegene Azini, deren Alveolen infolge Verstopfung der zuführenden Bronchioli kollabiert sind (a); die Alveolen sind eng, spaltförmig. In der Umgebung dieses atelektatischen Bezirkes sind die Alveolarräume (vikariierend) stärker ausgedehnt (b).

3. Zirkulationsstörungen.

α) Stauungslunge.

Passive Hyperämie der Lungen treffen wir so häufig bei Sektionen an. Begreiflicherweise: denn das Versagen der Herzkraft am Ende von Krankheit und Leben führt zur Anhäufung des Blutes in den Lungen. Das Blut sammelt sich in den Kapillaren und Venen an, aus welchen es bei Erlahmen des rechten Ventrikels wegen der mangelnden vis a tergo nicht genügend ausgetrieben wird. Oder es staut sich in den Venen und Kapillaren der Lunge bei Erlahmen des linken Ventrikels, weil hier die ungenügende Entleerung des linken Herzvorhofes den Abfluß aus den Lungenvenen behindert. Bei diesen Arten von Stauungslungen spielt auch das Moment der Schwere des Blutes mit, und wir sehen, wie vor allem die (bei Rückenlage) nach hinten und unten gelegenen Teile der Lungen von der Stauung eingenommen sind. Wir nennen diesen Zustand deshalb Hypostase. Die dorsalen Lungenabschnitte sind tiefdunkelrot, und — weil die Stauung auch zu Transsudationen in die Alveolen führt — mehr oder weniger luftarm (sog. Splenisation). Eine Entzündung der gestauten und schlecht ventilierten Teile kann sich hinzugesellen (hypostatische Pneumonie).

Diesen mehr oder weniger akut sich entwickelnden (finalen) Stauungen stehen die chronischen und in der ganzen Lunge mehr oder weniger gleichmäßig entwickelten Stauungszustände gegenüber. Wir finden sie bei Kranken mit linksseitigen Klappenfehlern, bei Stenose und Insuffizienz der Mitralklappen (Herzfehlerlunge). Hierbei herrscht im linken Herzvorhof dauernd ein abnorm hoher Druck, welcher einer genügenden Entleerung der Venen. und des Kapillargebietes der Lungen im Wege steht; diese chronische Blutstauung erhöht die Widerstände für das rechte Herz, welches in Arbeitshypertrophie gerät. Der Lungenkreislauf ist dauernd überlastet und die Folge davon sind sehr charakteristische Veränderungen am Lungengewebe, die wir an den folgenden beiden Präparaten studieren wollen. Fig. 67 zeigt eine Injektion der Blutgefäße einer Herzfehlerlunge mit blauer Masse (Karminfärbung der Kerne!). Die abnorme Weite der Gefäße, besonders der Venen und Kapillaren, gibt uns eine gute Vorstellung von den abnormen Druck- und Füllungszuständen in diesem Gebiet. Die Lungenkapillaren sind stark geschlängelt, sehr unregelmäßig und stellenweise sackförmig erweitert; kleine „Kapillaraneurysmen" ragen buckelförmig in die Alveolarlumina hinein. Daß es aus diesen überlasteten Kapillaren zu Austritten der roten Blutkörperchen (per diapedesin) kommt, läßt sich leicht verstehen. Die in die Alveolarlichtungen und in das Interstitium ausgetretenen roten Blutkörperchen zerfallen und lösen sich auf. Hierbei beteiligen sich Wanderzellen, welche die Körperchen und ihre Zerfallsprodukte verarbeiten und aus dem Blutfarbstoff jenes eisenhaltige Pigment bereiten, das Hämosiderin genannt wird. So sehen wir auch in unserem Präparat bei starker Vergrößerung in den Alveolen und im Zwischengewebe Zellen, die mit gelbbräunlichen Körnchen beladen sind: sog. siderofere Zellen. Außer Wanderzellen beteiligen sich auch Alveolarepithelien an dieser Blutkörperchenverarbeitung: größere Formen der blutfarbstoffführenden Zellen im Alveolarinhalt können als Alveolarepithelien angesehen werden. Auch findet man gelegentlich hämosiderinführende Alveolarepithelien noch in situ an der Alveolarwand. In Fig. 68 sind siderofere Zellen abgebildet, wie sie sich bei frischer Untersuchung (einfacher Abstrich des Saftes von der Schnittfläche einer Stauungslunge) darbieten. Behandeln wir solchen frischen Saft mit Ferrozyankalium und Salzsäure, so tritt an den sideroferen Zellen die Eisenreaktion (sog. Berlinerblaureaktion) auf (Fig. 69). Die sideroferen Zellen gelangen in die Lymphbahnen oder ins Sputum, in welch letzterem sie den Ärzten als sog. Herzfehlerzellen von jeher wohlbekannt waren.

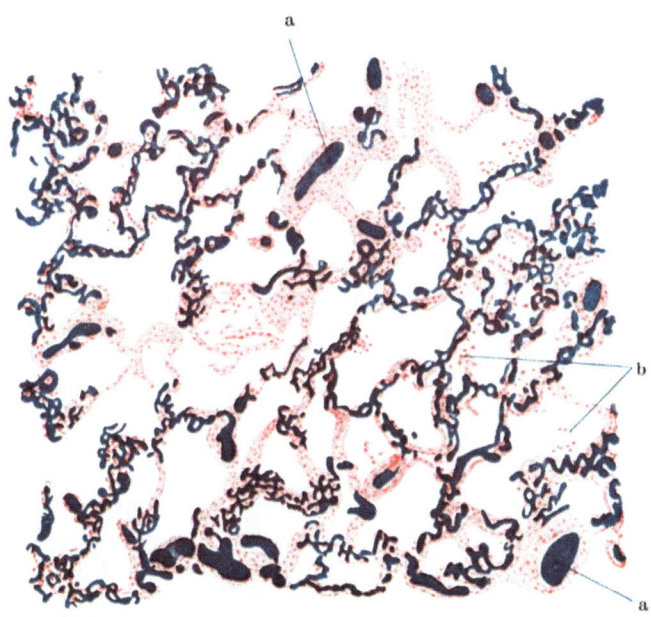

Fig. 67. Stauungslunge (bei Mitralinsuffizienz). Vergr. 80 fach. (Karminfärbung nach Blutgefäßinjektion mit blauer Leimmasse.)
Kapillaren stark erweitert und geschlängelt. a Weite Lungenvenen. b Alveolarräume mit abgestoßenen Alveolarepithelien und Lymphozyten als Inhalt (sog. Alveolarkatarrh).

Ein weiteres Präparat (Fig. 70) zeigt das ausgesprochene Bild der indurierten Herzfehlerlunge. Das interstitielle Bindegewebe der Lunge, auch die feineren intralobulären Ausbreitungen desselben, sind verdickt; das

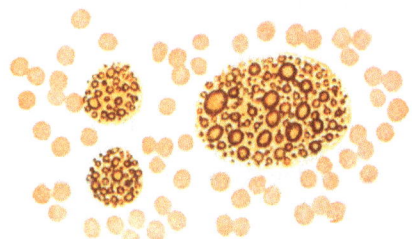

Fig. 68. Sogenannte Herzfehlerzellen aus einer Stauungslunge. Vergr. 500 fach.
Aus einem frischen Abstrichpräparat einer Herzkrankenlunge.

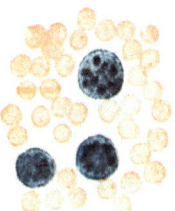

Fig. 69. Herzfehlerzellen aus einer Stauungslunge. Vergr. 500 fach.
Abstrichpräparat einer Herzkrankenlunge nach Behandlung mit Ferrozyankalium und Salzsäure (Berlinerblaureaktion).

ganze Lungengerüst bekommt dadurch ein gröberes, plumperes Aussehen. Diese Zunahme des Bindegewebes der chronischen Stauungslunge darf im Sinne einer funktionellen Hypertrophie aufgefaßt werden; diese ist hervorgerufen durch den abnormen Seitendruck, der von den überlasteten Gefäßen ausgeübt wird. Ausgedehntere Indurationen (b) gehen wohl aus Organisationen blutiger Infarkte oder aus entzündlichen Prozessen hervor (indurierende Pneumonien). Die Gefäße der Stauungslunge sind ebenfalls verdickt: ihre Adventitia ist stärker entwickelt, und auch an der Muskularis, selbst sehr kleiner Arterien, kann man deutliche Hypertrophie feststellen. Diese Gefäßhypertrophie ist in gleicher Weise als Arbeitshypertrophie aufzufassen wie die rechtsseitige Herzhypertrophie der Herzkranken mit Mitralfehlern. Eigenartig ist die bei starker Vergrößerung festzustellende stärkere Entwicklung von glatter Muskulatur in den Septen zwischen den respiratorischen Bronchiolen und Alveolargängen. Diese Muskelzellenzüge sind aufzufassen als eine Arbeitshypertrophie der an den genannten Stellen schon normalerweise vorhandenen glatten Muskulatur. Der chronische

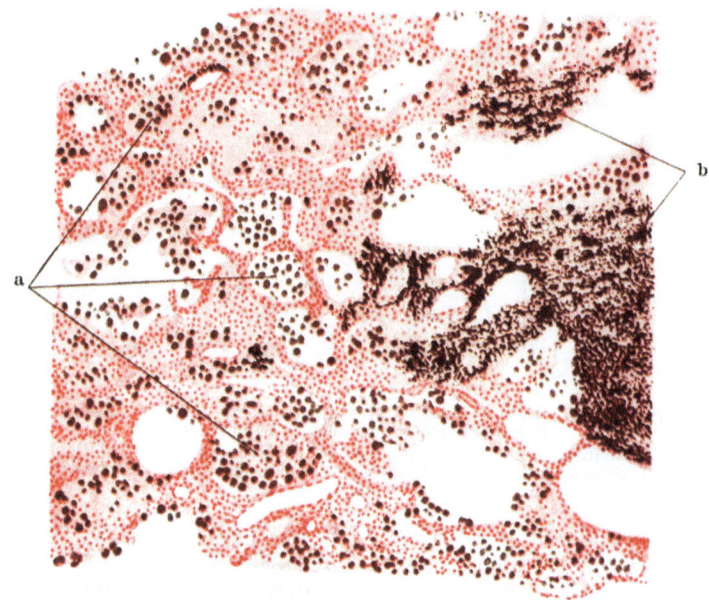

Fig. 70. Stauungsinduration der Lunge (chronische Stauung bei Mitralinsuffizienz). Vergr. 60fach. (Karminfärbung.)
a Hämosiderinführende Zellen (Herzfehlerzellen) in Lungenalveolen. b Bindegewebig indurierte Gebiete mit starker Hämosiderinpigmentierung.

Stauungszustand hat in dieser Lunge zu stellenweise massenhafter Anhäufung von Blutpigment (s. oben) und Herzfehlerzellen geführt: im Bindegewebe (b) entlang der Lymphbahnen, und vor allem in den Alveolen finden sich ganze Haufen sideroferer Zellen (a). Ernährungsstörungen werden bei derartigen andauernden Stauungen niemals vermißt, und so zeigt auch unser Präparat innerhalb der Alveolen da und dort einen pathologischen Inhalt: vor allem (infolge Verfettung) degenerierte und abgestoßene Alveolarepithelien. Stellenweise kann man von katarrhalischer Entzündung sprechen, wenn man die Alveolen mit Epithelien, Leukozyten. Fibrinfäden erfüllt sieht. Auch an den Bronchien sind katarrhalische Erscheinungen festzustellen (sog. Stauungsbronchitis): Abstoßung von Epithelien, Leukozyten, Schleim als Inhalt der Bronchialdurchschnitte. Das makroskopische Aussehen einer solchen Herzfehlerlunge erklärt sich aus diesen histologischen Befunden: solche Lungen sehen infolge der Stauung mehr oder weniger dunkelrot, infolge der reichlichen Blutfarbstoffablagerung oft braunrot bis rostbraun aus, und infolge der Bindegewebsvermehrung fühlen sie sich fest, induriert an (sog. rote oder braune Induration).

β) Embolien.

a) Fettembolie.

Bei Erschütterung und Zertrümmerung des fetthaltigen Knochenmarks (Knochenbrüche!), bei Kontusionen und Rupturen der fetthaltigen Leber, bei Zerquetschung des Beckenfettgewebes (Geburtsakt!), bei Quetschungen der subkutanen Fettgewebslager (Überfahrenwerden!) usw. kommt es an den Stellen solcher traumatischer Insulte zum Austritt von Fett aus den lädierten Zellen. Das Fett wird in die zerrissenen Venen (und Lymphgefäße) des geschädigten Gebietes angesaugt, nach dem rechten Herzen transportiert und mit dem Lungenarterienblut nach der Lunge gebracht, wo es sich vor allem im Gebiet der Kapillaren anhäuft. Das Fett kann die Lungenkapillarbahn passieren, mit dem Lungenvenenblut nach dem linken Herzen, von da in den großen Kreislauf gelangen und schließlich in kleinen Arterien und Kapillaren des Herzfleisches, der Nieren, des Gehirns stecken bleiben. Embolie geringer Fettmengen in die Lungen macht keine ernsten Störungen; das Fett kann verseift oder von Zellen aufgenommen und verarbeitet werden und verschwindet so bald aus der Blutbahn. Gelegentlich aber kommt es zu ausgedehnter Verstopfung der Kapillaren und kleinen Arterien der Lunge mit Fett. Die Folge sind Zirkulationsstörungen mehr oder weniger ernster Art (Stauung, Ödembildung, Blutung), ja bei sehr ausgedehnter Verstopfung des Kapillargebietes kann der Tod unter den Erscheinungen der Herzinsuffizienz oder der Erstickung eintreten.

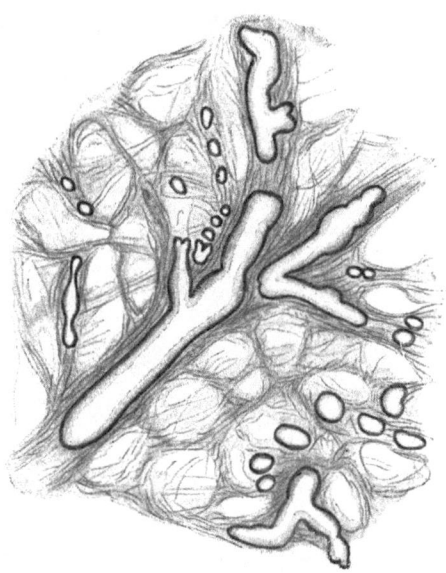

Fig. 71. Fettembolie der Lunge. Vergr. 100 fach.
(Frischer Scherenflachschnitt.)
Man sieht das alveoläre Gefüge der Lunge mit den zahlreichen elastischen Fasern. Die Blutgefäße sind mit Fett erfüllt; die Fettmassen erscheinen hell, mit dunklen Randkonturen.

Gelegentlich kann man die Fetttropfen im Lungenarterienblut bei der Sektion schon mit dem unbewaffneten Auge nachweisen. Zur mikroskopischen Untersuchung (Fig. 71) genügt es, ein mit der flachen Schere abgeschnittenes dünnes Lungengewebsstückchen in Kochsalzlösung unter dem (nicht zu fest aufgepreßten!) Deckglas bei schwacher Vergrößerung zu untersuchen. Man sieht die glänzenden Fettmassen in einer den Gefäßen der Lunge entsprechenden Anordnung. Unser Dauerpräparat (Fig. 72) zeigt eine experimentell erzeugte Fettembolie (Olivenöl in die Vena jugularis des Kaninchens eingebracht) bei Färbung mit Sudan (schw. Vergr.). Die mit den rotgefärbten Fettmassen injizierten, strotzend gefüllten Lungenkapillaren, die Anwesenheit von roten Fetttropfen in kleinen und selbst in größeren Arterienästen sind deutlich zu sehen. Die Zirkulations- und Ernährungsstörungen, welche als Folge der Embolie auftreten, finden ihren histologischen Ausdruck in der Anwesenheit von roten Blutkörperchen und abgelösten Epithelien innerhalb der Alveolen (st. Vergr.!).

Nur beiläufig sei erwähnt, daß man in den Kapillaren der Lunge gelegentlich auch andere Beimischungen des Blutes, die aus dem Gebiete der Körpervenen stammen, vorfindet. So z. B. können bei den oben erwähnten Traumen auch ganze

Fettzellen, Leberzellen, Knochenmarksriesenzellen (Megakaryozyten) gefunden werden. Andere Befunde sind Plazentarzellen, Geschwulstzellen usw. Die Luftembolie der Lunge — bei Ansaugen von Luft in eröffnete große Körpervenen (gelegentlich von Operationen in deren Gebiet, bei der Plazentarlösung) sei nur der Vollständigkeit halber erwähnt. Bei Operationen an der Lunge kann Luft in Lungenvenen angesaugt, nach dem linken Herzen und in den großen arteriellen Kreislauf transportiert werden.

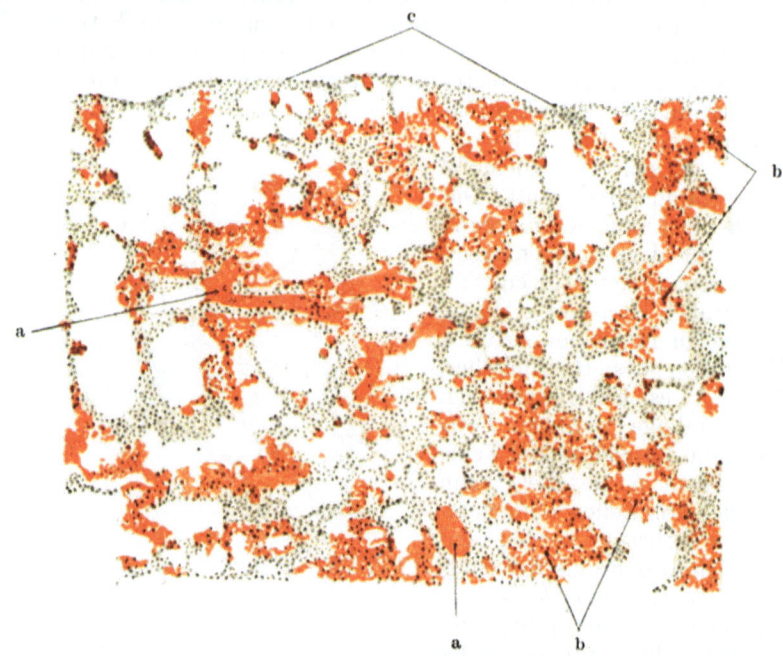

Fig. 72. Fettembolie der Lunge. Vergr. 50fach. (Sudanfärbung.)
a Mit Fett verstopfte, kleine Lungenarterien. b Fettgefüllte Lungenkapillaren. c Lungenpleura.

b) Hämorrhagischer Infarkt.

Wir haben bereits im vorhergehenden die Lunge als den Schauplatz embolischer Vorgänge kennengelernt, indem wir der Verstopfung der Lungengefäße mit Fett, Zellen verschiedenster Art, mit Luft usw. gedachten. Eine gröbere Form der Embolie kommt zustande, wenn Thromben, die sich im rechten Herzen oder in den Körpervenen gebildet haben, vom Blutstrom losgerissen und in die Lunge getrieben werden. Hierbei können kleinere und größere Lungenarterienäste verstopft werden. Bei akuter Embolie der Hauptäste tritt der Tod ein. Bei Verstopfung mittlerer Äste kann ein Ausgleich erfolgen durch das vikariierende Eintreten der Bronchialarterie (s. S. 75) — vorausgesetzt, daß die Herzkraft ausreicht und daß im kleinen Kreislauf keine abnormen Widerstände zu überwinden sind. Solche Widerstände sind aber in einer Stauungslunge gegeben. Hier herrscht ein abnorm hoher Druck in den Lungenkapillaren und Lungenvenen (z. B. bei Mitralfehlern), gegen den die aushelfende Bronchialarterie nicht genügend aufkommen kann. Es entsteht unter solchen Bedingungen ein sog. Infarkt, der sich in der Lunge als ein fester, dunkelroter, blutiger, durch die Lobulargrenzen scharf umschriebener, an der Lungenoberfläche ein wenig prominierender Keil darstellt. Die Basis des Keiles liegt in typischen Fällen unter der Pleura; an der Spitze des Keiles findet man das embolisierte Gefäß. Die Lungenpleura ist über dem Keil in der Regel leicht entzündet, mit einem zarten Fibrinschleier belegt.

Stellen wir uns die Folgen einer Embolie unter den gedachten Voraussetzungen genauer vor. Im Verzweigungsgebiet eines völlig verstopften Lungenarterienastes — jenseits des Pfropfes — muß der Blutdruck auf Null herabgehen. Das wird nur einen Augenblick lang sein, denn bei den reichlichen kapillären Anastomosen wird benachbartes Kapillarblut von allen Seiten zuströmen; auch an einen Rückfluß von Blut aus den Lungenvenen oder Bronchialvenen (s. früher S. 75) kann man um so mehr denken, als ja bei der Herzfehlerlunge der Druck in den Lungenvenen (wegen der Erschwerung des Abflusses nach dem linken Herzvorhof) erhöht ist. Es wird sich also das embolisierte Gefäßgebiet alsbald wieder mit Blut füllen. Da die von allen Seiten zufließenden Ströme einander entgegengerichtet sind, wird es zu örtlichen Überfüllungen, zu Stauungen und Blutungen im embolisierten Gebiete kommen müssen. Niemals könnte es aber durch diese kollateralen kapillären und venösen Zuflüsse zu einer derartig massigen und strotzenden blutigen Infiltration des Lungengewebes kommen, wie wir sie beim hämorrhagischen Infarkt sehen. Dazu gehört ein Druck, wie ihn Kapillaren und Venen (selbst in der Stauungslunge) nicht aufbringen können. Wir müssen hier auf arteriellen Druck zurückkommen. Die Bronchialarterie hilft aus; durch sie wird unter arteriellem Druck stehendes Blut in den embolisierten Bezirk getrieben. Den pathologischen Überdruck in den Venen der Stauungslunge aber kann die aushelfende Bronchialarterie nicht überwinden: sie bringt wohl fortgesetzt Blut in das verstopfte Gefäßgebiet hinein, aber sie treibt es nicht genügend hindurch nach den abführenden Venen hin. So sammelt sich immer mehr Blut in dem Emboliebezirk an. Alle Gefäße sind strotzend gefüllt; es kommt zu Diapedesisblutungen oder zur Rhexis der Gefäße; das Blut tritt in das Interstitium und in die Alveolarräume aus, die sich mehr und mehr damit füllen. Stase und Gerinnung in den Gefäßen des embolisierten Gebietes schließen den Reigen der Erscheinungen. Damit ist die Nekrose des infarzierten Bezirkes eingeleitet. Beiläufig gesagt, wird sich die Zirkulationsstörung in ähnlicher Weise ausbilden, wenn ein Pulmonalarterienast nicht vollständig verstopft wird.

Die klinischen Erscheinungen — Blut im Sputum, Seitenstechen (Pleuritis sicca s. oben) — erklären sich aus dem anatomischen Bilde. Die Schicksale solcher hämorrhagischer Infarkte sind sehr mannigfaltig: Entfärbung der Herde durch Auflösung des Blutfarbstoffes, Resorption kleiner Infarktherde, Organisation und Vernarbung größerer Keile, Übergang in Abszeß oder Gangrän bei sekundärer Infektion usw.

Die ganze Schilderung bezieht sich auf die sog. blande Embolie der Lungenarterie. Die Folgen einer infektiösen Embolie (sog. septische Infarkte) werden wir später beim Lungenabszeß kennen lernen.

Unser Übersichtsbild (Fig. 73) eines hämorrhagischen Lungeninfarkts zeigt mehrere Lobuli im Zustand der blutigen Infiltration und Nekrose. Der Infarkt ist etwas älteren Datums. Man sieht im interstitiellen Bindegewebe neben einem (zweimal) längsgetroffenen Bronchus einen völlig thrombosierten Lungenarterienast (a); kleinere Lungenarterienäste sind durch Thrombose teilweise verschlossen (b). Die alveolären Räume der infarzierten Lobuli sind mit roten Blutkörperchen strotzend gefüllt (c).

Die Kernfärbung im Infarkt ist mangelhaft; an einzelnen Stellen (d) ist dies besonders deutlich. Das an die infarzierten Läppchen angrenzende Lungengewebe ist lufthaltig, stellenweise stärker gebläht (e und e_1). Daß der Infarkt schon etwas älter ist, geht aus den entzündlichen Reaktionen hervor, welche wir vor allem als zellige Infiltration des Zwischengewebes und des angrenzenden alveolären Gewebes in der Umgebung der infarzierten Teile erkennen (f).

Bei stärkerer Vergrößerung erweisen sich diese Infiltratzellen als Leuko- und Lymphozyten; sie durchsetzen das septale Bindegewebe und die Wandungen der hier liegenden Gefäße und Bronchien. Das Bindegewebe in der nächsten Umgebung des Infarkts zeigt auch eine Vermehrung seiner Fibroplasten. Hier sind auch die Alveolen mit Wanderzellen und zum Teil mit jungem Bindegewebe (organisiertes Exsudat!) ausgefüllt. In den thrombosierten Lungenarterien kann man bei stärkerer Vergrößerung vorgeschrittene organisatorische Vorgänge an den Thromben feststellen: gefäßreiches, zartfibrilläres Bindegewebe, welches von Wanderzellen durchsetzt ist, verschließt die Lichtungen dieser Arterien mehr oder weniger vollständig. Im Infarktgebiet selbst sind die Alveolen mit ausgelaugten roten Blutkörperchen,

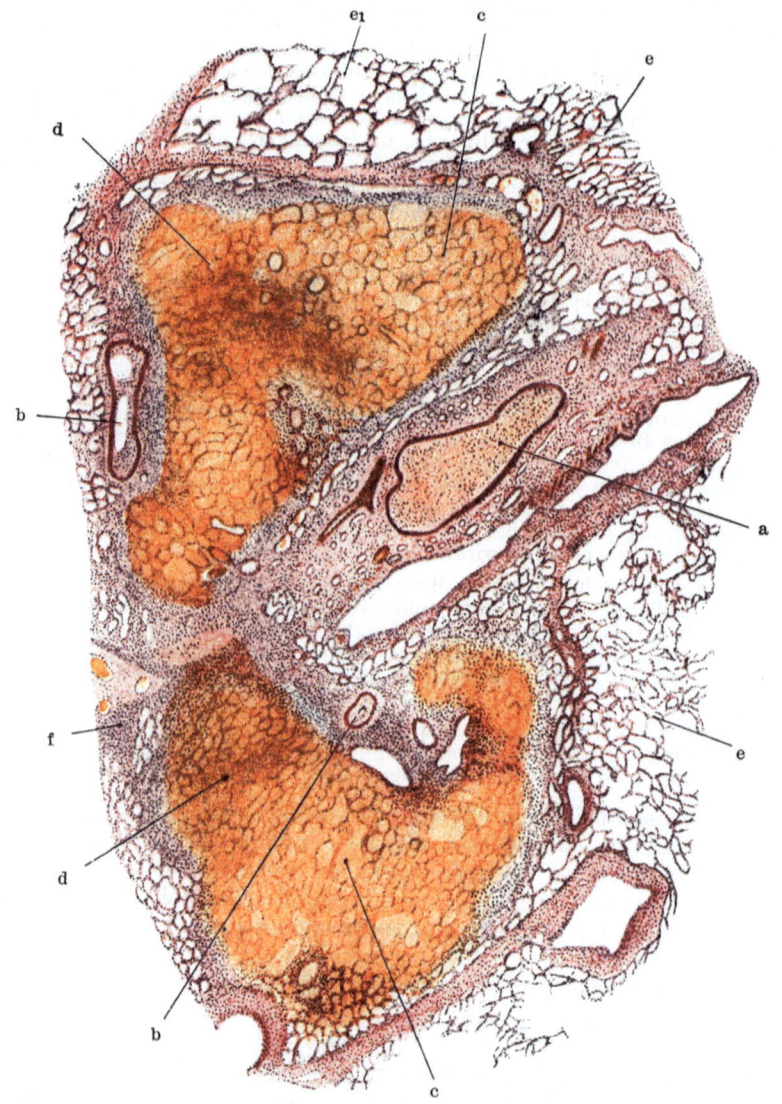

Fig. 73. Hämorrhagischer Infarkt der Lunge. Vergr. 10 fach. (Hämatoxylin-Eosin.) a Völlig thrombosierter Lungenarterienast. b Partiell thrombosierte, kleinere Lungenarterien. c Hämorrhagisch infarziertes Alveolarparenchym. d In Nekrose befindliches, hämorrhagisch infarziertes Alveolarparenchym. e Angrenzendes, lufthaltiges Lungengewebe. e_1 Geblähtes, lufthaltiges Lungengewebe (vikariierendes Emphysem. f Leukozytäre Infiltration an der Grenze des Infarkts.

Schatten und Schollen von solchen, mit Gerinnseln, abgestoßenen Alveolarepithelien, Staubzellen, Wanderzellen erfüllt. Fast überall ist Kernlosigkeit oder Kernzerfall an den Elementen innerhalb der Alveolen sowohl, wie im Bereich der Alveolarwandungen und -septen festzustellen; starke Karyorrhexis findet sich besonders bei d.

4. Entzündungen.

α) Fibrinöse Pneumonie.

Die Lungenentzündungen (Pneumonien) kann man einteilen 1. in solche, bei welchen der wesentliche Vorgang in der Ablagerung eines Exsudates an der inneren Oberfläche des Lungenparenchyms besteht (innere Oberflächenentzündungen), und 2. in solche, bei welchen das interstitielle Bindegewebe der Lunge, das sog. Lungengerüst, vorzugsweise der Schauplatz der entzündlichen Vorgänge ist (Gerüstentzündungen). Je nach der Art der Entstehung kann man hämatogene (metastatische, embolische), bronchogene und lymphogene (auch pleurogene) Pneumonien unterscheiden. Je nach der Art der Ausbreitung des pneumonischen Prozesses trennt man diffuse Pneumonien, das sind solche, die einen ganzen Lungenlappen oder große Teile eines solchen ergreifen (lobäre Pneumonien), und herdförmige Lungenentzündungen; bei den letzteren sind nicht selten die Grenzen des pneumonischen Prozesses durch die anatomischen Einheiten des Lungengewebes, die Azini oder Lobuli, bestimmt (sog. azinöse und lobuläre Pneumonien) (s. S. 94).

Ein typisches Beispiel einer lobären Pneumonie ist die sog. genuine, krupp öse oder fibrinöse Pneumonie. Sie ist eine wohl charakterisierte Infektionskrankheit, die sich durch typische Fieberkurve und charakteristischen klinischen Verlauf auszeichnet.

Der Erreger ist in den meisten Fällen der Fränkel-Weichselbaumsche Diplococcus lanceolatus; in wenigen Fällen wird der von Friedländer beschriebene Kapselbazillus (Bac. mucosus capsulatus pneumoniae) gefunden. Wie diese Erreger in die Lunge gelangen, ist noch nicht ganz aufgeklärt. Bemerkenswert ist ihr Vorkommen in den oberen Luftwegen Gesunder. Diese Tatsache legt es nahe, an eine Infektion auf dem Luftweg zu denken. Die Erkältung, welche in der Ätiologie der fibrinösen Pneumonie eine gewisse Rolle spielt, würde in der Lunge eine Disposition schaffen, welche den auf dem Luftweg in die Lunge vordringenden Erregern günstige Entwicklungsbedingungen bietet. Man kann auch an eine hämatogene Infektion denken. In schweren Fällen entspricht das Krankheitsbild einer Allgemeininfektion, einer Pneumokokkensepsis, mit besonders hervortretender Lokalisation in der Lunge, wobei außerdem pneumokokkische Entzündungsherde in den verschiedensten Organen des Körpers (Perikarditis, Endokarditis, Meningitis, Arthritis, Nephritis, Otitis media usw.) hervortreten. Solche Fälle rücken ebenfalls die hämatogene Infektion in den Vordergrund. Wie freilich der Pneumokokkus zuerst ins Blut gelangt, bleibt fraglich (sog. kryptogenetische Infektion). Gleichviel ob aëro- oder hämatogene Infektion vorliegt — in beiden Fällen bedarf es noch einer besonderen Aufklärung, warum der Entzündungsprozeß in der Lunge von vornherein eine so diffuse Ausbreitung gewinnt. Es liegt nahe, eine spezifische oder unspezifische Überempfindlichkeit der Lunge anzunehmen.

Die Stadien, in welchen sich der krankhafte Prozeß bei der fibrinösen Pneumonie abspielt, sind in folgender Weise unterschieden worden: 1. die Anschoppung: der befallene Lungenteil ist gedunsen, sehr hyperämisch und saftreich (entzündliches Ödem). Mikroskopisch findet man in diesem Stadium stärkste kongestive Hyperämie (Kapillarerweiterung); Schwellung der Alveolarepithelien, die sich lockern und von der Alveolarwand ablösen; rote Blutkörperchen, die per diapedesin aus den hyperämischen, entzündeten Gefäßen in die Alveolarlichtungen ausgetreten sind (blutiges, rostfarbenes Sputum der Pneumoniker!); emigrierte Lympho- und Leukozyten, die teils noch in der Alveolarwand stecken, teils in das Lumen der Alveolen eingewandert sind. Daneben flüssiges, eiweißreiches Exsudat. Geronnenes Exsudat (Fibrin) findet sich in diesem Stadium noch wenig in den Alveolen vor. Die Exsudation bedingt jenes leise Knistern bei der Atmung, welches Crepitatio index genannt wird; 2. die rote Hepatisation: die entzündete Lunge zeigt in diesem Stadium den Fortbestand

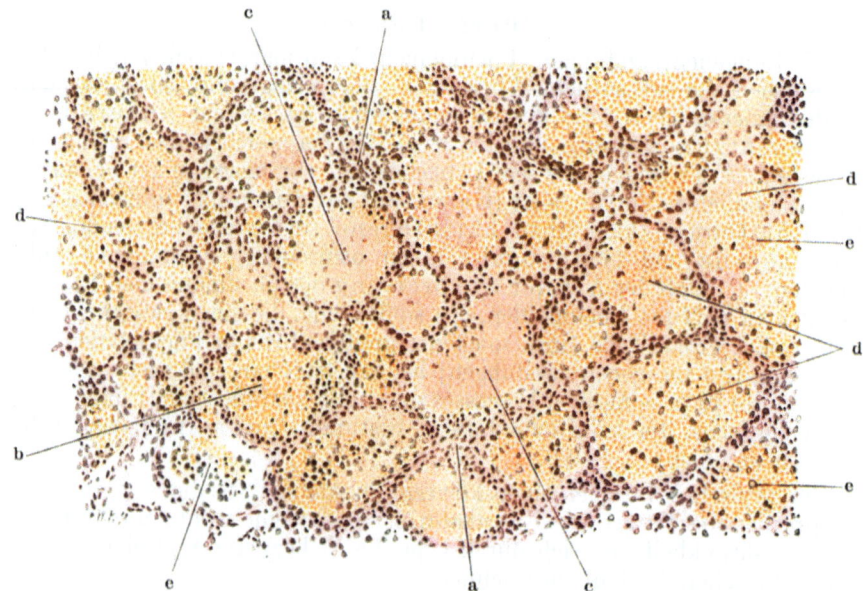

Fig. 74. Kruppöse Pneumonie (rote Hepatisation). Vergr. 100fach. (Hämatoxylin-Eosin.)
a Entzündlich-zellige Infiltration des Lungengerüstes. b Vorwiegend rote Blutkörperchen in den Alveolarräumen. c Vorwiegend fibrinöses Exsudat. d Fibrin und rote Blutkörperchen in den Alveolen. e Größere Zellen in den Alveolen (abgestoßene Alveolarepithelien).

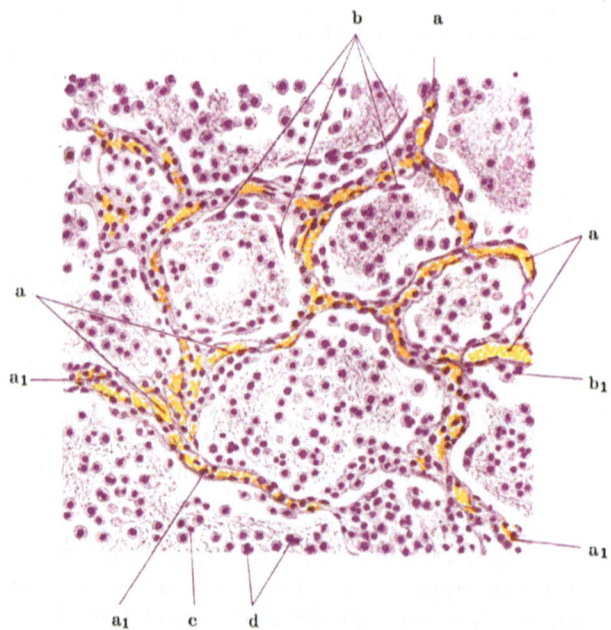

Fig. 75. Kruppöse Pneumonie. (Stadium der roten Hepatisation.) Vergr. 180fach. (Hämatoxylin.)
a Erweiterte, blutgefüllte Lungenkapillaren. a_1 Weiße Blutkörperchen innerhalb und außerhalb der Lungenkapillaren. b Alveolarepithelien, abgestoßen und den Exsudatpfröpfen aufliegend. b_1 Geschwollene Alveolarepithelien, der Alveolarwand noch anliegend. c und d Lymphozyten und Leukozyten innerhalb des fibrinösen (feinfaserigen) Exsudates in den Alveolen.

der intensiven Hyperämie, daher die Rotfärbung. Zu dieser trägt auch die massenhafte Anwesenheit von roten Blutkörperchen in den Alveolen bei.

Die Konsistenz der Lunge ist reichlich vermehrt, die Lunge wird fest und brüchig wie eine Leber (Hepatisatio) infolge der Ausfüllung ihrer Lufträume mit geronnenem Exsudat, d. h. mit Fibrin (klinisch: Dämpfung, Bronchialatmen!).

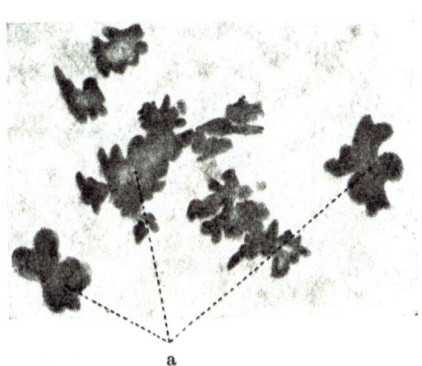

Fig. 76. **Exsudatpfröpfe bei Pneumonia crouposa.** Vergr. 2 fach.
Frisches Abstrichpräparat einer rot hepatisierten Lunge. Die (hauptsächlich aus Fibrin bestehenden) Exsudatpfröpfe (a) stellen förmliche Ausgüsse des respirierenden Lungenparenchyms (Alveolargänge, Infundibula) dar.

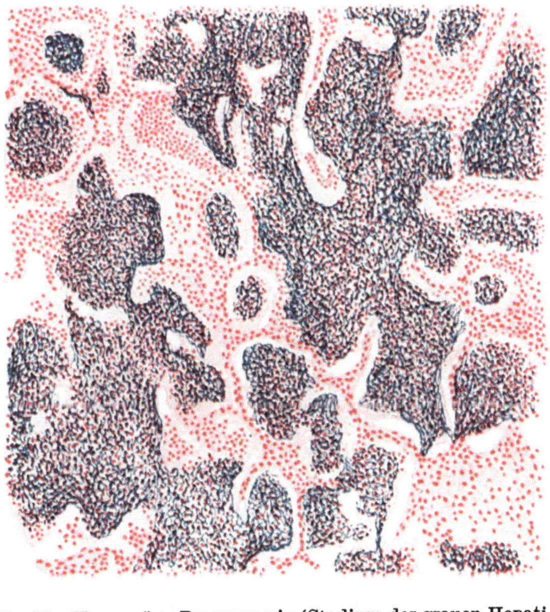

In Fig. 74 sind die histologischen Veränderungen bei frischer roter Hepatisation wiedergegeben. Die schwache Vergrößerung zeigt hier die Ausfüllung aller Alveolarräume mit Exsudat. Dieses besteht entweder vorwiegend aus roten Blutkörperchen (b), oder aus Fibrin (c); in manchen Alveolen sieht man rote Blutkörperchen und Fibrin (d). Außerdem befinden sich in den Alveolen auch einzelne weiße Blutkörperchen, an manchen Stellen größere Zellen (e): abgestoßenes Alveolarepithel. Die Alveolarwände und das feinere Lungengerüst sind mit weißen Blutkörperchen (Leuko-, Lymphozyten) reichlich infiltriert (a). In einem anderen Bild von roter Hepatisation sieht man bei stärkerer Vergrößerung (Fig. 75) Erweiterung und Füllung der Lungenkapillaren (a); Leuko- und Lymphozyten stecken in diesen Kapillaren und finden sich auch innerhalb der Alveolarwandungen und -septen. In den Lichtungen der Alveolen ist reichlich körnig-fädiges Fibrin vorhanden, ferner finden sich massenhaft rote Blutkörperchen und mäßig viel weiße (Lympho-, Leukozyten [c, d]). Alveolarepithelien werden reichlich in Ablösung gefunden und liegen manchmal den Exsudatpfröpfchen als peripherer Saum auf (b). Die fibrinöse Exsudation kann

Fig. 77. **Kruppöse Pneumonie (Stadium der grauen Hepatisation).** Vergr. 60 fach. (Weigerts Fibrinfärbung — Karmin.) Blau gefärbtes, feinfaseriges Fibrin, vermischt mit vielen Leukozyten, füllt die alveolären Räume aus, die durch das Exsudat beträchtlich erweitert sind.

auch auf der Pleura (pleuritisches Reiben!), sowie in den kleinsten Bronchien (Bronchiolitis fibrinosa!) festgestellt werden. Schneiden wir eine solche hepatisierte Lunge durch, so bietet sie uns auf der Schnittfläche ein feinkörniges

Aussehen dar, weil sich die elastischen Wände der Alveolen nach dem Durchschneiden retrahieren, wodurch die in den Alveolen steckenden Fibrinpfröpfe als kleine Körner über die Schnittfläche hervorragen. Streicht man mit dem Messer über die körnige Schnittfläche und bringt das abgestrichene Material unter das Mikroskop (in NaCl-Lösung), dann sieht man aus Fibrin bestehende Abgüsse der Alveolen und förmliche Modelle der Alveolargänge und Endsäckchen (Fig. 76). Nicht selten zeigen diese Fibrinpfröpfe spitze Ausläufer; es sind dies Fortsätze, mit welchen die einzelnen Fibrinpfröpfe durch die Alveolarwandporen hindurch untereinander zusammenhängen. 3. die graue Hepatisation: die Lunge wird blasser, mehr graurot oder grau, weil einerseits die Hyperämie einer relativen Anämie Platz macht, indem das immer mächtiger werdende fibrinöse Exsudat auf die Kapillaren drückt, andererseits die in den Alveolen befindlichen roten Blutkörperchen ausgelaugt werden und sich auflösen. Der Exsudationsprozeß hat jetzt seine volle Höhe erreicht: die Lunge ist ganz fest geworden und ist völlig luftleer. Ein histologischer Vorgang, der während des bisher geschilderten Verlaufes eine nur untergeordnete Bedeutung hatte, gewinnt nun mehr und mehr die Oberhand: es ist die Emigration von polymorphkernigen Leukozyten aus den entzündlich alterierten Kapillaren in die Alveolen hinein. Sehr instruktiv sind Präparate, welche mit Weigerts Fibrinfärbung (Fig. 77) behandelt sind. Hierbei ist alles Fibrin elektiv blau gefärbt. Man sieht ein Gewirr sich vielfach überkreuzender, blaugefärbter, starrer Fäden in den Alveolen und kann die oben erwähnten Verbindungen benachbarter fibrinöser Exsudatpfröpfe deutlich sehen: feine blaue Fäden ziehen von einer Alveole zur benachbarten durch die Alveolenwand

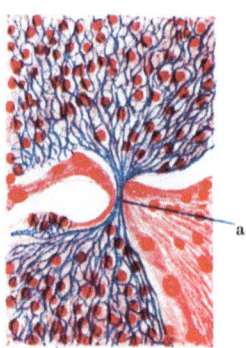

Fig. 78. Kruppöse Pneumonie (Stadium der grauen Hepatisation). Vergr. 250fach.) Weigerts Fibrinfärbung — Karmin.) Zwei benachbarte Alveolen, die mit (blau gefärbtem) Fibrin und reichlichen weißen Blutkörperchen ausgefüllt sind. Bei a ziehen Fibrinfasern durch eine Pore der Alveolarwand von der einen zur anderen Alveole hinüber.

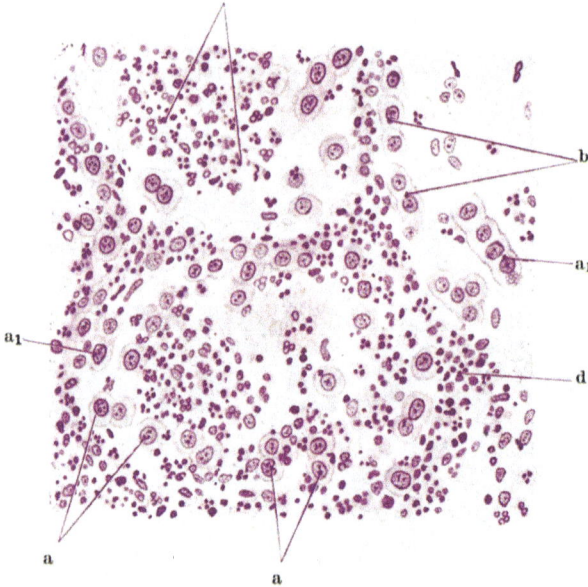

Abb. 79. Kruppöse Pneumonie im Stadium der Lösung. Vergr. 300fach. (Hämatoxylin.)
a und a_1 Regenerierte Alveolarepithelien. b Regenerierte Epithelien sitzen reihenweise der Alveolarwand auf. c Zerfallende Leukozyten in den Alveolen. d Von Leukozyten infiltrierte Alveolarwandungen.

hindurch (Fig. 78). Außer Fibrin finden sich reichlich weiße Blutkörperchen in den alveolären Räumen. Damit bereitet sich das 4. Stadium: das Stadium der Lösung (klinisch: Crepitatio redux!) vor. Je mehr die

Leukozyten das Feld beherrschen, desto mehr zeigt die erkrankte Lunge auf dem Durchschnitt eine gelbliche Färbung (gelbe Hepatisation). Ein mikroskopisches Bild in diesem Stadium zeigt ungeheure Massen von Leukozyten in den Alveolarräumen, in den Alveolarwandungen und innerhalb der Lungenkapillaren. Die Auflösung des Fibrins unter der Einwirkung dieser leukozytären Überschwemmung ist daran zu erkennen, daß man um so weniger Fibrin in den Alveolen sieht, je mehr Leukozyten sich hier angehäuft haben. Bei starker Vergrößerung stellt man auch feinstkörnigen Zerfall des Fibrins fest. Durch die Anwesenheit der Leukozyten und durch

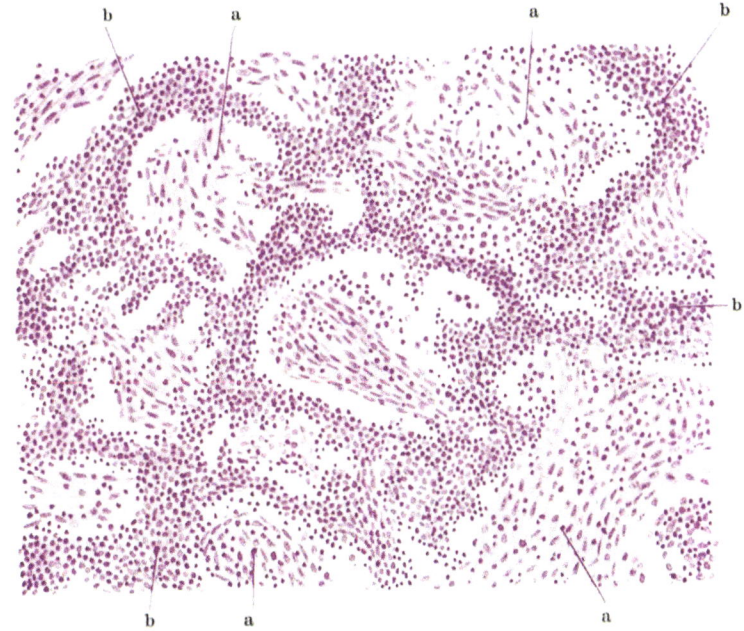

Fig. 80. **Karnifikation nach kruppöser Pneumonie.** Vergr. 140fach. (Hämatoxylin.)
a Faseriges Bindegewebe in den Alveolarräumen. b Lymphozytäre Zellinfiltration des Lungengerüstes.

ihren intraalveolären Zerfall kommen autolytische Fermente in Wirksamkeit, durch welche die geronnenen Eiweißmassen in den Alveolen aufgelöst, verflüssigt werden. Von der Schnittfläche einer solchen in Lösung befindlichen pneumonischen Partie läßt sich ein gelber, rahmiger, eiterähnlicher Saft abstreichen — das autolysierte Exsudat, vermischt mit massenhaften zerfallenen Leukozyten. Durch Expektoration auf dem Bronchialweg und durch Resorption seitens der Lymphgefäße wird das verflüssigte Exsudat allmählich entfernt, die Lufträume werden wieder frei, die Alveolarepithelien regenerieren sich, und die Lunge kann völlig heil (mit restitutio ad integrum) aus dem Sturm der Entzündung hervorgehen. In der Fig. 79 sieht man in den alveolären Räumen zerfallende Leukozyten (c) und große, abgelöste Alveolarepithelien (a und a_1). Regenerierte Alveolarepithelien (b) sitzen reihenweise der Alveolarwand auf.

Ungünstige Ausgänge kommen vor: das fibrinöse Esxudat kann unaufgelöst liegen bleiben und wird dann bindegewebig organisiert (Ausgang in Induration, Karnifikation). Es kann aber auch durch Sekundärinfektion zur Vereiterung oder Verjauchung der pneumonischen Partie kommen (Ausgang in Abszeß oder Gangrän).

Fig. 80 führt uns die **Organisation fibrinösen Exsudates** vor Augen. An Stelle der Fibrinpfröpfe finden wir in den alveolären Räumen Bindegewebe (Fibroplasten und Fibrillen), welches von der Wand der Alveolargänge und Bronchiolen eingewachsen ist und das Exsudat ersetzt hat (a). Das feinere Lungengerüst ist aufs dichteste zellig (vorwiegend lymphozytär) infiltriert (b). Derartig veränderte Lungenteile sind luftleer und nicht mehr entfaltungsfähig; makroskopisch zeigen sie eine graurote fleischige Beschaffenheit (Carnificatio).

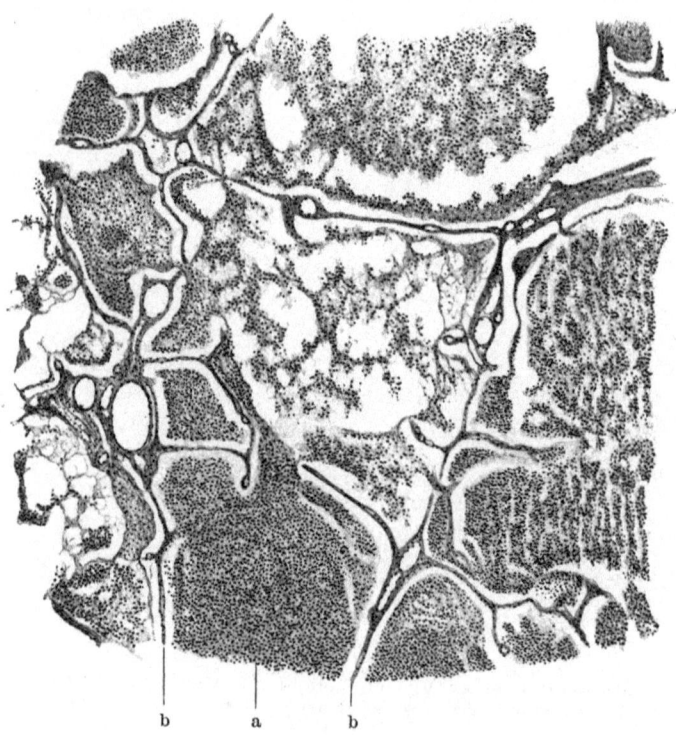

Fig. 81. **Kruppöse Pneumonie bei Emphysem** (gelbe Hepatisation). Vergr. 45fach. Stark vergrößerte (emphysematöse) Lufträume. Dünne (atrophische) Septen (b) dazwischen. Feinfaseriges Fibrin und stellenweise (z. B. bei a) massenhaft Leukozyten in den Lufträumen.

In Fig. 81 können wir den pneumonischen Prozeß in einer **emphysematösen Lunge** histologisch verfolgen. Hier wird einerseits der Umfang der emphysematösen Lufträume durch die in ihnen abgelagerten Exsudatmassen besonders deutlich, andererseits verständlich, daß infolge des Schwundes der bindegewebigen Septen, sowie der Blut- und Lymphgefäße in der Emphysemlunge die Resorption des Exsudates Schwierigkeiten begegnet. Unser Präparat zeigt denn auch Stellen, an welchen sich das Exsudat besonders stark angehäuft und einen mehr eitrigen Charakter angenommen hat.

β) Bronchopneumonie.

In allen Lebensaltern, besonders aber bei Kindern und alten Leuten, kommt eine Pneumonie vor, die **bronchogenen Ursprungs** ist. Sie geht in der Regel von einer bestehenden katarrhalischen oder eitrigen Bronchitis aus, die von den gröberen Bronchialästen in die Endbronchien hinabsteigt und von da auf das respirierende Parenchym übergreift. Dies kann so geschehen, daß der Entzündungsprozeß durch die Wand der Bronchiolen, dem Lymphweg folgend, auf das angrenzende Lungengewebe fortschreitet (peribronchiale Ausbreitung), oder daß die Entzündung, den Verzweigungen des Bronchialbaumes folgend, auf die Bronchioli respiratorii und die zugehörigen Alveolargänge und Infundibeln übergreift (endobronchiale Ausbreitung). Die letztere Form wird auch Lobulärpneumonie genannt, weil hier, der eben geschilderten Ausbreitung der Entzündung entsprechend, anatomische Einheiten, Azini und Lobuli, pneumonisch erkranken.

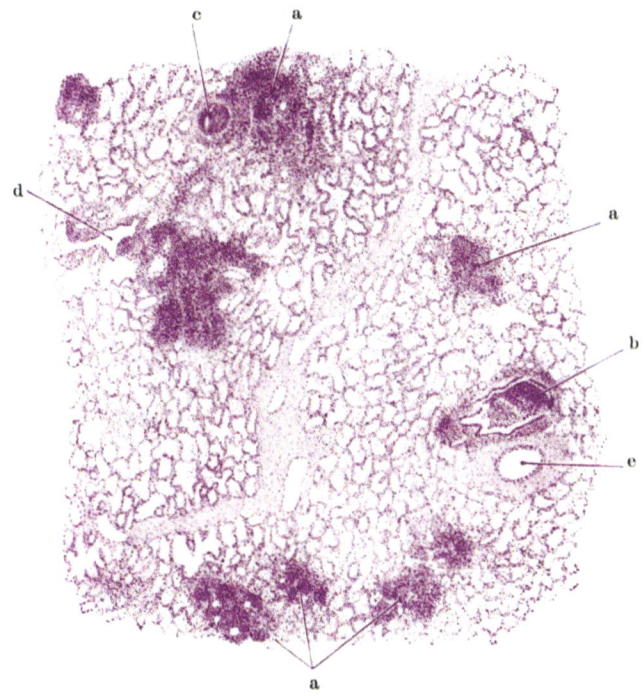

Fig. 82. Katarrhalisch-eitrige Bronchopneumonie. Vergr. 20fach. (Hämatoxylin.)
a Herdförmige, pneumonische Infiltration des alveolären Gewebes. b Kleine Bronchien, in deren Umgebung und Ausbreitungsbezirk sich die herdförmige Pneumonie entwickelt hat; die Bronchien zum Teil mit Exsudat (Leukozyten) verstopft. c Mit eitrigem Exsudat verstopfter Endbronchus. d Bronchiolus respiratorius. e Lungenarterienast.

Die Erreger dieser exquisit herdförmigen Lungenentzündungen sind mannigfaltig: in vielen Fällen wird auch hier der Pneumokokkus gefunden. In anderen Fällen — entsprechend dem Auftreten von Bronchopneumonien bei Masern, Keuchhusten, Grippe, Typhus, Diphtherie usw. — werden Streptokokken, Staphylokokken, Meningokokken, Influenza-, Koli-, Typhus-, Diphtheriebazillen nachgewiesen. Oft handelt es sich um Mischinfektionen. Als disponierendes Moment kommt auch hier die Erkältung in Betracht. Ferner aber vor allem Störungen der Ventilation und der Zirkulation in der Lunge. So sehen wir in atelektatischen Lungenteilen, ferner auf dem Boden der aus ungenügender Herztätigkeit sich entwickelnden Hypostasis und des Oedema pulmonum Bronchopneumonie entstehen (s. unten).

Besonders für die Lobulärpneumonie läßt sich das eben Gesagte klar erläutern. Nehmen wir den so häufigen Fall einer Maserninfektion als Beispiel! Hier besteht so gut wie immer eine Bronchitis; sie wird deszendierend zur Bronchiolitis; katarrhalisch-eitrige Sekretpfröpfe verstopfen die kleinsten Bronchien. Mit jeder Inspiration werden diese Pfröpfe peripherwärts in die lobulären bzw. azinösen Bronchiolen eingetrieben und verschließen deren Lumina; es kann keine Atemluft mehr in die Alveolarräume der betreffenden Abschnitt hinein. Mit jeder Exspiration lüften sich die verstopfenden Pfröpfe, indem sie hiluswärts verschoben werden: die in den Alveolen befindliche Luft kann daher bei der

Exspiration entweichen. Das Spiel wiederholt sich immer wieder von neuem. Der Endeffekt ist, daß die Alveolarräume der befallenen Azini oder Lobuli mehr und mehr luftleer werden; sie werden durch den ventilartigen Verschluß der Bronchiolen förmlich leer gepumpt. Der Rest von Luft (Gasen) wird vom Blut aus resorbiert. Die Azini oder Lobuli sinken zusammen, die Alveolen sind nicht mehr ausgedehnt, ihre Wandungen legen sich aufeinander, ihre Ventilation hat aufgehört (Verstopfungsatelektase). Die fehlende Ventilation bringt aber auch eine schlechte Zirkulation mit sich, denn der normale Druckwechsel in den Alveolen ist der Beförderung des Blutes in den Lungenkapillaren sehr förderlich. Fällt er bei der

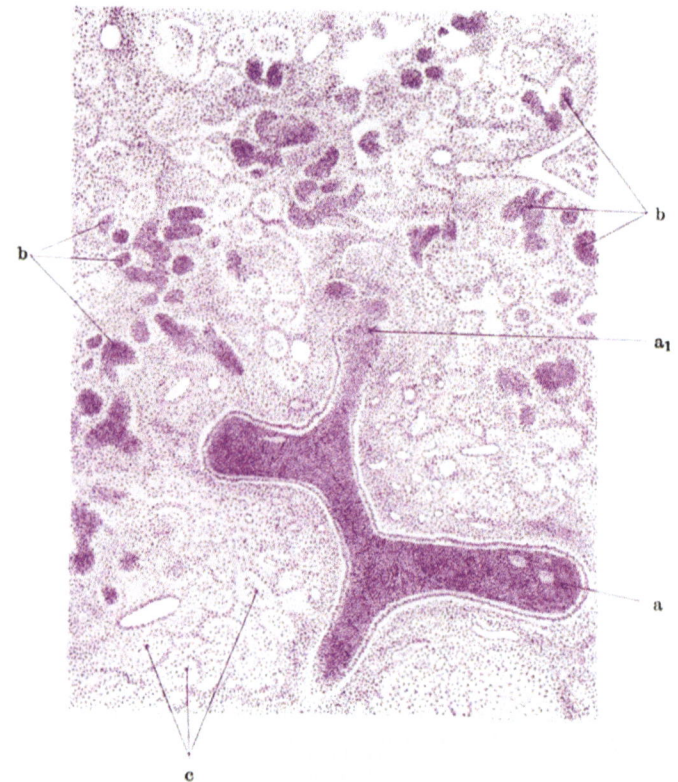

Fig. 83. Katarrhalisch-eitrige Bronchitis und Bronchopneumonie. Vergr. 40 fach. (Hämatoxylin.)
a Endbronchien, mit Leukozyten erfüllt; das Epithel größtenteils erhalten. Bei a_1 Übergang in einen Bronchiolus respiratorius. b Leukozyten in den Alveolarräumen. c Kleinere und größere mononukleäre Zellen (Alveolarepithelien, Lymphozyten) in den Alveolarräumen.

Atelektase weg, so kommt es zur Kapillarstauung in den betreffenden Lobuli: blaurote, eingesunkene, polygonale Felder an der Lungenoberfläche bezeichnen die Stellen der Störung oder Aufhebung der Ventilation und Zirkulation. Alsbald entwickelt sich nun gerade in diesen disponierten Lungenteilen die Pneumonie, indem die Erreger von den Bronchiolen aus in die Alveolarräume gelangen und hier die entzündliche Exsudation erregen: so geht die lobuläre Atelektase in Lobulärpneumonie über. Ähnlich ist es bei alten Leuten und bei Marantischen, bei welchen sich mit sinkender Herzkraft in den dorsalen Lungenabschnitten Stauung (Hypostase), Stauungsödem und (infolge der mangelhaften Beatmung) relative Atelektase entwickelt (Splenisation). Auch hier findet bei der so häufig vorhandenen Bronchitis ein Übergreifen der Entzündung auf das schlecht ventilierte und in schlechter Zirkulation befindliche Lungengewebe besonders leicht statt. Diese Pneumonien auf dem Boden der Hypostase zeigen oft nicht den herdförmigen Charakter der Bronchopneumonie, sondern eine diffuse Ausbreitung. Die betreffenden Teile sind luftleer, dunkelrot, von festweicher, schlaffer Konsistenz (sog. schlaffe, hypostatische Pneumonie). In den Alveolen ist ein mehr seröses Exsudat mit abgelösten, gequollenen Alveolarepithelien und relativ spärlichen weißen Blutkörperchen. Einen besonderen Fall von Bronchopneumonie stellt die Aspirationspneumonie oder Schluckpneumonie dar, zu welcher auch die sog. Vaguspneumonie (bei Rekurrenslähmung) gehört. Hier gibt die Aspiration von infektiösen Teilen aus den oberen Verdauungs- und Respirationswegen in die tieferen Lungenpartien hinein Anlaß zu bronchopneumonischen Entzündungen, die meist sehr schwerer Art sind (Übergang in Abszeß und Gangrän). Zu den Aspirationspneumonien gehören auch die Pneumonie der Neugeborenen im Anschluß an Fruchtwasseraspiration; hierbei findet man neben dem Exsudat Epithelschüppchen der Vernix caseosa, Lanugohärchen, Mekoniumkörperchen in den Alveolen vor.

Das grobanatomische Bild der Bronchopneumonie zeigt uns herdförmige Infiltrate, die entweder mit unbestimmten Grenzen peribronchial angeordnet, oder streng an die Ausbreitung der Azini oder Lobuli gebunden sind. Die Herde sind von verschiedenster Größe, von miliaren Stippchen bis zu Läppchengröße; durch Konfluenz entstehen noch umfangreichere, schließlich lobäre Infiltrate (sog. konfluierende Bronchopneumonie). Je nach der Art des Exsudates (katarrhalisch, hämorrhagisch, eitrig) sind die Herde graurot, dunkel rot, graugelb, gelblich gefärbt, oft auch (wegen Fibringehaltes) körnig auf der Schnittfläche. Mikroskopisch (Fig. 82) zeigt sich bei ganz schwacher Vergrößerung der herdförmige Charakter der pneumonischen Infiltration (a) deutlich; ebenso die Beziehung der Herde zu katarrhalisch erkrankten, mehr oder weniger durch Sekret verstopften, kleinen und größeren Bronchien (b, c). Das zwischen den Infiltraten gelegene lufthaltige Lungengewebe ist stark entfaltet (vikariierende Blähung!). Bei etwas

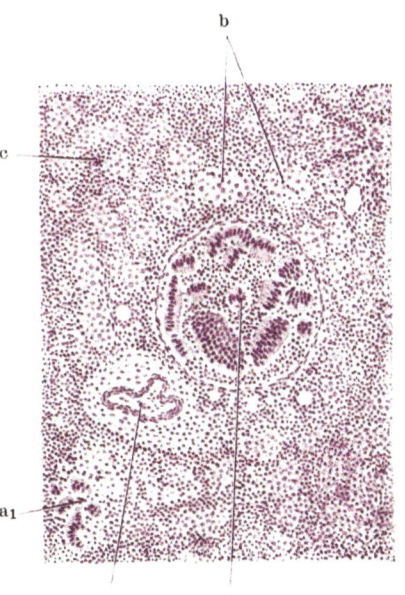

Fig. 84. Katarrhalisch-eitrige Bronchitis und Bronchopneumonie. Vergr. 90fach. (Hämatoxylin.)
a Kleinerer Bronchus, quer getroffen, erfüllt mit abgestoßenem Zylinderepithel und mit Leukozyten. a₁ Abgestoßenes, niedrig zylindrisches Epithel eines Bronchiolus respiratorius. b Alveolarräume, mit größeren, lymphozytenartigen Zellen erfüllt. c Alveolarwandungen, von Lymphozyten infiltriert. d Lungenarterie.

stärkerer Vergrößerung (Fig. 83) erkennt man die Ausfüllung der Alveolen und Infundibeln mit vorwiegend zelligem Exsudat. Es sind an den Stellen stärkster entzündlicher Reizung dicht gedrängte Leukozytenmassen (b). An anderen Stellen sind es locker liegende, kleinere und größere einkernige Zellen (c); es sind Lymphozyten und Alveolarepithelien. Die kleinen Bronchien (a) sind mit Leukozyten ganz erfüllt, ihr zylindrisches Epithel teils noch erhalten, teils abgestoßen. Das die Bronchien umgebende Bindegewebe ist entzündlich zellig infiltriert. Starke Füllung der Gefäße tritt überall hervor. In Fig. 84 ist ein quergetroffener kleiner Bronchus (a), erweitert und mit abgestoßenem Zylinderepithel und Leukozyten erfüllt, zu sehen. Die Alveolen sind in seiner Umgebung mit rundlichen, einkernigen Zellen erfüllt (b), die Alveolenwandungen und -septen von kleinen Rundzellen (Lymphozyten) infiltriert (c).

In den einzelnen Fällen von Bronchopneumonie ist die Zusammensetzung des Exsudates, wie gesagt, sehr wechselnd. Bei der sog. katarrhalischen Pneumonie besteht der Inhalt der Alveolen vorwiegend aus abgelösten Alveolarepithelien: große, polygonale Zellen; ferner aus Lympho- und

Leukozyten. Hierbei ist zu bemerken, daß die Unterscheidung dieser Zellformen nicht immer ganz leicht ist, weil die Zellen, sowohl Alveolarepithelien wie weiße Blutkörperchen, innerhalb der Alveolen infolge von Quellungs-

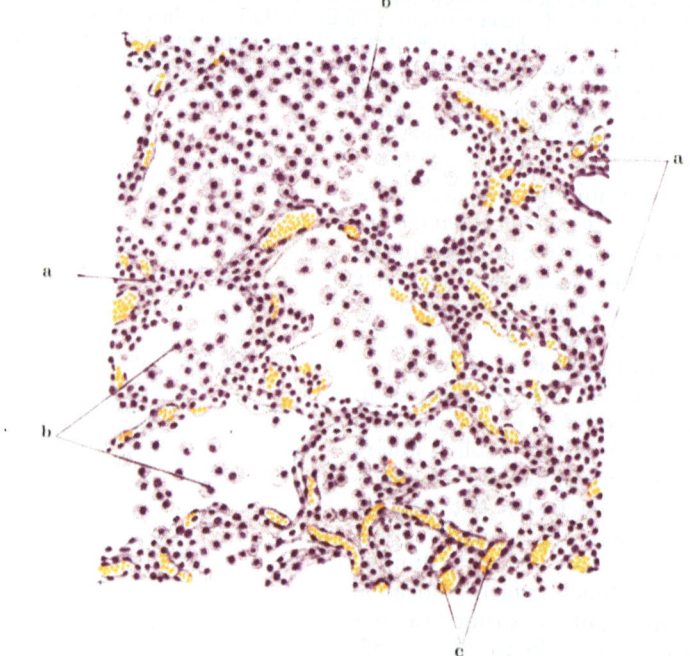

Fig. 85. Katarrhalische Pneumonie mit lymphozytärem Exsudat. Vergr. 180fach. Hämatoxylin.) a Alveolarwandungen und -septen, von Lymphozyten infiltriert. b Kleinere und größere, lymphozytenartige Zellen innerhalb der Alveolen. c Blutkapillaren.

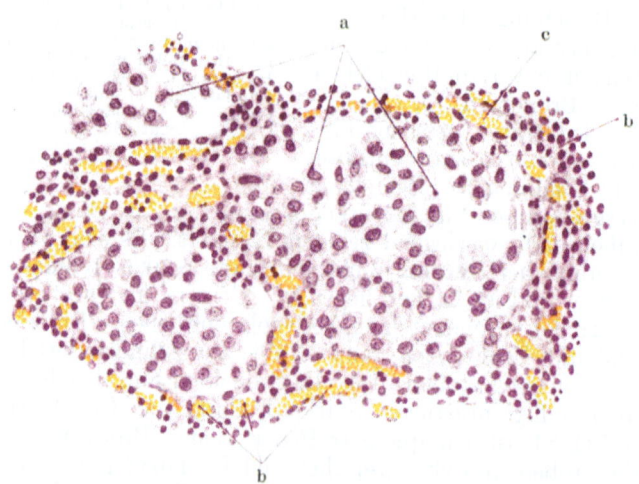

Fig. 86. Desquamativpneumonie. Vergr. 250fach. (Hämatoxylin.) a Große, epithelartige, vielgestaltige Zellen (abgestoßene Alveolarepithelien) in den Alveolen. b Lympho- (und leuko-) zytäre Infiltration der Alveolarwandungen. c Blutkapillaren.

zuständen sich morphologisch sehr verändern können. Man trifft gelegentlich auch auffallend große, rundliche, protoplasmareiche Zellen mit rundlichen Kernen an; auch zwei- und mehrkernige derartige Zellen (Riesenzellen) kommen vor, z. B. bei Diphtherie-, Masern-, Keuchhustenpneumonie. Die

Herkunft dieser Zellen ist sehr umstritten. Sind es pathologisch vergrößerte Lymphozyten? Sind es gequollene, abgerundete, veränderte Alveolarepithelien oder Histiozyten? Pneumonien, welche vorwiegend solche größere, rundkernige Zellen in den Alveolen aufweisen, werden auch als Desquamativpneumonien (Buhl) bezeichnet, weil man die Meinung hat, es handle sich um eine Desquamation der Alveolarepithelien. Von manchen Autoren wird aber dem lymphozytären Charakter der großen einkernigen Elemente mehr das Wort geredet. Wir werden diesen Zellen bei Besprechung der tuberkulösen Pneumonien wieder begegnen und dort auseinandersetzen, daß sicher beides vorkommt, eine lymphozytäre Exsudation (Fig. 85) und eine zweifellose Alveolarepithelabschuppung (Fig. 86). In Fig. 85 sehen wir neben ausgesprochen lymphozytärer Infiltration der Alveolarwandungen (a) eine Erfüllung der Alveolarlumina mit kleineren und größeren, gleichmäßig ausgebildeten, einkernigen Rundzellen (b). Das sind — auch der Beschaffenheit ihrer Kerne nach — pathologisch veränderte (gequollene) Lymphozyten. In Fig. 86 tritt eine lympho- (und leuko-)zytäre Infiltration der Septen (b) ebenfalls hervor. In den Alveolarlichtungen sind aber große, vielgestaltige, protoplasmareiche Zellen mit rundlichen, bläschenförmigen Kernen (a). Auch mehrkernige Zellen finden sich gelegentlich. Dies sind wohl alles Alveolarepithelien.

Bei der eitrigen Bronchopneumonie finden sich vorwiegend polymorphkernige Leukozyten in den Alveolarräumen vor. Fibrinöse Bronchopneumonien sind durch die Anwesenheit geronnener Eiweißmassen, hämorrhagische Pneumonien (z. B. schwere Influenzapneumonien) durch das reichliche Auftreten von roten Blutkörperchen in dem Exsudat ausgezeichnet.

Die Ausgänge der Bronchopneumonien sind ähnliche wie sie bei der fibrinösen Pneumonie erwähnt wurden.

γ) Embolischer Abszeß der Lunge.

Beim Lungenabszeß handelt es sich — im Gegensatz zur eitrigen Pneumonie — nicht nur um eine innere Oberflächeneiterung der Lunge, sondern daneben auch um eine so intensive eitrige Infiltration des Lungengerüstes, daß es unter schweren Störungen der Zirkulation (Stase, Thrombose) zur Nekrose und Einschmelzung des Lungengewebes, mithin zu Defekten, zu sog. Lungengeschwüren, kommt. Wir haben also eine Kombination von innerer Oberflächen- und Gerüstentzündung. Manchmal spielen sich diese einschmelzenden Eiterungen ganz vorwiegend interstitiell in der Form der eitrigen Lymphangitis ab; durch Einschmelzung der bindegewebigen Septen der Lunge kann es dabei zu förmlichen Sequestrationen von Lungenteilen (Läppchen usw.) kommen (sog. Pneumonia dissecans siehe später S. 103)[1].

Lungenabszesse (und Gangränherde) können hämatogen (embolisch) oder von den Bronchien her entstehen (z. B. bei Bronchektasie). Nicht selten bilden sie sich auch aus durch sekundäre Vereiterung oder Verjauchung von pneumonischen Infiltrationen oder von Infarkten. Den hämatogenen und bronchogenen Eiterungen stehen die selteneren lymphogenen (und pleurogenen) Formen gegenüber (s. S. 89).

Die embolischen Lungenabszesse haben ihren Ursprung in infektiösen Herden im Bereich des Körpervenensystems oder des rechten Herzens (Endokarditis). Bei lokalen eitrigen Prozessen im Körper (Abszessen, Phlegmonen) setzt sich der eitrige Prozeß auf die Wandung kleinerer oder größerer,

---

[1] Die Pneumonia dissecans wird nicht selten in schweren Fällen von Grippe beobachtet. Sonst sind die Lungenentzündungen bei Grippe herdförmige Bronchopneumonien (katarrhalisch-eitrig, fibrinös-hämorrhagisch, häufig auch einschmelzend, abszedierend). Lobäre Infiltrationen sind bei Grippe selten.

im Entzündungsgebiet gelegener Venen fort (Periphlebitis) und dringt schließlich bis ins Venenlumen vor (Endophlebitis). Es kommt dann auf den entzündeten Veneninnenwänden zu thrombotischen Abscheidungen aus dem Blute, die schließlich zur völligen Verlegung der Venenlichtung mit thrombotischer Masse führen können (sog. phlebitische Thrombose). Diese Thromben sind selbst eitriger Natur: sie enthalten Massen von Eiterkörperchen und Eiterkokken (s. S. 42). Die bald eintretende eitrige Erweichung und Schmelzung dieser Thromben macht es verständlich, daß Teile derselben sich loslösen und vom Blutstrome (als Emboli) weggespült werden. Die aus dem Gebiet des großen Körpervenensystems stammenden derartigen Thromben werden in der Lunge abgefangen. Selten sind es dabei größere Teile des thrombotischen Materials, die als Emboli verschleppt werden; daher ist embolische Verstopfung gröberer Äste der Lungenarterie bei diesen septischen Prozessen nicht häufig. Die eitrig erweichten Emboli zerschellen vielmehr bei ihrem Transport in der Blutbahn an deren Ufern in Bröckel, und es kommt daher zu Verstopfung nur kleinerer Äste der Arteria pulmonalis. Speziell die peripheren arteriellen Endverzweigungen sind von der infektiösen Embolie bevorzugt, oder es werden die infizierten Massen erst in den präkapillaren und kapillaren Gefäßen festgehalten. Bei Verstopfung mittlerer und kleiner Äste der Lungenarterien kann zunächst eine Art hämorrhagischen Infarkts zustande kommen. Diese infektiösen Infarkte sind nicht so scharf begrenzt, das Lungengewebe ist in ihrem Bereich nicht so derb blutig infiltriert wie bei dem blanden Infarkt der Herzkranken (s. S. 86). Die septischen Infarkte können in toto vereitern oder durch periphere (demarkierende) Eiterung sequestriert werden. In anderen Fällen entsteht gar kein eigentlicher hämorrhagischer Infarkt, sondern zunächst ein pneumonisches (meist allerdings auch hämorrhagisches) Infiltrat, welches dann vereitert. In jedem Falle entwickelt sich infolge der Gegenwart der eitererregenden Bakterien sehr rasch eine schwere Entzündung des Lungengewebes, die alsbald einen eitrigen, oft auch jauchigen Charakter annimmt. Ungeheure Massen weißer Blutkörperchen wandern aus den entzündeten Gefäßen aus, infiltrieren das Stützgerüst der Lunge und sammeln sich in den Räumen der Bronchiolen und Alveolen an. In diesen letzteren findet man oft auch reichlich Fibrin und rote Blutkörperchen vor. Bald folgt der dichten eitrigen Infiltration des Lungengewebes die Nekrose desselben, die sich als Verflüssigungsnekrose darstellt und durch Einschmelzung des entzündeten Lungenteiles zum Lungenabszeß führt. Die Nekrose ist wohl ebensosehr die Folge der entzündlichen Zirkulationsstörung (Stasis, Thrombosis im Entzündungsgebiet), als der intensiven Giftwirkung seitens der Eiterbakterien (Strepto-, Staphylokokken usw.). Die Verflüssigung ist als fermentativer Abbau des nekrotischen Gewebes aufzufassen. Die embolischen Lungenabszesse treten in der Regel multipel auf; sie sind relativ klein und sitzen besonders häufig subpleural (wegen der Verstopfung der peripheren Endverzweigungen des Lungenarterienbaumes); die Pleura ist über ihnen entzündet, oft auch selbst in Nekrose befindlich. Dem bloßen Auge bieten sie sich als gelbe Infiltrationen oder als kleine eitererfüllte Höhlen dar, die oft dunkelrote, hämorrhagische Höfe besitzen.

Die Lunge bildet keine unüberschreitbare Barriere für die aus dem großen Körpervenengebiet stammenden infizierten Massen. Die Bakterien können die Kapillaren der Lunge passieren, oder es bilden sich im Bereich der embolischen Lungenabszesse neuerdings thrombotische Prozesse in den Lungenvenen aus, von denen aus dann das linke Herz infizierte Emboli zugeführt erhält. So entstehen auf Grund von Embolien im Gebiet der Aorta neue Abszesse in den verschiedensten Organen (Niere, Herzfleisch, Hirn, Milz) — ein anatomisches Bild, wie es der als Pyämie bezeichneten Allgemeininfektion entspricht.

Unser Übersichtsbild (Fig. 87) ist geeignet, sowohl die Entstehung als auch gewisse Folgen der embolischen Lungenabszesse vor Augen zu führen. Wir sehen zwei subpleural gelegene Lungenlobuli, getrennt durch das interlobuläre Bindegewebe. Der eine (b) befindet sich im Zustand vollständiger pneumonischer Infiltration; stellenweise bietet sich das Bild einer hämorrhagischen Infarzierung des Lungengewebes; an anderen Stellen überwiegt die zellige Exsudation und Infiltration, welche den Beginn der Abszedierung

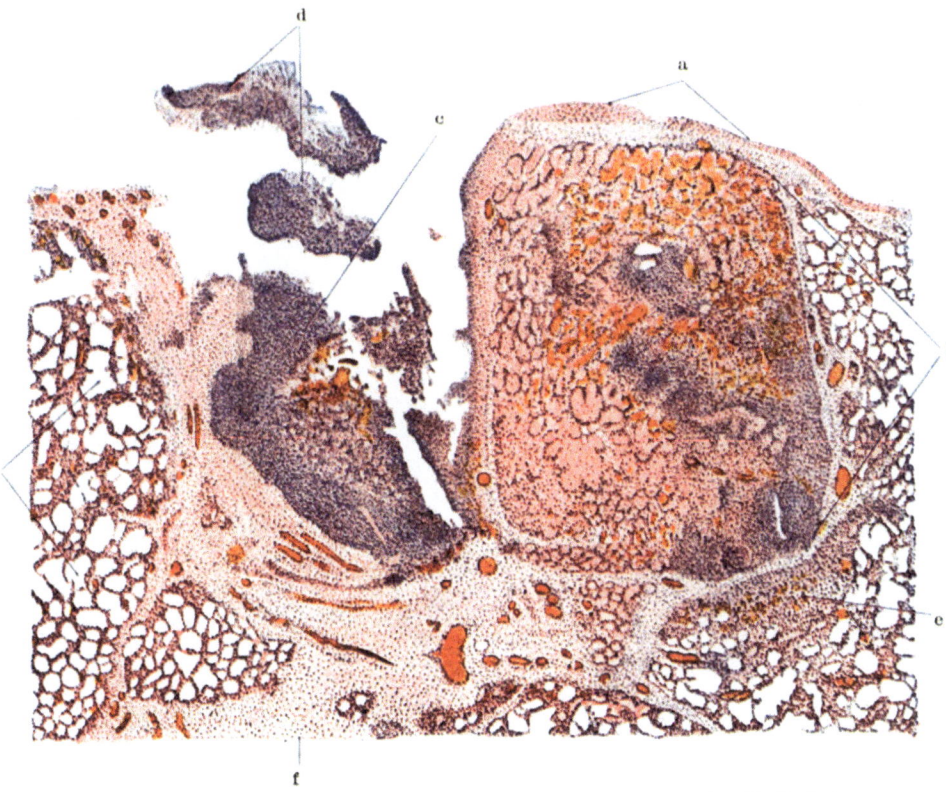

Fig. 87. Embolische Lungenabszesse. Vergr. 20fach. (Hämatoxylin-Eosin.)
a Pleura pulmonalis, mit fibrinösem Exsudat belegt. b Ein Lungenlobulus, hämorrhagisch-fibrinös, stellenweise eitrig infiltriert (beginnende Abszedierung). c Eitrig geschmolzener Lobulus (Abszeß), durch die Pleura durchgebrochen. d Fetzen des durchgebrochenen, eitrig geschmolzenen Lungengewebes. e Angrenzendes Lungengewebe in beginnender Infiltration. f Interlobuläres Bindegewebe, durch serös-zellige Exsudation stark verbreitert, mit hyperämischen Gefäßen.

des infiltrierten Lobulus darstellt. Über dem infiltrierten Läppchen ist die Pleura (a) entzündlich infiltriert und mit fibrinösem Exsudat belegt. Der andere Lobulus (c) ist ganz diffus von Eiterzellen durchsetzt; die Lungenstruktur ist nicht mehr erkenntlich; zum großen Teil ist der eitrig infiltrierte Lobulus zerfallen und eingeschmolzen. Über diesem Abszeß fehlt die Pleura, und wir sehen Teile des eitrig geschmolzenen Lungengewebes (d) in Ausstoßung durch die perforierte Pleura. Das interstitielle Bindegewebe (f) in der Umgebung der erkrankten Lobuli ist stark verbreitert, von Zellen durchsetzt, bei mächtiger Erweiterung und Füllung der Blutgefäße (phlegmonöse Entzündung!). In der Umgebung der erkrankten Läppchen ist das Lungengewebe hyperämisch und in beginnender pneumonischer Infiltration begriffen (e).

Bei stärkerer Vergrößerung sind im Läppchen b die Alveolen wechselnd mit Fibrin, roten Blutkörperchen, Alveolarepithelien, Leuko- und

Lymphozyten ausgefüllt; die Blutkapillaren sind erweitert, enthalten viele weiße Blutkörperchen, die auch reichlich in den Alveolarwandungen stecken. An einzelnen Stellen ist eine solche Überschwemmung des Alveolargewebes

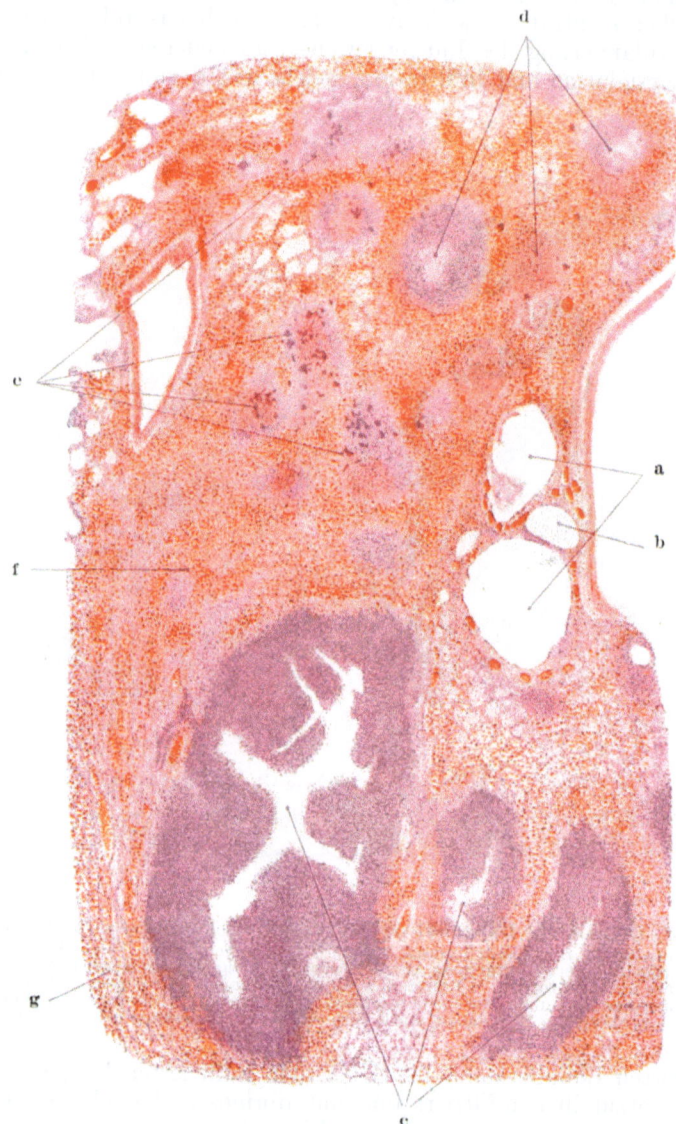

Fig. 88. Schluckpneumonie (bronchogene Lungenabszesse). Vergr. 25 fach. (Hämatoxylin-Eosin.)
a Kleinere, erweiterte Bronchien mit katarrhalisch-eitrigem Inhalt. b Bronchialknorpel. c Große, eitrige Schmelzungsherde. d Kleinere Abszesse, e Bakterienhaufen im Bereich kleinster Eiterherde. f Pneumonisch infiltriertes Lungenparenchym. g Komprimiertes, atelektatisches, entzündlich infiltriertes Alveolargewebe in der Umgebung der großen Abszesse.

mit Leukozyten vorhanden, daß die Lungenstruktur nicht mehr deutlich erkennbar ist. Im vereiterten Läppchen c ist bei stärkerer Vergrößerung gar keine Lungenstruktur mehr erkenntlich; das von Eiterzellen aufs dichtste infiltrierte Gewebe zeigt Zerfall der Kerne (Nekrose) und völlige Auflösung (Einschmelzung). In dem an die beiden Läppchen b und c angrenzenden

Lungengewebe sind die Kapillaren stark gefüllt und enthalten reichlich Leukozyten; diese erfüllen auch zum Teil die interalveolären Septen und einzelne Alveolen. Das Bindegewebe, sowohl das interlobuläre wie das pleurale, zeigt bei starker Vergrößerung Schwellung der Fibrozytenkerne, Auflockerung der fibrillären Struktur (durch seröses Exsudat: entzündliches Ödem!), stellenweise fibrinöses Exsudat in den Gewebsspalten, reichliche Durchsetzung mit leuko- und lymphozytären Wanderzellen.

Um auch noch ein Beispiel von bronchogen entstandenen Lungenabszessen zu bringen, ist in Fig. 88 ein mikroskopisches Übersichtsbild von einem Falle von sog. Schluckpneumonie gegeben. Man sieht auf der Abbildung ein paar kleine, stark erweiterte Bronchien (a) mit katarrhalisch-eitrigem Inhalt. Eine Reihe von größeren, eitrigen Schmelzungsherden (c) ist in das Lungengewebe eingelagert. Sie sind zentral zerfallen; peripher findet sich eine so dichte Eiterzelleninfiltration des Lungengewebes, daß nichts mehr von der Lungenstruktur zu erkennen ist. Kleine Abszesse (d) sind an vielen Stellen in das Lungengewebe eingelagert. Sie zeigen ein ähnliches Bild wie die größeren. Da, wo die eitrig entzündlichen Herde sich im Entstehungsstadium befinden, sieht man weniger scharf abgegrenzte, zellige Infiltrate, im Bereich derer aber massenhaft tief dunkel gefärbte, kleine Flecke sichtbar sind, welche sich bei starker Vergrößerung als dichte Bakterienanhäufungen herausstellen (e). Das alveoläre Lungenparenchym zwischen den Abszessen ist überall entzündlich infiltriert (f). In der nächsten Umgebung der großen Abszesse ist das Lungenparenchym zusammengepreßt, die Alveolen sind hier eng, stellenweise spaltförmig (g). Bei stärkerer Vergrößerung kann man im Bereich der kleineren Abszesse manchmal deren Zusammenhang mit kleinsten Bronchien nachweisen, deren Epithel abgestoßen und deren Wand und Umgebung von Eiterzellen infiltriert ist. Die Alveolarräume zwischen den großen und kleinen Abszessen sind wechselnd mit Lympho- und Leukozyten, Alveolarepithelien, Fibrin, roten Blutkörperchen erfüllt.

♂) Pneumonia dissecans.

Ein Fall von Pneumonia dissecans (s. S. 99 und Fußnote) bei Grippe soll die Reihe von histologischen Bildern der Lungenentzündungen beschließen. Diese dissezierenden Pneumonien stellen eine eitrige und schmelzende, auf dem Wege der Lymphgefäße fortschreitende Phlegmone des interstitiellen Bindegewebes der Lunge dar (akute eitrige interstitielle Pneumonie). Solche Entzündungen nehmen ihren Ausgang in der Regel von einer eitrigen Bronchitis und Peribronchitis; in seltenen Fällen gehen sie von einer Vereiterung der Lungenhilusdrüsen oder von einer eitrigen Pleuritis aus. Sehr bezeichnend ist das makroskopische Bild. Man sieht auf dem Lungendurchschnitt gelblich gefärbte Streifen in netzförmigem Zusammenhang; dies sind die eitrig infiltrierten Bindegewebssepten der Lunge. Mikroskopisch (Fig. 89) sieht man bei schwacher Vergrößerung die stark verbreiterten, von Eiterzellen infiltrierten Bindegewebssepten der Lunge (a und d). Bei stärkster Eiterzelleninfiltration tritt Nekrose (b) der Septen und der hier verlaufenden Bronchien und Gefäße (e) ein. Die Lungenläppchen werden nicht selten rings von der interstitiellen Eiterung umfaßt. Sie sind entzündlich (pneumonisch) infiltriert (c). Die rings um die Läppchen ausgebildete Eiterung beraubt die Läppchen der Blutzufuhr und führt zu ihrer Nekrose und Sequestration.

ε) Pleuritis fibrinosa.

Entzündungen der Pleura (seröse, fibrinöse, serofibrinöse, eitrige, hämorrhagische) kommen entweder durch hämatogene (metastatische) Infektion

(z. B. bei Gelenkrheumatismus, Endokarditis), ferner auf autotoxischer Basis (z. B. bei Urämie) zustande, oder es sind fortgeleitete Entzündungen. Am häufigsten sind es Lungenerkrankungen, die auf die Pleura übergreifen, vor allem pneumonische Prozesse. Bei den verschiedenen Pneumonien beteiligt sich die Pleura häufig mit einer einfach fibrinösen Exsudatbildung (sog. Pleuritis sicca). Die normaliter glatte, feuchtglänzende, pleurale Oberfläche rötet sich infolge entzündlicher Hyperämie und verliert

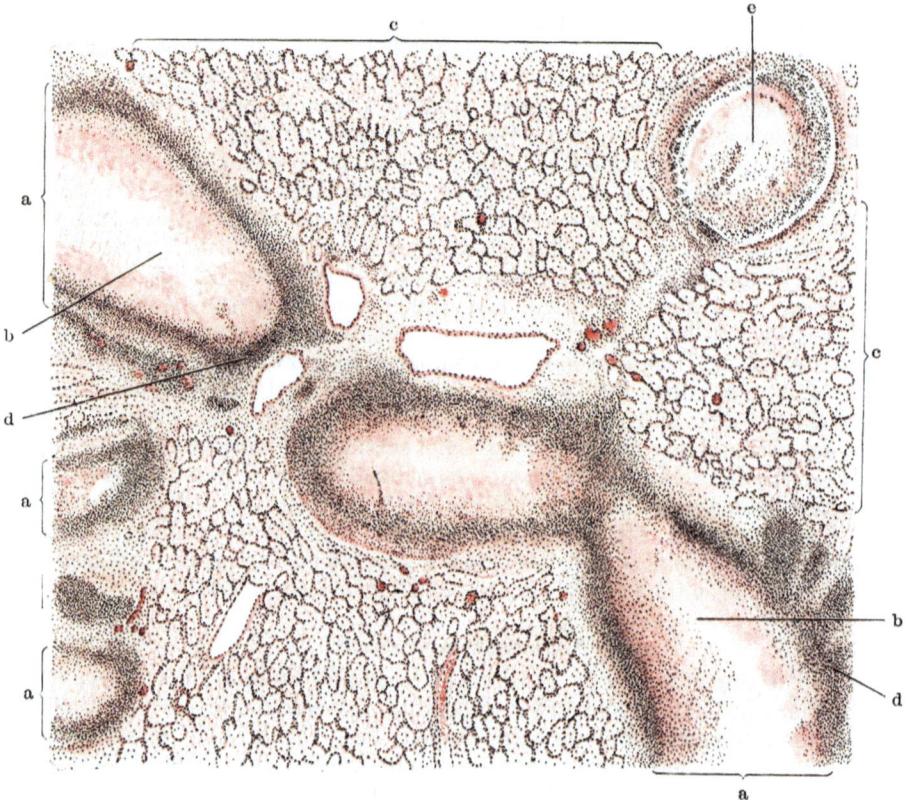

Fig. 89. Pneumonia dissecans (bei Grippe). Vergr. 18fach. (Hämatoxylin-Eosin.) a Durch entzündliches Ödem und Eiterzelleninfiltration (d) stark verbreiterte bindegewebige Septen der Lunge, b Nekrosen. c Pneumonisch infiltriertes Lungengewebe. e Vene, mit eitrig-zerfallendem Thrombus erfüllt.

ihren spiegelnden Glanz mehr und mehr in dem Maße, als sich auf ihr ein eiweißreiches, aus den entzündeten Gefäßen stammendes, gerinnendes Exsudat ablagert. Bei fortgesetzter solcher fibrinöser Exsudation kann die pleurale Fläche ein rauhes, feinkörniges, ja zottiges Aussehen gewinnen. Das sog. pleuritische Reiben rührt von diesen fibrinösen Auflagerungen her, die als zähklebrige Beläge der pleuralen Flächen bei der Atmung gegeneinander verschoben werden. In den frischeren Stadien der Pleuritis fibrinosa kann man das Exsudat, wenn es einigermaßen reichlich ist, als eine zusammenhängende, zähe, gelbliche Pseudomembran von der Pleura abziehen. Bei längerer Dauer der Entzündung spielen sich organisatorische Vorgänge ab, d. h. es dringen junge Gefäße und neugebildete Bindegewebszellen von der Pleura her in das fibrinöse Exsudat ein und lösen es auf. So wird dieses allmählich von jungem Bindegewebe ersetzt. Diese organisatorischen oder besser substituierenden Vorgänge führen schließlich zu bindegewebigen

Verdickungen und Schwielen oder zu Verwachsungen (Synechien) der Pleurablätter, wie sie als Überreste abgelaufener pleuritischer Prozesse so häufig gefunden werden. Verkalkung solcher sog. „Pleuraschwarten" kann sich anschließen.

Unser Präparat (Fig. 90) zeigt eine frische fibrinöse Pleuritis bei Weigerts Fibrinfärbung. Auf der Oberfläche der Lunge findet sich das fibrinöse Exsudat (a), das bei schwacher Vergrößerung als breite, blaugefärbte Schicht der Pleura pulmonalis aufliegt und gegen die letztere mit scharfer Grenze sich abhebt. Bei stärkerer Vergrößerung stellt sich das Exsudat in Form von blaugefärbten, feinen und größeren Fasern dar, die sich vielfach überkreuzen, so daß im ganzen ein netzartiges Bild zustande kommt. In den kleinen und größeren Maschen dieses Netzes müssen wir uns eiweißreiche Flüssigkeit enthalten denken; ferner finden wir hier Wanderzellen, vor allem polymorphkernige Leukozyten, vor. Unterhalb des fibrinösen Exsudates liegt das pleurale Bindegewebe (b). Das Epithel der pleuralen Oberfläche ist entweder gar nicht mehr nachweisbar, oder man findet dicht unterhalb der untersten Fibrinfaserlage Reste des Epithels als große, dem pleuralen Bindegewebe locker aufsitzende oder bereits abgelöste, oft stark geschwollene, protoplasmareiche Zellen. Die Blutgefäße der Pleura sind erweitert, das pleurale Binde-

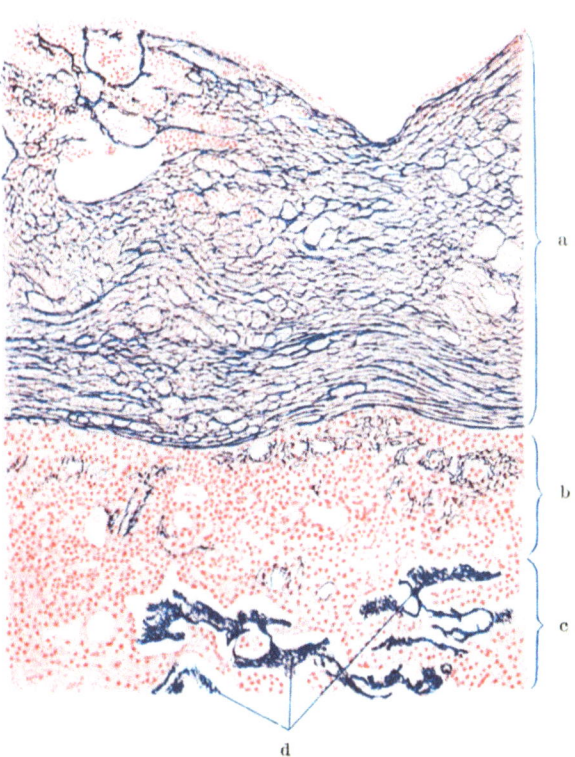

Fig. 90. Pleuritis fibrinosa. Vergr. 70fach.
(Weigerts Fibrinfärbung — Karmin.)
a Exsudat auf der Pleura pulmonalis, aus Fibrin (blaue Fasern) und Leukozyten (rote Kerne) bestehend. b Das Gewebe der Pleura pulmonalis mit weiten Gefäßen, infiltrierenden Leukozyten, feinfaserigen Fibrinausscheidungen. c Lungengewebe, kollabiert. d Fibrinöses Exsudat in spaltförmigen Lufträumen der Lunge.

gewebe von Leukozyten durchsetzt. Die Fibrinfärbung zeigt auch innerhalb des pleuralen Bindegewebes blaugefärbte, feinfädige Massen, die in den Saftspalten und Lymphgefäßen der Pleura liegen; auch in manchen Blutgefäßen sieht man fibrinöse Gerinnungen (postmortale Fibrinabscheidung!).

Neben der fibrinösen Exsudation auf der Pleuraoberfläche sammelt sich häufig auch ein seröses Exsudat in der Pleurahöhle an (Pleuritis serofibrinosa). Bei reichlicherer Bildung solcher Exsudate kommt es zu Rückwirkungen auf das Lungengewebe. Wo sich das Exsudat ansammelt, wird die kapilläre Adhäsion der Pleura an der inneren Brustwand aufgehoben. Die Lunge ist hier nicht mehr den Zugwirkungen des Thorax ausgesetzt und folgt ihrem eigenen elastischen Zuge: sie retrahiert sich. Ist der von dem Exsudat auf die Lunge ausgeübte Druck nicht größer als der intrabronchiale Druck, dann kommt es nur zu einem Kollaps der Lunge. Ist der Exsudatdruck größer als der Druck innerhalb der Lunge, dann wird das Lungengewebe durch das Exsudat komprimiert. Das alveoläre Parenchym ist bei Kollaps und bei Kompression ungenügend oder gar nicht entfaltet, die Alveolen sind eng, spaltförmig oder es legen sich die Alveolenwandungen aufeinander. Dieser Zustand der Atelektase, welcher sich makroskopisch durch eine schlaffe, luftarme oder luftleere Beschaffenheit der betreffenden Lungenteile zu erkennen gibt, ist an unserem mikroskopischen Präparat in einer subpleural gelegenen Zone des Lungengewebes deutlich zu erkennen (c). Hier sind die alveolären Räume eng, spaltförmig. In diesen spaltförmigen Lufträumen findet sich ebenfalls ein fibrinöses Exsudat (d). So gibt unser mikroskopisches Bild nicht nur von der Art der entzündlichen Ausschwitzung an die Lungenoberfläche eine gute Vorstellung, sondern es führt uns auch die Rückwirkung des Exsudates auf die subpleural gelegenen Lungenteile vor Augen (s. a. S. 81).

5. Spezifische Entzündungen.

α) Kongenitale Lues der Lunge.

Unter den bei angeborener Lues vorkommenden anatomischen Veränderungen der Organe (Pemphigus, Osteochondritis luetica, Hepatitis, Nephritis, Pancreatitis interstitialis, Gummenbildungen usw.) spielen die in der Lunge nachzuweisenden Prozesse eine bedeutsame Rolle. Abgesehen von Gummenbildungen (s. sp. S. 154) kommen in der Lunge diffuse entzündliche Prozesse vor, bei welchen entweder die interstitiellen Neubildungen überwiegen oder seröszellige Exsudationen in die Alveolarräume in den Vordergrund treten. Häufig ist eine Mischung dieser beiden histologischen Prozesse. Bei der interstitiellen Form sieht man auf Durchschnitten die Lunge von grauweißlichen Strängen und Streifen durchzogen, die nichts anderes sind als das stärker entwickelte peribronchiale, perivaskuläre und interlobuläre Bindegewebe. Demgemäß ziehen diese Streifen einerseits radiär vom Hilus zur pleuralen Peripherie der Lunge, andererseits bilden sie in ihren feineren Verzweigungen ein Netzwerk, welches die Läppcheneinteilung der Lunge stärker hervortreten läßt. Bei der exsudativen Form ist die Lunge infiltriert, luftarm oder luftleer und auf Durchschnitten von grauweißlichem Aussehen (Pneumonia alba). Unser Präparat (Fig. 91) zeigt interstitielle und exsudative Prozesse gemischt. Mikroskopisch fällt bei schwacher Vergrößerung die Vermehrung des gesamten Lungenbindegewebes auf. Nicht nur die gröberen Septen, in denen die größeren Gefäße und Bronchien eingelagert sind, erscheinen stärker, breiter als normal, sondern es ist auch das feinere Lungengerüst mächtiger entwickelt; insbesondere erscheinen auch die interalveolären Septen verdickt, plump, und es sind infolge dieser abnormen interstitiellen Massenentfaltung die Alveolarräume selbst (b) eingeengt, klein, spaltförmig und oft schwer auffindbar. Das vermehrte Bindegewebe ist überall zellreich (kleine, kurze, spindelige Fibroplasten in den interalveolären Septen, größere, längere Spindelzellen im gröberen Interstitium) und von Wanderzellen (Lymphozyten) durchsetzt. Die groben Septen zeigen oft auch eine Auflockerung ihres Faserbestandes infolge wässeriger Anschoppung (ödematöses Bindegewebe). In den engen Alveolen und Alveolargängen findet man lose zusammenliegende Zellen, teils vom Charakter der Lympho- und Leukozyten, teils größere Elemente, mit reichlicherem, feinvakuolärem Protoplasma und hellerem, rundlichem Kern; diese sind von verschiedenartiger Gestalt und als abgestoßene, verfettete Alveolarepithelien anzusehen (b_1). Bei der geschilderten Veränderung der Alveolarwände ist eine Ernährungsstörung und Abstoßung der diese Wände bedeckenden Zellen zu erwarten. Außer Zellen findet sich in den Alveolen eine feinkörnige Masse; es ist eiweißreiche Flüssigkeit und fettiger Detritus — „inveteriertes" Ödem. An vielen Stellen ist die Ausbildung von Alveolarräumen innerhalb des stark wuchernden Interstitiums so gering, daß man keinen Zweifel haben kann, daß hier die Lungenentwicklung infolge der luetischen Entzündung des Bindegewebes zurück- oder überhaupt ausgeblieben ist (c). Diese Annahme einer Bildungshemmung wird gestützt durch den Befund von feinen verzweigten Kanälen

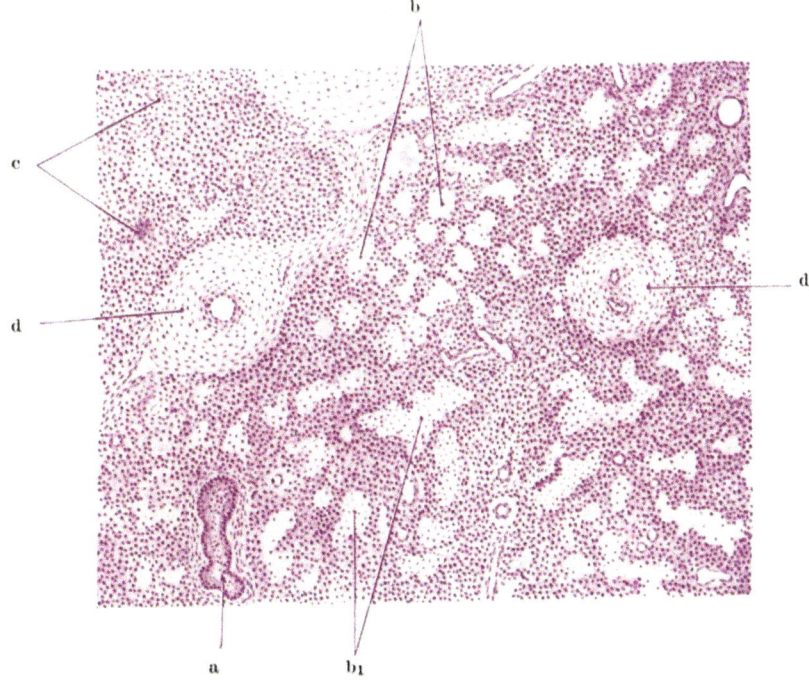

Fig. 91. Angeborene Syphilis der Lunge (sog. Pneumonia alba). Vergr. 70fach. (Hämatoxylin.) a Kleiner Bronchus mit katarrhalisch-eitrigem Inhalt. b Enge Alveolen. b_1 Desquamierte Alveolarepithelien (und Leukozyten) in den Alveolarräumen. c Reichlich gewuchertes interstitielles Gewebe, völliges Zurücktreten der Alveolenentwicklung. d Verdickte Blutgefäße mit enger Lichtung und stark vermehrter Adventitia.

im wuchernden Bindegewebe, die nicht mit plattem respiratorischem Epithel, sondern mit kubischem Epithel ausgekleidet sind (st. Vergr.). An solchen Stellen erinnert die Lunge an einen Entwicklungszustand, der etwa dem 6. Fetalmonat entspricht, wo von den Endigungen der primären Bronchialschläuche aus noch wenig tubuläre Aussprossungen und alveoläre Aussackungen entstanden sind.

Von sonstigen pathologischen Veränderungen in unserem Präparat sind die oft sehr bedeutenden Gefäßverdickungen (d) bemerkenswert; sie gehen hauptsächlich auf Kosten der Adventitia, die durchweg stärker entwickelt ist; doch werden auch (kompensatorische?) Intimaverdickungen mit Einengung des Lumens gefunden; auch diese peri- und „endarteriitischen" Prozesse gehören dem Formenkreis der Lues an. Endlich sei auf katarrhalische Erscheinungen in den Bronchien (a) hingewiesen (Abstoßungen des Zylinderepithels, Leukozyten, verfettete Zellen, Schleim in den größeren Bronchien).

Ein zweites Bild (Fig. 92) von einer syphilitischen Neugeborenenlunge stammt von einer vorwiegend katarrhalisch-exsudativen Form der Erkrankung. Das interstielle Moment tritt hier mehr zurück. Bei starker Vergrößerung sind hier die zellig gefüllten alveolären Räume zu beachten. Es sind hauptsächlich Zellen von epithelialem Charakter, welche die Alveolen ausfüllen: protoplasmareiche, rundliche und polygonale Elemente (a), mit hellem, vielfach feinvakuolärem Protoplasma und mit bläschenförmigen, rundlichen Kernen. Das sind alles Alveolarepithelien. Sie sitzen teils der Wand der Alveolen auf, teils füllen sie das Lumen der Alveolen aus. Daß

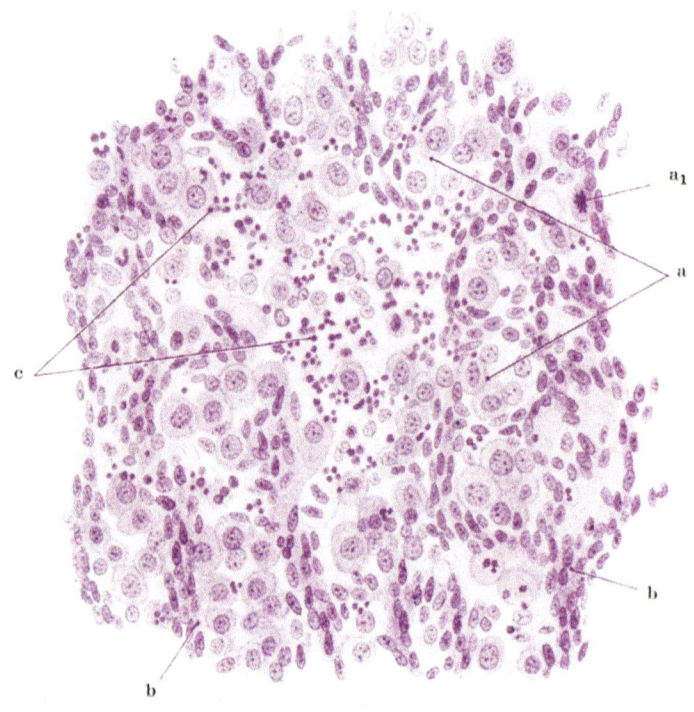

Fig. 92. **Pneumonia alba syphilitica.** Vergr. 400 fach. (Hämatoxylin-Eosin.)
a Große Alveolarepithelien an der Wandung und innerhalb der Alveolen. a_1 Mitose in einer Alveolarepithelzelle. b Verdickte, zellreiche Alveolarwandungen und interalveoläre Septen. c Multinukleäre Leukozyten im Lumen der Alveolen.

es sich hier um Proliferation dieser Epithelien handelt, geht auch aus dem Befund von Mitosen (a_1) hervor. Bei geeigneter Färbung würde in den großen Alveolarepithelien Lipoidverfettung nachweisbar sein. Außerdem finden sich in den Alveolarräumen polymorphkernige und multinukleäre Leukozyten, deren Kerne vielfach in Zerfall begriffen sind (c). Die Wandungen und Septen des alveolären Gewebes (b) sind verdickt und auffallend reich an länglichen Kernen; das sind Kerne des vermehrten Bindegewebes und der Kapillarwände. Untersucht man in einem solchen Fall die Bronchien, so wird man sie allenthalben mit abgestoßenen Epithelien und Leukozyten erfüllt finden (katarrhalisch-eitrige Bronchitis); dem katarrhalischen Bronchialinhalt sind auch die oben erwähnten, großen (verfetteten) Alveolarepithelien beigemischt.

Die eben geschilderten Bilder von kongenitaler Lues der Lunge geben Veranlassung, einige Worte über den Begriff der **spezifischen Entzündung** überhaupt anzufügen. Wir müssen zwischen ätiologischer **und** histologischer Spezifität unterscheiden. In ätiologischer Hinsicht sind krankhafte Prozesse und Krankheiten, wie Syphilis, Tuberkulose, Aktinomykose, Rotz, Lepra, Rhinosklerom, spezifisch und einheitlich, weil jede dieser Erkrankungen durch einen besonderen, wohlcharakterisierten Erreger ausgezeichnet ist. In histologischer Hinsicht dagegen besteht keine Einheitlichkeit, weil der gleiche Erreger teils spezifische, teils unspezifische gewebliche Veränderungen hervorrufen kann. Um bei dem eben behandelten Beispiel der kongenitalen Lungenlues zu bleiben, so kann die Spirochaeta pallida einmal durchaus spezifische histologische Veränderungen in Form von Gummenbildungen erzeugen, d. h. von Granulomen, die durch ihre gewebliche Zusammensetzung sich von Granulomen anderer Art unterscheiden lassen (s. sp.). Ein anderes Mal ruft die Spirochaeta pallida bindegewebliche Neubildungen oder exsudative Prozesse hervor, die an sich histologisch nichts Spezifisches an sich tragen. So ist es z. B. bei den Fällen von kongenitaler Lungenlues, die wir oben abgebildet haben. Hier könnte höchstens die Art der Ausbreitung der Bindegewebswucherung und ihre Kombination mit Gefäßwandprozessen für einigermaßen charakteristisch gelten; aber die Teilprozesse (Proliferation, Exsudation) an sich könnten mit der gleichen histologischen Physiognomie auch bei andersartiger Ätiologie auftreten. Sogleich wird bei Besprechung der Lungentuberkulose auseinanderzusetzen sein, daß der Tuberkelbazillus einmal histologisch unspezifische Granulationen und Exsudationen hervorruft, ein anderes Mal histologisch spezifische Produkte, die Tuberkel, erzeugt. Endlich sei bemerkt, daß auch der Ausgang eines an sich unspezifischen histologischen Prozesses diesem das Merkmal der Spezifität aufprägen kann; so können z. B. bei der Tuberkulose unspezifische Granulationen und Exsudationen durch den Ausgang in Verkäsung eine gewisse Spezifität erlangen. Der Grund für die verschiedenartige histologische Wirksamkeit des gleichen Erregers ist sowohl in Variationen des Erregers als auch in einem Wechsel der Reaktionen des vom Erreger angegriffenen Körpers zu suchen. Wechselnder Virulenzgrad des Erregers und wechselnde Reaktionsweise des Körpers machen es uns verständlich, daß bei einheitlicher Ätiologie die geweblichen Prozesse so verschiedenartig sein können.

β) Tuberkulose der Lunge.

Das vielgestaltige anatomische Bild, das die tuberkulöse Lunge in den einzelnen Fällen darbietet, läßt sich histologisch auf einfache Grundformen zurückführen. Berücksichtigt man lediglich die durch das spezifische Virus, den Tuberkelbazillus und dessen Toxine, hervorgerufenen Veränderungen in der Lunge, so lassen sich zwei Kategorien von Prozessen unterscheiden. Einmal produktive, durch die Bildung spezifischen Granulationsgewebes (des sog. Epitheloidgewebes) charakterisierte Vorgänge, und dann exsudative Prozesse, die sich vorwiegend als pneumonische Infiltrationen darstellen und durch ihr besonderes Schicksal, durch die Verkäsung, Spezifität gewinnen. Zu diesen spezifischen histologischen Grundprozessen gesellen sich sehr häufig unspezifische Vorgänge der verschiedensten Art, die teils durch den Tuberkelbazillus, teils durch Misch- und Sekundärinfektionen hervorgerufen werden. Ferner ist zu bedenken, daß die histologischen Grundmotive in den einzelnen Fällen auf die mannigfaltigste Weise kompliziert werden durch das nach In- und Extensität sehr wechselnde Auftreten von Nekrose (Verkäsung) und von Zerfallsvorgängen (Kavernenbildung) einerseits, von Heilungsprozessen andererseits.

Richten wir unser Augenmerk nicht so sehr auf die histologischen Grundmotive als auf den allgemeinen Verlauf der tuberkulösen Infektion in der Lunge, so können wir den Primärinfekt, die Reinfektion und die chronische Phthise unterscheiden. Und wenn wir mit K. E. Ranke den Ablauf der tuberkulösen Infektion im Organismus verfolgen, so kommen wir zur Aufstellung von Stadien, ähnlich denjenigen, welche für die Syphilis anerkannt worden sind: Primärstadium (Primärinfekt oder -komplex), Sekundärstadium (Ausbreitung der Infektion im Organismus auf dem Wege der Blut- und Lymphgefäße — sog. Generalisation), Tertiärstadium (=chronische Organtuberkulose). Diese Parallelstellung mit der Lues ist allerdings nur durchführbar, wenn wir auch bei der Tuberkulose nur eine endogene Reinfektion anerkennen. Alle Betrachtungen müssen von der Vorstellung ausgehen, daß der Verlauf der Tuberkulose, abgesehen von Misch- und Sekundärinfektionen, nicht nur von der Virulenz und Massenhaftigkeit der Infektion mit dem Kochschen Bazillus abhängig ist, sondern noch mehr von der wechselnden Reaktionsweise des Organismus. Bei der Erstinfektion hat der Organismus nur seine natürlichen Abwehrmittel zur Verfügung; es sind die entzündlich-exsudativen Reaktionen. Daher ist der Primäraffekt, welcher ganz vorwiegend in der Lunge seinen Sitz hat, eine Pneumonie, welche verkäst und bei der Ausheilung abgekapselt wird, verkalkt und verknöchert. Die entsprechenden Hilusdrüsen sind mit verkäsenden Entzündungen beteiligt (Primärkomplex) und verkalken (verknöchern) bei Ausheilung ebenfalls. Heilt der Primärinfekt nicht aus, so folgt Zerfall mit Bildung einer Kaverne, und es breitet sich die Infektion nicht nur in der Lunge weiter aus, sondern sie kann in das Generalisationsstadium übergehen mit metastatischer Ausbreitung im Organismus. Die Reinfekte bevorzugen das Obergeschoß der Lunge. Sie zeigen bereits eine Mischung exsudativer und proliferativer Reaktion. Die Hilusdrüsen zeigen nicht mehr die Beteiligung wie im Primärstadium. Die Ausbreitung dieser Reinfekte in der Lunge geschieht ganz vorwiegend auf dem Wege der kleinen Bronchien (azinös-nodöse Herde gemischten Charakters). Nicht selten zeigt sich der Reinfekt unter dem Bilde der sog. Frühinfiltrate, welche in der Regel im Obergeschoß, infra- oder supraklavikulär gelegen sind; es sind exsudative (pneumonische) Infiltrate, die sich rings um einen Fokus (Reinfekt) in oft sehr großer Ausdehnung entwickeln; die Exsudationen können resorbiert werden, der Fokus vernarben; oder es entsteht durch Verkäsung und Erweichung eine charakteristische Lochkaverne. Beim Fortschreiten des Prozesses in der Lunge entstehen bronchogene Streuungsherde, azinös-nodös und von lobulärem oder gar lobärem Umfang, die bei den sehr rasch verlaufenden Formen fast ausschließlich exsudativen Charakter haben. Die Reinfekte können durch Einbruch der Erreger in Blut- und Lymphgefäße zu Generalisation führen. Viele Reinfekte heilen aber aus. Die chronische Lungenphthise (Tertiärstadium) ist ausgezeichnet durch ein intrakanalikuläres Fortschreiten des Prozesses kranialkaudalwärts, durch das Vorwiegen der proliferativen Prozesse, das Zurücktreten der Verkäsungen, die Neigung zu Vernarbungen (zirrhotische Formen). Die Hilusdrüsen sind nicht in spezifischer Weise beteiligt, hämatogene und lymphogene Generalisation fehlt, die Ausbreitung erfolgt nur auf dem Wege des Sputums (Kehlkopf, Darm). Durch fortgesetzten Zerfall entstehen die kavernösen Formen der chronischen Lungenschwindsucht.

Diese Schilderung zeigt, daß die proliferativen Prozesse als Ausdruck einer erworbenen größeren Resistenz gegenüber dem Kochschen Bazillus angesehen werden können. Die exsudativen Prozesse hingegen sind der Ausdruck einer gesteigerten Empfindlichkeit und können nach K. E. Ranke als anaphylaktische Reaktionen gelten. Die rasch verlaufenden Fälle von Lungentuberkulose (galoppierende Schwindsucht) sind alle durch exsudative, ausgedehnt verkäsende und einschmelzende Prozesse ausgezeichnet. Es sei noch erwähnt, daß im Verlauf der Tuberkulosekrankheit Umstimmungen vorkommen, derart, daß der erreichte Resistenzgrad wieder von einer gesteigerten Empfindlichkeit abgelöst werden kann, so daß in solchen Fällen wieder exsudative Reaktionen und Generalisationen auftreten, der produktive Charakter der histologischen Prozesse zurücktritt. Diese wenigen Ausführungen mögen zum Verständnis der nun zu schildernden histologischen Einzelprozesse dienen.

Eine Einteilung, welcher allerdings kein einheitliches Klassifikationsprinzip zugrunde liegt, welche aber die wichtigsten anatomischen Formen umfaßt, kann in folgender Übersicht (s. S. 111) gegeben werden.

Die spezifischen produktiven Vorgänge[1] treten als umschriebene, knötchenförmige oder mehr diffuse (peribronchiale, perivaskuläre, inter-

---

[1] Der Tuberkelbazillus kann auch unspezifische Wucherungen hervorrufen (Bildung gewöhnlichen Granulationsgewebes mit oder ohne Verkäsung).

Mischformen {

1. Miliare Formen (Miliartuberkulose).
    a) Exsudativ: (sog. pneumonische Tuberkel, d. h. miliare Pneumonien).
    b) Produktiv: echte Tuberkel (Epitheloidtuberkel) mit Sitz in oder an den Blutgefäßen, Lymphgefäßen, Bronchien, im Zwischengewebe (interstitiell), in den Septen und Wandungen des respirierenden Parenchyms, sekundär auch intraalveolär.
2. Pneumonische Formen.
    Rein exsudativ.
    a) Spezifische tuberkulöse Pneumonie = käsige Pneumonie, miliar (s. o.), azinös, lobulär, konfluierend, lobär, Bronchopneumonie. Azinös-nodöse pneumonische Herde.
    b) Nicht spezifische Pneumonien bei Tuberkulose = katarrhalische Pneumonie (Desquamativpneumonie), gelatinöse Pneumonie (sog. inveteriertes Ödem); fibrinöse Pneumonien usw.
3. Kanalikuläre Formen (Röhrentuberkulose).
    a) Exsudativ } Bronchitis und Bronchiolitis tuberculosa, Endo- und Peribronchitis, in der Regel verbunden mit herdförmiger, azinöser oder peribronchialer Pneumonie (s. o.).
    b) Produktiv } Bronchialtuberkulose für die proliferative Form. Azinös-nodöse, proliferative Herde (häufig mit Exsudationen gemischt).
4. Kavernöse Formen (aus 2 und 3 hervorgehend). Phthisis.
    a) Exsudativ ⟶ Kavernen durch Zerfall käsiger Pneumonie (pneumoniogene Kavernen).
    b) Produktiv ⟶ Kavernen durch Zerfall tuberkulöser (käsiger) Bronchien (bronchogene Kavernen).
5. Zirrhotische Formen (Kombination mit Heilungsprozessen).
    a) Aus exsudativer Tuberkulose: Organisation, fibröse Induration pneumonischer Infiltrate. Fibröse Ausheilung exsudativ bronchitischer Prozesse.
    b) Aus produktiver Tuberkulose: fibröse Umwandlung von Tuberkeln und diffusen Epitheloidgewebswucherungen. Fibröse Ausheilung der Bronchialtuberkulose. Fibröse Lymphangitis tuberculosa usw.
    Exsudative und produktive Prozesse, die zu Verkäsungen geführt haben, werden bindegewebig abgekapselt. Kavernen können durch Bindegewebswucherung in Wand und Umgebung schrumpfen und veröden (s. hierzu S. 124).

stitielle) Wucherungen eines großzelligen Granulationsgewebes von eigenartiger zellulärer Zusammensetzung hervor. Am reinsten sehen wir diese Granulationen bei jener akuten hämatogenen Form der Lungentuberkulose, die als akute disseminierte Miliartuberkulose bezeichnet wird. Hierbei ist die Lunge in ihrer ganzen Ausdehnung von hirsekorngroßen (miliaren) oder kleineren (submiliaren) Knötchen (Tuberkeln) durchsetzt. Die frisch entstandenen Knötchen sind grau, durchsichtig und springen als feinste Körnchen deutlich über die Schnittfläche der entzündlich hyperämischen, stark geröteten und durchfeuchteten Lunge hervor. Ältere Knötchen sind etwas größer und mehr grauweißlich oder gelblichweiß, letzteres besonders dann, wenn sie bereits stärker nekrotisch (verkäst) sind. Die mikroskopische

Untersuchung (Fig. 93) zeigt bei schwacher Vergrößerung die Einlagerung von kleinen, rundlichen, zelligen Herdchen (b) in das Lungengewebe. Dieses ist hyperämisch, seine Lufträume sind vielfach stärker ausgedehnt; da und dort findet sich als Zeichen entzündlicher Reizung eine zellige Exsudation in einzelne Alveolengruppen (f). Die rundlichen Herdchen sind die Durchschnitte der (im allgemeinen kugeligen) Knötchen. Diese sind nicht alle durchweg zellig, sondern viele zeigen nur in der Peripherie gefärbte Zellkerne. während im Zentrum die Kernfärbung fehlt (c); das ist das Zeichen

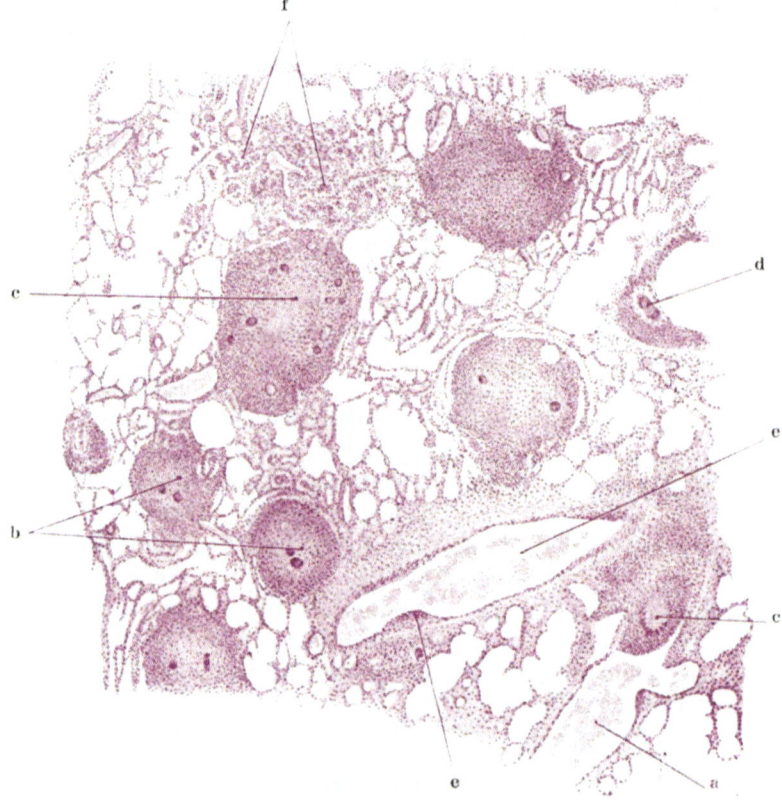

Fig. 93. Akute disseminierte Miliartuberkulose der Lungen. Vergr. 25 fach. (Hämatoxylin.) a Größere Blutgefäße. b Tuberkel mit exsudaterfüllten Alveolen in der Umgebung. c Tuberkel mit zentraler Verkäsung. d Tuberkel in der Wand von kleinen Bronchien. e Tuberkel in der Intima von Blutgefäßen. f Zellige Exsudation in einzelnen Alveolengruppen.

der Nekrose, der zentralen sog. Verkäsung der Tuberkel. Die Knötchen liegen in der Regel zunächst interstitiell, d. h. im Lungengerüst, von dem sie ihren Ausgang nehmen. So findet man sie peribronchial, perivaskulär, interlobulär, interazinös, zwischen den Alveolargängen und Infundibeln entwickelt. Auch intraalveoläre Tuberkel gibt es: sie entstehen durch Einwachsen des Granulationsgewebes in die Alveolarlichtungen. Eine Beteiligung von Alveolarepithelien an der Tuberkelbildung ist zweifelhaft. Nicht selten liegen die Tuberkel in der Wand von Bronchien und Gefäßen, ja sie ragen gelegentlich auch in das Lumen dieser Gebilde hinein, wenn sie sich als Schleimhaut- oder Intimatuberkel entwickelt haben (d, e). Gerade die enge Beziehung zu kleinen Lungengefäßen ist oft sehr bemerkenswert. Viele Knötchen sind nicht rein interstitielle Bildungen, sondern sie greifen auf das alveoläre Parenchym über und zeigen dementsprechend an ihrer

Peripherie eine Gruppe exsudaterfüllter Alveolen (b); man sagt in solchen Fällen: „der Tuberkel wächst durch pneumonische Apposition" oder spricht von „perifokaler Pneumonie". Hier haben wir die Verbindung produktiver mit exsudativen Vorgängen vor uns: Granulationen, die in dem feineren Gerüst eines Azinus oder Lobulus entstehen, müssen ja notwendigerweise sehr frühzeitig die angrenzenden alveolären Räume in Mitleidenschaft ziehen. So gesellt sich zu der Wucherung im Interstitium die entzündliche Exsudation in die Lichtungen der Alveolen. Es gibt akuteste Formen von Miliartuberkulose, bei welchen das exsudative Moment so vorherrschend ist, daß man von pneumonischen (exsudativen) Tuberkeln — im Gegensatz zu den interstitiellen (produktiven) Tuberkeln — spricht.

Die Vermischung produktiver und exsudativer Vorgänge, die selbst bei der am meisten charakteristischen Formbildung der tuberkulösen Lunge — dem Tuberkel — hervortritt, läßt sich bei der Untersuchung der feineren Struktur dieser spezifischen Bildungen noch weiter verfolgen. Die jungen Tuberkel sind durchweg zellig, die älteren zeigen zentrale Nekrose und einen peripheren, zelligen Hof. Betrachten wir einen der jungen

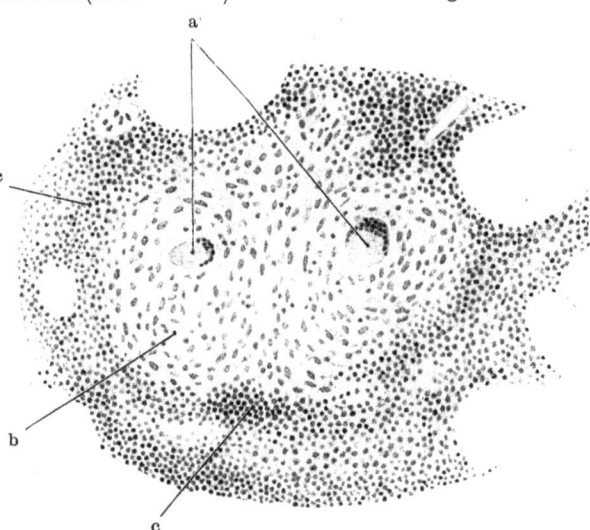

Fig. 94. Frischer, zelliger Tuberkel. Vergr. 130fach. (Hämatoxylin.)
a Riesenzellen von Langhans' Typus. b Epitheloidzellen. c Peripherer Lymphozytenwall.

Tuberkel mit starker Vergrößerung (Fig. 94), so erkennen wir die Zusammensetzung aus Zellen (b), deren Leiber in ihren Konturen oft nicht deutlich zu erkennen sind, während die Kerne als relativ große, rundliche, ovale, längliche, zart granulierte, „bläschenförmige" Gebilde deutlich hervortreten. Das sind die Kerne der sog. epitheloiden, d. h. epithelähnlichen Elemente, die nichts anders sind als junge, unreife, gewucherte Bindegewebszellen. Manche dieser Zellen haben zwei oder mehr Kerne, und hier und da findet man ganz große, vielkernige Zellen von besonderer Eigenart, die sog. Langhansschen Tuberkelriesenzellen (a). Es sind große, vielgestaltige, protoplasmatische Körper mit randständig gelagerten Kernen; zwanzig und mehr, ja bis zu hundert Kernen in einer Zelle kommen vor. Durch die Anordnung der Kerne an der Peripherie des Zellprotoplasmas kommt ein halbkreis- oder fast ringförmiges Kernbild zustande, das überaus charakteristisch ist. Natürlich tritt diese Anordnung nur dann klar hervor, wenn die Riesenzelle mitten durchschnitten ist; bei tangentialen Schnitten sieht man ungeordnete Kernhaufen, umgeben von einem schmalen Protoplasmasaum. Diese Langhansschen Riesenzellen entstehen entweder durch fortgesetzte Kernteilung bei ausbleibender Protoplasmateilung (Plasmodien) oder durch Verschmelzung vieler Zellen zu einer einzigen großen Zelle (Synzytien). Sie sind, wie die epitheloiden Zellen, nichts anderes als pathologische Formen gewucherter Bindegewebszellen. Die Riesenzellen sind nicht absolut pathognomonisch für die Tuberkulose, insoferne sie in gleicher Form auch bei anderen, z. B. gummösen Prozessen, vorkommen. Jedoch spricht der reichliche Befund typischer Langhansscher Riesenzellen in einem großzelligen Granulationsgewebe sehr für einen tuberkulösen Prozeß. Epitheloidzellen und Riesenzellen stellen das spezifische Granulationsgewebe dar, aus dem sich der Tuberkel zusammensetzt.

Gehen wir an die Peripherie des epitheloiden Gewebes, so treffen wir hier auf Zellen, unter die epitheloiden Elemente gemischt oder als förmlicher Wall diese letzteren gegen die Umgebung hin abgrenzend, auf Zellen, deren Leib kaum sichtbar, deren Kerne aber tief gefärbt, also chromatinreich,

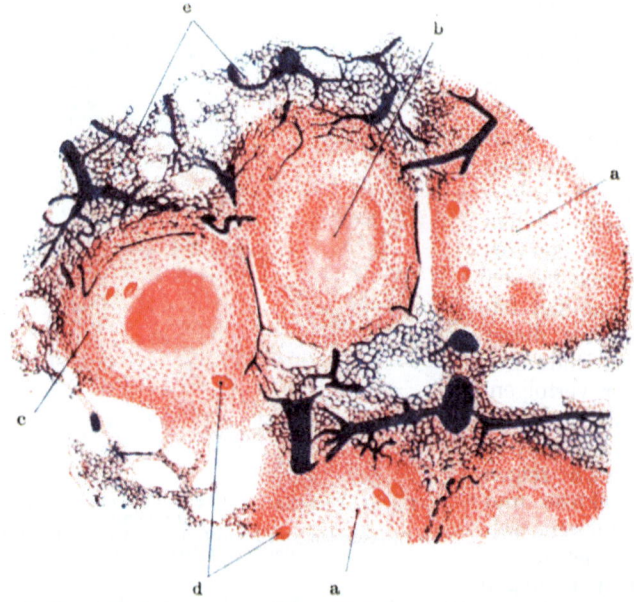

Fig. 95. Käsig-fibröser Tuberkel. Vergr. 40fach. Karmin, blaue Gefäßinjektion.)
a Tuberkel mit beginnender, zentraler Verkäsung. b Käsige Zentralzone. c Periphere, fibröse Zone von Tuberkeln. d Riesenzellen. e Lufthaltiges, alveoläres Parenchym.

klein und rundlich sind (c). Das ist der periphere Lymphozytenwall der Tuberkel. Es sind zugewanderte, durch chemotaktische Reize angelockte Lymphozyten, also auch eine Art entzündlichen Exsudates, rings um das kleine, knötchenförmige Granulom. Die Herkunft dieser Lymphozyten — ob aus dem Bindegewebe, aus den Lymphgefäßen, den Blutgefäßen aus- und zugewandert? — ist strittig. Suchen wir nach Gefäßen im vollentwickelten Tuberkel, so werden wir jedesmal zur Feststellung ihres völligen Fehlens gelangen. Der Tuberkel ist gefäßlos (vgl. Fig. 95). Die Gefäßwände der betreffenden Gegend sind mit in die epitheloide Wucherung aufgegangen. Welchen Anteil diese Gefäßlosigkeit an der zentralen Nekrose des Tuberkels hat, dürfte schwer abzuschätzen sein. Wir sind geneigt, hier ebensosehr an Toxinwirkung als an Ischämie zu denken.

Mit dieser Schilderung haben wir die wichtigsten histologischen Befunde an frischen Miliartuberkeln erschöpft. Untersuchen wir ältere, zentral nekrotische Tuberkel mit starker Vergrößerung (Fig. 95), so vermissen wir in der nekrotischen Zone jedwede Struktur: wir finden eine homogene oder auch mehr schollige oder körnige, kernlose Masse, in welcher gelegentlich auch stärker lichtbrechende, streifige oder netzartige Bildungen sichtbar sind. Letztere sind Fibrin, also eine exsudative Beimengung; erstere stellen die geronnenen Eiweißmassen der abgestorbenen Zellen dar (Koagulationsnekrose). Um die käsige Zentralzone findet sich ein mehr oder weniger breiter Saum des epitheloidzelligen Gewebes mit Riesenzellen. An zentral verkästen Tuberkeln kann man häufig eine eigenartige Gruppierung der Epitheloidzellen an der Grenze der nekrotischen Zone sehen. Hier findet sich oft eine radiäre Stellung der Zellkerne; die Radien sind gegen den Mittelpunkt der Nekrosezone gerichtet — sog. Arnoldsche Wirbelstellung der Kerne. Man kann dieses Bild für den Ausdruck eines organisatorischen Vorganges halten, wenigstens des Versuches einer Organisation: die Epitheloidzellen (und Wanderzellen) dringen in die nekrotische Zone ein, ähnlich wie junges Bindegewebe in einen Infarkt. Über fibrös umgewandelte und fibrös abgekapselte Tuberkel siehe Fig. 95 u. 96 u. S. 123.

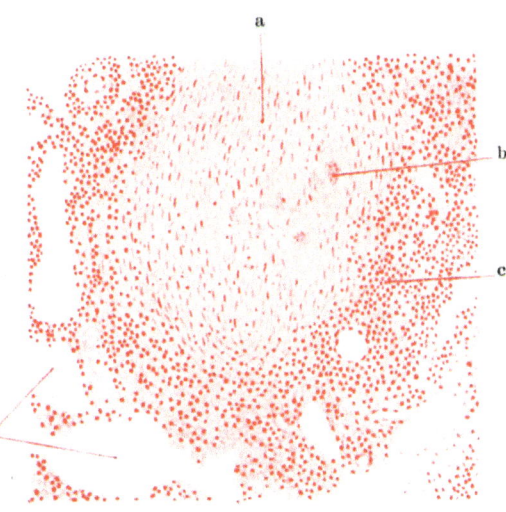

Fig. 96. Fibrös umgewandelter Tuberkel. Vergr. 100fach. (Karmin.)
a Zellig-fibröses Knötchen (= fibrös umgewandeltes Epitheloidgewebe). b Riesenzellen, schlecht färbbar, im Untergang begriffen. c Lymphozytäre Randzone. d Angrenzendes, alveoläres Parenchym.

Das Gegenstück zu jenen, der Hauptsache nach produktiven Vorgängen, die sich in der Bildung von epitheloiden, knötchenförmigen oder auch mehr diffusen Granulationen zu erkennen geben, sind jene mehr oder weniger rein exsudativen Prozesse, deren spezifischer Charakter sich durch das gleiche Schicksal, das auch die epitheloiden Bildungen zu erreichen pflegt — durch die käsige Nekrose —, zu erkennen gibt. Das sind die käsigen Pneumonien.

Zwar gibt es bei der Lungentuberkulose auch Pneumonien, die nicht zur Verkäsung neigen, obwohl kein Zweifel sein kann, daß auch diese Formen durch die alleinige Wirkung von Tuberkelbazillen und Tuberkulotoxinen hervorgerufen werden können. Aber diese nicht verkäsenden Lungenentzündungen haben histologisch nichts Spezifisches an sich. Es kommen ähnliche Entzündungen auch bei anderen chronischen Lungenerkrankungen, besonders auch bei der Lues, vor. Es handelt sich bei ihnen oft um torpide Pneumonien von langsamem Verlauf, mit geringer Neigung zur Resorption, um chronische Entzündungen katarrhalischer Art (Desquamativpneumonien), bei welchen sich in den Alveolen ein Exsudat anhäuft, das größtenteils aus eiweißreichem Serum, Lymphozyten und abgestoßenen Alveolarepithelien besteht, dem aber auch Fibrin in wechselnder Menge beigemischt sein kann. Die reichlich vorhandenen, großen, pathologisch veränderten, gequollenen und abgerundeten Alveolarepithelien (und Lymphozyten) zeigen oft ausgedehnte Lipoidverfettung. Makroskopisch sind die pneumonischen Herde dieser Art von grau durchscheinendem Aussehen (gelatinöse Pneumonie, inveteriertes Ödem — v. Rindfleisch) und obendrein infolge der Alveolarverfettung gelblich gefleckt. So häufig man in chronisch tuberkulösen Lungen diese torpiden katarrhalischen Pneumonien trifft, so ermangeln sie doch histologisch, wie gesagt, der spezifischen Merkmale.

Manchmal finden sich bei diesen tuberkulösen sog. Desquamativpneumonien auffallend viel große (epitheloide), auch mehrkernige Zellen, sogar vereinzelte Riesenzellen von Langhans' Typus. In solchen Fällen kann man schon von einer histologischen Spezifität sprechen, aber zugleich die Frage aufwerfen, ob ein solches Bild noch als rein exsudative Form der Tuberkulose aufgefaßt werden darf. Ausdrücklich bemerkt sei, daß in solchen Fällen eigentliche Tuberkelbildung fehlt, daß es sich nur um pneumonische Erfüllung der Alveolen handelt. Die großen Zellen dürften wohl als Abkömmlinge der Alveolarwand (Epithelien) angesehen werden. Ihr massenhaftes Auftreten und ihre pathologische Umgestaltung zu Riesenzellen läßt aber auf eine nicht unwesentliche **produktive Komponente** bei diesen Pneumonien schließen.

Die käsige Pneumonie kann als **herdförmige (peribronchiale, azinöse, lobuläre)**, sowie als **diffuse, lobäre Entzündung der Lunge** auftreten. Makroskopisch stellen diese Entzündungen feste Infiltrationen (Hepatisationen) des Lungengewebes von graugelber bis gelblichweißer Farbe dar. Die Pleura ist über den Infiltraten in der Regel ebenfalls entzündet

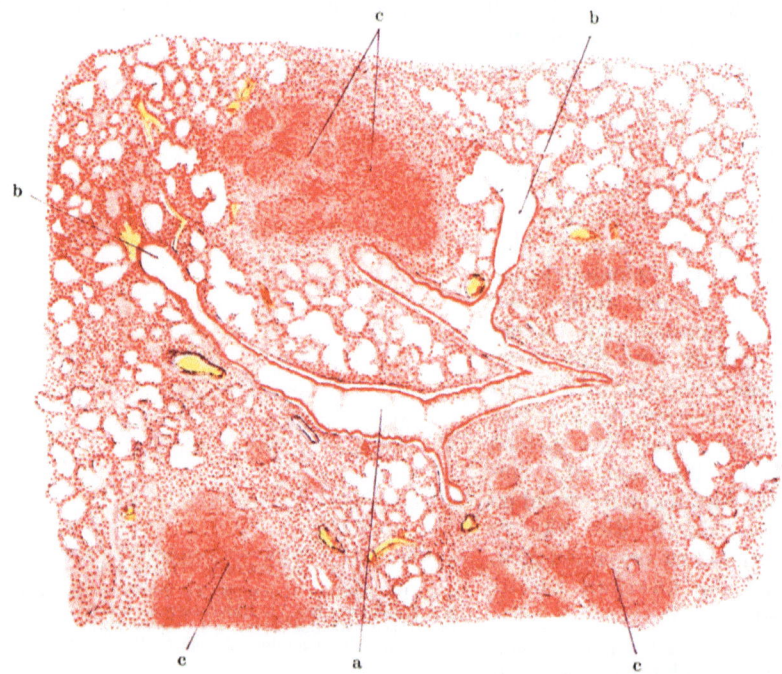

Fig. 97. Herdförmige (azinöse) käsige Pneumonie. Vergr. 25fach.
(Weigerts Elastinfärbung — Karmin.)
a Endbronchus mit seinen Aufzweigungen. b Übergänge in respiratorische Bronchien bzw. Alveolargänge. c Azinöse Herde käsiger Pneumonie mit Resten des elastischen Alveolargerüstes.

und mit fibrinösem Exsudat bedeckt. Mikroskopisch findet man meist eine fibrinöse Form der Pneumonie: in den alveolären Räumen ist fibrinöses Exsudat neben Lymphozyten, Leukozyten und Alveolarepithelien vorhanden; die quantitative Beteiligung dieser einzelnen Komponenten kann wechseln. Ist die Verkäsung voll ausgebildet, dann zeigt der ganze pneumonische Bezirk mangelhafte oder ganz fehlende Kernfärbung; das Exsudat in den Alveolen, die Alveolarwandungen und -septen mit ihren Gefäßen, bei den lobären Formen auch das gröbere bindegewebige Interstitium, die größeren Gefäße und Bronchien sind allesamt der Nekrose verfallen. In den Gefäßen findet man Thromben, in den Bronchien käsigen Inhalt. Fig. 97 zeigt eine **herdförmige** käsige Bronchopneumonie als Übersichtsbild. Hier ist die Beziehung der Pneumonie zu den Bronchioli respiratorii und zu den Azini eines Läppchens deutlich (endobronchiale Ausbreitung des Prozesses von den Bronchioli auf das alveoläre Parenchym oder umgekehrt!). Ein Endbronchus (a) mit seinen Aufzweigungen und Übergängen in respiratorische Bronchiolen und Alveolargänge (b) ist zu sehen. Käsig-nekrotische Herde (c) sitzen den letzten Bronchialverzweigungen an. Sie stellen sich dar als Gruppen pneumonisch erfüllter Alveolen. Stellenweise ist das elastische Alveolargerüst noch zu erkennen. Die pneumonischen Herde sind der Nekrose verfallen; sie zeigen mangelhafte oder fehlende Kerntinktion. Bei starker Vergrößerung sieht man hier feinkörnigen Chromatinschutt (Karyorrhexis). Diffuse Färbungen der Nekrosen mit Karmin sind das Zeichen der Auflösung und Diffusion des Chromatins (Karyolyse, Chromatolyse). Alle diese Befunde zeigen die Nekrose an. Man vergleiche mit diesem Bild einer herdförmigen

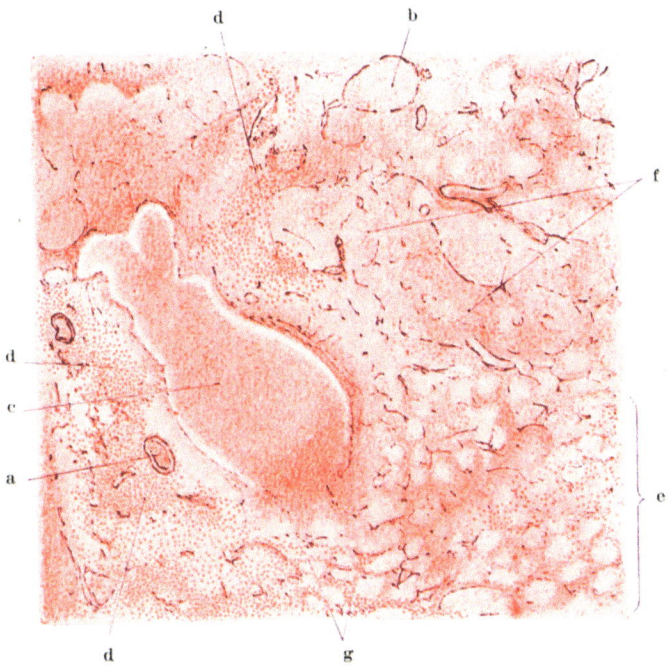

Fig. 98. Käsige Pneumonie (mit käsiger Bronchitis). Vergr. 22fach.
(Weigerts Elastinfärbung — Karmin.)

a Kleine Lungenarterie mit thrombotischer Masse als Inhalt. b Kleiner Bronchiolus mit käsigem Inhalt. c Größerer, nekrotischer Bronchiolus, von käsigen Massen erfüllt. d Entzündliche Zellinfiltrate in der Umgebung des Bronchiolus, Übergreifen der Entzündung auf das angrenzende, alveoläre Parenchym. An diesen Stellen gute Kernfärbung! e Käsig-pneumonischer Bezirk mit noch relativ deutlicher Alveolarstruktur. f Käsig-pneumonischer Bezirk: Alveolarstruktur nur mehr an den Resten der elastischen Fasern erkennbar. g Zellige Infiltration der Alveolarwandungen.

exsudativen Tuberkulose die Fig. 102. Sie zeigt einen Parallelfall von herdförmiger produktiver Tuberkulose, die sich ebenfalls im Anschluß an die letzten Bronchialverzweigungen entwickelt hat.

Die Fig. 98 zeigt einen diffus verkästen, pneumonischen Bezirk, ebenfalls bei Karmin-Elastinfärbung nach Weigert. Da die elastischen Fasern bei der käsigen Pneumonie sich länger erhalten als bei den produktiven Prozessen, zeigen sie uns die Stellen der untergegangenen Alveolarwände, bindegewebigen Septen, Bronchien, Gefäße an. Die Lungengewebsstruktur ist nur sehr undeutlich und unvollkommen erhalten (e); an manchen Stellen ist sie völlig unkenntlich (f). In den Gefäßen (a) findet man Thromben, in den Bronchiolen (b) käsig-nekrotische Inhaltsmassen. Ein größerer Bronchiolus (c) ist mit einem käsigen Pfropf völlig ausgefüllt. Die alveolären Räume sind mit ungefärbten oder nur Kernreste enthaltenden Exsudatmassen erfüllt. Bei stärkerer Vergrößerung lassen sich scholligkörnige Massen und glänzende, faserige Substanzen in den Alveolen feststellen: erstere sind nekrotische, zerfallene, geronnene Zellkörper, letztere interzellulär abgelagertes, geronnenes (fibrinöses) Exsudat. Das Gerüst der Lunge, die Wandungen der Bronchien und Gefäße zeigen ebenfalls nur schlecht gefärbte oder geschrumpfte Kerne, oder es finden sich durch Karyorrhexis entstandene Chromatinbröckel; vielfach ist überhaupt nichts mehr von Kernsubstanz zu sehen. Die zelligen und faserigen Anteile des Lungengerüstes sind also ebenfalls der Koagulationsnekrose verfallen.

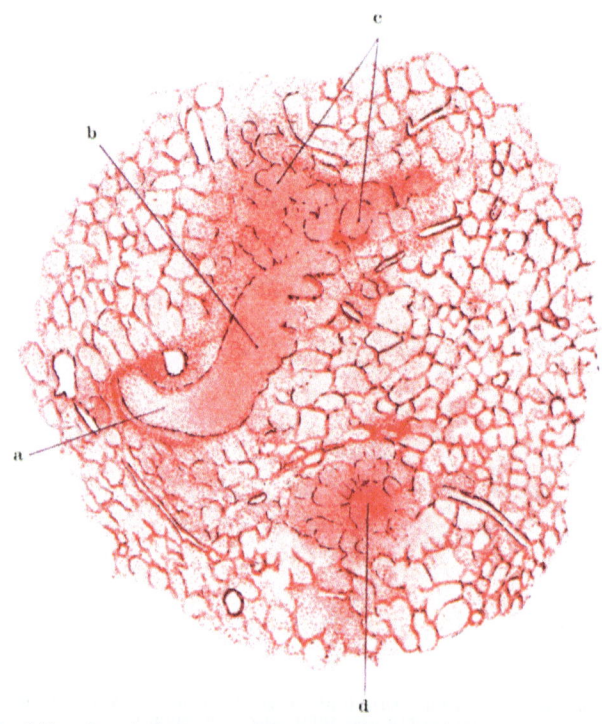

Fig. 99. **Herdförmige (azinöse) käsige Pneumonie mit käsiger Bronchiolitis.** Vergr. 20 fach. (Weigerts Elastinfärbung — Karmin.)
a Endbronchus mit Übergang in Bronchiolus respiratorius und Alveolargang. b Käsiger Inhalt. c Käsige (azinöse) Pneumonie. Alveolen mit käsigem Inhalt. d Kleiner, käsig-pneumonischer Herd. Das übrige Lungenparenchym im Zustand katarrhalischer Pneumonie.

In Fig. 99 und 100 haben wir Detailbilder zur käsigen Pneumonie. Fig. 99 zeigt einen Endbronchus (a) mit Übergang in Bronchiolus respiratorius und Alveolargang und alveoläres Parenchym. Die Lumina dieser Teile sind mit käsigen Massen erfüllt; das Übergreifen der käsigen Entzündung auf das alveoläre Gewebe (käsige Pneumonie) ist deutlich. Weitere kleinere, käsig-pneumonische (azinöse) Herde finden sich (d). Das umgebende Lungengewebe zeigt das Bild einer diffusen katarrhalischen Pneumonie. Die Alveolen sind hier vorwiegend mit Lymphozyten und Alveolarepithelien erfüllt. In Fig. 100 ist ausgedehnte käsige Bronchopneumonie und käsige Bronchitis zu sehen (Elastinfärbung!). Die kleinen Bronchien (a), deren Wandungen durch die Reste elastischer Fasern deutlich sind, sieht man mit käsigen Massen erfüllt. Das ihnen zugehörige alveoläre Lungenparenchym ist ebenfalls nekrotisch, seine alveoläre Struktur nur an den Elastinresten zu erkennen (b). Zwischen den käsigen Herden findet sich noch erhaltenes, wenig entfaltetes (atelektatisches) Lungenparenchym (c).

Die Figg. 97 bis 100 mit der ausgesprochenen Beteiligung der kleinen Bronchien an dem tuberkulösen Prozeß führen uns zur Besprechung einer sehr häufigen Form der Lungentuberkulose. Wir finden hierbei sowohl exsudative wie produktive Prozesse, nicht selten in mannigfaltigster Weise gemischt, in besonderer räumlicher Beziehung zu den kleinen Bronchien. Es ist dies die kanalikuläre Form, die Tuberkulose der Bronchialröhren (sog. Röhrentuberkulose), die Peri- und Endobronchitis tuberculosa und caseosa. Es handelt sich bei dieser Röhrentuberkulose 1. um die Entwicklung von Epitheloidgewebe (in Knötchenform oder diffus) in der Wand und Umgebung der kleinen und kleinsten Bronchien, sowie auch im feineren Zwischengewebe der Azini und Lobuli. Die produktive Form wurde von Orth als Bronchialtuberkulose sensu strictiori bezeichnet (Fig. 102). Die Bronchien erkranken dabei von innen oder von außen her (endo- oder peribronchiale Ausbreitung). Schließlich ist immer die ganze Wand und Umgebung ergriffen. Das Endergebnis dieser Vorgänge ist sehr häufig die Verkäsung, so daß wir dann von käsiger Bronchialtuberkulose zu sprechen haben. Ist die Ausbreitung vorwiegend peribronchial, so sind die Bronchiolen manchmal von förmlichen

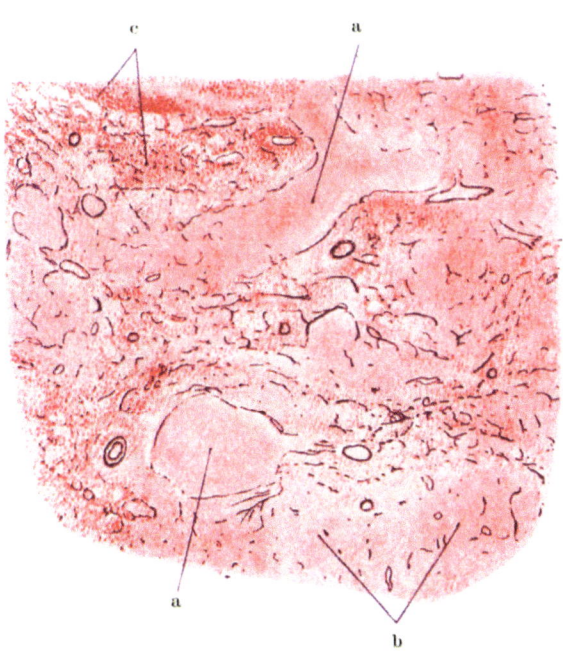

Fig. 100. Käsige Pneumonie mit käsiger Bronchiolitis. Vergr. 15fach. (Weigerts Elastinfärbung — Karmin.)
a Kleine, nekrotische Bronchien mit käsigem Inhalt. b Käsigpneumonischer Herd mit Resten elastischer Fasern des Gerüstes und der Gefäßwände. c Atelektatisches entzündlich verändertes Lungengewebe mit noch guter Kernfärbung.

Scheiden epitheloiden Gewebes umgeben. In manchen Fällen scheinen die peribronchialen Lymphgefäße den Weg der Ausbreitung der tuberkulösen Wucherungen zu bezeichnen (lymphangitische Form, s. Fig. 101). Bei endobronchialer Ausbreitung sind die Herdbildungen exquisit azinös, indem die epitheloiden Wucherungen von den Bronchioli respiratorii auf die Septen der zugehörigen Alveolargänge und Infundibula übergreifen. Das epitheloide Gewebe entwickelt sich hierbei nicht nur im Bereich des bindegewebigen Septensystems, sondern auch in die Lumina der Bronchiolen und Alveolen hinein. Pneumonische Erfüllung der Alveolen kombiniert sich damit. Diese Vorgänge führen zur Bildung der sog. azinös-nodösen Herde; sie entsprechen Gruppen erkrankter Azini nebst zugehörigen Bronchiolen und lassen demgemäß schon bei Betrachtung mit dem unbewaffneten Auge eine eigenartige Gruppierung und zierliche Verzweigung der erkrankten Teile erkennen. Charakteristisch ist immer, daß als Zentren der Herdbildungen die kleinen Bronchiolen nachgewiesen werden können. Ihre verdickten, oft auch verkästen Wandungen und ihre (teils engen, teils durch

Zerfall von innen her bereits erweiterten) Lumina sind auf den Lungendurchschnitten mit bloßem Auge deutlich zu sehen. Diese azinös-nodösen Herde zeigen makroskopisch zentral häufig eine dunklere, schiefrig graue Verfärbung; dies rührt davon her, daß sie atelektatische, nicht miterkrankte Azini einschließen, die in fibröse Induration übergehen.

Das Bild der Röhrentuberkulose kann 2. auch in einer mehr exsudativen Form zur Entwicklung kommen. Diese exsudative Form wurde von Orth als Bronchitis tuberculosa sensu strictiori bezeichnet. Es treten die

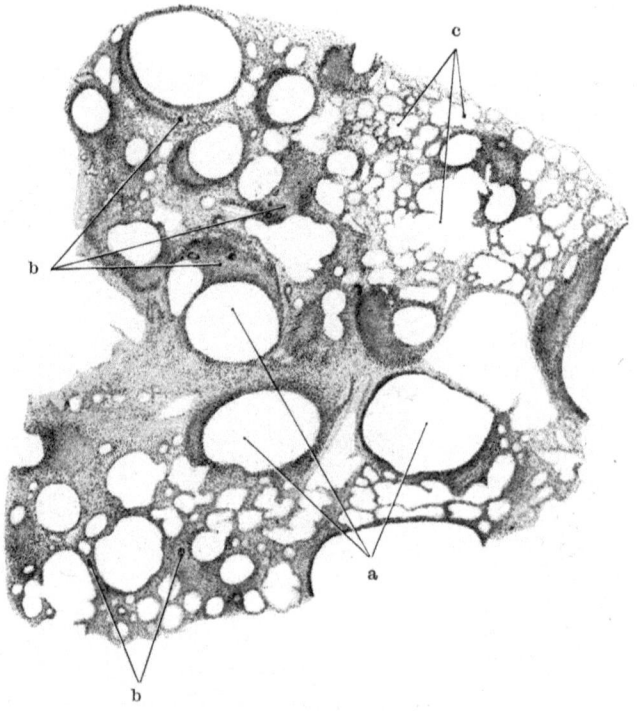

Fig. 101. Bronchialtuberkulose (produktive und vorwiegend peribronchiolär ausgebreitete lymphangitische Form). Vergr. 10fach. (Hämatoxylin.)
a Stark erweiterte Bronchioli. b Epitheloidgewebe mit Riesenzellen in der Wand und Umgebung dieser Bronchien. c Lufthaltiges, stark gebähtes, alveoläres Parenchym.

epitheloiden Produktionen manchmal sehr zurück oder fehlen ganz, und käsige Entzündungen beherrschen das Bild. Die entzündlichen Vorgänge in der Wand und Umgebung der kleinen Bronchien sind gerade in diesen Fällen mit ausgedehnteren pneumonischen Erfüllungen der Alveolen verbunden. Auch hier sind häufig die Azini gruppenweise erkrankt und es entstehen azinös-nodöse Herde von exsudativem Charakter. Makroskopisch sieht man gelblichweißliche Ringe und verästelte Figuren mit engen oder weiten Lichtungen: es sind die Quer- und Längsschnitte durch die kleinen käsigen Bronchien. Um sie herum liegen, beerenförmig gruppiert, gelbweißliche Infiltrate des Lungengewebes: die azinösen käsigen Pneumonien. Diese Formen lassen sich mikroskopisch am besten mit Hilfe der Weigertschen Elastinfärbung auflösen. Unsere Präparate, Figg. 97 mit 100 zeigen pneumonische Verdichtungen des Lungengewebes, die in großer Ausdehnung der Kernfärbung ermangeln, also nekrotisch sind. Die Elastinfärbung hebt in diesen käsigen Verdichtungsherden zentrisch oder exzentrisch gelegene elastische Ringe oder Halbringe hervor: das sind die elastischen Fasern der verkästen Bronchiolen, deren Lumina mit ungefärbten (käsigen) Inhaltsmassen ausgefüllt sind. Rings um diese käsigen Bronchiolen sind die alveolären Räume, deren nekrotisches Gerüst, ebenfalls nur durch schwarzblau gefärbte elastische Fasern gekennzeichnet ist, mit nekrotischem Exsudat ausgefüllt. An der Peripherie dieser käsig pneumonischen Bezirke tritt die Kernfärbung wieder deutlich hervor, und hier sieht man schon bei schwacher Vergrößerung wieder deutlich das Lungengerüst und die Exsudatpfröpfe

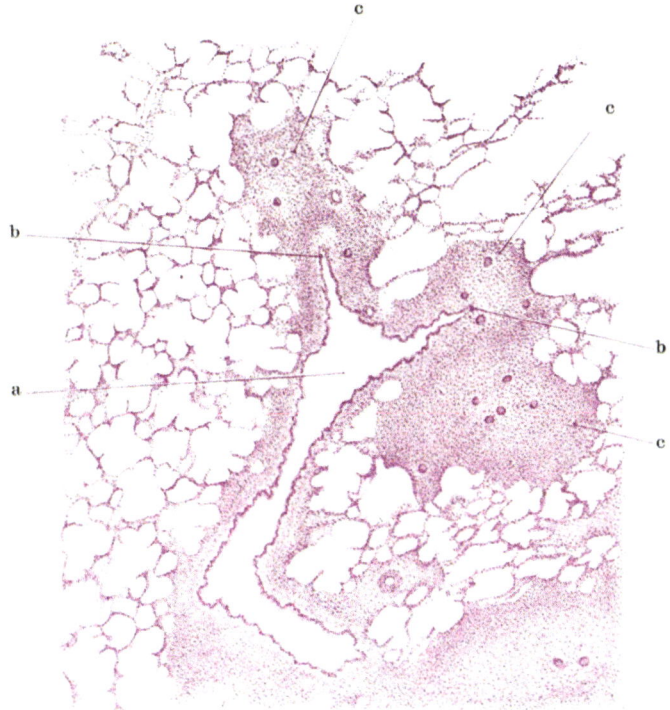

Fig. 102. Bronchialtuberkulose (produktive Form). Azinöse Herde. Vergr. 20fach. (Hämatoxylin.)

a Kleiner Bronchus, in 2 azinöse Bronchiolen sich teilend; Wand und Umgebung dieses Bronchus entzündlich verändert, auch mit epitheloiden Zellwucherungen; bei b Übergang dieser letzteren in das respirierende Parenchym. c Epitheloidgewebe mit Riesenzellen im Bereich des Verzweigungsgebietes der azinösen Bronchiolen.

in den alveolären Lufträumen (Fig. 98 e). Sucht man längsgetroffene, kleine Bronchien auf, so kann man hier und da den Übergang relativ gesunder Abschnitte des bronchialen Systems in käsige Bezirke sehen. Man wird dann feststellen, daß dies in der Regel an den Stellen stattfindet, an welchen der Endbronchus sich in die Bronchioli respiratorii verzweigt (Fig. 97, 99). Bei starker Vergrößerung lassen sich im Bereich der käsig-pneumonischen Partien die Befunde erheben, wie sie früher beschrieben wurden. Wo die käsige Bronchopneumonie peripher in noch nicht verkästes Gewebe übergeht, findet man in den Alveolen Lymphozyten, Alveolarepithelien, Fibrin in wechselndem quantitativem Verhältnis vor. Zellige Verdickung der Alveolarwandungen und -septen zeigt hier die Beteiligung auch der Interstitien an der Entzündung an.

Bisher besprachen wir als Ausgang des tuberkulösen Prozesses jene Form der Gerinnungsnekrose, die wir Verkäsung nennen. Der koagulierten

Nekrose folgt häufig fermentativer Abbau und Verflüssigung der käsigen Massen, die Kolliquationsnekrose. So entstehen die tuberkulösen Einschmelzungen, die tuberkulösen sog. Lungengeschwüre oder Kavernen. Sie bilden sich durch Erweichung und Zerfall käsiger Bronchien (bronchogene Kavernen) und käsig-pneumonischer Infiltrationen (pneumoniogene Kavernen). In einem Übersichtsbild (Fig. 103) zeigen wir die Entstehung solcher Cavernulae (a) aus käsiger Endo-Peri-bronchitis. Die abgebildeten Lungengeschwüre zeigen allein schon durch ihre verzweigte Gestalt die Beziehung zu den Bronchien an. Es sind die verschiedensten Entwicklungsstadien zu sehen. Ein von innen her erweichender und zerfallender käsiger Bronchus bildet überall das Zentrum der Herde und ist umgeben von käsig hepatisiertem Lungengewebe (b). Bei weiterem Fortschreiten des Zerfalls greift dieser auch auf die käsig hepatisierte Umgebung über: die Kaverne vergrößert sich. Zwischen den Cavernulae liegt da und dort noch erhaltenes lufthaltiges Lungengewebe (b_1).

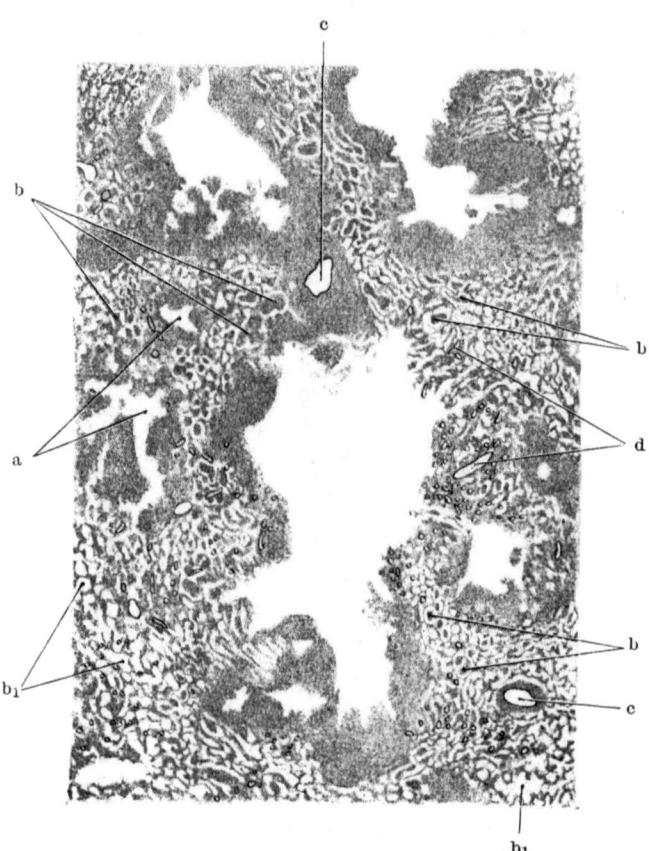

Fig. 103. Phthisis pulmonum tuberculosa (Kavernenbildung aus käsiger Bronchitis). Vergr. 8fach. (Hämatoxylin.)
a Frisch entstandene Cavernulae, aus käsig zerfallenen, kleinen Bronchien entstanden. b Verkäsende Pneumonie in der Umgebung der Cavernulae. b_1 Lufthaltiges alveoläres Parenchym. c Blutgefäße. d Blutkapillaren.

Ein weiteres mikroskopisches Bild der Wand einer größeren Kaverne soll eine Vorstellung vermitteln nicht nur von den einzelnen Schichten dieser käsigen Schmelzungsherde, sondern vor allem von der Massenhaftigkeit der Bazillen, die sich in den käsigen Zerfallsmassen an der Innenwand der tuberkulösen Kavernen finden. So erhält man eine Vorstellung von der Gefahr, die der tuberkulöse Mensch, der fortgesetzt diese bazillenhaltigen Zerfallsmassen aushustet, für seine Umgebung darstellt.

Unser Präparat (Fig. 104) stellt eine frisch entstandene, noch nirgends abgekapselte, in tuberkulös verändertes Lungengewebe eingelagerte Kaverne dar (Färbung mit Karbolfuchsin und Methylenblau nach der Methode von Ziehl). Die Gewebe sind blau, die säurebeständigen Bazillen rot gefärbt. Schon bei schwacher Vergrößerung sieht man in der innersten Zone (a) der Kavernenwandung, da wo sich bröcklig zerfallenes, kern- und gefäßloses, nekrotisches Material befindet, rotgefärbte Flecken, welche ungeheure Bazillenmassen darstellen. Verfolgen wir bei starker Vergrößerung (Fig. 105) diese Stellen genauer, so sehen wir kleine rote Stäbchen, oft leicht gekrümmt, teils einzeln liegend, teils in unentwirrbaren Massen zusammengehäuft. Diese Bazillen liegen, wie gesagt, in den erweichenden Zerfallsmassen, welche die Innenwand der Kaverne bedecken.

Geht man weiter nach außen, so trifft man auf eine weitere, breite, käsige Zone (Fig. 104b), deren Zusammenhang noch einigermaßen gewahrt ist. Diese Schicht geht über in eine Zone, in welcher wieder Kernfärbung auftritt. Hier findet sich ein von engen Spalten durchsetztes Gewebe (Fig. 104c): es ist in Atelektase befindliches Lungengewebe; die engen Spalten sind die zusammengefallenen Alveolarräume. In das atelektatische Lungengewebe sind käsig-pneumonische Herde (d) eingelagert.

Die Heilungsvorgänge bei der Lungentuberkulose sind sehr mannigfaltig. Es kommen in erster Linie bindegewebige Vernarbungen in Betracht, die sich 1. in Form fibröser Umwandlung des epitheloiden Gewebes und 2. in der Form der fibrösen Abkapselung nekrotischer Massen abspielen. Das epitheloide Gewebe ist — soweit es nicht von käsiger Nekrose befallen wurde — einer bindegewebigen Umwandlung fähig. Es stellt ja nichts anderes als junges Bindegewebe (Granulationsgewebe)

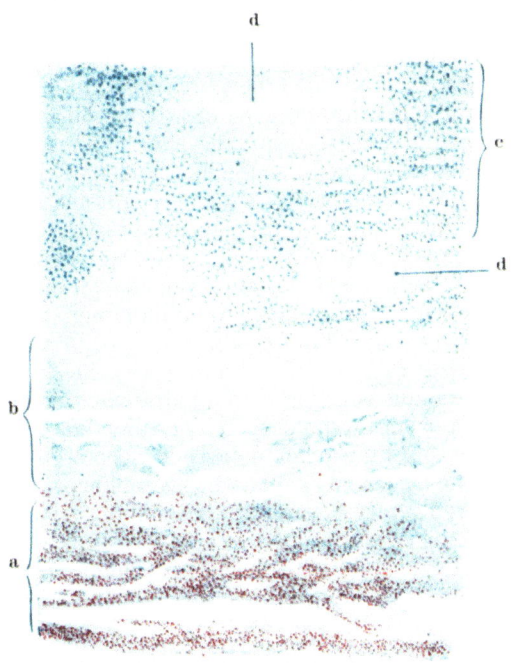

Fig. 104. Phthisis pulmonum tuberculosa (Kavernenwand). Vergr. 40 fach. Färbung nach Ziehl (Methylenblau-Karbolfuchsin.)
a Innerste zerfallene Zone der Kavernenwand mit ungeheuren (rot gefärbten) Bazillenmassen. b Käsige Zone in beginnender Erweichung (käsige Pneumonie.) c Atelektatisches Lungengewebe mit spaltförmigen, engen Alveolarräumen. d Käsig-pneumonische Herde.

dar, das unter dem Einfluß der Tuberkulotoxine krankhafte Formen angenommen hat und dessen Ausreifung eben durch diese Gifte hintangehalten wurde. Hat sich die Wirksamkeit der Gifte erschöpft oder sind sie durch die lebendige Reaktion des Körpers zellulär oder humoral unwirksam gemacht worden, dann steht der Ausreifung des epitheloiden Granulationsgewebes zu fibrösem Gewebe nichts mehr im Wege. Die Riesenzellen scheinen hierbei keine weitere Fortentwicklung zu erfahren; man sieht wenigstens an ihnen häufig regressive Erscheinungen. So können sich fibröse Tuberkel (Fig. 96), fibröse Verdickungen des Interstitiums, fibröse Umwandlungen der Bronchien und Gefäße entwickeln. Manche Tuberkulosen verlaufen von vornherein in dieser mehr fibrösen

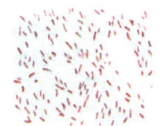

Fig. 105. Tuberkelbazillen aus einer Kavernenwand. Vergr. 500 fach. (Färbung nach Ziehl.)

Form. Die zweite Art der Ausheilung spielt sich gegenüber dem definitiv verloren gegangenen, also nekrotischen, verkästen Lungengewebe ab. Dieses ist selbst keiner Lebensäußerung mehr fähig und wird wie körperfremdes Material eingekapselt. Durch Bindegewebsneubildung rings um die verkästen Herde entstehen fibröse Züge, die den nekrotischen Herd allseitig umschließen und ihn so von der gesunden Umgebung abtrennen. Verkalkung der käsigen Massen geht damit häufig Hand in Hand. Beide

Vorgänge, bindegewebige Umwandlung und bindegewebige Einkapselung, sind oft innig miteinander verknüpft: kann ja doch auch das nicht verkäste spezifische Epitheloidgewebe nach fibröser Umwandlung sich selbst an der fibrösen Einkapselung beteiligen (fibrös-käsige Tuberkel, Fig. 95). Wie die käsigen Herde, so werden auch die aus ihnen entstandenen Zerfallshöhlen, die Kavernen, bei der Heilung fibrös abgekapselt, während sie sich von innen her reinigen, d. h. nach Abstoßung alles Nekrotischen an ihrer Innenwand gesundes Granulationsgewebe bilden, das seinerseits wieder in fibröses Gewebe übergeht. Schließlich kann sogar eine Epithelisierung der Kaverneninnenfläche erfolgen. Oder die heilende Kaverne schrumpft und ihre Wandungen verwachsen miteinander. Bei den Ausheilungen der Tuberkulose spielen ferner Resorptionen eine große Rolle, Resorptionen (und Expektorationen) der erweichten käsigen Zerfallsmassen sowohl wie der einfach pneumonischen (nicht verkästen) Infiltrate. Falls die Resorption solcher Pneumonien unvollkommen bleibt, können sich bindegewebige Organisationen der Exsudatmassen in gleicher Weise entwickeln, wie bei jeder Pneumonie. Nimmt man alles zusammen, so bekommt man eine Vorstellung von der Mannigfaltigkeit der anatomischen Bilder bei ausheilender Lungentuberkulose, Bilder, die durch die Schrumpfung der sich fibrös, narbig umwandelnden Teile noch weiter kompliziert werden (tuberkulöse Lungenzirrhose). Besonders häufig sehen wir derartige mehr oder weniger vollständige Ausheilung der Tuberkulose im Bereich der sog. Lungenspitze, wo sie uns als sog. schiefrige Induration begegnet. Harte, durch Kohlenstaub schiefriggrau oder -schwarz gefärbte, oft recht umfängliche Schwielen schließen hier Reste käsiger oder kreidiger (verkalkter) Massen ein.

Unser Präparat (Fig. 106) stammt von einem solchen Fall. Wir sehen bei schwacher Vergrößerung ein massiges, schwärzlich gefärbtes Bindegewebe (a). Es ist die in der Narbe liegen gebliebene, infolge mangelhafter Lymphbewegung nicht genügend fortgeschaffte und infolge der Schrumpfung des vernarbenden Gewebes auf einen kleineren Raum zusammengerückte (inhalierte) Kohle, welche diese intensive Schwarzfärbung bedingt. In diese anthrakotische Narbe sind da und dort kernlose, nekrotische Bezirke eingelagert (c), um welche herum hyalines Bindegewebe in konzentrischen Lagen angeordnet ist. Vielfach nehmen diese Bezirke eine diffuse, mehr oder weniger starke Hämatoxylinfärbung an — ein Zeichen von Kalkablagerung (d). Diese nekrotischen und teilweise verkalkten Bezirke sind Reste von Verkäsungen, die in die Narbe eingesargt und völlig abgekapselt sind. Sonst findet man in der Narbe noch Gefäße und Bronchien vor, die vielfach in ihren Wandungen stark verdickt und in ihrem Lumen eingeengt sind. Auch völlig obliterierte Gefäße und Bronchien kommen vor; sie stellen auf Quer- und Längsschnitten getroffene, solide bindegewebige Stränge dar[1]. Die Narbe geht an ihrer Peripherie (b) allmählich in das lufthaltige Lungengewebe der Umgebung über. Dieses befindet sich im Zustande des (vikariierenden) Emphysems: die Lufträume sind abnorm weit (e), und Bilder von Konfluenz benachbarter Lufträume treten in ebensolcher Form auf, wie wir es früher beim chronischen substantiellen Lungenemphysem beschrieben haben. Diese lokale Emphysembildung ist in der Umgebung von tuber-

---

[1] Der große Blutgefäßreichtum jüngerer tuberkulöser Narben ist bemerkenswert. Hier finden sich auch auffallend weite Gefäße. Diese Vaskularisation ausheilender tuberkulöser Lungenherde geschieht — nach Bildung pleuraler Verwachsungen — zum großen Teil von der Pleura parietalis her: heilsame Wirkung der pleuralen Adhäsionen durch Ruhigstellung und Besserung der Ernährungsverhältnisse des erkrankten Lungenbezirkes!

kulösen Spitzennarben ein regelmäßiger Befund: ein auch makroskopisch nachweisbares, blasiges, regionäres Emphysem überlagert oft die Narben und macht sie so dem klinischen Nachweis unter Umständen schwer zugänglich.

Bei starker Vergrößerung finden wir in der Narbe streifiges Bindegewebe, in welches die Kohle (frei, oder in rundlichen, länglichen, spindeligen Zellen) eingelagert ist. Um die käsigen Herde ist dies Bindegewebe, wie gesagt,

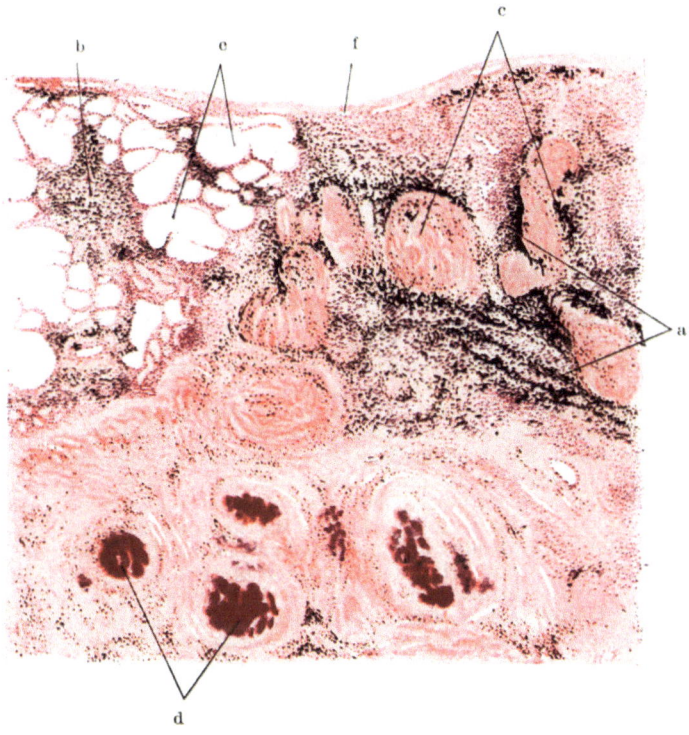

Fig. 106. Vernarbende (zirrhotische) Lungentuberkulose (tuberkulöse Lungenspitzeninduration). Vergr. 20fach. (Hämatoxylin-Eosin.)
a Massiges, durch Kohle schwarz gefärbtes Bindegewebe mit reichlicher lymphozytärer Infiltration. b Fortsetzung der Induration auf die Umgebung. c Kernlose, hyaline Knoten, in die Narbe eingeschlossen. d Verkalkte derartige Herde, von konzentrischen Ringen hyalin entarteten Bindegewebes umgeben. e Emphysematöses Lungenparenchym in der Umgebung der Narbe. f Pleura pulmonalis.

konzentrisch angeordnet, wobei die inneren Lagen oft deutliche Hyalinisierung der kernarmen oder kernlosen Faserzüge zeigen, während weiter nach außen Fibroplastenkerne und feinstreifiges Bindegewebe auftreten. Epitheloides Gewebe findet sich bei völliger Ausheilung nicht mehr vor. In das narbige Bindegewebe sind oft reichlich Lymphozytenhaufen (a), ja gelegentlich richtige Lymphknötchen neuer Bildung eingelagert — ein Zeichen von chronischen Reizzuständen in der Narbe.

In die Randteile der Spitzennarbe sieht man häufig Reste des respirierenden Parenchyms eingeschlossen: rundliche und spaltförmige helle Räume, leer oder mit allerhand Inhalt (Zellen, hyalinen Eiweißmassen, geschichteten hyalinen Körperchen, sog. Corpora amylacea) erfüllt. Bemerkenswert ist eine Umwandlung des Epithels dieser in die Narbe eingeschlossenen Reste des alveolären Parenchyms. Man findet hier statt des platten respiratorischen Epithels ein kubisches Epithel wie in der fetalen Lunge — formale Akkommodation des Epithels nach Ausschaltung dieser restierenden Lufträume von der Atemfunktion.

IV. Organe der Verdauung.
A. Leber.
a) Normal-histologische Vorbemerkungen.

Die Leber ist die größte Drüse des Körpers und das wichtigste Stoffwechselorgan desselben. Sie teilt sich mit der Milz in die Verarbeitung des Blutfarbstoffes und bereitet die Galle, sie synthetisiert und speichert Kohlehydrate (in Form von Glykogen) und Fette, sie ist am Stickstoffhaushalt wesentlich beteiligt (Harnstoffbildung), sie entgiftet wahrscheinlich aus dem Darm kommende Stoffe; ihre Sternzellen (s. u.) sind ein wichtiger Teil des retikulo-endothelialen Systems der Körpers; dementsprechend beteiligen sich diese Zellen phagozytisch durch Aufnahme der verschiedensten Stoffe, an der Verarbeitung der roten Blutkörperchen und des Hämoglobins, an der Bereitung der Galle, sie speichern Eisen, Cholesterin und sind wahrscheinlich auch bei der Abwehr gegenüber Infektionserregern tätig. Auch die Leberzellen sehen wir unter pathologischen Bedingungen an Speicherung z. B. des Eisens beteiligt (s. S. 148). Mikroskopisch ist die Leber nach dem Prinzip der zusammengesetzten tubulösen Drüsen gebaut. Durch sekundäre Zellverschiebungen wird diese zusammengesetzte tubulöse Drüse zu dem Typus der Labyrinthdrüse (Braus) umgebaut. Die sezernierenden Drüsenzellen, die Leberzellen, sind in einer von gewöhnlichen tubulösen Drüsen abweichenden Art, in Form eines Netzes angeordnet (Netzdrüse-Schaffer), und die Lichtungen zwischen den Drüsenzellen sind so fein, daß sie bei gewöhnlicher Präparation gar nicht hervortreten, so daß die Drüsenzellenkomplexe als solide Stränge (sog. Leberzellenbalken) und nicht als Schläuche erscheinen. Bei der Betrachtung der Leberstruktur gehen wir am besten von jener anatomischen Einheit aus, die wir Leberläppchen (Lobulus) nennen. Auf einem Durchschnitt durch die Leber sind diese Leberläppchen schon mit bloßem Auge zu erkennen: die Schnittfläche weist eine den Läppchen entsprechende feine Felderung auf, welche Leberzeichnung genannt wird. Die Leberläppchen sind Gebilde von wechselnder Form und verschiedenem Verhältnis der Höhe zur Breite; wir unterscheiden an ihnen Kanten-, sowie Seiten- und Grundflächen. Man unterscheidet Einzelläppchen und zusammengesetzte Läppchen. In der Achse der Läppchen läuft je eine kleine Vene, die sog. Zentralvene. Die Zentralvenen stellen die Anfänge der venösen Abflußgefäße der Leber, der Lebervenen, dar. Die Einzelläppchen sitzen einer kleinen Vene auf (Vena sublobularis), in welche sich die Venulae centrales entleeren. Die zusammengesetzten Läppchen sind um eine axial gelegene Sammelvene gelagert, in welche ihre Zentralvenen einmünden. Auf Querschnitten durch die Leberläppchen sieht man den kleinen rundlichen Querschnitt der Zentralvene inmitten der Läppchen als den Sammelpunkt eines radiär gegliederten Netzes blutgefüllter Kapillarröhren (venöses Wundernetz — weil zwischen zwei Venen gelegen — genannt). Diese Kapillaren bestehen aus einem Synzytium mit ausgestreuten Kernen. Bei Vitalfärbung erscheinen diese Kerne zum Teil von sternförmig ausstrahlendem Protoplasma umgeben (Kupffers Sternzellen). Das Netz der eben erwähnten intralobulären Blutkapillaren teilt sich mit einem zweiten Netz in den Raum eines Leberläppchens: es ist das netzartige Fachwerk der sog. Leberbalken. Diese letzteren sind von wechselnder Form; sie sind scheinbar solide (s. oben), ebenfalls radiär um die Zentralvene angeordnete Stränge von Leberzellen, die den Blutkapillaren dicht angelagert sind. Feinste Spalten zwischen Leberbalken und Blutkapillaren (sog. Disseschen Räume) sind keine präformierten perikapillären Lymphspalten, sondern entweder Kunstprodukte oder Zeichen pathologischer Vorgänge („seröse Hepatitis", s. S. 142). Das Sekret der Leberzellen wird in allerfeinste Lichtungen abgesondert, die nur durch besondere Methoden (z. B. durch Silberimprägnation) darstellbar sind. Diese Lichtungen sind die intralobulären Gallenkanälchen (Gallenkapillaren). Auch sind sie netzförmig angeordnet. Dieses dritte Netz im Leberläppchen stellt ein System feinster, wandungsloser Spalten zwischen den Leberzellen dar. Die Leberzellen selbst sind würfelförmige, mit reichlichem, körnigem Protoplasma versehene Zellen, die einen oder mehrere große, bläschenförmige, runde Kerne besitzen. Das Protoplasma enthält Mitochondria, Eiweißkörnchen, Fett, Glykogen, Pigment. Vorwiegend auf den Flächen dieser Zellen laufen die Gallenkapillaren, an den Kanten die Blutkapillaren. Die Gallenkapillaren verlaufen zwischen den einzelnen Leberzellen (zwischenzellige Sekretkanälchen). Fortsetzungen der Gallenkanälchen in das Protoplasma der Leberzellen hinein („binnenzellige Sekretkanälchen") sind beschrieben worden. Sie treten besonders bei Gallenstauungen hervor. Ob die binnenzelligen Sekretkanälchen normale, präformierte, dauernde Einrichtungen der Leberzellen sind oder nicht, ist eine umstrittene Frage.

An der Peripherie der Läppchen ist faseriges Bindegewebe ausgebreitet, welches die einzelnen Läppchen voneinander, wenn auch nur unvollkommen, trennt. An den Stellen fehlender Trennung gehen also die Leberbalkennetze benachbarter Läppchen ineinander über, so daß man von der ganzen Leber die Vorstellung eines netzförmigen, schwammigen Aufbaues gewinnt. Das die Läppchen unvollkommen trennende Bindegewebe heißt interlobuläres Bindegewebe. Innerhalb der Leberläppchen ist faserige Substanz nur in Form feinster, die Blutkapillaren umspinnender sog. Gitterfasern vorhanden. Das interlobuläre Bindegewebe ist die letzte Ausbreitung eines vom Leberhilus her in die Leber einstrahlenden ansehnlichen Gerüstes, welches die Lebergefäße führt und als Capsula Glissonii bekannt ist. An der Leberoberfläche steht dieses Gerüst mit der Leberkapsel, der fibro-elastischen, mit flachem Serosaepithel bekleideten Organhülle, in Zusammenhang.

In dem Glissonschen Bindegewebe verläuft die Pfortader: daher auch die Bezeichnung periportales Bindegewebe. Die Pfortader, das funktionelle Gefäß der Leber, bringt das Blut der äußeren Pfortaderwurzeln (Darm-, Magen-, Milz-, Pankreasvenen) in die Leber hinein. Innerhalb der Leber teilt sich die Pfortader in immer feinere Äste, die schließlich als interlobuläre Pfortaderzweige ihr Blut in das Netz der intralobulären Kapillaren ergießen. Die Vena centralis sammelt, wie schon erwähnt, dieses Blut, führt es in die an der Basis der Läppchen verlaufenden Venae sublobulares und Sammelvenen, von wo aus es in die kleinen und größeren Lebervenenäste und schließlich durch mehrere Stammvenen in die Vena cava caudalis fließt. Während die Lebervenen immer allein innerhalb des Bindegewebsgerüstes der Leber verlaufen, ist die Pfortader überall von anderen Gefäßen begleitet, nämlich von der Leberarterie und den Gallengängen. Das ist wichtig zu wissen, um gewisse pathologische Prozesse in der Leber (Eiterungen, Thrombosen) richtig lokalisieren zu können. Die Leberarterie, das ernährende Gefäß der Leber, tritt am Hilus des Organs mit der Pfortader in die Leber ein, verzweigt sich im Leberstützgerüst und löst sich ebenfalls in kleine interlobuläre Zweige auf. Kleinste Leberarterienäste durchqueren (von wenig Bindegewebe begleitet) auch die Leberläppchen (Arteriae translobulares), um die Wand der Zentralvenen zu erreichen und zu ernähren. Ein großer Teil der Leberarterienäste geht in Kapillaren über; diese ernähren das Bindegewebe der Leber einschließlich der Kapsel und die Wandungen der Blutgefäße und Gallengänge. Die Kapillaren sammeln sich zu kleinen Venen, welche in interlobuläre Pfortaderäste einmünden. Ein Teil der kleinen Arterien mündet jedoch direkt, ohne in Venen überzugehen, in das intralobuläre venöse Wundernetz ein. So fließt also auch das Leberarterienblut schließlich in die Kapillarbahn der Leberläppchen ein, und wir haben bei zwei zuführenden Gefäßen (Pfortader und Leberarterie) ein gemeinsames abführendes Gefäß (die Lebervene). Man kann alle Verbindungen der Leberarterie mit dem venösen Wundernetz der Läppchen als innere Pfortaderwurzeln bezeichnen. Wie erwähnt, ist die Pfortader nicht nur von der Leberarterie, sondern auch von den Gallengängen begleitet. Die interlobulären Gallengänge sind nicht, wie die intralobulären Gallenkapillaren, wandungslose Spalten, sondern es sind mit kubischem bis zylindrischem Epithel ausgekleidete Röhren (mit Membrana propria, die größeren auch mit Faserhaut), die das aus den Gallenkapillaren zuströmende Sekret an der Peripherie der Läppchen aufnehmen. Sie beginnen als Schaltstücke schon innerhalb der Läppchen in deren äußerster Peripherie. Die kleinen interlobulären Gallengänge zeigen untereinander netzartige Verbindungen. Je näher dem Hilus, desto größer werden die Lumina dieser Sammelröhren und desto ansehnlicher wird ihre eigene bindegewebig-elastische Wand. Schließlich erreichen sie das ansehnliche Kaliber der Ductus hepatici, die ihren Inhalt in den großen gemeinsamen Gallengang, den Ductus choledochus, ergießen. Diese großen Gallengänge besitzen auch Schleimdrüsen in ihrer Wand. Die Lymphgefäße und auch die Nerven der Leber laufen innerhalb des Bindegewebsgerüstes und an der Oberfläche (in der Kapsel) des Organs. Über die Existenz intralobulärer Lymphgefäße bestehen noch Meinungsverschiedenheiten (s. oben). Ganglienzellen finden sich in geringer Menge im Verlauf der Lebernerven.

b) Pathologische Histologie.

1. Atrophien.

Braune Atrophie.

Atrophien der Leber sind örtliche oder allgemeine Schwundprozesse. Wir unterscheiden einfache und degenerative Formen dieses Parenchymschwundes. Bei ersteren erfolgt der Schwund in chronischer Weise, bei letzteren manchmal sehr akut. Als Beispiel für eine akute degenerative Atrophie, wie sie bei schweren Infektionen und Intoxikationen auftritt, sei die sog. akute gelbe Leberatrophie angeführt (s. sp.). Chronische Atrophien kommen durch Druck (Schnürleber), ferner bei Zirkulationsstörungen (Stauung) zustande (zyanotische, rote Atrophie). In anderen Fällen ist die chronische Atrophie der Leber Teilglied allgemeiner Atrophie und der Ausdruck allgemeiner Ernährungsstörung. Hierher gehören die sog. Abnützungsatrophien (senile Atrophie, marantische und kachektische Atrophie). Der chronische Schwund des Leberparenchyms erfolgt sehr häufig unter dem Bild der Pigmentatrophie. In den Leberzellen tritt ein Farbstoff auf, der mit dem bei der braunen Atrophie des Herzmuskels beschriebenen identisch ist (Lipofuszin). Wir untersuchen einen solchen Fall von Pigmentatrophie bei Krebskachexie.

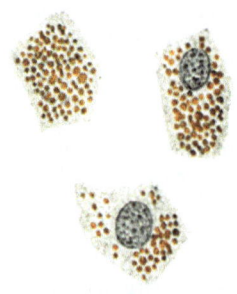

Fig. 107. Braune Atrophie der Leber. Vergr. 500fach. (Frisches Abstrichpräparat in NaCl-Lösung.) Im Protoplasma der Leberzellen findet sich ein feinkörnig-scholliges, gelbliches Pigment (Lipofuszin).

Makroskopisch erscheint die Leber in diesen Fällen mehr oder weniger stark verkleinert und braun (bis tief kastanienbraun) gefärbt. Die Ränder der verkleinerten Leber sind dünn. Auf Durchschnitten ist die Läppchenzeichnung deutlich, die Läppchen sind klein, in der Mitte oft tiefbraun, peripher mehr graubraun.

Ein frisches Abstrichpräparat (in NaCl-Lösung, Fig. 107) zeigt uns in den verkleinerten Leberzellen ein feinkörniges, goldgelbes Pigment innerhalb des Protoplasmas angehäuft. Bei sehr reichlicher Pigmentansammlung ist der Kern verdeckt. Ein Dauerpräparat (Fig. 108, Hämatoxylin-Eosin) läßt die Braunfärbung der Leberbalken in der Umgebung der Zentralvene (a) schon bei schwacher Vergrößerung erkennen; dabei fällt die Schmalheit der (atrophischen) Leberbalken (c) auf. Bei starker Vergrößerung erscheinen die Leberzellen gegen die Norm stark verkleinert; auch die Kerne sind kleiner, zeigen auch gelegentlich rückläufige Veränderungen, wie Verklumpungen des Chromatins (Pyknose). Im Protoplasma der atrophischen Leberzellen findet sich das gelbbraune Pigment in feinkörniger Form. Die Leberkapillaren erscheinen im Verhältnis zu den schmalen Leberbalken relativ weit. Sonst sind bei einfacher brauner Atrophie keine weiteren pathologischen Veränderungen sichtbar.

In unserem Präparat (Fig. 108) findet sich jedoch neben dem Pigment in den Leberzellen noch ein dunkelbrauner, grobkörniger Farbstoff (b), der in der Umgebung der (erweiterten) Zentralvene (a) und in den Sternzellen liegt. Es ist Hämosiderin, also ein hämatogenes Pigment. Verständlich ist das Zusammentreffen der beiden Pigmente daraus, daß die zur Kachexie führende, chronische Intoxikation außer den Parenchymen auch das Blut schädigt. Der toxische Untergang reichlicher roter Blutkörperchen führt zur Ablagerung der Schlacken in Form von Hämosiderin in den verschiedensten Organen. Geschieht dies in sehr ausgedehnter Weise (z. B. bei Leberzirrhose und sog. Bronzediabetes), so nehmen die Organe (Leber, Pankreas, Milz, Lymphknoten, Knochenmark, Niere, Haut) eine rostbraune Färbung an (sog. allgemeine Hämosiderose). Bei diesen Ablagerungen (Speicherungen) des Hämosiderins spielen die Retikuloendothelien eine große Rolle. Dementsprechend sind in der Leber die Kupfferschen Zellen besonders beteiligt (s. S. 148). Das Hämosiderin wird entweder in der Leber selbst gebildet oder es wird als fertiges körniges Pigment zugeführt und abgelagert (gespeichert). Neben Hämosiderin findet sich oft auch viel eisenfreies lipoides Pigment (Lipofuszin) in den Leberzellen (bei der allgemeinen sog. Hämochromatose).

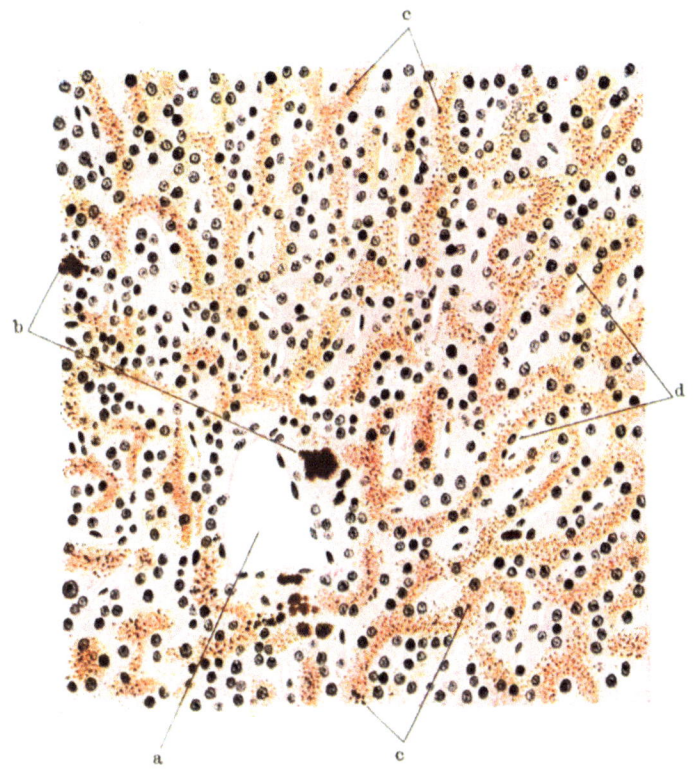

Fig. 108. Braune Atrophie der Leber. Vergr. 250 fach. (Hämatoxylin-Eosin.) a Venula centralis. b Grobscholliges Pigment (Hämosiderin). c Schmale Leberzellbalken, die Leberzellen mit feinkörnigem, braunem Pigment (Lipofuszin) erfüllt. d Blutkapillaren des Leberläppchens.

2. Regressive Gewebsmetamorphosen (Stoffwechselstörungen).

α) Trübe Schwellung.

Diese Veränderung der Leber, die wir bei akuten Infektionen und Intoxikationen so häufig auftreten sehen, zeigt sich uns makroskopisch auf einem frischen Durchschnitt durch das meist etwas vergrößerte Organ als schmutzig rötliche oder braun-graue Trübung der Schnittfläche, verbunden mit Undeutlichwerden oder völligem Verschwinden der sog. Leberläppchenzeichnung. Die Trübung beruht auf Veränderung der Reflexion des auffallenden Lichtes infolge der Parenchymdegeneration; die undeutliche Abgrenzung der Läppchen voneinander hängt mit Schwellungen der Läppchen zusammen, die nach dem Durchschneiden das zarte interlobuläre Bindegewebe überlagern. Die Schwellung braucht indes nicht immer deutlich zu sein; trübe Lebern ohne Schwellung zeigen dann auch keine so undeutliche Zeichnung auf der Schnittfläche. Vor Verwechslungen mit kadaverösen Veränderungen muß man sich hüten. Trübe Schwellung sollte man nur an Organen diagnostizieren, die sehr frühzeitig nach dem Tod zur Sektion kommen.

Wir untersuchen die trübe Schwellung der Leber am besten an einem frischen Abstrich von der Schnittfläche des Organs (Fig. 109). Das abgestrichene Material schwemmen wir in sog. physiologischer Kochsalzlösung auf. Bei starker Vergrößerung sehen wir inmitten von Blutkörperchen und körnigem Detritus die großen polygonalen Leberzellen, in deren Protoplasma kleine rundliche Körnchen (Eiweiß in Tröpfchenform) angehäuft sind, so daß der Zelleib im durchfallenden Licht eine dunkle Schattierung erhält. Der Kern kann erhalten sein; jedoch ist er infolge Überlagerung durch die im Protoplasma angehäuften Körnchen oft nicht sichtbar. Im Protoplasma finden sich oft auch andere Körner (Fett, Pigment). Setzen wir dem Präparat 2%ige Essigsäure zu, so verschwinden die Eiweißkörnchen. Etwa vorhandene Fetttröpfchen sowie Pigmentkörner bleiben dabei bestehen. Die Kerne der Leberzellen treten, soweit sie erhalten sind, nach Essigsäurezusatz besonders deutlich hervor. Zum Vergleich mit einer Leberzelle bei trüber Schwellung

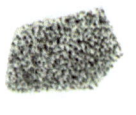
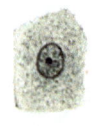

Fig. 109. Trübe Schwellung der Leber. Vergr. 500fach. (Frisches Abstrichpräparat in NaCl-Lösung.) a Leberzelle in trüber Schwellung. b Normale Leberzelle.

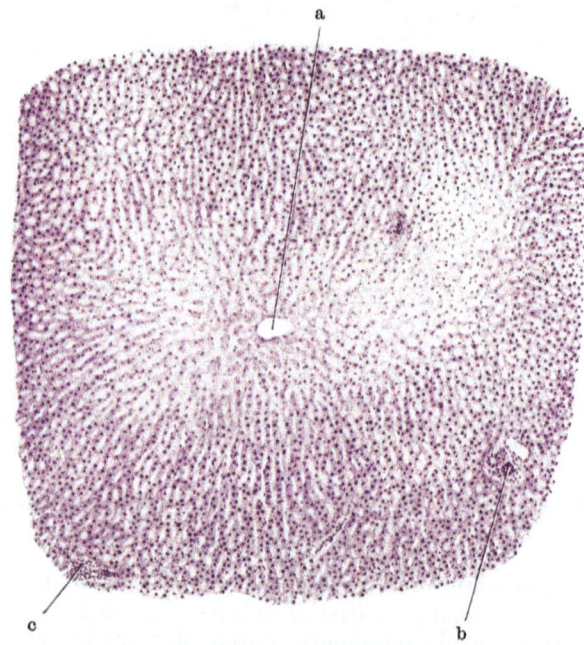

Fig. 110. Akute toxische Parenchymdegeneration der Leber. Vergr. 50fach. (Hämatoxylin.)
a Zentralvene, in deren Umgebung schlechte Kernfärbung und Lösung des zelligen Zusammenhangs der Leberbalken deutlich ist. b Interlobuläres Bindegewebe mit Pfortaderast, Leberarterie und Gallengang. c Tangentialschnitt durch interlobuläres Bindegewebe.

ist in der Abbildung auch eine normale Leberzelle gezeichnet. Auch sie hat ein körniges Protoplasma. Aber die Körner sind feiner und nicht so zahlreich wie bei trüber Schwellung.

Ein Dauerpräparat (Fig. 110 u. 111) zeigt die Rückwirkung einer schweren Infektion auf das Leberparenchym. Bei schwacher Vergrößerung (Fig. 110), erkennt man an der mangelhaften oder völlig fehlenden Kernfärbung der Leberzellen die Stellen der toxischen Schädigung (Nekrose). Es sind die zentral gelegenen Zonen der Leberläppchen. Man darf die Vorstellung haben, daß hier, in der Umgebung der Zentralvene (a), durch Zirkulationsverlangsamung eine länger dauernde und deshalb intensivere toxische Einwirkung möglich ist. Außer der Schädigung der Kerne ist schon bei der schwachen Vergrößerung die Alteration des Protoplasmas der Leberzellen daran zu erkennen, daß die Leberzellen eine Lockerung des gegenseitigen Zusammenhanges innerhalb der Leberbalken (sog. Dissoziation) zeigen. Bei starker Vergrößerung (Fig. 111) tritt das alles deutlicher hervor. Man beobachte die stellenweise nur noch ganz matte Färbung der Kerne bis zu völligem Schwund derselben (Karyolyse), ferner Pyknose und Schrumpfung der Kerne, endlich die Lösung der Zellverbände und den körnig-schollingen Zerfall des Protoplasmas (b).

β) Fettleber.

Die einfache, nicht degenerative, pathologische Fettablagerung in der Leber ist ein überaus häufiges Vorkommnis. Ein gewisser Fettgehalt der Leberzellen ist physiologisch. In gewissen Phasen der Verdauung sind die Leberzellen stärker fetthaltig. Pathologisch gesteigerte Fettbildung findet sich in allen Fällen von Verzögerung der Oxydationen (Fettleber der Herzkranken, Fettleber der Phthisiker). Übermäßige Nahrungszufuhr, Alkoholismus führen ebenfalls zu abnormen Fettansammlungen in der Leber. Hier liegen Mästungszustände der Leberzellen vor; das Fett wird nicht rasch genug verbrannt und häuft sich in den Leberzellen an. Beim Alkoholismus kommt auch noch eine toxische (funktionelle) Schädigung der Leberzellen in Betracht. Makroskopisch zeigt sich die Fettablagerung durch gelbliche Färbung der betreffenden Leberteile an. Die pathologische Fettbildung kann allgemein, gleichmäßig in der Leber ausgebreitet sein,

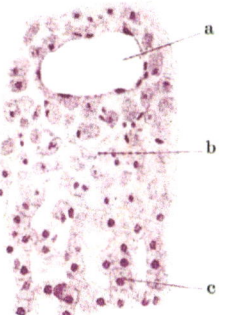

Fig. 111. Akute toxische Parenchymdegeneration der Leber. Vergr. 130 fach. (Hämatoxylin.) a Zentralvene (erweitert). b in Zerfall begriffene Leberzellen, mit pyknotischen oder gar nicht mehr färbbaren Kernen. Die Zellen sind aus ihrem gegenseitigen Verband innerhalb der Leberbalken gelöst. c Leberzellen in regulärem Verband und mit gut färbbaren Kernen.

oder es handelt sich um herdförmige Verfettung. In den Leberläppchen kann die Fettablagerung diffus ausgebildet oder auf gewisse Zonen der Läppchen beschränkt sein (periphere, zentrale, intermediäre Verfettung). Die periphere Verfettung finden wir besonders häufig mit Stauung vergesellschaftet (s. S. 139). Die zentrale Verfettung zeigt oft degenerativen Charakter (bei Anämien, Schwangerschaft, toxisch-infektiösen Schädigungen).

Bei hohen Graden der allgemeinen, einfachen Fettablagerung (vulgäre Fettleber) ist die Leber beträchtlich vergrößert, von teigiger Konsistenz und auf Durchschnitten gleichmäßig gelbweiß gefärbt. Die Läppchenzeichnung ist in solchen Fällen weniger deutlich, weil die vergrößerten, fettinfiltrierten Läppchen nach dem Durchschneiden vorquellen und das Zwischengewebe förmlich überlagern. Das durchschneidende Messer beschlägt sich mit einer Fettschicht, die Leber schwimmt manchmal im Wasser.

Mikroskopisch studieren wir diese Fettleber am Gefrierschnitt eines in Formol fixierten und mit Hämatoxylin und Sudan III gefärbten Präparates. Bei solcher Behandlung treten die fettinfiltrierten Teile schon bei schwacher Vergrößerung durch die rotgelbe Färbung deutlich hervor. In unserem Falle handelt es sich um die hochgradige Fettleber eines Biertrinkers (Fig. 112). Die Läppchen sind hier total fettinfiltriert. Die Läppchengliederung ist schwer festzustellen: die Zentralvenen treten nicht deutlich hervor; die normale radiäre, balkenartige Anordnung des Lebergewebes wird vermißt. Bei stärkerer Vergrößerung sieht man rotgelbe Tröpfchen in den Leberzellen und kann an vielen Übergangsbildern verfolgen, daß die kleinen Tröpfchen zu immer größeren Tropfen zusammenfließen, bis schließlich ein einziger großer Fetttropfen die Leberzelle erfüllt. Dann erscheinen die Leberzellen völlig abgerundet, kugelförmig. Die Kerne der Leberzellen, die bei geringeren Graden der Fetteinlagerung ins Protoplasma noch unverändert nachweisbar sind, erscheinen bei vorgeschrittener Fettbildung zur Seite gerückt und völlig abgeplattet; das Protoplasma ist in dünnster Schichte über den Fetttropfen ausgespannt (Fig. 113). Bei stärkster Verfettung ist es schwer, zwischen den vergrößerten, fetterfüllten Leberzellen die Lichtungen der Leberkapillaren zu sehen. Zweifellos sind die Kapillaren stark verengt infolge der Raumbeanspruchung seitens der vergrößerten Leberzellen; erscheint doch auch die hochgradige Fettleber schon makroskopisch blaß, blutarm.

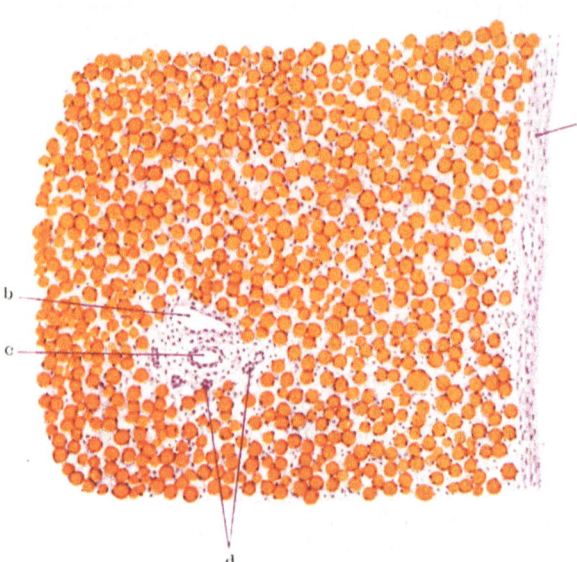

Fig. 112. Fettleber. Vergr. 80fach. (Hämatoxylin-Sudanfärbung.)
a Kapsel der Leber. b Interlobulärer Pfortaderast. c Leberarterie. d Gallengänge. Das Leberparenchym diffus fettig infiltriert (Fetttropfen gelbrot gefärbt).

Ein lehrreiches Gegenstück zu solchen Präparaten mit Fettfärbung bilden Schnitte von Fettlebern, aus welchen das Fett (durch Alkoholbehand-

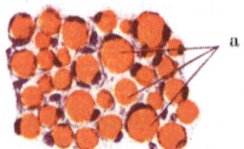

Fig. 113. Fettleber. Vergr. 200fach. (Hämatoxylin-Sudanfärbung.)
a In jeder Leberzelle findet sich ein großer, rundlicher (gelbrot gefärbter) Fetttropfen. Die Leberzellenkerne liegen an der Peripherie der Fetttropfen. Zwischen den Leberzellen finden sich Kerne, welche der Kapillarwand angehören.

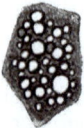 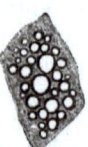

Fig. 114. Degenerative Verfettung der Leber. Vergr. 500fach. (Frisches Abstrichpräparat in NaCl-Lösung.)
Das Protoplasma der Leberzellen ist von kleinen Fetttröpfchen durchsetzt. Die Kerne der Leberzellen sind nicht sichtbar.

lung) extrahiert ist. Das Lebergewebe erscheint in solchen Präparaten porös, siebartig durchbrochen (vgl. Fig. 125). Bei stärkerer Vergrößerung sieht man statt solider Leberzellen rundliche, leere Vakuolen, an deren Peripherie Reste des Protoplasmas und die plattgedrückten Kerne der Leberzellen sichtbar sind (Siegelringform der Leberzellen). Die Vakuolen sind Fettvakuolen; das Fett ist durch Alkohol extrahiert. Die Blutkapillaren zwischen den blasigen Leberzellen sind schwer nachweisbar; die Kapillaren sehr eng, die Kapillarwand an den schmalen Endothelkernen erkennbar.

Ein frisches Abstrichpräparat von einer degenerativen Verfettung der Leber soll die kleintropfige Fettablagerung, sowie den Kernuntergang in solchen Fällen vor Augen führen (Fig. 114).

γ) Amyloidleber.

Bei der allgemeinen Amyloidose ist nebst der Milz (s. S. 60) die Leber in hervorragendem Maße an der Erkrankung beteiligt. Geringe Grade der Amyloidose der Leber sind makroskopisch nicht leicht zu erkennen. In weiter vorgeschrittenen Fällen ist die Leber vergrößert. Die Konsistenz ist vermehrt und teigig. Auf der Schnittfläche erscheint die Leber blaß,

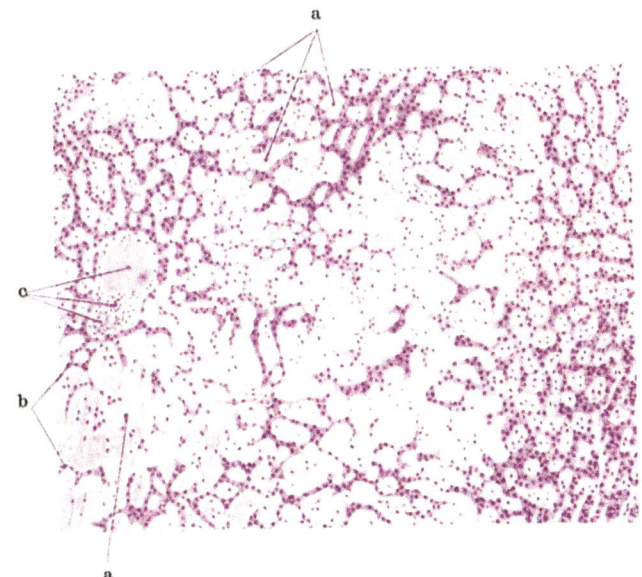

Fig. 115. Amyloidleber. Vergr. 80 fach. (Hämatoxylin.)
a Amyloide Ablagerungen. b Leberbalken, durch die Amyloidmassen auseinander gedrängt, komprimiert, atrophisch und im Schwund begriffen. c Pfortader, Leberarterie und Gallengang in interlobulärem Bindegewebe.

blutarm, die Läppchenzeichnung ist undeutlich, die Farbe ist fleckig, schmutzig grau und blaßgelb; die grauen Stellen sind eigenartig glasig und entsprechen den amyloiden Ablagerungen; die gelben Stellen sind verfettete Parenchymteile. Je ausgebreiteter die Amyloidose ist, desto mehr nimmt die ganze Leber eine glasige, speckige Beschaffenheit an (Speckleber, Wachsleber). Dünne Scheiben sind transparent. Auf Jodzusatz zu einer solchen frisch abgeschnittenen Scheibe färbt sich alles Amyloid dunkelbraun.

Bei Hämatoxylin-Färbung eines in gewöhnlicher Weise hergestellten Dauerpräparates (Fig. 115) läßt sich die amyloide Ablagerung leicht erkennen. Alles Amyloid (a) erscheint als blaßgefärbte homogene, strukturlose Masse. Bei schwacher Vergrößerung erscheinen die Läppchen ganz oder teilweise von dieser Masse durchsetzt. Die Leberzellbalken (b) sind durch sie auseinandergedrängt und in sie eingeschlossen. Man erkennt die infolge von Druckwirkung und Ernährungsstörung (s. unten) stark verschmälerten (atrophischen) Leberbalken an ihrer violetten Färbung und ihrem da und dort noch erkennbaren, netzartigen Zusammenhang. Wo viel Amyloid abgelagert ist, ist dieser netzartige Zusammenhang aufgehoben, und man sieht nur da und dort noch Reste schmaler Balken oder einzelne Leberzellen in die Amyloidmasse eingeschlossen. Das Bild wechselt also sehr nach dem mehr oder weniger vorgeschrittenen Stadium der Erkrankung. Von Läppchen mit geringer (beginnender) Amyloidinfiltration bis zu total amyloid verödeten Läppchen gibt es alle Übergänge. Wie das Amyloid zu den intralobulären Blutkapillaren liegt, kann man mit der starken Vergrößerung feststellen. Die Kapillaren sind in den stark amyloid infiltrierten Läppchenpartien äußerst verengt, vielfach erscheinen sie als engste helle Lücken und Spalten, in welchen man atrophische und zerfallene Kerne als Reste der Kapillarwand (Endothelien) und des Kapillarinhalts (Leukozyten) nachweisen kann. Rote Blutkörperchen fehlen oft ganz (Verödung der Kapillarbahn). Die amyloiden Massen finden sich nun überall rings um diese Lücken und Spalten, zwischen diesen und den Leberbalken, so daß die perikapilläre Ablagerung des Amyloids klar erweisbar ist. Durch diese Ablagerung werden einerseits die Kapillaren zusammengedrückt, andererseits die Leberbalken komprimiert. Die Leberbalken zeigen (bei starker Vergrößerung) Verschmälerung, die Leberzellen Zerfall der Kerne, ferner Pigmentkörnchen (Lipofuszin) im spärlichen Protoplasma; oft liegen nur noch vereinzelte kernlose Protoplasmaschollen in den am stärksten entarteten Partien. Die weniger stark erkrankten Läppchen zeigen besser erhaltene Leberbalken und Leberzellen. Letztere zeigen gelegentlich ein stark vakuoläres Protoplasma (Verfettung). Am Interstitium der Leber

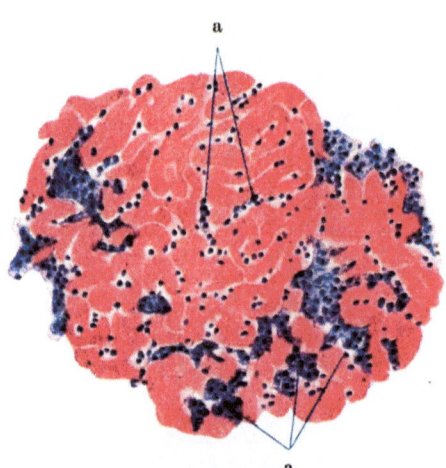

Fig. 116. Amyloidleber. Vergr. 150fach. (Methylviolett.)
a Lebergewebe, in Resten zwischen den (rot gefärbten) amyloiden Massen.

kann man bei vorgeschrittener Amyloidose ebenfalls homogene Einlagerungen im Bindegewebe und in den Gefäßwandungen feststellen.

Besonders instruktiv ist ein mit Methylviolett gefärbter (und in Lävulose) eingebetteter Schnitt (Fig. 116). Hier erscheint bei schwacher Vergrößerung alles Amyloid rot gefärbt, das übrige Gewebe blau. Die Ablagerung des Amyloids zwischen Kapillarwand und Leberzellen tritt bei starker Vergrößerung an diesem Präparat sehr deutlich hervor. Quergeschnittene Kapillaren lassen förmliche Ringe rotgefärbten Amyloids um ihre engen Lumina erkennen. Im interlobulären Bindegewebe sieht man ebenfalls gelegentlich rot gefärbte, homogene Einlagerungen in der Wandung von Blutgefäßen; an quergeschnittenen Gefäßen erscheinen diese Einlagerungen als amyloide Halb- und Ganzringbildungen. Am Leberparenchym (a) lassen sich die gleichen Bilder der Atrophie und des Schwundes feststellen, wie sie vorhin geschildert wurden.

♂) Glykogeninfiltration der Leber.

Die Glykogensynthese gehört zu den physiologischen Funktionen der Leber. Die Leberzellen bilden und speichern dieses Kohlehydrat vor allem für ihren eigenen Bedarf. Vermehrungen des Glykogengehaltes der Leberzellen findet man in größtem Ausmaße bei der sog. Glykogenspeicherkrankheit der Kinder (s. S. 64). Bei Diabetes mellitus (Pankreasdiabetes s. S. 162) ist der Glykogengehalt der Leber wechselnd; neben Verarmung an diesem

Stoff kommen auch gelegentlich Anreicherungen vor. Dabei kann das Glykogen nicht nur im Protoplasma, sondern auch in den Kernen der Leberzellen aufgespeichert gefunden werden, wobei diese ein eigentümliches blasiges Aussehen gewinnen. Unsere Fig. 117 bringt ein Bild von hochgradiger Glykogeninfiltration der Leberzellen bei Pankreasdiabetes. Das Glykogen ist mit der Bestschen Karminmethode rot gefärbt und erscheint bei stärkerer Vergrößerung in Form kleinerer und größerer Tropfen im Protoplasma der Leberzellen (s. auch Niere bei Diabetes S. 211).

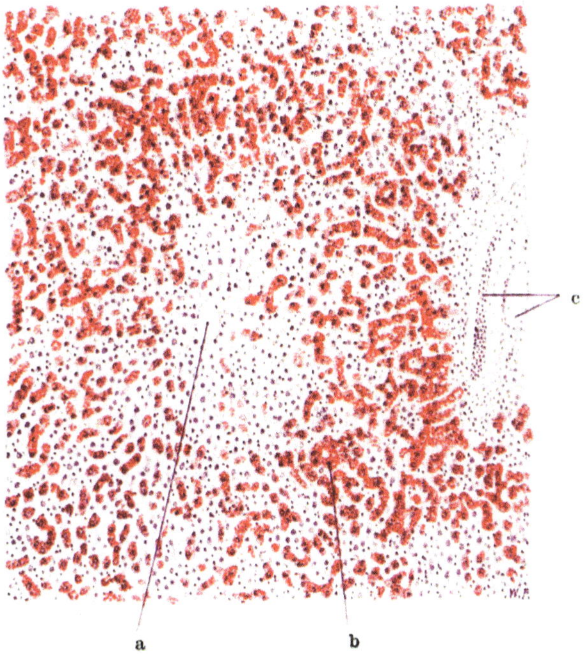

ε) Sog. akute gelbe Leberatrophie.

Als Beispiel eines rapiden toxisch bedingten Zerfalles des Leberparenchyms diene ein Fall von sog. akuter gelber Leberatrophie. Diese Krankheit kann unter den Erscheinungen schweren Leberschadens und eines Icterus gravis, unter Konvulsionen und mit Koma und Bewußtlosigkeit rasch zum Exitus führen. Neben derartigen ganz akuten Fällen gibt es solche mit subakutem subchronischem und chronischem Verlauf. Ausheilungen mit Hinterlassung eines zirrhotischen Narbenzustandes (Aszites!) und mit kompensatorischer, knotiger Hypertrophie des

Fig. 117. Glykogenspeicherung in der Leber bei Diabetes mellitus. Vergr. 75fach. (Bestsche Karminfärbung.)
a Venula centralis eines Leberläppchens. b Glykogenhaltige Leberzellen rotgefärbt. c Glissonsches Septum mit Pfortader und Gallengang.

übriggebliebenen Lebergewebes sind möglich. Verfettungen in Herzfleisch, Niere, Körpermuskulatur, Magendrüsen, Nekrosen in Niere, wachsartige Muskeldegeneration, Blutungen, Blutveränderungen, Milztumor usw. begleiten den Leberprozeß. Ätiologisch kommen Vergiftungen in Betracht, z. B. mit Phosphor, mit Pilzen (Knollenblätterschwamm, Lorchel). In solchen Fällen herrscht der fettige Zerfall der Leberzellen vor. Bei anderer Ätiologie (Vergiftung mit Salvarsan, Tetrachloräthan, Saponin, Fleischvergiftung) tritt der Leberzerfall mehr unter dem Bild der Nekrose hervor. Eine spezifisch bakterielle Ätiologie der akuten gelben Leberatrophie kommt nicht in Frage. Voraufgehende Infektionskrankheiten können die Bedeutung von vorbereitenden Schädigungen haben. Auf dispositionelle Momente wird überhaupt großer Wert gelegt (Lues II, Schwangerschaft, Puerperium, Potatoren, vorhergegangene Lebererkrankungen [Ikterus]).

Der Name akute gelbe Leberatrophie stimmt nicht recht. Denn einmal gibt es akute und chronische (auch rezidivierende) Formen; dann ist die Atrophie nicht von vornherein da, sondern kurze Perioden der Schwellung des Organs gehen voraus; und endlich ist die gelbe Farbe durchaus nicht immer vorherrschend. Bei den verfettenden Formen (s. o.) ist die Gelbfärbung viel mehr ausgesprochen als bei den nekrotisierenden. In frühen Stadien der letzteren tritt zwar zuerst auch (infolge von Verfettung und Ikterus) eine gelbliche Farbe hervor; bald aber sind die Stellen des nekrotischen Parenchymzerfalles durch Gefäßerweiterung und Blutung rot gefärbt (rote Atrophie). Auch bei vorherrschender Verfettung kommt es infolge fortschreitenden Zerfalls der Leberzellen mit sekundärer Kapillarerweiterung schließlich zu dunkelroten Verfärbungen. Die Ausheilungen gehen unter starker schrumpfender Bindegewebsneubildung einher, so daß schließlich eine höckerig geschrumpfte, von graurotem Narbengewebe durchzogene Leber zustande kommt, welche kompensatorisch hypertrophische Inseln von Lebergewebe einschließt, die selbst wieder durch Verfettung gelb gefärbt sein können (s. u.).

Wir schildern das Bild einer vorwiegend nekrotisierenden Form. Mikroskopisch beginnt der Prozeß mit Kernveränderungen und nekrotischem Zerfall des Protoplasmas (fermentative Autolyse!) der Leberzellen zumeist in den zentralen Zonen der Leberläppchen und dehnt sich mehr oder weniger über die ganzen Azini aus. Bilder degenerativer Verfettung stehen nicht im Vordergrund, werden aber auch durchaus nicht vermißt. Die Blutkapillaren (Sternzellen) erhalten sich großenteils und zeigen nach Zerfall der Leberzellen starke Erweiterung. Sehr bald beginnen die Erscheinungen des Abbaues und der Wegräumung der untergegangenen Leberzellen unter starker Beteiligung von Wanderzellen (Leukozyten, Lymphozyten). Während der Prozeß also zunächst rein degenerativ verläuft, kombiniert er sich in diesen späteren Stadien mit entzündlichen Erscheinungen. Die Ausheilung setzt mit Quellung und Vermehrung der Gitterfasern, unter Neubildung von Kapillaren und jungem kollagenem Bindegewebe ein: so vernarben die Zerfallszonen. Im periportalen, interazinösen Bindegewebe machen sich ebenfalls Neubildungserscheinungen geltend: unter lymphozytärer Infiltration vermehrt sich das Bindegewebe. Von größtem Interesse sind die regeneratorischen und kompensatorisch hypertrophischen Prozesse an Gallengängen und Lebergewebe. Die interazinösen kleinen Gallengänge sprossen aus, bilden neue Tubuli, welche nicht selten in terminale, solide, leberzellenähnliche Sprossen übergehen. Daneben sieht man oft sehr reichlich solide Epithelstränge, welche in den ausheilenden Fällen das neugebildete Bindegewebe durchsetzen; dies sind aus restierenden Leberzellen hervorgegangene Regenerate. Man kann Beziehungen dieser sog. Pseudotubuli zu Resten isolierter Leberzellensträngen feststellen; vor allem aber lassen sich in diesen Pseudotubuli mit der Eppingerschen Methode axial gelegene Gallenkapillaren nachweisen. Diese also vorwiegend vom Lebergewebe ausgehenden, regenerativen Prozesse im engeren Sinne, sind als Ansätze, als Versuche einer Wiederherstellung zu betrachten; die begleitende, ungeordnete, narbenbildende Bindegewebswucherung läßt diese Regenerationen nicht zu vollwertigem Lebergewebe ausreifen. Solch letzteres wird unter dem Bilde der kompensatorischen Hypertrophie von Inseln erhalten gebliebenen Lebergewebes geliefert. Hier, wo die normalen Gewebsstrukturen nicht zerstört wurden, vergrößern sich die einzelnen Leberzellen, vermehren sich auch, wodurch die Leberbalken plumper, breiter, stärker gewunden werden. Die hierdurch bewirkte Massenzunahme der Leberparenchymsubstanz, die selbstverständlich unter entsprechender Mitwirkung des Kapillarsystems vor sich geht, führt zu exzentrisch gerichtetem Wachstumsdruck; das angrenzende Bindegewebe wird verdrängt, und unter dessen Gegenwirkung wird das neugebildete Lebergewebe in die Knoten- und Kugelform gezwungen. So wird schließlich das Bild der Leberzirrhose mit knotiger Hypertrophie erreicht. Die kompensatorisch hypertrophischen Inseln zeigen nicht nur oft stärkere infiltrative Verfettung, sondern auch Gallenstauung (Gallenzylinder in den Gallenkapillaren). Bei fortwirkender Noxe können auch diese hypertrophischen Inseln wieder der Nekrose verfallen.

Unser erstes Präparat zeigt den nahezu völligen Zerfall der Leberläppchen in dem akuten Stadium. Bei schwacher Vergrößerung stellen wir höchstgradigen Untergang des Leberparenchyms fest. Die Läppchen zeigen keine

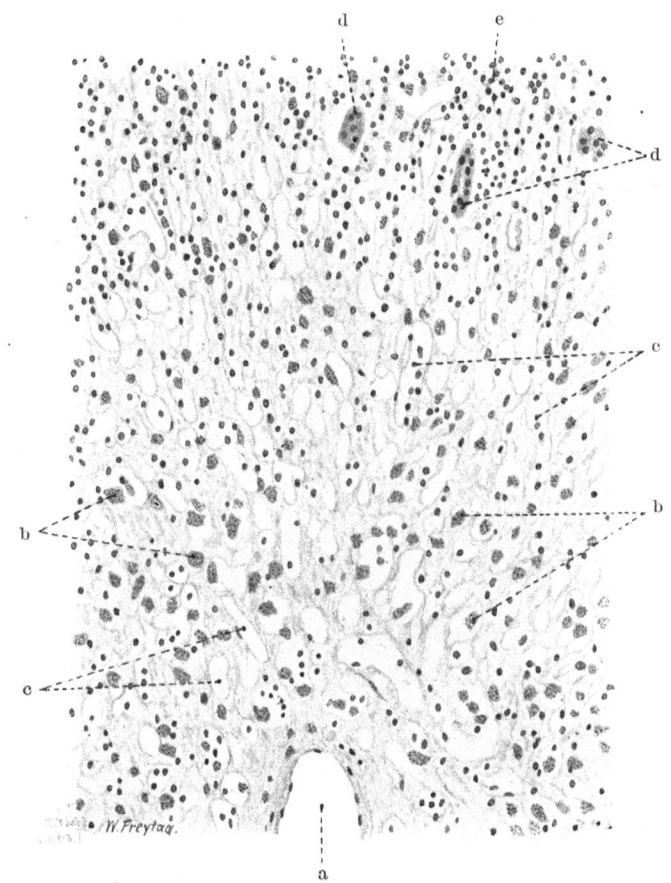

Fig. 118. Sog. akute gelbe Leberatrophie. (Nach einem Präparat von Dr. Fahrig.) Akutes Stadium. Vergr. 200fach. (Hämatoxylinfärbung, schwarz gedruckt.)
a Venula centralis. b Atrophische, galliges Pigment enthaltende Leberzellen. c Blutkapillaren. d Erhaltene Reste von Leberzellen an der Peripherie eines Azinus. e Anhäufung lymphozytärer und leukozytärer Zellen an der Peripherie eines Läppchens.

Balkenstruktur mehr; nur einzeln liegende Reste von Leberzellen finden sich. Die Glissonia ist kleinzellig infiltriert; die Zellinfiltrate greifen auf die angrenzenden zerfallenen Leberläppchen über. Bei stärkerer Vergrößerung ist die Fig. 118 gezeichnet. Sie zeigt das Segment eines akut zerfallenen Leberläppchens von der Venula centralis (a) bis zur Peripherie des Läppchens. Von der typischen Läppchenstruktur, von regulären Leberzellverbänden ist nichts mehr zu erkennen. Reste untergegangener Leberzellen sind als kernlose, vakuolisierte (verfettete) Schollen und als atrophische, gelbliches (galliges) Pigment enthaltende Trümmer zerstreut im Leberläppchen zu sehen (b). Die intralobulären Blutkapillaren (c) sind weit; man sieht keine roten Blutkörperchen in ihnen, manche erscheinen wie leer, manche enthalten einige weiße (lymphoide) Blutkörperchen; nur stellenweise ist an der Wand der Blutkapillaren ein Endothelkern noch nachweisbar (Verödung der Kapillarbahn!). Das ganze Leberläppchen ist diffus von leuko- und lymphozytären Wanderzellen durchsetzt, welche sich besonders reichlich an der Peripherie des Läppchens angehäuft haben (e). Im interlobulären Bindegewebe findet sich eine besonders reichliche Infiltration mit vorwiegend lymphoiden Zellen. Erhaltene Reste von Leberzellen sind nur in der äußersten Peripherie des Läppchens nachweisbar (d). Das sind die

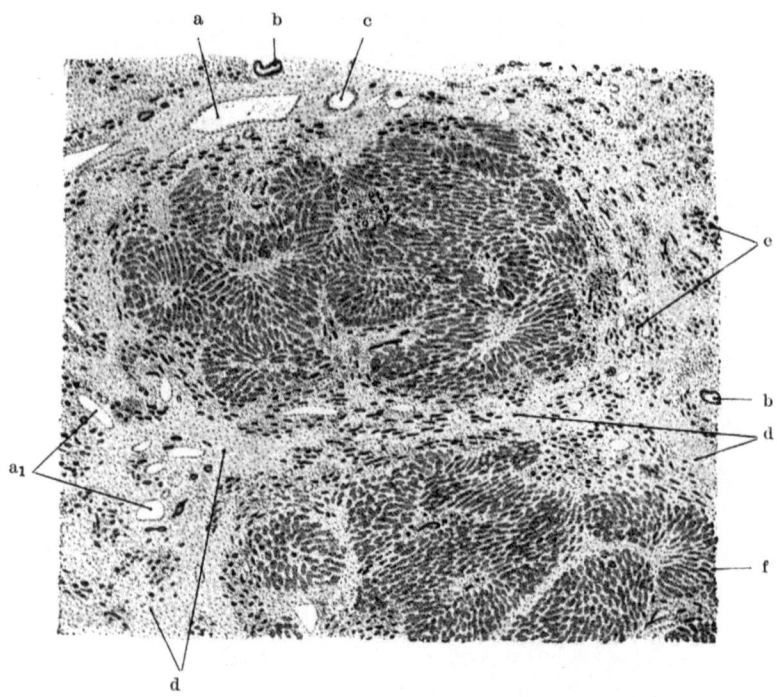

Fig. 119. Sog. gelbe Leberatrophie. (Stadium der Ausheilung mit Zirrhose und knotiger Hypertrophie.) Vergr. 15fach. (Hämatoxylin-Eosin.)
a Pfortaderäste. a_1 Neugebildete Pfortadergefäße in vermehrtem Bindegewebe. b Gallengänge. c Leberarterienast (erweitert). d Vermehrtes Bindegewebe mit kleinzelligen Infiltraten. e Sog. Gallengangswucherungen („Pseudotubuli"). f Übriggebliebenes, hypertrophisches Leberparenchym.

Reste, von denen aus in den länger dauernden Fällen die Regenerationen („Pseudotubuli") sich entwickeln.

Das zweite Präparat (Fig. 119) entspricht dem Ausgang der akuten gelben Leberatrophie in Zirrhose und knotige Hypertrophie. Unser Übersichtsbild zeigt ein mächtig entwickeltes Bindegewebe (d), welches die Stelle untergegangenen Lebergewebes einnimmt und Inseln übriggebliebenen Leberparenchyms (f) einschließt. Diese Lebergewebsreste zeigen im allgemeinen rundliche Konturen (Durchschnitte durch kugelige Knoten). Das vermehrte Bindegewebe ist von lymphozytären Infiltraten durchsetzt und enthält zahlreiche, weite, zum Teil neugebildete Blutgefäße [Äste der Pfortader (a und a_1)]. Die Leberarterien erscheinen ebenfalls vermehrt und sind teilweise auffallend weit (c). Außerdem finden sich in diesem Bindegewebe neben den präexistierenden Gallengängen (b) zahllose, schmale, vielfach auch verzweigte, scheinbar solide Epithelstränge (e); das Epithel ist bei starker Vergrößerung leberzellenartig oder mehr indifferent. Es sind regeneratorische, von übriggebliebenen Leberzellen ausgegangene Neubildungen (sog. Pseudotubuli). Auch kleine neugebildete Kanäle vom Charakter interlobulärer Gallengänge finden sich in dem zirrhotischen Bindegewebe zerstreut; sie zeigen bei starker Vergrößerung ein feines Lumen und gallengangartiges Epithel. Nicht selten findet sich (starke Vergrößerung!) in diesen neugebildeten epithelialen Gängen ein gelbgrün gefärbter Inhalt (gallige „Thromben"). Bei der starken Vergrößerung erkennt man auch, daß das vermehrte Glissonsche Bindegewebe noch untergegangene Leberzellen, einzeln und in Gruppen liegend, einschließt; es sind kernlose, ikterisch gefärbte Schollen. Das restierende Lebergewebe befindet sich im Zustand der Hypertrophie. Bei stärkerer Vergrößerung erweisen sich die Leberbalken als verbreitert, die Leberzellen als vergrößert. Die typische radiäre Anordnung der Balken, die Gliederung in Läppchen mit Zentralvenen fehlt zumeist (sog. Umbau des Leberparenchyms). Die Leberzellen enthalten häufig galliges Pigment, welches auch in den Sternzellen gefunden wird. Die intralobulären Gallenkapillaren sind mit galligen Thromben erfüllt (Zeichen der Gallenstauung!).

3. Zirkulationsstörungen.

Stauungsleber.

Bei Stauungen, die vom Herzen her entstehen (kardiale Stauungen) ist die Leber stets in vorwiegendem Maße beteiligt. Das versteht sich aus der herznahen Lage der Leber von selbst. Jede Behinderung des Blutabflusses aus dem rechten Vorhof ins rechte Herz und in die Lungen muß auf dem kurzen Wege (Vena cava caudalis — Lebervenen) in die Leber hineinwirken und hier in der Form von Stauungsblutfülle zum Ausdruck kommen. Andauernde und immer wiederkehrende Stauungszustände können nicht ohne Rückwirkung aufs Lebergewebe bleiben.

Betrachten wir eine Leber bei chronischer Stauung — eine Herzfehlerleber etwa — mit bloßem Auge, so bietet sich uns ein eigenartig buntes und oft recht verwickeltes Bild. Mäßige Grade von Stauung machen sich nur in den zentralen Teilen der Leberläppchen geltend; diese sind dann dunkelrot, während die peripheren, nicht gestauten Teile der Läppchen infolge von Fettinfiltration häufig gelblich gefärbt erscheinen. Bei stärkerer Stauung wird die Läppchenzeichnung undeutlich, weil die Stauungsgebiete benachbarter Läppchen ineinander fließen. Man hat dann Mühe, Zentralvenengebiete und Pfortaderverzweigungen richtig auseinander zu halten. Die Leber zeigt auf dem Durchschnitt dunkelrote, braunrote, gelbe Farben in wechselvollem Nebeneinander (sog. Muskatnußleber, Herbstlaubleber). Dieses Bild wird noch komplizierter, wenn die chronische Stauung einerseits zu ausgesprochener Atrophie der Leberläppchen, andererseits zu kompensatorischen Ersatzwucherungen des Lebergewebes und zu bindegewebiger Hyperplasie geführt hat. Die atrophischen Stauungsgebiete erscheinen auf dem Durchschnitt als leicht eingesunkene, dunkelrote und braunrote Bezirke; die weniger gestauten Leberteile treten infolge von kompensatorischer Hypertrophie und Fettinfiltration als mehr oder weniger umfangreiche, vielgestaltige, manchmal förmlich geschwulstartige, gelbliche Inseln über die Schnittfläche hervor und zeigen schon für das unbewaffnete Auge einen vom normalen Lebergewebe abweichenden Bau (Fehlen von Zentralvenen, mangelhafte Läppchengliederung: Umbau des Lebergewebes). Die Bindegewebsvermehrung, welche alle chronisch gestauten Organe auszeichnet, macht sich in der Leber durch Verhärtung des Organs (rote, zyanotische Induration), durch stärkeres Hervortreten der in ihrer Wandung und Umgebung verdickten, stark erweiterten Lebervenen, durch Verstärkung auch des periportalen Gerüstes geltend. Während frisch gestaute Lebern vergrößert und von prallelastischer Konsistenz sind, tritt in den chronischen, vorgeschrittenen Stadien eine Verkleinerung (Stauungsatrophie, rote Atrophie) und derbe Verhärtung neben unregelmäßiger Schrumpfung an der Oberfläche hervor (indurierte Stauungsleber, Stauungszirrhose).

Wir bringen zuerst ein Übersichtsbild einer hochgradigen Stauungsleber bei schwacher Vergrößerung (Fig. 120). In den zentralen und

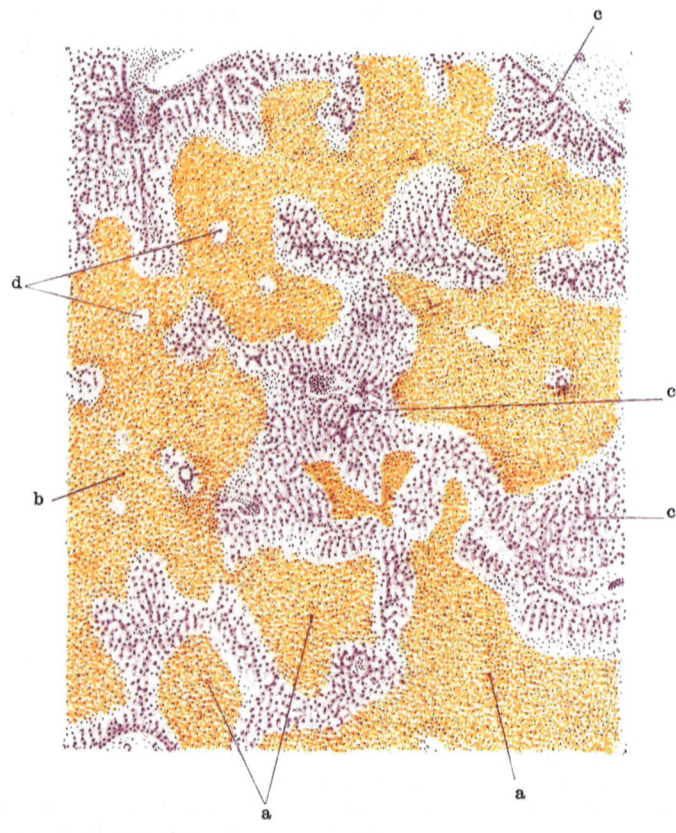

Fig. 120. Hochgradige frische Stauung in der Leber. Vergr. 20fach. (Hämatoxylin.) a Stauungsgebiete in den Leberläppchen mit Untergang der Leberzellen. b Zusammenhängende Stauungsgebiete benachbarter Läppchen. c Erhaltenes Lebergewebe. d Venulae centrales.

mittleren Abschnitten der Leberläppchen (a) sieht man nichts mehr von Leberbalken; sie sind zugrunde gegangen. An ihrer Stelle findet man stark erweiterte Blutkapillaren und Blutaustritte in das Lebergewebe. Stellenweise hängen die durchbluteten Stauungsgebiete miteinander zusammen (b). Die Peripherie der Leberläppchen zeigt noch erhaltene Leberzellen und -balken (c).

Mikroskopisch kann man den Zustand der Stauung am besten an Injektionspräparaten studieren. Die Fig. 121 zeigt die Zentralvene und die angrenzenden Blutkapillaren eines Leberläppchens mit blauer Leimmasse ausgefüllt. Die Zentralvene (a) zeigt ein weites Lumen, besonders aber sind die umgebenden Kapillaren stark und unregelmäßig erweitert. Die peripheren Teile des Läppchens zeigen viel geringere Erweiterung der

Kapillaren. Zwischen den erweiterten zentralen Kapillaren sind die schmalen Leberbalken (b) zu sehen. Entsprechend dieser (durch Druck und durch Ernährungsstörung bedingten) Atrophie des Leberparenchyms findet sich in den Leberzellen auch das früher beschriebene, gelbbräunliche Pigment (Lipofuszin) vor. Bei hochgradiger Stauung kommt es auch zur Blutung. Wo die Stauung fehlt (Peripherie der Lobuli), sind die Leberzellen normal oder auch übernormal groß; sie zeigen ein mehr oder weniger vakuoläres Protoplasma (Fettvakuolen). Häufig sieht man in chronischen Stauungslebern Stellen, an welchen das Lebergewebe mit auffallend breiten, plumpen Balken und sehr großen Leberzellen ausgestattet ist; das sind kompensatorisch hypertrophische Bezirke: ein Teil des Lebergewebes atrophiert durch Stauung, der Rest hypertrophiert (s. oben). Das faserige Stützgerüst der Leber ist in den chronischen Stauungslebern vermehrt, vor allem in der Umgebung der erweiterten Lebervenen; auch die Wandungen der Zentralvenen sind oft verdickt. Auch das periportale Bindegewebe beteiligt sich bisweilen an der Hyperplasie. Entzündliche Erscheinungen, Zellinfiltrate fehlen in dem vermehrten Bindegewebe reiner Stauungslebern; die Bindegewebshyperplasie ist mechanisch bedingt (verstärkter Seitendruck der gestauten Gefäße!).

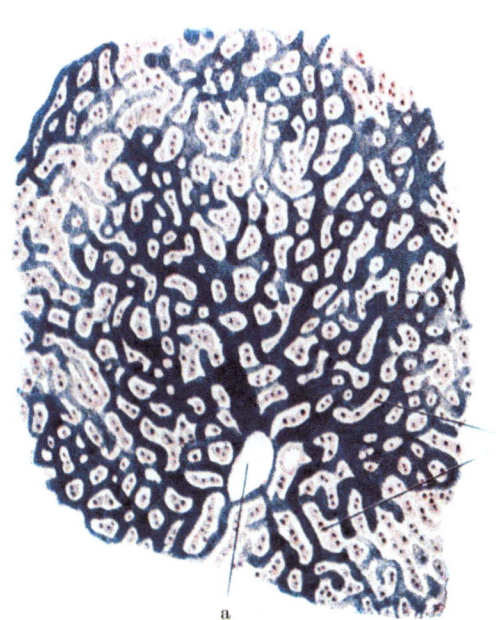

Fig. 121. Stauungsleber. Vergr. 100fach. Karmin, blaue Gefäßinjektion.
a Erweiterte Zentralvene. b Atrophische Leberbalken zwischen den erweiterten, zentralen Kapillaren des Leberläppchens.

Neben der geschilderten allgemeinen Stauung in der Leber gibt es bei Verschluß von Lebervenen- und Pfortaderästen auch örtlich begrenzte Stauungen, die sich bis zu hämorrhagischer Infarzierung steigern können.

4. Entzündungen.

α) Akute exsudative Hepatitis.

Bei akuten Infektionskrankheiten sehen wir die Leber oft beteiligt; häufig finden wir dabei die trübe Schwellung (s. S. 129) oder herdförmige Nekrosen, besonders in den zentralen Läppchenzonen. Diese Bilder rechnen wir nicht zu den entzündlichen Affektionen. Wenn sich die herdförmigen Nekrosen mit exsudativen Erscheinungen verbinden (entzündliches Ödem, Fibrinexsudation, Leukozytenauswanderung), dann liegt Nekrose mit Entzündung vor. Es gibt aber bei akuten Infektionskrankheiten auch herdförmige Ansammlungen von inter- und intralobulären Exsudatzellen (Leukozyten, eosinophilen Zellen, Lymphozyten, Plasmazellen). Das sind echte entzündliche Reaktionen (Hepatitis simplex). Mehr in das Gebiet der proliferativen Prozesse gehören histiozytäre Wucherungen, welche bei bestimmten Infektionskrankheiten, auch in Form von Knötchen, in der Leber gefunden werden (z. B. beim Typhus abdominalis); Nekrosen können auch hierbei vorhanden sein oder fehlen. Diese Zellherde bei Infektionskrankheiten dürfen nicht mit sog. Blutbildungsinseln, Anhäufungen lymphoider oder myeloischer Blutzellen, verwechselt werden (s. S. 154). Der Hepatitis simplex stehen die eitrigen (purulenten) und schmelzenden (abszedierenden) Entzündungen gegenüber. Leberabszesse können metastatisch und embolisch durch Import der Eitererreger von der Leberarterie, der Pfortader, der Lebervene, der Nabelvene her entstehen, ferner von den Gallenwegen aus (Cholangitis), endlich fortgeleitet (lymphogen) von der Leberpforte oder von der Umgebung aus, endlich im Anschluß an Verletzungen. Auch bei Gegenwart von Parasiten (Distomum, Amoeba dysenteriae, Echinokokken) können Leberabszesse entstehen.

Als Hepatitis serosa (Eppinger, Rössle) wird die Absetzung einer eiweißreichen Flüssigkeit in die sog. Disseschen Räume (s. S. 126) bezeichnet; körnige und schollige Ausfällungen in dieser Flüssigkeit zeigen deren Eiweißgehalt an; zellige Exsudation (Leukozyten, Lymphozyten) kann fehlen; eine Kapillarhyperämie braucht nicht vorhanden zu sein. Solche Bilder zeigen nur eine Störung im Bereich der Blut-Gewebsschranke (Membranstörung) an und haben nicht den klaren Charakter eines entzündlichen Prozesses; sie sind auch von ödematösen Zuständen nicht zu unterscheiden. Die Bedeutung der „serösen Hepatitis" als Folge alimentärer und toxisch-infektiöser Leberschäden wird vielfach überschätzt; sie wird bei vielen solcher Schäden nicht gefunden (Gloggengießer). Die Hepatitis epidemica (contagiosa) wird als nosologische Einheit angesehen; ätiologisch wird eine Virusinfektion vermutet. Histologisch findet man nicht das Bild der Hepatitis serosa, sondern toxischen Leberzellzerfall, der in schweren Fällen an das Bild der sog. akuten gelben Leberatrophie erinnert; daneben interstitielle Reaktionen, welch letztere an einen gelegentlichen Ausgang in Leberzirrhose denken lassen.

β) Leberzirrhose.

Mit dem Namen Zirrhose bezeichnet man Vorgänge in den verschiedensten Organen, die unter Parenchymuntergang, Bindegewebswucherung und Vernarbung zu Schrumpfungen führen. So spricht man von Lungen-, von Pankreas-, von Nierenzirrhose.

Der pathologische Prozeß, der sich bei der sog. Leberzirrhose abspielt, wurde lange Zeit als das typische Beispiel einer chronischen, interstitiellen Entzündung aufgefaßt. Durch pathologische Reize sollte das Lebergerüst in Wucherung geraten, und diese primär entzündliche, bindegewebige Neubildung sollte sekundär auf das Lebergewebe übergreifen, es zerstören oder durch Druck und Ernährungsstörung zum Schwund bringen. Gegenwärtig herrscht hingegen die Auffassung, daß es sich bei den Leberzirrhosen primär um einen chronischen, toxischen Parenchymzerfall handelt. Die Bindegewebswucherung tritt sekundär hinzu und hat nach dieser Auffassung mehr den Charakter eines Ausheilungsvorganges: nach der Resorption des toxisch zerfallenen Lebergewebes setzt sich Bindegewebe an dessen Stelle in Form eines Flick- oder Narbengewebes. So bestechend diese Auffassung ist, so bedarf sie aber doch des modifizierenden Hinweises, daß der entzündliche Charakter der Bindegewebswucherung unbestreitbar ist. Man muß sich vorstellen, daß entweder die fraglichen Toxine selbst, oder wenigstens die Zerfallsprodukte der Leberzellen irritativ auf das Bindegewebe wirken, so daß die auf den Parenchymzerfall folgende Bindegewebsneubildung unter ausgesprochen entzündlichen Erscheinungen, vor allem unter starken (lymphozytären) Zellinfiltrationen, verläuft, wobei sie nach In- und Extensität über das Ziel der einfachen Defektfüllung hinausschießt. So darf also die Leberzirrhose immerhin als ein Fall von sog. chronischer Entzündung gelten, wenn auch in der Pathogenese des Prozesses die primäre Bedeutung der Bindegewebswucherung nicht anerkannt zu werden braucht. Dies gilt für die sog. echten Leberzirrhosen, bei welchen der Leberprozeß den Charakter einer selbständigen Erkrankung zeigt. Hier kommt ätiologisch eine chronisch toxische Schädigung des Leberparenchyms in Betracht, wenn auch die Natur der Gifte und deren Wirkungsweise noch weiterer Aufklärung bedarf (Alkohol, enterogene Gifte, Stoffwechselgifte, Autointoxikationen). Unechte Zirrhosen (s. sp.) sind die Leberschrumpfungen bei den verschiedensten Erkrankungen der Leber und bei Allgemeinstörungen. Die kausale Genese ist daher bei diesen Zirrhoseformen sehr wechselvoll, und auch die formale Genese nicht gleichartig; es finden sich in dieser Gruppe auch Formen, bei welchen eine entzündliche Wucherung des Bindegewebes primär, der Leberzerfall sekundär ist.

Unter den echten Zirrhosen werden anatomisch und klinisch zwei Formen der Leberzirrhose unterschieden: die atrophische und die hypertrophische Zirrhose. Diese Unterscheidung hat trotz aller dagegen vorgebrachten Einwände eine gewisse Berechtigung, wenn auch zugegeben ist, daß kein prinzipieller Unterschied zwischen diesen beiden Formen besteht, und daß nur verschiedene Grade der gleichen Störung vorliegen. Das grob anatomische Bild der atrophischen Leberzirrhose (Laënnecsche Zirrhose) zeigt uns in einem ausgesprochenen Falle eine verkleinerte, sehr harte, runzelig geschrumpfte Leber, an deren Oberfläche kleinere und größere, buckelig vorspringende Höcker oder Granula (Granularatrophie) hervortreten. Diese Granula sind häufig gelb gefärbt (durch starke Fettinfiltration oder infolge von Ikterus). Auf einem Durchschnitt erscheint als Grundlage der Verhärtung des Organs eine massige Entfaltung des Gerüstes, das in Form grauweißer Züge und in netzartiger Anordnung die Leber allenthalben durchsetzt. Zwischen diesen Bindegewebsmassen, durch deren Schrumpfung die vielen narbigen Einziehungen an der Leberoberfläche entstanden sind, ist das restierende Lebergewebe in Form verschieden großer „Inseln" eingeschlossen. Diese Inseln entsprechen durchaus nicht anatomischen Einheiten, etwa einzelnen Leberläppchen oder Gruppen von solchen, sondern es sind ganz beliebige Teile des Lebergewebes durch das unregelmäßig und unsystematisch vermehrte Bindegewebe voneinander getrennt und umschlossen. An diesen Parenchyminseln kann man schon mit bloßem Auge einen ähnlichen pathologischen Umbau feststellen, wie er vorhin von der Stauungsleber geschildert wurde. Auch hier handelt es sich um kompensatorische Hypertrophie des von dem Prozesse des toxischen Schwundes und der bindegewebigen Substitution verschont gebliebenen Lebergewebsrestes. Auch hier kann diese funktionelle Hypertrophie Formen annehmen, die ein geschwulstartiges Aussehen bieten; ja Übergang in echte Geschwulstbildung (in Adenom und Krebs) kommt vor. Wie schon gesagt, heben sich diese Parenchyminseln als graugelbliche Bezirke von den grauweißen Bindegewebsmassen ab; sie zeigen im allgemeinen an der Oberfläche und auf dem Durchschnitt rundliche Konturen, sind also kugelige oder walzenförmige Körper, die in das verzweigte Netz der Bindegewebsstränge eingeschlossen und durch diese (freilich nur unvollkommen) voneinander getrennt sind.

Da sich das Bindegewebe bei der atrophischen Zirrhose vorwiegend im Anschluß an die Pfortaderverzweigungen entwickelt, wird begreiflich, daß es bei seiner Schrumpfung die Pfortaderäste in der Leber einengen muß. Die Folge ist dauernde Stauungshyperämie in den äußeren Pfortaderwurzeln und Ausbildung jener Kollateralen mit dem großen Körpervenensystem, die wir vor allem am unteren Ösophagus (Varizen!), am Plexus haemorrhoidalis (Hämorrhoiden!) und durch Vermittlung des Restkanals der Umbilikalvene und der paraumbilikalen Venen in der Nabelgegend (Caput medusae!) hervortreten sehen. Die Stauung führt zur Transsudation in die Bauchhöhle: Aszites zeichnet vor allem diese atrophische Form der Leberzirrhose aus. Ikterus kann fehlen oder gering entwickelt sein; die Milzvergrößerung ist nicht so stark, wie bei der gleich zu beschreibenden hypertrophischen Zirrhose.

Die zweite (seltenere) Form ist die (Hanotsche) hypertrophische Zirrhose. Hier ist zunächst keine Verkleinerung, sondern im Gegenteil eine progrediente Vergrößerung der Leber festzustellen. Auch zeigt die vergrößerte und harte Leber lange Zeit keine oder nur sehr geringe Neigung zur Schrumpfung, so daß die Oberfläche glatt bleibt. Auf dem Durchschnitt tritt ebenfalls zunächst ein glattes, ungefeldertes Aussehen hervor; die Leberzeichnung erscheint verwischt; die Farbe ist graurötlich. Allmählich tritt jedoch auch bei dieser Form die Schrumpfung ein (Übergang in die atrophische Form). Der Prozeß ist der gleiche wie bei der Laënnecschen Zirrhose; nur geht die Bindegewebswucherung in viel größerer Ausdehnung auch innerhalb der Läppchen vor sich, und das neugebildete Bindegewebe bleibt viel längere Zeit in weicherem Zustand ohne narbige Schrumpfung.

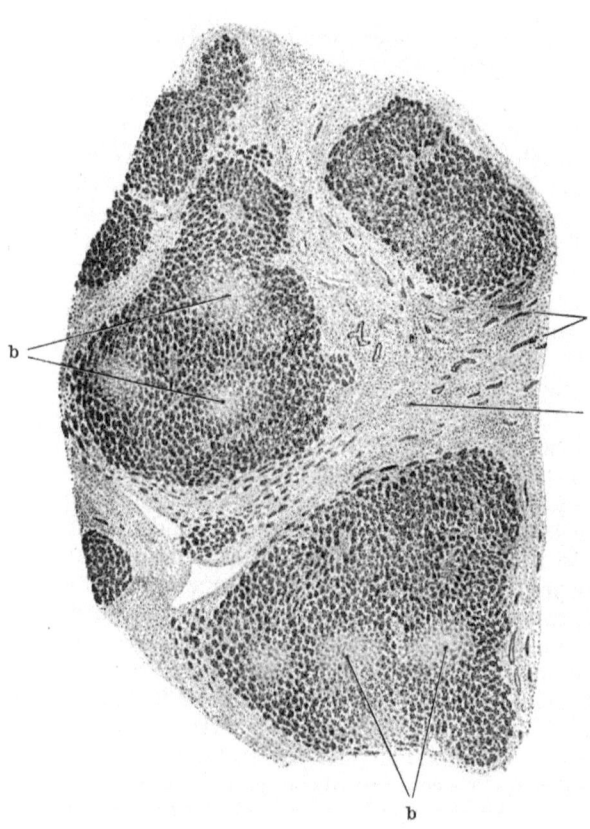

Fig. 122. Hypertrophische Leberzirrhose (Stadium der Schrumpfung). Vergr. 25fach. (van Giesons Färbung.) a Vermehrtes Bindegewebe. b Nekrosen im Bereich der Inseln erhaltenen Leberparenchyms. c Neugebildete Tubuli und „Pseudotubuli" innerhalb des vermehrten Leberbindegewebes.

Klinisch ist die Hanotsche Zirrhose durch Ikterus und großen Milztumor ausgezeichnet; Aszites kann fehlen. Die stark ausgesprochene intralobuläre Entwicklung des Bindegewebes macht uns den Ikterus als charakteristisches Symptom der Hanotschen Form verständlich durch die Tatsache der massenhaften Unterbrechung der Gallenkapillarbahn und der damit geschaffenen Behinderung des Gallenabflusses. Es kommt hinzu, daß bei dieser Form die toxische Schädigung der Leberzellen viel ausgesprochener ist, als bei der atrophischen Zirrhose. Diese stärkere Giftwirkung wird auch das Blut mehr alterieren und zu einem stärkeren Erythrozytenzerfall führen; der vermehrte Hämoglobinabbau ist ebenfalls geeignet, den Ikterus bei der hypertrophischen Leberzirrhose verständlich zu machen.

Bei einer eigenartigen Form von Zirrhose ist der Blutzerfall so stark, daß es zu massenhafter Ablagerung von Hämosiderin nicht nur in der Leber, sondern in den verschiedensten Organen (sogar Bronzefärbung der Haut) kommt (sog. Pigmentzirrhose). In diesen Fällen ist die Leberzirrhose mit indurativen Veränderungen des Pankreas kombiniert (sog. Bronzediabetes). Andere Formen der Leberzirrhose: die biliäre Zirrhose (s. sp.), die Stauungszirrhose (s. S. 139), die Zirrhose bei Tuberkulose und bei syphilitischer Infektion, die Zirrhose als Ausgang der akuten gelben Leberatrophie (s. S. 138), die Zirrhose bei Malaria (Cirrhose paludienne) bei der Wilsonschen und Strümpell-Westphalschen Krankheit sollen nur der Vollständigkeit halber erwähnt werden.

Der die Leberzirrhose regelmäßig begleitende Milztumor ist einerseits durch die Pfortaderblutstauung bedingt. Andererseits führt die Verarbeitung der toxischen

Zerfallsprodukte (der Leberzellen und Blutzellen) zur Hyperplasie der Milzpulpa. Ein großer Milztumor steht bei jener, ätiologisch und pathogenetisch nicht einheitlichen Krankheit, die Morbus Banti genannt wird, sehr im Vordergrund. Milztumor und Anämie, später kompliziert durch Leberzirrhose mit Aszites, stellen den klassischen Symptomenkomplex des Morbus Banti dar.

Unser mikroskopisches Präparat (Fig. 122) betrifft einen Fall von hypertrophischer Zirrhose im Stadium der Schrumpfung. Bei Färbung nach van Gieson treten die leuchtend rot gefärbten Bindegewebsmassen (a) in breiten und schmäleren, netzartig untereinander verbundenen Zügen schon bei schwächster Vergrößerung deutlich hervor. In diesen Bindegewebsmassen sieht man reichliche (zum großen Teil neugebildete) Tubuli und sog. Pseudotubuli (c). Die gelblichbräunlich gefärbten, rundlichen Lebergewebsinseln sind von den Bindegewebsmassen kapselartig umhüllt. Herdförmig

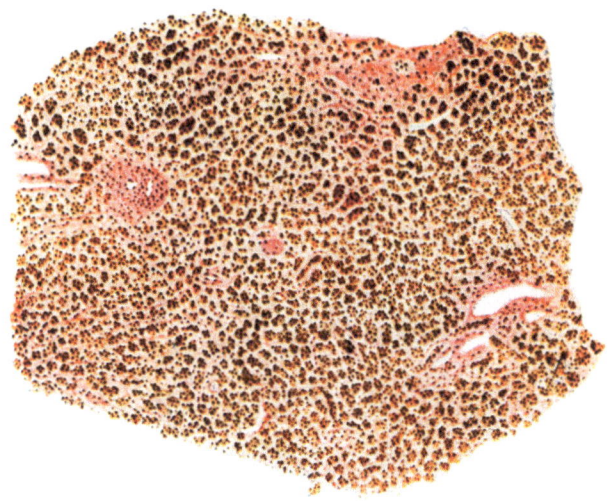

Fig. 123. Hypertrophische Leberzirrhose. Vergr. 60 fach. (Färbung nach van Gieson.)
Diffuse Bindegewebsvermehrung innerhalb der Leberläppchen mit kollagener Umwandlung des intralobulären Gitterfasergerüstes. Desorganisation der normalen Läppchenstruktur.

auftretende mangelhafte oder fehlende Kernfärbung in diesen Lebergewebsinseln (toxischer Parenchymzerfall!) tritt schon bei schwacher Vergrößerung deutlich hervor (b). Bei stärkerer Vergrößerung unseres Präparates zeigt das neugebildete Bindegewebe überall den kollagenen Charakter; sein Reichtum an spindeligen (Fibroplasten-) Kernen wechselt an den einzelnen Stellen ebenso wie die Durchsetzung mit kleinen rundlichen Lymphozytenkernen. Wir dürfen diese Lymphozyteninfiltrate, die stellenweise sehr stark ausgebildet sind, im Sinne eines entzündlichen Reizzustandes auffassen. Der Gefäßreichtum des Bindegewebes ist stellenweise sehr bedeutend. Die Gefäße sind durchweg weit. Zweifellos liegt hier neben dem stärkeren Hervortreten präexistenter Gefäße (durch die Erweiterung) eine aus der Zirkulationsbehinderung in der zirrhotischen Leber verständliche kollaterale Gefäßneubildung (von der Leberarterie her) vor.

Neben den reichlichen Gefäßen sieht man im Bindegewebe, wie schon gesagt, massenhaft neugebildete tubulöse Gebilde. Diese erscheinen bei starker Vergrößerung auf Quer- und Längsschnitten als schmale solide Zellstränge oder als enge Röhren mit flachem oder niedrig-kubischem Epithel. Diese Tubuli sind Neubildungen, welche teils von den interlobulären kleinen Gallengängen, teils von übrig gebliebenen Leberzellen (sog. Pseudotubuli) ausgehen (s. S. 136). Man darf diese Neubildungen als Regenerationsversuche deuten. Es bleibt beim Versuch. Denn man kann zwar manchmal an den peripheren Enden der Gallengangssprossen leberzellartige Knospen sehen, jedoch kommt es auf diesem Wege nicht zum Aufbau neuen Lebergewebes.

Die zwischen den Bindegewebsmassen eingeschlossenen Leberparenchyminseln zeigen an den Stellen mangelnder Kernfärbung allerlei rückläufige Veränderungen: Auflösung der chromatischen Substanz der Kerne, Kern-

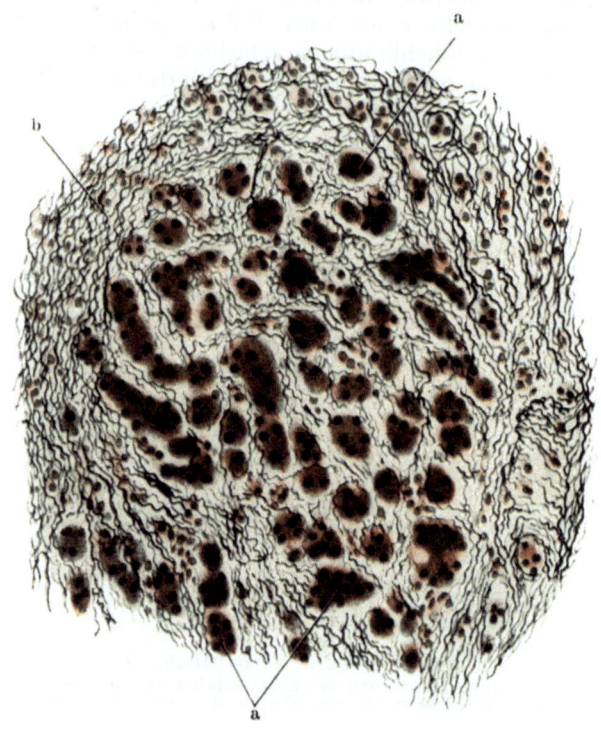

Fig. 124. **Hypertrophische Leberzirrhose.** Vergr. 180fach.
(Fibrillenfärbung nach Bielschowsky.)
a Leberzellen. b Fibrillen des neugebildeten Bindegewebes.

zerfall, Verfettung (Fettvakuolen) und schollig-körnigen Zerfall des Protoplasmas. Dies ist der Ausdruck der toxischen Schädigung der Leberzellen (Nekrobiose und Nekrose). Außer diesen rückläufigen Erscheinungen sieht man aber an anderen Stellen progressive Veränderungen des Lebergewebes in Form von Leberinseln, deren Balken stark vergrößerte, zum Teil mehrkernige Leberzellen mit vergrößerten Kernen aufweisen, ferner breite Balken mit kleinen, aber an Zahl vermehrten Leberzellen. Vielfach finden sich auch derartige hypertrophische und hyperplastische Bezirke, in denen durch exzentrische Lage der Zentralvenen oder zentrische Lage von Pfortaderästchen, stellenweise durch ganz ungeordnete trabekuläre Struktur, Mangel jeglicher radiärer Gliederung, völliges Fehlen von typischen Zentralvenen usw. der Umbau des hypertrophischen Lebergewebes klar wird (**kompensatorische Hypertrophie und Hyperplasie des Lebergewebes**).

Von einem anderen Fall von hypertrophischer Leberzirrhose stammt das Präparat Fig. 123. Bei stärkerer Vergrößerung verfolgen wir hier die

Ausbreitung des Bindegewebes innerhalb der Lebergewebsinseln. Überall sieht man im Anschluß an die Leberkapillaren rot gefärbte (kollagene) Faserzüge zwischen den Leberbalken, ja zwischen den einzelnen Leberzellen. Durch die ausgedehnte intraazinöse Bindegewebsvermehrung ist die allgemeine Struktur des Leberparenchyms verloren gegangen. Man sieht keine typischen Leberbalken und nichts von der radiären Gliederung normaler Leberläppchen. Die Leberzellen haben zum Teil unternormale Größe, sind aber an Zahl vermehrt, d. h. es setzen mehr Zellen als normal einen Zellstrang zusammen (numerische Hyperplasie), zum Teil sind die Leberzellen übernormal groß (Hypertrophie). Vielfach enthalten sie Fettvakuolen. In den erweiterten Gallenkapillaren sieht man oft grünlich gefärbten Inhalt (Gallenthromben). Dies ist der histologische Ausdruck der Gallenstauung, wohl auch der physikalisch-chemischen Veränderung der Galle (Ikterus bei Leberzirrhose!).

Die starke Vermehrung der „präkollagenen" Fasern (Gitterfasern) kann besonders eindrucksvoll an einem Präparat nach Bielschowsky (Versilberung der Fibrillen) studiert werden (Fig. 124). In einem solchen Präparat sieht man die Leberbalken, ja die einzelnen Leberzellen von massenhaften (schwarz gefärbten) Fasern umsponnen. Einzelne Lymphozyten durchsetzen das neugebildete fibrilläre Gewebe.

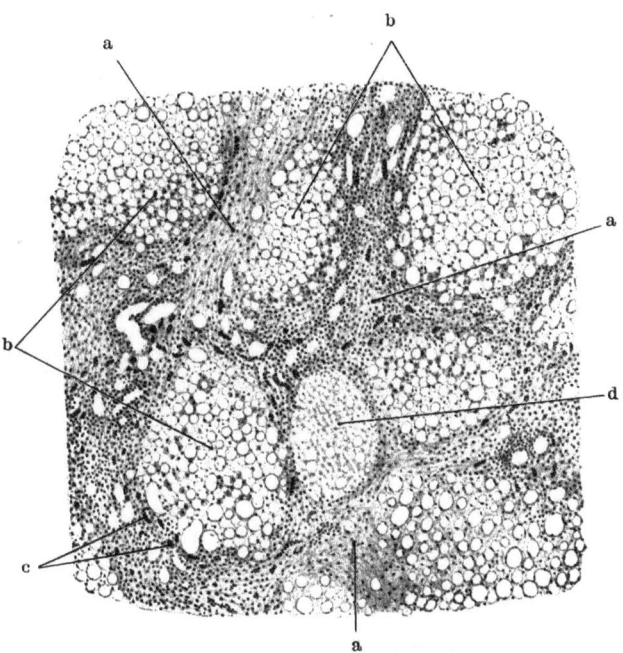

Fig. 125. Atrophische Leberzirrhose und Fettleber. Vergr. 70fach. (Hämatoxylin.)
a Vermehrtes Bindegewebe. b Restierende Leberparenchyminseln mit starker Fettinfiltration der Leberzellen. c Neugebildete Tubuli innerhalb der Bindegewebsmassen. d Nekrosen des Leberparenchyms.

Ein weiteres Präparat (Fig. 125) zeigt die (häufige) Kombination der Leberzirrhose mit hochgradiger Fettablagerung (sog. Fettzirrhose). Es handelt sich hier um eine atrophische Leberzirrhose bei einem Säufer (Hämatoxylin-Färbung). Wiederum erscheint bei schwacher Vergrößerung das Netz breiter Bindegewebsbalken (a), welches die restierenden Leberinseln (b) einschließt. Reichliche Tubuli (c) und massenhaft erweiterte Gefäße treten in diesem Bindegewebe hervor; ebenso sind die entzündlichen, zum Teil diffusen, zum Teil herdförmigen Zellinfiltrationen (Lymphozyten!) deutlich. Die Lebergewebsinseln (b) zeigen das Bild der Fettleber (s. früher). Große, runde Fettvakuolen geben dem Lebergewebe ein blasiges, siebförmig durchbrochenes Aussehen. Auch hier finden sich stellenweise wieder toxische Nekrosen (d) des Leberparenchyms (mangelnde Kernfärbung!).

148 Organe der Verdauung.

γ) Pigmentzirrhose.

Wir untersuchen schließlich noch einen Fall von Pigmentzirrhose (Fig. 126) bei Eisenfärbung (Blaufärbung mit Schwefelammonium und Ferro- oder Ferrizyankali-Salzsäure: Berliner- oder Turnbulls Blau). Neben der starken Vermehrung des Bindegewebes sehen wir die massenhafte Ablagerung

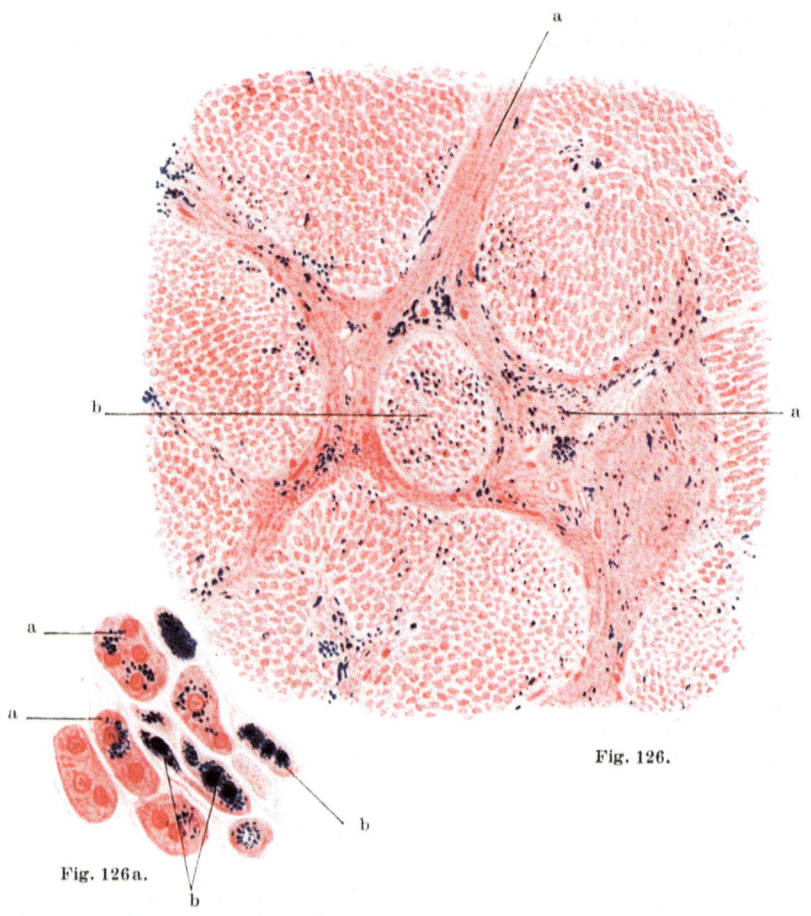

Fig. 126. Pigmentzirrhose der Leber (bei Bronzediabetes). Vergr. 35fach.
(Karmin- und Eisenfärbung.)
Blaugefärbtes Hämosiderin: a in Zellen des stark vermehrten Bindegewebes. b im Lebergewebe (in Sternzellen und Leberzellen).
Fig. 126a. (Färbung wie Fig. 126.) Vergr. 600fach.
a Leberzellen, b Sternzellen, mit blaugefärbtem Hämosiderin.

(blaugefärbten) Hämosiderins. Bei stärkerer Vergrößerung finden wir dieses Blutfarbstoffderivat diffus gelöst oder körnig in den Zellen des Bindegewebes (hier vor allem in histiozytären Elementen), ferner in den Sternzellen und in den Leberzellen (Fig. 126a).

5. Leber bei Ikterus.

Die Pathogenese des Ikterus (der Gelbsucht) ist ein umstrittenes Kapitel der Pathologie. Es fehlen vor allem gesicherte Kenntnisse über die Orte der Bildung der galligen Stoffe (Gallenfarbstoff, Cholesterin, Gallensäuren). Wir haben bereits der Zusammenarbeit der Milz und der Leber beim Abbau der verbrauchten roten Blutkörperchen und des Hämoglobins gedacht (s. S. 56 und 126). Es besteht Grund zu der Annahme, daß die verbrauchten Erythrozyten in der Milz von deren Retikuloendothelien „angedaut" werden und daß dann die Leber die weitere Verarbeitung des Blutfarbstoffs besorgt. Sie bereitet aus dem Blutfarbstoff den Gallenfarbstoff. Nicht genügend geklärt ist, ob dies die Leberzellen besorgen oder die Kupfferschen Sternzellen. Sicher ist, daß die Sternzellen bei pathologischem Blutzerfall sich stark an der Speicherung des Bluteisens (Hämosiderins) beteiligen. Wahrscheinlich produzieren sie einen Gallenfarbstoff, der von den Leberzellen empfangen und dann modifiziert wird (Bilirubin I und II). Unter normalen Verhältnissen sieht man allerdings keine Gallenfarbstoffe in den Sternzellen. Die verschiedene Auffassung von der Funktion der Sternzellen beeinflußt sehr wesentlich die Vorstellungen über das Zustandekommen der Gelbsucht. Bei dieser tritt der Gallenfarbstoff ins Blut über (Bilirubinämie) und wird im Harn nachgewiesen (Bilirubinurie). Daneben lassen sich bei vielen Formen von Ikterus auch Cholesterin und die Gallensäuren im Blut nachweisen. Beim sog. dissoziierten Ikterus ist Bilirubinämie und Bilirubinurie vorhanden, aber die Vermehrung des Cholesterins und der Gallensäuren im Blut fehlt. Der Gehalt des Kotes an Galle ist bei jenem Ikterus, der infolge eines Verschlusses der Gallenwege entsteht (s. u.), vermindert oder aufgehoben. Bei anderen Formen von Ikterus ist im Darm mehr oder weniger Galle vorhanden. Bei schwerem Ikterus erfolgt der Tod unter dem Bild der Autointoxikation (Säurevergiftung) im Koma. Durch Ablagerung von Gallenfarbstoff in den Geweben nehmen die Organe eine blaß- bis sattgelbliche, manchmal gelb- bis dunkelolivgrüne Farbe an. Der Gallenfarbstoff durchtränkt die Gewebe diffus oder erscheint körnig, vor allem an die Zellgranula gebunden (s. S. 199); beim sog. Kernikterus der Neugeborenen kommen in gewissen Kerngebieten des Zentralnervensystems auch kristallinische Ablagerungen des Gallenfarbstoffs vor. Die „ikterische" Färbung ist besonders deutlich an Haut, Skleren, Gefäßintima, serösen Häuten, Hirn- und Rückenmarkshäuten, Synovialmembranen, am Bindegewebe überhaupt, an Nieren und Leber (s. S. 199).

Die Leber steht als Organ der Bereitung und Ausscheidung der Galle im Vordergrund des Interesses bei der Frage nach der Pathogenese der Gelbsucht. Verhältnismäßig einfach liegen die Verhältnisse beim sog. mechanischen oder Stauungsikterus (Resorptionsikterus). Bei Behinderung des Gallenabflusses aus den großen Gallenwegen (Verstopfung der Gallenwege durch Steine, Karzinom der Gallenwege) staut sich die Galle zurück bis in die Gallenkapillaren; die zwischen- und binnenzelligen Gallensekretkanälchen erweitern sich und sind strotzend mit Galle gefüllt. Die galligen Stoffe treten in das Blut über. Die Kupffer-Zellen als Produzenten von Bilirubin werden bei Gallenstauung in der Leber den Farbstoff nicht mehr an die Leberzellen, sondern ans Blut abgeben. Die Sternzellen sind beim Stauungsikterus vergrößert und mit Gallenfarbstoff beladen.

In anderen Fällen kommt es zu Ikterus, ohne daß die großen Gallenwege verlegt sind. Das ist z. B. bei toxischen und infektiösen Schädigungen der Fall (toxischer, infektiöser Ikterus). Hier kann man an eine toxische Alteration der Leberzellen (hepatischer Ikterus) denken. Die Leberzellen würden den von den Sternzellen gelieferten Farbstoff nicht genügend aufnehmen und ausscheiden können. Minkowski (Ikterus durch Parapedese [Paracholie]) nimmt eine fehlerhafte Sekretionsrichtung der geschädigten Leberzellen an. Toxisch-infektiöse Einflüsse schädigen aber auch das Blut, insbesondere die roten Blutkörperchen. Die Vorstellung, daß bei starkem Blutzerfall (Hämolyse usw.) mehr Material für die Gallenfarbstoffbereitung ausfällt, hat zu der Aufstellung des polycholischen (pleiochromischen) Ikterus geführt (hämolytischer Ikterus). Es würde in solchen Fällen der im Übermaß gelieferte Farbstoff von den Leberzellen nicht genügend aufgenommen und von den Sternzellen direkt ans Blut abgegeben; es würde ferner eine abnorm farbstoffreiche, sehr viskose Galle geliefert, deren Fortbewegung in den Gallenwegen Schwierigkeiten macht, so daß es zu Retentionen kommt (Retentionsikterus). Man findet ja in allen Fällen von hochgradigem Ikterus in den kleinen Gallenwegen und Gallenkapillaren sog. Gallenthromben — ein Zeichen dafür, daß die Galle physikalisch-chemische Veränderungen erlitten hat. Toxisch-infektiöse Einflüsse könnten auch in diesem Sinne wirksam sein. Auch beim einfachen Stauungsikterus gibt es Gallenthromben. Die Rolle der Kupffer-Zellen beim toxisch-infektiösen Ikterus und beim Ikterus im Gefolge starken Blutzerfalls ist noch unaufgeklärt. Sind sie wirklich die Produzenten des Gallenfarbstoffes, dann gäbe es einen Ikterus, an dem die Leberzellen unbeteiligt wären: sog. anhepatischer Ikterus. Früher wurde ein sog. hämatogener Ikterus unterschieden; auch heute ist die Frage, ob nicht auch durch Abbau des Hämoglobins im Blute direkt (also ohne Mitwirkung von Leberzellen, Sternzellen oder anderen Retikuloendothelien) Gallenfarbstoff entstehen kann, noch nicht endgültig entschieden.

Der Icterus neonatorum ist wahrscheinlich auf Blutzerfall zurückzuführen, der sich in den ersten Lebenstagen beim Einsetzen der Atmung abspielt. Der kongenitale und familiäre Ikterus ist wohl auch ein hämolytischer (Konstitutionsanomalie im Sinne einer Störung im hepatolienalen System: sog. retikuloendothelialer Ikterus).

Als Icterus catarrhalis wurden früher die Fälle bezeichnet, in welchen ein Gastroduodenalkatarrh durch Fortsetzung auf den Ductus choledochus zu dessen Verstopfung durch einen Schleimpfropf führt. Ein solches Vorkommnis ist gewiß sehr selten. Die Bezeichnung Icterus catarrhalis (sive simplex) wurde später auf gewisse Fälle von Ikterus bei toxischem Leberschaden ausgedehnt; dabei wurde besonders auf alimentäre Intoxikationen hingewiesen, aber es wurden auch infektiös-toxische Schädigungen in Betracht gezogen. Der in Kriegszeiten besonders häufige Icterus epidemicus ist eine kontagiöse Erkrankung, für die ein noch unbekannter spezifischer Erreger (Virus?) verantwortlich gemacht wird. Dieser Erreger soll auch für Fälle von sporadischem Ikterus verantwortlich sein, ja, es wird die Meinung vertreten, daß er auch beim gewöhnlichen infektiös oder toxisch bedingten Icterus catarrhalis (eventuell durch Misch- oder Sekundärinfektion) eine Rolle spielt. Siehe hierzu auch über Hepatitis serosa und Hepatitis epidemica sive contagiosa S. 142.

Die Leber ist bei Ikterus gelb bis grün gefärbt, geschwollen, trüb auf der Schnittfläche, mit schlechter Läppchenzeichnung. Nicht selten lassen sich kleinste Nekroseherde an einer fahlgrauen Fleckung auf der Schnittfläche erkennen. Beim Stauungsikterus sind die Gallengänge erweitert und mit eingedickter Galle erfüllt. Ist eine Infektion der Gallenwege mit im Spiel, dann können sie einen schmierigen, eitrigen Inhalt haben (Cholangitis); durch eitrige Schmelzung entstehen verzweigte Gallengangsabszesse, die auf das Lebergewebe übergreifen und zu sekundärer eitriger Thrombose der Pfortaderäste führen können. Bei den toxischen und hämolytischen Formen fehlen diese Erscheinungen der Cholangitis in der Regel.

Mikroskopisch sind die Befunde bei den verschiedenen Formen von Ikterus nicht gleich. Besonders beim Stauungsikterus fällt die Erweiterung und starke Füllung aller Gallenwege auf. Insbesondere sind die Gallenkapillaren erweitert und varikös aufgetrieben. Während man sie an gewöhnlich hergestellten, normalen Leberpräparaten gar nicht sieht, erscheint beim Stauungsikterus das ganze Netz der Gallenkapillaren sehr deutlich, wie injiziert. Eine gelb- bis dunkelgrünliche, homogene Masse füllt sie aus (sog. gallige Thromben, Gallenzylinder). Zerreißungen der Gallenkapillaren sind gelegentlich nachweisbar. Auch beim toxischen Ikterus wird die Erweiterung der Gallenkapillaren und ihre Erfüllung mit galligen Zylindern gefunden. Bis in die Leberzellen hinein kann man sie verfolgen; daher trifft man auch in diesen letzteren gallige Farbstoffe (diffus und körnig) an. Die Sternzellen sind (besonders beim Stauungsikterus) vergrößert und mit körnigschlligem

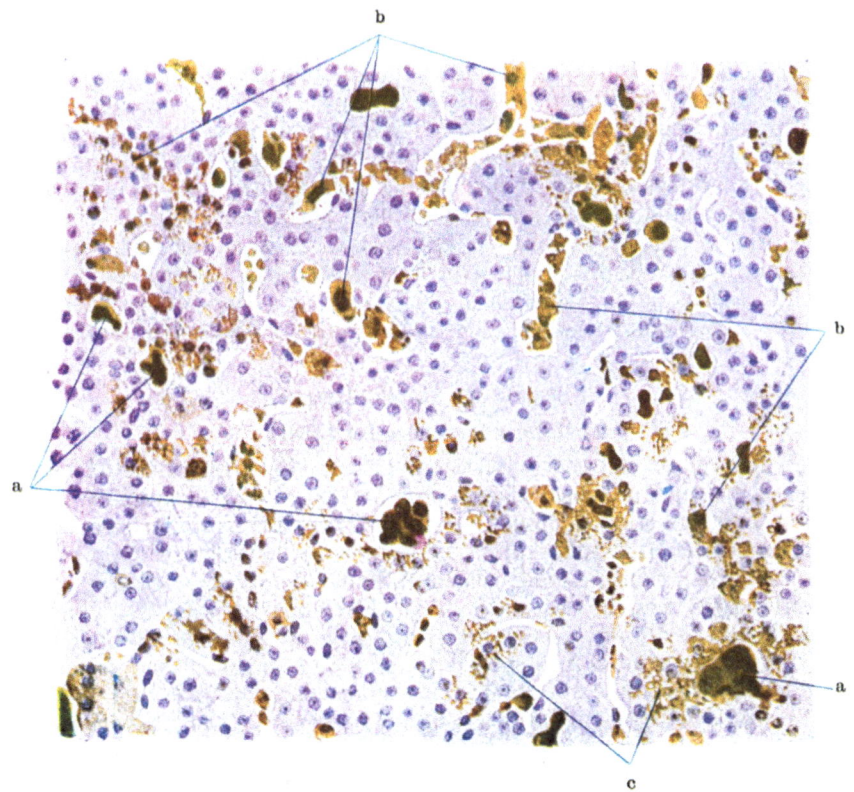

Fig. 127. Leber bei Ikterus (Stauungsikterus). (Nach einem Präparat aus dem Leipziger Pathologischen Institut.) Vergr. 200 fach. (Hämatoxylin.)
a Erweiterte Gallenkapillaren, mit galligen Thromben gefüllt. b Blutkapillaren mit vergrößerten und vermehrten, zum Teil abgestoßenen Sternzellen. Diese durch Gallenfarbstoff gelbgrünlich gefärbt. c Leberzellen mit feinkörnigem, ikterischen Pigment.

Gallenfarbstoff erfüllt, oft auch diffus gallig gefärbt. Beim pleiochromischen Ikterus finden sich diese Bilder an den Sternzellen nicht. Die schwere Schädigung der Leberzellen zeigt sich in Schwellungen derselben, schlechter Kernfärbbarkeit, scholligem Zerfall; die nekrotischen Leberzellen sind oft stark gallig imbibiert. Nekrosen treten auch in größerem Umfang auf; ganze Leberläppchen können davon befallen sein. Begleitet eine Cholangitis den Prozeß, so finden wir im mikroskopischen Bild die Erscheinungen einer katarrhalischen, eitrigen oder abszedierenden Entzündung im Bereich der Gallengänge. Diese sind mit abgestoßenen Epithelien, mit Schleim und Eiterzellen erfüllt; ihre Wand und Umgebung ist der Sitz mehr oder weniger ausgedehnter Eiterzelleninfiltration.

Bei unserem Falle (Fig. 127) handelte es sich um einen hochgradigen, allgemeinen Ikterus. Die Ursache war eine mechanische Behinderung des

Gallenabflusses durch Karzinom der Gallenwege und der Leber. Die Leber selbst war hochgradig ikterisch. Bei schwacher Vergrößerung sieht man bereits die reichliche Anhäufung von grünlichen Massen (Gallenfarbstoff) innerhalb der Leberläppchen. Bei stärkerer Vergrößerung finden sich gelblich und grünlich gefärbte, zylindrische Ausfüllungen der erweiterten intralobulären Gallenkapillaren (a). Galliges Pigment findet sich auch in den Leberzellen (c) und Sternzellen (b). Die Ausfüllungen der Gallenkapillaren erweisen sich als homogene und schollige Massen. In den Sternzellen findet sich ein feinkörniges, gelbliches Pigment; stellenweise aber auch grünliche, homogene Schollen und zylindrische Gebilde. Die Blutkapillaren zeigen stellenweise reichlich Zellen als Inhalt. Es sind 1. geschwollene, oft vakuoläre, stark vermehrte und gallig pigmentierte Sternzellen, von welchen sich auch einige abgelöst haben und als rundliche Elemente mit rundlichen und eingekerbten, bläschenförmigen, chromatinarmen Kernen im Lumen der Blutkapillaren liegen. 2. Leukozyten; diese finden sich besonders da, wo die Leberzellen schwerer geschädigt sind. Die Leberzellen enthalten vielfach ebenfalls ein feinkörniges, gelbes Pigment; ihr Protoplasma ist zum Teil stark vakuolär (Verfettung!), ihre Kerne sind vielfach geschwunden. Neben den Stellen mit schwergeschädigten Leberzellen trifft man (im Bereich geringer oder fehlender Gallenstauung) auch auf völlig intakte Leberzellen und Leberläppchen.

6. Spezifische Entzündungen.

α) Miliartuberkulose der Leber.

Die Tuberkulose der Leber ist fast immer sekundär. Primärinfekte kommen sehr selten bei intrauteriner (plazentarer) Infektion vor. Sekundäre (metastatische) Lebertuberkulose findet sich in miliarer Form als Teilerscheinung einer allgemeinen Miliartuberkulose, oder auch bei lokalisierter Organtuberkulose, z. B. bei Lungen- oder Darmtuberkulose. Weniger häufig ist die Entwicklung größerer, käsiger Knoten (Konglomerattuberkel). Eine besondere Form ist die an die Gallengänge sich anschließende Tuberkulose und Verkäsung (sog. Röhrentuberkulose). Kombinationen, besonders der subakuten Miliartuberkulose mit Gallengangstuberkulose kommen vor. Letztere kann als Ausscheidungstuberkulose aufgefaßt werden. Der Prozeß an den Gallengängen würde in diesem Fall von innen nach außen fortschreiten. Umgekehrt können die Gallengänge von außen her durch Übergreifen des Prozesses aus der Umgebung erkranken. Auf- und absteigende Propagation der Tuberkulose in den Gallengängen ist möglich.

Wir wollen einen solchen Fall von subakuter, miliarer Aussaat, kombiniert mit Gallengangstuberkulose, untersuchen. Das grobanatomische Bild zeigt uns hierbei die Leber durchsetzt von grauen und weißlichgelblichen Knötchen, die besonders unter der Kapsel deutlich sichtbar sind, jedoch auch auf Durchschnitten bei genauerem Zusehen (Lupe!) zwischen und in den Läppchen gefunden werden können. Nicht immer sind sie leicht zu sehen. Daneben sieht man größere käsige Herde von wechselnder Gestalt, die nicht selten eine ockergelbe bis gelbgrünliche Farbe zeigen und gelegentlich auch eine kleine, mit galligen Massen gefüllte Zerfallshöhle (Kavernula) erkennen lassen. Dies sind die Durchschnitte durch die verkästen Gallengänge.

Mikroskopisch (Fig. 128) treten die miliaren Knötchen bei schwacher Vergrößerung als rundlich begrenzte Einlagerungen (b) in das Lebergewebe hervor. Ihr Sitz ist häufig das interlobuläre oder periportale Bindegewebe, und man sieht die Tuberkel gelegentlich in enger Nachbarschaft der Pfortaderäste und Gallengänge. Andere Knötchen liegen innerhalb der Lobuli.

Viele der Tuberkel zeigen in der Mitte mangelhafte oder fehlende Kernfärbung (zentrale Verkäsung); die ganz frischen Tuberkel sind rein zellig und zeigen nichts von Nekrose. Bei starker Vergrößerung treffen wir auf die schon bei der Miliartuberkulose der Lungen geschilderten Bilder. Legen wir einen verkästen Tuberkel zugrunde, und gehen wir von der zentralen, kernlosen, körnig-scholligen, strukturlosen Zone nach der Peripherie vor, so läßt sich rings um die nekrotische Masse eine mehr oder weniger breite Zone Epitheloidgewebes mit Riesenzellen (c)[1] nachweisen; je weiter nach außen, desto reichlicher mischen sich kleine, runde, dunkelgefärbte Lymphozytenkerne bei. Dieser periphere Lymphozytenwall stellt den Übergang in das angrenzende gesunde Gewebe dar. Liegen die Knötchen innerhalb der Leberläppchen, so wird man seitens der Leberzellen keine Beteiligung an der Lieferung des Epitheloidgewebes feststellen können. Wohl sieht man im Bereich der jungen Tuberkel gelegentlich Vergrößerung der Kerne, auch Anschwellungen des Protoplasmas der Leberzellen; aber das sind nur vorübergehende Reizzustände. Denn man kann — auch an den vergrößerten Kernen — rückläufige Erscheinungen (Pyknose, Karyorrhexis, Hyperchromatose) feststellen, ferner auch Pigmentierung, Verfettung, Atrophie oder scholligen Zerfall des Proto-

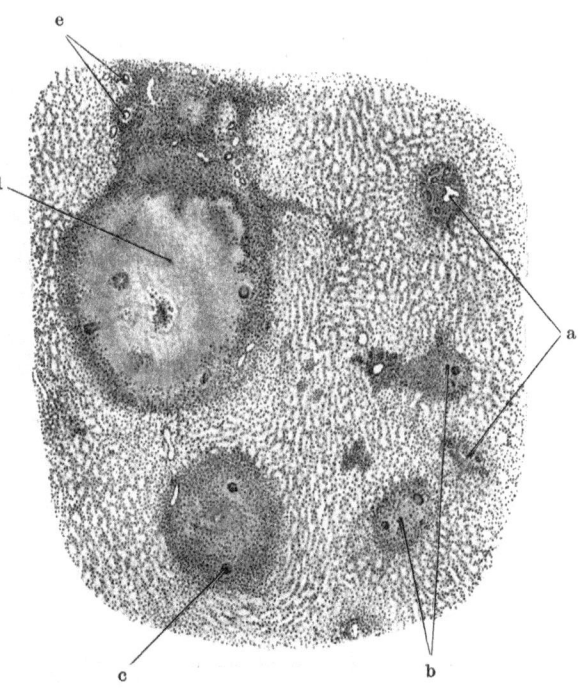

Fig. 128. Miliartuberkulose der Leber. Vergr. 25 fach. (Hämatoxylin.)
a Durchschnitte durch interlobuläre Bindegewebssepten. b Tuberkel. c Riesenzellen in Tuberkeln. d Größerer, käsiger Knoten im Bereich des periportalen Bindegewebes = Gallengangstuberkulose. Der Hohlraum inmitten der käsigen Masse entspricht der Lichtung eines verkästen Gallengangs. e Querschnitte durch kleine, interlobuläre Gallengänge.

plasmas der Leberzellen nachweisen. Die Leberzellen gehen also im Bereich der Tuberkelbildung zugrunde.

In unserem Präparat sieht man auch größere käsige Herde (d): sie zeigen mitten in der käsigen Partie ein oder mehrere Lumina, welche den Lichtungen untergegangener Gallengänge (und Gefäße) entsprechen. Die Lumina enthalten oft zelliges Zerfallsmaterial. Hier sind also umfangreiche Partien des periportalen Bindegewebes der käsigen Nekrose anheimgefallen. Derartige Bilder findet man besonders bei Ausbreitung der Tuberkulose im Bereich der Gallengänge (Gallengangstuberkulose). Wand und Umgebung der Gallengänge werden allmählich in die tuberkulöse Neubildung und Verkäsung einbezogen. Die starke, zellige Infiltration in der Umgebung dieser Herde zeigt das Fortschreiten des entzündlichen Prozesses im Interstitium und dessen Übergreifen auf das benachbarte Lebergewebe an.

---

[1] Der Anfänger verwechselt die Tuberkelriesenzellen mit ihrem peripheren Kernkranz nicht selten mit den Querschnitten kleiner Gallengänge (Fig. 128, e).

β) Leberlues.

Die Syphilis lokalisiert sich überaus häufig in der Leber. Bei der kongenitalen Lues findet man am häufigsten das Bild einer sog. chronischen interstitiellen Entzündung, d. h. es treten diffuse Wucherungen des inter- und intralobulären Stützgerüstes auf, die unter entzündlichen Erscheinungen (serös-zelliger Exsudation) verlaufen; das Leberparenchym geht dabei zugrunde. Die Leber ist vergrößert, derb; die Läppchenzeichnung ist verschwunden; die Farbe grau- bis dunkelrot, oft auch mit fleckigen, graugelblichen und bräunlichen Farbtönen, so daß die glasige Schnittfläche ein marmoriertes Aussehen (sog. Feuersteinleber) gewinnt. Mit dieser Hepatitis

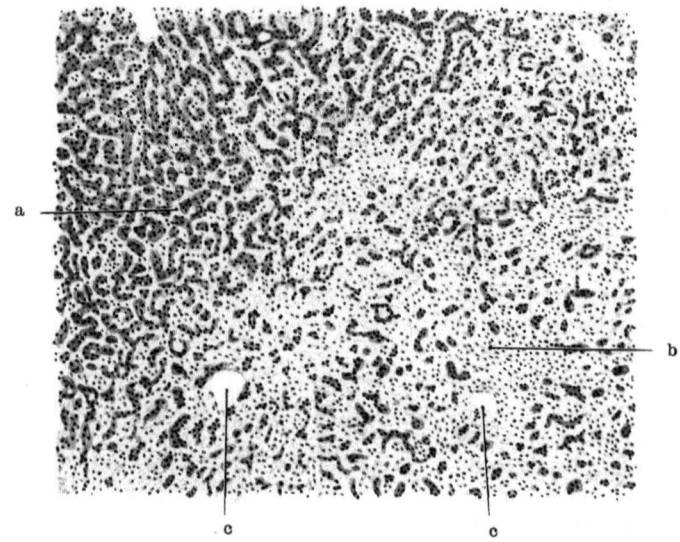

Fig. 129. Kongenitale Leberlues. Kapillarofibrosis der Leberläppchen. Vergr. 75 fach. (Hämatoxylin.)
a Leberparenchym mit weiten Blutkapillaren; die Kapillaren mit zellreichem Inhalt. b Diffuse Bindegewebsentwicklung in den Leberläppchen mit Atrophie der Leberbalken und Leberzellen. c Venulae centrales von Leberläppchen.

interstitialis ist häufig die Bildung miliarer, an Exsudatzellen (Leukozyten, Lymphozyten) reicher Granulomherde verbunden, die der Nekrose anheimfallen (miliare Gummata[1]). Manchmal bestehen diese miliaren Herde gar nicht aus einem Granulationsgewebe, sondern aus körnigen Zerfallsmassen (Nekrosen mit und ohne Leukozyten); sie enthalten reichlich Spirochäten. Größere, knotige Gummen kommen in den Lebern syphilitischer Neugeborenen seltener vor, manchmal kombiniert mit einer vom Hilus der Leber einstrahlenden, den groben Verzweigungen des periportalen Bindegewebes folgenden, schwieligen Bindegewebswucherung einfacher oder gummöser Art (Pericholangitis). Es ist wahrscheinlich, daß manche grobhöckerigen Zirrhosen des späteren Alters Ausheilungsstadien der kongenitalen Leberlues sind. Viel häufiger als in der kongenital syphilitischen Leber finden sich die größeren gummösen Knoten in der Leber bei Syphilis der Erwachsenen.

Es folgt zunächst ein Bild von kongenitaler Lues der Leber. Es zeigt eine diffus ausgebreitete Hepatitis interstitialis. Der histologische Prozeß

---

[1] Nicht mit kleinen lymphatischen und myeloischen Blutbildungsherden zu verwechseln, die bei syphilitischen Neugeborenen reichlicher vorkommen können als in normalen Lebern Neugeborener.

hat an sich nichts Spezifisches: es handelt sich um Neubildung von Bindegewebe innerhalb und außerhalb der Leberläppchen; spezifisch gummöse Bildungen sind nicht zu sehen. Aber die Art der Entwicklung und Ausbreitung des Bindegewebes innerhalb der Läppchen ist doch für die Lues congenita bezeichnend. Wir sehen (Fig. 129) bei schwacher Vergrößerung intraazinöse Bindegewebswucherung (b), welche zu völliger Desorganisation der Struktur der Leberläppchen geführt hat. Betrachten wir bei etwas stärkerer Vergrößerung das Leberparenchym, so erkennen wir nur Reste davon. Durch die Entwicklung eines zartfaserigen, locker gebauten Bindegewebes sind die

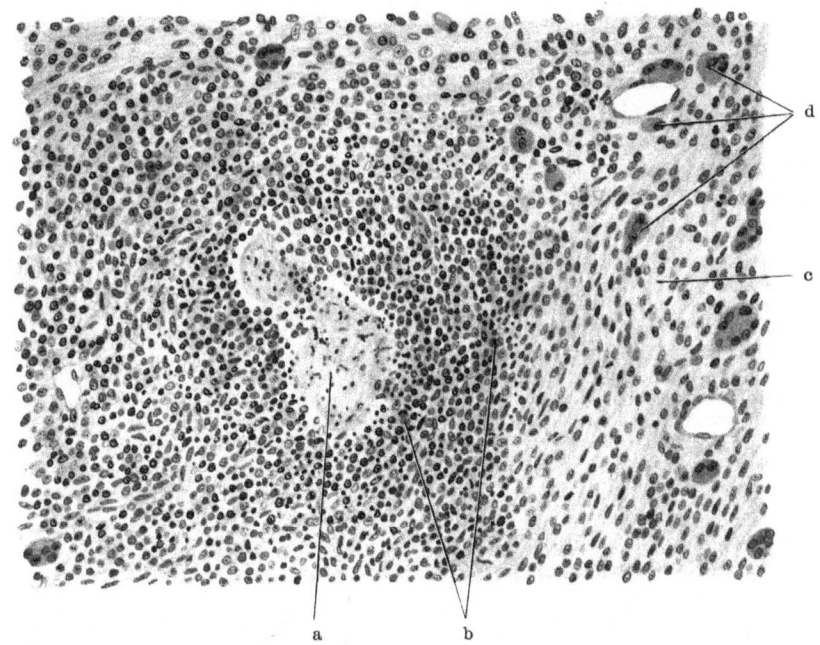

Fig. 130. Kongenitale Leberlues. Miliares Gumma. Vergr. 200fach. (Hämatoxylin.) a Zentrale Nekrose. b Granulationsgewebe: Exsudatzellen (vorwiegend lymphoide Zellen), Histiozyten, Fibrozyten. c Vermehrtes Bindegewebe in der Umgebung des Granuloms und zwischen den Leberzellen. d Reste von Leberzellen.

Zusammenhänge der Leberbalken und Leberzellen unterbrochen, und man sieht nur noch einzelne atrophische Leberbalken oder Leberzellen in das neugebildete Bindegewebe eingeschlossen. Dieses Bindegewebe entwickelt sich von den Blutkapillaren der Leberläppchen aus (sog. Kapillarofibrose); Wanderzellen, besonders lymphoide Elemente, sieht man mehr oder weniger reichlich neben den wuchernden Fibroplasten und den zarten Bindegewebsfasern. Je stärker dieses Bindegewebe entwickelt ist, desto mehr kommt es zu Untergang und völliger Verödung des Leberparenchyms. An der Bindegewebswucherung nimmt oft auch das Glissonsche periportale Bindegewebe teil. Hier sieht man ein mehr grobfaseriges, kollagenes Bindegewebe mit vermehrten fibroplastischen Zellen und lymphozytären Infiltrationen. Die in diesem Bindegewebe verlaufenden Gefäße sind in ihren Wandungen, besonders adventitiell, verdickt und ebenfalls von lymphoiden Elementen infiltriert. Die Fig. 130 zeigt bei starker Vergrößerung ein sog. miliares Gumma mit zentraler Nekrose (a und b). Solche miliare Herdbildungen können bei der eben geschilderten Hepatitis interstitialis vorhanden sein oder auch völlig fehlen; sie bestehen aus gewucherten histogenen Elementen mit reichlichen Exsudatzellen; zentral findet sich Kernzerfall und Koagulationsnekrose. In der Umgebung des kleinen Gummas sieht man wieder die Kapillarfibrosis (c) mit Resten von Leberzellen (d).

Ein nächstes Präparat soll einen Fall von vernarbter gummöser Lues in der Leber eines Erwachsenen vor Augen führen. Bei dieser Form entstehen spezifische Granulationsgeschwülste von oft sehr beträchtlichem Umfang. Es sind im allgemeinen rundliche (kugelige) Gebilde; durch Konglomeration können auch vielgestaltige Knoten entstehen. Frische Gummata bestehen aus einem gefäßreichen Granulationsgewebe. Dieses ist sehr zellreich; die Zellen sind relativ klein, protoplasmaarm. Es sind rundliche, kurzspindelige, fibroplastische Elemente; epitheloide Zellen treten zurück; Riesenzellen kommen vor. Rundzellen von Lymphozytencharakter, Plasmazellen sind sehr reichlich beigemischt. Dieses kleinzellige Granulationsgewebe verfällt zentral der (käsigen) Nekrose, während es sich peripher zu narbigem Fasergewebe ausdifferenziert. Ältere Gummen zeigen stets diese oft sehr ausgedehnte, periphere schwielige Umwandlung. Der zentrale käsige Kern kann erweichen (Höhlenbildung); die Ähnlichkeit der Gummen mit Tuberkulomen ist nicht selten groß.

Differentialdiagnostisch ist für die Betrachtung mit bloßem Auge wichtig die geringere Neigung zu Einschmelzung und die größere Tendenz zu narbiger Metamorphose bei den Gummen. Mikroskopisch ist der Befund von reichlichen, größeren, protoplasmatischen (epitheloiden) Zellen, sowie die Anwesenheit von zahlreichen, typischen Riesenzellen für den Tuberkel charakteristisch. Das Gumma besteht aus einem mehr kleinzelligen Gewebe. Die Gefäßlosigkeit des Epitheloidtuberkels im Gegensatz zur guten Vaskularisation des frischen syphilitischen Granuloms hilft weiter vorwärts in der schwierigen Differentialdiagnose, die oft erst durch den Nachweis der verschiedenen Erreger oder durch das Tierexperiment sichergestellt werden kann. Da sich Tuberkulose und Lues nicht selten in einem Organ kombinieren, erwachsen für die histologische Analyse gelegentlich die größten Schwierigkeiten.

Die Lebergummen lokalisieren sich mit Vorliebe nahe der Oberfläche der Leber, besonders in der Umgebung der Aufhängebänder und am Hilus. Graurötliche bis grauweißliche Knoten werden hier gefunden; sie zeigen, wenn sie älter sind, eine eigenartige, landkartenmäßig begrenzte, zentrale Verkäsung. Diese Knoten mit den käsigen, gelbgefärbten Zentren sind fest, gummiartig, elastisch. Durch Narbenbildung in der Umgebung und durch Schrumpfung der Knoten selbst entstehen tiefe Einziehungen der Leberoberfläche an den erkrankten Stellen. Die Leber kann dadurch stark deformiert werden (pathologische Lappung, syphilitische Lappenleber). Die oft bis zur völligen Umgestaltung oder besser Mißgestaltung der Leber gehende Veränderung wird noch dadurch kompliziert, daß die erhalten gebliebenen Teile der Leber kompensatorisch hypertrophieren und sich als kugelige Knollen zwischen den tiefen Narbeneinziehungen hervorheben. Neben dieser lokalisierten Gummenbildung — mit ihr kombiniert, oder auch für sich allein — ruft die Syphilis in der Leber der Erwachsenen auch eine gewöhnliche, histologisch unspezifische Hepatitis interstitialis hervor, die sich ganz vorwiegend im Bereich des periportalen (interlobulären) Interstitiums entwickelt und zu Wucherungen und narbiger Umwandlung dieses Bindegewebes führt. So entsteht ein der Leberzirrhose (s. diese) ähnliches Bild (syphilitische Zirrhose). Unser Bild (Fig. 131) zeigt bei ganz schwacher Vergrößerung eine Übersicht über eine gummöse Narbe der Leber. Man sieht große, zentral nekrotische, peripher fibröse Herde (c). In der Umgebung dieser Gummen ist eine mächtige Vermehrung des Bindegewebes (d) deutlich. Dieses Bindegewebe greift narbenartig in das angrenzende Lebergewebe ein. Bei stärkerer Vergrößerung fehlt innerhalb der nekrotischen

Zonen jegliche Struktur. Die Peripherie der Gummen zeigt ein faseriges, kernarmes Bindegewebe, das vielfach hyalin umgewandelt ist. Das Bindegewebe in der Umgebung der Gummen ist zell- und gefäßreich und von lymphozytären Zellen (Kernen) infiltriert. Stärkere lymphozytäre Infiltrationen finden sich an der Grenze gegen das Lebergewebe (c). Das

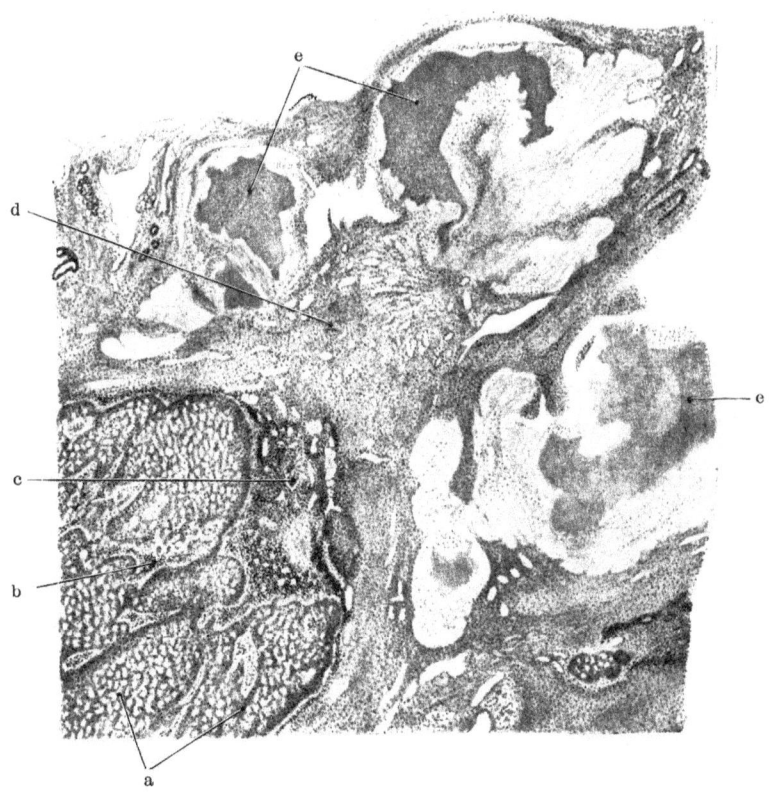

Fig. 131. Alte Gummata der Leber. Vergr. 10 fach. (Hämatoxylin.)
a Leberparenchym. b Vermehrtes und zellig infiltriertes, interstitielles Bindegewebe der Leber. c Stark vermehrtes und dicht lymphozytär infiltriertes, gefäßreiches Bindegewebe an der Grenze zwischen dem Lebergewebe und der großen syphilitischen Narbe. d Gefäßreiches Narbengewebe. e Käsige Zentralzonen von fibrös und hyalin umgewandelten Gummiknoten.

angrenzende verfettete Lebergewebe (a) zeigt bei starker Vergrößerung vielfach vergrößerte (hypertrophische) Leberzellen mit großen Kernen. Auch hier ist das interlobuläre Stützgerüst vermehrt und lymphozytär infiltriert (b).

7. Hyperplasien.

Leber bei Leukämie.

Bei den Erkrankungen des Blutes und der blutbildenden Organe ist die Leber häufig mitbeteiligt. Nicht nur im Sinne einer Störung des Stoffwechsels und der Ernährung, die aus der Veränderung der Blutbeschaffenheit verständlich ist und sich hauptsächlich in regressiven Metamorphosen der Leberzellen (Verfettungen) zu erkennen gibt, sondern im Sinne einer mehr direkten, unmittelbaren Anteilnahme an dem krankhaften Gesamtprozeß.

Besonders bei Leukämie sehen wir die Leber fast regelmäßig in charakteristischer Weise verändert. Bei den Leukämien (s. S. 40) handelt es sich um pathologische Reizzustände jener Gewebe, die mit der Bildung der weißen Blutkörperchen betraut sind. Der wirksame Reiz oder die zugrundeliegende Schädlichkeit sind nicht bekannt. Sei es, daß die Bildungsstätten der weißen Blutkörperchen direkt zu gesteigerter (gelegentlich auch atypischer) funktioneller Tätigkeit angeregt werden, sei es erst auf dem Umweg über starken Leukozytenverbrauch oder -untergang — in jedem Falle kommt es zu einer gewaltigen Vermehrung der lymphozytären oder myeloischen Zellen im strömenden Blute. Die Grundlage dieser Vermehrung sind Wucherungen (und damit Volumzunahmen) in den Lymphknoten, in der Milz, im lymphatischen Gewebe der Schleimhäute, im Knochenmark. Erstere Organe sind ja die regulären Produzenten der lymphatischen Blutzellreihe (Lymphoplasten, Lymphozyten, Plasmazellen), letzteres der myeloischen Zellen (der Erythroplasten, Erythrozyten, Myeloplasten, Myelozyten und polymorphkernigen Leukozyten, sowie der Megakaryozyten). Außer dieser Beteiligung der postfetalen Blutbildungsstätten sehen wir aber bei den Leukämien auch Organe an der Blutzellbildung beteiligt, die diese Fähigkeit sonst nur im fetalen Leben bewähren. Vor allem in der Leber treten mächtige Zellwucherungen auf, die nicht aufzufassen sind als „Kolonisationen" von Blutkörperchen, die anderswo gebildet, mit dem Blute nach der Leber gelangen, sich hier festsetzen und vermehren, sondern die als autochthone, ortsangehörige Neubildungen gelten müssen. Diese Neubildungen gehen aus von besonderen Mesenchymzellen (Blutgefäßwandzellen), in denen sich die fetale Potenz der Blutzellbildung erhalten hat. So schwillt die Leber bei der Leukämie oft mächtig an. Entweder ist außer der Schwellung mit bloßem Auge nichts weiteres zu sehen, oder man kann auf Durchschnitten feine, weiße Streifchen und Fleckchen ins Lebergewebe eingelagert sehen, welche die Stellen der Blutzellneubildung bezeichnen. In manchen Fällen entwickeln sich die Wucherungen bis zu kleinen und größeren, sogar geschwulstartigen Knoten. Ähnliches kommt in den Nieren, den Lungen und in anderen Organen bei der Leukämie vor (s. auch S. 40).

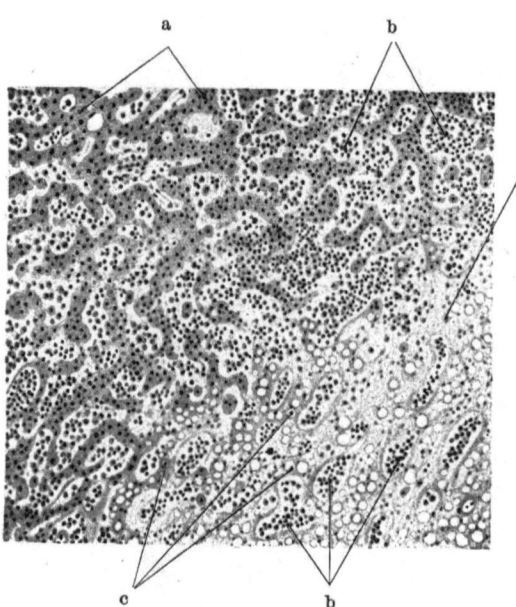

Fig. 132. Leber bei myeloischer Leukämie. Vergr. 80 fach. (Hämatoxylin.)
a Leberzellbalken an der Peripherie eines Läppchens. b Weite intraazinöse Kapillaren, von myeloischen Zellen erfüllt. c Leberzellbalken im Zentrum des Läppchens, in fettiger Degeneration. d Nekrotische, in Auflösung begriffene Leberbalken.

Mikroskopisch wechselt der Befund in der leukämischen Leber in bezug auf die Lokalisation der Wucherungen und in bezug auf die Art der auftretenden Zellen, je nachdem eine lymphatische oder myeloische Form der Leukämie vorliegt. Während im ersteren Fall ganz vorwiegend das interlobuläre (periportale) Septensystem der Sitz lymphoider Zellwucherungen ist, tritt im zweiten Fall eine starke intralobuläre Neubildung myeloischer Zellen hervor. Ganz durchgreifend ist dieser Unterschied jedoch nicht. Es können sich auch bei myeloischer Leukämie stärkere Infiltrationen des Zwischengewebes finden. Unsere Präparate führen diese beiden Formen vor.

In dem Falle der myeloischen Leukämie (Fig. 132) (schw. Vergr.) sehen wir die charakteristischen Veränderungen vor allem innerhalb der Läppchen ausgebildet. Die Kapillarräume (b) sind außerordentlich weit und erfüllt mit Zellen, deren Natur wir erst bei stärkerer Vergrößerung genauer feststellen können (Fig. 133). Wir finden dann in den intralobulären Kapillaren neben roten Blutkörperchen massenhaft weiße Blutzellen (a), die teils den kleinen polymorphen Kern der gewöhnlichen (neutrophilen) Blutleukozyten haben, teils einen größeren rundlichen oder leicht eingeschnürten, zart granulierten Kern besitzen (mononukleäre Zellen vom Charakter der Myelozyten bzw. Myeloplasten). Daneben sehen wir auch Zellen mit polymorphen oder einfachen, rundlichen Kernen, deren Protoplasma eosingefärbte Körnchen enthält (eosinophile Leuko- und Myelozyten). Gelegentlich treffen wir auf sehr große Zellen mit auffallend großen, plumpgelappten, dunkelgefärbten Kernen, Zellen, die als Knochenmarkriesenzellen (sog. Megakaryozyten) anzusprechen sind. Kleine, rundliche, tief dunkelgefärbte Kerne sind ebenfalls, wenn auch sehr in der Minderzahl, vorhanden: es sind die gewöhnlichen Lymphozyten des Blutes. Kernhaltige rote Blutkörperchen (Erythroplasten) finden sich besonders bei den als Leukanämie bezeichneten Formen. So sehen wir also in den Blutkapillaren der Leber hauptsächlich myeloische Elemente, Zellen, wie sie im postfetalen Leben nur das Knochenmark hervorbringt. Im Falle der myeloischen Leukämie sind es vielleicht die Kapillarendothelien (Sternzellen), welche die myeloischen Zellen liefern.

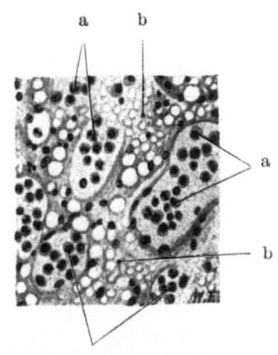

Fig. 133. Leber bei myeloischer Leukämie. Vergr. 200 fach. (Hämatoxylin.)
a Myeloische Zellen in den erweiterten intraazinösen Leberkapillaren. b Leberbalken, durch die Kapillarerweiterung auseinandergedrängt, komprimiert, in die Länge gezogen. Fettvakuolen in den Leberzellen.

Jedoch ist diese Genese schwer sicher zu stellen; man kann Anschwellungen und Vermehrung der Sternzellen in diesem Sinne deuten. Vielleicht sind Adventitialzellen, welche die Blutkapillaren begleiten, die Matrix für die myeloischen Elemente. Die gleichen myeloischen Zellen finden wir auch im periportalen Bindegewebe, zwischen die Zellen und Fasern dieses Gewebes mehr oder weniger reichlich infiltriert, vor. Von sonstigen Veränderungen ist noch die schwere Schädigung der Leberzellen zu studieren. Besonders in der Mitte der Leberläppchen sieht man die Leberbalken (Fig. 132, c und d; Fig. 133, b) durch die stark erweiterten Blutkapillaren auseinandergedrängt, zusammengepreßt und in die Länge gezogen. Zu dieser mechanischen Schädigung (durch Druck) gesellen sich Störungen des Stoffwechsels und der Ernährung (als Folge der Veränderung des Blutes). Die Leberzellen erscheinen im Protoplasma vakuolisiert (kleine und größere Fettvakuolen). Stellenweise (besonders ganz zentral) ist ein völliger fettiger Zerfall der Leberzellen unter Atrophie, Pyknose und Schwund der Kerne (Fig. 132, d) zu konstatieren (degenerative Verfettung). Hier finden sich oft auch Hämorrhagien. Zugrunde gegangene Leberzellen sieht man in den weiten Blutkapillaren den myeloischen Zellen beigemischt.

Ein zweites Präparat von lymphatischer Leukämie zeigt ein anderes Bild (Fig. 134). Hier tritt schon bei ganz schwacher Vergrößerung die dichte

Zellinfiltration der periportalen Bindegewebssepten (a) hervor, welche dadurch stark verbreitert erscheinen. Diese interlobulären Zellansammlungen bestehen durchweg aus einer Zellart: wir finden lauter kleine, rundliche, stark tingierte (chromatinreiche) Kerne, wie sie die Blutlymphozyten besitzen. Die Herkunft dieser Zellen ist wohl zum Teil aus einer Wucherung des normalerweise im Leberinterstitium (individuell wechselnd) vorkommenden, lymphatischen Gewebes — mikroskopische Lymphknötchen — abzuleiten. Zum anderen Teil dürften indifferente Mesenchymzellen, welche die Gefäße des Interstitiums begleiten, als die Produzenten dieser Lymphozytenmassen gelten. Auch intralobulär, in den Blutkapillaren (e) des Leberparenchyms, sieht man gegen die Norm vermehrte Zellen. Auch dies sind vorwiegend Lymphozyten. Dieser Befund entspricht dem leukämischen Zustand des Blutes (siehe S. 40). Die Leberzellen selbst sind viel weniger geschädigt als im Falle der myeloischen Leukämie.

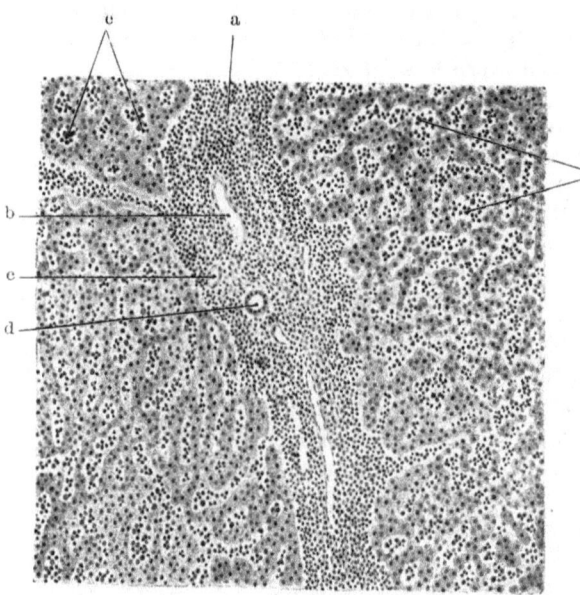

Fig. 134. Leber bei lymphatischer Leukämie. Vergr. 80 fach. (Hämatoxylin.)
a Lymphoide Infiltration der periportalen Bindegewebssepten. b Pfortaderast, c Leberarterienast. d Interlobulärer Gallengang. e Lymphozyten innerhalb der intraazinösen Blutkapillaren.

Blutbildungsherde finden sich in der Leber auch bei kongenitaler Lues, angeborener Wassersucht, verschiedenen Anämien.

8. Parasiten.

Echinococcus alveolaris s. multilocularis.

Die Leber wird von sehr verschiedenartigen Parasiten befallen, welche auf dem Blutwege oder auf dem Wege der Gallengänge in das Organ gelangen. Außer den verschiedenen Distomumarten spielt die Hauptrolle der Echinokokkus. Man unterscheidet den Echinococcus cysticus (s. unilocularis, hydatidosus, polymorphus) und den Echinococcus alveolaris (s. multilocularis). Der Mensch infiziert sich durch den Umgang mit Hunden, in deren Darm die Taenia echinococcus lebt, durch die mit dem Kot abgehenden Proglottiden und Eier dieses Bandwurms. Die jungen Embryonen gelangen vom Darmkanal des Menschen auf dem Wege der Pfortader in die Leber, in welcher sich der Finnenzustand des Parasiten entwickelt.

Beim Echinococcus cysticus entsteht gewöhnlich eine einzige Blase, welche bei ihrem Wachstum eine sehr bedeutende Größe erreichen kann. Die Blase besteht aus einer inneren körnigen Parenchymschicht und einer äußeren chitinösen streifigen Kutikula. Das Bindegewebe der Leber bildet rings um die Blase eine fibröse Kapsel. Von der Parenchymschicht aus entwickeln sich sog. Brutkapseln, welche selbst wieder aus Parenchymschicht und Kutikula bestehen und Bandwurmköpfchen (Skolizes) bilden (E. fertilis). Durch Loslösung der Brutkapseln gelangen diese als freie Tochterblasen in die

Flüssigkeit, welche die Mutterblase ausfüllt. Von den Tochterblasen können weitere Blasen (Enkelblasen) gebildet werden. Die Blasenbildung nach innen zeichnet den Echinococcus hydatidosus endogenes aus. Vorwiegend bei Tieren kommt Blasenbildung nach außen von der Kutikula vor (Echinococcus exogenes s. veterinorum). Der Echinococcus hydatidosus kann durch Druck auf Pfortader- und Gallengangäste Aszites und Ikterus hervorrufen; die Blase kann in die Nachbarorgane einbrechen, auch in die Blutgefäße mit embolischer Verschleppung des Parasiten; sie kann sekundär

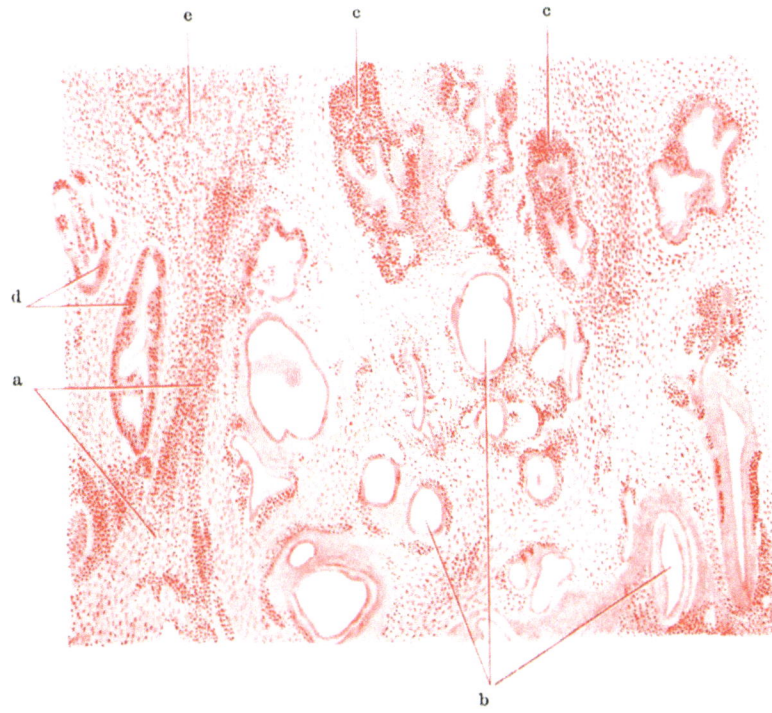

Fig. 135. Echinococcus multilocularis der Leber. Vergr. 40 fach. (Hämatoxylin-Eosin.) a Granulations- und Bindegewebe zwischen den Echinokokkuszystchen. b Zysten mit hyalinen Membranen. c Eiterzellen in den Zysten. d Fremdkörperriesenzellen in der Umgebung der Membranen. e Entzündlich infiltriertes Lebergewebe.

vereitern oder verjauchen. Wenn sich in der Blase keine Brutkapseln entwickeln (E. sterilis) oder wenn die zunächst fertile Blase sekundär steril wird, dann bilden sich die Blasen unter Verfettung und Verkalkung zurück. Man findet dann oft noch im Inhalt der verödeten Blase die gequollene glasige Chitinmembran und kann in dem verkalkten Inhalt mikroskopisch noch die Echinokokkushaken nachweisen.

Der Echinococcus alveolaris gibt ein ganz anderes Bild, welches einer infiltrierend wachsenden Geschwulst ähnlich ist. Man findet eine oft sehr umfangreiche Neubildung in der Leber, welche unscharf begrenzt ist, sehr derbe Beschaffenheit hat und gewöhnlich in der Mitte eine große Zerfallshöhle zeigt. Die Neubildung läßt schon makroskopisch eine Menge von kleinen und kleinsten mit gallertiger Masse gefüllte Zystchen erkennen. Mikroskopisch (Fig. 135) sieht man entzündlich neugebildetes Bindegewebe (a), teils zellreiches Granulationsgewebe, teils faseriges narbiges Gewebe, in welches die Zystchen (b) eingelagert sind. In den Zysten findet man als Inhalt meist nur die hyaline Kutikulärmembran, manchmal auch Skolizes oder

Hacken vor. Nicht selten sind diese Membranen und Zystchen von Fremdkörper-Riesenzellen (d) umgeben und von Eiterzellen (c) erfüllt. Ausgedehnte Nekrosen vervollständigen dieses typische histologische Bild. Es ist wahrscheinlich, daß der E. alveolaris durch eine besondere Abart der Taenia echinococcus hervorgerufen wird. Der E. alveolaris ist wegen seines ausgesprochen infiltrierenden Wachstums der viel gefährlichere Parasit. Er wächst in die Gallenwege und Blutgefäße der Leber ein; embolische Herdbildungen in verschiedenen Organen sind nicht selten.

B. Pankreas.

a) Normal-histologische Vorbemerkungen.

Das Pankreas liefert ein äußeres, in den Darm abfließendes Sekret, welches Eiweiß-, Fett- und Kohlehydrate spaltende Fermente oder Profermente enthält und ein inneres, direkt in die Blutbahn übertretendes Sekret, welches ein echtes Hormon ist und vor allem dem Zuckerstoffwechsel dient (s. unten). Das eigentliche Drüsengewebe besteht aus azinösen Endstücken; sie sind mit serösen, kegelförmigen Drüsenzellen ausgekleidet. Diese Zellen zeigen an der dem Lumen zugewendeten Seite eine (eosinophile) Körnelung ihres Protoplasmas („Zymogenkörnelung") und werden als Lieferanten des äußeren Pankreassekretes angesehen. Die Zellen haben runde Kerne und sitzen einer Membrana propria auf; „Korbzellen", wie in den Speicheldrüsen, liegen zwischen den Drüsenzellen und der Membrana propria. Zwischenzellige Sekretkanälchen sind vorhanden. Die Azini sitzen verzweigten Tubuli an, in welche sie ihr Sekret ergießen; diese Tubuli heißen Schaltstücke und sind mit helleren, stark abgeflachten Zellen ausgekleidet; ihr Lumen ist sehr eng. Die sog. zentroazinären Zellen sind Zellen der Schaltstücke; diese Zellen liegen nur scheinbar im Lumen der Endstücke (zentroazinär); die Bilder erklären sich durch das enge Ringsangeschmiegtsein der End- an die Schaltstücke (nach Braus). Die Schaltstücke gehen über in Ausführungsgänge, welche von einschichtigem Zylinderepithel ausgekleidet sind; in den größeren Ausführungsgängen ist es zweischichtig; in den größten (Ductus Wirsungianus und Santorini) finden sich auch Schleimdrüschen und glatte Muskulatur in der Wand. Ein Läppchen (Lobulus) ist eine Einheit, bestehend aus intralobulär gelegenen Schaltstücken und Endbeeren. Gefäßführendes Bindegewebe umhüllt den Lobulus; auch innerhalb des Läppchens sind die drüsigen Gebilde, einschließlich der Azini, von zartem Bindegewebe umhüllt. Kapillaren umspinnen die Drüsen. Alle Ausführungsgänge laufen interlobulär. Mehrere Läppchen sind durch reichlicheres Bindegewebe abgegrenzt. In den größeren Bindegewebssepten finden sich größere Ausführungsgänge und die größeren Blutgefäße (Äste der Arteria und Vena pancreatica), Lymphgefäße und Nerven. Fettgewebe findet sich im Bereiche dieser Septen in wechselnder Reichlichkeit. Neben dem eigentlichen Drüsengewebe finden sich im Pankreasparenchym noch die sog. Langerhansschen Zellinseln. Das sind umschriebene, rundliche Anhäufungen von helleren Epithelzellen; diese Epithelzellen zeigen feine Sekretkörnelung; sie sind zu netzartig verbundenen, soliden Balken angeordnet; zwischen den Epithelbalken finden sich besonders zahlreiche und weite Blutkapillaren. Diese Inseln liegen zwischen den Drüsen; sie sind (nicht immer deutlich) durch etwas Fasergewebe gegen die Umgebung abgegrenzt. Sie stehen mit der inneren Sekretion des Pankreas in Zusammenhang. Bei Unterbindung des Hauptausführungsganges des Pankreas gehen die Drüsen zugrunde, die Inseln bleiben erhalten. Nach Feyrter sollen Inselzellen auch diffus im Pankreas verstreut sein. Bei der embryonalen Entwicklung und auch bei der Regeneration kann Inselgewebe durch epitheliale Aussprossung von den Gängen aus neu gebildet werden.

b) Pathologische Histologie.

1. Atrophien.

Pankreasatrophie bei Diabetes mellitus.

Die innersekretorische Funktion des Pankreas ist, wie oben erwähnt, an die Langerhansschen Zellinseln gebunden. Der wirksame Stoff wird daher Insulin genannt. Auf die zur Zeit noch nicht genügend aufgeklärte

Wirkungsweise des Insulins ist hier nicht der Ort einzugehen; es sei lediglich festgestellt, daß das Pankreas mit seinem inneren Sekret den Zuckerstoffwechsel beeinflußt (s. a. u.). Bei jener eigenartigen Stoffwechselkrankheit, welche wir den Diabetes mellitus nennen, zeigt sich die Störung des Kohlehydratstoffwechsels im Auftreten von Zucker im Blut und Harn (Glykämie, Glykosurie), in starker Eiweißzersetzung und Azidosis des Blutes (Azeton, Azetessigsäure, β-Oxybuttersäure), welche zu Entkräftung und Erschöpfungszuständen, Tod an Säureintoxikation im Koma führt. Gleichzeitige Störungen

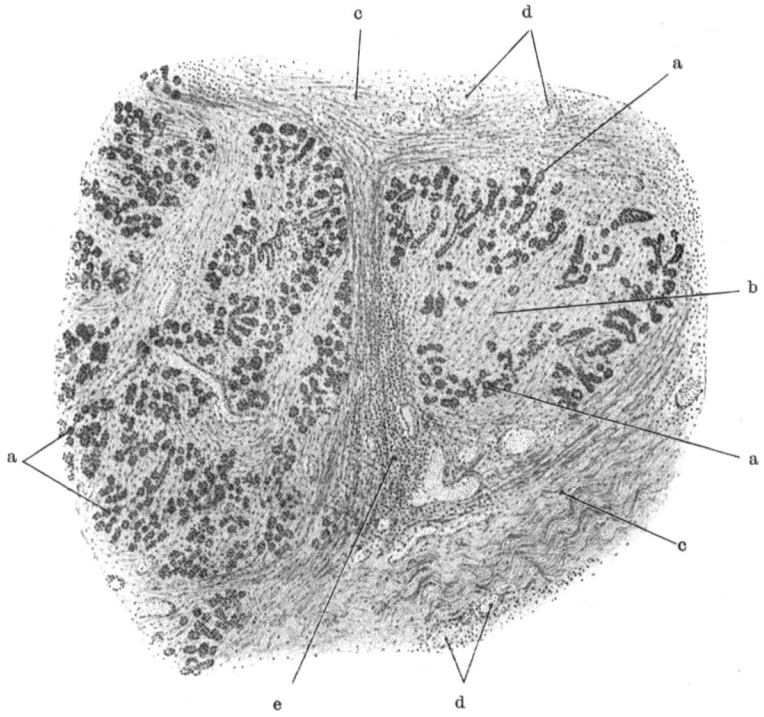

Fig. 136. Pankreasatrophie bei Diabetes. (Nach einem Präparat aus dem Leipziger pathologischen Institut.) Vergr. 60fach. (Hämatoxylin-Eosin.) a Pankreasdrüsengewebe atrophisch, sehr wenig Inseln. b Reichliches interstitielles Bindegewebe an Stelle zugrunde gegangenen Drüsengewebes. c Gröberes septales Bindegewebe des Pankreas, stark verbreitert. d Blutgefäße. e Entzündliche (lymphozytäre) Zellinfiltrate im interlobulären Bindegewebe.

des Fettstoffwechsels können sich bis zu lipämischen Zuständen steigern. Leichte und schwere Fälle sind zu unterscheiden.

Nicht jede Glykämie oder Glykosurie ist auf Störung des Pankreashormons zu beziehen. Es gibt renal, hepatal, suprarenal, nervös bedingte (Zuckerstich!) Glykosurien. Sie beruhen auf mangelhafter Dichtigkeit des Nierenfilters, auf mangelhafter Glykogenspeicherungsfähigkeit der Leberzellen, auf ungehörig starker Mobilisation gespeicherten Zuckers durch das Nebenniereninkret usw. Auch andere innersekretorische Drüsen (Schilddrüse, Hypophyse) haben Beziehung zum Zuckerstoffwechsel. Bei der auf der Pankreasinsuffizienz beruhenden Zuckerkrankheit ist diese Drüse in verschiedener Weise anatomisch verändert. Entweder liegt einfache Atrophie (Verkleinerung des Organs) oder maskierte (lipomatöse) Atrophie (Ersatz geschwundener Drüsensubstanz durch Fettgewebe) vor. In anderen Fällen besteht zirrhotische Atrophie, d. h. ein Schwund des Drüsengewebes in Verbindung mit entzündlicher Bindegewebsvermehrung, so daß das Organ klein, hart, narbig-runzelig geschrumpft erscheint. Mikroskopisch interessieren beim Pankreasdiabetes vor allem die Inseln, welche an Zahl vermindert, verkleinert, bindegewebig entartet, hyalin verödet, verfettet, durchblutet, entzündlich infiltriert gefunden wurden. So lassen sich für die sog. Inseltheorie des Diabetes gewisse anatomische, wenn auch nicht immer ganz befriedigende Unterlagen gewinnen. Erwähnt sei, daß der Gehalt der Leberzellen an Glykogen beim Diabetes wechselnd ist (s. S. 134); dabei wird Glykogen auch in den Kernen der Leberzellen gefunden. Beim experimentellen Diabetes (durch Pankreasexstirpation) und im Coma diabeticum des Menschen ist die Leber an Glykogen verarmt. In der Niere findet eine Rückresorption des Harnzuckers mit Resynthese in Glykogen in den Übergangsstücken und Schleifen (s. S. 211) statt.

Unser Präparat (Fig. 136) stammt von einem Fall von zirrhotischer Atrophie des Pankreas bei Diabetes mellitus. Bei schwacher Vergrößerung erscheinen die Gruppen der Drüsenläppchen auffallend klein; die Läppchen sind arm an Drüsen (a); die einzelnen Drüsen sind klein; sie liegen nicht dicht beisammen, sondern sind durch reichlich Bindegewebe (b) voneinander getrennt. Inseln sind nur wenige zu sehen. Auch zwischen den Läppchen ist das Bindegewebe vermehrt (c). Es weist zahlreiche weite Blutgefäße (d) auf und ist diffus und herdförmig von lymphozytären Zellen infiltriert (e). Die Infiltrate sind nicht selten deutlich perivaskulär angeordnet; oft aber auch ganz diffus ausgebreitet. Hämosiderinschollen finden sich im Bindegewebe. Wir haben ein histologisches Bild, ähnlich wie bei der Zirrhose der Leber. Hier wie dort ist — auch bei der Annahme eines primären toxischen Untergangs des Pankreasparenchyms — die entzündliche Natur der sekundären Bindegewebswucherungen nicht abzustreiten; sie wird durch die ausgedehnten lymphozytären Infiltrate des Bindegewebes vor Augen geführt.

2. Regressive Gewebsmetamorphosen.
Pankreas- und Fettgewebsnekrose.

Hier handelt es sich um eine sehr eigenartige, pathogenetisch noch nicht genügend aufgeklärte Erkrankung, welche von der Pankreasgegend ihren Ausgang nimmt und von hier aus eine ungeheure Ausdehnung im retroperitonealen Gewebe gewinnen kann. Makroskopisch fallen zunächst am meisten gelbweißliche, opake Herdchen auf, die (im und am Pankreas gelegen) nekrotischem Fettgewebe entsprechen. Durch Aufnahme von Kalksalzen können diese Herde schneeweiß erscheinen. Solche Fettgewebsnekrosen in geringer Ausdehnung trifft man nicht selten als Gelegenheitsbefund; sie können wohl auch postmortal als fermentative Zersetzungen des pankreatischen Fettes durch das austretende (diffundierende) Pankreassekret entstehen. In manchen Fällen tritt solche Fettnekrose schon intravital in größtem Umfang auf. Nicht nur im und am Pankreas, auch in dessen Umgebung, im Netz, im Mesenterium, im retroperitonealen Fettgewebe, selten sogar im Fettgewebe der Bauchdecken oder gar der Brusthöhle (Mediastinum) bilden sich kleinere und größere gelbweißliche Nekroseherde aus. Im Bereich des Pankreas kommt es im Anschluß an Nekrose zur Erweichung und Verflüssigung des Gewebes, und eine große Höhle entsteht mit einem meist blutigen, trüben, schmutzig braunroten Inhalt. Das Pankreas liegt wie ein Sequester, zu Brocken und Fetzen zerfallen, in dieser Höhle. Oft ist es dabei hämorrhagisch infarziert, schwarzrot. Die Höhle kann sich im retroperitonealen Gewebe gewaltig vergrößern und bis ins Becken hinunterreichen. Sekundäre Infektion (vom Darm her) kann erfolgen. Einbrüche in den Peritonealraum, sogar in den Darm kommen vor. Eitrige diffuse Peritonitis kann sich hinzugesellen.

Mikroskopisch stellen sich die weißlichen Herde als Nekrosen des Fettgewebes dar: Kernverlust des Gewebes, Untergang der Gefäße, Zerfall der Fettzellen zu körnigen und schollingen, sowie kristallinischen Massen (Fettsäurenadeln); starke Hämatoxylinfärbung der Zerfallsherde zeigt die Verkalkung an (Bildung fettsauren Kalks). Untersucht man das Pankreasdrüsengewebe, so findet man auch hier Nekrosen, oft so, daß die Drüsennekrose kontinuierlich mit den Fettgewebsnekrosen zusammenhängt. Entzündliche Prozesse im Pankreas (Katarrhe der Ausführungsgänge, lympho-

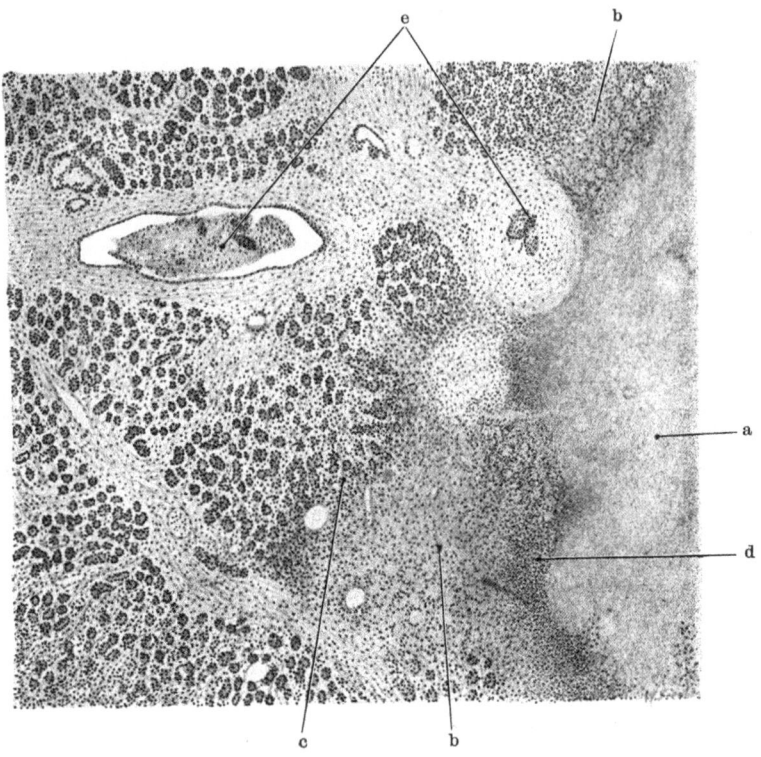

Fig. 137. Pankreas-Fettgewebsnekrose. Vergr. 40fach. (Färbung: Hämatoxylin.) a Völlig nekrotisches Fettgewebe. b Nekrotisches Pankreasgewebe. c Pankreasgewebe von Leukozyten durchsetzt. d Leukozytenanhäufung an der Grenze zwischen Fettgewebs- und Pankreasnekrose. e Ausführungsgänge mit katarrhalischem Inhalt, der eine zum Teil in die Nekrose einbezogen.

leukozytäre Infiltration des Interstitiums, Hämorrhagien [Pankreatitis haemorrhagica]) werden nicht selten gefunden. Um die Fettnekrosen bilden sich leukozytäre Ansammlungen; sie dürften bei räumlicher Begrenzung um die Nekrosen eine nur sekundäre Bedeutung haben, ebenso wie die Aufräumzellen (Steatoklasten) und Riesenzellen in der Umgebung der Fettnekrosen. Bei Hinzutreten von Infektion finden sich ausgedehnte entzündlich-exsudative Prozesse.

Unser erstes Bild (Fig. 137) zeigt die vom nekrotischen Fettgewebe (a) auf das Pankreas selbst übergreifende Nekrose (b). Drüsengewebe und Interstitium sind hier untergegangen, die Blutgefäße sind verödet. Reste von Kernen des untergegangenen Gewebes finden sich. Außerdem ist das nekrotische Gewebe von Leukozyten durchsetzt. Starke leukozytäre Infiltration (d) findet sich an der Grenze der Fettgewebs- und der Pankreasnekrose. Soweit das Pankreasdrüsengewebe erhalten ist, erscheint es ebenfalls von

Wanderzellen (vorwiegend Lymphozyten) durchsetzt (c). Die interlobulären und größeren Ausführungsgänge des Pankreas (e) sind zum Teil in die Nekrose einbezogen, zum Teil erweitert und mit katarrhalischem Inhalt ausgefüllt (Schleim, Leukozyten, abgestoßene Epithelien). Das interlobuläre und gröbere septale Bindegewebe der noch erhaltenen Pankreasteile zeigt ebenfalls entzündliche (leuko-lymphozytäre) Zellinfiltration.

Das zweite Bild (Fig. 138) zeigt die Nekrose im Fettgewebe (b, b_1, b_2). Die nekrotischen Fettläppchen zeigen trotz fehlender Kernfärbung zum Teil noch

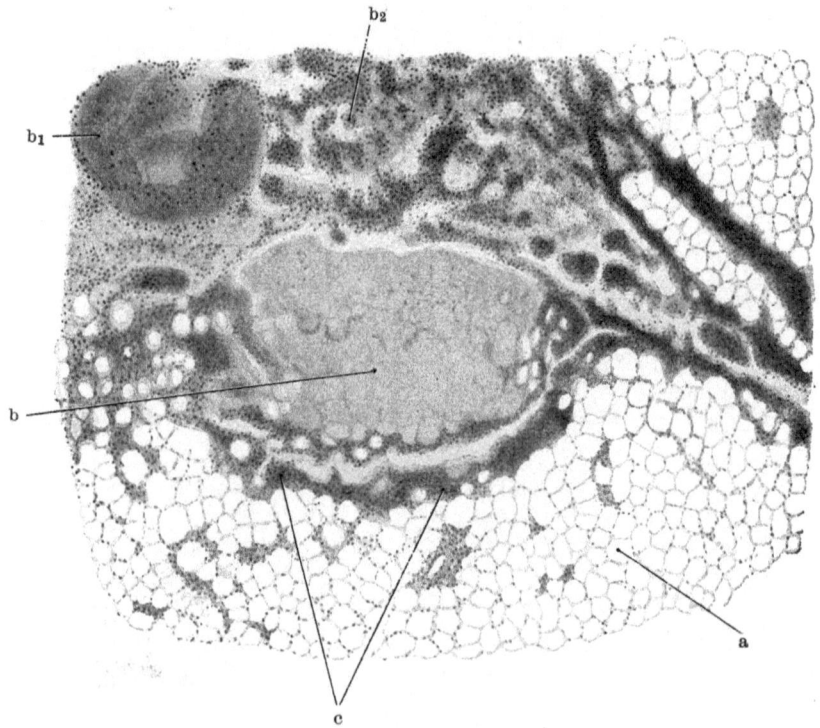

Fig. 138. Pankreas-Fettgewebsnekrose. Vergr. 40fach. (Färbung: Hämatoxylin-Eosin.) a Fettgewebe. b Nekrotisches Fettgewebe. b_1 und b_2 Nekrotisches Fettgewebe in Zerfall und von Leukozyten durchsetzt. c Leukozytenwall um ein in Sequestrierung befindliches, nekrotisches Fettläppchen.

eine Andeutung der wabigen Struktur des Fettgewebes. Das zersetzte Fett stellt sich als eine kernlose, strukturlose Masse dar (b). Manche der nekrotischen Fettläppchen sind von Leukozyten durchsetzt und in Auflösung begriffen (b_1, b_2). An anderen Stellen findet sich an der Grenze der Fettgewebsnekrosen, gegen das noch erhaltene Fettgewebe hin, ein Wall dichtgedrängter Leukozyten (c), im Bereich dessen die Sequestration der nekrotischen Läppchen im Gange ist. Bei stärkerer Vergrößerung zeigt sich völliger Kernuntergang innerhalb des nekrotischen Fettgewebes. Die Fettzellen, die Blutgefäße und das interstitielle Bindegewebe sind ohne Kernfärbung. Die Gefäße sind mit aufgelöstem Blut und Gerinnseln (Fibrin) erfüllt. Das Interstitium ist durch diffundiertes, aufgelöstes und zersetztes Hämoglobin diffus gelblich gefärbt; gelbe Schollen und Körner zersetzten Blutfarbstoffes finden sich. Die Räume für die Fettzellen sind mit scholligen, homogenen oder körnigen Massen erfüllt; Fettsäurekristalle können hier nachgewiesen werden. Manchmal sind die nekrotischen, zersetzten Fettmassen mit Hämatoxylin bläulich gefärbt (Kalkablagerung! Bildung von Kalkseifen!). Die das nekrotische Fett durchsetzenden oder es umgebenden Leukozyten zeigen häufig Zerfallserscheinungen (Karyorrhexis). Im angrenzenden erhaltenen Fettgewebe sieht man ebenfalls Zellinfiltration des Interstitiums; es sind hier vorwiegend einkernige (lymphoide) Zellen. Ferner ist eine geringe Vermehrung der fibroplastischen Zellen zu sehen, zum Teil mit Neubildung größerer, rundlicher, vakuolisierter (fetthaltiger!) Zellen. Das sind Ansätze zur Regeneration von Fettzellen aus dem Bindegewebe.

Über die Ursache der Erkrankung sind die Meinungen geteilt. Eine primäre bakterielle Infektion wird von den Meisten abgelehnt. Sekundäre Bakterieninvasion (vor allem vom Darm aus) — sog. infizierte Fettnekrose — kommt nicht selten vor (s. o.). Übereinstimmung herrscht, daß die Nekrosen und Erweichungen durch das Pankreassekret (durch Trypsin- und Steapsinwirkung) zustande kommen, daß also eine intravitale Autodigestion vorliegt. Die fernliegenden Nekrosen können als (ortho- und retrograde) Fermentmetastasen angesehen werden. Die Hämorrhagien werden als sekundär angesehen (tryptische Andauung der Gefäße!). Unklar ist, wie es zu der pathologischen Diffusion des Pankreassekrets kommt. Sekretstauungen bei Steinbildungen, Zirkulationsstörungen, Entzündungen des Pankreas sind angeschuldigt worden. Traumen können zu Quetschung und Zerreißung des Pankreas mit Blutungen führen, welche in diesen Fällen als primär anzusehen sind.

Es wird angenommen, daß die diffundierenden Pankreasfermente erst aktiviert werden müssen (z. B. durch Galle, die in den Pankreasgang einfließen kann). Nach neueren Feststellungen wird das Trypsin aber als fertiges Ferment geliefert und dessen Wirksamkeit am Ort der Bildung gehemmt. Danach müßten also örtliche Hemmungen wegfallen, wenn das Ferment am Pankreas selbst zur Wirkung kommen soll.

3. Spezifische Entzündungen.

Pankreatitis interstitialis luetica.

Bei syphilitischen Feten findet man häufig die Bauchspeicheldrüse vergrößert, von auffallend derber Beschaffenheit und von graurotem, fast glasigem Aussehen, ohne deutliche Läppchenzeichnung auf der Schnittfläche. Während spezifische Gummositäten seltener sind, zeigt sich in den gewöhnlichen Fällen (Fig. 139) eine diffuse Erkrankung des Organs, deren Grundlage eine starke Wucherung und Vermehrung des Interstitiums ist. Bei schwacher Vergrößerung (Färbung nach v. Gieson) sieht man in den Drüsenläppchen ein diffus entwickeltes, relativ zell- und gefäßreiches Fasergewebe (o), in welches die Pankreasdrüsen und die zugehörigen kleinen Ausführungsgänge (c) eingelagert sind. Die Drüsen sind durch dieses zellreiche Grundgewebe auseinandergedrängt und liegen als Komplexe von verschiedener Größe in letzterem zerstreut. Je nach der in den einzelnen Läppchen wechselnden Intensität und Extensität des interstitiellen Prozesses sieht man noch reichlich solche Reste des Pankreasparenchyms, oder es wird das Feld fast ganz von dem zellreichen Grundgewebe beherrscht. Richten wir unser Augenmerk auf die Langerhansschen Inseln, so sind sie in der Regel ebenfalls an Zahl verringert, aber manchmal an Stellen, an welchen von Drüsen wenig zu sehen ist, noch erhalten oder sogar vergrößert. Die Inseln (d) heben sich als kleine, rundlich begrenzte, zellige, solide Komplexe deutlich hervor. Die gröberen Bindegewebssepten zwischen den Pankreasläppchen sind verbreitert und ebenfalls abnorm kernreich. Die hier verlaufenden größeren Ausführungsgänge und Gefäße zeigen vielfach eine verdickte adventitielle Schicht (b). Ebenso vermehrt ist auch das Bindegewebe der Kapsel und der Umgebung des Pankreas (a). Bei starker Vergrößerung erweist sich das mehrfach erwähnte Grundgewebe in den Läppchen als eine zellig-faserige Substanz: die Zellen (es sind junge Bindegewebszellen) zeigen längliche, spindelige Kerne; dazwischen sieht man feine Fäserchen (Bindegewebsfibrillen). Viele kleine, dunkle, runde Kerne sind eingelagert; es sind lymphozytäre Wander- oder Infiltratzellen. Die gröberen Septen zwischen den Läppchen zeigen die gleichen Zellformen, aber gröber entwickelte fibrilläre Substanz. Die größeren Ausführungsgänge zeigen vielfach Abstoßung des zylindrischen Deckepithels

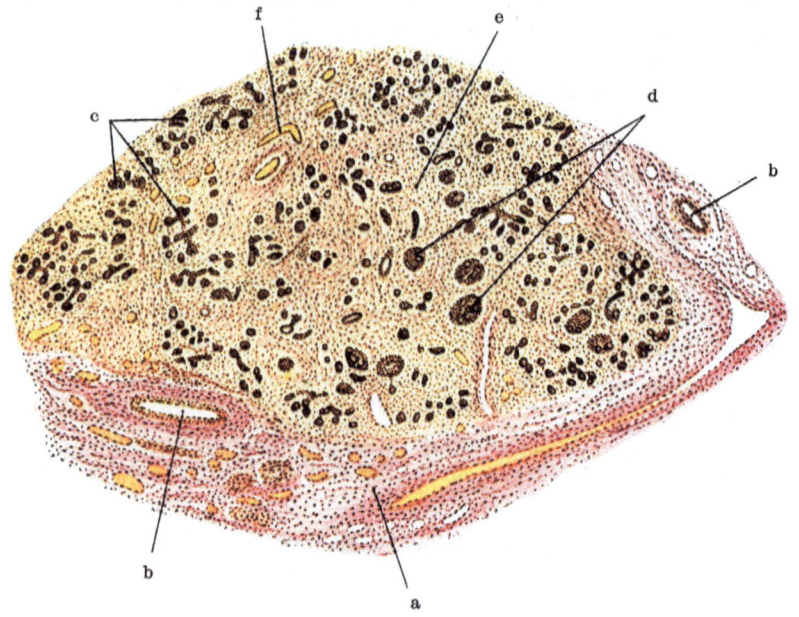

Fig. 139. Pankreatitis luetica. Vergr. 30fach. (van Gieson.)
a Vermehrtes Bindegewebe der Kapsel und der Umgebung des Pankreas. b Größere Blutgefäße mit verdickter Adventitia. c Drüsen. d Langerhanssche Inseln (Tubulusdurchschnitte innerhalb derselben). e Gewuchertes, zellreiches Interstitium. f Weite Blutgefäße des wuchernden Interstitiums.

und krümeligen Inhalt (Schleim, zerfallene Zellen), ein Befund, der im Sinne eines „Katarrhs" der Ausführungsgänge zu deuten ist.

An den Drüsenresten und den Inseln kann man bei starker Vergrößerung atrophische Zustände feststellen. Auffallend sind engere Beziehungen zwischen Tubuli und Inseln: reichliche gegenseitige Zusammenhänge, auch so, daß mitten oder exzentrisch in einer Insel Tubulusdurchschnitte gefunden werden (d). Das erinnert an Bilder bei der Entwicklung des Pankreas. So gewinnt man den Eindruck, daß der luetische Prozeß auch hier (wie in der syphilitischen Lunge oder Niere des Neugeborenen) in die Entwicklung des Pankreas durch die übermäßige Entfaltung des Zwischengewebes hemmend eingegriffen hat. Und wenn vorhin von „Resten" des Drüsengewebes die Rede war, so soll dies so verstanden werden, daß durch das pathologisch entwickelte interstitielle Gewebe nicht nur schon gebildetes Drüsenparenchym sekundär zum Schwunde gebracht wird, sondern vor allem auch die primäre Entwicklung des tubulären Parenchyms und der Inseln behindert worden ist.

Bei der Lues der Erwachsenen findet man auch eine Pankreatitis interstitialis (simplex oder gummosa), selten größere knotige Gummata.

C. Speiseröhre.

a) Normal-histologische Vorbemerkungen.

Die Wand der Speiseröhre setzt sich zusammen aus der Mukosa, der Muscularis mucosae, der Submukosa, der Muskelschicht und der peripheren adventitiellen Faserschicht. Das Oberflächenepithel ist unverhorntes geschichtetes Pflasterepithel. Es sitzt einer papillär gegliederten Tunica propria auf; diese besteht aus lockerem Bindegewebe mit feinen elastischen Fäserchen und enthält die kleineren Blut- und Lymphgefäße. Epithel und Tunica propria stellen zusammen die Schleimhautschicht der Speiseröhre dar. Sie wird nach der Submukosa hin durch eine longitudinal orientierte Muscularis mucosae abgeschlossen. Die Submukosa besteht aus locker gebautem, elastische Fasern führendem Bindegewebe; sie führt die größeren Blutgefäße und reichlich Lymphgefäße. Die Muskulatur besteht im obersten Drittel der Speiseröhre aus quergestreiften, sonst aus glatten Muskelfasern. Sie ist in eine innere Ring- und äußere Längsschicht geschieden. Die locker gebaute äußere Faserschicht ist aus Bindegewebe mit reichlichen elastischen Fasern zusammengesetzt. An einigen Stellen der Speiseröhre findet sich ein seröser Überzug (Pleura bzw. Peritoneum). Individuell wechselnd ist der Gehalt der Tunica propria an Lymphknötchen und der Submukosa an Schleimdrüsen. Im oberen und besonders im untersten Teil der Speiseröhre findet man gelegentlich sog. Kardiadrüsen (s. S. 170), die in der Tunica propria liegen. Gelegentlich finden sich auch richtige Magensaftdrüsen (mit Belegzellen). Größere Bezirke von völlig magenschleimhautartigem Charakter können an solchen Stellen das reguläre Bild der Ösophagusmukosa unterbrechen (sog. Schaffersche Inseln).

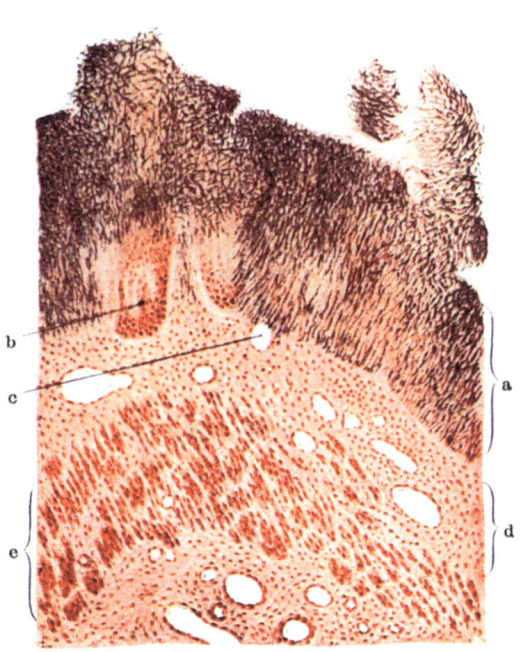

Fig. 140. Soor des Ösophagus. Vergr. 50fach. (Karmin — Gramsche Färbung.)
a Oberflächenepithel des Ösophagus, von (blau gefärbten) Pilzfäden durchwuchert und zerstört. b Reste des geschichteten Plattenepithels. c Blutgefäß der Schleimhaut, in welches einige Pilzfäden eingewachsen sind. d Tunica propria mucosae. e Muscularis mucosae.

b) Pathologische Histologie.

Soor des Ösophagus.

Der Soorpilz (Mycoderma albicans) siedelt sich auf der Schleimhaut der Mundhöhle und der Speiseröhre, besonders bei Säuglingen, ferner bei Kindern und Erwachsenen an, wenn sie durch Krankheit, verbunden mit schlechter Pflege, heruntergekommen sind. Es bilden sich weißgraue, schmierige, relativ leicht abwischbare Beläge, die eine ansehnliche Dicke (besonders im Ösophagus) erreichen können und dann förmliche Pseudomembranen bilden, die mehr oder weniger in toto ablösbar sind oder spontan abgestoßen werden. Ein frisches mikroskopisches Präparat des Soorbelages (in NaCl-Lösung) zeigt die gegliederten Fäden (Myzelien) und rundlich-ovalen Sporen (Konidien) des Pilzes, vermischt mit abgestoßenen Plattenepithelien der Ösophagusoberfläche. Ein Schnitt durch die soorbelegte Ösophaguswand (Fig. 140) ist besonders instruktiv, wenn (nach Vorfärbung mit Karmin) eine Blaufärbung der Pilzvegetationen durch Anilingentianaviolett (nach Gram) vorgenommen worden ist. Man sieht bei schwacher Vergrößerung die ganze Pflasterepithelschichte (a) eingenommen von einem Gewirr feiner, blauer Fäden. Die Pflasterepithelien zeigen schlechte oder fehlende Kernfärbung und sind an den meisten Stellen überhaupt nicht mehr nachweisbar, zerfallen und ersetzt durch die Pilzrasen. An den interpapillären Epitheleinsenkungen kann man da und dort noch Reste des Epithels erhalten sehen (b). Die Pilzfäden sind an einzelnen Stellen über die Grenze der Oberflächenepithelschichte hinaus in die Tiefe (Tunica propria) vorgedrungen. Man kann gelegentlich ihr Einwachsen in die Lumina der Blutgefäße der Schleimhaut nachweisen (c). Dieses Bild erklärt uns das Vorkommen von Soormetastasen (embolische Verschleppung des Pilzes in die verschiedensten Organe mit Bildung von Soorabszessen, z. B. in Niere, Gehirn). In der Tunica propria konstatiert man entzündliche Zustände (Hyperämie, leuko- und lymphozytäre Wanderzellen).

Der Soorpilz neigt sehr zur Ausbreitung in continuo, und es sind Fälle bekannt, in welchen die Oberfläche des gesamten Magendarmkanals, ferner Nase, inneres Ohr, oberer Respirationstraktus von Soorbelägen eingenommen waren. In der Lunge entstehen durch Aspiration des Soorpilzes Pneumonien (Soorpneumonie).

D. Magen.
a) Normal-histologische Vorbemerkungen.

Am Magen unterscheiden wir, wie am ganzen Darmtraktus, Schleimhaut Submukosa, Muskularis und Serosa. Die Schleimhaut ist aufgebaut aus lockerem zartem Bindegewebe, das von Lymphozyten und anderen Wanderzellen durchsetzt ist. Dieses Bindegewebe führt die feineren Blutgefäße und bildet das Stützgerüst für die Magendrüsen. Die Oberfläche der Schleimhaut ist von einschichtigem, Schleim spendendem Zylinderepithel bekleidet; sie bildet feinste Einsenkungen (Magengrübchen), in welche die Magendrüsen münden. Die zusammengesetzten tubulären Drüsen der Kardiazone besitzen helles, zylindrisches Epithel und in der Regel keine Belegzellen (s. u.). Die Drüsen des Fornix und des Corpus ventriculi zeigen den höchst charakteristischen Wechsel zwischen zylindrischen Hauptzellen und eckigen Belegzellen. Diese Elemente gelten als die Lieferanten von Pepsin und Salzsäure. Beide Zellarten haben ein körniges Protoplasma; die Belegzellen färben sich im Gegensatz zu den Hauptzellen mit Karmin und sauren Farbstoffen deutlich. Im Halsteil der Fornix- und Korpusdrüsen finden sich die sog. Nebenzellen. An der Grenze gegen den Pyloruskanal wird eine Intermediärzone unterschieden, in welcher verschiedene Drüsentypen mit Haupt- und Nebenzellen, sowie Pylorusdrüsen gefunden werden. Im Canalis pyloricus treten die Pylorusdrüsen auf; auch findet man hier gelegentlich Brunnersche Drüsen (wie im Duodenum). Im Oberflächenepithel finden sich am Pylorus hier und da bereits Darmepithelien (Grenzgebiet!). In den tiefen Schichten der Magenschleimhaut liegen (individuell wechselnd) Lymphknötchen. Die Schleimhaut ist gegen die Submukosa durch eine schmale Schicht glatter Muskulatur (Muscularis mucosae) abgegrenzt; diese wird von den in die Schleimhaut aufsteigenden und von ihr zurückführenden Gefäßen durchbohrt. Züge glatter Muskelfasern treten von der Muscularis mucosae von Stelle zu Stelle in die Schleimhaut ein. Die Submukosa besteht aus lockerem Bindegewebe und führt die größeren Gefäße; hier finden sich auch größere Nervenstämmchen, sowie Ganglienzellen (Meißnerscher Plexus). Die Muskularis des Magens zeigt längs-, rings- und schrägverlaufende Faserzüge. In der Muskelschicht liegt der Auerbachsche Nervenplexus. Die gefäßreiche Serosa (Subserosa) entspricht in ihrem Bau den übrigen serösen Häuten; sie enthält ein reichliches nervöses Flechtwerk. Die Lymphgefäße des Magens entspringen in der Schleimhaut zwischen den Drüsen; sie treten am Boden derselben als deutliches Netz hervor und bilden in der Submukosa und Subserosa ausgedehnte Netze, mit denen die Lymphgefäße der Muskularis reichliche Verbindungen herstellen. Die Blutgefäße (Arterien und Venen) bilden in allen Schichten der Magenwand, besonders deutlich in der Submukosa, flächenhaft ausgebreitete Netze. Die in die Schleimhaut aufsteigenden kleinen Arterien lösen sich in Kapillaren auf, welche die Drüsen umspinnen; die Venen der Schleimhaut gehen am Grunde der Drüsen in ein Flächennetz über. Über die Areae gastricae s. unten.

b) Pathologische Histologie.

1. Entzündungen.

Gastritis hypertrophicans chronica (sog. hypertrophischer Magenkatarrh).

Die akute katarrhalische Gastritis ist makroskopisch durch Rötung und Schwellung der Schleimhaut, vermehrte Schleimsekretion, mikroskopisch durch Hyperämie, Untergang und Abstoßung des Oberflächenepithels, Leukozytendurchsetzung der Schleimhaut, Erosionsbildung ausgezeichnet. Durch die verschiedensten Ursachen (Ingesta) soll eine stärkere Sekretion des Magensaftes und dadurch eine Verätzung der Schleimhaut herbeigeführt werden (Ätzgastritis, besonders im Vestibulum und Canalis pylori).

Im Verlauf chronischer, immer wiederkehrender Reizungen oder Schädigungen der Magenschleimhaut bildet sich an ihr jener Zustand heraus, der mit dem Aussehen des Brustwarzenhofes verglichen worden ist (état mamelonné). Die Magenschleimhaut ist nicht glatt, sondern feiner oder gröber granuliert, höckerig, warzig (Catarrhus verrucosus). Übergänge der Warzen zu förmlich polypösen Bildungen kommen vor (Gastritis polyposa). Schon normaliter ist die Schleimhaut des Magens nicht ganz glatt, sondern (besonders deutlich im Bereich des Pyloruskanals) eigenartig polygonal gefeldert, höckerig (sog. Areae gastricae). Diese durch feine Furchenbildung bedingte normale Felderung erinnert jedenfalls sehr an den état mamelonné, und man könnte daran denken, daß letzterer nur die pathologische Weiterführung eines normalen Zustandes sei. Die normale Felderung scheint dadurch bedingt zu sein, daß von Stelle zu Stelle reichlicheres Bindegewebe und glatte Muskelfasern als eine Art von „interlobulärem" Septensystem in die Schleimhaut einstrahlen. Die höckerartig vorspringenden Areae sind drüsenreich, die Furchen zwischen ihnen drüsenärmer und bindegewebsreich. Beim état mamelonné wird durch die mikroskopische Untersuchung ebenfalls bestätigt, daß die Furchen atrophischen, drüsenarmen, die Warzen oder Höcker hypertrophischen, drüsenreichen Teilen der Magenschleimhaut entsprechen. Bezüglich der formalen Genese des sog. Catarrhus verrucosus ventriculi dürfen wir auf analoge Prozesse verweisen, wie sie sich z. B. bei der Leberzirrhose oder der granulierten Schrumpfniere abspielen: Untergang spezifischen Gewebes (toxischer Gewebszerfall) im Verlauf chronischer Entzündung einerseits und kompensatorische Massenzunahme des Parenchymrestes andererseits. Daß die entzündlichen Prozesse sich in den normalerweise drüsenärmeren, dafür aber bindegewebsreicheren Teilen besonders intensiv abspielen werden, ist von vornherein verständlich. Vielleicht spielen hierbei auch noch die Gefäßanordnungen eine Rolle.

Unser Präparat (Fig. 141) soll das Gesagte verdeutlichen. Es soll zugleich als typisches Beispiel einer hypertrophierenden, chronischen Schleimhautentzündung überhaupt gelten. Der senkrechte Durchschnitt durch den Magen (Färbung nach van Gieson) läßt die einzelnen Magenschichten, besonders die tiefrot gefärbte Submukosa (b) und die gelblich tingierte Muskularis (c) deutlich hervortreten. An der Schleimhaut fällt bei sehr schwacher Vergrößerung (Lupe!) deren unregelmäßige wellige Oberfläche auf. Auf den ersten Blick sieht man, daß diese bedingt ist durch eine sehr verschiedene Höhe (Dicke) der Schleimhaut an den verschiedenen Stellen. Die dicken, vorgewölbten Teile der Schleimhaut sind reich an Drüsen; sie entsprechen den makroskopisch hervortretenden warzigen Erhebungen. Die dünnen, eingesunkenen Teile sind drüsenärmer; sie entsprechen den makroskopischen Furchen zwischen den Höckern. Auffallend ist, daß sich an einigen Stellen die Schleimhaut polypös erhebt (d_1) und daß hier die Submukosa einen stielartigen Fortsatz in den Schleimhautpolypen hinein entsendet. Das sind Anfangsstadien der Gastritis polyposa. Bei starker Vergrößerung fallen in den **hypertrophischen** Teilen die dicht gedrängten, oft auch erweiterten und verzweigten, vielfach mit Schleim erfüllten Drüsen auf. Durch die ungeordnete Drüsenwucherung ist ein **struktureller Umbau** der Schleimhaut zustande gekommen. Die gewucherten Drüsen haben den Charakter der Pylorusdrüsen, zeigen aber doch mancherlei Abweichungen vom Typus. Das Epithel ist hochzylindrisch, sehr dicht gestellt, die stark gefärbten Kerne liegen in verschiedenen Höhen; Mitosen sind in den Epithelien zu sehen. Diese hyperplastische Drüsenneubildung geht offensichtlich von der Stelle der Drüsenhälse (nicht der Drüsenfundi) aus. Neben den hyperplastischen Drüsen sieht man da und dort normale Pylorusdrüsen in der

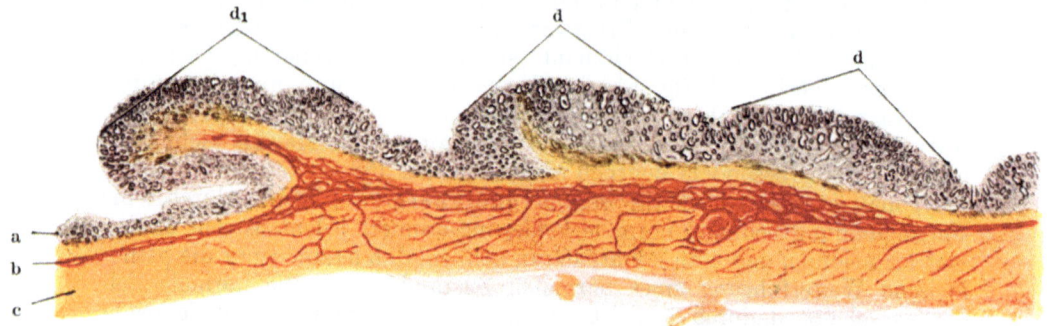

Fig. 141. Sog. Catarrhus verrucosus ventriculi. Vergr. 6fach. (van Gieson.)
a Mukosa (atrophische Stellen). b Submukosa. c Muskularis. d Hypertrophische Stellen der Mukosa. d_1 Polypöse Hypertrophie der Mukosa.

Tiefe der Schleimhaut. Diese zeigen oft auch regressive Veränderungen (Abstoßung des Epithels). An den **atrophischen** Stellen der Schleimhaut ist die Drüsenwucherung gering oder fehlt ganz; hier sieht man normale oder rückläufig veränderte Pylorusdrüsen. Das Interstitium der Schleimhaut ist überall, besonders aber im Bereich der atrophischen Stellen stärker als normal entwickelt. Lymphozyten, Plasmazellen, Leukozyten finden sich viel reichlicher als normal in der Schleimhaut als Zeichen der entzündlichen Reizung. Oft sind im Bindegewebe Russelsche Hyalinkörperchen zu sehen (s. bei Fibroma). Die Lymphknötchen der Schleimhaut können vergrößert und vermehrt sein. Lymphozytäre Infiltrate finden sich auch in der Submukosa. Besondere, als Anpassungserscheinungen gedeutete Befunde bei chronischer Gastritis sind Inseln von Darmepithelien und Darmdrüsen in der Magenschleimhaut (saumtragende Zellen, echte Becherzellen, Panethsche Zellen). Manchmal sieht man auch ein Einwuchern der vermehrten Drüsen in die Submukosa.

2. Geschwürsbildung.
Ulcus pepticum ventriculi.

In der Pathologie des Magens spielen das Ulcus pepticum und das Karzinom die Hauptrolle. Beim Ulcus pepticum handelt es sich um intravitale Selbstverdauung. Kausale und formale Pathogenese dieser eigenartigen Erkrankung sind noch nicht völlig aufgeklärt. Wenn für die Entstehung der multiplen kleinen hämorrhagischen Erosionen der Magenschleimhaut und ebenso der größeren Erosionen und akuten peptischen Geschwüre auf die ätzende Wirkung des Magensaftes verwiesen wird, so müssen doch noch besondere für die Lokalisation maßgebende Faktoren in Betracht kommen. Man hat an Embolie, Thrombose, arteriosklerotische Veränderungen der Magenarterien, an venöse Stauungen, an motorische und vasomotorische Störungen gedacht, die zu örtlicher Anämie oder Hyperämie, zu Blutungen und Infarkten der Schleimhaut mit folgender Selbstverdauung führen könnten. Daneben mögen allgemeine Faktoren, auch konstitutionelle, eine Rolle spielen. Für die mangelnde Heilungstendenz der Geschwüre, die nach

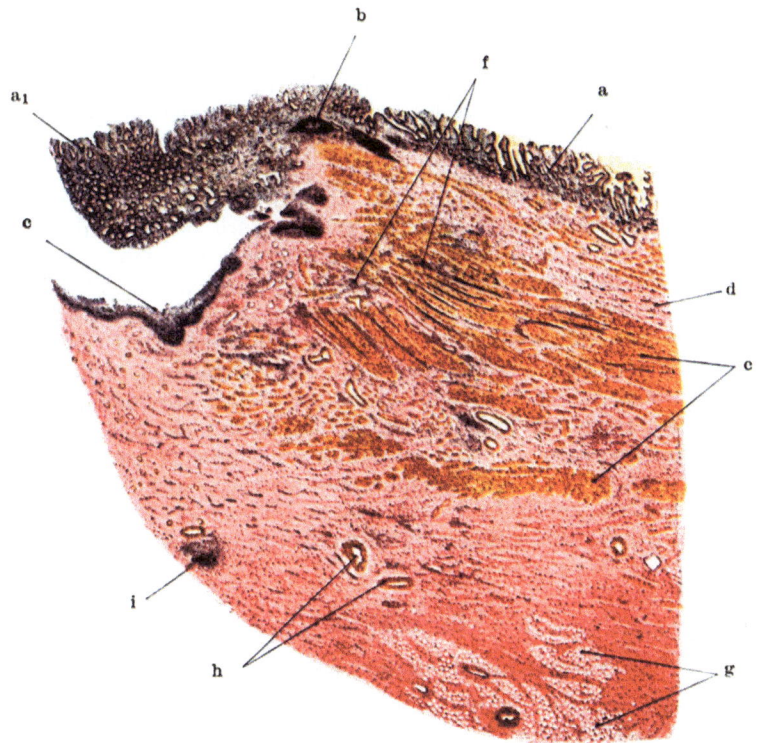

Fig. 142. Ulcus pepticum ventriculi. Vergr. 8fach. (Färbung nach van Gieson.)
a Schleimhaut. a₁ Hypertrophische Schleimhaut, am Geschwürswinkel überhängend. b Lymphknötchen. c Peptischer Zerfall des Gewebes am Geschwürsgrund. d Verdickte, zellig infiltrierte Submukosa. e Muskularis. f Intermuskuläres Bindegewebe, entzündlich-zellig infiltriert. g Fettläppchen des retroserösen Gewebes. h Gefäße (kleine Arterien) der verdickten Serosa.
i Entzündliche Zellinfiltrate in der verdickten Serosa.

ihrer mehr oder weniger akuten Entstehung häufig in eine chronische, nach Fläche und Tiefe langsam fortschreitende Ulzeration übergehen und dabei zu Perforationen des Magens (Peritonitis) und zu Gefäßarrosionen (Blutungen) Veranlassung geben, wurde auf besondere mechanisch-funktionelle Belastungen hingewiesen, die sich aus dem Sitz der schlecht heilenden Ulzera ergeben. Das akute Ulkus entwickelt sich aus umfangreicheren, hämorrhagischen Schleimhautnekrosen. Heilt der durch Wegdauung solcher Stellen entstandene Defekt nicht aus, so entsteht ein chronisches Geschwür von sehr charakteristischem Aussehen. Es bildet sich ein scharf begrenzter, rundlicher Defekt, der (trichterförmig und schräg gerichtet) die Magenwand mehr oder weniger tief durchsetzt. Ältere Ulzera zeigen derbe, kallöse Ränder und ebensolchen Grund, auf welchem häufig höckerige Erhabenheiten (Stümpfe arrodierter, obliterierter Gefäße) zu sehen sind. Durchschnitte lassen häufig an der oralen Seite des Geschwürs eine Bucht mit überhängender

Schleimhaut, an der aboralen Seite einen abflachenden Verlauf des Geschwürsbodens feststellen. Der Sitz der chronischen Geschwüre ist vorwiegend die Magenstraße und der Pyloruskanal; doch können sie auch an anderen Stellen sitzen (hart am Pylorus, an der Kardia); sie kommen auch im Duodenum und im Ösophagus vor. Klinisch sind die Ulzera durch Schmerzen und Blutungen ausgezeichnet; Hyperazidität des Magensaftes begleitet die Geschwürsbildung.

Bei schwacher Vergrößerung zeigt unser Bild (Fig. 142) den oralwärts gelegenen Teil eines solchen chronischen Ulcus ventriculi (van-Gieson-Färbung). Der Geschwürsgrund und Geschwürswinkel sind durch eine schmale zellreiche Zone ausgezeichnet (c). Hier findet sich (bei starker Vergrößerung) schlechte Kernfärbung, Kernzerfall (Nekrose), ein Zeichen der in die Tiefe fortschreitenden peptischen Auflösung des Gewebes. Unterhalb dieser Schicht ist Granulationsgewebe oder gefäßreiches junges faseriges Bindegewebe entwickelt. Die Schleimhaut hängt am Geschwürswinkel pilzförmig über den Grund des Ulkus hinüber (a_1); sie ist hier verdickt, sehr drüsenreich (hypertrophisch). Die Muskularis (e) ist im Bereich der Geschwürsbildung durch Narbengewebe unterbrochen und nach dem Geschwürswinkel heraufgezogen. Am aboralen Teil des Geschwürsgrundes ist die Muskularis freigelegt. Submuköses (d) und intermuskuläres Bindegewebe (f) sind in der Umgebung des Geschwürs gewuchert und von reichlichen, zelligen Infiltrationsherden (Lymphozyten, Leukozyten) durchsetzt. Besonders stark vermehrt, verdickt, reich an Gefäßen und Zellinfiltraten ist das seröse bzw. retroseröse Gewebe (g, h, i). Die entzündliche Bindegewebswucherung in der Umgebung des Ulkus greift hier auch auf das retroseröse Fettgewebe (g) über. Heilen größere peptische Ulzera aus, so bilden sich strahlige Narben, im Bereich welcher die Schleimhaut nur unvollkommen wieder hergestellt ist.

E. Darm.

a) Normal-histologische Vorbemerkungen.

Am ganzen Darmschlauch können wir vier Schichten unterscheiden: Schleimhaut, Submukosa, Muskularis und Serosa. Die Schleimhaut und die Muskularis zeigen in den verschiedenen Darmabschnitten ein besonderes Verhalten. Während im ganzen Dünndarm die Einteilung der Muskelschicht in eine innere Ringmuskel- und eine äußere Längsmuskellage durchgeführt ist, hat der Dickdarm jene besondere Zusammenfassung der Längsmuskeln auf drei Züge, die als Tänien bekannt sind. Die übrige Längsmuskellage des Dickdarms ist stark verdünnt. Die Schleimhaut zeigt entsprechend ihrer verschiedenartigen Funktion bemerkenswerte Unterschiede in den einzelnen Darmabschnitten. Das Duodenum ist durch einen besonders reichlich entwickelten, submukös gelegenen Drüsenapparat ausgezeichnet (Brunnersche Drüsen, die den Pylorusdrüsen [s. d.] ähneln). Der obere Darmabschnitt (Dünndarm) zeigt eine ausgedehnte Faltung der Schleimhautoberfläche. Diese tritt nicht nur in Gestalt der Kerkringschen groben Querfalten hervor, welche sich im proximalen Teil des Dünndarms finden, sondern vor allem in jener feinzottigen Struktur, welche die gesamte Dünndarmschleimhaut auszeichnet. Der Dickdarm hat keine Zotten, aber tiefe Krypten. Die reichlichen lymphadenoiden Einlagerungen (Lymphknötchen) an der Grenze von Schleimhaut und Submukosa liegen in der Submukosa, durchbrechen mit schmalen Fortsätzen die Muscularis mucosae und reichen bis unter das Oberflächenepithel der Schleimhaut. Diese Noduli lymphatici treten im Dünndarm in gehäufter Menge als sog. Peyersche Plaques auf.

Betrachten wir nach dieser kurzen Übersicht die Wand des Dünndarms auf einem senkrechten Durchschnitt etwas genauer, so sehen wir, daß sich zwischen je zwei benachbarten Zotten eine Tiefeneinsenkung der Schleimhautoberfläche (Lieberkühnsche Drüse, Krypte) befindet. Das belegende (einreihige) Epithel ist dementsprechend in Oberflächen- (Zotten-) Epithel und Drüsen- (Krypten-) Epithel zu trennen. Das Oberflächen- und Kryptenepithel sitzt einer Membrana propria auf und ist ein charakteristisches, saumtragendes Zylinderepithel („resorbierendes" Epithel). Daneben finden sich schleimbereitende Becherzellen. Am Grund der Krypten trifft man auf spezifische Drüsenzellen (Panethsche Zellen). Die Panethschen Zellen sind durch (vital färbbare) Sekretgranula ausgezeichnet; es sind also sezernierende echte Drüsenzellen; diese Zellen fehlen (außer im Wurmfortsatz und Zökum) im Dickdarm, in welchem die Becherzellen (neben saumtragenden Zellen) besonders entwickelt sind. Neben Panethschen Zellen findet man in den Krypten des Dünn- und Dickdarms die (durch Chrom und Silber darstellbaren) Schmidtschen gelben, basalgekörnten Zellen, die dem Sympathikus zugehören sollen; die Summe dieser Zellen im Darm wird als diffuses endokrines Organ (Gelbzellenorgan) bezeichnet (Feyrter). Zwischen den Krypten und in der Achse der Zotten breitet sich das Schleimhautbindegewebe aus. Es ist zart, zwischen den Krypten spärlich entwickelt und von retikulärem Charakter; es ist von lymphozytären Wanderzellen (auch Plasmazellen) durchsetzt. Die Lymphozyten durchwandern auch reichlich das Oberflächenepithel der Schleimhaut. Am Boden der Schleimhaut tritt das Bindegewebe deutlicher hervor und ist gegen die Submukosa durch eine Muskelzellenschicht (Muscularis mucosae) abgesetzt; letztere entsendet feine Fortsätze in die Zottenachsen. Die Submukosa zeigt in reichlicher Entwicklung lockeres, faseriges, elastisches Bindegewebe mit größeren Gefäßen. Die Muskularis läßt eine deutliche Scheidung in eine innere (Ring-) und äußere (Längs-) Lage erkennen. Zwischen beiden Lagen ist etwas reichlicher Bindegewebe mit elastischen Fasern vorhanden. Die Serosa schließt als gefäßreiche fibroelastische Schicht den Darm nach außen ab; auf ihr liegen die platten serösen Deckzellen. Die Blut- und Lymphgefäße des Darmes bilden in allen Schichten Netze, die besonders in Submukosa und am Boden der Schleimhaut flächenhaft entwickelt sind. Vom Boden der Schleimhaut steigen die Blutgefäße in die Zotten auf und verlaufen ebenso zurück. Auch Nervengeflechte und Lymphgefäße finden sich in den Zotten. Das axial verlaufende Lymphgefäß der Zotten ist von Blutkapillaren umsponnen. Die wegführenden größeren Lymphgefäße ziehen zirkulär in der Subserosa zum Mesenterialansatz hin. Zwischen Ring- und Längsmuskelschicht liegen die dem Sympathikus zugehörigen Ganglienzellengruppen des Auerbachschen Plexus, in der Submukosa diejenigen des Meißnerschen Plexus.

Die Schleimhaut des Wurmfortsatzes entspricht in ihrem Bau der Dickdarmschleimhaut (s. oben). Hervorzuheben ist der besondere Reichtum an Lymphknötchen; die Lymphknötchen zeigen Keimzentren. Über den Lymphknötchen fehlen die Krypten; hier ist das Oberflächenepithel abgeflacht. Das Kryptenepithel zeigt viele Becherzellen.

b) Pathologische Histologie.

1. Entzündungen.

α) Enteritis catarrhalis acuta.

Die akute Enteritis ist in anatomischer Hinsicht ein schwieriges Kapitel. Sowohl makroskopisch, wie im histologischen Bilde entspricht der Befund oft gar nicht den klinischen Erwartungen. Die histologische Aufklärung hat einerseits mit den im Darm besonders frühzeitig auftretenden postmortalen Veränderungen zu kämpfen, andererseits ist die Beurteilung entzündlicher Prozesse erschwert durch den normalen Gehalt der Schleimhaut an Wanderzellen (s. o.). Hyperämie, sonst ein Anhaltspunkt für die Diagnose Entzündung, ist nicht immer nachweisbar; ja manchmal liegt eher Anämie vor, so daß man an vasospastische Zustände denken möchte. In solchen und anderen Fällen ist es überhaupt fraglich, ob im engeren Sinne entzündliche Prozesse den klinischen Erscheinungen zugrunde liegen. Wenn also immer schlechtweg von Enteritis gesprochen wird, so ist das durchaus konventionell. Bei den akuten Darmkatarrhen der Säuglinge fehlen sichere pathologische Veränderungen oft ganz. Gerade hier wird an nervöse (motorische, vasomotorische, sekretorische) Störungen gedacht, deren eigentliche Grundlage freilich oft unerkannt bleibt (Nährschäden). In anderen Fällen ist neben deutlicher Hyperämie und seröser Transsudation eine großartige Epithelabschilferung zu finden; so bei der Cholera asiatica und nostras und bei gewissen infektiösen Sommerkatarrhen. In wieder anderen Fällen ist die Hyperämie enorm und zur Hämorrhagie gesteigert (hämorrhagische Darmkatarrhe); wässerige Transsudation und Epithelabstoßungen kombinieren sich damit, so z. B. bei Nahrungsmittelvergiftungen (toxische Formen). Eine besondere Stellung nehmen die eitrigen Darmkatarrhe ein. Hierbei kann es sowohl zur Vereiterung der Lymphknötchen, sowie zu herdförmigen eitrigen Infiltraten in der Schleimhaut kommen; kleine, flache Geschwürchen zeigen die Stellen der eitrigen Infiltration und des eitrigen Zerfalls an. Das sind echt entzündliche (infektiöse) Formen. Diffuse, eitrige (phlegmonöse) Prozesse gehören nicht mehr in den Formenkreis der sog. Darmkatarrhe. Wir werden ihnen später begegnen (s. unter Appendizitis), ebenso den pseudomembranös-nekrotisierenden Formen der Enteritis. Bei chronischen Darmkatarrhen findet man Schwund der Drüsen, zystische Umwandlung derselben, Vermehrung des Interstitiums oder Hyperplasie der Schleimhaut bis zur Polypenbildung.

Im folgenden soll als Beispiel einer akuten katarrhalischen Entzündung des Darmes eine rezente Trichinelleninfektion gewählt werden. Sie wurde experimentell bei der Katze hervorgerufen. Postmortale Veränderungen sind bei dem lebensfrisch konservierten Material ausgeschlossen.

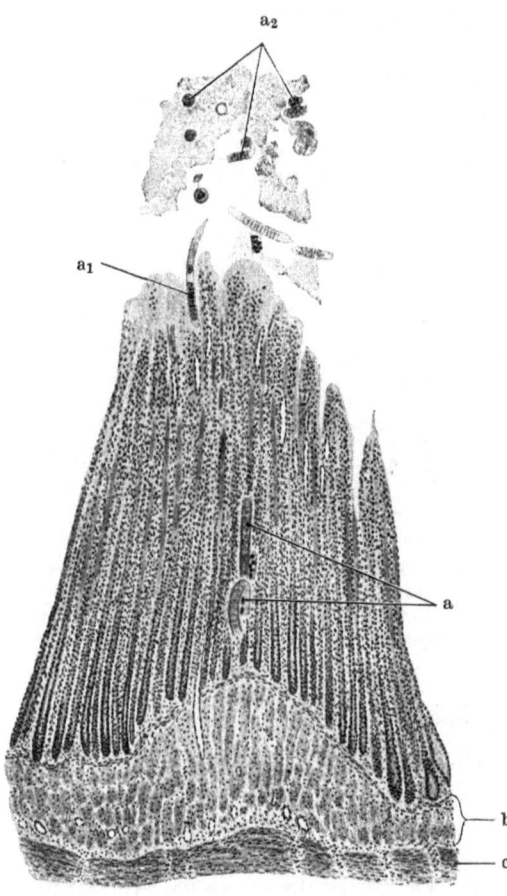

Fig. 143. Akute Enteritis catarrhalis bei experimenteller Trichinelleninfektion (Katze). Vergr. 45fach. (Hämatoxylin.)
a Trichinellen in der Schleimhaut. a_1 Trichinelle, zwischen zwei Zotten in die Schleimhaut eindringend. a_2 Trichinellendurchschnitte in der Darmlichtung. b Submukosa. c Innere Muskelschicht.

Die Trichinella spiralis (den Nematoden zugehörig) kommt durch den Genuß trichinösen Schweinefleisches in den Magendarmkanal des Menschen. Die im Muskelfleisch eingekapselten Parasiten (s. S. 309) werden nach Auflösung der Kapseln im Magen und Dünndarm frei und wachsen rasch zu geschlechtsreifen Individuen heran. Es erfolgt dann die Begattung. Während die Männchen bald absterben, werden die Weibchen trächtig; sie dringen in die Darmschleimhaut zwischen den Zotten, in die Krypten und in die Zotten selbst ein und legen ihre Embryonen in die zentralen Chylusgefäße der Zotten oder in tiefere Lymphgefäße der Schleimhaut ab. Die Begattung erfolgt schon am 2. Tag, das Eindringen der Weibchen in die Darmwand am 4. Tag nach der Infektion. Nach der Abgabe der Embryonen in die Darmlymphgefäße erfolgt die später (s. S. 309) zu schildernde Verschleppung der Embryonen in die Körpermuskulatur.

Unser Präparat (Fig. 143) führt das Eindringen der trächtigen Trichinenweibchen in die Darmschleimhaut vor Augen. Wir unterscheiden bei schwacher Vergrößerung an einem Querschnitt durch den Darm leicht die einzelnen Darmwandschichten. Die Darmzotten erscheinen geschwollen, an ihren Enden kolbig verdickt; die Gefäße der Zotten sind erweitert und strotzend mit Blut gefüllt (entzündliche Hyperämie). Das Zottenepithel fehlt; es ist abgestoßen (Desquamativkatarrh). Wo es noch vorhanden ist, erweist es sich als nekrotisch (Toxinwirkung!). Das Kryptenepithel ist nur teilweise nekrotisch; in der Tiefe der Krypten ist es überall erhalten. In der Darmlichtung findet sich Blut und Schleim; daneben sieht man eigenartige, quer- und längsgetroffene, rundliche und längliche Körper. Dies sind Durchschnitte durch die Trichinellen (a_2). Nun gilt es, zunächst bei schwacher Vergrößerung, die in die Schleimhaut eingedrungenen Trichinellen zu finden. Wir sehen da und dort, parallel den Krypten und häufig in der engen Lichtung derselben, längliche, walzenförmige Körper, die nicht selten an einer Stelle wurmartig umgebogen erscheinen (a u. a_1). Das sind die Parasiten. Bei stärkerer Vergrößerung finden wir — als Zeichen der entzündlichen Reizung — den Gehalt der Schleimhaut an (lymphozytären und eosinophilen) Wanderzellen vermehrt. Dies ist besonders in den Kuppen der geschwollenen Zotten deutlich. In der Submukosa kann man entlang den Lymphgefäßen Wanderzellenansammlungen finden.

β) Choleradarm.

In großartigster Ausdehnung treten katarrhalische, sero-desquamative Prozesse am Darm bei der Cholera auf. Die Cholera asiatica, jene durch den Vibrio-Koch erzeugte, enterogene Infektion des Darms, bietet in ihrem Stadium algidum ein histologisches Bild, das freilich nicht spezifisch ist, sondern ganz ähnlich auch in Fällen von sog. Cholera nostras ausgebildet sein kann.

Nach kurzem Inkubations- und Prodromalstadium tritt der sog. Choleraanfall auf: profuse, wässerig-schleimige (reiswasserartige) Entleerungen sind begleitet von einer Reihe schwerer Allgemeinsymptome (Ohnmacht, Delirien, Kreislaufschwäche, Abnahme der Temperatur, Versiegen der Harnflut, Vox cholerica, Muskelkrämpfe (Waden! usw.). In diesem Stadium (algidum) erfolgt meistens der Exitus. Spätere Stadien können sowohl klinisch wie anatomisch wechselnde Bilder zeigen: im Darm können pseudomembranöse, nekrotisierende ulzeröse Prozesse sich ausbilden, oder die schwere Schädigung der Nieren führt zur Urämie usw.

Die Sektion eines im akuten Anfall Verstorbenen zeigt uns schon äußerlich einen livid rot verfärbten Dünndarm. Die Darmwand ist geschwollen (ödematös). Die Serosa ist blaßblaurötlich gefärbt und fühlt sich schleimig an; die Schleimhaut ist diffus gerötet, zeigt auch oft kleinste Blutungen; sie ist mit kleienartigem, feinem, grauweißem Belag versehen: dem abgestoßenen Darmepithel. Als Inhalt des Darmes findet sich eine weißlich getrübte, mit kleinen Schleimflocken reichlich untermischte, wässerige Masse (Reiswasserstühle): es ist ein seröses Transsudat, aus den Schleimhautgefäßen stammend, vermischt mit dem reichlichen Sekret der Schleimzellen. Mikroskopisch ist an unserem Präparat (Fig. 144, Dünndarm) bei schwacher Vergrößerung die Epithellosigkeit der Zotten (a) am meisten in die Augen springend. Aber auch die Krypten sind bis auf ihre Fundi epithellos (b). Im Lumen des Darms, zwischen den Zotten, liegt überall das abgestoßene Epithel. Bei starker Vergrößerung läßt sich der Mangel des Zylinderepithels am größten Teil der Schleimhautoberfläche und dessen Lockerung im Verband an den noch epithelbekleideten Stellen feststellen. Das Zottenbindegewebe ist reich an lymphozytären Rundzellen, die auch zahlreich auf der Durchwanderung durch die noch erhaltenen Kryptenepithelsäume angetroffen werden. Die übrige Darmwand bietet nichts Bemerkenswertes; insbesondere sind Erscheinungen einer ausgesprochenen entzündlichen (zelligen) Exsudation in der Submukosa nicht

178 Ogane der Verdauung.

festzustellen; nur in der Umgebung der Lymphknötchen kann eine gegen die Norm verstärkte Lymphozytendurchsetzung des submukösen Bindegewebes vorhanden sein. Die Choleravibrionen findet man im Darminhalt und in den Krypten der Schleimhaut.

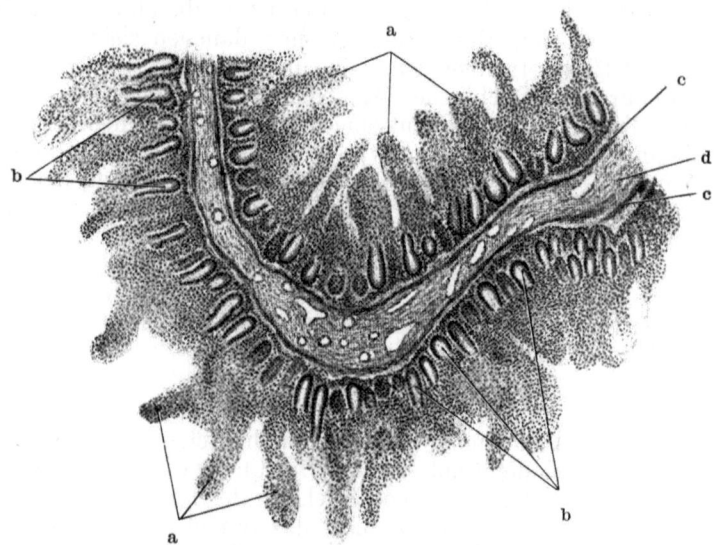

Fig. 144. **Enteritis catarrhalis acutissima** (bei **Cholera asiatica**). Vergr. 45fach. (Hämatoxylin-Eosin.)
a Geschwollene, epithellose Zotten. b Erhaltenes Epithel in den Fundi der Krypten. c Muscularis mucosae. d Submukosa.

γ) Typhus abdominalis.

Bei dieser durch den Eberth-Gaffkyschen Bazillus hervorgerufenen Infektionskrankheit finden wir den Darm (vor allem Ileum und Kolon) in charakteristischer Weise erkrankt.

Nach einer Inkubationszeit von 1—1½ Wochen mit allmählich ansteigendem Fieber und katarrhalischen Darmerscheinungen bilden sich sehr charakteristische anatomische Darmveränderungen aus; diese stehen im ganzen Krankheitsbild so sehr im Vordergrund, daß schon allein daraus auf den Magendarmkanal als Eingangspforte des Giftes (Trinkwasser, Nahrungsmittel!) geschlossen werden darf. Durch schwere Allgemeininfektion, infolge metastatischer Erkrankung verschiedener Organe (Lunge, Meningen, Leber, Knochen, Gelenke, Niere usw.), wobei der Typhusbazillus allein oder Misch- bzw. Sekundärinfektionen mitspielen, kann das klinische Bild des Typhus einer Septikämie ähnlich werden; der Eindruck einer kryptogenetischen Sepsis kann noch erhöht werden, wenn die Darmerscheinungen nicht so stark hervortreten. Das sind aber Ausnahmen. Ein wichtiges klinisches Zeichen sind die Hautroseolen (perivaskuläre Zellansammlungen um hyperämische Hautgefäße). Über Wachsdegeneration der Muskeln bei Typhus abdominalis s. S. 313. Über Leber- und Knochenmarksbefunde dabei s. S. 141 u. 324.

Im anatomischen Ablauf der typhösen Darmveränderungen hat man seit langem mehrere Stadien unterschieden, die bis zu einem gewissen Grade erlauben, die Zeitdauer der Infektion zu bestimmen: 1. das Stadium der markigen Infiltration (1. bis Anfang 2. Woche). Es ist ausgezeichnet durch Rötung und weiche Schwellung (beetartiges Hervortreten) der lymphadenoiden Apparate des Darmes (Solitärknötchen und Peyerschen Haufen). Im wesentlichen liegen entzündliche Wucherungen des lymphadenoiden Gewebes vor, die allerdings die normalen Grenzen dieses Gewebes stark überschreiten können, so daß es zu zelligen Neubildungen auch außerhalb der Lymphknötchen kommen kann; 2. das Stadium der

Verschorfung (2. bis Anfang 3. Woche). Es bildet sich eine mehr oder weniger in die Tiefe greifende Nekrose der entzündlich infiltrierten Teile aus; die geschwollenen Knötchen und Plaques sind mit (gallig oder blutig verfärbten) Schorfen bedeckt. Fibrinöse Ausschwitzungen an der Oberfläche der Schleimhaut können neben diesen Nekrosen vorhanden sein oder sich mit ihnen verbinden; 3. das Stadium der Geschwürsbildung (3. bis 4. Woche). Die Schorfe werden abgestoßen. Danach sind mehr oder weniger tiefgreifende, oft bis auf die Muskularis reichende Geschwüre vorhanden. Die größeren Geschwüre sind der Längsachse des Darmes parallel geordnet, weil sie ja

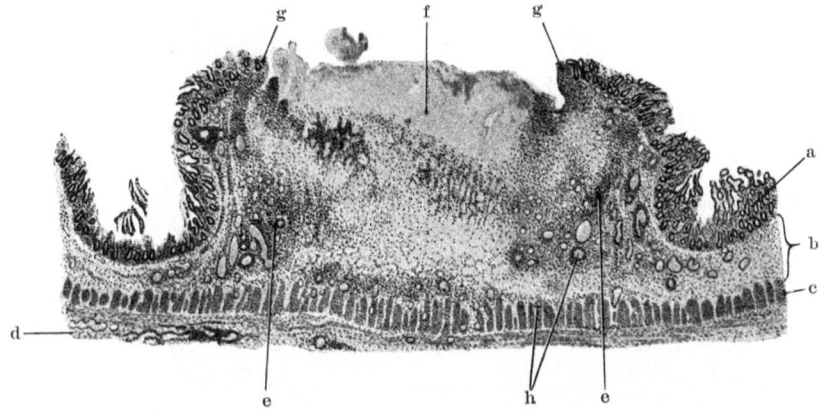

Fig. 145. Typhus abdominalis (Stadium der Verschorfung). Vergr. 12fach. (Hämatoxylin.) a Mukosa. b Submukosa. c Muskularis. d Serosa. e Starke Zellinfiltration und Zellwucherung in der Submukosa, deren Gefäße stark erweitert sind. f Verschorfung (Nekrose) der Schleimhaut und Submukosa. g Grenze des Schorfes gegen die Umgebung. h Blutkapillaren.

nichts anderes als verschwärte Peyersche Haufen darstellen. Dieses Stadium der Schorfabstoßung gibt besonders zu Blutungen und Perforationen des Darmes Veranlassung; 4. das Stadium der Heilung. Die Geschwüre „reinigen sich", bedecken sich mit gesundem Granulationsgewebe und heilen (ohne vollkommene Wiederherstellung der Schleimhaut) mit glatten, zarten, bindegewebigen, später nicht leicht auffindbaren Narben (in der Regel ohne Stenosen) aus. Rezidive, bei welchen man die verschiedenen Stadien nebeneinander sieht, sind häufig.

Ähnliche markige Schwellungen wie an den Darmlymphknötchen spielen sich in den Mesenterialdrüsen ab. Diese sind vergrößert, weich, dunkelrot; auch hier kann es zu Nekrosen kommen. Desgleichen ist die Milz mit einer entzündlichen Hyperplasie beteiligt; sie ist stark geschwollen, die Pulpa dunkelrot, weich. Nekrosen und Infarkte kommen auch hier vor. Sie beruhen in der Regel nicht auf Embolie oder primärer Thrombose, sondern stehen im Zusammenhang mit spezifisch typhösen, subendothelialen Wucherungen in der Wand der Milzvenen (Pulpavenen, trabekuläre Venen). Diese typhöse „Endophlebitis" kann zu Venenverschlüssen führen (s. Fig. 30a und b).

Unsere milroskopischen Präparate führen uns den Darmtyphus im Stadium der Verschorfung (Fig. 145) und im Stadium der Lösung der Schorfe (Fig. 146) vor.

Bei ganz schwacher Vergrößerung des Präparates, nach welchem die Fig. 145 gezeichnet ist, gehen wir von den am wenigsten veränderten Stellen aus, um zunächst die einzelnen Schichten der Darmwand (a, b, c, d) zu differenzieren. Je mehr wir gegen das entzündete Gebiet hin untersuchen, desto dichter und ausgedehnter wird die zellige Infiltration der Darmwand, besonders der Submukosa (bei e). Die Schleimhaut ist durch das submuköse entzündliche Infiltrat steil emporgehoben, das ganze Entzündungsgebiet ("markige Infiltration") beetartig vorgewölbt. In der Submukosa sind die Gefäße allesamt stark erweitert. Entzündliche Zellinfiltrationen geringeren Grades finden sich auch in der Muskularis und Serosa. Über dem Infiltrat der Submukosa fehlt eine Strecke weit die Schleimhaut. An ihrer Stelle sieht man hier eine strukturlose Masse ohne Kernfärbung: das ist der nekrotische Schorf (f). Die Verschorfung reicht auch in die oberen Lagen der Submukosa hinein. Mit Hämatoxylin verwaschen blau gefärbte Flecke in diesem Schorf sind Bakterienhaufen. Auch tiefer, im ganzen Bereich des submukösen Infiltrates, erkennt man kernarme (nekrotische) Stellen.

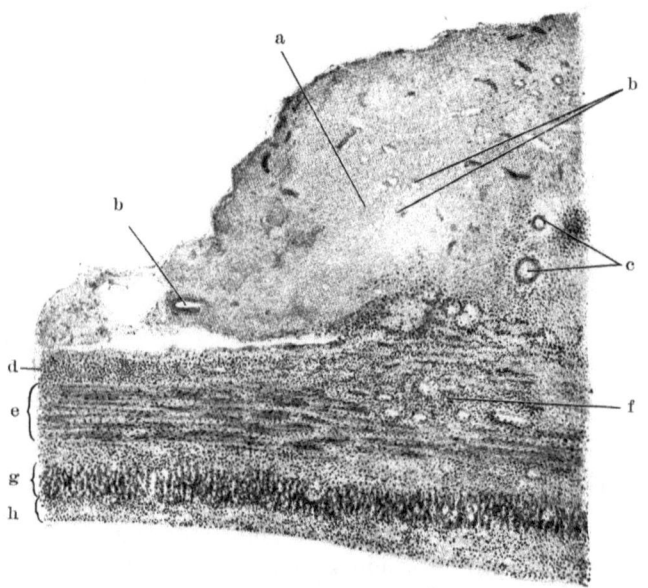

Fig. 146. Typhus abdominalis (Stadium der beginnenden Geschwürsbildung). Vergr. 20fach. (Hämatoxylin-Eosin.)
a Schorf, in Ablösung von dem Rest der Submukosa begriffen. b Nekrotische Gefäße im Schorf. c Gefäße in beginnender Nekrose; ringsum starke Zellinfiltration. d Submukosarest. e Innere Muskelschicht. f Ausgedehnte Zellinfiltration der Ringmuskelschicht. g Äußere Muskelschicht. h Serosa, entzündlich verdickt und zellig infiltriert.

Fast überall ist der Schorf mit seiner Umgebung in völlig kontinuierlichem Zusammenhang; nur an einigen Stellen, besonders an seinen Randteilen (g), ist er durch einen Spalt von der Nachbarschaft getrennt (beginnende Lösung des Schorfes). Bei starker Vergrößerung erweist sich das Infiltrat zusammengesetzt aus kleineren Zellen, die der lymphatischen Reihe zugehören, mit wenig Protoplasma und mit kleinen, runden, stark gefärbten Kernen. Wichtiger sind aber Wucherungen größerer Zellen mit bläschenförmigen, heller gefärbten, rundlichen, eingekerbten oder vielgestaltigen Kernen, die von reichlicherem Protoplasma umgeben sind: sog. Makrophagen, Abkömmlinge der Retikuloendothelien, Histiozyten. Die großzelligen Wucherungen gelten als spezifisch für die typhöse Infektion; sie treten auch gelegentlich in umschriebener Weise als sog. „Typhusknötchen" auf[1]. Ähnliche Wucherungen finden sich in Lymphdrüsen (s. Fig. 39), Milz und anderen

---

[1] Man unterscheidet eine besondere Form des Typhus abdominalis, bei welcher die Bildung (zentral nekrotisierender) Knötchen mit fibrinösen Auflagerungen vorherrscht. Daneben gibt es diffuse Wucherungen des histiozytären Gewebes mit ausgedehnter zusammenhängender Nekrose und größerer Schorfbildung.

Organen bei Typhus abdominalis. **Leukozyten** sind besonders reichlich an der Grenze der Nekrosen angehäuft (demarkierende Reaktion!). Zerfallserscheinungen an allen diesen Zellen sind häufig zu sehen; die Zerfallsprodukte werden von den Makrophagen aufgenommen, die dann oft stark vergrößert sind. Neben den zelligen Massen findet man im Bereich des submukösen Infiltrates auch fibrinöses Exsudat: rosa gefärbte, feine Fibrinfasern und -netze zwischen den Zellen und im Gewebe. Auch auf der Serosa ist da und dort faseriges Fibrin, zusammen mit Exsudatzellen, abgelagert (lokale Peritonitis fibrinosa). Der Schorf selbst gibt bei starker Vergrößerung das Bild einer scholligen Masse, in welcher nur Kerntrümmer (Karyorrhexis!) nachweisbar sind. Die nekrotischen Gefäße im Schorf haben eine homogene, kernlose Wand; sie enthalten keine roten Blutkörperchen mehr; ihr Inhalt ist koaguliert, die roten Blutkörperchen sind aufgelöst.

Das zweite Präparat (Fig. 146) stellt einen Typhusdarm im Stadium der Schorflösung und beginnenden Geschwürsbildung bei sehr schwacher Vergrößerung dar. Das Geschwür reicht bis in die tiefsten Schichten der Submukosa. Soweit von dieser noch Reste erhalten sind (d), zeigen sich bei starker Vergrößerung die gleichen Erscheinungen der Hyperämie, der fibrinösen Exsudation und zelligen Infiltration, wie sie soeben beschrieben wurden. Ebenso sind die übrigen Schichten der Darmwand (e, g, h) auf das dichteste zellig infiltriert. Wir finden hier überall Lymphozyten, Leukozyten und Histiozyten; ausgedehnte Karyorrhexis ist an den Infiltratzellen festzustellen. Zu einem Teil ist der mächtige Schorf (a) noch nicht abgestoßen; seine Ablösung von dem Submukosarest ist im Gange. Die mikroskopische Untersuchung des Schorfes zeigt das typische Bild der **Koagulationsnekrose**: das nekrotische Gewebe ist zum Teil noch in seiner Struktur erhalten; so sind z. B. die Gefäße (b) fast durchweg noch als solche zu erkennen, nur völlig kernlos. Sie enthalten kein Blut mehr, sondern nur Gerinnsel (Thrombose). In den typhösen Schorfen findet man reichlich Typhusbazillen.

δ) Dysenterie.

Unter starken Tenesmen erfolgende, oft wiederholte Entleerungen geringer Mengen blutig-schleimiger (rote Ruhr) oder schleimig-eitriger Stühle (weiße, gelbe Ruhr) sind die charakteristischen Symptome jener fieberhaften, oft mit schweren Allgemeinerscheinungen einhergehenden Darmerkrankung, die wir Dysenterie oder Ruhr nennen. Man unterscheidet akute, subakute und chronische Fälle, sowie leichte (atoxische) und schwere (toxische) Formen der Ruhr. Die akuten toxischen Formen führen oft rasch zum Tode; chronische Formen können sich unter narbigen, stenosierenden Ausheilungsprozessen jahrelang hinziehen. Rezidive sind häufig. Bei der epidemischen Ruhr ist der Bacillus dysentericus (für die schwer-toxischen Fälle) und der Bacillus pseudodysentericus (für die meist leichten, sporadisch in kleineren Epidemien oder endemisch in Krankenhäusern auftretenden Fälle) der Erreger. Auch andere Erreger, z. B. der Koli-Typhusgruppe zugehörige, sollen dysenterieartigen Erkrankungen zugrunde liegen können. Von diesen bazillär bedingten Ruhrformen ist ätiologisch (und anatomisch) zu trennen die endemische, tropische Ruhr, welche durch Amöben hervorgerufen wird (Entamoeba histolytica).

Die bazilläre Ruhr ist anatomisch durch lokale Darmprozesse ausgezeichnet, welche sich bei den leichten Formen als katarrhalisch-eitrige (manchmal ausgesprochen hämorrhagische) Entzündungen darstellen, bei den schwereren Formen aber den Charakter pseudomembranös-nekrotisierender Entzündungsprozesse annehmen. Eine strenge Trennung dieser beiden

Formen ist nicht möglich. Bevorzugt ist der untere Dünndarm und vor allem der Dickdarm in einer analwärts zunehmenden Intensität und Ausbreitung des Prozesses. Die pseudomembranös-nekrotisierenden Prozesse werden auch als „Darmdiphtherie" bezeichnet, und es ist bemerkenswert, daß derartige Entzündungen des Dickdarms auch bei Urämie, Sublimatvergiftung, Koprostase, ferner auch bei Zirkulationsstörungen (Stase, Thrombose, Embolie) der Darmwand, z. B. bei Einklemmungen, Invaginationen, Achsendrehungen, beobachtet werden. In allen diesen besonderen Fällen von „Darmdiphtherie" spielen neben chemischen Noxen auch wechselnde bakterielle eine Rolle, nicht aber Ruhrbazillen.

Die katarrhalisch-eitrigen Formen der Ruhr zeigen grobanatomisch neben starker Schwellung und tiefer Rötung der Schleimhaut fleckige Blutungen, gelegentlich auch größere blutige Infiltrationen derselben; zarte Beläge der Schleimhaut finden sich. Durch oberflächlichen Zerfall kommt es zu Geschwürsbildungen. Bei den pseudomembranös-nekrotisierenden Formen bilden sich neben fleckigen Blutungen, die nicht selten sehr ausgedehnt sind und auch die tieferen Darmwandschichten einnehmen, ausgedehnte Verschorfungen von grau-weißlicher oder (durch gallige oder blutige Imbibition) gelblichgrünlicher oder schwarzrötlicher Farbe. Diese Verschorfungen können sehr tief gehen (bis an die Muskularis oder Serosa); sie folgen mit Vorliebe den Tänien und Querfalten des Darmes, woraus sich die manchmal sehr deutliche strickleiterartige Gestaltung der Geschwüre versteht, die nach einfachem oder eitrig-jauchigem Zerfall und nach Abstoßung der Schorfe zurückbleiben. Durch Vergrößerung der Geschwüre nach der Breite und Tiefe und durch Konfluenz derselben können ausgedehnte landkartenartig oder sonstwie begrenzte Verschwärungen resultieren. Die Geschwüre sind (durch rascheres Fortschreiten des Prozesses in der Submukosa) sinuös, an den Rändern oft weithin unterminiert. Reste der Schleimhaut erheben sich als vielgestaltige Inseln über die Geschwürsflächen. Die chronischen und rezidivierenden Fälle sind durch (stenosierende, mit Verdickung und Verhärtung der Darmwand und muskulärer Hypertrophie derselben einhergehende) Vernarbungen der Geschwüre und durch kompensatorische (manchmal polypöse) Hypertrophie der restierenden Schleimhautinseln ausgezeichnet. Epitheliale Zystenbildung (s. u.) kompliziert gelegentlich dieses Bild (Colitis cystica).

Die Tropenruhr, die hier nur beiläufig erwähnt werden soll, kann in ihren vorgeschrittenen, chronischen Fällen der chronischen Bazillenruhr anatomisch sehr weitgehend gleichen. Zu Beginn jedoch ist sie sehr wohl von letzterer zu unterscheiden, indem sie durch submuköse Entzündungs- und Nekroseherde (den Ansiedlungsstätten der Amöben entsprechend) ausgezeichnet ist; diese submukösen Herde treiben die Mukosa beulenartig vor und brechen dann durch letztere durch, so daß sehr charakteristische sinuöse Ulzera entstehen. Bei der Amöbenruhr klingt der Prozeß im Dickdarm analwärts ab, im Gegensatz zur Bazillenruhr. Die Amöben findet man außer in der Darmwand in den mesenterialen Lymphknoten und in (metastatischen) Abszessen der Leber.

Die Ruhrbazillen schicken ihre Toxine in den Körper. Die Bazillen dringen in der Regel nicht über die veränderten Darmwandabschnitte hinaus in den Körper vor; sehr selten werden sie im Blut gefunden. Die mesenterialen Lymphknoten und die Milz sind bei der Dysenterie nicht stärker beteiligt. Erkrankungen anderer Organe fehlen meist. Pneumonien als finale Erscheinung sind häufig.

Mikroskopisch ist die katarrhalisch-eitrige Bazillenruhr durch Hyperämie und serös-hämorrhagische Durchtränkung der Schleimhaut ausgezeichnet. Diese zeigt fibrinöse Beläge und starke zellige (leukozytäre) Infiltration. In der Submukosa sind diese entzündlichen Vorgänge (serös-zellige Exsudation) wesentlich geringer entwickelt. Zerfall der zellig infiltrierten Schleimhautpartien folgt. Die Noduli lymphatici sind selten stärker beteiligt (s. u.).

Gelegentlich können sie vereitern. Die „diphtheroiden" Formen zeigen neben fibrinösen Ausschwitzungen vor allem Koagulationsnekrose der Schleimhaut. Leukozytäre Infiltration fehlt auch hier nicht. Submukosa und tiefere Wandschichten sind bei den nekrotisierenden Formen stärker beteiligt (serös-leukozytäre Exsudation, Blutungen). Durch Erweiterung einzelner Schleimhautkrypten und drüsenartiger Sprossen derselben, sowie durch Ansammlung schleimigen Sekrets in diesen Gebilden kann es zu dem Bilde der Colitis cystica (s. o.) kommen. Der Inhalt dieser Zysten findet sich in Gestalt von „Sagokörnern" im Stuhl. Diese Zysten bilden sich sowohl im Bereiche der Noduli lymphatici als auch an anderen Stellen. Ob primäre Vereiterungen der Noduli lymphatici zu diesen Zysten führen oder umgekehrt

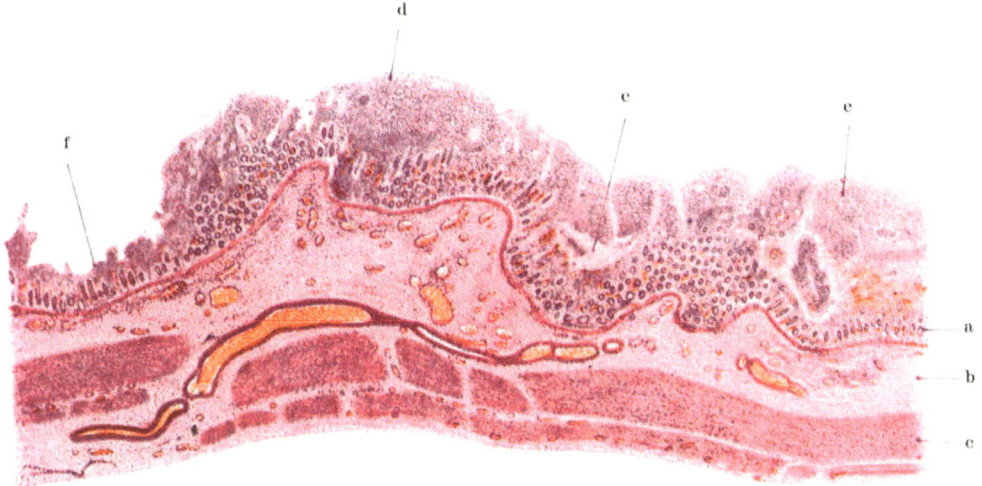

Fig. 147. Dysenterie (Dickdarm). (Nach einem Präparat von Dr. Fahrig.) Vergr. 12fach. (Hämatoxylin-Eosin.)
a Schleimhaut, von welcher nur die tieferen Teile erhalten sind. b Submukosa mit entzündlichen Zellinfiltraten und erweiterten Gefäßen. c Muskelschicht. d Verschorfung der oberen Schleimhautschichten. e Zerfall und Ablösung der Schorfe. f Geschwürsbildung nach Ablösung der Schorfe.

die Zysten sekundär vereitern, ist eine Streitfrage. Die Ausheilung der Ruhrgeschwüre erfolgt unter entzündlicher Bindegewebsneubildung (Granulationsgewebe), Vernarbung und Epithelisierung der Narben, wobei niemals wieder der typische Bau der zugrunde gegangenen Schleimhaut erreicht wird. Die kompensatorisch-hyperplastischen Prozesse an den verschont gebliebenen Schleimhautresten spielen sich unter Verlängerung, Schlängelung, Sprossenbildung der epithelialen Krypten der Schleimhaut ab; dabei findet ein entsprechender Umbau des zugehörigen Blutgefäß-Stützapparates statt; die drüsige Hyperplasie kann sehr bedeutend sein und zu einer polypösen Umgestaltung der Schleimhaut führen.

Zwei Bilder sollen den dysenterischen Prozeß in verschiedenen Stadien vor Augen führen.

Das erste Präparat von Dysenterie (Fig. 147) stellt einen frischen Fall dar. Die Dickdarmschleimhaut befindet sich hier im Zustand der verschorfenden Entzündung. Nur Reste der Schleimhaut, und zwar deren tiefere Teile (Fundi der Krypten), sind noch erhalten (a). Die oberen Teile der Schleimhaut sind nekrotisch (d), die Nekrosen von zerfallenen Kernen durchsetzt. Vielfach sind die nekrotischen Partien in Zerfall, Ablösung und Abstoßung begriffen (e). Nach Abstoßung der Nekrosen sind Geschwüre mit fetzigem

Grund und Rand entstanden (f). Die Submukosa (b) erscheint verbreitert; sie ist durch seröse Exsudation aufgelockert und von zelligen, entzündlichen Infiltraten diffus und herdförmig durchsetzt. Ihre Blutgefäße sind stark erweitert (entzündliche Hyperämie!). Auch im Interstitium der Muskularis (c) und in der Serosa ist die entzündliche Zellinfiltration zu verfolgen.

Bei stärkerer Vergrößerung findet man die Mukosa, soweit sie noch erhalten ist, hyperämisch und von kleinen Blutungen durchsetzt. Sie ist sehr reich an Wanderzellen (Lymphozyten und Plasmazellen). Leukozyten finden sich besonders dicht angehäuft in den oberen, nekrotischen Schichten der Schleimhaut. Hier ist auch ausgedehnter Kernzerfall (Karyorrhexis) nachweisbar. Die Nekrose der Schleimhaut betrifft alle Bestandteile

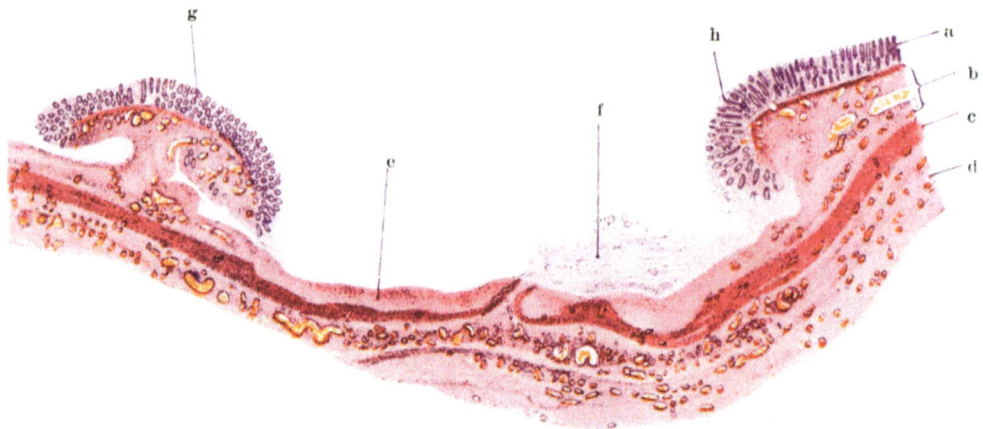

Fig. 148. Dysenterie (Dickdarm). (Nach einem Präparat von Prof. Dr. Fahrig.) Vergr. 8fach. (Hämatoxylin-Eosin.)
a Erhaltene Schleimhaut. b Submukosa mit weiten Gefäßen, entzündlich infiltriert. c Muskularis. d Serosa bzw. Subserosa stark verdickt, mit vielen weiten Gefäßen, entzündlich infiltriert. e Geschwür, Rest der Submukosa am Grund des Geschwürs. f In Abstoßung begriffene nekrotische Teile der Schleimhaut und Submukosa. g Inselartiger Rest erhaltener Schleimhaut. h Überhängende Schleimhaut am Rand eines Geschwürs.

derselben (Bindegewebe, Gefäße, Drüsen). Von den Drüsen (Krypten) sind nur die Fundi erhalten; aber auch hier findet man häufig Epithelabstoßung und Leukozyteneinwanderung in die Lumina. Die Zellinfiltrate der Submukosa sind teils diffus, teils herd- und streifenförmig, den Lymphgefäßen folgend, angeordnet. Lymphozyten, Plasmazellen, Leukozyten finden sich. Das Bindegewebe ist (durch entzündliches Ödem) aufgelockert; die Fibroplasten sind geschwollen und vermehrt; viel histiogene Wanderzellen sind nachweisbar. Fibrin ist nur wenig in den Gewebsspalten vorhanden. Die Noduli lymphatici sind nicht nennenswert verändert; aber an ihrer Stelle sieht man hier und dort eine ganz beschränkte Drüsenneubildung, die von den Fundi der Krypten ausgeht. Die geschilderten entzündlichen Erscheinungen sind in viel geringerer Intensität auch in der Muskularis und Serosa festzustellen.

Das zweite Bild (Fig. 148) stammt von einer Dysenterie mit längerer Dauer. Hier sind bereits große Geschwürsflächen (e) entstanden, welche tief in die Submukosa hineinreichen. Reste der entzündlich infiltrierten Submukosa sind am Grunde der Geschwüre zu sehen (e). Da und dort sieht man noch nekrotische Teile der Schleimhaut und Submukosa den Geschwüren aufgelagert (f). Die Geschwüre zeigen einen sinuösen Charakter. Die Reste der noch erhaltenen Schleimhaut (g, h) hängen pilzhutartig über die angrenzenden Geschwürsflächen hinüber. In allen Darmwandschichten (b, c, d) ist starke Gefäßerweiterung, Wucherung und entzündliche Zellinfiltration des Bindegewebes festzustellen; besonders stark ist die Serosa (Subserosa) entzündlich verdickt.

Bei stärkerer Vergrößerung zeigt sich die erhaltene Schleimhaut sehr reich von Lymphozyten und Plasmazellen durchsetzt. Die Fibroplastenkerne des Interstitiums sind vergrößert und ein wenig vermehrt, die Krypten von ganz normalem Aussehen. Die geschwürigen Flächen sind mit einem zell- und gefäßreichen, neugebildeten Gewebe (Granulationsgewebe) bedeckt. Fibrin findet sich hier ebenfalls. Dies neugebildete Gewebe befindet sich vielfach in Zerfall (Karyorrhexis, Nekrose) und Abstoßung. Die Zellinfiltrate in allen Darmwandschichten bestehen vorwiegend aus lymphozytären Elementen und Plasmazellen. In der Submukosa sind die Zellinfiltrationen am ausgedehntesten; hier finden sich auch viel histiogene Wanderzellen. Das submuköse Bindegewebe ist (durch Ödem) aufgelockert; die Fibroplastenkerne sind vergrößert und vermehrt.

ε) Appendicitis acuta.

Die Häufigkeit der akuten Erkrankungen des Wurmfortsatzes ist verständlich aus disponierenden anatomischen Besonderheiten dieses rudimentären Darmanhanges, dessen Form und Länge, Lage und Fixation großen individuellen Schwankungen unterworfen ist. Seine häufige Mitbeteiligung bei Störungen im Zökum, seien es auch nur Kotstauungen oder leichte Katarrhe, sind weiter mit in Rechnung zu ziehen. Die Bedeutung von Fremdkörpern für die Entstehung der Appendizitis ist gering und wird überschätzt. Auf die Beziehungen der Appendizitis zu Parasiten (Oxyuren, Trichozephalus, Askariden) wird hingewiesen. Bakterielle Infektionen spielen aber wohl die Hauptrolle; eine Spezifität des Erregers ist nicht sichergestellt, auch nicht wahrscheinlich. Vieles deutet auf einen enterogenen Ursprung der Appendizitis hin. Es läßt sich histologisch zeigen, daß der Prozeß von der Schleimhautoberfläche her beginnt und in die tiefer gelegenen Darmschichten fortschreitet. Eine hämatogene Appendizitis gibt es zwar auch; aber für die gewöhnlichen Fälle kommt diese Entstehungsweise nicht in Betracht.

In den ersten Stunden des „appendizitischen Anfalles" (Leibschmerz, Druckschmerz, Erbrechen, Fieber) bemerkt man außer einer gewissen Injektion der Serosagefäße äußerlich gar nichts am Wurmfortsatz. Schneidet man ihn auf, so ist eine leichte Rötung und Schwellung der Schleimhaut und trüber, schleimiger Inhalt zu sehen. Bald ändert sich das Bild; die Appendix schwillt an, die Wand erscheint infiltriert, verdickt. Die Schleimhaut ist von kleinen, noch oberflächlichen Geschwüren eingenommen; manchmal zeigen sich da und dort fahlgrau gefärbte, oberflächliche Nekrosen oder Beläge der Mukosa. Die Serosa ist stark gerötet und mit fibrinösem Exsudat belegt. In vorgeschrittenen Fällen bilden sich in der Wand der Appendix eitrige Einschmelzungen (Wandabszesse) aus, die nach außen oder innen durchbrechen können. Das Lumen ist mit Eiter erfüllt. Daneben bilden sich tiefgreifende Geschwüre aus, die bis in die Serosa reichen können (Appendicitis apostematosa, destruens). Schmutzig grauweißliche Verfärbungen der Serosa zeigen die Nekrose derselben und die drohende Perforation an. Durch die Infektion der Umgebung kommt es zur periappendizitischen Exsudatbildung oder zur allgemeinen Peritonitis, zu subphrenischen Abszessen usw. In manchen Fällen kann es zu besonders schweren Zirkulationsstörungen (Stauung, Stase und Infarktbildung) kommen; die infarktartigen Nekrosen wandeln sich in schmutzig graubraun gefärbte Gangränherde um. Besonders ausgedehnt wird diese Gangrän, wenn der Entzündungsprozeß auf das Mesenteriolum übergegriffen und zur Thrombose der hier verlaufenden, größeren Gefäße (Venen) geführt hat. Die Thrombose kann sich hierbei auf größere Pfortaderäste fortsetzen und zu metastatischen Leberabszessen führen. Heilt die Appendizitis aus, so kommt es durch Narbenbildung und Verwachsungen zu Stenosen und Knickungen des Wurmfortsatzes. Dadurch werden neue Dispositionen zur Wiedererkrankung geschaffen (Rezidiv). Auch völlige Verödungen mit Umbildung der Appendix zu einem soliden Strang können das Resultat der Ausheilung sein. Bei den Ausheilungen ist das gelegentliche Auftreten starker Neubildungen seitens des nervösen Apparates bemerkenswert (nervöse Faserbündel, gelbe Zellen). Von den verschiedenen Folgen der Appendizitis seien noch erwähnt: die manigfaltigen und nicht selten sehr

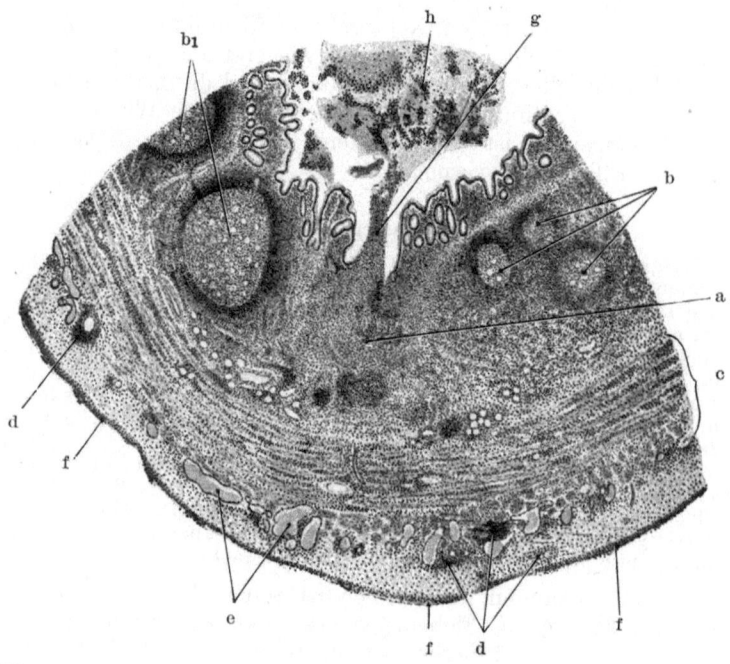

Fig. 149. **Appendicitis acuta phlegmonosa.** Vergr. 15fach. (Hämatoxylin.) a Eiterzelleninfiltration in der Submukosa. b Lymphknötchen mit Keimzentren. b_1 Vergrößerte Lymphknötchen. c Muskularis, zellig infiltriert. d Perivaskuläre Zellinfiltrate in der Serosa. e Erweiterte Blutgefäße in der Serosa. f Exsudat (fibrinös-zellig) auf der Serosa. g Schleimhautdefekt (Geschwür), bis in die Submukosa reichend. h Inhalt der Appendix (Blut, Schleim, Leukozyten usw.).

ausgedehnten peritonealen Verwachsungen, das Empyem, der Hydrops des Wurmfortsatzes.

Betrachten wir einen Durchschnitt durch eine akut entzündete Appendix (Fig. 149). Bei schwacher Vergrößerung fällt schon die starke Zellinfiltration der ganzen Darmwand, besonders aber der Submukosa (a), auf. Die Lymphknötchen treten deutlich hervor (b); ihre Keimzentren sind zum Teil sehr groß (b_1). Die Schleimhaut ist nicht überall völlig erhalten; an manchen Stellen (sog. Primärinfekt, Appendicitis simplex) fehlt nicht nur das Oberflächen- und Kryptenepithel, sondern es sind Defekte der Schleimhaut selbst, kleine Geschwüre, vorhanden (g). An Stelle der Schleimhaut findet sich hier eine zellreiche Masse, die oft wie ein Pfropf im Bereich des Defektes hervorragt (Exsudatpfropf); an der Stelle eines solchen Schleimhautdefektes trifft man gelegentlich auf Lymphknötchen, welche zum Teil in die Verschwärung einbezogen sind. In der stark zellig infiltrierten Submukosa (a) sind die Blutgefäße stark erweitert. Man sieht auch weite Lymphgefäße, erfüllt mit kleinen Zellen (s. u.). Die Muskularis (c) zeigt sich besonders im Bereich des Zwischenmuskelbindegewebes streifig von Zellen infiltriert.

Die Serosa ist stark verbreitert, ödematös, zellig infiltriert, die Infiltrate oft deutlich perivaskulär (d). Starke Erweiterung der Blutgefäße (e) der Serosa. Auf der Serosa sieht man Auflagerungen (f). Bei starker Vergrößerung stellen wir zunächst fest, daß die die ganze Darmwand diffus infiltrierenden Zellen polymorphe Kerne haben und vielfach ein Protoplasma mit eosingefärbten Körnern aufweisen: es sind also polymorphkernige, zum Teil eosinophile Leukozyten. Dieses leukozytäre Exsudat durchsetzt die sämtlichen Gewebe der Darmwand in der Art, wie wir es bei phlegmonöser Entzündung der Haut und Schleimhäute zu sehen gewohnt sind. Wir dürfen in unserem Falle von einer Appendicitis phlegmonosa sprechen. Auch die erweiterten Blutgefäße, die in der Submukosa und Serosa besonders deutlich hervortreten, enthalten reichlich Leukozyten. In den erweiterten Lymphgefäßen trifft man sie ebenfalls neben rundkernigen Lymphozyten an. Vielfach läßt sich eine herdförmig intensivere Zellinfiltration rings um Blut- oder Lymphgefäße nachweisen: ein Zeichen der auf dem Lymphweg fortschreitenden Entzündung. Die Lymphfollikel erweisen sich bei starker Vergrößerung zum Teil ebenfalls von Leukozyten umgeben und durchsetzt, zum Teil sind sie mehr oder weniger ausgedehnt vereitert. Es kommt an den Lymphknötchen auch einfache (toxische?) Nekrose ohne vorhergegangene leukozytäre Infiltration vor. Derartige Zerfallserscheinungen zeigen sich durch mangelhafte Kernfärbung und ausgedehnte Karyorrhexis an. Die vorher erwähnten Schleimhautdefekte gehen mehr oder weniger tief in die Submukosa hinein (Appendicitis ulcerosa); ihr Grund ist mit zerfallenem Gewebe, Leukozyten, faserigem Exsudat (Fibrin) belegt. In der Lichtung des Darmes (h) finden sich massenhaft Leukozyten, rote Blutkörperchen und körnig-fädige Massen von Schleim. Auf der Serosa liegt ein feinfaseriges Exsudat (Fibrin) in mehreren parallel aufgeschichteten Streifen; dazwischen Leukozyten. Hier haben wir also das Zeichen der peritonealen Reizung und das Übergreifen der Entzündung auf die Oberfläche der Appendix vor uns.

2. Spezifische Entzündungen.

Darmtuberkulose.

Der Darm ist relativ selten die primäre Eingangspforte für den Tuberkelbazillus. Viel häufiger ist die sekundäre Darmtuberkulose. Sie kann bei bestehender Tuberkulose anderer Organe durch Verschleppung der Bazillen auf dem Blutweg zustande kommen. Besonders häufig ist Darmtuberkulose im Gefolge der Lungentuberkulose. Hier ist an eine Infektion durch die verschluckten Sputa zu denken. Die Darmtuberkel entwickeln sich in der Schleimhaut (subepithelial) und mit Vorliebe auch in den Lymphknötchen. Man sieht bei beginnender Darmtuberkulose grauweißliche und gelbweiße (käsige) Knötchen an Stelle der Solitärfollikel und im Bereich der Peyerschen Haufen oder auch sonst in der Schleimhaut. Durch Zerfall und Aufbruch der Knötchen entstehen kleine linsenförmige Geschwürchen, sog. Lentikulärgeschwüre. Durch Konfluenz benachbarter solcher Geschwürchen, besonders im Bereich der Peyerschen Haufen, kommt es dann später zur Bildung größerer, unregelmäßig begrenzter Geschwüre, die bereits alle Charakteristika der tuberkulösen Ulzerationen zeigen: zackige, vielfach wie ausgenagte, unterminierte Ränder und Knötchenbildung im Grund und Rand der Geschwüre. Allmählich kann ein ganzer Peyerscher Haufen in eine einzige Geschwürsfläche umgewandelt werden. Dann haben wir (der Form der Peyerschen Haufen entsprechende) Längsgeschwüre vor uns, d. h. Ulzera, welche, wie Typhusgeschwüre, der Längsachse des Darmes parallel gestellt sind. Erst in sehr vorgeschrittenen Stadien der Tuberkulose bildet sich das Ringgeschwür aus, indem die Tuberkelbildung und damit auch der ulzeröse Zerfall von den Peyerschen Platten aus, die gegenüber dem Mesenterium liegen, entsprechend dem Verlauf der Lymphgefäße, gegen den Mesenterialansatz hin zirkulär fortschreiten. Schließlich sind mehr oder weniger breite („gürtelförmige"), quer zur Längsachse des Darmes gestellte Ulzera vorhanden. Die Verschwärung geht unter Umständen tief in die Darmwand hinein (Perforationen!). Man sieht dann auch die Serosa miterkrankt. Eine dunkel livide Rötung der Serosa kennzeichnet den Ort solcher Darmgeschwüre schon von außen. Bei genauerem Zusehen sieht man hier grauweiße und graugelbe Knötchen in der Serosa in

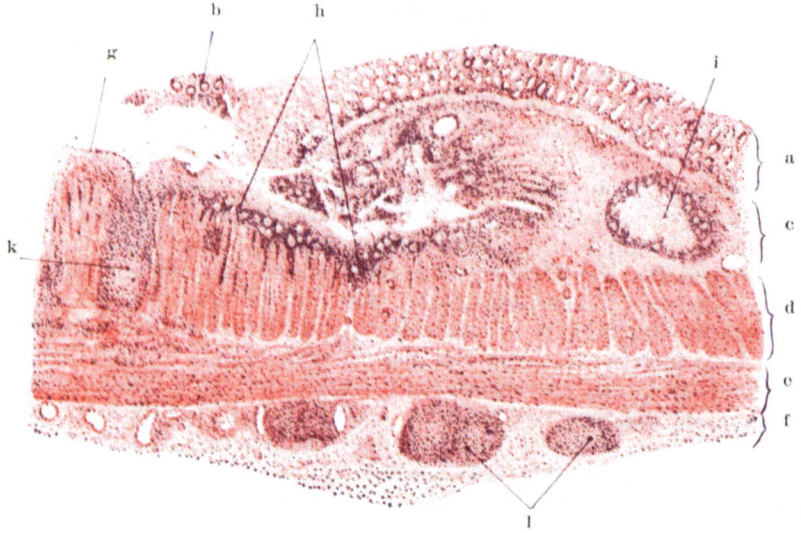

Fig. 150. Tuberkulöses Geschwür des Dickdarms. Vergr. 15fach. (Hämatoxylin-Eosin.) a Schleimhaut. b Über den Geschwürsgrund überhängende Schleimhautteile. c Submukosa d Innere Muskelschicht. e Äußere Muskelschicht. f Serosa. g Geschwürsgrund, mit Fibrin belegt h Gefäßreiches Granulationsgewebe am Geschwürsgrund. i Tuberkel in der Submukosa. k Tuberkel in der Muskularis. l Tuberkel in der stark verdickten Serosa.

langen, oft auch verzweigten Reihen perlschnurartig angeordnet. Diese Knötchenreihen setzen sich da und dort auch auf das Mesenterium fort: es sind die Darmlymphgefäße, in deren Verlauf die Tuberkelbildung fortgeschritten ist. Das geschilderte Bild betrifft in erster Linie die tuberkulösen Dünndarmgeschwüre. Auch im Dickdarm entstehen erst Lentikulärgeschwüre durch käsigen Zerfall von Tuberkeln. Durch Konfluenz dieser Geschwüre bilden sich im Dickdarm, dem ja die Peyerschen Plaques fehlen, unregelmäßig gestaltete, größere Geschwüre aus, zwischen denen vielgestaltige Schleimhautreste bestehen bleiben. In manchen Fällen ist diese konfluierende Verschwärung sehr ausgedehnt, so daß das Bild an ein Landkartenrelief erinnert und dem bei der Dysenterie ähnlich wird. In der Ileozökalgegend kann die Tuberkulose in tumorartiger Form auftreten. Folgen der Darmtuberkulose sind Perforationen, Fisteln, chronische adhäsive tuberkulöse Peritonitis. Bei der Heilung tuberkulöser Darmgeschwüre spielt starke Bindegewebswucherung und schwielige Narbenbildung (im Gegensatz zum Typhus) eine große Rolle, so daß häufig Stenosen der Darmlichtung entstehen.

Ein mikroskopischer Durchschnitt durch ein tuberkulöses Dickdarmgeschwür (Fig. 150) zeigt bei Betrachtung mit der Lupe den Defekt der

Darmwand, dessen Rand sinuös unterminiert, von überhängenden, erhalten gebliebenen Schleimhautteilen (b) überlagert ist. Im Grund und Rand, ferner auch in der weiteren Umgebung des Defektes erkennt man in allen Schichten der Darmwand die rundlichen Durchschnitte durch die Tuberkel als fremdartige Einlagerungen (i, k, l). Bei schwacher Vergrößerung stellen wir fest, daß das Geschwür tief in die Submukosa, fast bis auf die innere Muskelschicht reicht. Auf dem Geschwürsgrund und im stark einspringenden Geschwürswinkel sind abgelöste oder noch teilweise haftende, fetzig-bröckelige Massen zu sehen: nekrotisches, in Abstoßung begriffenes Epitheloidgewebe und Exsudat. Der den Geschwürswinkel überlagernde Abschnitt der Darmwand besteht aus Schleimhaut mit einem Teil der Submukosa. Die an das Geschwür angrenzenden Teile der Submukosa (besonders am Geschwürswinkel) sind der Hauptsitz der entzündlichen Veränderungen. Hier ist die Submukosa verbreitert, zellig infiltriert, von hyperämischen Gefäßen durchzogen. Spezifische Produkte finden sich in Gestalt von rundlichen Einlagerungen (i) mit zentraler Nekrose (Tuberkel). Am Geschwürsgrund ist die Submukosa in eine zellreiche Granulationsschicht (h) verwandelt. In der Muskularis und Serosa finden sich Tuberkel (k, l). Die Serosa ist stark verdickt, zell- und gefäßreich. Bei starker Vergrößerung interessiert uns vor allem die Zusammensetzung der Tuberkel. Wir finden wiederum epitheloide Zellen und Riesenzellen, sowie periphere Lymphozytenansammlungen. In allen Stadien der Bildung und des Zerfalls (Verkäsung) treffen wir diese Knötchen an. Dann analysieren wir das entzündliche (zellige) Infiltrat, das vor allem in der Submukosa und Serosa stark entwickelt ist. Wir stellen fest, daß es ganz vorwiegend Lymphozyten und Plasmazellen sind, die das Infiltrat zusammensetzen, während polymorphkernige Zellen zurücktreten. Daneben ist auch eine Vermehrung der Bindegewebszellen (Fibroplasten, Histiozyten) und -fasern, sowie Gefäßneubildung (zarte Gefäße mit protoplasmareichen Endothelien) zu sehen: entzündliche Wucherung des Gefäßbindegewebsapparates. Die faserigen Bestandteile des Bindegewebes sind (durch seröses Exsudat) auseinandergedrängt (entzündliches Ödem!). Diese nicht spezifischen, entzündlichen Vorgänge sind von den spezifischen Neubildungen, den Epitheloidtuberkeln, mit denen sie in engen räumlichen Beziehungen stehen, streng zu unterscheiden.

Es gibt auch exsudative Formen der Darmtuberkulose, bei welchen schon makroskopisch die Verkäsungen besonders ausgedehnt sind (käsige Entzündung). Im histologischen Bild treten hier die epitheloiden Wucherungen stark zurück oder fehlen ganz. Man sieht — oft in deutlicher Beziehung zu kleinen Gefäßen — umschriebene, auch knötchenförmige Anhaufungen von Exsudatzellen neben serofibrinösen Exsudationen. Die exsudativen Herdbildungen verfallen unter ausgedehnter Karyorrhexis rasch der käsigen Nekrose.

F. Peritoneum.

a) Normal-histologische Vorbemerkungen (siehe S. 175).

b) Pathologische Histologie.

Entzündung.

Peritonitis acuta fibrinosa (ex perforatione).

Akute, umschriebene und diffuse Entzündungen des Peritoneums entstehen teils durch direkten Import der Erreger von außen (z. B. bei Verwundungen, Operationen), teils durch Übergreifen von Entzündungsprozessen aus der Nachbarschaft des Bauchfells (bei Erkrankungen von Organen der Bauch- oder Brusthöhle), teils auf metastatischem Wege. Infektiöse Schädlichkeiten spielen die erste Rolle; rein toxische Formen kommen vor. Sehr häufig handelt es sich bei den aus der Nachbarschaft fortgeleiteten Peritonitiden um Perforationen des Magens oder Darmes (Peritonitis ex perforatione).

Einen frischen Fall von einer solchen diffusen, fibrinös-eitrigen Peritonitis wollen wir untersuchen. Makroskopisch ist das gesamte Peritoneum fleckig und streifig gerötet; es hat seinen spiegelnden Glanz verloren. Exsudat läßt sich von der peritonealen Fläche mit dem Messer abstreifen; es besteht (frisch mikroskopisch untersucht) vorwiegend aus Leukozyten; ferner finden sich abgestoßene peritoneale Deckzellen und Bakterien. Fester haften auf der Serosa zarte Schleier oder dickere, gelbweißliche, zähe Auflagerungen (Fibrin); man kann dieses Fibrin manchmal in Fetzen abziehen. Die geblähten (gelähmten) Darmschlingen sind durch das zähe Exsudat untereinander verklebt. Frei in der Bauchhöhle findet sich trübes, seröses oder eitriges, mit Fibrinflocken vermischtes Exsudat. Bei Perforationsperitonitis ist manchmal auch Gas in der Bauchhöhle

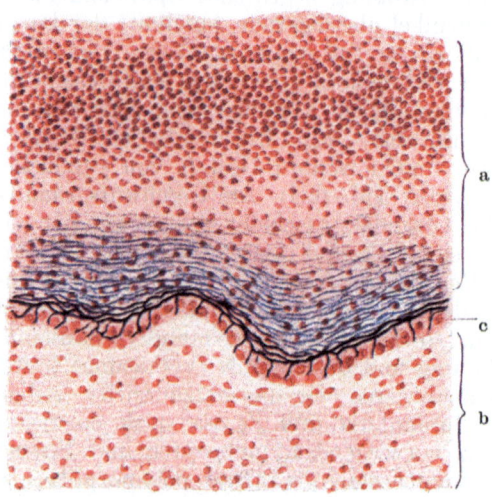

Fig. 151. Peritonitis acuta fibrinosa purulenta (ex perforatione). Vergr. 200fach. (Karmin—Weigerts Fibrinfärbung.)
a Exsudat auf der serösen Oberfläche. Das Exsudat besteht aus Fibrin und Leukozyten. b Bindegewebe der Serosa, von Leukozyten durchsetzt. c Seröse Deckzellen.

vorhanden, ferner Darminhalt; dementsprechend ist das Exsudat übelriechend, von jauchiger Beschaffenheit.

Ein Durchschnitt durch die Darmwand [mit Karmin und Weigerts Fibrinfärbung behandelt (Fig. 151)] zeigt das der Serosa aufgelagerte, reichliche Exsudat (a). Es besteht aus blaugefärbten fädigen Fibrinmassen, zwischen welchen überall massenhaft Zellen (Eiterkörperchen) eingelagert sind. Besonders reichlich haben sich diese in den oberflächlichen Exsudatschichten angehäuft (Zuwandern nach der Oberfläche!). In der Serosa (b) ist diffuse zellige Infiltration (Leukozyten) zu sehen. Besonders interessiert die Grenze der Serosa gegen das Exsudat. Hier sehen wir große, protoplasmareiche, kubische Zellen mit großen, bläschenförmigen Kernen in einer Reihe angeordnet. Es sind die geschwollenen Deckzellen (c) der Serosa, die in diesem frischen Stadium der Peritonitis noch erhalten sind. Man kann feststellen, daß das fibrinöse Exsudat nicht nur auf, sondern auch zwischen diesen Zellen liegt, so, daß je ein feiner (blaugefärbter) Fibrinfaden die Interzellulärspalten ausfüllt. Dieses Bild ist so zu deuten, daß der aus der Serosa sich an die Oberfläche ergießende Exsudatstrom bereits im Bereich der Deckzellenschicht zu fester Abscheidung kommt.

V. Harnorgane.

Niere.

a) Normal-histologische Vorbemerkungen.

Wir unterscheiden an der Niere eine periphere Zone, die Rinde, von der mehr zentral, gegen das Nierenbecken hin gelegenen Marksubstanz. Diese letztere bildet pyramidenförmige Kegel, die Markpyramiden, deren Spitzen, die Markpapillen, in die Kelche des Nierenbeckens eingestülpt sind. Nach der Rinde hin setzt sich die Marksubstanz in radienartig verlaufenden Streifen fort: sog. Markstrahlen (Ferreinsche Pyramiden). Andererseits entsendet die Rinde zwischen die Markpyramiden breite Septen, welche Columnae Bertini heißen und bis zum Sinus (Pelvis) renalis reichen. Jeder Markkegel samt zugehörigem Rindenabschnitt wird Renkulus (Nierenkeil, Nierenfaszikel, Lobus) genannt. Die Grenzen der Lappen sind die Bertinischen Septen. Unter Nierenläppchen (Lobulus) versteht man den Teil der Nierenrinde, welcher einem Markstrahl nebst umgebendem Rindengewebe entspricht; die Arteriae interlobulares (s. später) begrenzen die Lobuli.

Mikroskopisch betrachtet, stellt sich die Niere als eine zusammengesetzte tubulöse Drüse dar. Das Parenchym der Niere sind die Systeme der Harnkanälchen. Jedes dieser Systeme, Nephron genannt, beginnt mit der sog. Bowmanschen Kapsel, einer ursprünglich kugeligen Epithelblase, die durch die Einstülpung eines Gefäßwunderknäuels (Glomerulus) zu einem Spaltraum umgewandelt ist, an dem man ein inneres (viszerales), dem Gefäßknäul aufliegendes und ein äußeres (parietales) Blatt unterscheidet. Die Bowmansche Kapsel samt dem Gefäßknäul wird Nierenkörperchen oder Malpighisches Körperchen genannt. Die Bowmansche Kapsel geht über in eine gewundenen Kanälchenabschnitt, Hauptstück des Kanälchensystems genannt. Dieses Hauptstück setzt sich mit einem Übergangsstück fort in einen gerade gestreckten Kanälchenabschnitt. Dieser bildet eine verschieden lange Schleife, an welcher man einen absteigenden und einen aufsteigenden Schenkel unterscheidet. Der ganze Abschnitt heißt die Henlesche Schleife. Der aufsteigende Schleifenteil geht wieder in ein gewundenes Kanälchen über: das sog. Schaltstück. Die Schaltstücke münden mit kurzen, leicht gewundenen Verbindungsstücken (auch Sammelröhrchen genannt) in die gerade verlaufenden Sammelröhren und diese wieder in die größeren Sammelröhren der Markpapillen, die sog. Ductus papillares. Diese komplizierten Systeme der Harnkanälchen sind nun in der Weise räumlich angeordnet, daß alle Nierenkörperchen und alle gewundenen Kanälchen (Konvolute) in der Nierenrinde (einschließlich der Columnae Bertini) zusammengehäuft sind: Pars convoluta, während die Schleifen und Sammelröhren, also alle geraden Kanälchen, dem Nierenmark und den Markstrahlen angehören (Pars radiata). Die großen Sammelröhren münden an den Markpapillen ins Nierenbecken.

Der feinere Bau der Nieren zeigt besonders im Bereich der Nierenkörperchen sehr verwickelte Verhältnisse. Der Glomerulus besteht aus einem Knäuel kleinster Gefäßchen (arterielle Kapillaren). Es sind synzytiale Endothelröhren. Diesen Kapillarknäuel speist eine kleine zuführende Arterie, das sog. Vas afferens des Glomerulus. Das aus dem Knäuel wegführende Gefäß — Vas efferens — ist wieder eine kleine Arterie. Zu- und abführendes Gefäß liegen in der Regel dicht beisammen und bilden den sog. „Stiel" des Glomerulus. Das Vas afferens teilt sich in mehrere, stark gewundene Schlingen, welche untereinander anastomosieren (arterielles Wundernetz). Die Glomeruli sind überzogen von dem viszeralen Blatt der Bowmanschen Kapsel; dieses besteht aus einem Synzytium platter Epithelien, welches dem endothelialen Synzytium der Knäulgefäße aufliegt. Am Stiel des Glomerulus schlägt sich das viszerale Blatt der Bowmanschen Kapsel in das parietale Blatt um. Auch letzteres besteht aus plattem Epithel, welches einer glashellen Membran aufsitzt. Gegenüber dem Glomerulusstiel geht die Bowmansche Kapsel in das gewundene Hauptstück mit einem halsartigen Ansatz über. Die Hauptstücke haben ein großes, würfelförmiges Epithel, dessen körniges, trübes Protoplasma durch besondere Strukturen ausgezeichnet ist. Körnchenreihen, die wie radiär gestellte Stäbchen aussehen und besonders in den basalen Zellabschnitten deutlich hervortreten (basale Stäbchenstruktur), und lumenwärts gerichteter Bürstenbesatz charakterisieren dieses Epithel. Der Bürstenbesatz ist da und dort durch haubenförmige Vorsprünge des Protoplasmas der Epithelzellen ersetzt (Zellhauben — Braus). Der mehr gestreckte Übergang

(Pars recta) des Hauptstücks in die Henlesche Schleife ist leicht spiralig gewunden (Spiralröhrchen); er hat das gleiche Epithel wie das Hauptstück. An der Henleschen Schleife wird ein absteigender, heller und dünner und ein aufsteigender, trüber und dicker Teil unterschieden. Die Umschlagstelle der Schleifen findet sich bald höher, bald tiefer in der Marksubstanz (einschließlich der Markstrahlen) und durchaus nicht immer an der Grenze zwischen hellem und trübem Teil. Der helle Teil hat ein plattes Epithel mit durchsichtigem Protoplasma, der trübe Teil ein höheres kubisches Epithel mit körnigem Protoplasma, ähnlich dem Epithel der Hauptstücke (aber ohne Bürstenbesatz). Am Übergang der Pars ascendens der Henleschen Schleife in das Schaltstück findet sich wieder ein helleres Epithel (sog. Zwischenstück); dann folgt das gewundene, mit einwenig trüberem, kubischem Epithel (ohne Basalsaum) versehene Schaltstück, welches schließlich am Übergang in das initiale Sammelröhrchen einen kurzen dünneren Abschnitt bildet. Hier endigt das Nephron (Braus). Die initialen Sammelröhrchen (auch Verbindungsstücke genannt) haben helle kubische Epithelien; sie münden in kleine, gerade Sammelröhren, welche in den Markstrahlen abwärts verlaufen und sich erst tiefer im Mark (in dessen Innenzone) spitzwinklig zu größeren Sammelröhren vereinigen. Die Sammelröhren und Ductus papillares haben kubisches bis zylindrisches Epithel mit sehr deutlichen Zellgrenzen. Die Epithelien aller Harnkanälchen sitzen einer Membrana propria auf. Das Nierenbecken ist mit geschichtetem sog. Übergangsepithel ausgekleidet; dieses Epithel ruht auf einer bindegewebigen Tunica propria; darunter liegt eine Schicht glatter Muskelzellen. Das Nierenbeckenepithel setzt sich mit einer einfachen Schicht kubischer Epithelzellen auf die Oberfläche der Markpapillen fort. Bechersche Zellhaufen in der Niere in Nachbarschaft kleiner Gefäße und in Beziehung zu den Nerven sind vielleicht endokrine Organe (Feyrter).

Das Stützgewebe der Niere umhüllt das Organ zunächst als Kapsel. Man unterscheidet eine äußere Schicht dieser Kapsel, welche aus kollagenem Bindegewebe mit elastischen Fasern besteht und eine innere Schicht, in welcher sich auch glatte Muskelfasern finden. Bindegewebe zieht ferner mit den Nierengefäßen vom Hilus aus radiär in das Organ hinein. Beide Ausbreitungen stehen untereinander in Zusammenhang. In der Nierenrinde ist das Stützgerüst sehr spärlich zwischen den Harnkanälchen ausgebreitet (Gitterfasern!) und umhüllt die Malpighischen Körperchen. Etwas reichlicher findet sich Bindegewebe zwischen den geraden Kanälchen der Marksubstanz, besonders zwischen den größeren Sammelröhren. Reichlicheres Bindegewebe findet sich zwischen Mark und Rinde in der Umgebung der hier verlaufenden größeren Gefäße (s. unten). Die Gefäße der Niere treten am Hilus ein. Hier teilt sich die Arteria renalis in mehrere Äste, die zwischen den Renkuli, in den Septa Bertini, als gerade Äste, sog. Arteriae interlobares, verlaufen und radiär gegen die Peripherie des Organes ziehen; ihre Äste stehen mit anderen Ästen von Interlobararterien nicht in Verbindung. An der Rindenmarkgrenze teilen sich manche dieser Äste dichotomisch, während die meisten bogenförmig umbiegen: sog. Arteriae arcuatae. Diese Bögen sind keine Anastomosen zwischen benachbarten Arteriae interlobares. Von den Bögen ziehen wieder gerade, sich dichotomisch teilende Ästchen senkrecht gegen die Rinde hin als Arteriae interlobulares; andererseits zweigen kleine Arterien (Arteriolae rectae verae) markwärts ab. Auch aus Ästchen der Arteriae interlobulares und der Vasa efferentia der Glomeruli erhält die Marksubstanz Blut (Arteriolae rectae spuriae). Die Arteriae interlobulares geben die Vasa afferentia zu den Glomeruli ab. Aus den Vasa efferentia wird ein Kapillargeflecht, das die Harnkanälchen umspinnt; in dieses Kapillargeflecht lösen sich auch andere kleinste Arterien der Rinde auf, die keine Glomeruli speisen; auch von den Vasa afferentia der Glomeruli gehen kleine Arterienästchen ab, die sich in Kapillaren auflösen. Die Marksubstanz enthält ebenfalls ein Kapillargeflecht, das mit dem der Rinde zusammenhängt. Alle Nierenkapillaren gehen in Venen über, welche, mit den Arterien zusammen verlaufend, als Venae interlobulares, Venae arcuatae (diese wirklich anastomosierend), Venae interlobares unterschieden werden. Die Kapillaren der Kapsel und äußersten Rinde sammeln ihr Blut in sternartig auf der Nierenoberfläche ausgebreiteten, kleinen Venen (Stellulae Verheynii); diese münden in die Venae interlobulares. Die Markvenen münden in die Venae arcuatae. Am Nierenhilus tritt als Sammelgefäß die Nierenvene aus. Zu bemerken ist, daß eine kollaterale Blutzufuhr zur Niere von den selbständigen Kapsel- und Nierenbeckenarterien (Arteria ureterica!) möglich ist. Die Kapselarterien ernähren auch den äußersten Rindenbezirk, den sog. Cortex corticis. Geringe Anastomosenbildung gibt es zwischen kleinen Rinden- und Kapselarterien (siehe hiezu auch S. 21). Über die Anfänge der Lymphgefäße der Niere ist nichts Sicheres bekannt; wir finden Lymphgefäße im perivaskulären Bindegewebe; sie sammeln sich zu größeren

Lymphräumen an der Rindenmarkgrenze, wo auch mikroskopisch kleine Anhäufungen lymphadenoider Substanz (Noduli lymphatici) in den Verlauf der Lymphgefäße eingeschaltet sind. Ein mehr selbständiges oberflächliches Lymphgefäßnetz hat die Nierenkapsel. Über die Nerven der Niere (Splanchnikus, Sympathikus) siehe die Lehrbücher.

Die Trennung zwischen Parenchym und Stützgerüst (Blutgefäßbindegewebsapparat) ist in der Niere dadurch besonders erschwert, weil in den Malpighischen Körperchen eine so innige morphologische und funktionelle Gemeinschaft zwischen diesen beiden Geweben besteht, wie sie sonst keinem Organ des Körpers. Streng genommen gehört der Gefäßknäuel des Malpighischen Körperchens dem Interstitium, die Bowmansche Kapsel hingegen dem Parenchym an. Für die Auffassung der Nierenentzündungen ist dieses Verhältnis der geweblichen Komponenten besonders wichtig (s. später).

Die physiologische Funktion der einzelnen Teile der Niere ist noch sehr umstritten. Es wird vielfach angenommen, daß der sog. provisorische Harn von den Malpighischen Körperchen geliefert wird, daß also hier die wichtigsten Ausscheidungen (durch Transsudation? Sekretion?) erfolgen. In den Kanälchen mit trübem Epithel sollen nach dieser Ansicht vor allem Rückresorptionen stattfinden, die zu einer Korrektur des provisorischen Harns führen. Die Kanälchen mit hellem Epithel würden als „Stauwerke" zwischengeschaltet sein und sonst keine besonderen Aufgaben haben (nach Braus). Nach einer anderen Ansicht wird im Bereich der Glomeruli vor allem Wasser, Kochsalz, Harnstoff ausgeschieden (Filterabschnitt), während in den Hauptstücken (und trüben Schleifenschenkeln) harnbildende Substanzen in kolloidaler Form (Harnsäure, Phosphorsäure usw.) die Blutbahn verlassen (Sekretionsabschnitt). In den dünnen Schleifenschenkeln und Sammelröhren findet Rückresorption, vor allem von Wasser, aber auch von anderen gelösten Stoffen statt (Resorptionsabschnitt). Die großen Sammelröhren (Ausführungskanäle) werden auch als Exkretionsabschnitt bezeichnet. Es versteht sich, daß es bei diesen unsicheren physiologischen Grundlagen nicht möglich ist, bestimmte Störungen der Nierenfunktion histologisch auf bestimmte Abschnitte der Nephren zurückzuführen. Unter pathologischen Bedingungen können die einzelnen Abschnitte vielleicht funktionell füreinander teilweise eintreten.

b) Pathologische Histologie.

Eine Einteilung derjenigen Nierenleiden, die unter dem Begriff des Morbus Brightii zusammengefaßt werden, haben Volhard und Fahr vorgeschlagen. Danach unterscheidet man

1. Die Gruppe der Nephrosen, bei welchen es sich im wesentlichen um primär degenerative Prozesse im Nierenparenchym oder um Speicherung oder Ablagerung verschiedenartiger Stoffe in der Niere handelt. Hieher gehören einfache und bestimmt charakterisierte Nephrosen in akuten und chronischen Formen: die sog. trübe Schwellung (S. 203), die hyalintropfige Degeneration (S. 204), toxische Nekrosen (z. B. bei Quecksilbervergiftung S. 200), die Lipoidnephrosen (S. 205), die Amyloidnephrose (S. 208), die Nephrosen bei multiplem Myelom (Bence-Jones Proteinkörper S. 388), die Schwangerschaftsnephrose (S. 205), und endlich die Speicherungsnephrosen, sog. Infarkte (Speicherung und Ablagerung von Fettsubstanzen S. 205, von Glykogen S. 211, von Harnsäure und harnsauren Salzen S. 194, von Blutpigment S. 195, von Gallenfarbstoffen S. 198, von Kalksalzen S. 200, der sog. Fettinfarkt S. 205 und der Silberinfarkt S. 199).

2. Die (nicht eitrigen) Nierenentzündungen (Nephritis). Hieher gehören die diffuse Glomerulonephritis mit ihren akuten und chronischen Stadien und ihrem Übergang in die sog. sekundäre Schrumpfniere (S. 222); ferner die embolische (nicht eitrige) Herdnephritis (S. 227) und die interstitielle Nephritis (S. 227). Über die verschiedenen Formen der eitrigen Nephritis s. S. 230. Über die spezifischen Nierenentzündungen s. S. 237 ff.

3. Die sog. Nephrosklerosen, die arteriosklerotische und die arteriolosklerotische (primäre) Schrumpfniere (S. 215).

In der folgenden Darstellung werden 1. die Ablagerungen (Speicherungen), 2. die Stoffwechselstörungen (Nephrosen), 3. die Zirkulationsstörungen (einschließlich der Nephrosklerosen), 4. die Entzündungen (Nephritiden) besprochen.

1. Ablagerungen.

In der Niere werden nicht nur physiologische Stoffwechselprodukte ausgeschieden, sondern auch krankhafte Stoffe aus dem Blute durch Transsudation und Sekretion eliminiert. In manchen Fällen gelingt es auch, diese Stoffe in den Epithelien oder im Lumen der Kanälchen histologisch nachzuweisen. Finden wir die Stoffe sehr reichlich im Protoplasma der Epithelien angehäuft, wobei in der Regel ein Gebundensein an Granula festzustellen ist, dann liegt es nahe, an Speicherung der Stoffe zu denken. Sekretion und Speicherung können auch an verschiedenen Stellen eines Kanälchensystems erfolgen: die Stoffe können in proximalen Abschnitten des Systems (Malpighischen Körperchen, Hauptstücken) durch Sekretion in den Harn eliminiert und in distalen Abschnitten (Schleifen, Sammelröhren) rückresorbiert und gespeichert werden. Ablagerung von Stoffen durch Sekretion und Speicherung in der Niere werden wohl auch „Infarkte" genannt, und man spricht von Silberinfarkt, Hämoglobininfarkt usw. Beispiele für derartige Ablagerungen geben die folgenden Präparate. Hierbei wird sich zeigen, daß nicht nur das epitheliale Parenchym, sondern auch der Blutgefäßbindegewebsapparat gelegentlich der Sitz der Ablagerung sein kann.

α) Harnsäureinfarkt.

Ablagerungen von Harnsäure und harnsauren Salzen (harnsaurem Natron, harnsaurem Ammoniak) finden wir in der Niere Neugeborener) und gichtischer Erwachsener.

Bei der Gichtniere findet man makroskopisch kreideweiße Stippchen und Fleckchen in der Marksubstanz. Mikroskopisch zeigen sich hier kristallinische Ablagerungen von harnsaurem Natron in Form von Nadeln und Tafeln. Diese Ablagerungen treten sowohl innerhalb der Harnkanälchen der Marksubstanz als auch in dem Zwischengewebe auf und sind mit Nekrosen des Nierengewebes verbunden. Es folgen Prozesse, welche als örtliche Reaktionen des Bindegewebes (mit Fremdkörperriesenzellen, wie in gichtischen Tophi!) in der Umgebung der urischen Depots und Nekrosen aufzufassen sind. Nicht selten aber bietet die Gichtniere das Bild einer echt entzündlichen Schrumpfniere dar, in welcher sich auch ausgesprochene Gefäßsklerosen finden.

Bei dem sog. Harnsäureinfarkt der Neugeborenen handelt es sich um den Ausdruck der physiologischen Umwälzung des Stoffwechsels, die mit der einsetzenden Lungenatmung auftritt. Eine in der Regel rasch vorübergehende, vermehrte Ausscheidung von harnsauren Salzen findet hierbei statt. Sie tritt morphologisch besonders im Bereich der Sammelröhren und vor allem der Ductus papillares hervor. Hier kann sie schon mit bloßem Auge an einer hochgelben Streifung der Markpapillen erkannt werden. Mikroskopisch (Fig. 152) findet man in den genannten Kanälchenabschnitten eine Anhäufung von Sphärokristallen, von der Art, wie sie als Ausfällungen aus kolloidalen Lösungen vorkommen. Die genannten Harnkanälchen sind mit oft massenhaften, radiär gestreiften, doppeltbrechenden (Polarisationsmikroskop!), kugeligen Körperchen, die auch zu förmlichen Zylindern zusammensintern können, erfüllt. Es handelt sich um kristallinische Formen des harnsauren Ammoniaks. Die Körperchen besitzen ein Eiweißgerüst, das durch Formolbehandlung (wobei sich die Salze auflösen) deutlich wird. Weitere Veränderungen im Nierengewebe fehlen gewöhnlich. Gelegentlich kann man auch körnige Ablagerungen der Harnsäure in den Epithelien der Hauptstücke sehen, wobei auch völlige Nekrosen dieser Epithelien beobachtet worden sind.

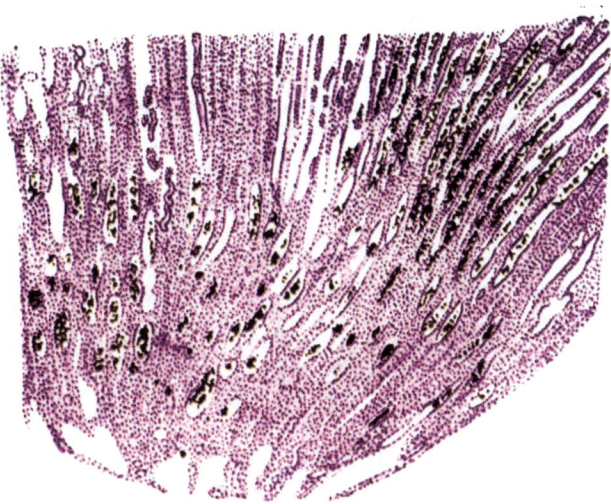

Fig. 152. Harnsäureinfarkt der Neugeborenenniere. Vergr. 25fach. (Hämatoxylin.) Längsschnitt durch eine Markpapille. Die Sammelröhren sind mit Sphärokristallen harnsauren Ammoniaks erfüllt.

Vielleicht können die Ausscheidungen der harnsauren Salze in der Neugeborenenniere gelegentlich zu Steinbildungen im Nierenbecken Veranlassung geben, wie man sie in seltenen Fällen bei Kindern findet.

β) Hämosiderose der Niere (Hämosiderininfarkt).

Bei reichlichem Zerfall roter Blutkörperchen auf toxischer (exo- oder endotoxischer) Grundlage z. B. bei Alkoholismus, Leberzirrhose, perniziöser Anämie usw. wird der Blutfarbstoff zu körnigem Hämosiderin verarbeitet und in den verschiedensten Organen des Körpers abgelagert (allgemeine Hämosiderose). Die Organe nehmen eine rostbraune Farbe an. Bei solchen Hämosiderinablagerungen kann die Niere sehr stark beteiligt sein. Sie kann dabei bis tiefkastanienbraun gefärbt sein. Schon bei schwacher Vergrößerung sieht man die Epithelsäume der Hauptstücke und Schleifen, weniger der Sammelröhren, bräunlich pigmentiert. Bei starker Vergrößerung zeigt sich (Fig. 153), daß der Blutfarbstoff in Form

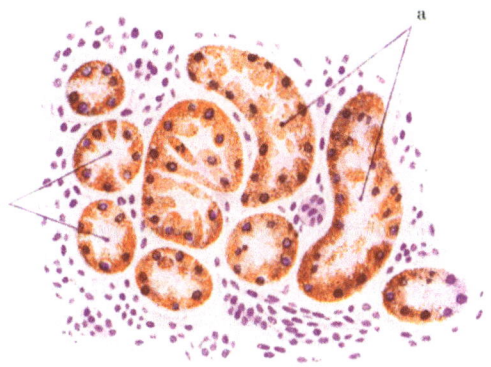

Fig. 153. Hämosiderose der Niere. Vergr. 200fach. (Hämatoxylin.)
a Hauptstücke, quer und schräg getroffen. Das Protoplasma der Epithelien enthält Hämosiderin in granulärer Form.

von kleinen, gelbbräunlichen Körnern im Protoplasma der Epithelien abgelagert ist (Bindung an die Zellgranula!). Die Kerne der Epithelien sind wohl erhalten. Durch Ferrozyankali und Salzsäure würden wir an allen diesen gelbbräunlichen Farbstoffmassen die Berlinerblaureaktion erzielen und sie dadurch als eisenhaltig erweisen können. Anderweitige krankhafte Veränderungen finden sich in der Niere dabei gewöhnlich nicht. Das Bild spricht durchaus für systematische Ausscheidung des Blutfarbstoffes durch die Niere und Ablagerung (Speicherung) daselbst, wobei eine Umwandlung in Hämosiderin unter Bindung an die Zellgranula stattfindet.

Bei Blutungen und hämorrhagischen Entzündungen der Niere kommen mehr lokalisierte Hämosiderinablagerungen in Epithelien und im Zwischengewebe vor (resorptive Verarbeitung des Blutfarbstoffes!).

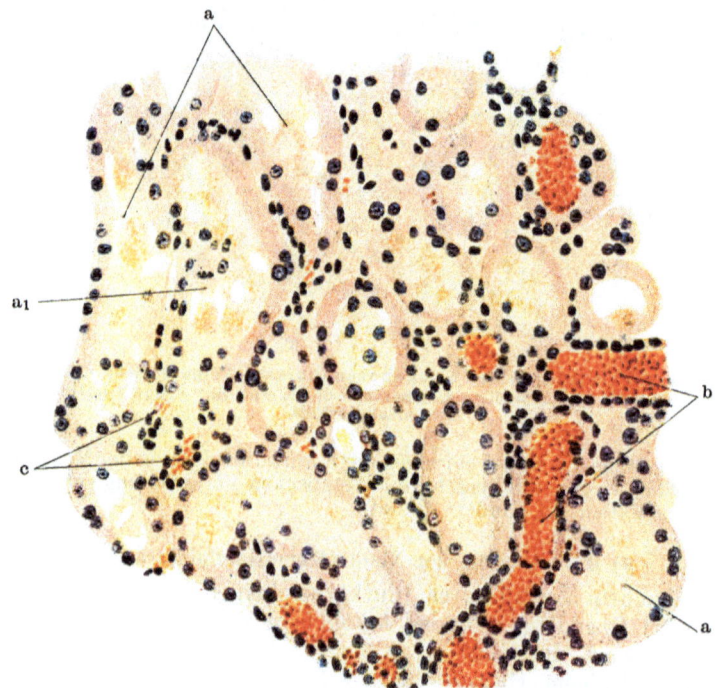

Fig. 154. Niere, Kalichloricumvergiftung (Rindengegend). Vergr. 200fach. (Hämatoxylin-Eosin.)
a Hauptstücke mit geschwollenen, zum Teil kernlosen, zum Teil abgelösten Epithelien. Feinstkörnige Massen (Methämoglobin) in abgelösten und zerfallenen Epithelien. a_1 Mitose in einem Epithelium eines Hauptstücks. b Schaltstücke mit körnigen Methämoglobinmassen erfüllt. c Mit Blut erfüllte Kapillaren.

γ) Methämoglobininfarkt (bei Kalichloricumvergiftung).

Viele der sog. Blutgifte wirken blutfarbstoffauflösend, hämolytisch (Hämoglobinämie). Der gelöste Blutfarbstoff wird in der Niere ausgeschieden (Hämoglobinurie). Bei der Kalichloricumvergiftung bildet sich Methämoglobin. Das Blut ist von braunroter bis schokoladebrauner Färbung. Bei der spektroskopischen Untersuchung des Blutes findet man einen Absorptionsstreifen im Rot. Die Niere nimmt bei der Ausscheidung des Methämoglobins eine braunrote bis tiefbraune Färbung an; besonders tiefbraun sind die Markkegel gefärbt; jedoch nimmt auch die Rinde an der Färbung teil. Eine geringe Schwellung der Niere ist dabei vorhanden.

Mikroskopisch (Fig. 154 und 155) fällt bei schwacher Vergrößerung in erster Linie die Ausfüllung der Sammelröhren mit gelbrötlichen Inhaltsmassen auf (Fig. 155, b). Die gelbrötlichen Massen sind Methämoglobin. Ähnliche Massen finden sich auch in Schleifen und Schaltstücken (Fig. 154, b). An den Hauptstücken sieht man schon bei schwacher Vergrößerung vielfach undeutliche Kernfärbung der Epithelien; die Lumina der Hauptstücke sind etwas erweitert und mit einem körnig-scholligen Inhalt erfüllt. In der Schleifengegend sieht man zellige Infiltrate im Zwischengewebe (Fig. 155, c). Bei starker Vergrößerung erscheinen die Glomeruli unverändert. Die Epithelien der Hauptstücke (Fig. 154, a) sind z. T. gut erhalten, z. T. geschwollen, der Epithelverband ist vielfach gelockert. Die geschädigten Epithelien zeigen Verlust der feineren Protoplasmastrukturen; Kern und Protoplasma sind geschwollen; das Protoplasma vieler Epithelien erscheint feinwabig, vakuolisiert; im Protoplasma eingelagert finden sich gelbrötliche bis bräunliche Körner (Methämoglobin in Bindung an Granula!). Die Kerne der geschädigten Epithelien sind mangelhaft oder gar nicht gefärbt (Karyolyse). Im Lumen der Hauptstücke trifft man auf körnigen und fädigen Inhalt (Eiweiß), daneben aber auch auf gelbrötlich bis bräunlich gefärbte Körner von Methämoglobin, ferner auch auf rundliche, kernlose Zellen (abgelöste Epithelien), die ein vakuolisiertes Protoplasma mit eingelagerten Methämoglobinkörnern zeigen. Die Ausscheidung dieses Stoffes scheint also im Bereich der Hauptstücke stattzufinden; es kann sich freilich auch um Resorption des von den Glomeruli ausgeschiedenen Methämoglobins in die Epithelien der Hauptstücke handeln; diese Epithelien sind durch Giftwirkung deutlich geschädigt. In den Schleifen, Schaltstücken und Sammelröhren (Fig. 154, b; 155, a und b) ist die Epithelschädigung viel geringer. Hier

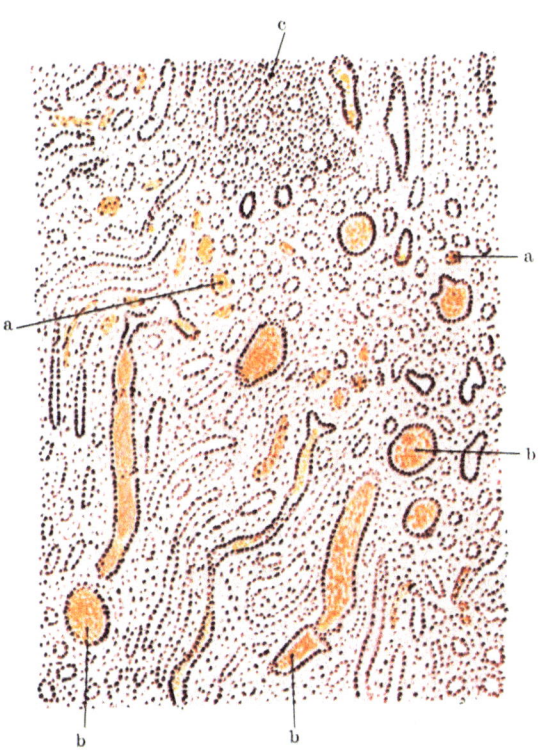

Fig. 155. Niere, Kalichloricumvergiftung (Marksubstanz). Vergr. 80fach. (Hämatoxylin-Eosin.) a Schleifen mit Methämoglobin erfüllt. b Sammelröhren mit schollingen Methämoglobinmassen. c Lymphozytäre Infiltrate des Zwischengewebes in der Schleifengegend.

hat sich aber das ausgeschiedene Methämoglobin verdichtet und zu größeren Massen angesammelt. Man sieht neben kernlosen abgelösten Epithelien gröbere Schollen von gelb- bis braunrötlicher Farbe, die vielfach zu zylindrischen Gebilden zusammengesintert sind (Methämoglobinzylinder). Dabei sind die betreffenden Kanälchen zum Teil stark erweitert. Mit ihrem Inhalt sehen sie blutgefüllten Gefäßen ähnlich. Die Epithelien der trüben Schleifen zeigen stellenweise auch feine Methämoglobinkörnelung des Protoplasmas. Auch hier kann es sich sowohl um Sekretion als um Rückresorption des Methämoglobins durch die Schleifenepithelien handeln. Die Zellinfiltrate an der Rindenmarkgrenze erweisen sich bei starker Vergrößerung als herdförmige Ansammlungen von vorwiegend lymphozytären Elementen im Interstitium. Stellenweise sind diese Zellen in die mit Methämoglobin verstopften Schleifen und Sammelröhren eingewandert (reaktive Vorgänge!).

In Fällen von längerer Dauer sieht man auch die Bilder der Regeneration. In den Sammelröhren erscheinen dann die Hämoglobinzylinder vielfach umhüllt von epithelialen Zellen (abgestoßenen Epithelien), die sich auf Querschnitten durch die Kanälchen wie ein Kranz um die Methämoglobinmassen herumlegen. Daneben sieht man noch einen zweiten (regenerierten) Epithelsaum an der Wand dieser Kanälchen. Ausgedehnte Epithelregenerationen an den Hauptstücken sieht man bei älteren Kalichloricumvergiftungen. In unserem Falle einer akuten Kalichloricumvergiftung fanden sich nur ganz vereinzelte Mitosen in Epithelien der Hauptstücke (Fig. 154, a_1).

δ) Niere bei Ikterus (Bilirubininfarkt).

Tritt aus irgendwelchen Gründen Gallenfarbstoff ins Blut über (s. S. 148), so kommt es teils zu einer diffusen Imbibition der Körpergewebe mit Bilirubin, teils zu körnigen und kristallinischen Ablagerungen. Die Gewebe

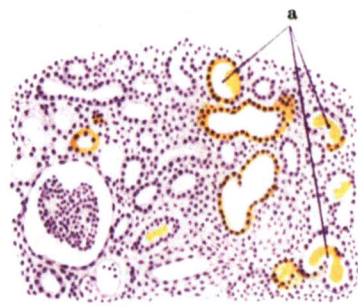

Fig. 156. Niere, bei Icterus gravis. Vergr. 80fach. (Hämatoxylin.)
a Rindenkanälchen, erweitert, ikterisch gefärbte Eiweißzylinder enthaltend. Die Epithelien dieser Kanälchen enthalten zum Teil Bilirubin in granulärer Form.

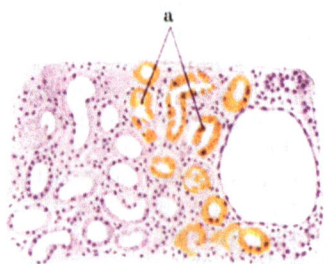

Fig. 157. Niere bei Icterus gravis. Vergr. 80fach. (Hämatoxylin.)
a Hauptstücke mit ikterisch gefärbten, zum Teil nekrotischen, in Ablösung begriffenen Epithelien.

nehmen dabei eine gelbliche bis grünliche Farbe an (Gelbsucht, Ikterus). Die Niere ist beim Ikterus häufig miterkrankt. Beim Bilirubininfarkt der Neugeborenen (oft verbunden mit Harnsäureinfarkt) sind die Farbstoffablagerungen in der Marksubstanz (Papille) vorwiegend von kristallinischer Natur und finden sich in den Kanälchen und im Zwischengewebe. Die Niere zeigt eine rötlichgelbe Streifung der Markkegel. Beim Icterus gravis der Erwachsenen infolge von Rückstauung der Galle ins Blut finden wir die Niere trüb geschwollen und hochgradig gelb bis grünlich verfärbt. Die Schwellung und Trübung ist auf die toxische Wirkung der Gallensäuren zurückzuführen, die beim Icterus gravis neben dem Gallenfarbstoff reichlich im Blute vorhanden sind (Cholämie). Bei schwacher Vergrößerung erkennt man die Bilirubinablagerungen an blaßgelblichen bis gelblichgrünen Färbungen. Sie sind bei dieser Vergrößerung besonders deutlich in der Marksubstanz zu sehen, wo manche Sammelröhren mit grünlichen Inhaltsmassen (ikterische Eiweißzylinder) gefüllt erscheinen. Auch die Epithelbesätze der Sammelröhren können eine gelbgrünliche Farbe zeigen. Bei starker Vergrößerung sieht man zunächst in der Rinde an den Hauptstücken die Bilder der trüben Schwellung, ja stellenweise sogar der Nekrose (Fig. 157). Die Epithelien dieser Teile zeigen zum Teil nur sehr blasse Kernfärbung, zum Teil fehlt die Kernfärbung völlig. Dabei sind die Epithelzellen geschwollen, vielfach in ihrem Verband gelockert oder auch wohl ganz von der Unterlage abgelöst (Fig. 158). Die feineren Protoplasmastrukturen sind verschwunden. Im Protoplasma mancher Epithelien (Fig. 156, 157, 158) sieht man reichlich äußerst feine, gelblichgrünlich gefärbte Körner (Speicherung des Farbstoffs durch die Zellgranula!); andere (vor allem die nekrotischen) Epithelien zeigen eine diffuse, grünliche Färbung (Imbibition mit diffundierendem

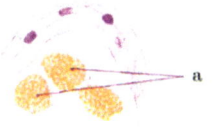

Fig. 158. Niere bei Icterus gravis. Vergr. 400fach. (Hämatoxylin.)
a Abgelöste, nekrotische Epithelien eines Hauptstückes mit Bilirubingranula im Protoplasma.

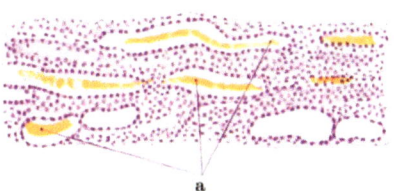

Fig. 159. Niere bei Icterus gravis. Vergr. 80fach. (Hämatoxylin.)
a Schleifen mit ikterischen Eiweißzylindern.

Gallenfarbstoff). Im Lumen der Hauptstücke sind körnig-fädige Gerinnsel (Eiweiß) vorhanden. Schleifen, Schaltstücke, Sammelröhren, deren Epithelien besser erhalten sind als die der Hauptstücke, zeigen hin und wieder homogene Inhalte (Fig. 159), welche grünlich gefärbt erscheinen: es sind hyaline Eiweißzylinder, die durch Gallenfarbstoff diffus gefärbt erscheinen. In den Epithelien der Sammelröhren (Fig. 160) sieht man stellenweise gröbere, gelbgrüne Körner (Rückresorption!). So zeigt uns das Präparat also einerseits die toxische Schädigung des Nierenparenchyms (durch die Gallensäuren), andererseits

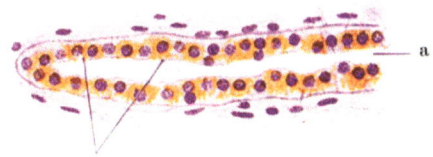

Fig. 160. Niere bei Icterus gravis. Vergr. 350fach. (Hämatoxylin.)
a Sammelröhre. b Epithelien derselben mit körnigem Bilirubin im Protoplasma.

die Ausscheidung (Sekretion) und Ablagerung (Resorption) des Gallenfarbstoffes im Bereiche der Harnkanälchen.

ε) Argyrosis der Niere (Silberinfarkt).

Bei reichlicher Zufuhr von Silbersalzen (Argentum nitricum z. B.) kreist das einverleibte Silber im Blut als Silberalbuminat und wird als metallisches Silber in Form feinster Körnchen in den Geweben des Körpers abgelagert. So in der Haut, wo wir es in den Wandungen der Blutgefäße, in den Eigenmembranen der Hautdrüsen usw. vorfinden, so in den Innenhäuten der großen Blutgefäße (Aorta z. B.), so in der Niere und an anderen Stellen. Bei der Ablagerung des Silbers im Körper findet eine Elektion insofern statt, als alle epithelialen Teile freibleiben; auch im Hirngewebe findet keine Ablagerung statt. Die von der Ablagerung befallenen Gewebe sehen rauchgrau gefärbt aus.

In der Niere kommt das Silber in den Wandungen der Nierenkapillaren, besonders der Glomeruli, ferner in den Membranae propriae der Harnkanälchen zur Ablagerung. Die Glomeruli sehen schon bei makroskopischer Betrachtung dunkelgrau bis schwärzlich aus; in vorgeschrittenen Fällen kann die ganze Niere eine schmutzig grauschwärzliche Farbe zeigen.

Mikroskopisch (Fig. 161) untersucht man am besten am ungefärbten Schnitt. Bei durchfallendem Licht und schwacher Vergrößerung erscheinen alle Glomeruli schwärzlich; stellt man die Hand zwischen Lichtquelle und Spiegel des Mikroskops, dann leuchten die Glomeruli silberglänzend auf.

Bei starker Vergrößerung erkennt man, daß die Konturen der Schlingen der Glomeruli durch eine Imprägnation der Kapillarwand mit feinsten schwärzlichen Körnchen sehr deutlich dargestellt sind. Auch sonst kann man im Bereich des Interstitiums (Gefäße, Membranae propriae) die feinkörnigen Ablagerungen finden. Frei ist das epitheliale Parenchym; die Ausscheidung ist also auf den Gefäßbindegewebsapparat beschränkt.

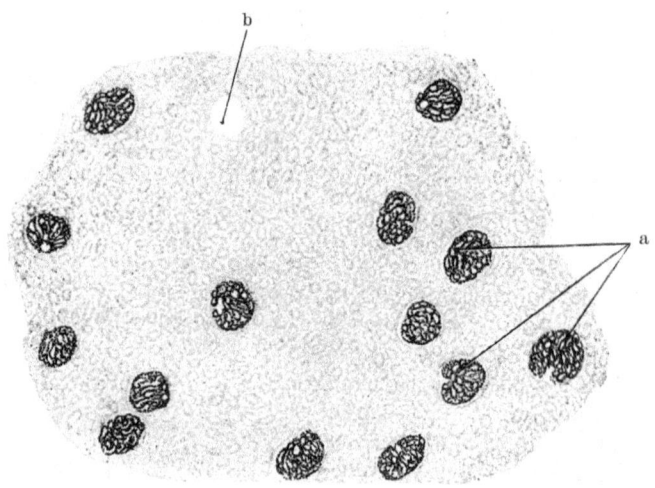

Fig. 161. Argyrosis der Niere. Vergr. 60fach. (Ungefärbtes Präparat.) a Silberimprägnierte Glomeruli. b Bei der Präparation ausgefallener Glomerulus.

ζ) Kalkinfarkt (Sublimatniere).

Kalkablagerungen in der Niere können in den Epithelien, im Interstitium und in den Gefäßwandungen stattfinden. Bei der sog. **Kalkmetastase** wird Kalk im Bereich des Skeletts (durch zerstörende Geschwülste, Säureintoxikation usw.) zur Lösung gebracht und mit dem Blut in andere Organe transportiert. Bei solchem Kalktransport wird der Kalk in der Lunge, in den Nieren, in der Wand des Magens und der Arterien ausgeschieden und abgelagert. Man findet ihn in der Niere vor allem in der Wand der Gefäße (auch der Glomerulusschlingen) und im Interstitium vor; auch Kalkzylinderbildung in den Kanälchen ist beschrieben worden. Ähnliches kommt bei jenen Störungen des Kalkstoffwechsels vor, die als **Kalkgicht** bezeichnet worden sind. Beim **Kalkinfarkt** der alten Leute findet sich Kalk im Interstitium der Marksubstanz abgelagert. Die Papillen zeigen schon makroskopisch eine weißliche Streifung. Auch hier sind Kalkzylinder in den geraden Markkanälchen gefunden worden. Dieser Kalkinfarkt des höheren Alters ist mit Verfettungen des Interstitiums (Ablagerung zum Teil doppeltbrechender Fette) verbunden und wird mit den Verfettungen und Kalkablagerungen in der Intima bei Atherosklerose in Parallele gestellt.

Während wir es bei den bisher genannten Vorgängen mit allgemeineren Störungen zu tun haben, die im histologischen Bild der Niere örtlich zum Ausdruck kommen, gibt es auch Kalkablagerungen in der Niere, die mit Allgemeinstörungen nichts zu tun haben. So sieht man z. B. im Bereich der Harnkanälchen Kalk abgelagert, wenn einzelne Kanälchen (z. B. durch entzündliche Bindegewebswucherung) vom System abgeschnürt worden sind und sich zu kleinen Zysten erweitert haben. In diesen Zysten bildet sich ein kolloider Inhalt, der Kalksalze aufnimmt. Auch verödete (hyalin entartete) Glomeruli sollen verkalken können.

In großartiger Weise findet eine Kalkablagerung in den Harnkanälchenepithelien bei der Sublimatvergiftung statt. Die Sublimatniere bietet uns ein typisches Beispiel für eine schwere toxische Nephrose, d. h. für ein rein degeneratives, nicht entzündliches Nierenleiden (siehe S. 204). Die Niere sieht bei frischer Sublimatvergiftung zuerst hyperämisch, alsbald aber trüb, grauweiß und geschwollen aus (Stadium der Nekrose). In den späteren Stadien der Verkalkung und Regeneration sieht die Niere wieder blutreicher aus; die Verkalkungen können sich hierbei, wenn sie sehr ausgedehnt sind, durch eine feine, weißliche Fleckung der Rinde kenntlich machen.

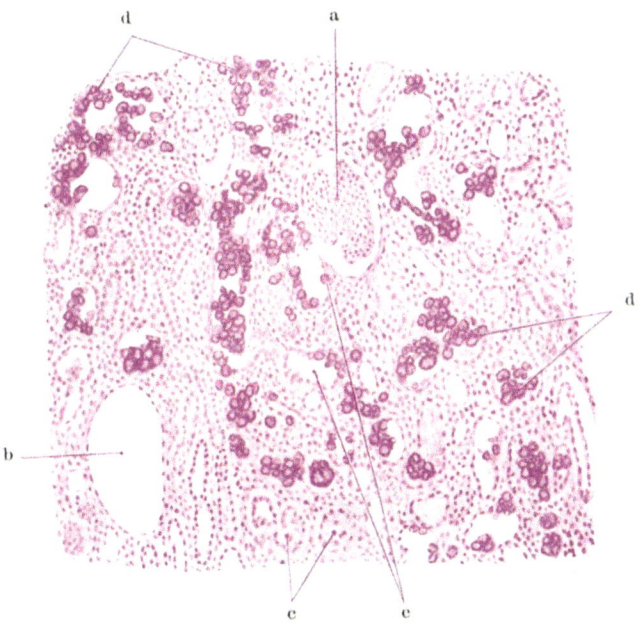

Fig. 162. Kalkinfarkt der Niere (bei Sublimatvergiftung). Vergr. 80fach. (Hämatoxylin.) a Glomerulus. b Leerer Kapselraum, Glomerulus bei der Präparation ausgefallen. c Harnkanälchen mit regeneriertem Epithel. d Kalkschollen in Harnkanälchen (= verkalkte Epithelien der Hauptstücke). e Harnkanälchen mit Verkalkung von Epithelien in situ.

Mikroskopisch (Fig. 162) treten bei schwacher Vergrößerung vor allem die Verkalkungen (d) hervor. Man sieht allenthalben in der Rinde mit Hämatoxylin dunkelblauviolett gefärbte, schollige Massen, welche die Harnkanälchen (Hauptstücke und Übergangsstücke) ausfüllen. Diese Schollen sind die degenerierten und verkalkten Epithelien; ihre tief dunkelblaue Färbung verdanken sie der großen Affinität des Kalkes zum Hämatoxylin. In den Schleifen und Sammelröhren findet man auch unverkalkte Eiweißmassen (hyaline Zylinder, körnige und schollige Zerfallsprodukte). Bei starker Vergrößerung findet man besonders im Bereich der Hauptstücke Schwellung der Epithelien, Homogenisierung ihres Protoplasmas, mangelhafte oder fehlende Kernfärbung (Nekrose). Die Epithelien erscheinen vielfach in kernlose Schollen verwandelt, die sich von der Kanälchenwand abgelöst haben und frei im Lumen liegen. Diese homogenen, kernlosen Schollen sind vielfach mehr oder weniger tief dunkelblauviolett gefärbt. Manchmal sieht man die degenerierten Epithelien noch an der Kanälchenwand haften und bereits mehr oder weniger dunkelblau gefärbt. Hier ist also die Verkalkung in situ erfolgt (e). Gerade dann erkennt man bisweilen, daß die beginnende Verkalkung in Ablagerung von dunkelblau gefärbten Körnchen (Granula!)

besteht; diese fließen allmählich zu größeren Schollen zusammen. Vielfach sind die abgestoßenen und verkalkten Epithelien zu größeren Konglomeraten zusammengesintert und bilden gelegentlich zylindrische Ausgüsse der Harnkanälchen (Kalkzylinder). Die Verstopfung zahlreicher Kanälchen mit verkalkten und unverkalkten Zerfallsprodukten führt auch zu einer zellulären Reaktion des Interstitiums. Man sieht da und dort, besonders stark aber in der Schleifengegend, Ansammlungen von leuko- und lymphozytären Wanderzellen, die teilweise auch in die Kanälchen vorgedrungen sind.

In unserem Präparat sind auch bereits die Vorgänge der Regeneration am Kanälchenepithel zu verfolgen (c). Es handelt sich um jene Regeneration

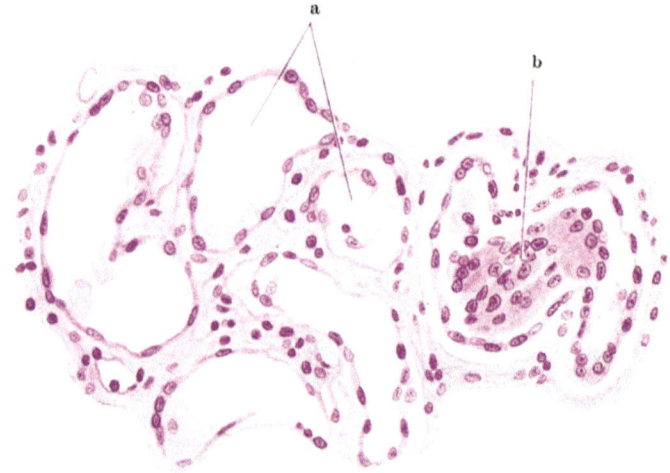

Fig. 163. Sublimatniere. Regeneration der Epithelien der Harnkanälchen. Vergr. 250fach. (Hämatoxylin.)
a Erweiterte Harnkanälchen der Nierenrinde, von jungen regenerierten Epithelien ausgekleidet.
b Harnkanälchen mit abgestoßenen Epithelien im Lumen und mit regeneriertem Epithel an der Wand.

in der Niere, die als intrakanalikulärer Zellersatz bezeichnet wird. Man sieht fast überall neben den kernlosen, abgestoßenen und verkalkten Epithelien prächtig erhaltene Epithelzellen mit tadellos gefärbten Kernen. Sie haben häufig ein dichtes, durch Eosin stark färbbares Protoplasma. Die Kerne sind chromatinreich. Die Form der Zellen und ihre Kerne ist sehr wechselnd; platte, polygonale, kubische Zellformen kommen vor. Diese Zellen sind neugebildete Epithelien; wir finden sie teils auf den abgestoßenen, verkalkten Zellschollen aufgelagert, teils frei im Lumen der Kanälchen liegend, teils an der Wand als mehr oder weniger zusammenhängenden Epithelbelag angeordnet (regenerativer Ersatz für die zugrunde gegangenen Epithelien!). Interessant ist, daß die regenerierten Epithelien zum Teil selbst wieder der Nekrose und Verkalkung anheimfallen. So ist das Präparat wegen des Nebeneinander von Degeneration und Regeneration besonders eindrucksvoll.

In Fig. 163 sind einige gewundene Harnkanälchen der Nierenrinde gezeichnet, welche erweitert und von jungen, regenerierten Epithelzellen ausgekleidet sind (a). Eines der Harnkanälchen (b) enthält abgestoßene Epithelien, zeigt aber an der Wand das neugebildete Epithel. Dieses regenerierte Epithel ist noch endothelartig, flach, hat große, bläschenförmige Kerne und ein noch indifferentes Aussehen.

Bemerkt sei, daß die Verkalkung abgestoßener Epithelien nicht etwa für die Sublimatniere ausschließlich charakteristisch ist. Sie kann in allen Fällen erfolgen, wenn bei Nekrosen der Epithelien eine Kalkanreicherung der Säfte besteht; bei der Sublimatvergiftung kann die Erhöhung des Blutkalkspiegels auf mangelhafte Kalkausscheidung durch den miterkrankten Dickdarm zurückgeführt werden.

2. Stoffwechselstörungen (sog. Entartungen).

Im Gegensatz zu den entzündlichen Nierenleiden, für welche die Bezeichnung Nephritis gilt, werden die auf Grundlage von Stoffwechselstörungen entstehenden Nierenleiden als Nephrosen zusammengefaßt. Zu den Nephrosen oder Nephrodystrophien gehören die folgenden krankhaften Prozesse.

α) Trübe Schwellung (parenchymatöse Degeneration).

Dies ist eine sehr häufige Veränderung der Niere bei infektiösen und toxischen Schädigungen. Die Niere erscheint geschwollen. Sie löst sich sehr leicht aus ihrer Kapsel und zeigt auf der Schnittfläche ein trübes Aussehen, derart, daß sich Rinde und Mark nicht deutlich voneinander abheben. Die Rinde kann eine geringe Verbreiterung aufweisen; häufig quillt sie auch ein wenig über die Schnittfläche vor. Ihre Farbe ist ein schmutziges Graurot, und es fehlt der normale durchsichtige Glanz der Schnittfläche. Ein stärkerer Saftreichtum der veränderten Niere kann auch fehlen; dann ist mehr Trübung als Schwellung vorhanden. Eine stärkere kongestive Blutfüllung der Niere ist bei der trüben Schwellung durchaus nicht regelmäßig vorhanden, im Gegenteil läßt sich manchmal ein Zustand relativer Anämie feststellen. Nicht selten ist es, daß eine Stauungshyperämie das Bild der trüben Schwellung kompliziert und verwischt. Klinisch ist die trübe Schwellung durch Albuminurie ausgezeichnet. Das mikroskopische Verhalten der trüb geschwollenen Niere wird am besten an frischen Abstrichpräparaten untersucht (NaCl-Lösung): die Nierenepithelien, speziell die der Hauptstücke, erscheinen leicht vergrößert und zeigen im durchfallenden Licht eine dunkle Trübung ihres Protoplasmas, welche bedingt ist durch die Einlagerung zahlreicher kleinster Körnchen oder Tröpfchen, die auf Zusatz von verdünnter Essigsäure verschwinden, also Eiweißtröpfchen darstellen. Die feineren Protoplasmastrukturen sind nicht mehr nachweisbar. Entweder sind sie durch die Eiweißtröpfchen überlagert oder wirklich verschwunden. Letzteres würde auf engere Beziehungen der Eiweißkörnchen zu den körnigen Protoplasmastrukturen hinweisen. Es handelt sich also um einen zunächst im Protoplasma sich abspielenden Prozeß, bei welchem Eiweiß in Tropfenform abgelagert wird (s. a. früher S. 5). Die Kerne der Epithelien, die bei Essigsäurezusatz besonders deutlich hervortreten, können erhalten sein. In schweren Fällen sieht man jedoch regressive Erscheinungen an den Kernen oder ihr völliges Zugrundegehen.

Mit der Auffassung der trüben Schwellung als eines regressiven Vorgangs ist die Stellung derselben zur Nierenentzündung entschieden. Diese Frage ist von Bedeutung für die Anerkennung oder Ablehnung einer sog. parenchymatösen Nephritis. Ist die trübe Schwellung kein regressiver Prozeß, sondern muß sie mit Virchow als ein irritativer, mit erhöhter Vitalität einhergehender Vorgang (Anhäufung von Eiweiß infolge „nutritiver Reizung") aufgefaßt werden, dann steht sie der Entzündung wenigstens nahe, die uns ja als eine gesteigerte vitale Reaktion auf gewisse Reize oder Schädigungen erscheint. Wir halten demgegenüber an der Auffassung der trüben Schwellung als einer (allerdings reversiblen) Schädigung der Zelle rückläufiger Art fest. Dafür sprechen die Beziehungen der trüben Schwellung zu anderweitigen Störungen (zur Verfettung z. B.) und ihre gelegentliche Verbindung mit regressiven Kernveränderungen. Aber selbst wenn ihr ein irritativer und reaktiver Charakter zukäme, würden wir dennoch nicht von einer Entzündung des Nierenepithels sprechen wollen. Denn der

Entzündungsbegriff kann nicht so weit gefaßt werden, daß man alle gesteigerten vitalen Reaktionen auf pathologische Reize oder Schädigungen darunter subsummiert, sondern es kann nur die Reaktion am Gefäßapparat (Hyperämie und Exsudation) als im eigentlichen Sinne entzündlich gelten. Wir erkennen also nur interstitielle Entzündungen, keine parenchymatösen an und werden dementsprechend die trübe Schwellung in keinem Fall als entzündliches Nierenleiden, als Nephritis, bezeichnen, sondern sie den nicht entzündlichen Nierenleiden, den sog. Nephrosen, zurechnen, unbeschadet der Tatsache, daß die trübe Schwellung sehr häufig bei echt entzündlichen Nierenleiden als Begleiterscheinung auftritt.

Eine eigenartige Form der Eiweißtröpfchenbildung im Protoplasma ist die sog. kolloid-(hyalin-)tropfige Entartung (s. diese S. 210). Bei dieser Form

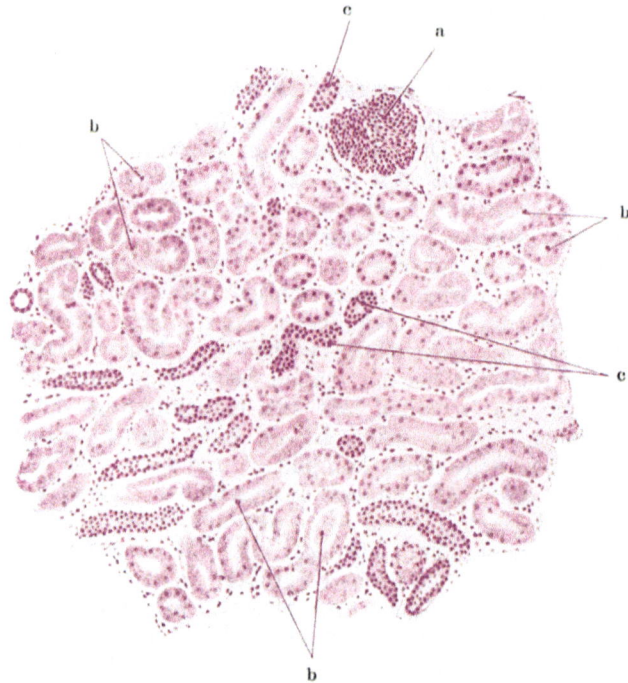

Fig. 164. Parenchymatöse Degeneration der Niere. Vergr. 80fach. (Hämatoxylin.) a Glomerulus. b Hauptstücke mit schlechter Kernfärbung der Epithelien. c Schaltstücke (gut gefärbt).

scheint eine engere Beziehung der Tröpfchen zu den Zellgranula zu bestehen; durch Vergrößerung der Granula entstehen wahrscheinlich die Tröpfchen. Deshalb wird der Vorgang im Sinne einer Hypersekretion gedeutet und als irritativ oder entzündlich aufgefaßt. Dafür scheint zu sprechen, daß die hyalin-tropfig veränderten Epithelien eine vermehrte Sauerstoffzehrung aufweisen. Aber auch die hyalintropfige Veränderung kann zum Untergang der Zelle führen und zeigt dadurch ihren regressiven Charakter an. Und selbst wenn sich die Auffassung einer Hypersekretion halten ließe, müßten die oben gemachten Einwände gegen die Deutung als parenchymatöse Entzündung aufrechterhalten werden.

Die soeben geschilderten Bilder trifft man bei den sog. Globulin-Albuminnephrosen der Kliniker an. Diese Nephrosen sollen auch zu Schrumpfungen der Niere führen können.

Wir werden von der trüben Schwellung ein Dauerpräparat untersuchen, das uns zwar nicht die albuminösen Trübungen des Zellprotoplasmas vorführen kann, wohl aber die Schwellungen der Epithelien und die vorhin erwähnte Verbindung mit tiefergreifenden Kernschädigungen, so daß im ganzen ein eindrucksvolles Bild einer parenchymatösen Degeneration der Niere vorliegt, wie wir sie bei Vergiftungen, Autointoxikationen, Infektionskrankheiten so häufig feststellen können. Bei der schwachen Vergrößerung (Fig. 164) fällt die wenig intensive Kernfärbung an den Hauptstücken (b) auf, während die Schaltstücke (c) ausgezeichnet gefärbt sind. Bei starker Vergrößerung (Fig. 165) sehen wir an den Epithelien der Hauptstücke (a) wichtige Formveränderungen; die Zellen erscheinen vergrößert, ihre feineren Protoplasmastrukturen lassen sich nicht mehr nachweisen. Vielfach sind sie im Verband gelockert und bilden nach dem Lumen der Kanälchen hin keinen kontinuierlichen Saum, sondern ragen unregelmäßig ins Lumen vor. Die Kerne der Epithelien der Hauptstücke sind vielfach nur schwach mit Hämatoxylin gefärbt; da und dort fehlt die Kernfärbung ganz. Im Lumen der Hauptstücke finden sich feinkörnige und fädige Massen (Eiweiß). In auffallendem Kontrast zu den Hauptstücken stehen die tadellos gefärbten, unveränderten Schaltstücke und übrigen Kanälchenabschnitte. Es handelt sich also um eine elektive Schädigung des sog. sekretorischen Abschnitts der Niere im Bereich der Hauptstücke.

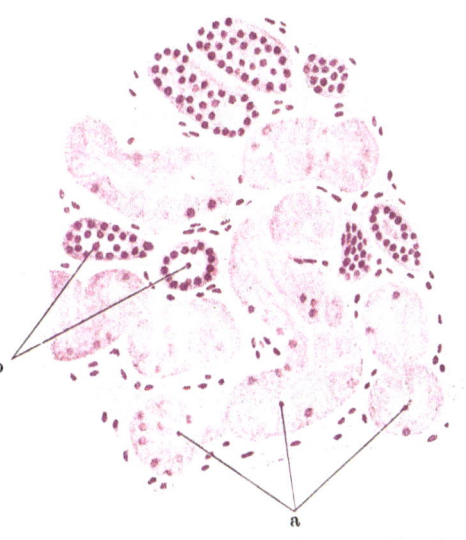

Fig. 165. Parenchymatöse Degeneration der Niere. Vergr. 200fach. (Hämatoxylin.)
a Hauptstücke mit geschwollenen, zum Teil im Verband gelockerten Epithelien, deren Kerne schwach oder gar nicht gefärbt sind. b Schaltstücke mit tadelloser Kernfärbung.

β) Nierenverfettung.

Physiologisch findet sich Fett in sehr geringer Menge in den Epithelien der Schleifen und Schaltstücke. Pathologische Fettablagerungen in den Nierenepithelien sind das Zeichen einer Stoffwechselstörung, deren Grade allerdings sehr wechselnd sein können. **Einfache Verfettungen** zeigen uns eine Vermehrung des Fettes in sonst unveränderten Epithelien — also eine Art Speicherung des Fettes in den Zellen. Das kann in ganz systematischer Weise erfolgen, wobei bestimmte Teile der Harnkanälchensysteme von der Verfettung befallen sind, wie z. B. die Hauptstücke beim Diabetes und bei Basedowscher Krankheit, die erhaltenen, hypertrophischen Nierenreste in Schrumpfnieren usw. Ausgedehntere Verfettungen dieser Art treten in der Niere z. B. bei Schwangerschaft (fälschlich Schwangerschaftsnephritis genannt) auf; ferner bei Intoxikationen, Anämien. Höhere Grade von Stoffwechselstörung liegen dann vor, wenn die Fettablagerung mit ausgesprochenen, degenerativen Erscheinungen an den Zellen (Kernschwund, Zellzerfall, Ablösung der geschädigten Epithelien von der Kanälchenwand) einhergeht. Solche **degenerative Verfettungen**, die oft auch mit Fettablagerungen im Interstitium verbunden sind, sehen wir bei stärkeren toxisch-infektiösen Schädigungen und vor allem bei entzündlichen Nierenleiden. Jedoch treten sie gelegentlich in großer Ausdehnung auch ohne Kombination mit Nephritis bei den sog. genuinen lipoiden Nephrosen[1] auf.

---

[1] Diese lipoiden Nephrosen sind durch reichlichen Eiweißgehalt des Harnes, doppelt brechende Fetttröpfchen im Sediment desselben, Neigung zu Ödemen, Fehlen der Hypertonie und der Herzhypertrophie ausgezeichnet. Sie sollen auch zu Schrumpfnieren führen können.

Über die Kombination von Lipoidnephrose mit Amyloidnephrose s. S. 208. Die bei degenerativer Verfettung auftretenden Fette sind von sehr verschiedenartiger Zusammensetzung (Neutralfette, doppeltbrechende Fette, Seifen usw.).

Ätiologisch kommen für die einfachen und degenerativen Nierenverfettungen infektiöse und toxische Schädigungen, ferner lokale und allgemeine Störungen des Kreislaufs und der Ernährung (allgemeine Anämie, Blutveränderungen, lokale Stauung oder Ischämie usw.) in Betracht.

Makroskopisch tritt eine stärkere Verfettung auf der Schnittfläche der Niere durch eine fleckige oder diffuse gelbliche Verfärbung hervor. Mikroskopisch sieht man bei frischer Untersuchung (NaCl-Lösung) einer verfetteten Niere feine, glänzende Tröpfchen

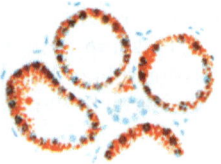

Fig. 167. Einfache Verfettung der Niere. Vergr. 150fach. (Sudan-Hämatoxylin.) Hauptstücke mit verfetteten, sonst aber tadellos erhaltenen Epithelien. In der Mitte ein nicht verfettetes Schaltstück.

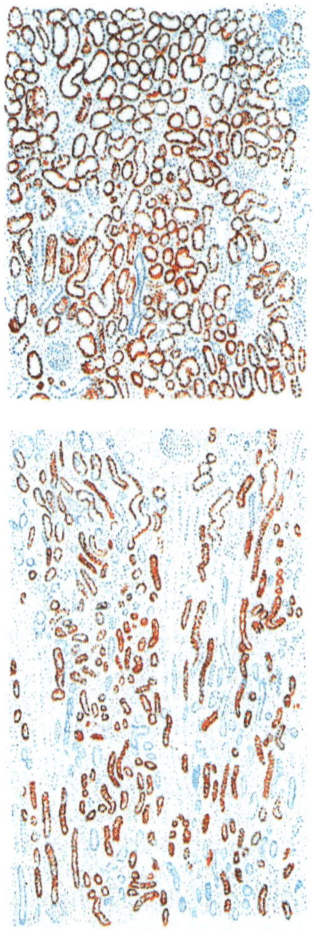

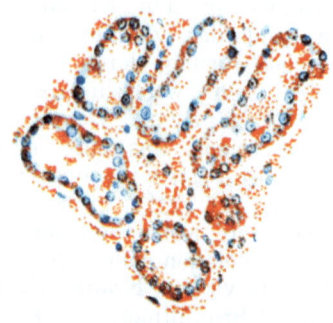

Fig. 166. Einfache Verfettung der Niere. Vergr. 25fach. (Sudan-Hämatoxylin.) a Rinde: hier vorzugsweise Verfettung der Hauptstücke. b Schleifengegend: hier vorzugsweise Verfettung der trüben Schleifenschenkel.

Fig. 168. Degenerative Verfettung der Niere (bei chronischer Nephritis). Vergr. 200fach. (Hämatoxylin-Sudanfärbung.) Zahllose Fetttröpfchen in den Epithelien der Hauptstücke; die Kerne der verfetteten Epithelien teilweise schlecht färbbar; die Epithelien zum Teil abgestoßen. Starke Verfettung im Interstitium.

im Zellprotoplasma der Epithelien, die durch Essigsäure nicht zur Auflösung gebracht werden können.

Fig. 166 und 167 zeigen das mikroskopische Bild einer einfachen pathologischen Verfettung an einem Gefrierschnitt (Färbung mit Hämatoxylin und Sudan). Die Verfettung betrifft in sehr systematischer Weise vor allem die Epithelien der Hauptstücke und der trüben Schleifenschenkel, wie sich schon bei schwacher Vergrößerung (Fig. 166, a und b) feststellen läßt. Diese Epithelien zeigen alle die rote Sudanfärbung. Sehr gering ist die Fettablagerung in den Schaltstücken und den hellen Schleifenschenkeln. Frei von Fett sind die Epithelien der Nierenkörperchen. Bei starker Vergrößerung (Fig. 167) sieht man das Fett in Form feiner Tröpfchen im Zellprotoplasma der

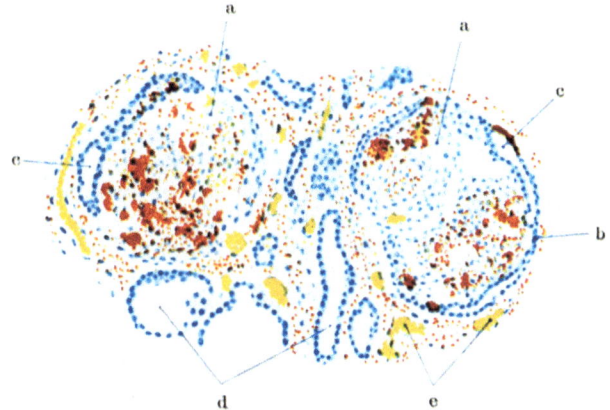

Fig. 169. Degenerative Verfettung der Niere (bei chronischer Nephritis). Vergr. 100 fach. (Hämatoxylin-Sudan.)

a Glomeruli mit Fetttröpfchen in den Endothelien der Kapillarschlingen, sowie in den Kapsel- und Schlingenepithelien. b Adhäsionen der Glomeruli am parietalen Blatt der Bowmanschen Kapsel. c Teile des Kapselraums, mit kubisch umgestaltetem Kapsel- und Schlingenepithel ausgekleidet. d Erweiterte Harnkanälchen. e Weite Kapillaren. Das interstitielle Gewebe, in welchem sie verlaufen, von Fetttröpfchen durchsetzt.

Epithelien, deren Kerne tadellos gefärbt sind. Bemerkenswert ist bei beginnender Verfettung die basale Lage der Fetttröpfchen; das Fett liegt also in denjenigen Abschnitten der Epithelien, die den Blutkapillaren zugekehrt sind.

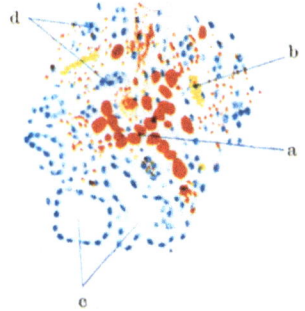

Fig. 170. Degenerative Verfettung der Niere (bei chronischer Nephritis). Vergr. 100fach. (Hämatoxylin-Sudan.)

a Große, fetthaltige Zellen im vermehrten Interstitium der Niere; daselbst auch feintropfige Verfettung. b Blutgefäße. c Erweiterte Harnkanälchen mit indifferentem Epithel. d Atrophische Reste von Harnkanälchen.

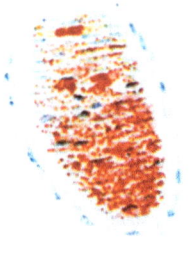

Fig. 171. Degenerative Verfettung der Niere (bei chronischer Nephritis). Vergr. 200fach. (Hämatoxylin-Sudan.)

Starke Verfettung der Muskularis einer (tangential geschnittenen) Arterie.

Das kann im Sinne einer Zufuhr der fettigen Substanz oder ihrer Vorstufen mit dem Blut gedeutet werden.

Von einem Fall von degenerativer Verfettung (bei chronisch entzündlichem Nierenleiden) stammen die folgenden Bilder. Sie zeigen bei stärkerer Vergrößerung den fettigen Zerfall der Harnkanälchenepithelien, deren Protoplasma von kleineren und größeren Fetttröpfchen erfüllt und deren Kern vielfach nicht mehr färbbar ist (Fig. 168); die Zellen sind da und dort zu einem fettigen Detritus zerfallen. Fig. 169 zeigt die Verfettungen im Bereich des Kapillarendothels, des Schlingen- und Kapselepithels der Glomeruli. In den Fig. 168, 169, 170 und 172 sieht man Fetteinlagerungen im Interstitium zwischen den Harnkanälchen; die Bindegewebszellen können sich hierbei durch die Fettaufnahme bedeutend vergrößern; an entfetteten Präparaten zeigen sie ein wabiges Protoplasma (sog. Schaumzellen). Ausgedehnte Verfettung der Gefäßwände ist in Fig. 171 und 172 dargestellt: das Fett liegt hierbei sowohl in der Intima als in der Media. Das Lumen der Gefäße ist gelegentlich ebenfalls mit rot gefärbten Massen (Fettbildung in Thromben?) ausgefüllt (Fig. 172). Die Fettablagerungen im Interstitium sind zum Teil doppeltbrechend. Sie werden im Sinne einer **Resorption des Fettes** (aus den verfetteten Kanälchen) aufgefaßt; zum Teil dürfte aber auch eine Entstehung in loco infolge Ernährungsstörungen des Interstitiums und der Gefäßwände anzunehmen sein.

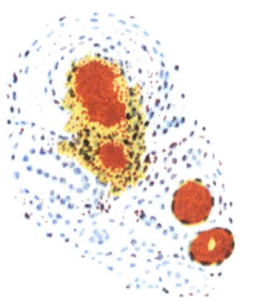

Fig. 172. Degenerative Verfettung der Niere (bei chronischer Nephritis). Vergr. 100fach. (Hämatoxylin-Sudan.) Oben: quergeschnittenes Blutgefäß mit Verfettung der Wand und verfettetem, thrombotischem Inhalt; hyalin entartete Media. Unten: zwei Harnkanälchen mit Fettzylindern erfüllt. Feinkörnige Verfettung im Interstitium.

γ) Amyloidniere.

Bei allgemeiner Amyloidose (s. S. 60) ist regelmäßig auch die Niere beteiligt. Sie zeigt in unkomplizierten Fällen das Bild einer Nephrose. Mit den amyloiden Ablagerungen verbinden sich in der Regel Verfettungen. Entzündliche Prozesse pfropfen sich nicht selten auf, oder umgekehrt, eine Nephritis führt bei chronischem Verlauf schließlich zur Amyloidose. Die Amyloidniere erscheint vergrößert, blaß (anämisch), die Rinde ist gelblich verfärbt und zeigt daneben graue, transparente, wie glasige Stellen. Oft springen die Nierenkörperchen als glasige Pünktchen deutlich über die Schnittfläche vor. Die gelblichen Farbtöne sind auf die Verfettung, die glasigen Stellen auf die Amyloidosis zu beziehen. In späteren Stadien kann die Niere schrumpfen (Amyloidschrumpfniere). Für solche sekundäre Schrumpfungen dürften ausgedehntere amyloide Entartungen der Gefäße von bestimmendem Einfluß sein. Bei starker Amyloidentartung arterieller Gefäße mit Veródung derselben können sogar **infarktartige Nekrosen** (anämische Infarkte) entstehen, die später ebenfalls in Schrumpfungsherde übergehen. In anderen Fällen sind die Schrumpfungen in Amyloidnieren auf begleitende entzündliche Prozesse zu beziehen.

Klinisch findet sich bei reiner Amyloidniere ein heller, reichlicher, sehr eiweißreicher Harn; im Sediment verfettete Epithelien, hyaline und wachsartige Zylinder. Interessant ist, daß es trotz ausgedehnter amyloider Glomeruluserkrankung und chronischem Verlauf des Leidens nicht zur Hypertonie und linksseitigen Herzhypertrophie kommt.

Das mikroskopische Bild der Amyloidniere wird am schönsten durch einen Gefrierschnitt bei Methylviolettfärbung vorgeführt (Fig. 173). Alle amyloid infiltrierten Teile erscheinen rubinrot gefärbt, das übrige Gewebe blau. Wir sehen bei schwacher Vergrößerung vor allem die Schlingen der Glomeruli (a), vielfach auch die zugehörigen Vasa afferentia (b) rot gefärbt; oft ist nicht der ganze Gefäßknäuel amyloid infiltriert, sondern nur einzelne Schlingen desselben. Auch die Bowmansche Kapsel ist an der Amyloidablagerung beteiligt. Ferner sehen wir die kleinen Arterien der Rinde (c) und des Markes in ihrer Wand diffus oder fleckig rubinrot gefärbt. Auch in den großen Gefäßen der Rindenmarkgrenze sieht man rotgefärbte

Einlagerungen (auch in der Media). Ferner erscheint das feinere Interstitium der Rinde (d) und des Marks da und dort mehr oder weniger intensiv rot (subendotheliale Ablagerung um die Kapillaren!). Die Harnkanälchen, besonders die geraden in der Marksubstanz (Sammelröhren), haben häufig rote Säume (amyloide Infiltration der Membranae propriae). An den Epithelien der Kanälchen, speziell der Rinde (Hauptstücke), sieht man schon bei schwacher Vergrößerung Schwellungen, Ablösungen von der Unterlage; ferner stecken in den geraden Kanälchen (Schleifen und Sammelröhren) hyaline Inhaltsmassen (Eiweißzylinder). Bei starker Vergrößerung zeigen alle

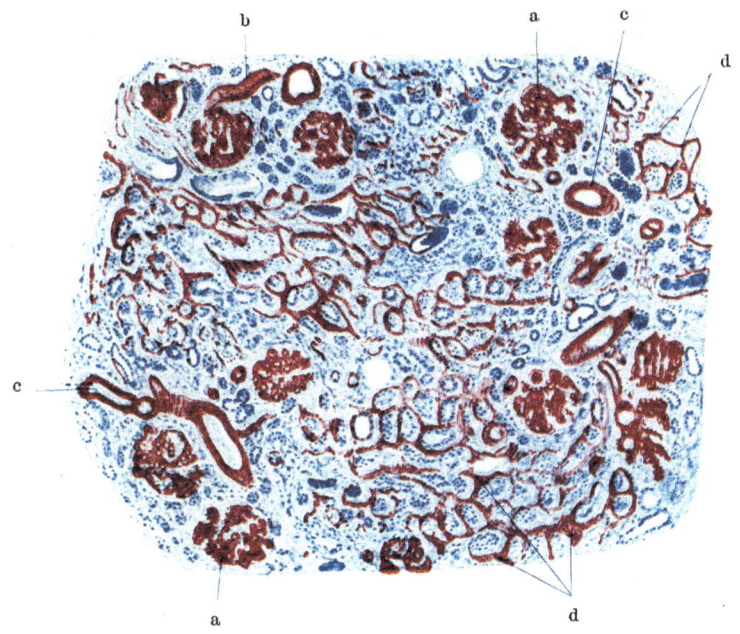

Fig. 173. Amyloidniere. Vergr. 35fach. (Methylviolett.)
a Amyloid entartete Gefäßknäuel. b Vasa afferentia der Glomeruli in amyloider Entartung.
c Amyloide kleine Rindenarterien. d Amyloide Infiltration des feineren Interstitiums (perikapilläre Amyloidablagerungen).

amyloid infiltrierten (rot gefärbten) Teile ein homogenes Aussehen. Die amyloiden Schlingen der Glomeruli sind hyalin verquollen, die Lumina der Schlingen verengt oder ganz verödet, ganze Glomeruli in homogene Körper verwandelt, in welchen noch vereinzelte Kernreste sichtbar sind. In gleicher Weise erscheinen die Gefäßwände, das interstitielle Bindegewebe, die Membranae propriae der Harnkanälchen überall homogenisiert, wo immer sie die rote statt der blauen Farbe zeigen. Höchst mannigfaltig sind die histologischen Details an dem Kanälchengewebe. Vielfach sind die Epithelien der Hauptstücke mächtig geschwollen, ihr Protoplasma vakuolär (Fettvakuolen! Wasservakuolen!). Verfettungen können sich auch im Interstitium finden, besonders bei entzündlichen Amyloidnieren. Mangelhafte Kernfärbung ist an den degenerierten Epithelien da und dort festzustellen; häufig sind die degenerierten Epithelien auch in ihrem Verband gelockert oder ganz von der Wand abgelöst. In schweren Fällen findet sich ein großartiger, epithelialer Abstoßungsprozeß. Es liegt nahe, den Untergang der Epithelien mit den amyloiden Glomerulusverödungen in Zusammenhang zu bringen. Anderseits müssen wir die schweren Ernährungsstörungen berücksichtigen, die sich aus den amyloiden Ablagerungen im Interstitium und im Bereich der Gefäße ergeben. An anderen Stellen sieht man in den sehr stark vergrößerten Epithelien der Hauptstücke und trüben Schleifen kolloide (hyaline) Granula in verschiedenen Größen. Das Protoplasma erscheint stellenweise zum Bersten voll mit diesen glänzenden Körnern, die wohl nichts anderes als die pathologisch umgewandelten Zellgranula sind. Stellenweise

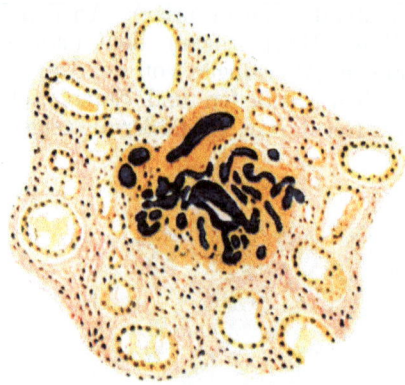
Fig. 174.

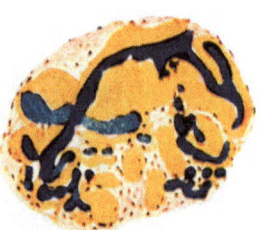
Fig. 175.

Fig. 174 u. 175. **Amyloidniere.** Vergr. 150fach. (Färbung nach van Gieson; blaue Gefäßinjektion.)

Fig. 174. Partiell injizierbarer Glomerulus mit amyloid entarteten Kapillarschlingen. Vermehrung des Interstitiums. Weite Harnkanälchen, zum Teil mit hyalinen Zylindern als Inhalt.

Fig. 175. Ein amyloider Glomerulus mit stark gequollenen Kapillarschlingen, die aber noch teilweise injizierbar sind. Amyloide Substanz überall gelb gefärbt.

sieht man die kolloiden Tropfen ins Kanälchenlumen ausgeschieden; hier sintern sie zusammen und bilden kolloide (hyaline Zylinder (besonders schön bei Weigerts Fibrinfärbung zu verfolgen!). Mit diesen Bildern haben wir

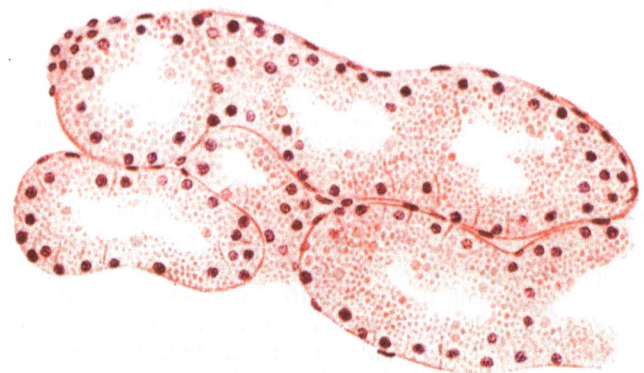

Fig. 176. **Hyalin-tropfige Entartung der Nierenepithelien (bei Amyloidniere).** Vergr. 250fach. (Hämatoxylin-Eosin.)
Beträchtliche Schwellung der Epithelien der Hauptstücke infolge Einlagerung massenhafter kleiner und größerer, hyaliner Tropfen in das Protoplasma. Teilweise Zerfall der Zellen, deren Granula in das Lumen der Kanälchen ausgestoßen werden.

die sog. hyalin- (besser kolloid-)tropfige Entartung vor uns (Fig. 176), die zu völligem Zerfall der Zellen führen kann (s. a. S. 204). Das sind alles Zeichen toxischer Schädigung einerseits, schwerer Ernährungsstörung infolge des Gefäßamyloids andererseits.

Die reichliche Eiweißausscheidung in der Amyloidniere kommt in den histologischen Präparaten durch die Anwesenheit zahlreicher kolloider (hyaliner)

Massen in den Harnkanälchen sinnfällig zum Ausdruck. Diese kolloiden Inhaltsmassen lassen sich am besten an längsgeschnittenen Schleifen und Sammelröhren studieren; hier sieht man sie als oft langgestreckte, homogene, zum Teil sehr dichte, zylindrische Ausgüsse der Kanälchen (hyaline Zylinder, Wachszylinder).

Sehr instruktiv sind Injektionspräparate (mit blauer Leimmasse). Sie zeigen, daß die amyloiden Schlingen der Glomeruli nur noch teilweise für die Injektionsmasse durchgängig sind. An einem solchen Injektionspräparat,

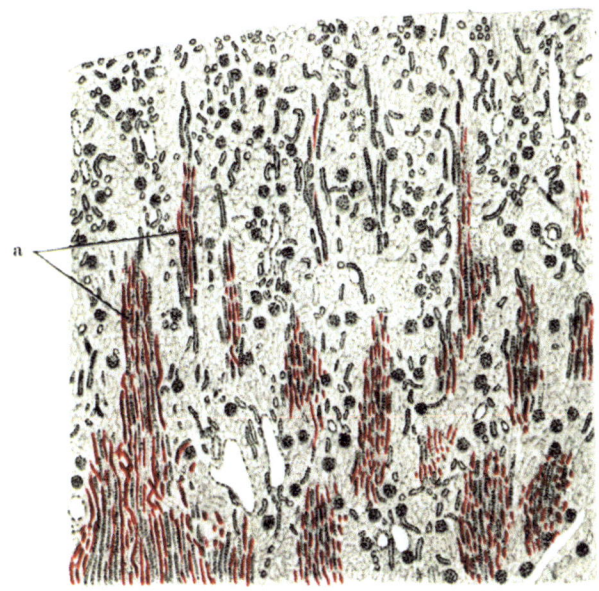

Fig. 177. Glykogenspeicherung in der Niere bei Diabetes mellitus.
Vergr. 15fach. (Bests Karminfärbung.)
Die Kanälchen der Markstrahlen (a), vorwiegend die Übergangsstücke in die Henleschen Schleifen rot gefärbt.

das nach van Gieson gefärbt ist, erscheinen die homogenen Amyloidmassen gelb gefärbt (Fig. 174 und 175).

In älteren Amyloidnieren tritt die Verödung des Nierengewebes in den Vordergrund. Man sieht Verdichtungsherde mit relativ vermehrtem Interstitium und eingelagerten Resten atrophischer Harnkanälchen. Das Interstitium ist lymphozytär infiltriert. Reaktive Abbauvorgänge sieht man an Stellen, an welchen alte, eingedickte Eiweißzylinder (Wachszylinder) in den Kanälchen liegen. Hier zeigt das Interstitium Ansammlungen von Lympho- und Leukozyten, die auch in die Kanälchen selbst vorgedrungen sind.

♂) Glykogeninfiltration (Niere bei Diabetes).

Beim Diabetes mellitus fehlt dem Organismus das Vermögen, das Zuckermolekül zu verarbeiten oder als Glykogen (und Fett) aufzuspeichern oder den Zucker genügend zurückzuhalten. Es tritt Zucker im Blut und Harn auf (Glykämie, Glykosurie). Die schwere Stoffwechselstörung zeigt sich auch in einer Säurevergiftung des Körpers (Azeton, Azetessigsäure, β-Oxybuttersäure), die zum Koma führt (s. S. 162). Histologisch interessieren bei dieser Erkrankung vor allem das Pankreas (s. S. 162), die Leber (s. S. 134), die Nieren. Die Niere ist beim Diabetes vergrößert, die Schnittfläche graurot; Rinde und Mark sind nicht so deutlich voneinander abgegrenzt wie normal.

Mikroskopisch finden sich pathologische Fettablagerungen in den Epithelien der Hauptstücke; ferner hierselbst Ablagerungen von Glykogen. Besonders stark im terminalen Abschnitt der Hauptstücke, am Übergang in die Schleifen (Fig. 177), findet eine Aufspeicherung des Glykogens statt.

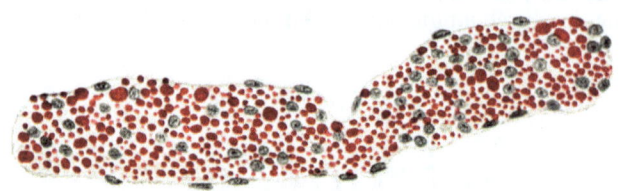

Fig. 178. Glykogenspeicherung in der Niere bei Diabetes mellitus. Vergr. 300fach. (Bestsche Karminfärbung.)
Harnkanälchen mit Glykogenspeicherung der Epithelien.

Es handelt sich um Resorption des Zuckers aus dem Harn in die betreffenden Epithelien und um Resynthese zu Glykogen in diesen Zellen. Jedoch kann man auch an Ausscheidung des Stoffes durch die betreffenden Epithelien denken. Diese Glykogenablagerungen finden wir bei geeigneter Vorbehandlung und Färbung (mit Karmin nach Best) als kleinere und größere, rot gefärbte Tropfen (Granula!) im Protoplasma der Epithelien

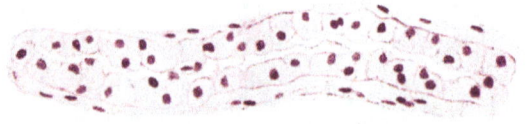

Fig. 179. Glykogenablagerung in der Niere (bei Diabetes). Vergr. 250fach. (Hämatoxylin).
Ein Harnkanälchen (Übergangsstück) mit eigenartig hellen, blasig umgewandelten Epithelien (Glykogeninfiltration des Protoplasmas).

(Fig. 178). In einem gewöhnlichen Hämatoxylin-Eosin-Präparat (Fig. 179) erscheinen die mit Glykogen erfüllten Zellen eigenartig hell und scharf konturiert. Die Zellen sind blasig vergrößert, das Protoplasma ist völlig durchsichtig, wasserhell, die Zellmembran tritt überaus scharf hervor.

Bei der Glykogenspeicherkrankheit (s. S. 64) findet man (außer in der Leber) auch in der Niere Glykogenablagerung in den epithelialen Parenchymzellen.

3. Zirkulationsstörungen.

α) Embolischer, blander Niereninfarkt.

Wenn ein blander Pfropf in den Stamm der Nierenarterie fährt und sie akut völlig verstopft, so kann die Niere nur von den Kapselarterien und der Ureterika her Blut erhalten. Diese Kollateralen genügen nicht zum Flottwerden einer neuen Zirkulation. Es gibt wohl Blutüberfüllungen, aber mangels genügender vis a tergo kommt es zu Stasis, und die hyperämische und durchblutete Niere stirbt ab. Dekapsuliert man die Niere und unterbindet den Ureter, so erfolgt das Absterben ohne vorhergehende Hyperämie. Wird ein Ast der Nierenarterie durch einen blanden Embolus verstopft, so entstehen die sog. anämischen Infarkte. Es sind umschriebene Nekrosen, deren Umfang und Gestalt dem Verbreitungsgebiet der verstopften Gefäße entspricht. Sind die Vasa arcuata verstopft, so gibt es unregelmäßig gestaltete, größere Infarkte, die auch die Marksubstanz mit einbeziehen. Werden die Vasa interlobularia verlegt, dann entstehen keilförmige Infarzierungen der Rinde. Die Basis des Keils liegt gegen die Nierenperipherie hin; die Spitze des Keils ist gegen das verstopfte Gefäß gerichtet. Man bezeichnet diese Nekrosen auch als **weiße Infarkte**, weil sie häufig völlig anämisch, weißlich gefärbt erscheinen. Das ist aber bei ganz frischen embolischen Infarkten durchaus nicht der Fall; diese sind vielmehr rötlich gefärbt, was darauf hindeutet, daß nach der Gefäßsperre der Versuch einer kollateralen Blutzufuhr gemacht wird, wenn er auch nicht zu dem Ziele der Wiederherstellung der Zirkulation führt. Das kollateral gefüllte Gebiet wird erst später allmählich blaß und gelbweiß, wenn sich nämlich das darin befindliche Blut aufgelöst hat. Am Rand solcher sich entfärbender Infarkte sieht man immer noch eine dunkelrote (hyperämisch-hämorrhagische) Zone, die auch dann noch bestehen bleibt, wenn der eigentliche Infarktherd schon ganz entfärbt ist. Hier an der Grenze zwischen abgestorbenem

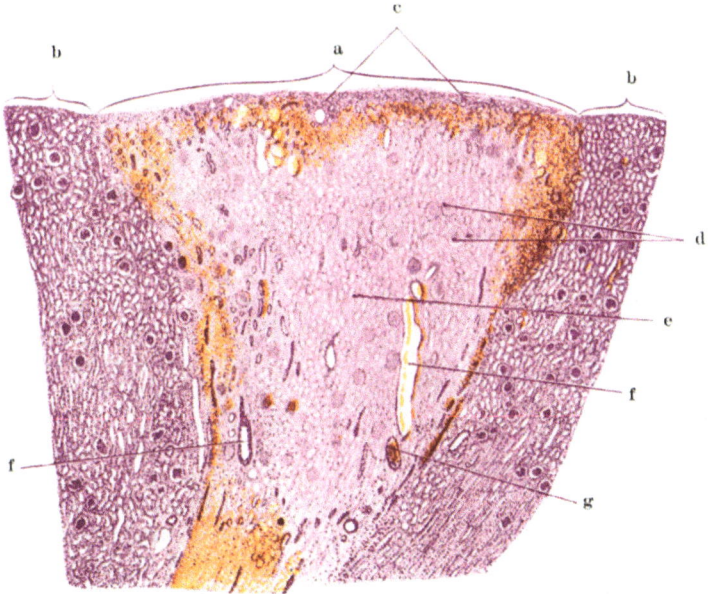

Fig. 180. Embolischer, blander Infarkt der Niere. Vergr. 12fach. (Hämatoxylin.) a Keilförmig gestaltete, anämische Nekrose des Nierengewebes (Infarkt). Randteile des Infarktes durchblutet. b Angrenzendes, gesundes Nierengewebe. c Erhaltene Kernfärbung in der äußersten Rinde. d Nekrotische Nierenkörperchen. e Nekrotische Harnkanälchen. f Gefäße im nekrotischen Bezirk. g Thrombosiertes Gefäß.

und noch lebendem Gewebe sind die Gefäße besonders stark angeschoppt, weil das aus der Nachbarschaft des Infarkts zufließende Blut infolge des völligen Stillstandes der Zirkulation im eigentlichen Infarktgebiet Hindernisse für den Abfluß findet. So sehen also ganz frische Infarkte rötlich aus, etwas ältere sind zentral weiß und haben einen peripheren roten Saum. Bei noch älteren Infarkten machen sich schon die Vorgänge der Resorption und Organisation der nekrotischen Masse geltend. Solche alte Infarkte erweisen sich als mehr oder weniger geschrumpft, von Narbengewebe umschlossen, ganz oder teilweise von solchem Gewebe ersetzt (**Infarktschrumpfniere**). Man nennt die Infarkte auch **Fibrinkeile**, weil es sich bei dieser Art von Absterben des Nierengewebes um die sog. **Koagulationsnekrose** handelt, bei welcher neben Gerinnungen in den Zellkörpern auch extrazelluläre Gerinnungen (Fibrinabscheidungen) stattfinden, insoweit die absterbenden Gewebe von gerinnungsfähiger Flüssigkeit durchströmt waren. Klinisch findet man bei frischen Infarkten rote Blutkörperchen im Harnsediment.

Das mikroskopische Bild eines frischen blanden Niereninfarktes soll zuerst mit ganz schwacher Vergrößerung studiert werden (Fig. 180). Dann wird man die keilförmige Gestalt des Infarktes (a) deutlich wahrnehmen und einen guten Überblick über die allgemeinen Verhältnisse des infarzierten Gebietes und seiner Umgebung gewinnen. Zunächst läßt sich feststellen, daß der größte Teil des Keiles der Kernfärbung entbehrt. Dabei ist aber die allgemeine Struktur des Nierengewebes deutlich erhalten: man sieht die Harnkanälchen (e) und Nierenkörperchen (d), sowie die Gefäße (f) der Niere in typischer Gestalt und Anordnung. In einigen Gefäßen (g) sieht man Thromben. Überall fehlen die Kerne, sowohl im Epithel, als im Gefäßbindegewebsapparat. Dies ist das typische histologische Bild der Gerinnungsnekrose. Das betreffende Gewebe ist in seinen Formen wie erstarrt; die fehlende Kernfärbung zeigt den völligen Gewebstod an. An der Peripherie des Infarktes tritt die Kernfärbung in allmählichem Übergang zum Gesunden (b) wieder hervor. Die nächste Umgebung des Infarktes zeigt starke Füllung der Blutgefäße und auch fleckweise Durchblutung des Nierengewebes (Blutzufuhr aus der Umgebung!). Wo der nekrotische Herd nahe an die Nierenkapsel herantritt, also an der Basis des Keils, ist eine schmale Zone wohlgefärbten Nierengewebes (c) zwischen Kapsel und Nekrose erhalten: es ist der sog. Cortex corticis, der häufig von den Kapselarterien her genügend ernährt wird und so von Nekrose frei bleibt. Bei stärkerer Vergrößerung (Fig. 181) betrachten wir zuerst die zentralen Teile des Infarktes: hier sehen wir das kernlose Nierengewebe mit seinen erstarrten Epithelsäumen der Tubuli (c), seinen blutleeren Kapillaren, seinen nekrotischen Nierenkörperchen (d). Die Kerne erscheinen stellenweise wie ausgelaugt (Chromatolyse) oder ganz aufgelöst (Karyolyse). Da und dort sind noch färbbare Kerntrümmer zu sehen (Karyorrhexis). Die Lichtungen der Kanälchen sind mit geronnenem Eiweiß erfüllt.

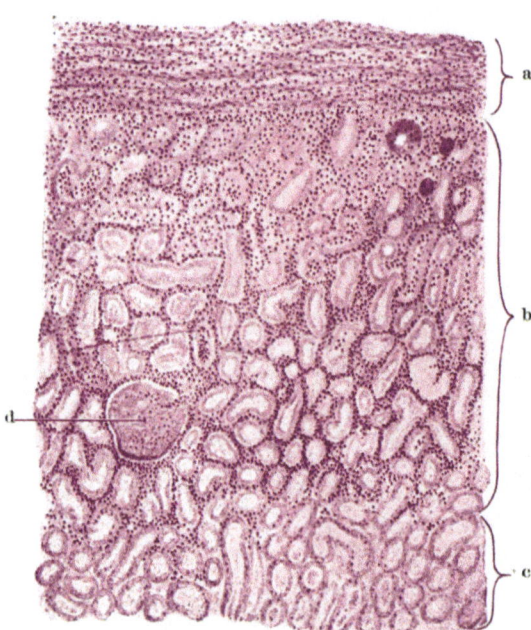

Fig. 181. Embolischer, blander Infarkt der Niere. Vergr. 60fach. (Hämatoxylin.)
a Nierenkapsel: von Leukozyten durchsetzt; Fibroplasten gewuchert. b Leukozytäre Randzone des Infarkts: massenhaft in den Infarktherd eingewanderte Leukozyten zwischen den nekrotischen Harnkanälchen; die Kerne der Leukozyten vielfach in Zerfall. c Nekrotische Epithelsäume der Hauptstücke. d Nekrotische Nierenkörperchen.

In den peripheren Zonen des Infarktes treten im Zwischengewebe zwischen den kernlosen Kanälchen massenhaft kleine, polymorphe Kerne und Zerfallsprodukte solcher auf (b): es ist die Zone der vom Gesunden her erfolgten Zuwanderung polymorphkerniger Leukozyten. Sie findet sich auch bei durchaus blanden, nicht infizierten Infarkten. Bei den septischen, infizierten Infarkten ist diese Zone viel breiter, die Zellzuwanderung viel intensiver. Die leukozytäre Randzone der blanden Infarkte stellt eine Phase in dem Prozeß der Resorption des Infarktes dar. Viele der Leukozyten zerfallen bei diesem Vordringen in das Gebiet der Nekrose.

Untersuchen wir den Infarktherd gegen das Gesunde hin, so wird die Kernfärbung des Nierengewebes allmählich immer deutlicher und allgemeiner. In direkter Nachbarschaft der Infarktnekrose findet man bei Fettfärbung noch Zeichen starker Ernährungsstörung der Epithelien (Verfettung) — Zone der Nekrobiose. Hier sehen wir auch mit Fett und Glykogen beladene Leukozyten und die vorerwähnte starke Gefäßfüllung und die Blutaustritte in das Zwischengewebe und in die Kanälchen hinein (hyperämisch-hämorrhagische Randzone). Erst in weiterer Umgebung des Infarktes treten wieder völlig normale Verhältnisse am Nierengewebe hervor.

Infarkte in Organisation zeigen Bindegewebswucherung, die von der erhaltenen Umgebung ausgeht und von da allmählich immer weiter in den Infarkt selbst vordringt. Schließlich entsteht eine Narbe, die zentral oft noch nekrotisches Gewebe einschließt. Das narbige Bindegewebe enthält dicht stehende, hyalin entartete Glomeruli und Reste atrophischer Kanälchen; nicht selten finden sich in den Randteilen der Narben auch unvollkommene Kanälchenregenerate. Die Infarktnarben sind stets mehr oder weniger pigmentiert (hämoglobinogenes Pigment! Hämatoidinnadeln im nekrotischen Zentrum, körniges Hämosiderin in den Zellen der organisierten Randteile!). Ausgedehnte oder totale Rindeninfarkte sind mit verbreiteter Thrombenbildung verbunden. Sie können vielleicht auch auf der Basis von Spasmen der Gefäße, also ohne Thrombose oder Embolie (z. B. bei Eklampsie) entstehen.

β) Arteriolosklerotische Schrumpfniere.

Hier haben wir es mit einem Nierenleiden zu tun, das früher als der Typus einer chronischen Entzündung galt und als Nephritis chronica interstitialis bezeichnet wurde. Es ist jenes Nierenleiden, das auch unter dem Namen der primären oder genuinen Schrumpfniere oder der Granularatrophie bekannt ist.

Die Krankheit beginnt klinisch mit einem Stadium der Hypertonie (Blutdruckerhöhung); später entwickelt sich mehr und mehr das Bild eines chronischen Nierenleidens (Albuminurie, hyaline Zylinder im Harn, Polyurie, „Retinitis" albuminurica, dauernde Blutdruckerhöhung, Herzhypertrophie usw.).

Anatomisch entspricht dem ersten (präzirrhotischen) Stadium eine relativ große, derbe, rote, an der Oberfläche noch glatte Niere. Allmählich stellt sich Schrumpfung ein (zirrhotisches Stadium). Die Kapsel der Niere ist nur mit Substanzverlust abziehbar. Die Oberfläche des oft stark verkleinerten Organs hat ihre Glätte verloren; sie ist infolge vieler, kleiner, narbiger Einziehungen, zwischen denen die Reste der Nierenrinde als kleine, körnige Protuberanzen stehen bleiben, feinhöckerig, granuliert. Die Niere behält dabei die rote Farbe und derbe Konsistenz (kleine, rote, gekörnte Niere). Kleine Zystchen sind gelegentlich vorhanden (Retentionszysten). Die körnigen Hervorragungen zwischen den narbigen Einziehungen der Nierenoberfläche sind häufig infolge von Verfettung mehr oder weniger graugelblich gefärbt. Auf dem Durchschnitt tritt die Verschmälerung der Rinde deutlich hervor; auch hier ist der Wechsel zwischen roten Streifen (Schrumpfungsgebieten) und graugelblichen Flecken (Fettablagerung in erhaltenen Teilen) festzustellen. In vorgeschrittenen Fällen treten die verdickten kleinen Nierenarterien auf der Schnittfläche deutlich hervor. Langsam fortschreitende (sog. benigne) Formen dieses Nierenleidens (Nephrocirrhosis arteriolosclerotica lenta) werden von rasch fortschreitenden (sog. malignen) Formen (Nephrocirrhosis arteriolosclerotica progressiva) unterschieden. Übergänge zwischen beiden Formen gibt es. Komplikationen mit echt entzündlichen Prozessen (Glomerulonephritis) kommen vor. Stärkere degenerative Verfettungen in besonderen Fällen werden von den Klinikern als „nephrotischer Einschlag" bei genuiner Schrumpfniere bezeichnet. Der Tod beim arteriolosklerotischen Nierenleiden erfolgt entweder an Urämie („renale Insuffizienz") oder an Versagen des Herzmuskels, oder an Apoplexie infolge Erkrankung der Hirngefäße („kardiovaskuläre Insuffizienz").

Nach gegenwärtig weit verbreiteter Meinung liegt der genuinen Schrumpfniere eine **primäre Sklerose der Arteriolen** (s. S. 28) zugrunde (**arteriolosklerotische Schrumpfniere**). Die kleinen Arterien der Rinde, die Vasa interlobularia und vor allem die Vasa afferentia der Glomeruli sind im Sinne der Sklerose und Atheromatose verändert. Der Prozeß beginnt, wie es scheint, an der Übergangsstelle der Vasa afferentia in die Glomeruli mit subendothelialer Ablagerung von Hyalin. Später werden die Vasa afferentia selbst und die übrigen kleinen Nierenarterien im Sinne der Atherosklerose ergriffen (Hyalinisierung der Wandung mit Untergang der elastischen und muskulösen Elemente, Verfettung). Die Gefäßlumina werden verengt oder ganz verschlossen. Die Folge dieser Gefäßentartung ist die herdförmige Atrophie der betroffenen Nierenkörperchen mit ihren zugehörigen Kanälchensystemen. In den rasch fortschreitenden Fällen (s. o.) sind die Gefäßprozesse ausgesprochener, zum Teil von arteriitischem und nekrotisierendem Charakter, interstitielle Zellinfiltrate und glomeruläre Prozesse (Schlingennekrosen, Epithelwucherungen, Kapselverdickungen) gesellen sich hinzu. Die entzündliche Natur dieser Störungen wird teils abgelehnt, teils lebhaft befürwortet. Jedenfalls ist die Abgrenzung dieser „malignen Sklerosen" von den sog. Mischformen, bei welchen sich die Arteriolosklerose mit echter Nephritis (interstitialis, glomerularis) kombiniert, sehr schwierig.

Bemerkenswert ist, daß in reinen Fällen von arteriolosklerotischer Schrumpfniere die großen Körpergefäße, insbesondere die Aorta, wenig von Sklerose zeigen — ein Gegensatz zur vulgären arteriosklerotischen Schrumpfniere, bei welcher gerade die größeren Körpergefäße miterkrankt sind. Wodurch die Sklerose der Arteriolen bedingt ist, ist nicht genügend erkannt. Sie ist nicht nur in der Niere zu finden, sondern auch in anderen Organen, in Milz, Gehirn, Retina, Pankreas: frei davon sind in der Regel Haut und Muskulatur. Ist es ein primäres Gefäßleiden? Und kann es bei starker Ausbreitung im Körper die Ursache der Blutdrucksteigerung darstellen? Wodurch ist ein solches primäres Gefäßleiden bedingt? Toxisch? Was für Gifte? Oder handelt es sich um ein **sekundäres** Gefäßleiden? Eine Folge der Überanstrengung der Gefäße bei dauernder Blutdruckerhöhung? Wodurch ist aber dann diese letztere bedingt? Auch durch toxische Stoffe? Welche Gifte oder Reizstoffe? Endo- oder exogener Provenienz? Und wie wirken diese hypothetischen Stoffe? Wirken sie auf die Gefäße oder das Herz direkt? Oder auf das vasomotorische Zentrum? Lauter unbeantwortete Fragen bei diesem eigenartigen Nierenleiden! Viel für sich hat die Annahme einer primären vielleicht unter konstitutionellen Einflüssen stehenden, nervösen (vasomotorischen) **Allgemeinstörung** von unbekannter Ätiologie; diese würde durch vasomotorische Erregung zur Blutdrucksteigerung und durch deren dauernden Bestand zu frühzeitigen Gefäßabnützungen (hyalinen Sklerosen) führen. Die im Körper weitverbreiteten vaskulären Veränderungen würden bei dem eigenartigen Bau der Niere gerade in diesem Organ einen besonderen Ausdruck finden in schweren Zirkulations- und Ernährungsstörungen vor allem im Bereich der Glomeruli (arteriolosklerotische Atrophie). Wie schwierig die Dinge liegen, geht daraus hervor, daß Hypertonie auch **ohne** Arteriolosklerose vorkommt und umgekehrt.

Untersucht man eine arteriolosklerotische Schrumpfniere **mikroskopisch**, so geschieht dies zunächst am besten an einem senkrechten Durchschnitt durch Rinde und Mark der Niere und bei schwacher Vergrößerung. Durch Elastinfärbung hebt man zweckmäßig die Gefäßwände deutlich hervor. Die Nierenoberfläche ist nicht glatt, sondern verläuft wellig. Die Wellentäler entsprechen den Schrumpfungs- oder Verödungsbezirken, die Wellenberge (die Höcker der granulierten Niere) erweisen sich als vorspringende Inseln erhaltenen Nierenparenchyms. Die verödeten Bezirke, die mit den wohlerhaltenen Inseln in beinahe regelmäßiger Weise alternieren, lassen sich streifenförmig durch die Rinde bis in die Marksubstanz hinein verfolgen. An den größeren Nierenarterien sieht man eine diffus oder beetartig verdickte Intima, in welcher neben Bindegewebe auch reichlich elastische Fasern und Lamellen zu sehen sind; häufig sind mehrere elastische

Grenzlamellen übereinander gelagert (elastische Hyperplasie und Sklerose). Auch die kleineren Nierengefäße, die Vasa interlobularia und deren feinste Verzweigungen sind im Sinne der Sklerose verändert. Dabei sieht man ein und dasselbe Gefäßchen im Schnitt mehrfach getroffen, was auf stark geschlängelten Verlauf hinweist. In den Verödungsbezirken sieht man helle rundliche Scheiben dicht beieinander liegend. Es sind die verödeten Nierenkörperchen. Wegen sekundärer Atrophie und Schwund der zugehörigen Harnkanälchen sind die Nierenkörperchen auf einen kleineren Raum zusammengedrückt, und es erscheinen deshalb viel mehr Nierenkörperchen in einem Gesichtsfeld als unter normalen Verhältnissen. Von Harnkanälchen sieht man in den Verödungsbezirken nur noch Reste. Das Interstitium erscheint hier vermehrt. Es liegt aber nur eine relative Vermehrung vor, d. h. das Interstitium ist nach Schwund vieler Kanälchen auf einen kleineren Raum zusammengerückt und erscheint deshalb massiger. In den Inseln erhaltenen Nierengewebes fallen schon bei schwacher Vergrößerung die großen, weiten Harnkanälchen auf (s. unten).

Mit stärkerer Vergrößerung (Fig. 182 u. 183) untersuchen wir zuerst die Schrumpfungsherde. Hier ist das Bild beherrscht von den verödeten Nierenkörperchen und den schwer veränderten Gefäßen. Die verödeten Nierenkörperchen (Fig. 182, c) sind scharf begrenzt. Die Glomeruli sind in hyaline Körper verwandelt, in welchen gelegentlich noch Kernreste zu sehen sind. Die Kapillarknäuel sind also verödet. Die Kapselräume sind obliteriert. Die bindegewebige Umhüllung der Bowmanschen Kapseln ist verdickt. Sie zeigt — ebenso, wie das relativ vermehrte Interstitium — stärkere Elastinimprägnation. Die elastischen Fasern sind vielfach verklumpt, wie zusammengesintert: ein Zeichen des Zusammenrückens des Interstitiums auf einen kleineren Raum (Schrumpfung). Zwischen den verödeten Malpighischen Körperchen sieht man Harnkanälchen (Fig. 182, d). Es sind Schaltstücke und Schleifen, ferner Reste von Hauptstücken, die infolge von Funktionsmangel ein mehr indifferentes Epithel tragen. Hyaline Zylinder stecken häufig in diesen übriggebliebenen Kanälchen.

Die Arterien der Rindenmarkgrenze und die interlobulären Arterien (Fig. 182, a u. b) zeigen eine bindegewebig verdickte, von elastischen (schwarzblau gefärbten) Fasern reichlich durchsetzte Intima; die Lumina sind verengt. Die Media ist ebenfalls verdickt und häufig hyalin entartet. Auch die Adventitia ist stellenweise stärker als normal und zeigt stärkere elastische Imprägnation. Auch hier sieht man Verklumpungen der elastischen Fasern. Verfolgt man solche Gefäße in den Schrumpfungsherd hinein, so sieht man da und dort ein kleines, hyalines, verengtes oder verschlossenes Ästchen zu einem verödeten Glomerulus hinziehen; es ist das sklerotische Vas afferens. Man hat beim Studium der Gefäße im ganzen den Eindruck, daß ursprünglich eine elastische und muskulöse Anpassungshypertrophie vorgelegen hat, die nun in Sklerose übergegangen ist. Die Kapillargefäße in den Schrumpfungsherden sind stellenweise auffallend weit; das bedingt auch die rote Farbe der Verödungsbezirke. Diese Kapillarektasie darf als Entlastungsektasie aufgefaßt werden, d. h. als eine Folge des Schwundes der Harnkanälchen.

In dem relativ vermehrten Interstitium der Schrumpfungsherde sieht man häufig rundzellige (lymphozytäre) Infiltrationen. Über die Bedeutung dieser Lymphozytenherde sind die Meinungen geteilt: der Streit geht vor allem um die Frage der entzündlichen Natur dieser Zellinfiltrate. Durch den Parenchymzerfall in den Schrumpfungsherden werden wohl Stoffe entstehen, die irritierend auf den Gefäßbindegewebsapparat einwirken. Der Ausdruck dieser chronischen Reizung sind die zelligen Infiltrate. Bei dieser Auffassung kommt ihnen eine sekundäre Bedeutung zu, und man darf sie nicht als Beweis dafür ansehen, daß bei unserem Nierenleiden entzündliche Prozesse im Interstitium im Sinne einer sog. Nephritis interstitialis chronica von vornherein im Spiele sind. Immerhin kann diese sekundäre Irritation im Zwischengewebe als entzündliche bezeichnet werden.

Wenden wir uns den erhaltenen Parenchyminseln mit der starken Vergrößerung zu, so treffen wir da auf prächtig erhaltenes Nierengewebe. Die hier vorhandenen Hauptstücke liegen eng aneinander; ihr Lumen ist auffallend weit, die ganzen Durchschnitte durch die Kanälchen sind größer als normal. Die Epithelzellen sind groß, tadellos erhalten, mit großen Kernen. Man erkennt oft deutlich den Bürstenbesatz der Epithelien. Fast regelmäßig enthalten die Epithelien Fett (Speicherung des Fettes bei wohl erhaltenen Zellen). Die Nierenkörperchen in diesen Gebieten zeigen auffallend große Kapillarknäuel. Die Vergrößerung sowohl der sezernierenden (Kanälchen), wie der filtrierenden Oberfläche (Glomerulusschlingen) tritt also deutlich im mikroskopischen Bild hervor. Wir sehen darin eine kompensatorische Einrichtung: der Nierenrest vergrößert seine Oberfläche und wird dadurch leistungsfähiger. Die Gefäße dieser hypertrophischen Inseln lassen nichts von der Gefäßsklerose der Narbenherde erkennen, wenn auch Anfänge der gleichen Gefäßveränderung da und dort festzustellen sind.

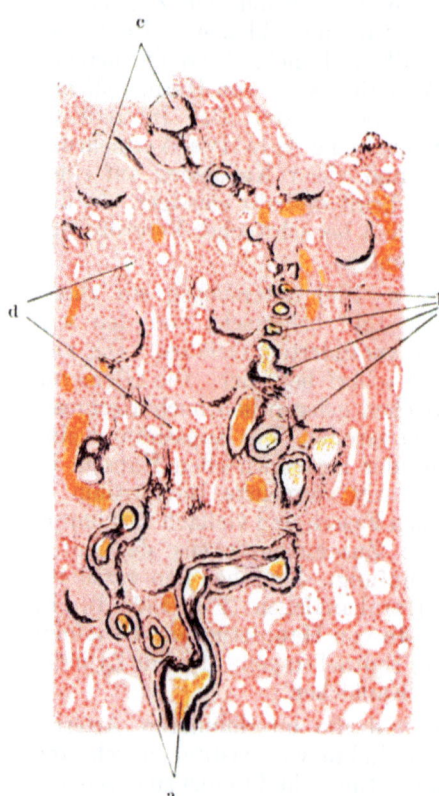

Fig. 182. Arteriolosklerotische Schrumpfniere. Vergr. 50fach. (Karmin — Weigerts Elastinfärbung.)
a Verdickte Vasa interlobularia. b Kleine sklerotische Rindenarteriolen. c Hyalin entartete Glomeruli mit verdickter, starke Elastinimprägnation zeigender Kapsel. d Harnkanälchen mit indifferentem Epithel innerhalb eines Schrumpfungsbezirkes.

In der Fig. 183 ist ein Schrumpfungsherd der Nierenrinde bei mäßiger Vergrößerung gezeichnet. Um die Hyalinisierungen der Gefäße deutlich hervorzuheben, ist die Färbung nach van Gieson angewandt; außerdem wurde zugleich das Elastin (nach Weigert) dargestellt. Man sieht eine interlobuläre Arterie (c) mit hypertrophischer Muskularis und verdickter, teils elastischer, teils bindegewebiger Intima. Die kleineren Äste dieser Arterie zeigen unter dem Endothel, zwischen ihm und der elastischen inneren Grenzschicht eine hyaline, homogene Einlagerung (d). An anderen Arteriolen ist der Prozeß der Hyalinisierung weiter vorgeschritten; diese Gefäße haben ein verengtes Lumen, in dessen Umgebung man noch die Endothelkerne sieht; darunter liegt eine breite hyaline Schicht nach innen von der Elastika; durch die Hyalinisierung sind diese Gefäße hochgradig verdickt (e). Manche kleinste Gefäße sind völlig obliteriert und hyalinisiert (f). Im Schrumpfungsherd sind mehrere total verödete, hyalin entartete Nierenkörperchen (b) zu sehen, deren Schlingen- und Kapselanteil trotz der vollständigen Hyalinisierung noch durch die verschiedene Färbung zu unterscheiden ist. Ein noch erhaltener Glomerulus (a) fällt durch seine bedeutende Größe auf. Vereinzelte, noch erhaltene Harnkanälchen (g), teils Hauptstücke, teils Schaltstücke, sind in den Schrumpfungsherd eingeschlossen. Das Interstitium (h) des Schrumpfungsbezirkes ist vermehrt, kernreich und mit reichlichen, weiten Blutgefäßen versehen; einzelne lymphoide Wanderzellen durchsetzen das interstitielle Gewebe.

Im Gegensatz zur arteriolosklerotischen hat die arteriosklerotische Schrumpfniere klinisch wenig Bedeutung. Bei ihr liegen typische Sklerosen der größeren Nierengefäße vor. Die Nieren zeigen an der Oberfläche kleinere und größere flache narbige Einziehungen, die an der Kante des Organs besonders reichlich zu sein pflegen. Die sklerotisch verdickten großen Äste der Nierenarterie

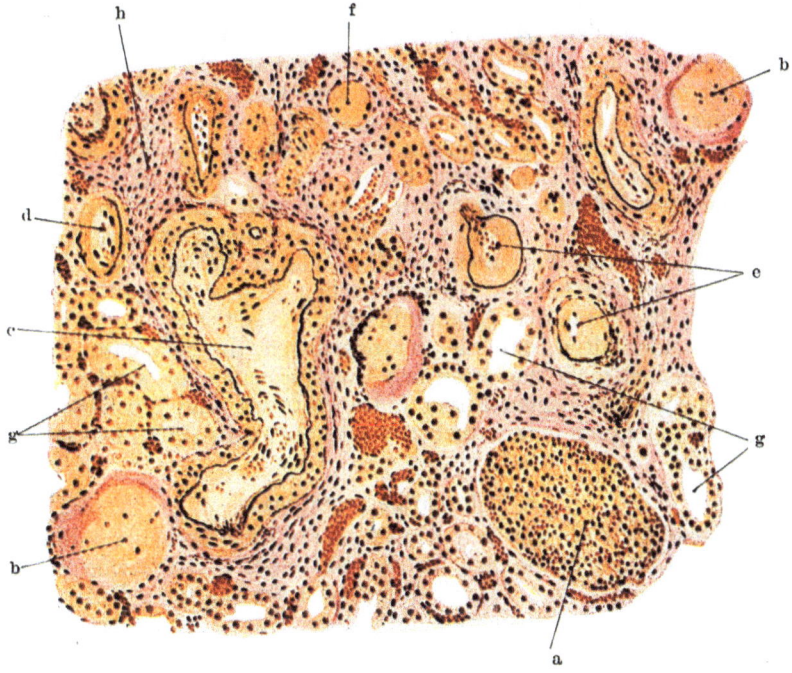

Fig. 183. Arteriosklerotische Schrumpfniere. Vergr. 140fach.
(Weigerts Elastinfärbung-van Gieson.)
a Erhaltener Glomerulus, auffallend groß. b Verödete, hyalin entartete Glomeruli. c Interlobuläre Arterie mit dicker Muskularis. d Arteriole mit beginnender subendothelialer Hyalinablagerung. e Kleine, hochgradig hyalin entartete Arteriolen mit engem Lumen. f Total hyalinisierte Arteriole ohne Lumen. g Im Schrumpfungsherd übriggebliebene Harnkanälchen. h Vermehrtes zellreiches Zwischengewebe.

können auf der Schnittfläche deutlich hervortreten. Die örtlichen Narben lassen sich auf der Schnittfläche mehr oder weniger tief in die an diesen Stellen verschmälerte Rinde hinein verfolgen. Gewöhnlich besteht gleichzeitig auch eine ausgebreitete Atherosklerose der Aorta und ihrer Äste. Mikroskopisch findet sich in den Narbenbezirken Atrophie: hyaline Verödung der Nierenkörperchen, Reste atrophischer Harnkanälchen, relativ vermehrtes Interstitium mit Lymphozyteninfiltrationen. Kombination von Arterio- und Arteriolosklerose der Niere kommt nicht selten vor. Von dieser arteriosklerotischen ist die einfache senile Schrumpfniere zu unterscheiden, wenn auch häufig Kombinationen vorkommen. Die einfache senilatrophische Niere ist stark verkleinert, hat eine besonders fein granulierte Oberfläche, eine stark verschmälerte Rinde und zeigt mehr oder weniger ausgedehnten Schwund der Nierenkörperchen und Kanälchen.

Endlich sei die chronische Stauungsniere erwähnt. Sie ist auch ein Beispiel eines Nierenleidens auf Grund von Störung der Zirkulation und Ernährung. Die Stauungsnieren sind zunächst ein wenig vergrößert, fühlen sich fest an und sind durch eine blaurote Färbung ausgezeichnet. Später tritt Atrophie mit Verschmälerung der Rinde ein. Auch hier kann die Oberfläche eine sehr feine Granulation zeigen. Mikroskopisch findet sich Verfettung des Kanälchenepithels, hyaline Verödung der Nierenkörperchen, Vermehrung des Interstitiums. Klinisch: spärlicher, konzentrierter Harn, wenig Eiweiß, Zylinder, rote Blutkörperchen im Sediment.

4. Entzündungen (Nephritis).

Wenn wir die Entzündung definieren als eine eigenartige Reaktion des Blutgefäßapparates auf Reize bzw. Schädigungen, und wenn wir somit Hyperämie und Exsudation als die wesentlichen und eigentlichen entzündlichen Vorgänge ansehen, dann wird das vielumstrittene Gebiet der Nephritis leicht zu umgrenzen sein. Dann werden wir aber auch von einer parenchymatösen (tubulären) Nephritis absehen können und zugeben müssen, daß jede Entzündung interstitiell ist, weil sie sich ja an den Gefäßen abspielt, die dem Zwischengewebe angehören[1]. Nun liegt die Sache bei der Niere insofern noch besonders schwierig, weil in diesem Organ eine höchst eigenartige Beziehung des Gefäßapparates zu dem Parenchym besteht, nämlich im Bereich der Nierenkörperchen. Hier sind kapilläre Gefäßknäuel in die Anfänge der Harnkanälchensysteme eingestülpt, und es sind auf diese Weise Gefäße und Parenchym in die engste räumliche und funktionelle Beziehung gebracht. Es versteht sich daraus leicht, daß bei entzündlicher Alteration der Glomerulusgefäße das Parenchym — in diesem Fall zunächst der Bowmansche Kapselraum — sofort in Mitleidenschaft gezogen wird. Das entzündliche Exsudat vor allem wird in diesen Räumen sich anhäufen, und so wird das Epithel der Bowmanschen Kapsel frühzeitig mit in die entzündliche Reaktion der Glomerulusgefäße verstrickt. Aber man muß doch auseinanderhalten, daß die Veränderungen, die sich dann an diesem Epithel abspielen, nicht das eigentlich Entzündliche sind, sondern daß dies Begleiterscheinungen degenerativer (oder reaktiver und regenerativer) Art sind, die der eigentlich entzündlichen vaskulären Reaktion bei- oder nachgeordnet sind.

α) Nicht eitrige Nephritiden.

Im folgenden wird von den nicht eitrigen Nierenentzündungen die Rede sein. Ätiologisch kommen für sie bakterielle und toxische Schädlichkeiten in Betracht. Es sind zu allermeist hämatogene Entzündungen. Von vornherein wird einleuchten, daß diese Noxen besonders häufig die Glomeruli affizieren werden. Die physiologische Funktion dieser „Nierenfilter" macht die spezielle Lokalisation der entzündungserregenden Stoffe in den Glomeruli ebenso verständlich wie dies deren anatomischer Bau tut. Die Alteration der Glomerulusgefäße wird aber nicht nur auf die zunächst gelegenen Parenchymteile (Bowmansche Kapseln) störend einwirken, sondern es ist klar, daß eine strukturelle und damit funktionelle Schädigung der Glomeruli auch für das ganze zugehörige Kanälchensystem (Nephron) von nachteiligen Folgen sein wird. Hört die Funktion

---

[1] Was als akute und chronische tubuläre Nephritis beschrieben wird, sind größtenteils toxische Nierenschädigungen, bei welchen Schwellungen, Vakuolisierungen, hyalintropfige Entartungen (s. S. 210), Verfettungen, Nekrosen der Epithelien, oft auch Abstoßungen derselben (Epithelialzylinder) das Bild beherrschen. Die Glomeruli sind in der Regel nicht sichtbar beteiligt; die Epithelien der Bowmanschen Kapsel können ähnliche Schädigungen zeigen wie die Tubulusepithelien. Die akuten Formen dieser toxischen Parenchymentartung sind makroskopisch oft schwer zu erkennen: leichte Rindentrübungen mit oder ohne Schwellung, Durchfeuchtung der Rinde, mit oder ohne Kapselspannung, verwaschene Zeichnung zwischen Rinde und Mark auf der Schnittfläche. Chronische Formen, die durch ausgedehntere Verfettung und stärkere Desquamation der Epithelien ausgezeichnet sind, zeigen bei deutlicher Schwellung der Niere gelbweißliche Farbtöne in der Rinde. Ätiologisch sind diese „lipoiden Nephrosen" der Kliniker (viel Eiweiß, lipoide Substanzen im Harn, Ödeme, keine Herzhypertrophie, keine Hypertonie!) vielfach ganz dunkel. Bei Ausheilung: intrakanalikulärer Wiederersatz der Epithelien, manchmal verbunden mit interstitieller zelliger Reaktion. Ausgang dieser tubulären Nephrosen in Schrumpfung (sog. tubuläre Schrumpfniere) ist möglich (s. a. S. 204 u. 205).

der Glomeruli (nach deren Verödung) auf, dann wird das zugehörige Harnkanälchen in seiner ganzen Länge der funktionellen Atrophie verfallen müssen. So werden sich an primäre Glomerulusveränderungen allerlei sekundäre Kanälchenveränderungen anschließen. Bedenkt man, daß die Kanälchenepithelien häufig auch primär durch die zugrunde liegenden Noxen erkranken, und daß die Kanälchenerkrankung sekundär auf die Glomeruli zurückwirken kann, indem z. B. primäre Verödungen der Kanälchen zum sekundären Untergang der Glomeruli führen können, so erhellt, wie schwierig die formalgenetische Analyse entzündlicher Nierenleiden sein kann. Es kommt hinzu, daß die fraglichen Noxen nicht nur auf Glomeruli und Kanälchen, sondern auch auf Gefäße und Interstitium der Niere einwirken können. Auch hier müssen die primären vaskulären und interstitiellen Prozesse von den verschiedenartigen sekundären Veränderungen an diesen Teilen getrennt werden. Primäre Gefäßstörungen und interstitielle Prozesse werden nicht ohne Rückwirkung auf das Parenchym bleiben können. Sekundäre Gefäßveränderungen bilden sich regelmäßig bei den chronischen, zu Schrumpfung führenden Nierenleiden aus. Sie treten uns vor allem als Verdickungen der Wandungen entgegen: einerseits sind es hypertrophische Vorgänge an Muskulatur und elastischem Gerüst der Gefäße infolge erhöhter Arbeitsleistung (Erhöhung des allgemeinen Blutdruckes, Erschwerung der lokalen Zirkulation in Schrumpfnieren), andererseits sind es Verengerungen und Obliterationen der Gefäße infolge mangelhafter funktioneller Inanspruchnahme innerhalb schrumpfender Nierengebiete (Rückbildungen). Sekundäre Veränderungen des Interstitiums entstehen durch Resorption von Stoffen aus den zerfallenen Epithelien und aus den Harnkanälchen. Ferner bedingt der Untergang zahlreicher Glomeruli und Kanälchen nicht nur ein Zusammenrücken des Bindegewebes auf einen kleineren Raum (relative Vermehrung des Interstitiums), sondern auch eine Änderung der Vaskularisation und einen strukturellen Umbau des Interstitiums. Endlich ist zu berücksichtigen, daß sich in den Heilungs- und Vernarbungsstadien organisatorische, regenerative und kompensatorisch-hypertrophische Prozesse am Interstitium und am Parenchym abspielen, die von den Vorgängen des eigentlich entzündlichen Stadiums nicht immer leicht zu trennen sind. Dies ist um so schwieriger, als ja viele Nierenleiden sich chronisch, schleichend fortentwickeln oder eine fortgesetzte Unterbrechung der Ausheilung durch akute Nachschübe zeigen. Aus dem Gesagten geht hervor, wie schwierig die richtige Auflösung der histologischen Bilder bei der Nephritis, besonders bei den chronischen Formen, sein kann.

Es versteht sich von vornherein, daß die klinischen Erscheinungen der Nierenentzündung sehr wechselnde sein werden. Die Erkrankung der Niere hat bald mehr diffusen Charakter, bald ist sie ausgesprochen herdförmig. Bald ist dieser, bald jener Teil des Nierengewebes (Glomeruli, Interstitium, Epithelien) besonders erkrankt. Leider gelingt es aber bis heute nicht, bestimmte klinische Symptome immer auf bestimmte histologische Läsionen zurückzuführen. Von vielen wird angenommen, daß die Störung in der Ausscheidung der Chloride und des Wassers vorwiegend auf der Erkrankung der Glomeruli, die mangelhafte Ausscheidung wichtiger stickstoffhaltiger Stoffwechselprodukte in erster Linie auf der Kanälchenerkrankung beruht. Eiweiß kann von allen Teilen des Systems geliefert werden (s. a. S. 193). Die Entstehung der nephritischen Ödeme, der Blutdruckerhöhung (Hypertonie) und linksseitigen Herzhypertrophie, der verschiedenen Formen der Urämie bei Nierenleiden kann hier nicht Gegenstand der Erörterung sein. Andererseits ist ein großer Wechsel der klinischen Erscheinungen bei einem und demselben Nierenleiden festzustellen, je nach dem Stadium, in welchem der Kranke zur Untersuchung kommt. Diese Stadien werden als das der akuten Entzündung, der Reparation, der Vernarbung mit Kompensation und endlich der Dekompensation unterschieden (Aschoff). Dieses Schema wird freilich selten rein zur Durchführung kommen. Denn einmal gibt es Nierenentzündungen, die ohne akuten Einsatz von vornherein schleichend verlaufen, und andererseits werden die Reparationsstadien akuter Entzündungen häufig von neuen akuten Schüben überholt. So müssen wir also neben akuten Entzündungen und deren Folgezuständen auch echte chronische Entzündungen anerkennen, die durch fortdauernde oder immer wiederkehrende Reizungen oder Schädigungen mäßigen Grades entstehen.

Die physiologische und anatomische „Disposition" der Glomeruli macht es verständlich, daß fast alle echten Nierenentzündungen Glomerulonephritiden sind. Es kommen zwar Fälle vor, in welchen das entzündliche

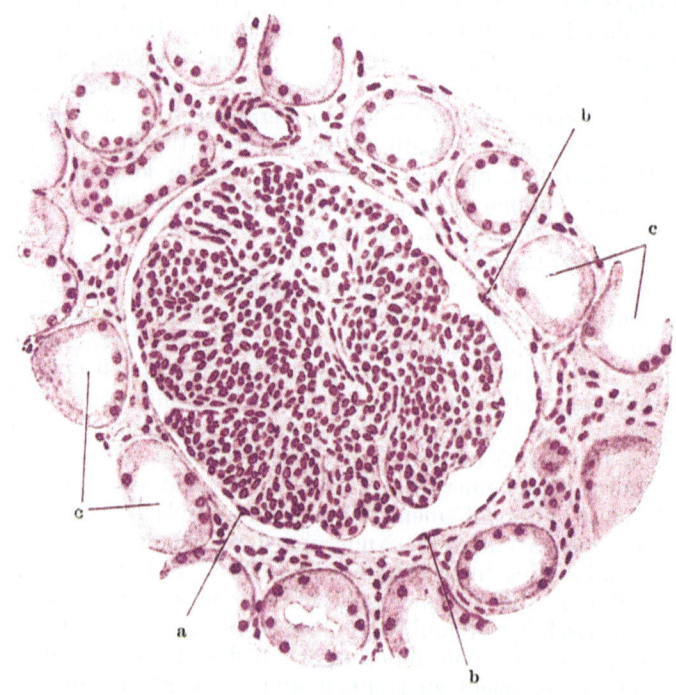

Fig. 184. Akute Glomerulitis. Vergr. 200fach. (Hämatoxylin.)
Äußerst zellreicher Glomerulus.
a Schwellung des Schlingenepithels. b Schwellung und Vermehrung des Kapselepithels. c Hauptstücke mit zum Teil kernlosem Epithel.

(seröse oder zellige) Exsudat sich vorwiegend im eigentlichen Zwischengewebe anhäuft, ohne daß die Glomeruli besonders auffallend mitbeteiligt zu sein brauchen, aber diese Nephritis interstitialis im engeren Sinne (s. S. 227) tritt an Häufigkeit sehr zurück gegenüber der Glomerulonephritis. Die Glomerulonephritis tritt in akuten und chronischen Formen auf. Ferner kennen wir herdförmige und diffuse Glomerulonephritiden. Ätiologisch kommen in erster Linie Infektionen in Betracht.

Die diffuse akute Glomerulonephritis zeigt uns eine mehr oder weniger geschwollene und durchfeuchtete Niere. Die Rinde erscheint oft trüb, graurot. Häufig finden sich multiple kleinste Blutungen, durch welche die Oberfläche fein rot punktiert erscheint (hämorrhagische Glomerulonephritis). Bei subakuten Formen zeigt die Rinde eine graugelbliche Fleckung (wegen der vorhandenen Verfettungen). Die chronischen Formen können durch stärkere Vergrößerung der Niere, Verbreiterung der Rinde und weißgelbliche Verfärbung derselben ausgezeichnet sein (breite, weiße Niere). Blutungen und hyperämische Entzündungsherde geben auch hier durch rote Fleckung ein buntes Bild (große, bunte Niere). Nicht selten sieht man bei den Glomerulonephritiden auf der Schnittfläche die Nierenkörperchen als feinste, rote oder graue, glasige Körnchen über die Schnittfläche hervorragen. Wenn die Glomerulonephritis in Schrumpfung (sog. sekundäre Schrumpfniere) übergeht, dann wird das grobanatomische Bild verschieden sein, je nachdem es sich um eine herdförmige oder diffuse Form handelte. Im ersteren Fall wird die Schrumpfung unregelmäßig sein, und es entstehen höckerige Nieren, die oft auch noch die erwähnte bunte Fleckung zeigen. Die geschrumpften, eingesunkenen Teile sehen infolge Gefäßreichtums rötlich aus; die noch erhaltenen, in der Regel mehr oder weniger verfetteten Nierenreste treten als

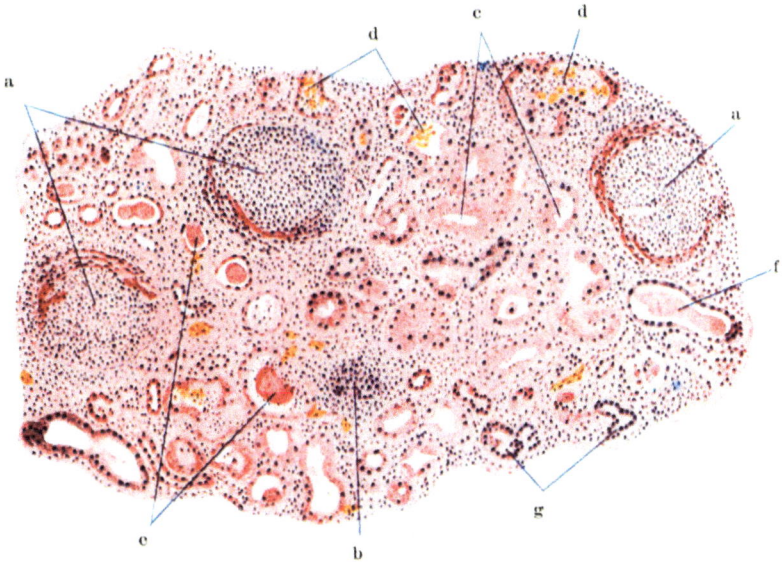

Fig. 185. **Subakute hämorrhagische Glomerulonephritis.** Vergr. 100fach. (Hämatoxylin-Eosin.)
a Unscharf begrenzte, entzündete Nierenkörperchen. Kernreiche Gefäßknäuel; Fibrin, Blut, Epithelien, Leukozyten in den Kapselräumen; perikapsuläre, entzündliche Zellinfiltration durch Leuko- und Lymphozyten. b Tangential getroffenes Nierenkörperchen. c Harnkanälchen (Hauptstücke) mit hyalin-tropfiger Entartung der Epithelien. d Blut und Leukozyten in Hauptstücken. e Eiweißzylinder in einem Hauptstück (unten) bzw. Schaltstück (oben). f Hyaliner Eiweißzylinder in erweitertem Schaltstück. g Schaltstücke.

gelbliche kleine Höcker (Granula) oder gröbere Protuberanzen an der Nierenoberfläche hervor (granulierte glomeruläre Schrumpfniere). Die diffusen Formen schrumpfen mehr gleichmäßig, und es entstehen so äußerlich relativ glatte oder nur wenig und feiner granulierte, gelbweiße oder buntgefleckte Nieren (glatte, glomeruläre Schrumpfniere).

Das mikroskopische Bild der akuten Glomerulonephritis zeigt uns in manchen Fällen nur sog. kernreiche Glomeruli: sog. akute Glomerulitis (Fig. 184). Es ist nicht leicht, den Kernreichtum eines Glomerulus richtig abzuschätzen; man hat versucht, durch Kernzählungen hier Einblick zu gewinnen. Die vermehrten Kerne bei akuter Glomerulitis sind auch ihrer Natur nach nicht leicht zu beurteilen. Größtenteils handelt es sich um Leukozyten (Oxydasereaktion!), die in den Kapillarschlingen der Gefäßknäuel und in den benachbarten Rindenkapillaren stecken. Dann kommen aber auch Schwellungen des Protoplasmas und der Kerne des synzytialen Kapillarendothels und Schlingenepithels (a), sowie auch Wucherungen dieser Synzytien in Betracht. Besonders das Kapillarendothel wird protoplasmareich und vermehrt sich. Auch werden Schwellungen und granuläre Trübungen des Kapselepithels (b) beobachtet. Verfettungen der Kapillarschlingen sind gelegentlich nachweisbar. Manchmal findet man thrombotische Zustände (feinkörnige Massen oder Fibrin) in den Kapillarschlingen. Durch alle diese Kapillarprozesse werden die Lichtungen des glomerulären Wundernetzes verlegt. Im Kapselraum findet sich in den Fällen von akuter Glomerulitis oft wenig von Exsudat, wie Eiweiß, einzelne rote Blutkörperchen und Leukozyten. Die Hauptstücke zeigen das Bild der trüben Schwellung, oftmals mit schlechter oder gar fehlender Kernfärbung (c). Diese rückläufigen Vorgänge an den Tubuli begleiten also die eigentlich entzündlichen Prozesse,

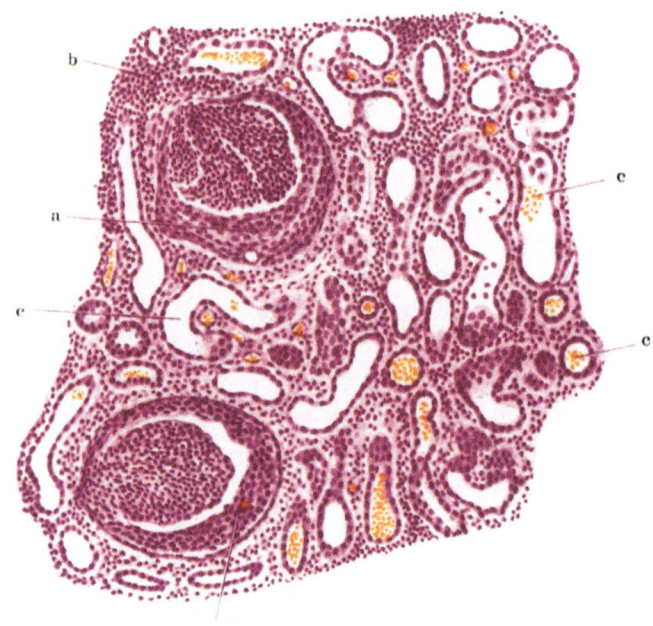

Fig. 186. Chronische Glomerulonephritis („Halbmonde"). Vergr. 110fach. (Hämatoxylin.)
a Erweiterte Kapselräume der Nierenkörperchen, erfüllt mit aufeinander geschichteten Epithelien („Halbmonde"). b Lympho-leukozytäre Zellansammlungen im Interstitium. c Erweiterte Harnkanälchen mit Blut und abgestoßenen Epithelien als Inhalt.

die ganz vorwiegend auf die Glomeruli konzentriert sind. Die Beteiligung der Tubuli ist in den einzelnen Fällen nach In- und Extensität verschieden.

In subakuten Fällen (Fig. 185) von Glomerulonephritis sehen wir an den entzündeten Nierenkörperchen viel mehr in die Augen fallende Veränderungen. Schon bei schwacher Vergrößerung erscheinen die Corpuscula Malpighi (a) wenig scharf begrenzt, ihre Konturen sind undeutlich, verwaschen. In den Bowmanschen Kapseln und in Harnkanälchen sieht man allerlei Exsudat. Die Tubuli (c) zeigen geschwollene Epithelien. Bei starker Vergrößerung trifft man in den Kapselräumen der Nierenkörperchen rote Blutkörperchen, weiße Blutkörperchen (polymorphkernige Leukozyten, Lymphozyten), fädiges Fibrin, körnig-schollig-fädige Eiweißmassen an. Außerdem aber finden sich in den Kapselräumen größere, epithelartige Zellen, die, vielfach auch aufeinander geschichtet, den Glomerulus halbmondförmig umgeben (sog. „Halbmonde"). Das sind abgelöste und in den Kapselraum abgestoßene Epithelien des parietalen und viszeralen Blattes der Bowmanschen Kapsel. Die Kapselräume sind durch das abgelagerte Exsudat erweitert. In den Kapillarschlingen der Glomeruli stecken viel Leukozyten; auch „hyaline" Thromben können hier gefunden werden. Die nächste Umgebung der Nierenkörperchen zeigt mehr oder weniger starke Infiltration mit Wanderzellen (Leukozyten, Lymphozyten). Diese entzündlichen Zellansammlungen lassen sich fast überall auch zwischen die Harnkanälchen verfolgen. In den Kanälchen sind ebenfalls Leukozyten und Erythrozyten, sowie Eiweißzylinder nachzuweisen (d, e, f). Bei stärkerer Miterkrankung der Tubuli sind die Epithelien derselben, besonders der Hauptstücke, geschwollen, ihre Kerne vielfach schlecht färbbar, das Protoplasma vakuolär (Hydropsie, Verfettung

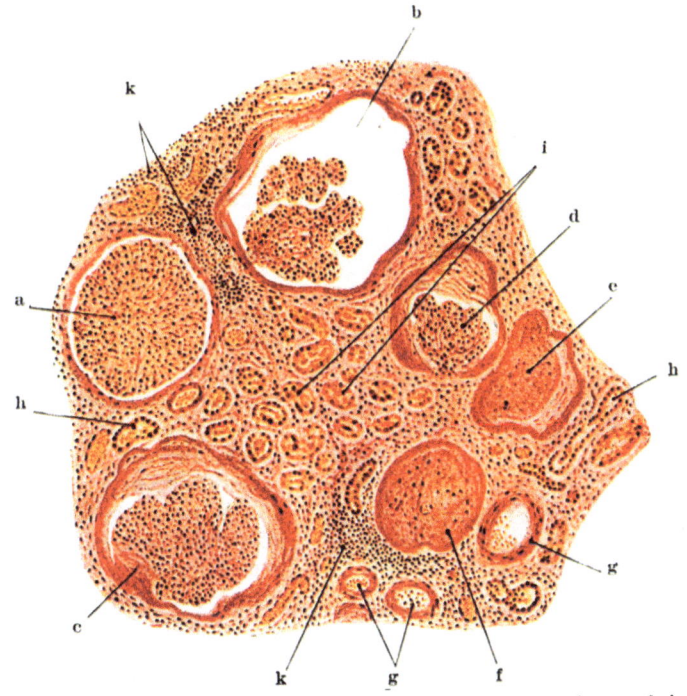

Fig. 187. Chronische Glomerulonephritis (glomeruläre Schrumpfniere).
Vergr. 80fach. (van Gieson.)

a Großer, kernreicher Glomerulus. b Nierenkörperchen mit stark erweitertem Kapselraum und verdickter Kapsel. c Nierenkörperchen mit stark verdickter Kapsel und feinststreifigem Bindegewebe an der Innenwand der Kapsel. d Wie bei c; zugleich Atrophie des Glomerulus. e Hyalin entarteter, geschrumpfter Glomerulus mit Kapselverdickungen. f Total hyalin entarteter Glomerulus, mit der verdickten Kapsel verschmolzen. g Rindenarteriolen. h Atrophische Schaltstücke. i Hauptstücke mit Epitheldegeneration (Verfettung, Nekrose, Abstoßung). k Zellige (lymphozytäre) Infiltrate im Interstitium.

der Zellen) oder mit glänzenden Granula erfüllt (hyalin-tropfige Entartung). Da und dort ist auch Ablösung der Epithelien von der Unterlage zu sehen.

Bei chronischer Glomerulonephritis (Fig. 186, 187, 188, 189) sind die Halbmondbildungen (Fig. 186, a) noch deutlicher entwickelt. Es gesellen sich organisatorische Prozesse hinzu (Reparationsstadium!), insoferne, als das verschiedenartige (fibrinös-zellige) Exsudat in den Kapselräumen durch Wucherungen des Kapselbindegewebes substituiert wird. An Stelle der Halbmonde sieht man in diesen Reparationsstadien vielfach feinstreifiges Bindegewebe, das durch die Färbung nach van Gieson gut zur Darstellung gebracht wird (Fig. 187, c und d). Dabei erfährt die fibröse Kapsel der Nierenkörperchen eine bindegewebige Verdickung. An den Glomeruli sieht man einerseits atrophische Zustände (Fig. 187, d), andererseits tritt eine hyaline Quellung der Schlingen auf, die untereinander verbacken, so daß schließlich

Borst, Histologie, 4. Aufl. 15

der ganze Knäuel in eine hyaline, Kernreste einschließende Masse verwandelt wird (Fig. 187, e). Im Verlauf dieser Vorgänge kommt es auch zu bindegewebigen Verwachsungen der hyalinisierten Glomeruli mit der verdickten Bowmanschen Kapsel (Fig. 187, f). Nach vollständiger Obliteration der Kapselräume sind aus den Malpighischen Körperchen (auf Durchschnitten rundliche) hyaline Scheiben geworden, an welchen man bei Färbung nach van Gieson an der verschiedenen Farbtönung noch die Anteile der Kapseln und der Knäuel differenzieren kann; die hyalinen Knäuel färben sich mehr gelblichrötlich, die hyalinen Kapseln dunkelrot (Fig. 188). Neben diesen hyalinen „Ruinen" sieht man da und dort noch erhaltene, gelegentlich sehr große (hypertrophische) Glomeruli, die oft in stark erweiterten Kapseln liegen (Fig. 187, a; 188, b). Aber auch an diesen noch erhaltenen Malpighischen Organen werden Kapselverdickungen, Organisationen, eventuell auch frischere entzündliche Vorgänge, Blutungen usw. festgestellt. Ein Zeichen dafür, daß der nephritische Prozeß weitergeht und auch die bis dahin noch gesunden Nierenkörperchen ergreift. Haben wir es bereits mit einer ausgesprochenen glomerulären Schrumpfniere (Fig. 188) zu tun, dann sehen wir als sinnfälligen Ausdruck der Schrumpfung die verödeten Nierenkörperchen (Fig. 188, a) dicht beisammenliegen. Zwischen ihnen findet man atrophische Harnkanälchen von indifferentem Aussehen: funktionslose Reste des tubulären Parenchyms

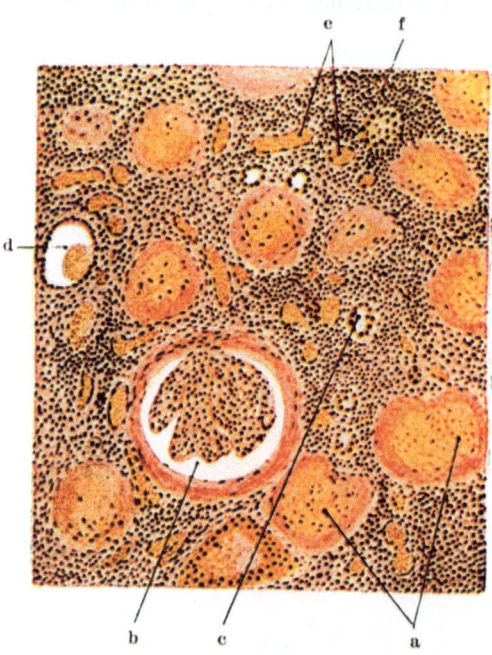

Fig. 188. Chronische Glomerulonephritis (glomeruläre Schrumpfniere). Vergr. 110fach. (van Gieson.)
a Hyalin entartete Nierenkörperchen; Glomerulus und Kapsel durch die differente Färbung gut unterscheidbar. b Großer, erhaltener Glomerulus in erweitertem Kapselraum; Bowmansche Kapsel verdickt. c Restierende Harnkanälchen (Schaltstücke). d Erweitertes Harnkanälchen (Schaltstück) mit hyalinem Zylinder als Inhalt. e Weite Blutkapillaren. f Vermehrtes Interstitium mit starker lymphozytärer Zellinfiltration.

(Fig. 188, c). Der Kanälchenschwund in der Rinde hat Atrophie der Markkanälchen zur Folge. Das Bindegewebe erscheint (durch die Schrumpfung) relativ vermehrt. Es ist in der Regel stark lymphozytär infiltriert (Fig. 187, k; 188, f), seine Kapillaren sind oft auffallend weit (Fig. 188, e). An den kleineren und größeren arteriellen Gefäßen solcher Schrumpfnieren können sich ausgesprochen atherosklerotische Prozesse entwickeln.

Bei der chronischen Glomerulonephritis ist auch die Affektion der Tubuli in der Regel eine tiefgehende und ausgedehnte (Fig. 187 und 188). Neben hyalintropfiger Entartung treten vor allem Verfettungen an den Epithelien des sezernierenden Abschnittes in größerem Umfange hervor. Solche Verfettungen, Zeichen der schweren Ernährungsstörung und der toxischen Schädigung, finden sich auch an den Glomerulusschlingen und den Epithelien der Bowmanschen Kapsel, ferner auch an den Arteriolen (atheromatöse Zustände) und im Zwischengewebe. Doppeltbrechende Fette treten hier auf (vgl. Fig. 170—172). Die Epithelien der Tubuli können in manchen Fällen auch ausgedehnte Nekrosen (Kernverlust!) aufweisen (Fig. 189). Vielfach sind die degenerierten Tubulusepithelien abgestoßen, liegen als verfettete oder kernlose Gebilde im Lumen, das sie verstopfen (Fig. 187, i und 189, b). Wurden sie durch den Harn weggespült, dann sieht man „nackte" epithellose Kanälchen. Vielfach sieht man (im Stadium der Reparation) neben abgestoßenen, im Lumen liegenden Zellen bereits wieder regenerierte Elemente an der Wand der Kanälchen; auch diese verfetten und lösen sich ab. Man erhält durch Vergleich vieler Stellen des Präparats den Eindruck eines chronischen Desquamativkatarrhs der Harnkanälchen. Viele Harnkanälchen (besonders Schleifen und Sammelröhren) enthalten kolloide Massen (Zylinder). Auch dadurch kommen Verstopfungen der Kanälchen zustande. Erweiterte Harnkanälchen, die man häufig sieht, zeigen uns die Behinderung des Harnabflusses durch derartige Verstopfungen an.

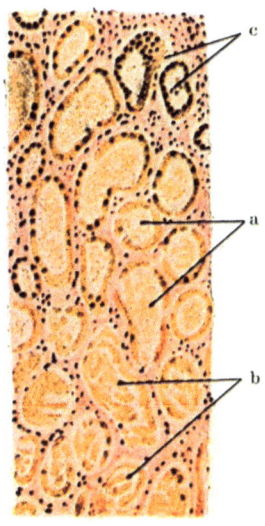

Fig. 189. Chronische Glomerulonephritis (tubuläre Degeneration dabei). Vergr. 110fach. (van Gieson.)
a Hauptstücke mit schlecht färbbarem Epithel und fädigkörnigen Eiweißmassen als Inhalt. b Hauptstücke, mit abgestoßenen, kernlosen Epithelien ausgefüllt.
c Schaltstücke.

Die Schilderungen bezogen sich bisher auf die diffuse Glomerulonephritis. Die herdförmige Glomerulonephritis (embolische Herdnephritis Löhleins), in der Regel verbunden mit ulzeröser Endokarditis (Streptococcus viridans!), zeigt auf Grund embolischer (thrombotischer) Verstopfung von Kapillarschlingen einzelner Glomeruli herdförmig lokalisierte, glomeruläre Entzündungsherde mit Nekrose und hyaliner Quellung einzelner Schlingen oder ganzer Glomeruli, mit starken, perikapsulären Zellansammlungen. Die Folgen sind partielle oder totale Synechien der Glomeruli mit den Kapseln. Bei den partiellen Kapselverwachsungen bleiben Teile des Bowmanschen Kapselraumes offen; das Kapsel- und Schlingenepithel, welches diese Teilräume auskleidet, nimmt kubische Form an; dadurch gewinnen diese Teilräume ein an Drüsendurchschnitte erinnerndes Aussehen (s. a. Fig. 169). Die Glomerulusveränderungen und Kapselverwachsungen führen schließlich zu völliger Veröden der Nierenkörperchen mit Bildung eigenartig unscharf begrenzter, hyaliner Umwandlungen derselben. Übergang der embolischen Herdnephritis in Schrumpfniere ist möglich.

Die sog. Kriegsnephritis ist ebenfalls eine (oft in Heilung übergehende) Glomerulonephritis.

Manche Nephritiden lassen keinen so ausgesprochen glomerulären Typus erkennen. Es gibt akute Nephritiden, bei welchen sich, wie schon erwähnt, das (seröse oder mehr zellige) Exsudat vorwiegend im Zwischengewebe ablagert: Nephritis acuta interstitialis. Unser Präparat (Fig. 190) zeigt diese Art bei der Scharlachinfektion. Es handelt sich um stark geschwollene, durchfeuchtete Nieren mit verwaschener Zeichnung auf der Schnittfläche. Die verbreiterte, graurote Rinde zeigt (schon mit bloßem Auge sichtbare) dunkelrote Streifen und Flecken.

Mikroskopisch fällt bei schwacher Vergrößerung in erster Linie neben der Hyperämie der Gefäße (b) ein zelliges Infiltrat im Zwischengewebe der Rinde auf. Dunkelblau gefärbte Zellmassen (a) durchsetzen streifenförmig das Rindenparenchym. Manchmal sind diese Stellen nicht nur zellig, sondern auch hämorrhagisch infiltriert. Bei geeigneter Färbung (nach Gram) lassen sich in den Infiltraten Streptokokken nachweisen. Bei starker Vergrößerung zeigen die Infiltratzellen lymphozytären Charakter: vorwiegend einkernige Rundzellen vom Aussehen der Lymphozyten (Plasmazellen) erfüllen die Zwischenräume zwischen den auseinandergedrängten

Rindenkanälchen. Leukozyten sind nur wenige zu sehen. Vielfach trifft man diese Zellen auch im Lumen der Tubuli an. An den Tubulusepithelien lassen sich allerlei degenerative Veränderungen, auch Ablösungen der Epithelien von der Wand der Kanälchen, feststellen. Die Glomeruli (c) sind wenig oder gar nicht beteiligt; manchmal findet sich Hyperämie der Schlingen, geringes Exsudat (Eiweiß) in den Kapselräumen. Ausgang dieser Nephritis acuta interstitialis in granuläre Schrumpfung ist möglich.

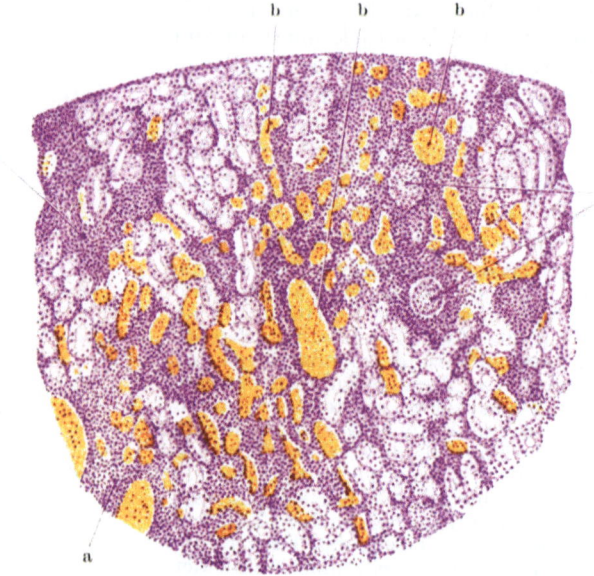

Fig. 190. Sog. Nephritis interstitialis acuta (bei Scharlach). Vergr. 50fach. (Hämatoxylin). a Zellige Infiltrate (lymphoide Zellen) im Interstitium. b Stark erweiterte Blutgefäße. c Nierenkörperchen mit perikapsulären Zellinfiltraten.

Anhang: Harnzylinder.

Der Harnbefund bei den vorstehend geschilderten entzündlichen Nierenleiden ist naturgemäß sehr verschiedenartig. Uns soll hier hauptsächlich das Sediment des Harnes beschäftigen. Bei der akuten Glomerulonephritis ist die Harnmenge vermindert, manchmal bis zur Anurie. Die Ursachen des Versiegens der Harnflut sind sehr mannigfaltig. Vor allem sind die Veränderungen der Nierenkörperchen verantwortlich zu machen (Schwellungen mit Verlegung der Schlingen, Anhäufung von Exsudat im Kapselraum usw.); ferner ist an Verlegung und Verstopfung der Kanälchen durch Schwellung und Abstoßung des Epithels, durch pathologischen Inhalt derselben (Blut, Eiweiß, Zylinder) zu denken. Endlich kommen Zirkulationsstörungen lokaler und allgemeiner Natur in Betracht. Der verminderte Harn ist eiweißreich; er hat vermehrtes spezifisches Gewicht. Die Ausscheidung der anorganischen Salze und der N-haltigen Stoffwechselprodukte ist gestört (Retention dieser Stoffe im Blut!). Im Sediment finden wir rote Blutkörperchen, Leukozyten, Epithelien. Zylindrische Gebilde aus Erythrozyten, hyalinen Eiweißmassen, Epithelien finden sich. Bei der chronischen Glomerulonephritis ist in den jüngeren Stadien die Harnmenge noch herabgesetzt (Retention der Stoffwechselprodukte, Ödeme, chronische Urämie!); der Harn enthält reichlich Eiweiß und reichlich Sediment. Dieses enthält sehr verschiedenartige Formen von sog. Harnzylindern. Vor allem finden sich lipoide Beimengungen: verfettete Epithelien, verfettete Zylinder (s. später). In den späteren, narbigen Schrumpfungsstadien ist die Harnmenge vermehrt, die Ausscheidung der Stoffe kann (absolut) annähernd normal werden. Der Blutdruck ist dauernd erhöht, Arbeitshypertrophie der Gefäße und des Herzens bilden sich aus. Eiweiß findet sich wenig im Harn. Im Sediment vorwiegend hyaline Zylinder. Das Nierenleiden ist durch Anpassung an die neuen Verhältnisse kompensiert. Gefahr der Dekompensation besteht weiter (Herz- und Gefäßinsuffizienz, Hydrops, Hirnblutung, Urämie). Bei der Nephritis interstitialis acuta ist der Harnbefund oft auffallend

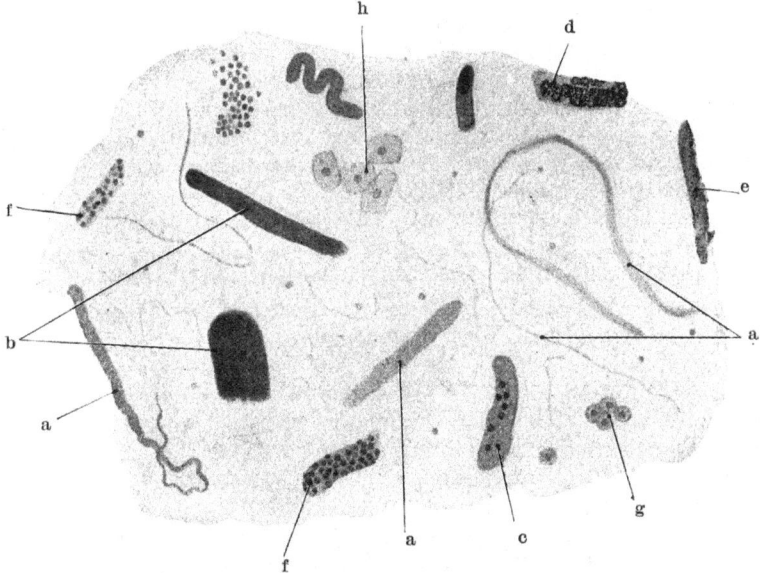

Fig. 191. Harnsediment (Zylinder) bei chronischer Glomerulonephritis. Vergr. 100fach. (Sediment, osmiert.)

a Hyaline Zylinder. b Wachszylinder. c Hyaliner Zylinder mit vereinzelten aufgelagerten Epithelien. d Verfettete Epithelialzylinder (Fetttröpfchen in den Epithelien geschwärzt). e Fettkörnchenzylinder. f Epithelialzylinder. g Epithelien der ableitenden Harnwege. h Plattenepithelzellen (der Vagina).

gering. Verminderung der Harnmenge (durch Druck des interstitiellen, serös-zelligen Exsudats auf die Kanälchen, durch eventuell vorhandene Glomerulusveränderungen, durch die entzündlichen Kreislaufstörungen). Eiweiß im Harn. Vereinzelte Exsudatzellen, eventuell auch vereinzelte rote Blutkörperchen im Sediment.

Die mehrfach erwähnten sog. Zylinder, die sich im Sediment des Harns bei den verschiedensten Nierenerkrankungen finden, sind zylindrische Ausgüsse der Harnkanälchen. Solche Ausgüsse finden sich in allen möglichen Abschnitten des Harnkanälchensystems vor, besonders aber in Schleifen, Schaltstücken und Sammelröhren. Das Material, aus welchem die Zylinder bestehen, ist sehr verschiedenartig. Es gibt zellige und amorphe Zylinder. Die ersteren bestehen aus Epithelzellen (Epithelialzylinder), roten Blutkörperchen (Blutzylinder), weißen Blutkörperchen (Leukozytenzylinder). Die Zellen liegen eiweißartigem Material auf oder werden durch Eiweißsubstanz zusammengehalten. Die amorphen Zylinder bestehen aus homogenen Eiweißmassen („hyaline" Zylinder), aus Fettkörnchen (Fettkörnchenzylinder, granulierte Zylinder), aus Fibrin (Fibrinzylinder). Verfettete Epithelialzylinder werden auch metamorphisierte Zylinder genannt. Eiweißzylinder aus besonders dichtem, offenbar wasserarmem, sprödem Material werden als wachsartige Zylinder bezeichnet. Es sind alte, eingedickte Eiweißzylinder. Außer den Zylindern findet man im Harnsediment Nierenkranker noch allerlei Zellen, wie Erythrozyten, Leukozyten, Nierenepithelien, Epithelzellen des Nierenbeckens, des Ureters, der Blase, der Vagina oder Urethra.

Unser Sediment (Fig. 191) stammt von einem chronischen Morbus Brightii (chronische Glomerulonephritis). Das Sediment ist mit Überosmiumsäure (zur Schwärzung der Fettkörnchen) behandelt und in Glyzerin aufgeschwemmt. Bei starker Vergrößerung sehen wir alle Arten von Zylindern: 1. zarte, durchsichtige, homogene oder leicht gestreifte, in allen Kalibern [hyaline Zylinder (a)]; 2. dichte, steife, scharf konturierte, dunkel gefärbte [Wachszylinder (b)]; 3. Zylinder aus Epithelzellen der Tubuli, wobei diese Zellen manchmal mosaikartig aneinander liegen oder einem hyalinen Eiweißmaterial aufliegen (c und f); 4. Zylinder aus verfetteten Epithelien (die Fettkörnchen schwarz gefärbt (d)]; 5. Zylinder, die aus ganz geschwärzten Körnchen bestehen (e); die Fettkörnchen liegen einem hyalinen Eiweißmaterial auf. Außerdem trifft man auf einzelne und in Gruppen liegende Zellen: kleine Nierenepithelien, größere platte, polygonale, rundliche, geschwärzte Epithelzellen des geschichteten Epithels der ableitenden Harnwege (g); ganz große Epithelplatten der Vagina (h). Außerdem allerlei amorphes Material: Eiweiß, Fetttröpfchen usw.

β) Eitrige Nephritis. (Embolische Nierenabzesse.)

Wenn man von den aus der Umgebung übergreifenden (lymphogenen) und den durch direkte traumatische Infektion entstehenden Niereneiterungen absieht, kommen eitrige Entzündungen in der Niere entweder auf dem Blutweg oder auf dem Wege des Harnes zustande. Der hämatogenen eitrigen Nephritis, wie wir sie als Teilerscheinung septikopyämischer Allgemeininfektion so häufig sehen, liegen embolische Vorgänge zugrunde. Entweder werden gröbere Thromben (Endocarditis ulcerosa!) mit eitererregenden Bakterien (meist Strepto- und Staphylokokken) in die Äste der Nierenarterien hineingeschleudert, so daß dann zunächst richtige anämisch-hämorrhagische Infarkte (s. S. 212) entstehen, die sekundär entweder total vereitern, oder durch Eiterung in der Peripherie förmlich sequestriert werden (gröbere Form der septischen Embolie). Oder die mit dem Blut zugeführten Kokken bleiben in kleinsten Arterien oder erst im Kapillargebiet der Niere, besonders in den Schlingen der Glomeruli, haften und erregen von hier aus eine eitrige Entzündung des Nierengewebes, die zur Bildung kleiner eitriger Schmelzungsherde führt. Diese sind in der Niere als sog. „miliare", gelbliche, punkt- und streifenförmige, oft bereits erweichte Herdchen in großer Anzahl nachzuweisen. Die gelblichen Herde zeigen einen dunkelroten, hämorrhagischen Saum, der besonders an der Oberfläche der Niere, wo die Abszeßchen ein wenig vorragen, deutlich zu sehen ist. Häufig liegen viele Abszeßchen beisammen und konfluieren mit ihren roten Säumen zu größeren Herdbildungen. Diese feinere Form der embolischen Niereneiterungen spielt sich hauptsächlich, wenn auch nicht ausschließlich, in der Rinde ab. Dadurch aber, daß die Eiterkokken im Bereich der Glomeruli ausgeschieden werden oder von den schon gebildeten Rindenabszessen aus in die gewundenen Harnkanälchen gelangen, werden sie mit dem Harnstrom weiter abwärts verschleppt und in den Schleifen- und Sammelröhren zurückgehalten. Dann entstehen von diesen geraden Kanälchen aus eitrige Entzündungen und längsgestellte („streifige") Abszesse im Mark, die auch als Ausscheidungsabszesse bezeichnet werden. Die Nierenpapillen können dabei von

Abszessen dicht durchsetzt sein, ausgedehnt vereitern oder nekrotisieren (Nephritis papillaris mycotica-[Orth]). Die eitrige Ausscheidungsnephritis kann auch mehr selbständig auftreten (hämatogene, metastatische Nephritis im engeren Sinne). Dann finden sich keine ausgesprochenen Embolien; die mit dem Blut in die Niere importierten Eitererreger verlassen die Kapillarbahn, ohne im Bereich derselben stärkere Veränderungen hervorzurufen, werden in das Kanälchensystem ausgeschieden und erzeugen erst von den geraden Kanälchen der Marksubstanz aus Abszesse. Diese im Kanälchensystem deszendierende Entzündung kann dann weiter zur Erkrankung des Nierenbeckens, des Ureters und der Blase usw. führen.

Im Gegensatz zu diesen deszendierenden Niereneiterungen stehen die urinogenen (porogenen), aszendierenden Eiterungen. Hier gelangen die Bakterien (häufig auch Bact. coli) von der Blase oder dem Nierenbecken (bei Störungen des Harnabflusses) aufsteigend in die Markkanälchen, und es entstehen so erst längliche, dem Verlauf der geraden Kanälchen entsprechende Markabszesse, später bei weiterer Verbreitung nach oben (mehr rundliche) Rindenherde. Bei diesen urinogenen Niereneiterungen (sog. eitrige Pyelonephritis) kann es zu sehr umfangreichen Einschmelzungen der Niere durch Konfluenz benachbarter Abszesse kommen; ganze Renkuli können vereitern. Hämatogene und urinogene, deszendierende und aszendierende Abszeßbildungen sind häufig in einer und derselben Niere nebeneinander vorhanden. Die oben beschriebene hämatogene metastatische Ausscheidungsnephritis z. B. führt deszendierend zur Pyelitis und von da in den Markkanälchen wieder aufsteigend zu porogenen Nierenabszessen. Die Unterscheidung ist oft schwierig. Alle Niereneiterungen, die hämatogenen und die urinogenen, können auch auf das Nierenkapselgewebe und das Nierenbett übergreifen und zu peri- und pararenalen (retroperitonealen) Eiterungen führen. Ausheilungen der Nierenabszesse unter Narbenbildung sind möglich.

Mikroskopisch werden wir nach dem Gesagten bei der embolischen eitrigen Nephritis den Ausgang der Abszesse von den Blutgefäßen her nachweisen können, während bei der Ausscheidungsnephritis und den porogenen Niereneiterungen als Zentrum der Abszesse sich Harnkanälchen finden. Unser Präparat (Fig. 192) zeigt bei ganz schwacher Vergrößerung die Entwicklung multipler, miliarer, embolischer Rinden- und Markabszesse in einem Falle von Pyämie. Das Nierengewebe ist in Rinde und Mark von dunkelblau gefärbten, umschriebenen, größeren und kleineren Zellherden durchsetzt. Diese rundlichen, länglich ovalen, gelegentlich auch verzweigten (Gefäßverlauf!) und durch Konfluenz vielgestaltigen Herde sind die Abszesse (b, c, g). Innerhalb dieser Herde sieht man noch besondere, tiefblau gefärbte Flecken: es sind Quer- oder Längsschnitte durch Gefäße bzw. Kanälchen der Niere, die mit Kokkenmassen (Kokkenzylindern) völlig ausgefüllt sind (h). Manche der größeren Eiterherde zeigen kernlose, nekrotische Partien. Es finden sich auch umfangreichere, manchmal keilförmige Nekrosen des Nierengewebes. Das sind anämische Infarkte, die auf Grund von embolischer Gefäßverstopfung entstanden sind (s. unten). Vielfach erscheint das Gewebe im Bereich der Eiterherde und Nekrosen aufgelockert, zerfallen [Einschmelzung! Verflüssigungsnekrose! (c)]. Sucht man nicht die ganz großen Abszesse, sondern die kleineren auf, so kann man häufig feststellen, daß ein Nierenkörperchen das Zentrum der Eiterung darstellt (a, e). Man sieht auch oft die Zellinfiltration rings um das Nierenkörperchen besonders dicht ausgebildet (Periglomerulitis), und es ist die Differenzierung zwischen Glomerulus, Kapselraum und Kapsel wegen großen Zellreichtums aller dieser Teile schwierig, ja stellenweise unmöglich. Oft auch ist der Glomerulus selbst von Eiterung frei, aber kernlos, nekrotisch, und erst in der Umgebung des Malpighischen Körperchens tritt die eitrige Infiltration des Gewebes hervor (s. unten!). Alle Abszesse zeigen in ihrer Umgebung starke Füllung der Blutgefäße, häufig auch Blutungen. Die kleineren und größeren Nierengefäße, Arterien und Venen, enthalten da und dort Thromben (f), in welchen wieder dunkelblaue, unregelmäßige Flecken auf Kokken-

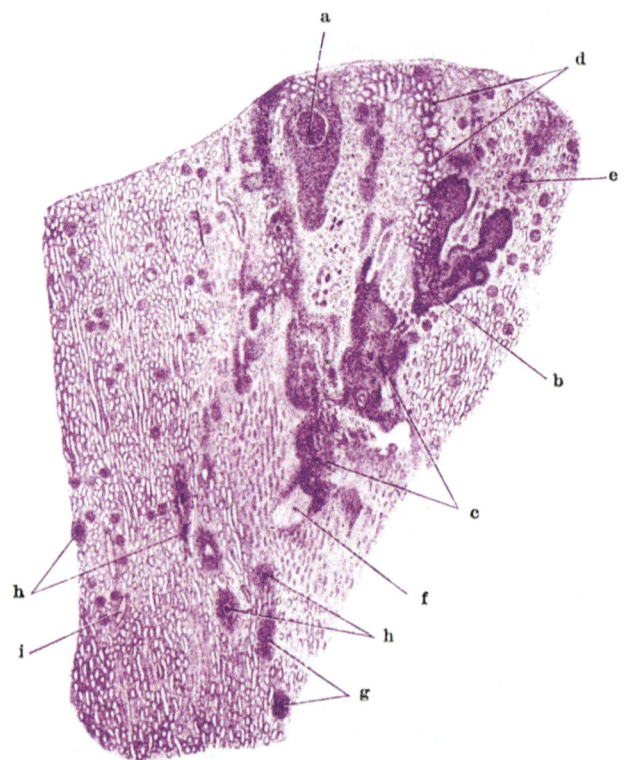

Fig. 192. Embolische Nierenabszesse. Vergr. 8fach. (Hämatoxylin.)
a Nierenkörperchen als Zentrum einer Abszeßbildung. b Verzweigter Abszeß, dem Gefäßverlauf folgend. c Konfluierende Abszesse mit Einschmelzung des Gewebes. d Eiterung zwischen den Rindenkanälchen. e Beginnende, periglomeruläre Eiterung. f Thrombosierte Vene. g Kleinste Abszesse in der Marksubstanz. h Kokkenhaufen inmitten von kleinen Abszessen der Rinde und des Markes. Zwei Linien, die von f durch a bzw. e zur Nierenkapsel gezogen wurden, umgrenzen ein dreieckiges (keilförmiges) Feld nekrotischen Nierengewebes = anämischer (septischer) Infarkt in Vereiterung. i Hyperämische Kapillaren.

massen hinweisen. Die Kokkennatur aller dieser Flecken würde sich bei entsprechender Bakterienfärbung (z. B. nach Gram) leicht erweisen lassen.

Die Untersuchung der Abszesse bei starker Vergrößerung (Fig. 193) geschieht am besten an den kleineren Herden. Hier kann zunächst festgestellt werden, daß die infiltrierenden Zellen alle dem Typ der polymorphkernigen Leukozyten, also der sog. Eiterkörperchen, entsprechen. Leicht gelingt es, eine embolische Abszedierung im Anfangsstadium zu finden. Man sieht auf Quer- oder Längsschnitten verstopfte Gefäßchen (a) und rings um dieselben die leukozytäre Infiltration des Interstitiums (e) und — wenn der Prozeß weiter fortgeschritten — auch die intrakanalikuläre Ansammlung der Kokken (b) und der Eiterzellen (f). Bemerkenswert ist bei diesen beginnenden Abszessen, daß in nächster Nähe des verstopften Gefäßes das Nierengewebe nekrotisch ist. Erst in weiterer Umgebung tritt die leukozytäre Reaktion auf. Dieses Bild illustriert eindrucksvoll die von den Kokken ausgehende, lokale Giftwirkung, welche im Zentrum der Herde so intensiv ist, daß das Gewebe abgetötet wird; erst weiter peripher sind die diffundierenden Toxine soweit verdünnt, daß eine vitale Reaktion des Gewebes möglich ist.

Inmitten der ausgebildeten Abszesse ist auch bei starker Vergrößerung keine Nierengewebsstruktur mehr zu erkennen: die Harnkanälchenepithelien

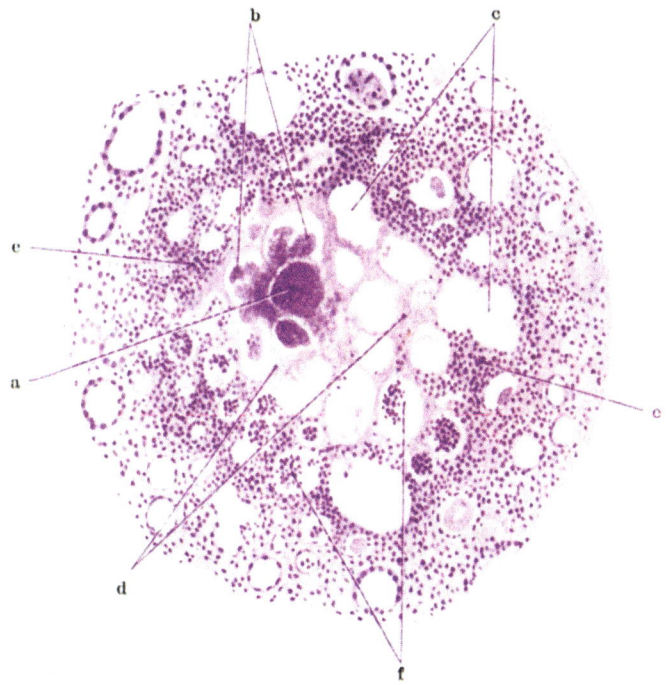

Fig. 193. Embolischer Nierenabszeß. Vergr. 130fach. (Hämatoxylin.) a Durch kokkenhaltigen Thrombus verstopftes Gefäß. b Kokkenmassen im Lumen nekrotischer Harnkanälchen. c Weite Harnkanälchen ohne Epithel. d Nekrotisches Interstitium. e Leukozytäre Infiltration des Interstitiums in der Umgebung der embolischen Nekrose. f Eiterzellen im Lumen von Harnkanälchen.

sind verschwunden, Interstitium und die Kanälchenräume sind aufs dichteste von den Eiterzellen ausgefüllt. Erst wenn man die Peripherie solcher Abszesse untersucht, tritt die Nierenstruktur wieder besser hervor. Eine Differenzierung des Interstitiums und der Kanälchen ist hier wieder möglich: die Kanälchen enthalten Eiterkörperchen, ihr Epithel ist zugrunde gegangen oder geschwollen, zum Teil kernlos, in Ablösung begriffen (s. Fig. 193 und 194). Im Zwischengewebe liegen dicht gedrängt die Leukozyten. Je weiter man in die Peripherie der Abszesse vordringt, desto mehr verliert sich die Eiteransammlung im Zwischengewebe, desto deutlicher treten auch die stark gefüllten Gefäße hervor. Rote Blutkörperchen finden sich im Zwischengewebe und in den Kanälchen (hyperämisch-hämorrhagische Randzone der Abszesse als Ausdruck der Zirkulationsstörung und der Giftwirkung auf die Gefäße!).

Am Nierengewebe außerhalb des Bereiches der Abszesse können sehr mannigfache Veränderungen festgestellt werden: Schwellung des Protoplasmas, hyalintropfige Entartung, mangelhafte oder fehlende Kernfärbung,

Ablösung der Epithelien; Eiweißmassen, Zylinder, Eiterzellen, rote Blutkörperchen im Lumen der Kanälchen usw.

Im Sediment erscheinen, diesen Veränderungen entsprechend: Leukozyten, rote Blutkörperchen, Epithelien, oft auch in Form zylindrischer Gebilde, wobei aus Epithelien und Leukozyten gemischt zusammengesetzte Zylinder besonders charakteristisch sind.

Betrachtet man die vorhin erwähnten, kleinen, glomerulären Eiterungen bei starker Vergrößerung, so erscheinen hier die Glomeruli, wie schon erwähnt, zum Teil äußerst kernreich (Leukozyten in und zwischen den Schlingen!), zum Teil auch ganz oder teilweise kernlos, nekrotisch (Fig. 194). Diese Glomerulusnekrosen stehen im Zusammenhang mit embolischen Verstopfungen der Schlingen oder der Vasa afferentia. Der Nachweis dieser Verstopfungen ist leicht. Man erkennt sie bei nach Gram gefärbten Präparaten an tief dunkelblau gefärbten Schlingendurchschnitten. Meistens ist nur eine oder die andere, manchmal aber sind die meisten Schlingen mit dem dunkelblau gefärbten Kokkenmaterial ausgefüllt. Die mit Kokken erfüllten Glomerulusschlingen sehen wie mit blauer Masse injiziert aus. Ähnliches läßt sich gelegentlich auch an den Vasa afferentia feststellen. Neben diesen Veränderungen an den Knäueln sieht man manchmal Exsudatbildung (Eiterzellen, Fibrin) in den Kapselräumen der Nierenkörperchen und eine dichte Eiterzelleninfiltration des perikapsulären Gewebes.

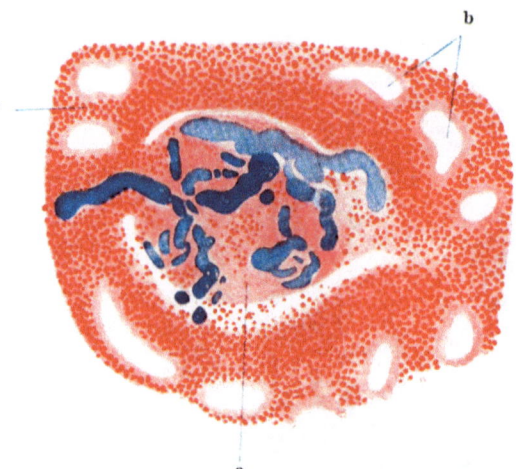

Fig. 194. **Embolischer Abszeß der Niere** Glomerulusnekrose und perikapsuläre Eiterung. Vergr. 180fach. (Karmin — Bakterienfärbung nach Gram.) a Nekrotischer Glomerulus, dessen Vas afferens und Gefäßschlingen mit (blaugefärbten) Kokkenmassen ausgefüllt sind. b Hauptstücke mit nekrotischem, kernlosen Epithel. c Eiterzelleninfiltration im Interstitium.

5. Störungen des Harnabflusses.

Hydronephrose.

Eine besondere Form von Schrumpfniere entsteht — einseitig oder doppelseitig — bei dauernder Behinderung des Harnabflusses aus dem Nierenbecken oder Ureter. Die Störung dieses Abflusses führt zu starken Ansammlungen des Harnes im Nierenbecken. Es kommt unter steigender Druckerhöhung zur allmählichen Dehnung der Nierenbeckenwand, zur Erweiterung sowohl des großen Sammelreservoirs, wie der einzelnen Kelche. Die in die Kelche vorspringenden konischen Zapfen der Markpyramiden werden abgeflacht, nivelliert, ja schließlich sogar konkav ausgebuchtet. Der exzentrisch wirkende Druck schädigt auch das Nierengewebe, das einer langsamen Atrophie verfällt (hydronephrotische Schrumpfung). Die Atrophien sind nicht selten sehr unregelmäßig ausgebildet und wechseln auch gelegentlich mit kompensatorisch-hypertrophischen Partien (s. u.) ab. Bei dauernder hochgradiger Behinderung des Harnabflusses wird schließlich eine nur wenige Millimeter dünne Schicht veröldeten Nierengewebes gefunden, die wie eine ausgewalzte Platte in der Wand eines großen Sackes liegt (hydronephrotische Sackniere). Dieser Sack ist das mächtig erweiterte Becken mit den ebenfalls stark erweiterten Kalizes. An ihrer Oberfläche sind diese hydronephrotischen Säcke entweder glatt oder durch unregelmäßige Erweiterung wulstig gegliedert. Auch durch starke Hypertrophie der erhaltenen Parenchymteile kann die Oberfläche der Säcke flache Wülste zeigen. Als Inhalt des hydronephrotischen Sackes, dessen Wand oft schwielig verdickt erscheint, findet sich nach völliger Verödung der Niere kein Harn mehr, sondern eine wässerige Flüssigkeit, die im wesentlichen ein Transsudat aus den Gefäßen der Sackwand darstellt. Gesellen sich zu den Folgen einfacher Harnstauung entzündliche Prozesse (durch sekundäre Infektion) hinzu, so nimmt an diesen nicht nur das Nierenbecken, sondern auch die Niere teil. Diese Entzündungen können hämatogen und deszendierend, oder urinogen und aszendierend sich entwickeln. In der Niere stellen sie sich manchmal als glomeruläre Nephritiden, viel häufiger aber als eitrige Entzündungen dar, die zu Abszeßbildungen und (bei sehr chronischem Verlauf) zu narbigen Ausheilungen führen. Im Nierenbecken entwickeln sich bei diesen Kombinationen mit Entzündung katarrhalische und eitrige Prozesse (Pyonephrose).

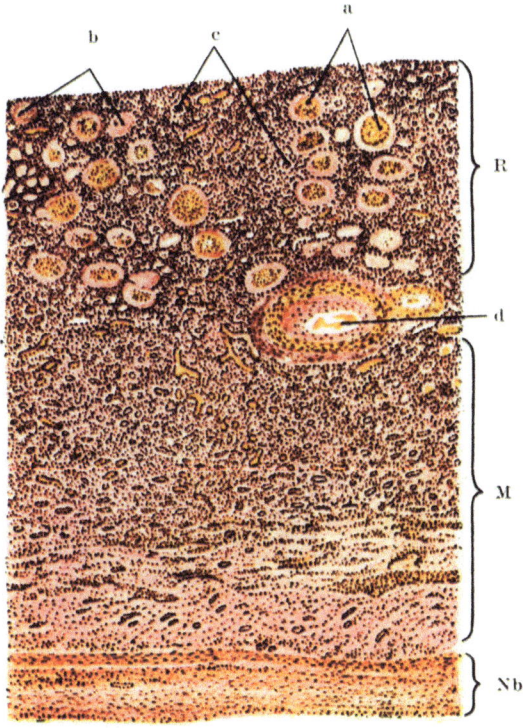

Fig. 195. Hydronephrotische Schrumpfniere. Vergr. 30fach. (van Gieson.)
R Rinde (geschrumpft, Interstitium vermehrt und zellig infiltriert). M Mark (Atrophie der Sammelröhren, stärkeres Hervortreten des Interstitiums). Nb Wand des Nierenbeckens (verdickt, epithellos). a Nierenkörperchen mit verdickten Kapseln und relativ gut erhaltenen Glomeruli. b Total hyalin entartete Nierenkörperchen. c Reste atrophischer Harnkanälchen. d Blutgefäße der Rinden-Markgrenze (Medlahypertrophie, Intimaverdickung).

Die Fig. 195 (Färbung nach van Gieson) zeigt den Durchschnitt durch Rinde, Mark und Nierenbeckenwand einer hydronephrotischen Schrumpfniere. Bei schwacher Vergrößerung studieren wir zuerst die Wand des Nierenbeckens (Nb). Wir vermissen das Oberflächenepithel; es ist zugrunde gegangen, katarrhalisch desquamiert. Die Tunica propria der Beckenschleimhaut ist verdickt, derb-fibrös, von zelliger Infiltration durchsetzt. An der atrophischen Niere können wir noch sehr wohl Rinden- und Marksubstanz unterscheiden (R und M). Die Marksubstanz zeigt bei relativer Vermehrung des Interstitiums und reichlichen, erweiterten Gefäßen nur noch wenige erhaltene Kanälchen. Die Sammelröhren zeigen zum Teil keinen senkrecht auf das Nierenbecken gerichteten, sondern einen dazu parallelen Verlauf (ein Effekt des vom Nierenbecken her exzentrisch wirkenden Druckes). Die Rinden-Markgrenze ist durch größere Gefäßdurchschnitte (d) markiert (Vasa arcuata), deren verdickte Wandungen auffallen. Die verödete Rindenpartie ist an den hyalin verquollenen, verödeten Nierenkörperchen kenntlich (a und b). Diese liegen dicht beisammen; die Rindenkanälchen, die früher zwischen ihnen lagen, sind größtenteils verschwunden (Atrophie). Nur Reste sind erhalten (c). Zu bemerken ist, daß bei hydronephrotischer Atrophie zuerst die Kanälchen atrophieren, während sich die Glomeruli länger erhalten. Schließlich gehen auch sie unter hyaliner Umwandlung zugrunde[1]. Auch an unserem Präparat bemerkt man zahlreiche Nierenkörperchen, deren Gefäßknäuel noch relativ gut erhalten ist, während die Kapsel bereits hyaline Verdickungen zeigt. Das relativ vermehrte Interstitium zwischen den ver-

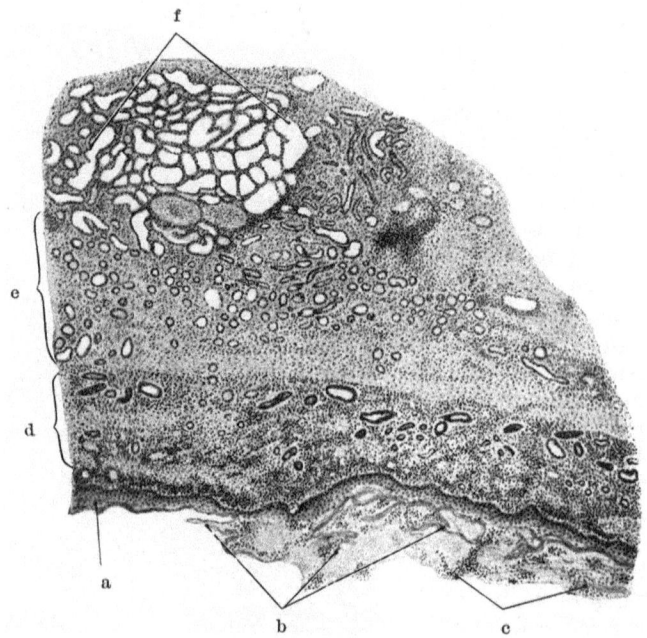

Fig. 196. Metaplasie des Nierenbeckenepithels bei hydronephrotischer Schrumpfung. Vergr. 25fach. (Hämatoxylin.)
a Nierenbeckenepithel in geschichtetes Pflasterepithel verwandelt. b Hornepithel in Abstoßung, vermischt mit Exsudatzellen. c Exsudatzellen (Eiterkörperchen). d und e Marksubstanz; bei d Ductus papillares, bei e kleinere Sammelröhren und Schleifen; Interstitium der ganzen Marksubstanz zellig infiltriert. f Erhaltenes Rindenparenchym mit auffallend weiten Hauptstücken und großen Nierenkörperchen.

ödeten Nierenkörperchen ist lymphoidzellig infiltriert. In noch erhaltenen Kanälchen (Schleifen, Schaltstücken, indifferent gewordenen Resten der

---

[1] Wir haben diese hyaline Umwandlung der Glomeruli und Bowmanschen Kapseln als Endergebnis sehr verschiedenartiger Nierenprozesse mehrfach kennen gelernt. Eine in diagnostischer Hinsicht bedeutungsvolle Frage ist, ob diese „Ruinen" der Malpighischen Körperchen nicht doch gewisse histologische Besonderheiten zeigen, je nach dem vorliegenden Grundprozeß. Hierzu ist zu sagen, daß die verödeten Corpuscula Malpighi bei der Infarktschrumpfniere scharfe Grenzen haben und (mit Ausnahme der peripheren Teile der Infarkte) keine ausgesprochenen Kapselverdickungen zeigen. Bei der arterio- und arteriolosklerotischen Schrumpfniere sind die „Ruinen" scharf begrenzt, weisen aber neben den hyalinisierten Glomeruli deutliche Verdickungen und Hyalinisierungen der Kapseln auf. Bei den glomerulären Schrumpfnieren sind die Kapselverdickungen oft besonders stark entwickelt; die verödeten Nierenkörperchen sind unscharf begrenzt, wenn der Entzündungsprozeß sich auch perikapsulär ausgebreitet hatte. Bei der hydronephrotischen Nierenschrumpfung ist, wie bereits erwähnt, die lange Persistenz der Glomeruli bemerkenswert; die Kapselverdickungen gehen der hyalinen Entartung der Glomeruli voraus; schließlich entstehen scharf begrenzte „Ruinen", die denen bei Arteriolosklerose ganz ähnlich sind.

Hauptstücke) stecken hyaline Zylinder. Die Arterien der Rinde sind verdickt und verengt.

Das genauere Studium der Nierengefäße ergibt eine unter Umständen sehr beträchtliche Wandverdickung, die zum Teil die Media, zum anderen Teil aber die Intima betrifft, die polsterartig verdickt erscheint und das Lumen einengt (Intimasklerose). Diese Gefäßveränderungen sind sekundär; sie können vom Gesichtspunkt der funktionellen Anpassung der Gefäße an die veränderten Widerstände in der geschrumpften, hydronephrotischen Niere verstanden werden. Völlig verödete, verschlossene Gefäße sind funktionslos gewordene Bahnen in den Schrumpfungsbezirken.

Einen anderen Fall von hydronephrotischer Schrumpfniere zeigt die Fig. 196. Hier war im Laufe der chronischen, katarrhalisch-eitrigen Entzündung des Nierenbeckens eine Metaplasie des Beckenepithels in verhornendes Plattenepithel eingetreten (a und b). Solche Metaplasien entstehen durch Wucherung indifferenter Zellen der Keimschicht mit Umdifferenzierung der Richtung des Faserepithels. Die Tunica propria des Beckens ist von lymphozytären Zellinfiltraten durchsetzt. In der Marksubstanz (d und e) sieht man teils wohl erhaltene, epithelbekleidete Sammelröhren

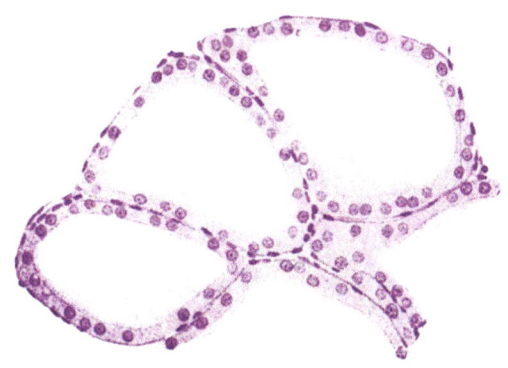

Fig. 197. Hypertrophische Harnkanälchen bei hydronephrotischer Nierenschrumpfung. Vergr. 200fach. (Hämatoxylin.)
Weite Harnkanälchen (Hauptstücke mit tadellos erhaltenen großen Epithelzellen, an denen auch der Bürstenbesatz deutlich ist.

und Schleifen, teils atrophische, schmale und enge, mit niedrigem, flachem Epithel belegte oder gar epithellose Kanälchen. Das Markbindegewebe zeigt überall, besonders an der Rinden-Markgrenze, lymphozytäre Infiltrationen. Diese sind auch in den verödeten Rindenpartien zu finden. Zwischen den verödeten Malpighischen Körperchen sind entweder keine Kanälchen oder nur atrophische Reste von solchen mit indifferentem Epithel nachzuweisen (funktionslose, in Schwund begriffene Kanälchen). In den noch erhaltenen Nierenpartien (f) sind die Glomeruli bzw. Nierenkörperchen zum Teil auffallend groß, die gewundenen Kanälchen (Hauptstücke) sehr weit, mit sehr großen, aber tadellos erhaltenen Epithelien besetzt — kompensatorische Hypertrophie. Fig. 197 zeigt einige derartige Kanälchen bei starker Vergrößerung.

6. Spezifische Entzündungen.

Nierentuberkulose.

Für die Pathogenese der Nierentuberkulose gelten die gleichen Erwägungen, wie sie früher für die Niereneiterung angestellt wurden. So können wir, hier wie dort, eine hämatogene (embolische und metastatische) und eine urinogene Form, ferner deszendierende und aszendierende Propagationen des tuberkulösen Prozesses in der Niere unterscheiden. Die hämatogene Nierentuberkulose bietet sich uns besonders häufig unter dem Bild der Miliartuberkulose dar. Entweder findet man an Oberfläche und Durchschnitten nur vereinzelte, graue und gelblichweiße Herdchen in Rinde und Mark, oder die Niere ist von den Tuberkeln über und über durchsetzt (bei allgemeiner disseminierter Miliartuberkulose). Im Mark treten die Herde besonders dann reichlich auf, wenn durch das Hineingelangen der Tuberkelbazillen in die Kanälchen eine „Ausscheidungstuberkulose" sich hinzugesellt hat (s. S. 230). Seltener finden sich größere Knoten durch Konglomeration der Tuberkel. Selten ist auch die von Orth beschriebene infarktartige Form der Nierentuberkulose (bei Embolie oder tuberkulöser und käsiger Thromboarteriitis größerer Nierenarterienäste). Bei Ausheilung der herdförmigen Nierentuberkulose entstehen schrumpfende Narben (tuberkulöse Schrumpfniere). Die urinogene (aszendierende) Form entsteht entweder im Anschluß an Urogenitaltuberkulose (s. sp.) oder häufiger im Anschluß an deszendierende Ausscheidungstuberkulose der Niere. Sie ist in der Regel mit tuberkulös-käsiger Nierenbeckenentzündung (Nephropyelitis tuberculosa und caseosa) verbunden. Die tubulogenen Marktuberkel fließen in solchen Fällen häufig zu größeren käsigen Herden zusammen, und es können ganze Markkegel verkäsen. Die entsprechenden Rindenabschnitte werden allmählich ebenfalls ergriffen, und so kommt es zu käsigen Nekrosen ganzer Renkuli. Die Käsemassen können eindicken, glaserkittartig werden, und es kann die Niere, von der oft wenig mehr als die Kapsel und die groben Septen erhalten bleiben, allmählich schrumpfen (besondere Form der tuberkulösen Schrumpfniere). Oder die Käsemassen erweichen und werden ausgestoßen. Dann bleiben an Stelle der ehemaligen Renkuli Kavernen übrig, die mit dem erweiterten, tuberkulös-käsigen Nierenbecken zusammen einen gekammerten, mit trüber Flüssigkeit und käsigen Bröckeln gefüllten Sack darstellen (tuberkulöse Sackniere). Die Nephropyelitis tuberculosa ist oft nur ein Teilglied einer weit verbreiteten Tuberkulose des Urogenitalsystems (Ureter-, Blasen-, Prostata-, Samenblasen-, Hoden- bzw. Uterus- und Tubentuberkulose). In diesem ganzen System kann die Ausbreitung des tuberkulösen Prozesses sowohl ab- wie aufsteigend erfolgen. In letzter Linie liegt immer eine hämatogene Infektion vor, die durch Ausscheidung oder Einbruch der Bazillen in die Harn- oder Geschlechtswege zur fortschreitenden Tuberkulose dieser Kanäle führt (Röhrentuberkulose, intrakanalikuläre Ausbreitung).

Die hämatogene Miliartuberkulose (mit Ausscheidungstuberkulose), die wir zu untersuchen haben, läßt die Tuberkelbildung schon bei Lupenvergrößerung erkennen (Fig. 198). Wir sehen in der Rinde mehr rundliche (a), im Mark mehr längliche oder größere, unregelmäßig gestaltete (b) Einlagerungen ins Nierengewebe, die den Tuberkeln entsprechen. Bei schwacher Vergrößerung erscheinen diese Herde teils rein zellig, teils sind sie mit mehr oder weniger ausgedehnten, zentralen Nekrosen versehen (b). Größere Knoten entstehen durch Konglomeration benachbarter Tuberkel [Konglomerattuberkel (c)]. Im Bereich der Tuberkel ist die Nierengewebsstruktur unkenntlich. Enge räumliche Beziehungen der Tuberkel zu Nierenkörperchen sind gelegentlich festzustellen (Bazillenembolie in den Glomerulusschlingen!).

Bei starker Vergrößerung eines verkästen Rindentuberkels sieht man im Bereich der käsigen Nekrose eine körnig-schollige, kernlose Masse, in welcher wohl auch gelegentlich Fibrinfasern zu erkennen sind. Peripher von der Nekrose erscheinen die vielgestaltigen, blassen Kerne des epitheloidzelligen Granulationsgewebes; am Rand der Nekrose finden sich da und dort Riesenzellen. Je weiter wir gegen das angrenzende Nierengewebe hin untersuchen, desto mehr mischen sich die kleinen, dunkel gefärbten, rundlichen Kerne von Lymphozyten dem tuberkulösen Granulationsgewebe bei. Der Übergang ins gesunde Nierengewebe erfolgt ganz allmählich. Man sieht hier wieder Nierenkörperchen und Kanälchen, zwischen welchen das Interstitium durch epitheloidzellige Wucherung und lymphozytäre Zellinfiltration verbreitet erscheint. An den Nierenkörperchen, die in den Bereich der tuberkulösen Entzündung einbezogen sind, wird starker Kernreichtum der Glomeruli, Zellansammlung im Kapselraum, starke perikapsuläre Zellwucherung festgestellt. Stellenweise ist die Differenzierung der einzelnen Komponenten des Malpighischen Körperchens wegen des großen Zellreichtums nicht mehr möglich. Die im Bereich der beginnenden Tuberkelbildung liegenden Tubulusepithelien zeigen Protoplasmaschwellung, Kernauflösung, Kernzerfall, Abstoßung der Epithelien ins Lumen. Eine Beteiligung der Epithelien am Aufbau der Tuberkel läßt sich nicht feststellen; sie gehen zugrunde, wenn auch vorübergehende progressive Erscheinungen in Form von Kernvergrößerungen, Gestaltsveränderungen der Kerne, geringer Zellvermehrung (durch Teilung) gelegentlich gefunden werden können. Außerhalb der Tuberkelbildung ist das Nierengewebe relativ wenig verändert. Hyperämie, trübe Schwellung der Epithelien, Eiweiß und Zylinder in den Kanälchen sind die Zeichen einer leichten Reizung oder Schädigung des gesamten Parenchyms.

Unser Präparat zeigt auch Marktuberkel (b). Wenn — wie in Fig. 198 — Mark- und Rindentuberkel in systematisch zusammengehörigen Abschnitten der Niere liegen, gewinnt man ohne weiteres den Eindruck, daß hier die Bazillen durch den Harnstrom oder durch die Lymphgefäße aus der Rinde in das Mark zugeschwemmt worden sind. Diese Marktuberkel sitzen häufig an der Rinden-Markgrenze oder tiefer in den Markpapillen. Größere tuberkulöse Herde finden sich häufig an den Astwinkeln der Markgefäße [Übergang der Vasa interlobaria in die Vasa arcuata, dichotomische Teilungsstellen der Vasa interlobaria (f, g)]. Das deutet auf eine Ausbreitung des Prozesses durch die Lymphgefäße hin. Die Tuberkel liegen hier dementsprechend vielfach in der Adventitia der Markgefäße. Unser Bild zeigt auch die Entwicklung von Intimatuberkeln (h) in größeren Markgefäßen. In unserem Präparat handelt es sich um Venen. Entwickelt sich die Intimatuberkulose in Arterien der Niere, so ist die Möglichkeit einer embolischen

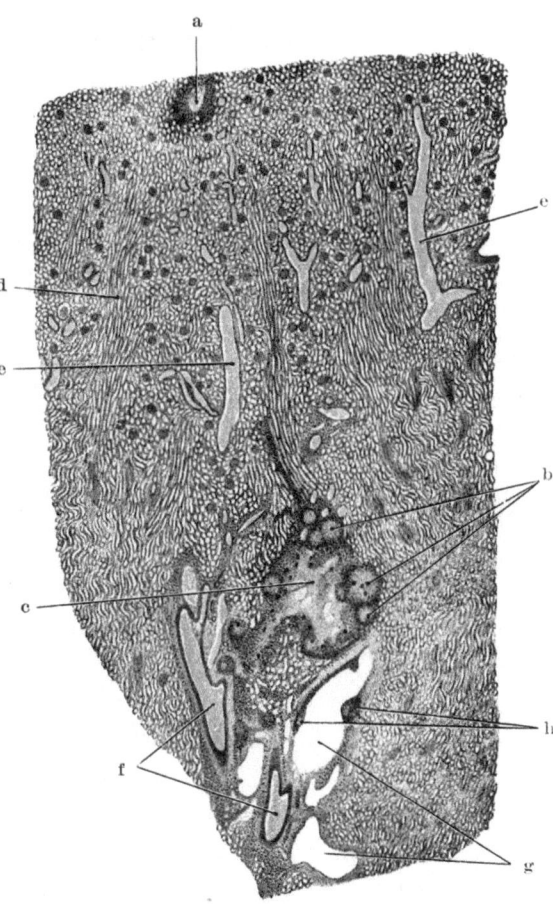

Fig. 198. Miliartuberkulose der Niere (mit Ausscheidungstuberkulose). Vergr. 6fach. (Hämatoxylin.)
a Tuberkel in der Rinde. b Tuberkel in der Marksubstanz. c Käsige Zentralzone eines Konglomerattuberkels. Viel Riesenzellen in der Umgebung der käsigen Zone. d Markstrahlen. e Vasa interlobularia. f und g Größere Arterien bzw. Venen der Rinden-Markgrenze. h Intimatuberkel in einer solchen Vene.

Verschleppung der Bazillen in die Rinden- und Markäste dieser Arterien hinein gegeben. Von Markherden aus können durch retrograde und aszendierende Verschleppung der Tuberkelbazillen in Lymphgefäßen und Kanälchen wieder Rindentuberkel entstehen.

VI. Geschlechtsorgane.
A. Männliche Geschlechtsorgane.
1. Prostata.
a) Normal-histologische Vorbemerkungen.

Man kann von einem „prostatischen Drüsenapparat" sprechen, und mit diesem Namen die Summe der Drüsengruppen umfassen, welche rings um die Pars prostatica der Harnröhre entwickelt sind. Diese Drüsengruppen sind vorwiegend hinten und seitlich um die Harnröhre gelagert; sie liegen zum geringen Teil in der Schleimhaut, zum größeren Teil submukös (periurethrale Drüsengruppen) und weiter nach außen (Prostata im engeren Sinne). Auch diese letztere ist ein „Konvolut" (Braus); denn sie besteht aus vielen Einzeldrüsen, welche mit selbständigen Ausführungsgängen in die Lichtung der Urethra einmünden. Sie ist von einer derbfibrösen Kapsel umgeben; ihre Drüsen sind verästelte tubulo-alveoläre Gänge, welche mit zylindrischem, ein- bis zweireihigem Epithel ausgekleidet sind. Die Lumina der Drüsen sind weit und zeigen faltenartige Erhebungen des Epithels, welches einer dünnen Basalmembran aufsitzt. Im Protoplasma der Epithelien finden sich lipoide Körnchen. Das Sekret im Lumen der Drüsen erscheint in histologischen Präparaten als körnig-schollige Masse, zum Teil auch in Form geschichteter Körperchen (s. u.). Die größeren Ausführungsgänge haben geschichtetes Epithel. Zwischen den Drüsen ist das gefäßführende Bindegewebe, welches reichlich elastische Fasern und sehr viel glatte Muskulatur enthält. Die übrigen in dem Gebiet zwischen Sphinkter und Colliculus seminalis gelegenen periurethralen Drüsen sind von tubulärem oder alveolärem Bau. Für die Pathologie besonders bedeutungsvoll sind die im Bereich des Trigonums und des Kollikulus gelegenen Drüsengruppen.

b) Pathologische Histologie.
Hyperplasien.
Sog. Prostatahypertrophie.

Dieses bei alten Männern so häufige Leiden besteht in einer geschwulstartigen Neubildung in der Prostatagegend. Es handelt sich um eine hyperplastische Wucherung des prostatischen Drüsenapparates[1]. Dabei zeigt sich, daß die Hyperplasie nicht von dem gesamten prostatischen Apparat, insbesondere nicht von der eigentlichen Prostata, sondern von einzelnen **periurethralen Drüsengruppen** ausgeht. Makroskopisch erscheint ein mehr oder weniger großer, geschwulstartiger Körper von ziemlich fester Konsistenz, weißlicher Farbe und von einer bald mehr glatten, bald mehr knolligen Oberfläche. Am Durchschnitt sieht man charakteristische, knotige Einlagerungen. Manchmal sind diese von feinen Porositäten oder kleinen Zystchen (erweiterte Drüsenkomplexe!) durchsetzt. Den eigenartigen Inhalt dieser Hohlräume — in einem trüben Sekret suspendierte, braun oder schwärzlich gefärbte, zum Teil verkalkte Körnchen (sog. **Prostatakonkretionen**) — kann man von der Schnittfläche nicht selten reichlich ausdrücken. Bald ist die Vergrößerung des prostatischen Apparates mehr gleichmäßig, bald mehr rechts- oder linksseitig ausgesprochen — entsprechend der

---

[1] Es wird auch von einer fibrösen und von einer myomatösen Form der Prostatahypertrophie in dem Sinne gesprochen, daß in manchen Fällen nicht die Drüsen, sondern das Bindegewebe oder die glatte Muskulatur primär in Wucherung geraten.

Beteiligung der einzelnen periurethralen Drüsengruppen an der Hyperplasie. Durch die Wucherungen wird die Lichtung der Harnröhre eingeengt oder winkelig abgeknickt. In anderen Fällen wölbt sich an der Hinterfläche in dem Feld zwischen Anfang der Harnröhre und Einmündungsstelle der Ductus ejaculatorii ein bürzelartiger, polypöser Vorsprung in die Harnblasenlichtung ein, der bei der Aktion des Detrusor vesicae auf die Harnröhrenmündung aufgepreßt wird und deren Lichtung mehr oder weniger vollkommen

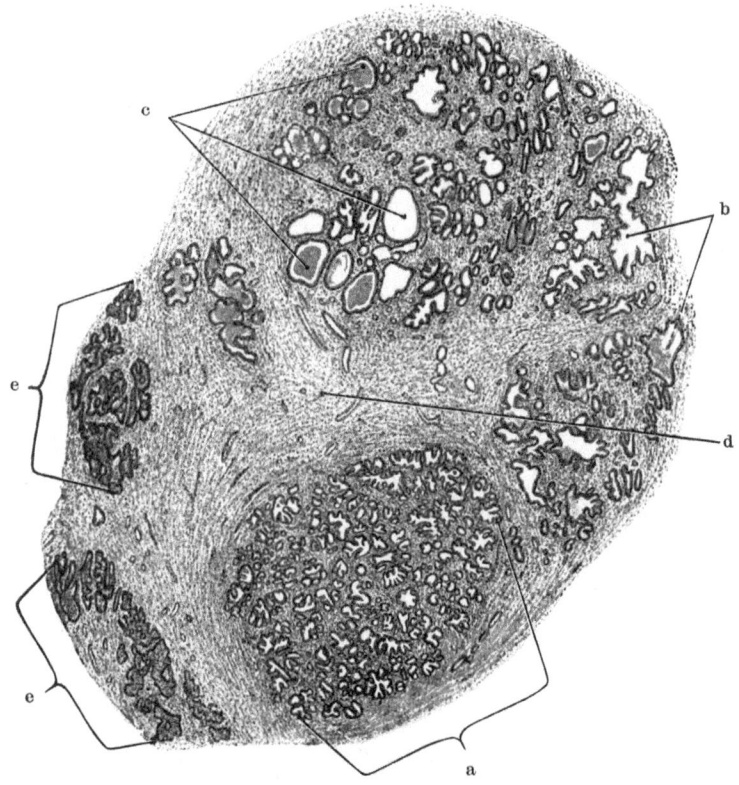

Fig. 199. Sog. Prostatahypertrophie. Vergr. 12fach.
a, b und c Gewucherte Drüsen in allen Stadien der Erweiterung. d Interstitium mit glatter Muskulatur. e Atrophische Prostatadrüsen.

verschließt (Symptom der Ischuria paradoxa!). Die Folgen der Prostatahypertrophie sind Erschwerung des Harnabflusses, muskuläre Hypertrophie der Harnblase und häufig auch aufsteigende Infektionen im harnleitenden Apparat (Pyelonephritis, Urosepsis).

Ätiologisch ist das Leiden noch nicht aufgeklärt. Vorausgegangene gonorrhoische Infektion spielt keine besondere Rolle. Vielleicht liegen Störungen der inneren Sekretion vor (Hodenatrophie). Da nachgewiesen ist, daß sich nicht der ganze prostatische Apparat an der Vergrößerung beteiligt, sondern nur gewisse Abschnitte desselben, während die übrigen im Gegenteil in Atrophie geraten, hat man auch an eine kompensatorische Natur der Wucherungen gedacht. Die hypertrophische Prostata hat auch eine „Kapsel". Diese ist aber nicht identisch mit der normalen Kapsel der Prostata, sondern sie enthält auch die atrophischen Teile der eigentlichen Prostata, welche von den hypertrophischen Neubildungen zur Seite gedrängt worden sind.

Mikroskopisch (Fig. 199) sehen wir bei schwacher Vergrößerung an einem nach van Gieson gefärbten Präparat die einzelnen geweblichen

Komponenten der „hypertrophischen Prostata" deutlich voneinander unterschieden. Der bindegewebige Anteil ist leuchtend rot, die glatte Muskulatur mehr gelblich gefärbt. Die Drüsen erscheinen als vielgestaltige, epithelbekleidete Schläuche in allen Stadien der Erweiterung bis zu kleinen Zysten (a, b, c). Gegenüber der mehr organisierten Gliederung der normalen Prostata läßt sich eine gewisse Regellosigkeit in der Anordnung der drüsigen Teile feststellen. An bestimmten Stellen herrschen die Drüsen quantitativ vor; sie liegen relativ eng beisammen und sind mehr oder weniger stark erweitert, konfluieren auch wohl nach Schwund der dünnen, trennenden Scheidewände zu größeren Räumen (Zysten). An anderen Stellen sieht man wenig Drüsen, es fehlt die Erweiterung, ja diese Drüsen sehen eher atrophisch aus. Gerade an den letzteren Stellen ist oft die Entwicklung von Bindegewebe und glatter Muskulatur besonders stark, so daß man auf die Vermutung hingedrängt wird, daß man es hier mit älteren Partien zu tun hat, in denen die Drüsen im Schwund, die Bindesubstanzen in sekundärer Vermehrung begriffen sind. An der Peripherie der ganzen Neubildung findet man die nicht an der Hypertrophie beteiligten Abschnitte des prostatischen Drüsenkonvoluts zu einer Art Kapsel zusammengedrängt; hier liegen in reichlichem Bindegewebe atrophische Reste der Prostatadrüsen (e). Schon bei schwacher Vergrößerung sieht man als Inhalt der Drüsen

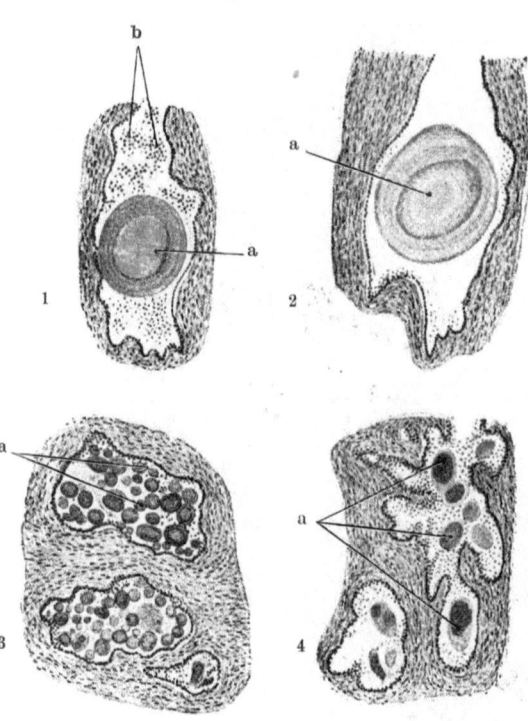

Fig. 200. (1—4). Sog. Prostatakonkretionen (bei Prostatahypertrophie). Vergr. 50fach.
a Kleinere und größere, zum Teil deutlich konzentrisch geschichtete, kolloide Körper („Corpora amylacea") in den Drüsenräumen, in welchen daneben auch noch desquamierte Epithelzellen (b) angehäuft sind.

nicht nur lockerliegende Zellen, sondern schollige, kolloide Massen (c), ferner rundlich ovale Körper, die infolge ihrer verschiedenen Dichte bei Färbung nach van Gieson eine ganz verschiedene Tönung (von blassem Gelb bis zum dunklen Braun) zeigen (Fig. 200, 1—4). Einzelne dieser Körper lassen vielfach eine prachtvolle, konzentrische Streifung erkennen, wohl als Ausdruck der sukzessiven Aufschichtung neuer Massen auf einen primären Kern. Freilich können solche Strukturen in kolloidalen Lösungen (Gallerten) auch durch sekundäre Ausfällungen entstehen (sog. Liesegangsche Ringe). Diese Körper sind die sog. Prostatakonkretionen, auch Corpora amylacea prostatae genannt. Es sind kolloide Eiweißmassen, die lange liegen, durch Wasserverlust eindicken und schließlich verkalken. Je dunkler sie sich färben, desto älter und desto reichlicher verkalkt sind sie.

Bei starker Vergrößerung zeigen sich die Drüsen des hypertrophischen prostatischen Apparates mit einem kubischen bis niedrig zylindrischen Epithel ausgekleidet, das gelegentlich Mehrzeiligkeit aufweist und an vielen

Stellen in Lockerung und Abstoßung begriffen ist. Im Lumen der Drüsen liegen abgestoßene Epithelzellen, die zum Teil nicht mehr zylindrisch sondern (durch Quellung) abgerundet sind (Fig. 200, 1). Sie liegen mit schlolligen, homogenen Eiweißmassen zusammen. Das Studium dieser kolloiden Massen zeigt ihre allmähliche Fortbildung zu den konzentrisch gestreiften, eigentlichen Prostatakonkretionen an vielen Übergangsbildern. Dabei spielen auch Quellungen und Aufschichtungen abgestoßener Epithelien eine Rolle. Die atrophischen Drüsen zeigen ein kleineres, protoplasmaärmeres, nicht so helles Epithel wie die hypertrophischen. Das Stützgerüst ist ein fibrilläres Bindegewebe mit reichlichen Gefäßen. In ihm verlaufen auch Ausführungsgänge. Zellige (lymphozytäre) Infiltrate sind manchmal zu sehen. Ihre Ausdehnung ist aber gewöhnlich nur gering. Der Prozeß erscheint nach dem geschilderten Bilde als einfache Hyperplasie, die wohl als eine funktionell bedingte anzusehen ist, wenn wir auch über die Ursache dieser lokalen Funktionssteigerung noch nichts sicheres wissen. Ebensowenig wie im engeren Sinne mit Entzündung hat die Erkrankung mit einer echten Geschwulstbildung etwas zu tun, so sehr die Hyperplasie äußerlich bedeutende, geschwulstartige Formen annehmen kann. Beziehungen („Übergänge") der Prostatahypertrophie zu echter Geschwulstbildung, zu Adenom und Krebs der Prostata, sind gelegentlich beobachtet worden.

2. Hoden.

a) Normal-histologische Vorbemerkungen.

Der Hoden ist eine zusammengesetzte tubulöse „Drüse". Er ist außen vom Bauchfell (Serosaepithel) überzogen (Tunica vaginalis propria); darunter folgt eine derbe, bindegewebige (kollagen-elastische) Kapsel, die Tunica albuginea. Von dieser Kapsel aus durchsetzen bindegewebige Septula radienartig das Hodengewebe, welches dadurch in keilförmige Läppchen (Lobuli testis) zerlegt wird. Diese Septen stehen mit einem größeren, bindegewebigen Keil in Zusammenhang, der an der Hinterfläche des Hodens, an der Grenze gegen den Nebenhodenkopf, liegt und Mediastinum testis (Corpus Highmori) genannt wird. Ein spärliches, lockeres, interstitielles Bindegewebe findet sich zwischen den Hodenkanälchen. Im gesamten Hodenbindegewebe sind elastische Fasern vorhanden. Die Hodenkanälchen (Tubuli seminiferi contorti) sind stark gewundene, mit relativ weitem Lumen versehene Kanälchen; sie sind innerhalb der Lobuli durch Anastomosen untereinander verbunden, und sie entsenden auch (durch die Septula hindurch) Anastomosen zu den Kanälchen benachbarter Läppchen. Durch Zusammenfluß an Zahl abnehmend gehen die gewundenen Kanälchen im Bereich des Mediastinums in das sog. Rete testis (s. später) über. Aus jedem Lobulus geht ein Tubulus rectus hervor. Die gewundenen Hodenkanälchen zeigen eine bindegewebig-elastische Wand, welcher ein sehr kompliziert gebautes Epithel aufsitzt, das einen wechselnden Anblick gewährt, je nachdem es sich in lebhafter Funktion (Spermatogenese) oder in Ruhe befindet. Es soll hier nur vom geschlechtsreifen Hoden die Rede sein. Das Epithel ist vielschichtig. In der tiefsten Lage desselben finden wir die sog. Spermatogonien: kleine, rundliche, mit rundlich-ovalem Kern versehene Zellen, die in einfacher Schicht dem Bindegewebe der Kanälchenwand aufliegen. Sie können Kristalle enthalten. Aus ihnen gehen durch Teilung die Spermatozyten hervor, welche die nächsten Zellschichten bilden. Dies sind größere, rundlich-polygonale Zellen mit großen, runden, ein deutliches Chromatinnetz zeigenden Kernen. In Spermatogonien und Spermatozyten finden sich auch häufig Mitosen. Die nächsten Zellagen in der Richtung gegen das Lumen der Samenkanälchen sind die Präspermatiden und Spermatiden, kleine, rundliche Zellen mit kleinen, rundlichen, stark färbbaren Kernen. Aus ihnen werden die fertigen Produkte, die Spermatozoen (Spermatosomen, Spermien). Bisher blieben noch unerwähnt die Sertolischen Zellen, welche von manchen als „Stützzellen" der Samenepithelien angesehen werden. Ob die Sertoli-Zellen nicht nur funktionell, sondern auch genetisch von den samenbildenden Zellen zu trennen sind, unterliegt der Diskussion. Die Sertoli-Zellen stellen schmale, längliche Zellen dar, mit hellen, ovalen oder birnförmigen, chromatinarmen (blaßgefärbten) Kernen, die unregelmäßig verteilt in den tieferen Zonen des Epithelbelages der Kanälchen liegen. Ihr Protoplasma enthält Kristalle und andere (lipoide und sonstige) körnige Einschlüsse. Diese Sertolischen Zellen haben gegen das Lumen der Kanälchen hin gerichtete, protoplasmatische Fortsätze, mit welchen umgebildete Spermatiden in Verbindung treten (Spermatodesmen, Samenständer). Die aus den Spermatiden gebildeten Spermatozoen gelangen frei in das Lumen der Kanälchen. Das Zwischengewebe des Hodens führt reichlich Blut- und Lymphgefäße, sowie Nerven. Es enthält auch noch besondere Zellen, die sog. Zwischenzellen (Leydig), Gruppen protoplasmareicher, rundlicher und polyedrischer, intravitalfärbbarer Elemente, die lipoide Körnchen, ferner Glykogen, Kristalle und Pigment enthalten. Die Herkunft dieser Zellen (Zölomepithel?, Mesenchym?) ist umstritten.

Die Tubuli recti und die Kanälchen des Rete testis sind eng und weisen ein kubisches und plattes, einfaches Epithel auf. Das Rete testis stellt, wie der Name sagt, ein Netzwerk von Kanälchen (ohne eigene Wand) dar, aus welchem in wechselnder Anzahl die Kanälchen des Nebenhodens entspringen. Diese durchsetzen zunächst als gerade gestreckte Kanälchen die Tunica albuginea und knäueln sich dann auf, indem jeder Kanälchenknäuel einen Lobulus bildet. Sie heißen Ductuli efferentes testis. Die Lobuli epididymidis sind durch Bindegewebe getrennt und gemeinsam umhüllt; sie bilden zusammen den Kopf des Nebenhodens. Die Duktuli des Nebenhodenkopfes sind stark gewundene Kanälchen, welche ein weites Lumen und eine bindegewebige Wand haben. Dieser sitzt ein Epithel auf, in welchem kubische (nicht flimmernde) und zylindrische (flimmernde) Zellen abwechseln, so daß eine eigenartig gefaltete Oberfläche entsteht. Der Nebenhodenkörper und -schwanz besteht hauptsächlich aus dem stark gewundenen Ductus epididymidis, in welchen die Kanälchen des Kopfteiles noch im Bereich dieses Teiles einmünden. Die Wand des Ductus epididymidis ist reich an Bindegewebe und besitzt eine glatte Ringmuskulatur. Sein Epithel ist ein zweireihiges Epithel mit zylindrischen, lange Wimpern tragenden Zellen. Er geht am Ende des Schwanzteiles des Nebenhodens in das Vas deferens über.

Was die innersekretorische (chemisch-hormonale) Funktion des Hodens anlangt, so ist noch nicht sichergestellt, welche Elemente hierfür in Betracht kommen. Die Zwischenzellen wurden als trophische Hilfsorgane der Samenzellen bezeichnet. Hodentransplantationen haben aber gezeigt, daß sie auch sexuellhormonale Funktionen haben, die auch nach völligem Untergang der Samenzellen festzustellen sind. Dies schließt eine hormonale Tätigkeit auch der Samenzellen nicht aus; wahrscheinlich besteht die volle hormonale Funktion des Hodens unter physiologischen Bedingungen in einem Zusammenwirken der Samen- und der Zwischenzellen (B. Romeis). Die hormonalen Wirkungen des Hodens zeigen sich in bezug auf Wachstum, Stoffwechsel, Körperproportion, Entwicklung der sog. sekundären Geschlechtsmerkmale. Chemische Korrelationen des Hodens bestehen zu vielen innersekretorischen Drüsen, besonders zu Nebenniere, Thymus, Hypophyse, Epiphyse.

b) Pathologische Histologie.

1. Atrophien.

Hodenatrophie mit Zwischenzellenvermehrung.

Die samenbildenden Zellen des Hodens sind sehr empfindliche Elemente. Bei Störung der Ernährung, bei Einwirkung von Giften hört die samenbildende Tätigkeit auf, oder gehen die samenbildenden Zellen zugrunde. So bei Inanition und Kachexie, bei den sog. Avitaminosen, bei chronischen Infektionskrankheiten, bei chronischem Alkoholismus, Arteriosklerose. Röntgenstrahlen (und Samenstrangunterbindung) vernichten die Samenzellen, während die Zwischenzellen erhalten bleiben oder sich sogar vermehren. Wirken die Schädlichkeiten frühzeitig ein, so bleibt die Entwicklung des Hodenparenchyms zurück (s. unten). Von diesen durch Ernährungsstörung und durch Gifte bewirkten degenerativen Atrophien ist der Untergang spezifischen Hodengewebes im Verlaufe von lokalen, entzündlichen Erkrankungen des Hodens zu unterscheiden. In allen Fällen resultiert schließlich ein narbiger Zustand, der als Fibrosis testis bezeichnet wird. In der Genesis der Fibrosis testis spielt die Syphilis eine große Rolle. Sieht man von der grobnarbigen Ausheilung von Gummen ab (s. später), so gibt es einen feinnarbigen Zustand des Hodens, der als Ausgang einer interstitiellen Entzündung luetischen Ursprungs aufgefaßt wird. Feine weiße Streifen und auch breitere Züge eines weißlichen Bindegewebes durchsetzen das (in der Regel blaßbräunlich gefärbte) Hodengewebe. Der Hoden ist verkleinert. Die Hodenkanälchen lassen sich von der Schnittfläche mit der Pinzette nicht mehr so leicht ausziehen wie am normalen Hoden. Mikroskopisch findet sich eine Verbreiterung des Interstitiums; lymphozytäre und plasmazelluläre Infiltrate sind im Bereich desselben nachweisbar. Die Samenkanälchen zeigen verdickte Wandungen mit hyaliner Quellung; ihre elastischen Fasern erhalten sich lange. Das Epithel der Kanälchen zerfällt, die Kanälchen atrophieren, obliterieren und veröden völlig. In anderen Fällen von besonders feinnarbiger Fibrosis findet man keine Zeichen der Entzündung im Interstitium bei atrophischen und verödeten Samenkanälchen; hier liegt es nahe, an toxisch bedingten Untergang der Samenkanälchen mit nur relativer Verdichtung des Interstitiums zu denken; die Zwischenzellen sind (vielleicht auch nur relativ) vermehrt. Die Fibrosis testis darf nicht als unbedingt charakteristisch für luetische Infektion angesehen werden. Es ist daran zu erinnern, daß auch bei eitrigen Prozessen (Hodengonorrhöe, Tuberkulose, Parotitis epidemica) Ausheilungen vorkommen, die mit einem Narbenzustand endigen. Allerdings sind in solchen Fällen meist gröbere und unregelmäßigere Narbenbildungen vorhanden. Wichtig ist es auch, in solchen Fällen auf den Nebenhoden zu achten; ist bei grobnarbiger Fibrose der Nebenhoden intakt, so spricht das für Lues.

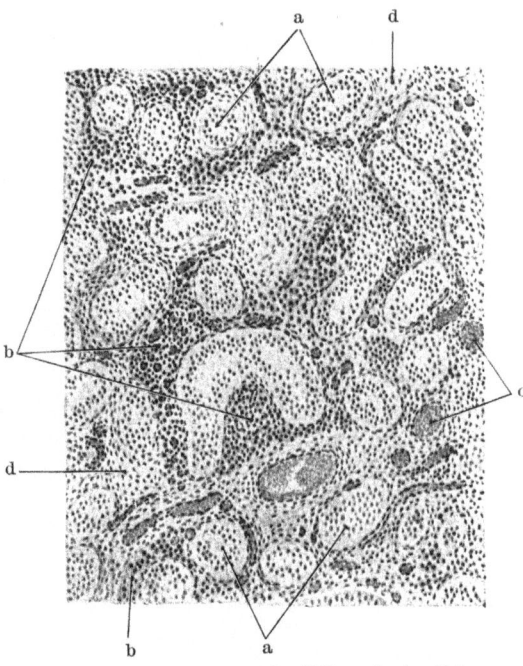

Fig. 201. Hodenatrophie (Fibrosis testis). (Nach einem Präparat aus dem Pathologischen Institut Leipzig.) Vergr. 60fach. (Hämatoxylin-Eosin.) a Hodenkanälchen mit verdickter Wand und unregelmäßigem Epithel; keine Spermienbildung. b Starke Wucherung der Zwischenzellen. c Weite Blutgefäße. d Vermehrtes Interstitium.

Ist feinnarbige Fibrose vorhanden und mikroskopisch eine entzündlich produktive interstitielle Orchitis nachweisbar, so ist ebenfalls Lues anzunehmen, wenn der Nebenhoden frei ist. Die ganz zartnarbige Fibrose hingegen kann durch Lues bedingt sein; jedoch können wohl auch toxisch-degenerative Prozesse anderer Ätiologie (s. oben) ein ähnliches Bild hervorrufen, z. B. Ernährungsstörungen, sekundäre Atrophien im Anschluß an gonorrhoische Epididymitis usw. (Simmonds).

Von der sekundären Atrophie ist die Unterentwicklung des Hodens (Hypoplasie) zu unterscheiden. Hierbei kann es sich um kongenitale oder um erworbene Zustände handeln. Erstere sind mit Eunuchoidismus verbunden, letztere finden sich bei Störungen in Bereich der Hypophyse (Dystrophia adiposogenitalis), des Thymus (Status thymolymphaticus), der Schilddrüse (Kretinismus); ferner bei Retentio testis. In den hypoplastischen Hoden fehlt die Samenbildung, die Hodenkanälchen sind eng, haben ein indifferentes Epithel, oder sie sind epithellos, obliteriert, verödet. Sie sind an Zahl beträchtlich vermindert, durch reichliches Interstitium voneinander getrennt; die Zwischenzellen sind häufig stärker gewuchert.

In atrophischen und senilen Hoden sind auch oft die Pigmente vermehrt (lipoide Pigmente der Zwischenzellen, Hämosiderin).

Zwei Abbildungen von Hodenatrophie und Fibrosis testis sollen den Prozeß der Verödung der Hodenkanälchen und der Wucherung der Zwischenzellen in verschiedenen Stadien vor Augen führen. Ätiologisch war in diesem Falle Lues anzunehmen. In dem ersten Präparat (Fig. 201) ist der Untergang der Hodenkanälchen (a) erst im Beginn. Die Wand der Kanälchen erscheint bei stärkerer Vergrößerung fibrös verdickt. Das mehrschichtige Epithel, welches die Wand der Kanälchen überkleidet, zeigt nicht die gehörige Schichtenfolge der Zellen. Bei genauerer Betrachtung findet sich ein Epithel mit rundlich-ovalen, chromatinarmen, bläschenförmigen Kernen, welche ein deutliches Kernkörperchen besitzen. Diese Kerne gleichen am meisten noch den Kernen der Sertolischen Zellen. Spermatogonien, Spermatozyten, Spermatiden und Spermien sind nicht zu sehen. Häufig findet man pyknotische Kerne in den Epithelien und vakuoläre Entartung des Protoplasmas derselben. Die Wand der Kanälchen ist feinfibrillär, mit eingelagerten spindligen Fibroplastenkernen. Das Zwischengewebe (d) ist verbreitert, feinfibrillär, mit spindligen Fibroplastenkernen; wenig lymphozytäre Wanderzellen finden sich. Hier und da findet man mit feinkörnigem, gelbem Pigment beladene Zellen im Zwischengewebe. Die Blutgefäße des Interstitiums (c) sind vielfach erweitert und zeigen eine geringe Vermehrung der adventitiellen Zellen. Besonders auffallend ist die starke Vermehrung der Leydigschen Zwischenzellen (b). Es sind polyedrische Elemente, welche in Strängen und Haufen angeordnet sind.

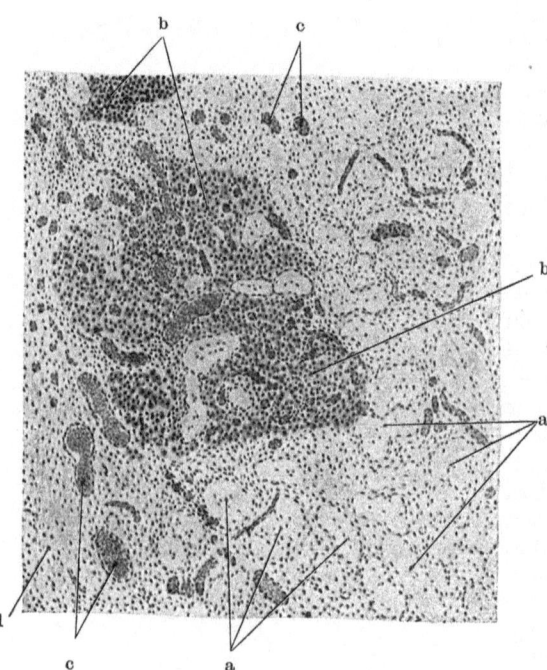

Fig. 202. Hodenatrophie (Fibrosis testis). Vergr. 60fach. (Hämatoxylin-Eosin.)
a Verödete, hyalin entartete Hodenkanälchen. b Herdförmige Wucherung der Zwischenzellen. c Blutgefäße, zum Teil stark erweitert. d Vermehrtes Interstitium.

Im zweiten Präparat (Fig. 202) sind die Hodenkanälchen (a) zu schattenhaften, hyalinisierten Gebilden verödet; nur noch Reste von Kernen des Kanälchenepithels sind in die hyalinen Massen eingeschlossen. Bei stärkerer Vergrößerung erscheinen die hyalinen Massen homogen oder feinstreifig. Das Hyalin scheint aus einer Quellung des Epithels und der elastischen Innenhaut der Kanälchen hervorgegangen zu sein. Man sieht wenigstens an den verödeten Kanälchen nach außen von der hyalinen Zone noch eine bindegewebige Wand mit eingelagerten spindligen Kernen. Das Zwischengewebe (d), welches wiederum durch stark erweiterte Blutgefäße (c) ausgezeichnet ist, ist vermehrt, besonders an solchen Stellen, an welchen die Hodenkanälchen ganz geschwunden sind. Das vermehrte Interstitium ist feinfibrillär und enthält mäßig viel lymphoide Wanderzellen. Die kleinen Arterien zeigen verdickte Adventitia mit lymphozytären Infiltraten derselben. An vielen Stellen finden sich im vermehrten Zwischengewebe sehr starke Wucherungen der Zwischenzellen (b).

2. Entzündungen.

Entzündungen des Nebenhodens und Hodens (Epididymitis und Orchitis).

Entzündungen des Nebenhodens und Hodens können durch Import der Entzündungserreger auf dem Blut- und Lymphwege entstehen. Besonders häufig sind in den samenleitenden Kanälen aufsteigende (intrakanalikulär sich ausbreitende) Entzündungen. Ferner gibt es traumatische und aus der Umgebung fortgeleitete Entzündungen. Von Hoden- und Nebenhodenentzündungen aus kann der Scheidenhautsack ergriffen werden (Periorchitis). Hämatogene Entzündungen finden sich bei Infektionskrankheiten; sie können eitrigen und abszedierenden Charakter annehmen; die Eiterung greift vom Zwischengewebe auf die Kanälchen über und breitet sich dann auch intrakanalikulär, auf- und absteigend, aus. Die eitrige Periorchitis führt zum Empyem des Scheidenhautsackes und bei Ausheilung zu Verwachsungen, Verdickungen und Obliteration der Tunica vaginalis. Die Orchitis bei Mumps ist ebenfalls hämatogen vermittelt. Man findet sero-fibrinöse und eitrige Infiltration (ohne Abszedierung) mit Untergang des Samenepithels und der Hodenkanälchen; Ausgang in Fibrose (s. S. 245).

Besonders wichtig ist die Epididymitis gonorrhoica. Sie ist ein typisches Beispiel für eine intrakanalikulär (von Urethra, Ductus ejaculatorii, Samenblase, Samenleiter) in die Nebenhodenkanälchen aufsteigende Entzündung. Die Nebenhodenkanälchen sind von Leukozyten erfüllt, ihr Epithel stößt sich ab; Wände und Umgebung der Kanälchen sind von Eiterzellen infiltriert; es kommt zu eitriger Einschmelzung. Der eitrige Prozeß schreitet zwischen und in den Kanälchen weiter fort und kann auf dem Wege der Kanälchen und auf dem Lymphwege auf den Hoden übergreifen. Eiterungen im Scheidenhautsack mit fistulösen Durchbrüchen durch die Skrotalhaut kommen vor. Bei chronischem Verlauf finden sich neben Bindegewebswucherung und Untergang der Kanälchen Infiltrationen mit Lymphozyten und Plasmazellen. Durch Narbenbildung kommt es zu Verschlüssen der Nebenhodenkanäle und zur Behinderung des Abflusses des Hodensekrets. Im Hoden kann die gonorrhoische Orchitis zur Fibrose mit Schwund der Hodenkanälchen führen (s. S. 245).

3. Spezifische Entzündungen.

α) Hodentuberkulose.

Hoden- und Nebenhodentuberkulose sind sehr selten die einzige Manifestation der Tuberkulose im Körper (primäre „kryptogenetische" Form). Meist ist Tuberkulose anderer Organe vorhanden. Der Hoden kann hämatogen (metastatisch) für sich allein erkranken. Meist wird er vom Nebenhoden aus (im Anschluß an Prostata-Samenblasen-Tuberkulose) ergriffen. Nicht selten ist die Hodentuberkulose Teilerscheinung einer mehr oder weniger ausgebreiteten Tuberkulose des genitalen Röhrensystems. Diese genitale Röhrentuberkulose kombiniert sich nicht selten mit einer Tuberkulose des harnleitenden und harnbereitenden Apparates (Urogenitaltuberkulose). In den gewöhnlichen (vom Nebenhoden fortgeleiteten) Fällen von Hodentuberkulose ist der Nebenhoden teilweise oder in ganzer Ausdehnung vergrößert, derb und erweist sich auf dem Durchschnitt von festen, trockenen oder weichen Käsemassen durchsetzt. Die gelblichweißliche Verkäsung greift im Bereich des Corpus Highmori auf den Hoden über. Die mehr zusammenhängenden Verkäsungen im Nebenhoden und im Rete testis ordnen sich gegen den Hoden hin in Gruppen und Reihen von Knötchen, die in das Hodengewebe eingelagert sind, wobei manchmal eine radiäre Anordnung der Knötchenreihen (entsprechend der Anordnung der Lobuli testis) zu erkennen ist. Vorgeschrittene Fälle zeigen schließlich auch den Hoden von mehr oder weniger ausgedehnten Käseherden durchsetzt. Tuberkulöskäsige und eitrige Entzündungen des Scheidenhautsackes (Periorchitis),

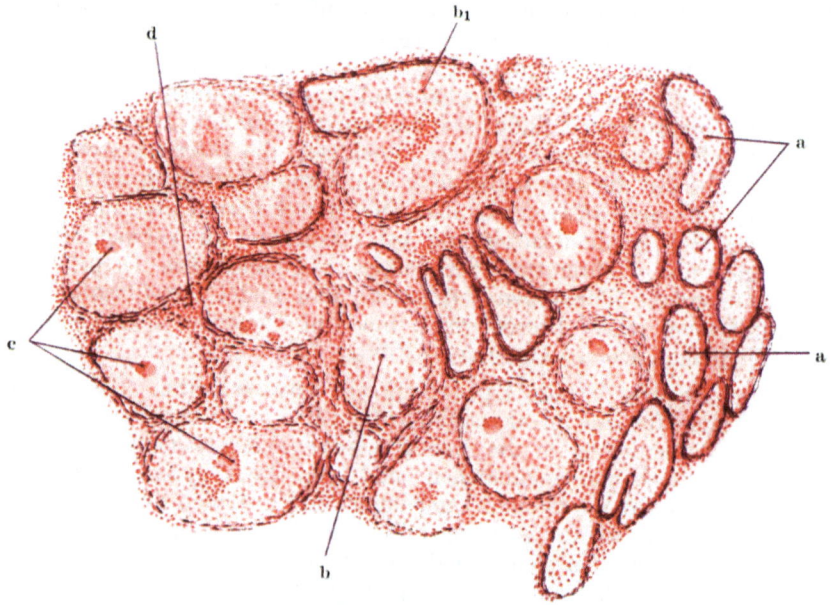

Fig. 203. Hodentuberkulose (intrakanalikuläre Form). Vergr. 60fach.
(Weigerts Elastinfärbung — Karmin.)
a Hodenkanälchen mit unregelmäßig gewuchertem und desquamiertem Epithel. Elastische Wand dieser Kanälchen gut erhalten. b und b₁ Tuberkelbildung (Epitheloidzellen) innerhalb gewundener Hodenkanälchen. Elastische Wand aufgesplittert und im Untergang begriffen. Bei b₁ viel Lymphozyten neben Epitheloidzellen. c Riesenzellen in intrakanalikulären Epitheloidtuberkeln.
d Lymphozyteninfiltration im Zwischengewebe.

Verdickungen, Verwachsungen und Veröðung desselben, Erweichung der Käsemassen mit Durchbruch und Fistelbildung nach außen (z. B. am Skrotum) vervollständigen das Bild der progredienten Nebenhoden- und Hodentuberkulose. Bei chronischen, zur Ausheilung neigenden Fällen entwickeln sich schwielige Bindegewebsmassen, die zur Schrumpfung führen. Die Differentialdiagnose gegen Lues kann in solchen Fällen (sowohl makroskopisch wie mikroskopisch) schwierig sein (s. S. 250).

Mikroskopische Präparate werden am besten mit Karmin und Weigertscher Elastinfärbung behandelt (Fig. 203). Es erlaubt uns diese Färbung, schon bei schwacher Vergrößerung das noch erhaltene Hodengewebe an den schwarzblau tingierten, elastischen Wandungen der durchschnittenen Samenkanälchen leicht zu erkennen. Alle Kerne sind rot gefärbt; ihr Protoplasma zart rosa. In einem Teil unseres Präparats sind die Konturen der Hodenkanälchen durch die dunkelblaue Elastintinktion scharf gezeichnet (a). In einem anderen Teil des Präparats erscheinen die blauen Elastinkonturen mangelhaft ausgebildet. Die elastische Wand der Kanälchen erscheint wie aufgesplittert, die elastischen Fasern sind an Zahl veringert oder stellenweise ganz zugrunde gegangen (b). Solche Samenkanälchen mit mangelhafter Elastintinktion haben keine regelrechten Epithelsäume mehr. Die Lumina sind mit Zellmassen ausgefüllt; das Kaliber dieser Kanälchen ist vergrößert. An solchen Stellen haben wir es mit beginnender Tuberkelbildung innerhalb der Kanälchen zu tun, und wir finden Übergänge zu vollentwickelten Tuberkeln, die da und dort an ihrer Perpherie noch schlecht gefärbte Reste der elastischen Wand eines Kanälchens erkennen lassen, und deren intrakanalikuläre Lage auch an der stellenweise gewundenen Gestalt der Tuberkelherde erkenntlich ist (b_1). Das Stützgewebe zwischen den pathologisch veränderten Samenkanälchen ist verbreitert, zellig infiltriert. Bei starker Vergrößerung können die geschilderten Verhältnisse eingehender analysiert werden. Je mehr wir uns von dem gesunden Gewebe her den von der Tuberkulose ergriffenen Teilen nähern, desto mehr treffen wir auf Samenkanälchen, deren Epithelsäume unregelmäßig sind; wir finden Schwellung, unregelmäßige Wucherung und Abstoßung der Epithelien; das Lumen ist von den abgestoßenen und verfetteten Epithelien mehr oder weniger solide ausgefüllt; Lymphozyten und Leukozyten sind beigemischt (a). Hier haben wir es mit einem sog. Desquamativkatarrh der Tubuli contorti zu tun. An solchen Kanälchen kann die elastische Wand mit ihren ringförmig angeordneten, feinen, dunkelblau gefärbten, welligen Fasern noch erhalten sein. Höhere Grade der Veränderung zeigen uns neben schlechter Färbbarkeit der elastischen Wand das Auftreten von reichlichen, vielgestaltigen „epitheloiden" Zellen (b) und typischen Langhans-Riesenzellen (c) an der Wand und in der Lichtung der Kanälchen. Es sind dies die wuchernden Zellen der bindegewebigen Kanälchenwand, durch welche einerseits die elastischen Fasern zerstört, andererseits das Lumen erfüllt und ausgedehnt wird. Das Epithel wird durch diese Zellwucherung abgehoben; es scheint zugrunde zu gehen und sich nicht am Aufbau der Tuberkel zu beteiligen. Die voll ausgebildeten Tuberkel zeigen die gewöhnliche Zusammensetzung aus Epitheloidzellen und typischen Riesenzellen. Zum Teil sind sie zentral nekrotisch (verkäst). Das Zwischengewebe zwischen den Tuberkeln weist Infiltration mit kleinen runden Kernen (Lymphozyten) auf (d). Tuberkelbildung im Zwischengewebe ist an unserem Präparat nicht zu beobachten; sie verbindet sich aber oft mit der intrakanalikulären Tuberkelbildung.

Der hier beschriebenen intrakanalikulären Form der Hodentuberkulose ist eine interkanalikuläre entgegenzusetzen, bei welcher die Knötchen primär interstitiell sitzen; es ist die eigentliche hämatogene Miliartuberkulose des Hodens, während die intrakanalikuläre Ausbreitung der fortgeleiteten Röhrentuberkulose (s. oben) entspricht. Auch die interkanalikuläre Form kann sich mit der intrakanalikulären verbinden, wenn die primär interstitiellen Tuberkel in die Kanälchen einbrechen.

β) Gumma des Hodens.

Die luetische Infektion wird nicht immer von entzündlichen Reaktionen beantwortet, die das Zeichen histologischer Spezifität an sich tragen. Das gilt für alle drei Stadien der Lues, insbesondere aber auch für jene ausgesprochen produktiven Entzündungen, denen wir bei der tertiären Syphilis in den verschiedensten Organen des Körpers begegnen (s. a. S. 108). So gibt es auch im Hoden bei tertiärer Lues sog. interstitielle Entzündungen, die mit Neubildung von Bindegewebe und Gefäßen, sowie unter starker Rundzelleninfiltration einhergehen, aber mikroskopisch nichts Charakteristisches an sich haben. Es sind unspezifische entzündliche Bindegewebswucherungen von meist diffuser, seltener herdförmiger Ausbreitung, unspezifische

„Granulationen", wie wir sie ja auch bei der tuberkulösen Infektion sehen. Wir können das Verständnis für solche unspezifische Neubildungen ebensogut aus der Annahme einer besonderen Modifikation des Erregers als einer besonderen Reaktionsweise des infizierten Körpers gewinnen. Im Gegensatz zu solchen histologisch unspezifischen Produktionen des Stützgerüstes der Organe stehen jene Granulome bei tertiärer Lues, die wir Gummen nennen. Diese Gummositäten bieten histologisch manches Charakteristische dar, so daß von einer gewissen Spezifität gesprochen werden kann. Die gummösen Neubildungen treten — ähnlich wie die Epitheloidzellwucherungen bei der Tuberkulose — teils diffus, teils in Form umschriebener Herde in den Organen auf. In letzterem Fall entstehen Knötchen (auch miliare) und Knoten eines eigenartig zusammengesetzten Granulationsgewebes. Die Größe solcher gummöser Knoten kann sehr beträchtlich sein und den Umfang großer Konglomerattuberkel (sog. Tuberkulome) erreichen. Durch Konglomeration solcher luetischer Gummen können tumorhafte, an echte Geschwulstbildungen erinnernde Neubildungen entstehen. Wie das tuberkulöse Granulom, so kann auch das Gumma verkäsen, einschmelzen, vernarben. Manche Unterschiede gegenüber der Tuberkulose sind beim Gumma schon makroskopisch festzustellen. Das frische Gumma präsentiert sich als ein Knoten, dessen graurötliche Farbe auf einen beträchtlichen Gefäßreichtum hinweist. Verkäst ein solcher Knoten, so tut er dies in einer meist recht charakteristischen Weise: die zentral im Knoten ausgebildete Verkäsung schafft ein gelbweißliches, trockenes Material, welches sich gegen die unverkäste Peripherie des Knotens in eigenartig landkartenähnlich begrenzten Linien absetzt. Kommt es überhaupt zu Einschmelzungsvorgängen an der Käsemasse, so sind diese niemals so ausgedehnt wie beim Tuberkulom; die entstehenden Einschmelzungshöhlen sind meist scharf begrenzt und mit einer zähschleimigen Masse gefüllt. Im Gegensatz zu dieser geringen Neigung zur Schmelzung steht die stark vorwiegende Tendenz des Gummas zu narbiger Umbildung. Peripherie der Knoten und deren Umgebung gehen in umfangreiche, schrumpfende Narben über, welche dann häufig die zackig begrenzten, trockenen Käseherde einschließen. Großartige Deformitäten der Organe können unter dem Einfluß derartiger Narbenbildungen zustande kommen, z. B. in Lunge und Leber (s. S. 154). Bei gummöser Syphilis des Hodens kann das ganze Organ samt seinen Hüllen in einen unförmigen Narbenknoten übergehen.

Mikroskopisch ist das frische Gumma durch ein — im Gegensatz zum Tuberkel — gefäßreiches Granulationsgewebe, im Bereich dessen die Hodenkanälchen zugrunde gehen, ausgezeichnet. Die elastischen Fasern der Kanälchen sollen sich im Bereich der syphilitischen Granulationen länger erhalten als bei tuberkulösen Wucherungen. Das frische gummöse Granulationsgewebe ist äußerst zellreich. Protoplasmareiche, epitheloide Zellen herrschen nicht so vor wie beim Tuberkel. Das Granulationsgewebe ist vielmehr von kleinzelliger Natur. Es finden sich kleine, spindelige und verzweigte (fibroplastische) Zellen und massenhaft kleine Rundzellen vom Typus der Lymphozyten und Plasmazellen. Frühzeitig bilden sich Fasern im Gegensatz zum Tuberkel. Riesenzellen werden ebenfalls gefunden, aber sie pflegen nicht so regelmäßig und so reichhaltig wie in Tuberkeln aufzutreten. Diese Riesenzellen können den Langhansschen Typus zeigen, bilden jedoch auch andere Formen. Im ganzen ist auf die Riesenzellen differentialdiagnostisch kein sicherer Verlaß; denn alte Tuberkel können wenig oder gar keine Riesenzellen zeigen, und es gibt manchmal Gummen mit reichlichen Riesenzellen. Großer Wert ist auf vaskuläre Prozesse zu legen, die zwar auch in der Umgebung verkäster tuberkulöser Granulome vorkommen, aber bei den Gummen doch fast immer und in sehr deutlicher Ausbildung, vor allem auch innerhalb der gummösen Bildungen, nachweisbar sind. Es sind dies zellige Infiltrationen der äußeren Gefäßwand mit (sekundären) Intimaverdickungen, welche zu Verengerung und Obliteration der Gefäße führen (Peri-, Endophlebitis, -arteriitis). Die Verkäsung der Gummen, welche vielleicht ebenso auf Giftwirkung wie auf die schweren Gefäßveränderungen (-obliterationen) bezogen werden darf, zeigt das Bild der Koagulationsnekrose; bei frischer Verkäsung findet sich ausgedehnte Karyorrhexis und Chromatolyse. Es wird darauf hingewiesen, daß die Verkäsung bei den Gummen im Stadium der fibrösen Umwandlung, also später als bei den Tuberkeln, einsetzt, daher man in den verkästen Bezirken beim Gumma Faserzüge und obliterierte Gefäße (Elastinfärbung!) nachweisen kann. Auch die untergegangenen Kanälchen lassen sich in den gummösen Nekrosen noch lange Zeit erkennen. Die Vernarbungen geschehen unter oft mächtiger Bindegewebsneubildung, welche mit reichlichen lymphozytären (plasmazellulären) Infiltrationen einhergeht; das kollagene, faserige Narbengewebe verfällt schließlich weitgehend der hyalinen Verquellung. Verkalkungen (der in der Narbe eingeschlossenen Käsemassen) sind viel seltener als bei der ausheilenden Tuberkulose. Die Spirochaeta pallida ist in den Gummen bei Lues acquisita — im Gegensatz zur Lues congenita — nur sehr selten nachzuweisen.

Die erworbene Lues des Hodens tritt entweder als diffuse interstitielle Orchitis mit diffuser Fibrose und Schwund der Kanälchen (s. S. 247) auf. Eine andere Manifestation der erworbenen Lues sind die umschriebenen Gummen, die solitär oder multipel auftreten und ebenfalls unter besonders starker Schwielenbildung und narbiger Schrumpfung ausheilen. Der Nebenhoden ist (im Gegensatz zur Tuberkulose) von der Lues selten befallen. Die Lues congenita des Hodens ist selten und tritt in der Regel unter dem Bild der diffusen oder herdförmigen Orchitis interstitialis (auch mit sog. miliaren Gummen s. Fig. 130 auf.

In unserer Fig. 204 ist ein Teil eines großen, frischen, verkästen Gummas mit angrenzendem Hodengewebe bei ganz schwacher Vergrößerung gezeichnet. Der gummöse Knoten zeigt ein käsiges Zentrum (a); die diffuse Färbung mit Hämatoxylin rührt von dem ausgedehnten Zerfall und der Auflösung des Kernchromatins her. Besonders bemerkenswert ist, daß in dieser käsigen Zone eine Menge veröderter Blutgefäße noch sichtbar ist. Auf das käsige Zentrum folgt nach außen eine heller gefärbte Zone (b) der beginnenden Nekrose (siehe unten). Weiter nach außen findet sich eine sehr zellreiche Zone (c) mit gut gefärbten Kernen; diese Zone setzt sich zwischen die Hodenkanälchen fort, drängt die Kanälchen auseinander und bringt sie zum Schwund: es ist die Zone des gummösen Granulationsgewebes (siehe unten). Das an das Gumma angrenzende Hodengewebe zeigt zahlreiche Zellinfiltrate, welche perivaskulär und im Zwischengewebe zwischen den Hodenkanälchen gelegen sind (d). Solche Zellinfiltrate sind auch in der Tunica albuginea des Hodens reichlich zu sehen (e).

Bei der stärkeren Vergrößerung erweist sich das käsige Zentrum als eine streifige, schollige Masse, welche von feinsten Chromatinkörnchen durchsetzt ist. Sie enthält zahreiche verödete Gefäße mit koaguliertem Inhalt. Viele elastische Fasern haben sich in der käsigen Zone als Reste des untergegangenen Hodengewebes erhalten. In der anschließenden hellen Zone der beginnenden Nekrose ist reichlich Schrumpfung und Zerbröckelung der Kerne des Bindegewebes, der Gefäßwände und der infiltrierenden Wanderzellen zu sehen; ferner Koagulation in Form von körnigen, schollligen und streifigen Massen. Die Zone des gummösen Granulationsgewebes zeigt ein sehr zellreiches, hauptsächlich aus kleinen und größeren lymphoiden Elementen bestehendes Gewebe. Dieses Gewebe ist auch reich an jungen Gefäßen und gewucherten Fibroplasten. Das Granulationsgewebe schließt die Hodenkanälchen ein, deren Epithel in Ablösung begriffen ist, in deren Lumen Leukozyten eingewandert sind und deren Wand vielfach bindegewebig verdickt erscheint. Völlig verödete Kanälchen sind eingeschlossen.

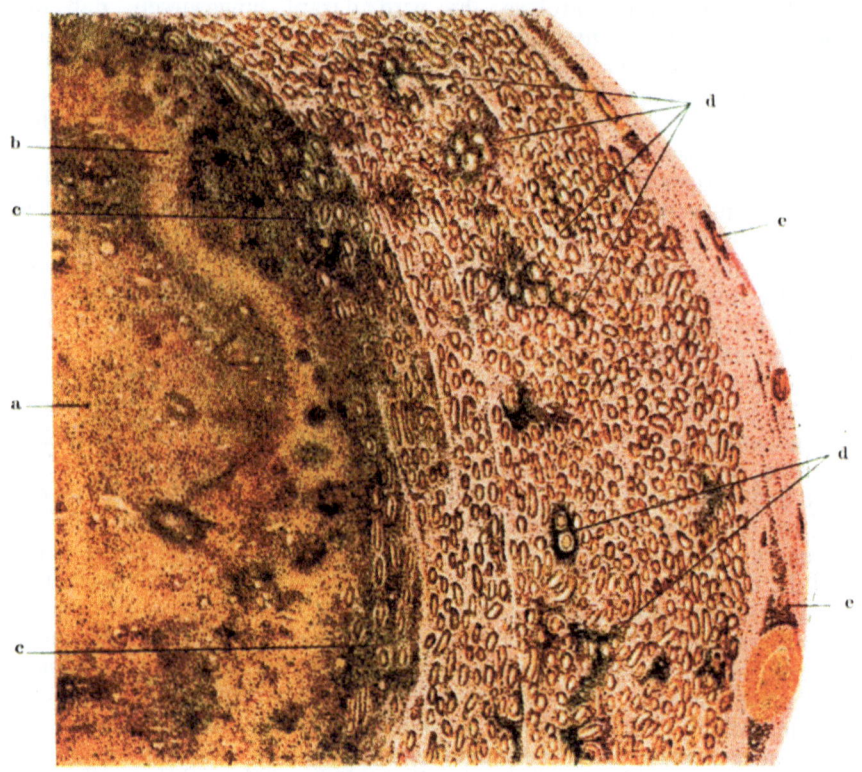

Fig. 204. Gumma des Hodens. Vergr. 14fach. (van Gieson-Färbung.)
a Total verkäste Zone, in welcher zahlreiche verödete Gefäße noch erkennbar sind. b Zone der beginnenden Nekrose. c Gummöses Granulationsgewebe mit eingeschlossenen, untergehenden Hodenkanälchen. d Interstitielle Zellinfiltrate im Hodengewebe. e Tunica albuginea mit perivaskulären Zellinfiltrationen.

Die noch erhaltenen Hodenkanälchen in der Umgebung des Gummas zeigen keine typische Schichtenfolge des Epithels. Wo noch einzelne Spermatogonien zu sehen sind, erscheinen ihre Kerne verklumpt. Das mehrschichtige Epithel der Kanälchen besteht hauptsächlich aus Zellen mit chromatinarmen, bläschenförmigen Kernen mit sehr deutlichen Kernkörperchen. Von Spermiogenese findet sich nirgends eine Spur. Die Wand dieser Hodenkanälchen ist häufig bindegewebig verdickt. Die Zwischenzellen erscheinen da und dort vermehrt. Vor allem aber finden sich sehr reichlich herdförmige Zellinfiltrate im Zwischengewebe des Hodens; sie bestehen aus lymphoiden Zellen, sind besonders um die Gefäße angeordnet und infiltrieren die Adventitia kleinerer Arterien. Ähnliche lymphoide Zellinfiltrate finden sich auch in der Tunica albuginea.

B. Weibliche Geschlechtsorgane.

1. Uterus.

a) Normal-histologische Vorbemerkungen.

Am Uterus unterscheiden wir die Schleimhaut (Endometrium), das Geflecht der glatten Muskulatur (Myometrium) und den serösen Überzug. Wir unterscheiden Korpus (mit dem Fundus), Isthmus, Zervix und Portio vaginalis uteri. Die Schleimhaut verdient eine besondere Besprechung, um so mehr, als sie einem ständigen, durch die Menstruation bedingten Wechsel unterworfen ist. Die Schleimhaut des Corpus uteri hat ein einreihiges, zylindrisches Oberflächenepithel (Flimmerepithel, vermischt mit sezernierenden Zellen). In der Tunica propria liegen die Uterusdrüsen. Sie sind einfache, leicht gewundene Schläuche mit zylindrischem (flimmerndem und sezernierendem) Epithel, deren Fundi bis an die Muskularis, teilweise noch etwas tiefer reichen. Gabelige Teilungen der Drüsenfundi kommen vor. Die Drüsen besitzen eine feine Membrana propria. Zwischen ihnen breitet sich das quantitativ stärker entwickelte, interstitielle Gewebe aus. Es ist ein von wenig Wanderzellen (Lymphozyten, Plasmazellen, einzelnen Leukozyten) durchsetztes, gefäßführendes Gewebe mit sehr feinen Fasern und reichlichen, kleinen Bindegewebszellen. Die Schleimhaut des Isthmus und des Korpus sind sich sehr ähnlich. In der Cervix uteri ist das Oberflächenepithel der Schleimhaut ein hohes, schleimbildendes Zylinderepithel; daneben finden sich auch hier Flimmerepithelien. Die Drüsen der Zervix sind kürzer, weiter, mehr verzweigt als im Korpus, und haben ebenfalls ein schleimbildendes Zylinderepithel. Die Tunica propria ist zellärmer und faserreicher als die Tunica propria des Corpus uteri. Das Oberflächenepithel der Zervix geht am äußeren Muttermund (Portio vaginalis uteri) in geschichtetes Pflasterepithel über.

Die geflechtartig aufgebaute Uterusmuskulatur steht mit der Schleimhaut in innigem Zusammenhang. Die Grenze ist im Korpus scharf, in der Zervix undeutlich. Im Myometrium verlaufen zahlreiche größere Blutgefäße. Im Interstitium der Muskulatur finden sich kollagene und elastische Fasern. Das Bindegewebe der Serosa ist mit der Muskulatur des Corpus uteri fest, an der Zervix lockerer verbunden.

Wichtig ist es, die zyklischen Veränderungen zu kennen, welche das Endometrium zwischen zwei Menstruationen durchmacht. Diese Veränderungen hängen mit der Reifung eines Eifollikels und dem Austritt eines Eies aus diesem zusammen und sind als Prozesse aufzufassen, welche die Einnistung eines befruchteten Eies vorbereiten. Kommt es nicht zur Befruchtung des Eies, dann werden die Prozesse durch die menstruelle Blutung jäh unterbrochen, und es folgt ihre Rückbildung. Bei erfolgter Befruchtung und Einnistung des Eies gehen sie (bei ausbleibender Menstruation) weiter und steigern sich zu den schwangerschaftsmäßigen Veränderungen (Bildung der Placenta materna) s. S. 264. In der prämenstruellen Phase (8 Tage vor der Menstruation) nimmt das Interstitium an Masse zu, seine Zellen werden größer, protoplasmareicher (deziduazellenähnlich). Die Drüsen vergrößern ihre Oberfläche durch stärkere Faltungen; ihre Lumina werden weiter; ihr Epithel wird vollsaftiger, das Protoplasma der Epithelzellen reichlicher, heller. Stärkere Schleimsekretion ist nachweisbar. Bindegewebszellen und Epithelien enthalten reichlich Glykogen. Diese Umbildungen erreichen besonders in einer mittleren Schicht der Schleimhaut hohe Grade, so daß hier die Drüsenkörper enger beisammenliegen und die Schleimhaut ein spongiöses Gefüge erhält (Substantia spongiosa). Die basale Schicht der Schleimhaut enthält die Fundi der Drüsen. Die unter dem Oberflächenepithel gelegene Schicht führt die unverändert bleibenden Drüsenmündungen und zeigt durch die erwähnte Umbildung des Interstitiums zwischen den Drüsenhälsen ein mehr gleichmäßig dichtes Aussehen (Substantia compacta). Durch die menstruelle Blutung werden diese progressiven Erscheinungen unterbrochen. Die Schleimhaut (sog. Funktionalis) wird (vielleicht bis auf die Basalschicht) abgestoßen; das bei der Menstruation ergossene Blut wird teilweise resorbiert; die Regeneration der Schleimhaut setzt ein (postmenstruelle Phase); dann beginnt von neuem die vorbereitende Proliferation und Sekretion, welche in dem Prämenstruum (s. o.) eine weitere Steigerung erfährt. Die zyklischen Vorgänge in der Korpusschleimhaut sind abhängig von den ovariellen Zyklen. Die von der Adenohypophyse gelieferten Sexualhormone regen im Eierstock die Follikelreifung und die Luteinisierung an. Die hierbei entstehenden Ovarialhormone (Follikulin und Lutein) führen die Proliferation und Sekretion in der Korpusmukosa herbei (s. a. unter Ovarium).

b) Pathologische Histologie.
α) Hyperplastische Prozesse.

Es ist selbstverständlich, daß für eine sachgemäße Beurteilung der pathologischen Veränderungen des Endometriums die genaue Kenntnis der normalen Verhältnisse, besonders der Zustände im geschlechtsreifen Alter und im Klimakterium Voraussetzung ist. Im Klimakterium ist die Korpusmukosa atrophisch, zeigt wenige und inaktive Drüsen, keine zyklischen Erscheinungen. Im geschlechtsreifen Alter von der Menarche ab finden wir die typischen zyklischen Phasen der Regeneration, Proliferation und Sekretion zwischen den einzelnen Menstruationen, die als Vorbereitung der Uterusmukosa für den Empfang eines befruchteten Eies anzusehen sind; sie bilden sich im Falle des Nichtempfanges unter Blutung und Abstoßung bei der Mensruation zurück, um im Intervall und Prämenstruum aufs neue aufzutreten; beim Einnisten eines befruchteten Eies bilden sie sich weiter aus bis zum Aufbau der Decidua materna.

1. Entzündung und Hyperplasie.

Die akuten Entzündungen der Gebärmutter können auf die Schleimhaut beschränkt bleiben (Endometritis) oder sie ergreifen auch die Muskulatur und deren Umgebung (Myometritis, Peri-, Parametritis). Die akute Endometritis kann eine katarrhalische, eitrige, pseudomembranös-nekrotisierende (ulzerierende) sein. Ursächlich kommen Erkältungen, Retention von Schwangerschaftsprodukten, vor allem aber Infektionen, in Betracht. Zur histologischen Diagnose ist der Nachweis von Hyperämie, seröser und fibrinöser, hämorrhagischer und zelliger Exsudation erforderlich. Bei den akuten Entzündungen finden sich vorwiegend leukozytäre, bei den chronischen lymphozytäre Zellinfiltrationen. An den Drüsen spielen sich bei den akuten Entzündungen mehr degenerative, bei den chronischen auch proliferative und atypische Prozesse ab (s. S. 261 u. 272). Die zyklischen Vorgänge im Endometrium können durch die Entzündung gestört sein.

Eine chronische Entzündung des Endometriums kann zu Atrophie der Schleimhaut führen. Von nichtentzündlichen Atrophien, z. B. senilen, wird man sie histologisch durch den Nachweis von entzündlichen Zellinfiltrationen unterscheiden. Das Endergebnis kann bei entzündlichen und nichtentzündlichen Atrophien das gleiche sein (Drüsenarmut, fibröse Umwandlung des Stromas, Gefäßwandverdickungen, sog. E. chron. interstitialis).

Die mit Hyperplasie der Schleimhaut, insbesondere mit Drüsenvermehrung einhergehenden chronischen Endometritiden müssen nach Möglichkeit von den nichtentzündlichen Hyperplasien unterschieden werden. Auch hier wird vor allem gegen die Norm vermehrte Durchsetzung mit Wanderzellen maßgebend sein. Interstitielle Wucherungen verbinden sich dabei mit den drüsigen Neubildungen. Zyklische Veränderungen, Zonenbildung (Zona compacta, spongiosa s. S. 253), können fehlen oder nur angedeutet sein. Oft ist das histologische Bild an verschiedenen Stellen des Endometriums verschieden.

Bei allen Entzündungen, und besonders bei den chronischen, können die Prozesse auch auf das Myometrium übergreifen (Zellinfiltrationen, Vermehrung des Interstitiums der Muskulatur und dieser selbst, tieferes Einwuchern von Drüsen in die Muskelschicht [s. a. später]).

Die sehr verschiedenartigen Bilder an den Drüsen bei den Endometritiden bestehen in Schwellungen, Formveränderungen, Abstoßung der Drüsenepithelien, kurz in degenerativen Veränderungen, die bis zur Nekrose gehen können. Daneben findet man Neubildungsvorgänge, Vermehrung der Drüsenepithelien, stärkere Färbbarkeit der Kerne, Mehrreihigkeit der Epithelsäume, Sprossungen der Drüsen nach außen und nach innen. Die Membranae propriae der Drüsen sind dabei erhalten, was für die Unterscheidung von bösartigen Atypien wichtig ist. Bei sehr starker entzündlicher Reaktion im Zwischengewebe können diese Membranen auch aufgelöst werden. Über metaplastische Prozesse bei diesen atypischen Wucherungen s. S. 261 ff.

Nichtentzündliche, einfach hyperplastische Prozesse treten im Endometrium vor allem bei Ovarialstörungen auf; außerdem finden wir sie

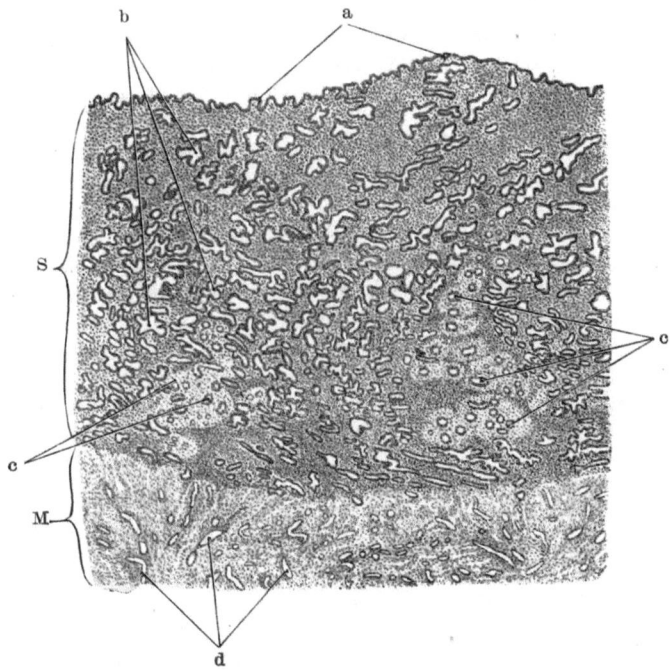

Fig. 205. Glanduläre Hyperplasie des Endometriums. Vergr. 20fach. (Hämatoxylin.) S Mukosa. M Muskularis. a Oberflächenepithel des Endometriums. b Drüsen der Schleimhaut (vermehrt, stärker verzweigt, zum Teil erweitert). c Kleine Arterien der Schleimhaut (mit Wandverdickung).

bei Uterusmyomen, bei Lageveränderungen des Uterus. Klinisch: Blutungen, Sterilität. Die hyperplastische Korpusschleimhaut erscheint schon makroskopisch verdickt, gefäßreich, manchmal fast schwammig-weich. An der Hyperplasie sind Interstitium und Drüsen wechselnd beteiligt. Eine Unterscheidung in glanduläre und interstitielle Hyperplasie läßt sich nicht streng durchführen. Zyklische Veränderungen, Zonenbildung fehlen meist völlig, stellenweise kann man Andeutung proliferativer und sekretorischer Phasenbilder vorfinden. Die Drüsenhyperplasie kann adenomartigen Charakter annehmen; Polypen von adenomartigen Aussehen können sich ausbilden (s. a. S. 261).

Die Fig. 205 zeigt das histologische Bild eines Falles von typischer, einfacher (nicht entzündlicher) glandulärer Hyperplasie der Uterusschleimhaut an einem senkrechten Durchschnitt durch die Mukosa und die angrenzende Muskulatur. Die Mukosa (S) ist stark verbreitert. Das Oberflächenepithel (a) ist tadellos erhalten, unverändert. Schon bei schwacher Vergrößerung fällt das starke Hervortreten des Drüsenapparates auf. Die Lagerung der Drüsen läßt die an der normalen Schleimhaut festzustellende Ordnung und

Regelmäßigkeit vermissen. Die früher beschriebene Zonen- und Phasenbildung des prämenstruellen Zustandes ist nicht nachzuweisen. Die Drüsen (b) sind stärker verzweigt, stellenweise erweitert. Bis in die obersten Schichten der Schleimhaut findet man die verästelten Tubuli. In die Muskularis (M) reichen nur wenige Drüsen hinein. Im ganzen hat man weniger den Eindruck einer starken Vermehrung der Drüsen, als einer bedeutenden Oberflächenvergrößerung derselben durch starke Schlängelung und Erweiterung. Die Blutgefäße der Schleimhaut (kleine Arterien) zeigen schon bei schwacher Vergrößerung eine verdickte Wand. Viele dicht beieinander liegende Durchschnitte solcher Gefäße (c) geben die Vorstellung eines stark gewundenen Verlaufes der kleinen Schleimhautarterien. Vielleicht sind diese Gefäßverdickungen auf chronische, kongestive Hyperämien der Schleimhaut zurückzuführen. Bei starker Vergrößerung stellen wir fest, daß ein einfaches Zylinderepithel die Drüsenräume auskleidet. Das Epithel ist hoch, dicht gestellt, die Kerne der Epithelien basalwärts, aber nicht selten in mehreren Reihen liegend. Mitosen in Epithelien sind da und dort zu sehen. Als Inhalt der Drüsen findet sich etwas Schleim. Eine gegen die Norm verstärkte Durchwanderung des Drüsenepithels seitens lymphozytärer Zellen kann nicht festgestellt werden. Das zellreiche Interstitium bietet ein normales Aussehen. Zellinfiltrate fehlen. Die erwähnte Verdickung der Gefäßwände betrifft vor allem die Adventitia, die sehr reich an elastischen Fasern ist.

Wir wollen die glanduläre Hyperplasie des Endometriums auch an Kürettagen untersuchen, also an kleinen ausgeschabten Stücken der Uterusschleimhaut. Hierbei sei ein Wort über die sog. Stückchendiagnose vorausgeschickt. Aus kleinen, oft winzig kleinen Probeexzisionen, aus zusammenhanglosen Fetzen einer abgekratzten Schleimhaut, aus ausgehusteten oder mit Harn und Fäzes abgegangenen Gewebsstücken soll eine oft schwerwiegende und das ärztliche Handeln unmittelbar beeinflussende Entscheidung durch exakte histologische Diagnose gefällt werden. Man muß sich der großen Schwierigkeit und der bedeutenden Verantwortung eines solchen Beginnens wohl bewußt sein. In manchen Fällen ist es leicht, die Diagnose zu stellen. In anderen Fällen sind die Schwierigkeiten groß, entweder weil es sich um Erkrankungen handelt, deren histologische Merkmale nicht sehr charakteristisch sind, oder weil das zur Verfügung stehende Material nicht umfangreich genug ist, um den vorliegenden Prozeß in dem notwendigen geweblichen Zusammenhang studieren zu können. So stellt uns z. B. die Unterscheidung spezifischer Prozesse von gewöhnlichen chronischen Entzündungen, die Trennung gewisser hyperplastischer Erkrankungen der blutbildenden Gewebe von bösartigen, sarkomatösen Wucherungen, die Differenzierung der bei chronischen, ulzerierenden Entzündungen der Haut und Schleimhäute so häufig auftretenden sog. atypischen Epithelwucherungen von beginnenden krebsigen Wucherungen usw. vor schwierige Aufgaben. Nicht selten muß man den Fall unentschieden lassen oder sich mit einer Wahrscheinlichkeitsdiagnose begnügen. Unterstützend wirken genaue anamnestische und klinische Angaben über den betreffenden Fall; solche Angaben sind stets einzufordern. Eine wichtige Rolle spielt auch der Erhaltungszustand des Materials; oft scheitert die histologische Diagnose an ungeeigneter Konservierung oder an vorgeschrittenen kadaverösen Veränderungen der Stückchen. Zu berücksichtigen sind auch jene geweblichen Veränderungen, welche artefiziell, durch den operativen Eingriff z. B., zustande kommen. Frische Blutungen, allerlei mechanische Schädigungen des Materials, z. B. Quetschungen mit Verlagerungen der Gewebskomponenten, Zerstörungen durch die Elektrokoagulation kommen hier in Betracht. Zuverlässige Diagnosen wird auch an völlig einwandfreiem Material nur der Erfahrene stellen können. Jede Region des Körpers hat ihre eigene pathologisch-histologische Physiognomie, deren Erkennung nur durch ungezählte Einzelbeobachtungen ermöglicht wird. Deshalb ist die Einsendung der Stückchen an die pathologischen Institute zu fordern. Stümperei kann in diesen Fragen großen Schaden stiften. Wenn die histologische Diagnose den Kliniker nicht befriedigt, kann es auch daran liegen, daß nicht die richtige Stelle ausgeschnitten wurde; nicht selten führt erst die wiederholte Probeexzision zum Ziele.

Die histologische Diagnose bei Kürettagen der Uterusschleimhaut bereitet manchmal ebenfalls große Schwierigkeiten. Oft soll hier die Frage entschieden werden, ob eine Drüsenwucherung der Uterusschleimhaut nur hyperplastischen Charakter hat, oder ob bereits eine echte, bösartige Drüsenbildung (malignes Adenom, Carcinoma adenomatosum) vorliegt.

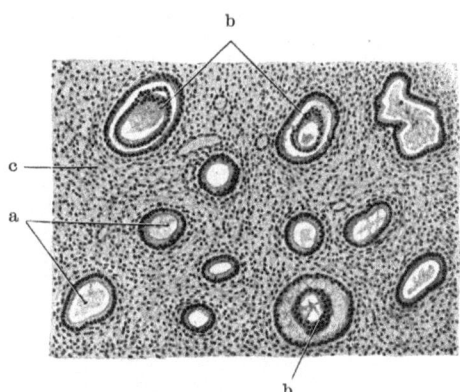

Fig. 206. Glanduläre Hyperplasie des Endometriums (Kürettage). Vergr. 80fach. (Hämatoxylin.) a Einfache, schlauchförmige Uterusdrüsen im Querschnitt. Fädiger Schleim als Inhalt. b Epithelkränze inmitten erweiterter, schleimerfüllter Uterusdrüsen = abgelöste und durch Quetschung verlagerte Drüsenepithelsäume. c Interstitium.

Wir werden später einen bösartigen Drüsenkrebs der Uterusschleimhaut untersuchen und das Bild mit dem Befunde vergleichen, den wir bei der einfachen glandulären Hyperplasie erheben.

Von glandulären Hyperplasien stammen die folgenden Kürettagen. Bei schwacher Vergrößerung sehen wir am Hämatoxylinpräparat viele kleine, dunkelblau gefärbte Stückchen der abgeschabten Schleimhaut. Ihnen anhaftend und sie untereinander da und dort verbindend findet sich Blut. Ferner sehen wir streifige Fibringerinnsel. An den Schleimhautstückchen, an welchen man manchmal den unveränderten Oberflächenepithelsaum erkennt, fällt die starke Entwicklung der Drüsen auf; sie sind vielfach geschlängelt, auch stärker als normal verzweigt; ihr Lumen ist oft erweitert und zeigt einen amorphen Inhalt.

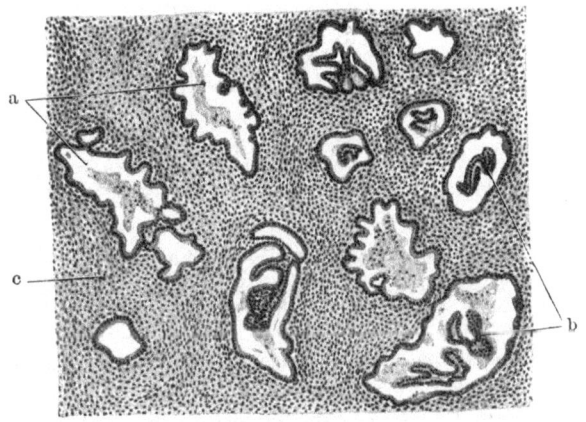

Fig. 207. Glanduläre Hyperplasie des Endometriums (Kürettage). Vergr. 80fach. (Hämatoxylin.) a Erweiterte, verzweigte Uterusdrüsen. Schleim und Leukozyten als Inhalt. b Drüsen, in deren Lumen verzweigte, epithelbekleidete Pseudopapillen liegen. c Zellreiches Interstitium.

Da und dort sieht man neben dem regulären Epithelsaum an der Wand der Drüsen verschieden gestaltete Epithelsäume im Lumen der Drüsendurchschnitte. Das sind nicht immer echte Papillenbildungen oder „invertierte" Drüsenbildungen, sondern solche Bilder entstehen oft durch besondere Schnittführungen, ferner auch durch artefiziell hervorgerufene Epithelablösungen. Im ersteren Fall handelt es sich um

Durchschnitte durch epithelbekleidete Bindegewebssepten (sog. Pseudopapillen), die sich zwischen den Verzweigungen einer Drüse befinden; man findet daher in solchem Fall immer, daß der im Lumen der Drüse liegende Epithelsaum einen bindegewebigen Grundstock besitzt (Fig. 207). Artefizielle Ablösungen von Epithelsäumen, ferner Einquetschungen einer Drüse in eine benachbarte mit allerhand Verschiebungen sind durch das Trauma der Auskratzung leicht möglich und verständlich (Fig. 206). In dem zellreichen

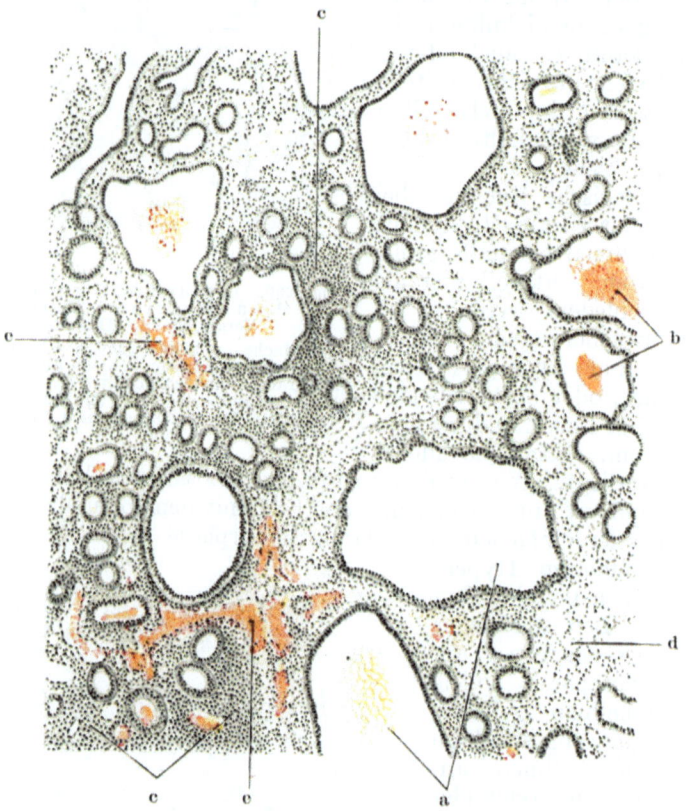

Fig. 208. Glandulär-zystische Hyperplasie bei Metropathia haemorrhagica (Kürettage). Vergr. 30fach. Hämatoxylin.
a Zystisch erweiterte Drüsen. b Blutungen in die Zystchen. c Zellreiches, dichtes Interstitium. d Sehr lockeres, ödematöses Zwischengewebe. e Blutungen in das Zwischengewebe.

Zwischengewebe sieht man da und dort kleine Gefäße. Bei stärkerer Vergrößerung erweisen sich die Drüsen mit einer einfachen Lage dichtgedrängter Zylinderzellen ausgekleidet; in der Lichtung finden sich vereinzelte Wanderzellen, sowie Schleim in körnig-fädiger Form. Pathologische Zellinfiltrate des Zwischengewebes fehlen.

Die hier geschilderte Hyperplasie des Endometriums wird auch als echte Hyperplasie bezeichnet. Die Drüsenwucherungen sind hier gleichmäßig entwickelt, keine Zonenbildung, keine sekretorischen Vorgänge an den Drüsen von prämenstruellem Charakter. Hier scheinen also die hormonalen Steuerungen seitens des Ovariums völlig zu fehlen. Nun gibt es aber eine ganze Reihe von histologischen Bildern, welche mit größerem oder geringerem Rechte den Hyperplasien im weiteren Sinne zugerechnet werden, und welche auf der anderen Seite von dem Gebiete der chronischen Endometritis zum Teil schwer abzugrenzen sind.

Deelman unterscheidet funktionelle und pathologische Hyperplasien. Bei den funktionellen Hyperplasien liegen nur Übertreibungen der physiologischen progressiven menstruellen Schleimhautprozesse vor. Die pathologischen Hyperplasien zeigen histologische Bilder, welche den physiologischen Zyklus wohl erkennen lassen, aber mit Abweichungen nicht nur in quantitativer, sondern auch in qualitativer Hinsicht. In einer dritten Gruppe findet man ebenfalls menstruelle Veränderungen; aber die proliferativen Anregungen beziehen sich ganz vorwiegend auf die Drüsen, während die mesenchymale Reaktion (Fehlen einer deutlichen Zona compacta) zurücktritt. Zu den pathologischen Hyperplasien gehört auch die vorhin beschriebene „echte" Hyperplasie, bei welcher keine Zonenbildung, keine sekretorischen Erscheinungen an den Drüsen festgestellt werden können.

Ferner ist hier die sog. chronische Metropathia haemorrhagica (Schroeder) zu erwähnen. Sie kommt besonders häufig gegen das Klimakterium hin zur Beobachtung, wird aber auch in der Menarche, sowie (selten) auch in den Zwischenzeiten beobachtet. Hormonale Störungen (Hypophyse, Ovarium) liegen auch hier zugrunde (Follikelpersistenz, Zysten des Ovariums). Klinisch: Blutungen, im geschlechtsreifen Alter auch Sterilität. Die histologischen Bilder sind nicht einheitlich. Sehr häufig findet man glandulärzystische Hyperplasie mit reichlichen, auch unregelmäßig ausgestalteten Drüsen, deren Epithel ebenfalls verschiedenartig ausgebildet sein kann. Es zeigen sich keine Zonenbildungen in der Schleimhaut, keine typischen sekretorischen Erscheinungen am Drüsenepithel. Verfettungen, degenerative Erscheinungen an den Drüsen sind beschrieben worden. Das Stroma kann an der Hyperplasie stärker beteiligt, kernreich, ödematös, von kleinen Blutungen durchsetzt sein; Lymphozyteninfiltrate kommen vor. In manchen Fällen sind Nekrosen, Kapillarthrombosen der Schleimhaut festgestellt. Die Fig. 208 stellt ein Schabsel bei Metropathia haemorrhagica dar. Man sieht reichlich Drüsen, verschieden gestaltet, nicht erweitert und in verschiedenen Stadien der Erweiterung (a). Das Epithel der Drüsen ist zylindrisch, nicht selten mehrreihig, die typischen Erscheinungen der Sekretion finden sich hier nicht. Das Zwischengewebe ist stellenweise saftreich; ödematös gelockert (d), an anderen Stellen zellreich, dichter gefügt (c). Man findet kleine Blutungen im Zwischengewebe (e) und in den Drüsenlichtungen (b).

2. Adenomyosen, Endometriosen.

Bei den hyperplastischen Prozessen im Endometrium ist das Myometrium oft beteiligt; die Drüsen wuchern in das Myometrium ein, die Muskulatur hypertrophiert (Adenomyosis). An Uterus und Tube (sog. Salpingitis nodosa isthmica) können sich diffuse oder knotige Verdickungen bilden. Geschwulstähnliche Bildungen können entstehen, die aus Drüsen und Muskulatur aufgebaut sind. Histologisch findet man einfache und verzweigte, auch zystisch erweiterte, manchmal atypisch ausgebildete Korpusdrüsen, eingebettet in Schleimhautbindegewebe (sog. zytogenes Bindegewebe) innerhalb hypertrophierter Muskulatur. Die Drüsenwucherungen können die ganze Uteruswand durchsetzen und im Septum rectovaginale bis in den Darm vordringen. Diese heterotopen Entwicklungen von Endometrium können auch vom Scheidengewölbe und von den verschiedensten Stellen des Beckenperitoneums bis zum Nabel hinauf ausgehen (Endometriosis seroepithelialis). Ursächlich liegen hormonale Störungen vor. Dabei ist nicht ausgeschlossen, daß sich die hormonale Störung auch an Überresten des Müllerschen und Wolffschen Ganges auswirkt. Die Bedeutung hormonaler Einflüsse zeigt sich darin, daß die endometralen Neubildungen Sekretionserscheinungen ähnlich denen des Prämenstruums zeigen können und daß bei der Menstruation Blutungen in die Neubildungen hinein stattfinden, deren Überreste als Hämosiderinpigment gefunden werden; auch deziduale Reaktionen bei Eintreten von Schwangerschaft sind beobachtet worden. Weiter hat sich gezeigt, daß die Adenomyosen und Endometriosen sich rückbilden, wenn die Eierstöcke entfernt werden. Diese Erfahrung spricht gegen einen echt blastomatösen Charakter dieser Wucherungen. Daß sie (wohl nur sehr selten) maligne ausarten, ist möglich. Heterotope Entwicklungen von Endometrium im Uterus und auf der Beckenserosa können auch experimentell an Tieren (durch dauernde Follikulingaben) hervorgerufen werden. Bei solchen Experimenten hat sich auch eine oft sehr weitgehende Metaplasie der heterotopen Drüsen in Pflasterepithel nachweisen lassen, was ebenso auch bei den entsprechenden menschlichen Neubildungen vorkommt. Gewisse Zysten des Eierstockes, welche sich vom Keimepithel her entwickeln und in welche es hineinblutet (sog. Schokoladezysten) werden auch in den Formenkreis der endometrioiden Bildungen gerechnet.

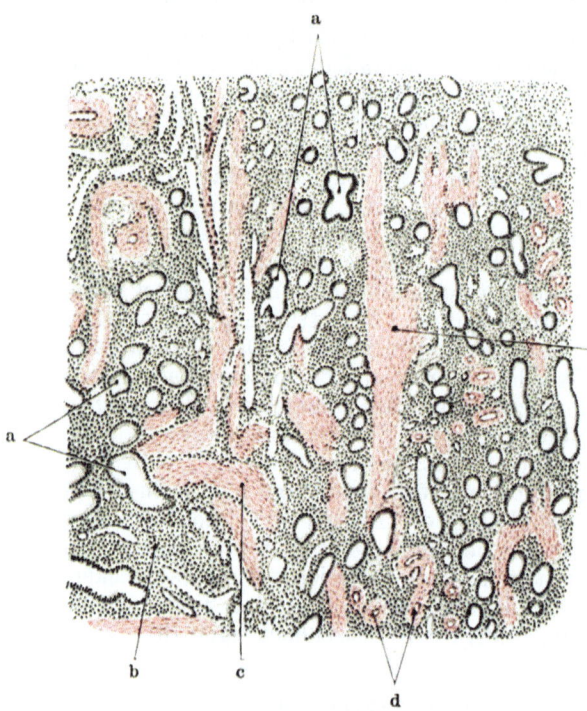

Fig. 209. Endometriosis uteri. Vergr. 40fach.
(Hämatoxylin-Eosin.)
a Neugebildete Drüsen. b Sog. zytogenes Gewebe (zellreiches, feinfaseriges Bindegewebe). c Bündel der Muscularis uteri. d Blutgefäße.

Unsere Fig. 209 stammt von einem Fall von Endometriosis uteri. Man sieht die Drüsenneubildungen (a), eingebettet in sehr zellreiches Grundgewebe (b); dazu die Züge der glatten Muskulatur (c). Das zellreiche Grundgewebe besteht aus kleinen Zellen mit rundlichen Kernen, zwischen welchen sich eine sehr feinfaserige Substanz nachweisen läßt.

3. Erosio der Portio vaginalis.

Wir unterscheiden die echte Erosio von der Pseudoerosion. Bei der echten Erosion fehlt das Oberflächenepithel in der Umgebung des äußeren Muttermundes. An seiner Stelle findet sich Granulationsgewebe. Bei den Pseudoerosionen ist das Pflasterepithel der Portio durch Zylinderepithel ersetzt; Zervikaldrüsen haben sich an diesen Stellen reichlich entwickelt (glanduläre Erosion); die Drüsen sind mit Zylinderepithel ausgekleidet, oft stark erweitert und mit Schleim erfüllt; zystische Erweiterungen (Ovula Nabothi) werden gefunden. Wenn die Drüsen, dichtgestellt mit zahlreichen weiten Öffnungen an der Oberfläche ausmünden, bleiben zwischen den Mündungen septenartige Fortsätze des Bindegewebes bestehen, welche der Oberfläche ein papilläres Aussehen geben; manchmal findet man auch echte Papillenbildung (papilläre Erosion). Häufige Befunde sind Ersatz des Zylinderepithels der Drüsen durch Pflasterepithel (s. S. 263).

Ein Bild von Erosio der Portio vaginalis zeigt die Fig. 210. Man sieht an einer Stelle noch das Pflasterepithel der Portio (a); bei b sieht man die in breiten Öffnungen an der Oberfläche ausmündenden, erweiterten Zervikaldrüsen. Das Oberflächenepithel ist in diesem Bereich entweder Zylinderepithel (b_1) oder es fehlt überhaupt jede Epithelbekleidung der Oberfläche. Bei c findet sich ein junges, zellreiches Bindegewebe ohne Epithelbekleidung.

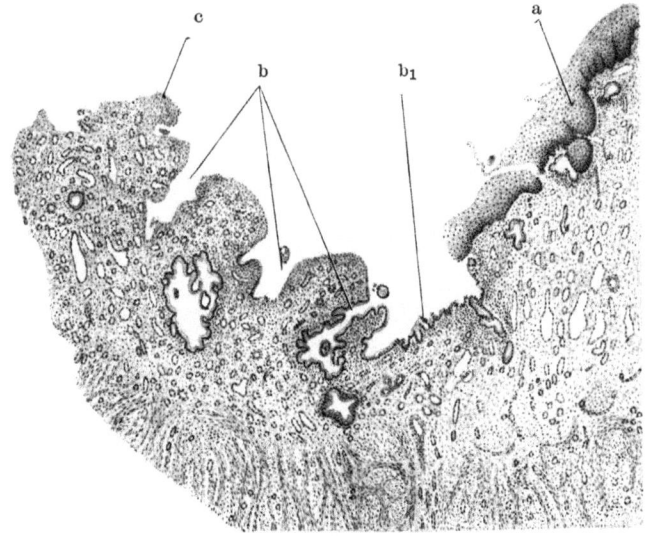

Fig. 210. **Erosio der Portio vaginalis.** Vergr. 15fach. (Hämatoxylin.)
a Pflasterepithel der Oberfläche. b An der Oberfläche sich breit öffnende Zervixdrüsen; zwischen ihren Mündungen bleiben papillenartige bindegewebige Septen bestehen (glandulär-papilläre Erosion). An diesen Stellen fehlt das Oberflächenepithel der Portio oder es ist durch Zylinderepithel der Drüsen ersetzt (bei b_1). c Gefäßreiches junges Bindegewebe ohne Epithelbekleidung (Erosio vera).

4. Atypien, Metaplasien.

Es wurde bereits erwähnt, daß bei den Endometriosen Umwandlungen des Zylinderepithels der Drüsen in Pflasterepithel vorkommen. Dies ist auch bei glandulären Hyperplasien des Endometriums nicht selten der Fall; ferner auch im Bereich von Polypen der Korpus- und Zervixschleimhaut. Diese Polypen sind gestielt oder sitzen breitbasig auf; besonders die gestielten Polypen zeigen oft starke Gefäßerweiterungen, Blutungen, Nekrosen. Das histologische Bild der Polypen ist sehr wechselvoll; es kommen sehr drüsenreiche (adenomatöse) und zystische Formen vor. Wir unterscheiden Korpus- und Zervixpolypen. Die Drüsen der Polypen, besonders derjenigen des Corpus uteri, können atypisch ausgestaltet sein, und es kann die Frage, ob bereits ein Übergang zu bösartiger Atypie vorliegt, manchmal schwer zu beantworten sein. Das Zylinderepithel der Drüsen nimmt andere Formen an, es bilden sich auf der Membrana propria der Drüsen arkadenartige Wucherungen des Drüsenepithels; Verschmelzungen der Epithelsäume innerhalb eines Drüsenraumes mit sekundärer Unterteilung des ursprünglichen Drüsenraumes kommen vor. Das Epithel der Drüsen nähert sich mehr dem Aussehen eines Übergangsepithels und wandelt sich in Pflasterepithel um. Örtlich beschränkte oder ausgedehntere Pflasterepithelmetaplasien können sich entwickeln. Die Zervixpolypen zeigen den zervikalen Drüsentyp; die Drüsen sind oft stark verzweigt, ihre Lumina bis zu Zysten erweitert. Das Stroma ist dem Standort entsprechend grobfaserig und oft reichlich entwickelt. Atypien und Metaplasien kommen auch bei Zervixpolypen vor (s. Fig. 211).

Nicht selten kommt es vor, daß sich das Pflasterepithel der Portio vaginalis uteri in Hornepithel umwandelt (Leukoplakie) — s. hierzu auch das Kapitel Karzinom. Ferner sehen wir bei der Erosion (s. S. 260) nicht selten eine Umwandlung des Zylinderepithels der Drüsen in Pflasterepithel. Hierbei läßt sich aber auch ein Vorgang nachweisen, der nicht im engeren Sinne als Metaplasie zu bezeichnen ist. Es wächst das Pflasterepithel

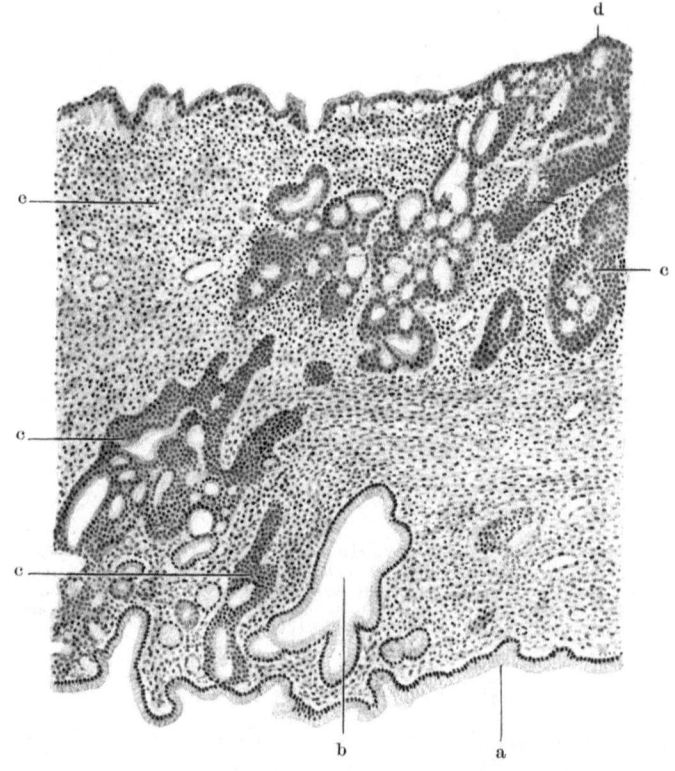

Fig. 211. Zervixpolyp (Atypien). Vergr. 60fach.
a Zylinderepithel der Oberfläche des Polypen. b Typische Zervikaldrüsen. c Drüsen mit atypischem „Übergangsepithel", zum Teil davon ausgefüllt. d Übergangsepithel an der Oberfläche. e Entzündlich infiltriertes Bindegewebe.

der Oberfläche in die Drüsen hinein und ersetzt deren Zylinderepithel. Im histologischen Bild sieht man das durch das Pflasterepithel abgehobene Zylinderepithel oft noch erhalten; ja es liegt dem Pflasterepithel gegen die Lichtung der Drüsen hin ganz oder teilweise noch auf. Schließlich schwindet es völlig, und es kann die Drüse von dem Pflasterepithel ganz ausgefüllt werden. Auch diese Bilder sind von bösartigen Wucherungen des Pflasterepithels der Portio nicht immer leicht zu unterscheiden. Man wird von gutartigen Prozessen sprechen dürfen, wenn das in die Tiefe gedrungene Pflasterepithel sich nur innerhalb der erhaltenen Membranae propriae der Drüsen vorfindet und wenn es den Charakter eines typischen Pflasterepithels (keine stärkeren Atypien, keine Kernpolymorphie, kein Mitosenreichtum) beibehält (s. hierzu auch Fig. 326 u. 327).

Die Fig. 211 zeigt starke Atypien in einem Zervixpolypen. Neben typischen Zervikaldrüsen (b) sieht man solche, die mit wuchernden

Epithelien mehr oder weniger ausgefüllt sind (c). Die Ausfüllung ist entweder solide, oder es haben sich in der ausfüllenden Epithelmasse kleine Lichtungen gebildet. Das Epithel dieser Drüsen hat einen ganz anderen Charakter als das der normalen Zervixdrüsen; es ist in der Richtung auf Pflasterepithel umgewandelt. Da und dort sieht man Reste des Zylinderepithels neben dem atypischen Epithel in den Drüsen. Ein solches atypisches Epithel findet sich stellenweise auch an der Oberfläche des Polypen (d).

In der Fig. 212 sind die so häufigen Metaplasien des Zylinderepithels der Korpusdrüsen in Pflasterepithel abgebildet. Man sieht neben Drüsen

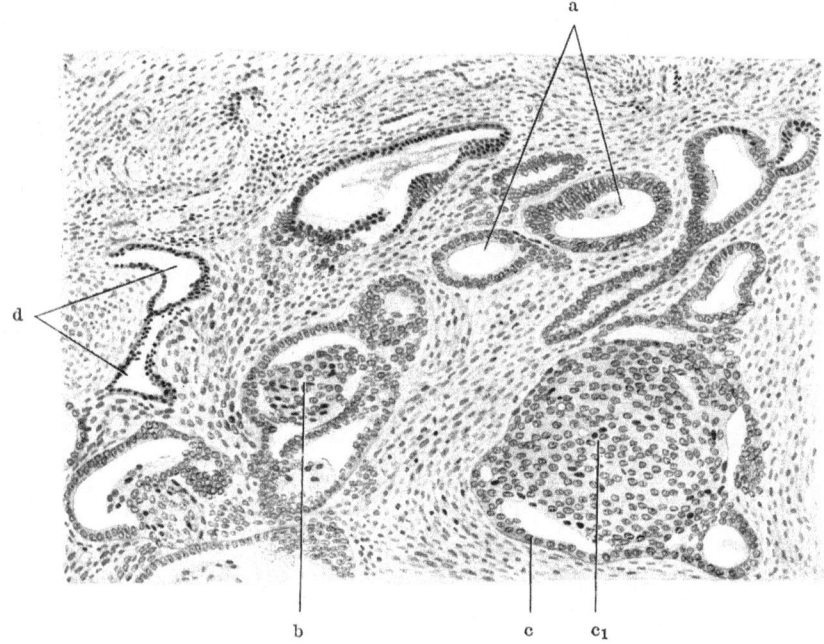

Fig. 212. Metaplasien in der Korpusschleimhaut des Uterus.
Vergr. 120fach. (Hämatoxylin.)
a Drüsen mit Zylinderepithel. b Pflasterepithel im Lumen einer Drüse. c u. c_1 Drüsen mit beiden Epithelarten. d Drüse mit atrophischem Epithel.

mit Zylinderepithel (a) solche, welche Pflasterepithel aufweisen, welches die Drüsenlumina da und dort auch solide ausfüllt (b). Einige Drüsen zeigen die beiden Epithelarten in einer und derselben Drüse (c).

β) Schwangerschaftsprodukte.

1. Abortreste.

Die schwangerschaftsmäßigen Veränderungen des Endometriums stellen zunächst eine weitere Fortbildung der früher geschilderten prämenstruellen Umbildungen dar. Auch bei der Umwandlung der Uterusschleimhaut zur Dezidua können wir die früher erwähnten Schichten der Mucosa menstrualis (Kompakta, Spongiosa und Basalis) wiederfinden. Das Interstitium besteht aus großen, polygonalen, mosaikartig aneinander liegenden Zellen, deren reichliches Protoplasma eigenartig hell, durchsichtig (Glykogengehalt!) und durch eine auffallend scharfe, deutliche Zellmembran ausgezeichnet ist; die Kerne sind groß, rundlich, bläschenförmig, und liegen inmitten der großen Zellen. Diese hypertrophischen Interstitialzellen werden D e z i d u a z e l l e n genannt (Fig. 215). Die Drüsen der Schleimhaut sind vergrößert und erweitert, zeigen vielerlei Ausbuchtungen, zwischen denen pseudopapilläre Septen bestehen bleiben; das Drüsenepithel ist hoch, das Protoplasma der Epithelien hell, vakuolär, glykogenreich; die Drüsen enthalten reichlich Schleim (Fig. 213). Diese Umbildung der Drüsen findet vor allem in mittleren Zonen der Schleimhaut statt (spongiöse Zone), während die deziduale Umwandlung des Interstitiums vor allem in der oberflächlichen, kompakten Zone zu finden ist.

Da, wo sich das befruchtete Ei in der Schleimhaut einnistet, entsteht ein Spalt in der Substantia compacta, der sich allmählich erweitert und im Laufe der Entwicklung des Eies von dessen Trophoblast (Chorion) überzogen wird. An der dem Bauchstiel des Embryos entsprechenden Seite entwickelt sich das Chorion mächtig und tritt mit dem mütterlichen Deziduagewebe weiterhin in innige und charakteristische Gemeinschaft. Es entwickeln sich durch fortgesetzte baumartige Verzweigungen seiner Oberfläche die sog. Chorionzotten. Die Membrana chorii, von welcher die Hauptzotten entspringen, heißt Deckplatte der Plazenta. Die Chorionzotten sind zierlich verzweigte, fetale Gefäßbäume, die von zartem Bindegewebe (Zottenstroma) umgeben sind. Die zuführenden fetalen Arteriolen lösen sich in Kapillaren auf; diese letzteren gehen in Venen über. Das Zottenstroma ist von charakteristischem Epithel bedeckt. Dieses Epithel der Zotten ist fetales Ektoderm. Es ist zuerst ein-, dann zweireihig. Die untere, dem Bindegewebe aufliegende Schicht besteht aus kubischen Einzelzellen (sog. Langhanszellen) mit rundlichen, hellen Kernen; darüber liegt eine zusammenhängende Protoplasmaschicht (Synzytium) mit eingelagerten dunklen, chromatinreichen, vielgestaltigen Kernen. Das synzytiale Protoplasma ist vakuolär, enthält Fetttröpfchen und besitzt einen feinen Wimpersaum. Die Langhansschen Zellen treten später mehr zurück. Diese Chorionepithelien bilden auf den Zotten umschriebene Wucherungen, die als Zellknoten, Zellsäulen, Proliferationsinseln bekannt sind. Auf der Decidua serotina (basalis) bilden sie eine Zellage, welche die fetale Saugplatte genannt wird. Von hier aus dringen die Chorionepithelien in die Decidua ein und zerstören die stark erweiterten mütterlichen Blutgefäße, deren Blut sich zwischen die Zotten ergießt; so entstehen die sog. intervillösen Bluträume. Auch dringen die Zotten selbst in die mütterlichen Gefäße vor (bis in die Venenanfänge). Einzelne „choriale Wanderzellen" dringen bis tief in die Muskelschicht des Uterus vor. Die mütterlichen Gefäße verhalten sich

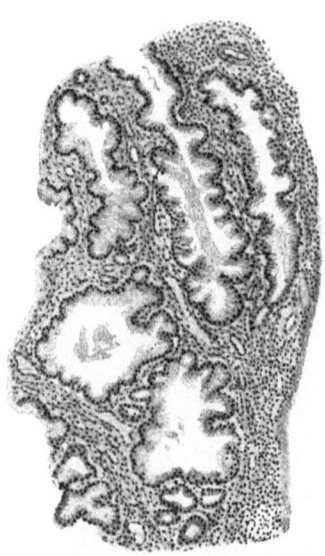

Fig. 213. Abortreste (Kürettage). Sogenannte Schwangerschaftsdrüsen aus der Substantia spongiosa. Vergr. 50fach. (Hämatoxylin.) Weite Drüsen mit pseudopapillärer Gliederung der Wand und hellen (glykogenreichen) Zylinderepithelien. Schleimiger Inhalt.

nicht passiv, sondern vermehren sich und dringen selbst in die fetale Trophoblastschale vor. Zwischen der fetalen Saugplatte und der mütterlichen Decidua basalis (Basalplatte) bildet sich der sog. Nitabuchsche Fibrinstreifen aus. Fibrinoide Massen finden sich auch an der Grenze der sog. Deziduapfeiler (Grenze der intervillösen Bluträume), ferner auf und zwischen den Zotten.

Das Vordringen der fetalen Zellen und Zotten in das mütterliche Gewebe erinnert durchaus an das infiltrative und destruierende Wachstum der bösartigen Geschwülste. Es führt aber schließlich zum Aufbau eines physiologischen Organs: der Plazenta. Diese setzt sich aus maternen und fetalen Bestandteilen zusammen. Erstere werden durch die dezidual umgewandelte Schleimhaut des Uterus dargestellt. Die Dezidua besteht aus dem mächtig gewucherten Interstitium und den stark erweiterten, mütterlichen Gefäßen (Kapillaren und Venen); die Drüsen zeigen Verfettung des Epithels und wandeln sich zu engen, oft epithellosen Spalten um. Die fetalen Teile werden von dem zu mächtigster Entwicklung gelangenden Zottenapparat (mit intervillösen Bluträumen) und den Wucherungen des chorialen Epithels gebildet. An das Chorion ist nach der Fruchthöhle hin das Amnion angelagert. Auf die gleichzeitigen Umwandlungen in der Uterusmuskulatur kann nicht eingegangen werden.

Störungen in der Ausbildung der Plazenta betreffen Form und Ansatz des Mutterkuchens; Zirkulationsstörungen zeigen sich in den sog. weißen Plazentarinfarkten; von Entzündungen sind die syphilitischen und tuberkulösen besonders wichtig. Über Blasenmole und das maligne Chorionepitheliom s. im Kapitel „Besondere Geschwulstformen".

Bei spontaner oder künstlicher Unterbrechung der Schwangerschaft (mit oder ohne Zurückbleiben von Resten der Plazenta) können durch Infektion Entzündungen des Endometriums entstehen (Endometritis post abortum). Ebenso können sich post partum durch putride Zersetzung von Plazentarresten und durch septische Infektion der Plazentarstelle (Streptokokken!) schwere pseudomembranöse, eitrige und jauchige Prozesse entwickeln (Endometritis septica und putrida). Diese Prozesse

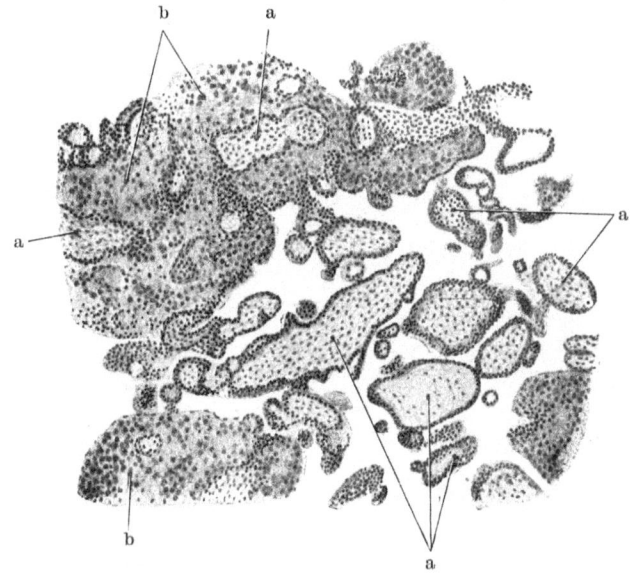

Fig. 214. Abortreste (Kürettage). Vergr. 50fach. (Hämatoxylin.)
a Chorionzotten mit zum Teil stärker gewuchertem Epithel. b Großzelliges Deziduagewebe. Von den Zottenoberflächen sind wuchernde Chorionepithelien reichlich in das Deziduagewebe gedrungen (= choriale Wanderzellen).

können auf dem Wege der Blut- und Lymphgefäße in die Wand und Umgebung des Uterus fortschreiten (Metritis, Parametritis) und oft auch zu septischer Thrombose der Vena uterina, ovarica usw. führen (Puerperalinfektion). Die schwersten septischen Allgemeininfektionen können sich entwickeln.

Häufig wird der pathologische Histologe vor die Frage gestellt, ob spontan aus dem Uterus ausgestoßene Massen (sog. Blut- oder Fleischmolen) oder operativ (z. B. durch Kürettage) entfernte Partikel auf stattgehabte Schwangerschaft schließen lassen. Die Entscheidung dieser Frage ist oft auch in forensischer Hinsicht von großer Bedeutung. Man wird in den betreffenden Teilen, wenn die Embryonalanlage, wie gewöhnlich, zugrunde gegangen oder bis zur Unkenntlichkeit (durch Blutungen usw.) zerstört ist, vor allem nach Teilen der mütterlichen und fetalen Plazenta, vor allem nach Deziduazellen und Chorionzotten suchen.

In unserem Falle einer Endometritis simplex post abortum wurde die Uterusschleimhaut abgekratzt, und wir haben die Durchschnitte durch kleinste Fetzen derselben vor uns.

Bei schwacher Vergrößerung sehen wir (neben viel Blut und Blutgerinnseln) Gewebsstückchen von verschiedenartiger histologischer Zusammensetzung.

Einmal sind es Teile der Uterusschleimhaut, welche Drüsen enthalten. Letztere stammen zum Teil von der spongiösen Schicht der Schleimhaut des Corpus uteri und zeigen dann die charakteristische Beschaffenheit der Schwangerschaftsdrüsen (Fig. 213). Zum anderen Teil sind es mehr oder weniger unveränderte Korpusdrüsen. Oder es handelt sich um Teile der Zervikalschleimhaut mit charakteristischen Zervikaldrüsen. Dann aber sieht man, meist in Gruppen zusammenliegend, Quer-, Schräg- und Längsschnitte durch Chorionzotten, die als rundliche, längliche, verzweigte Körper erscheinen und einen dunkel tingierten, schmalen, peripheren Epithelsaum aufweisen (Fig. 214, a). Betrachten wir diese Körper bei starker Vergrößerung. Sie bestehen aus einem zarten, maschigen Bindegewebe, dem verästelte Zellen zugehören (Schleimgewebe); sie enthalten Blutgefäße. An ihrer Oberfläche liegt eine schmale Protoplasmaschicht mit eingelagerten dunkelgefärbten Kernen (Synzytium). Da und dort sieht man knospenartige Wucherungen dieses Zottenepithels. Viele Zotten sind sekundär degeneriert: ihr Bindegewebe ist in eine homogene, hyaline Substanz umgewandelt; die Gefäße sind dann ebenfalls hyalin und leer. Solche Zotten haben vielfach keinen Epithelbelag mehr. An den kleinen Fetzen der Uterusschleimhautteile läßt sich

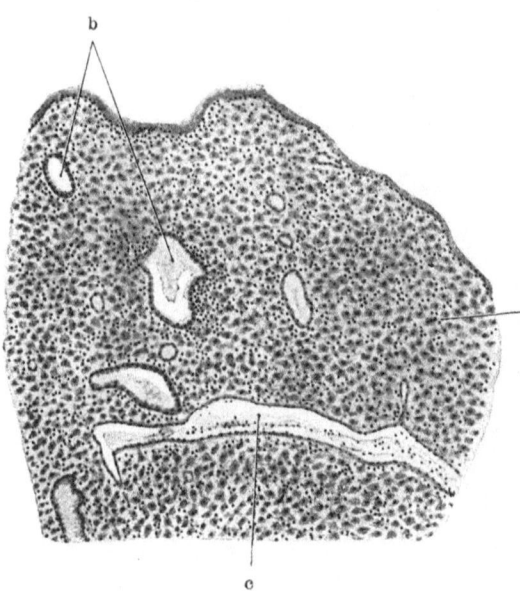

Fig. 215. Abortreste (Kürettage). Vergr. 50fach. (Hämatoxylin.)
a Dezidua mit großen Zellen (von kleinen Kernen [Leukozyten] durchsetzt). b Drüsen des Endometriums (aus der Substantia compacta). c Erweiterte kleine Vene.

bei starker Vergrößerung die deziduale Umwandlung des Interstitiums aus dem Vorhandensein der dicht gedrängten, großen, polygonalen, hellen Deziduazellen erkennen (Fig. 216 a). Zwischen ihnen sieht man überall reichlich kleine, polymorphe Kerne von Leukozyten (Zeichen der Entzündung = Endometritis post abortum).

Die Entscheidung, ob spontan ausgestoßene oder durch Ausschabung entfernte Gewebsstücke histologisch für eine Schwangerschaft sprechen oder nicht, kann recht schwierig sein, besonders wenn es sich um sehr frühe Stadien der Schwangerschaft handelt, wenn keine fetalen Teile (Zotten, choriale Wanderzellen) nachweisbar sind, sondern nur Teile der Decidua materna vorliegen. Die Schwierigkeiten, die hier bestehen, leuchten sofort ein, wenn man bedenkt, daß die Decidua graviditatis sich anfangs nur in quantitativer Hinsicht von der Decidua menstrualis unterscheidet. Breite Kompakta mit voll ausgebildeten pflanzenzellenartigen Deziduazellen, starke Ausbildung der Spongiosa mit den typischen sezernierenden Drüsen, viel Glykogen in Deziduazellen und Drüsenepithelien sprechen für Schwangerschaft. Finden sich choriale Wanderzellen in der Dezidua und Muskularis (in dieser von gewucherten und degenerierten Muskelzellen zu unterscheiden!), oder gar Zotten des Chorions, dann ist die Diagnose leicht. Bei Abgängen (Abortus) lassen sich entzündliche Prozesse nachweisen, ferner (bei älterem Abortus) regressive Erscheinungen am Interstitium, an Gefäßen und Drüsen der Dezidua, in welcher dann auch Nekrosen gefunden werden.

2. Extrauteringravidität.

Das befruchtete Ei kann sich aus verschiedenen und nicht immer genügend aufzuklärenden Gründen, statt in der Schleimhaut der Gebärmutter, im Ovarium, in der Bauchhöhle, in der Tube inserieren. Am häufigsten ist die Tubenschwangerschaft. Das Ei findet hier keinen passenden und genügend vorbereiteten Boden und gräbt sich mit seinem Trophoblasten in die Tubenwand ein; die Tubenwand wird dadurch gedehnt und durch Aufbrauch verdünnt, die Tubengefäße werden eröffnet, und es kommt zu Blutungen in das Eibett und in das Tubenlumen. Wird das Ei nach innen ausgestoßen, so kann es auf dem natürlichen Weg ausgestoßen werden oder es bleibt als sog. Tubenmole liegen. Es kann aber auch nach außen durch die Tubenwand durchbrechen und in die Bauchhöhle ausgestoßen werden (Tubenruptur). In beiden Fällen finden Blutungen auch in die Bauchhöhle statt; sie sind besonders bei der Tubenruptur stark und können tödlich sein. Selten bleibt das sich entwickelnde Ei, der Fetus, längere Zeit oder bis zur Ausreifung am Leben und kann in die Bauchhöhle ausgestoßen werden. Meist erfolgt aber doch, wenn auch spät, ein Absterben des Fetus, der dann versteinert (Lithopädion).

In histologischer Hinsicht ist bemerkenswert, daß sich bei Extrauterinschwangerschaft Deziduabildung in der Uterusschleimhaut nachweisen läßt. Diese Dezidua kann spontan ausgestoßen oder durch Kürettage entfernt werden und kommt

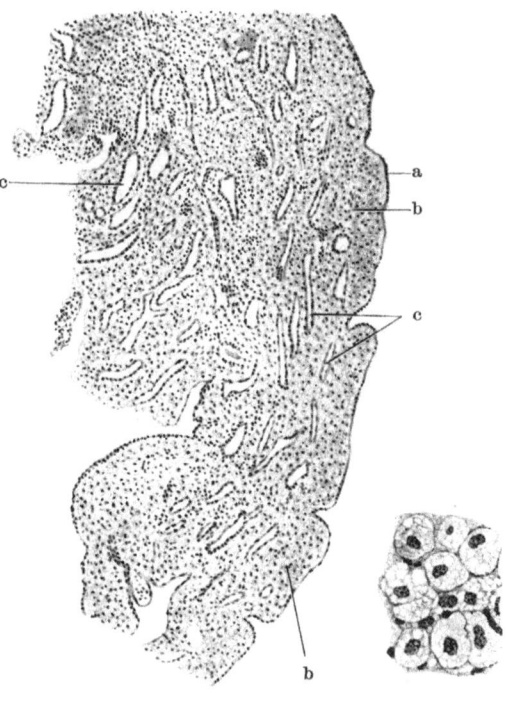

Fig. 216.   Fig. 216a.

Fig. 216. Endometrium bei Tubargravidität. Vergr. 30fach. (Hämatoxylin.)
a Epithel der Oberfläche. b Interstitium mit großen Deziduazellen. c Spaltförmige, in verschiedenen Richtungen verlaufende, teilweise mit stark abgeflachtem Epithel ausgekleidete Drüsenhälse in der Kompakta.

Fig. 216a. Sehr große Deziduazellen aus der kompakten Substanz der Fig. 216. Vergr. 250fach.

dann zu histologischer Begutachtung. Eine sichere Entscheidung, ob Extrauteringravidität vorliegt, ist nicht möglich. Denn bei Extrauteringravidität fehlen selbstverständlich in der Uterusmukosa die fetalen Teile (Chorionzotten, choriale Wanderzellen), und man ist auf die Begutachtung der dezidual veränderten Uterusschleimhaut angewiesen. Für Extrauteringravidität sprechen — wenn auch nicht unbedingt — sehr starke Entwicklung der Kompakta mit reichem Glykogengehalt, mangelhafte Entwicklung einer Spongiosa, Entzündungserscheinungen in der Dezidua.

In unserem Fall (Fig. 216) bestand Tubarschwangerschaft. Der Uterus wurde ausgeschabt und die Schabsel zur histologischen Diagnose auf Extrauteringravidität eingesandt. An den Schabseln war die sehr starke Entwicklung der Substantia compacta (a) auffallend. In dieser Substanz sieht man enge, zum Teil fast spaltförmige, mit flachem Epithel ausgekleidete Drüsen (b);

zwischen diesen findet man reichlich sehr große Deziduazellen, welche in Fig. 216a bei starker Vergrößerung gezeichnet sind.

In der Fig. 217 ist ein Übersichtsbild über eine Tubargravidität zu sehen. Man sieht die Tubenwand (a) und die stark erweiterten Blutgefäße in dieser (b). Eine Menge von Chorionzotten (c) ist zu sehen. Bei d Dezidua, bei e ein weiter (mütterlicher) Blutraum, von fetalem Chorionepithel ausgekleidet.

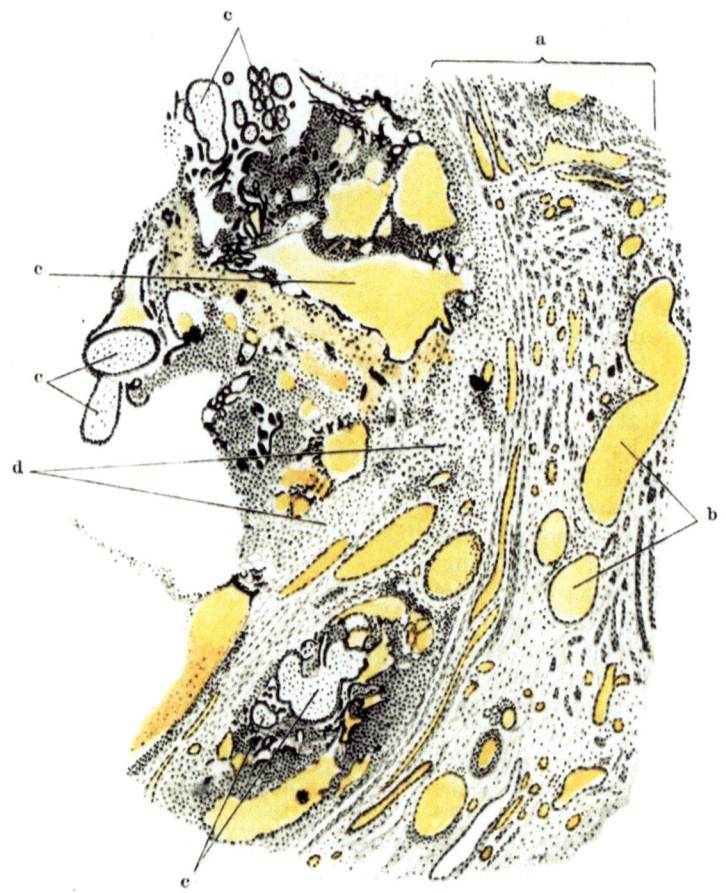

Fig. 217. Tubargravidität. Vergr. 20fach. (Hämatoxylin.)
a Tubenwand. b Erweiterte Blutgefäße derselben. c Chorionzotten. d Deziduale Reaktion. e Großer (mütterlicher) Blutraum vom fetalen Trophoplast ausgekleidet.

γ) Dysmenorrhoea membranacea.

Auch hier wird die Uterusschleimhaut, ähnlich wie es bei Extrauteringravidität (s. o.) mit der Dezidua geschehen kann, in größeren Fetzen oder als Ganzes spontan ausgestoßen. Besonders charakteristisch ist die Ausstoßung eines dreizipfligen Sackes bei jeder Menstruation. Die Schwierigkeiten der histologischen Unterscheidung der sog. dysmenorrhoischen Membran von intra- oder extrauteriner Gravidität sind sehr groß. Die dysmenorrhoische Membran zeigt in der Regel ein auffallend aufgelockertes (stark serös durchtränktes) Gewebe; die Kompakta ist reichlich entwickelt, die Spongiosa kann sehr stark ausgebildet sein; die Drüsen zeigen das Bild der prämenstruellen Phase, aber sekretorische Erscheinungen können vermißt werden; Entzündungserscheinungen sind nachweisbar. Starker Glykogengehalt soll für Gravidität sprechen. Man sieht, daß ein durchgreifender Unterschied gegenüber einer Decidua graviditatis nicht besteht. Die Ursachen dieser Dysmenorrhoe sind unklar.

Die Fig. 218 zeigt das histologische Bild einer dysmenorrhoischen Membran. Bemerkenswert ist, daß das Interstitium (a) starke Auflockerung zeigt. Die Substantia compacta war nicht stark entwickelt; durch die Auflockerung derselben waren typische Kompaktazellen nicht mehr zu erkennen. Gezeichnet ist die Substantia spongiosa, welche durch die überall sichtbare Ablösung des Drüsenepithels (b) ein verschwommenes Bild gibt. Leukozyten durchsetzen das Interstitium (a_1). Die Blutgefäße sind auffallend weit (c).

δ) Spezifische Entzündungen.

Uterustuberkulose.

Sehr selten ist der weibliche Genitalschlauch die primäre Eingangspforte für den Kochschen Bazillus. Meist handelt es sich um sekundäre Erkrankung bei Tuberkulose anderer Organe, um hämatogene Tuberkulose, die entweder in miliarer Form bei allgemeiner Miliartuberkulose, oder als metastatische Röhrentuberkulose auftritt, wobei die Tube in der Regel zuerst erkrankt und die Infektion der Uterusschleimhaut nachfolgt. Für die Tubentuberkulose kommt auch noch

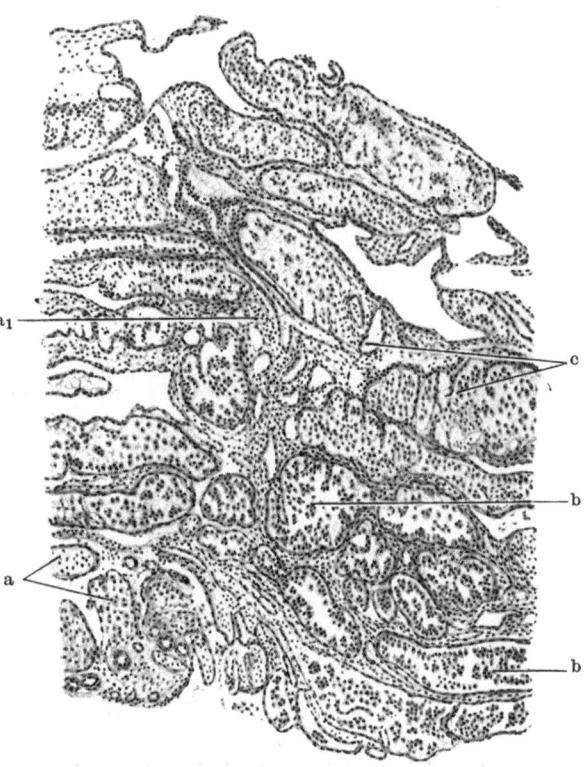

Fig. 218. Dysmenorrhoische Membran. Vergr. 30fach. (Hämatoxylin.)
Aus der Substantia spongiosa. a Stark aufgelockertes Interstitium, bei a_1 von Leukozyten infiltriert. b Drüsen mit abgestoßenem Epithel. c Weite Blutgefäße.

die Infektion vom Peritoneum her in Betracht. Die Tuberkulose des Endometriums erkennen wir an entzündlicher Rötung und Schwellung und aus dem Vorhandensein grauer und gelbweißlicher (verkäster) Knötchen in der Schleimhaut (Endometritis tuberculosa). Durch Zerfall dieser Schleimhauttuberkel entstehen kleine Geschwüre, die sich allmählich vergrößern und konfluieren. So kann es schließlich zu ausgedehnter Verschwärung kommen. In manchen Fällen überwiegt die diffuse Umwandlung des Endometriums in ein graurotes, schwammiges Granulationsgewebe (fungöse Form) über die distinkte Knötchenbildung. Es folgt dann diffuse Verkäsung der Schleimhaut. Die käsige Fläche erweicht oberflächlich und stößt sich in Bröckeln und Fetzen ab. Die gelbweißlich verfärbte Uterusinnnenfläche erhält dadurch ein zottiges, schaffellartiges Aussehen. Bei Behinderung des Abflusses der Zerfallsmassen bildet sich die käsige Pyometra aus. Bei den diffusen Formen sind die begleitenden entzündlichen Erscheinungen (Hyperämie, Wanderzellen, Fibrinexsudation) — also die exsudativen Prozesse — sehr bedeutend. Das Übergreifen der Schleimhauttuberkulose auf das Myometrium und die Serosa erfolgt teils direkt, teils auf dem Wege der Lymphgefäße.

Wenn wir eine diffuse Form der Uterustuberkulose an einem mikroskopischen Durchschnitt durch die Uteruswand bei schwacher Vergrößerung (Fig. 219) studieren, so sehen wir an Stelle des Endometriums (a) eine nach der Uterushöhle hin unregelmäßig begrenzte, schollig-bröckelige, kernlose Zerfallsmasse (c u. d): das ist die verkäste und erweichte innere Oberfläche des Uterus. Sie geht nach der Tiefe zu in eine nekrotische Zone mit

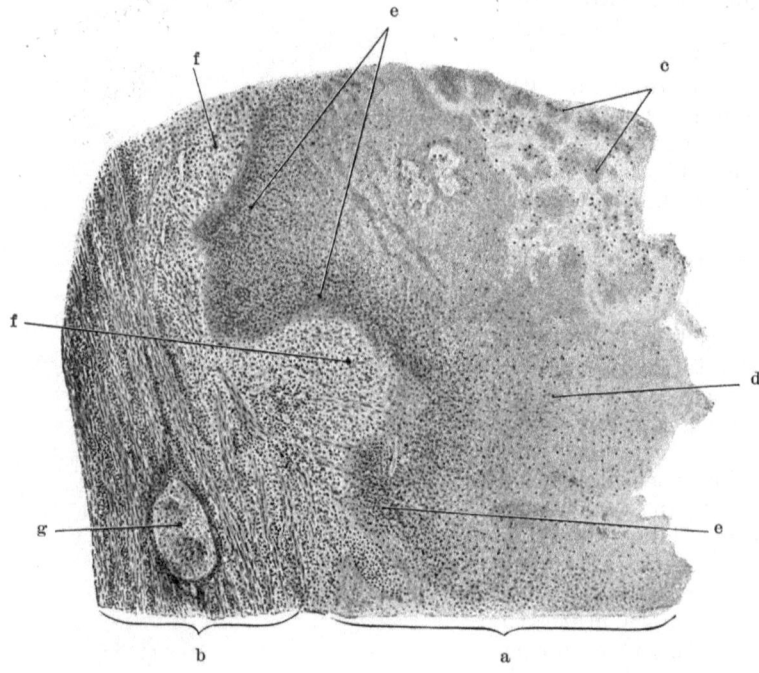

Fig. 219. Diffuse käsige Tuberkulose des Endometriums. Vergr. 30fach. (Hämatoxylin.)
a Endometrium. b Myometrium. c und d Käsige Zerfallsmasse an der inneren Uterusoberfläche. e Nekrosezone mit ausgedehnter Karyorrhexis. f Epitheloidgewebe. g Tuberkel im Myometrium.

ausgedehntem Kernzerfall über (e). Dann folgt eine zellreiche Gewebsmasse, in welcher man etwa da und dort das Rudiment einer Drüse findet. Wir haben hier Reste der Schleimhaut vor uns. Schon bei schwacher Vergrößerung kann man erkennen, daß an der Grenze der Nekrose größere und heller gefärbte Kerne vorhanden sind als in den übrigen kernreichen Schleimhautpartien. Diese, oft nur schmale, hellkernige Zone (f) entspricht der spezifischen Komponente der Entzündung, nämlich dem epitheloidzelligen Granulationsgewebe. Bei starker Vergrößerung bietet die käsige Zerfallszone das gewöhnliche Bild scholliger, geronnener Eiweißmassen. Die Stellen frischerer Nekrose sind durch Massen dicht gelagerter Kerntrümmer (Karyorrhexis) gekennzeichnet (e). Das die Nekrose zunächst umgebende Zellgewebe setzt sich aus größeren, protoplasmareichen, vielgestaltigen Zellen mit hellen, bläschenförmigen Kernen zusammen; typische Riesenzellen werden nicht selten vermißt. Viel Lymphozyten sind beigemischt. Fibrinöses Exsudat ist oft reichlich vorhanden. Die spezielle Entfaltung dieses Gewebes zeigt keine herdartige Gruppierung zu „Knötchen", sondern es handelt sich um eine mehr zusammenhängende, diffuse

Wucherung. Gegen das epitheloidzellige Gewebe kontrastiert — wo sie noch in Resten enthalten ist — die übrige, stark entzündete Schleimhaut: hier herrschen die dunkelgefärbten, kleinen, runden Lymphozytenkerne vor. Die etwa noch nachweisbaren Drüsenreste lassen allerlei Veränderungen am Epithel erkennen, deren wir bei der folgenden Besprechung noch besonders gedenken werden. Distinkte, rundliche Herde vom typischen Bau der Tuberkel (g) finden wir als Ausdruck einer lymphogenen Propagation des Prozesses in der Muskelschicht (b) des Uterus, dessen Interstitium lymphozytäre Infiltrationen zeigt.

Ein zweiter Fall von Uterustuberkulose soll an einem Kurettement untersucht werden. Hier liegt nicht die diffuse käsige Entzündung, sondern eine Endometritis tuberculosa im engeren Sinne vor mit Bildung typischer, umschriebener Tuberkel. Die ausgeschabten Stückchen der Uterusschleimhaut erlauben in unserem Fall die Stellung der Diagnose Tuberkulose schon bei schwacher Vergrößerung (Fig. 220). Wir erkennen die einzelnen Schleimhautfetzen an ihrer dunkelblauen Färbung und an den Drüsen (b) und finden dazwischen Blut und Blutgerinnsel (d), sowie fädige Schleimmassen (e). Da und dort fällt die Einlagerung einer rundlichen, heller gefärbten Zellansammlung in dem Schleimhautgewebe auf (a): das sind die Durchschnitte durch die Tuberkel.

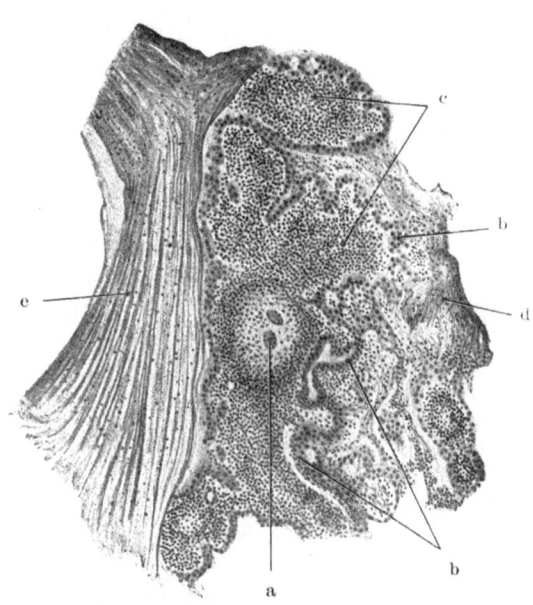

Fig. 220. Tuberkulose des Endometriums (Kürettage). Vergr. 40fach. (Hämatoxylin.)
a Tuberkel mit Riesenzellen. b Uterusdrüsen, das Drüsenepithel zum Teil in unregelmäßiger Wucherung. c Lymphozytäre Infiltratzellen im Interstitium. d Blut und Blutgerinnsel (Fibrin). e Schleimmassen.

Bei starker Vergrößerung erweist sich ihre Zusammensetzung aus Epitheloid- und Riesenzellen. In ihrer Umgebung und auch sonst in der Schleimhaut finden sich massenhaft Infiltratzellen, hauptsächlich von lymphozytärem Charakter (c). Häufig liegen Schleimhautdrüsen im Bereich der Tuberkel. Das ist aus dem Modus der tuberkulösen Infektion des Endometriums leicht verständlich. Die Tuberkelbazillen dringen bei der so häufigen, von der Tube fortgeleiteten Form der Uterustuberkulose (s. oben) von der Schleimhautoberfläche her ein. Die Tuberkel entwickeln sich daher zunächst subepithelial und im Bereich der Drüsen, brechen auch vielfach sekundär in die Drüsenräume ein. Dabei kann man häufig Wucherungen des Drüsenepithels feststellen. Die zylindrischen Epithelzellen sind vergrößert, protoplasmareicher. Viele haben die zylindrische Gestalt verloren und stellen vielgestaltige, hellkernige, protoplasmareiche Elemente dar. Da und dort ist es auch zu ungeordneter Vermehrung dieser Epithelien gekommen, und man sieht an solchen Stellen statt der normalen, regelmäßigen, einfachen Epithellage ein mehr oder weniger atypisches, auch mehrschichtiges Epithelpolster (b). Es kommt auch vor, daß die Drüsenlichtung durch die allseitig wuchernden Epithelien verlegt erscheint. Hier haben wir es also mit progressiven Veränderungen des Drüsenepithels zu tun, mit Wucherungen von ungeordnetem Charakter, sog. atypischen Epithelwucherungen, wie sie bei chronischen Entzündungen so häufig beobachtet werden. Die wuchernden Epithelien beteiligen sich aber nicht am Aufbau der Tuberkel. Wir haben es mit einer dem Wesen nach regenerativen Epithelwucherung zu tun, die aus der Zerstörung der Schleimhaut und der Drüsen durch die Tuberkulose verständlich ist. Die Regeneration nimmt infolge der fortgesetzten Störung durch die spezifisch tuberkulösen und einfach entzündlichen Prozesse atypische Formen an. Die Regenerate gehen im Laufe dieser Prozesse wieder zugrunde, was man auch durch schlechte Färbbarkeit der Kerne und körnigen Zerfall des Protoplasmas der gewucherten Epithelien gelegentlich feststellen kann. Wohl sehr selten sind diese atypischen Epithelwucherungen der Ausgangspunkt krebsiger Prozesse. Daran kann man denken, wenn einmal eine chronische Uterustuberkulose in Karzinom „übergeht".

2. Tube.

a) Normal-histologische Vorbemerkungen.

An der Tube unterscheiden wir den engen, in der Uteruswand gelegenen Isthmus uterinus mit dem Ostium uterinum, ferner die Ampulle und endlich den Fimbrientrichter mit dem Ostium abdominale. Die Wand der Tube setzt sich aus Schleimhaut, Muskelschicht und Serosa zusammen. Die Schleimhaut trägt ein einschichtiges Zylinderepithel (Flimmerepithel mit schleimbildenden Zellen untermischt). Sie bildet besonders in der Pars ampullaris hohe und stark verzweigte Falten („Papillen" der Tube). Das feinfaserige Bindegewebe der Schleimhaut (Tunica propria) ist reich an Zellen. Eine eigentliche Submukosa fehlt. An der Muskularis unterscheiden wir innere, ringförmig verlaufende und äußere, längs orientierte Lagen, die aber nicht deutlich voneinander abgesetzt sind. Zwischen den Zügen der glatten Muskulatur ist relativ reichliches Bindegewebe vorhanden. Auf die Muskelschicht folgt das subseröse Bindegewebe (Tunica adventitia) und das Serosaepithel.

b) Pathologische Histologie.

1. Entzündungen.

Salpingitis gonorrhoica.

Die akuten Entzündungen der Tubenschleimhaut haben meist katarrhalischen oder eitrigen Charakter. Sie entstehen hämatogen, metastatisch, oder fortgeleitet (von Uterus, Peritoneum, Appendix) und können sich sowohl deszendierend wie aszendierend ausbreiten. Besonders wichtig ist die gonorrhoische Entzündung. Die Aszension des Gonokokkus von der Vagina zum Uterus und in die Tube führt besonders in letzterer zu einer schweren und in ihren Folgen ernsten Erkrankung. Unter starker entzündlicher Rötung und Schwellung der Schleimhaut sondert diese ein eitriges Sekret ab, das sich in der Tubenlichtung anhäuft. Durch Übergreifen der Entzündung auf die übrigen Wandschichten kommt es zu starker Verdickung der ganzen Tube. Die Fortsetzung der Entzündung auf das Peritoneum (durch das Ostium abdominale oder auf dem Lymphweg) führt zu Peritonitiden. Bleibt die Peritonitis lokal beschränkt (Pelveoperitonitis), und kommt sie zur Ausheilung, so entstehen Verklebungen und Verwachsungen der Adnexe mannigfachster Art. Dabei wird häufig das Ostium abdominale verschlossen; der Eiter sammelt sich in der Tube an, dehnt sie aus und verwandelt sie in einen mehr oder weniger großen und durch die Verwachsungen oft sehr kompliziert gestalteten Sack (Pyosalpinx, gonorrhoische Eitertube). In der Tubenschleimhaut selbst führt der eitrige Entzündungsprozeß zu Geschwürsbildungen. Manchmal entstehen auch eitrige

Einschmelzungen innerhalb der entzündlich verdickten Tubenwand selbst (intramurale Abszesse). Bei der Ausheilung kommt es zu Verwachsungen der Schleimhautzotten, auch zur völligen Verödung der Tubenlichtung, zu derbschwieliger Umwandlung der ganzen Tubenwand. Manchmal entwickeln sich atypische drüsige Epithelwucherungen, die an ulzerierten Stellen tief in die Tubenwand vordringen können. Die Pyosalpinx kann bei Ausheilung nach Resorption des Eiters in eine Hydrosalpinx umgewandelt werden.

Ein Querschnitt durch eine relativ frisch gonorrhoisch entzündete Tube übertrifft einen normalen Tubendurchschnitt an Masse ganz bedeutend.

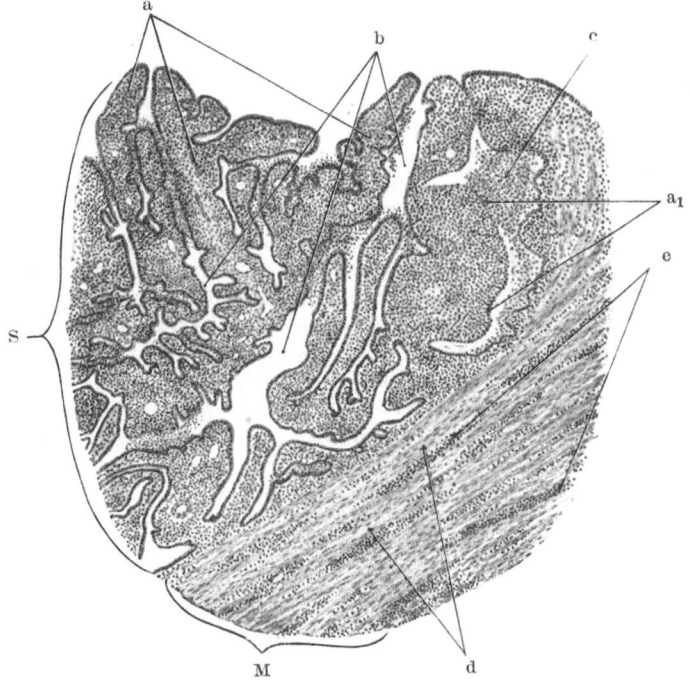

Fig. 221. Salpingitis gonorrhoica. Vergr. 40fach. (Hämatoxylin.)
S Schleimhaut. M Muskularis. a Papillen der Schleimhaut, geschwollen, stark zellig infiltriert. a_1 Papillenoberflächen, deren Epithelsaum zum Teil erhalten ist, zum Teil fehlt. b Interpapilläre Räume. c Eitriges Exsudat zwischen den Papillen. d Züge glatter Muskulatur. e Entzündliche Zellinfiltrate (Plasmazellen) in der Muskularis.

Bei schwacher Vergrößerung (Fig. 221) ist es auf den ersten Blick nicht so leicht, die einzelnen Teile der Schleimhaut (S) voneinander und von dem Tubeninhalt zu unterscheiden — so stark ist die Schwellung und so massig überall die Ansammlung des entzündlichen, zellreichen Exsudats. Bei genauerem Zusehen sind jedoch die Grenzen der Schleimhautpapillen (a) an einreihigen Epithelsäumen zu erkennen, die freilich nicht mehr überall vollständig erhalten sind. Unterhalb dieser Epithelsäume ist überall das dicht zellig infiltrierte Stützgerüst der Papillen zu erkennen. Die Schleimhautgefäße sind erweitert und stark mit Blut gefüllt. Die Räume zwischen den Papillenoberflächen (b) sind vielfach von Zellmassen (c) ausgefüllt: es ist das zellige (eitrige) Exsudat in der Tubenlichtung. Die Muskularis der Tube (M) sieht man von herdförmigen Zellinfiltraten durchsetzt (e). Auf der Serosa liegt häufig Exsudat. Sehen wir uns mit starker Vergrößerung zunächst den zelligen Inhalt der Tube an! Es sind lauter kleine, rundliche Zellen, teils mit polymorphen Kernen — sog. Eiterkörperchen, teils mit einfachen, runden Kernen — Lymphozyten (s. unten). Viele dieser Zellen zeigen schwach gefärbte Kerne, viele sind kernlos; ferner sind die Bilder der Karyorrhexis zu sehen. Alles dieses deutet den Zerfall der Exsudatzellen an[1]. Gelegentlich findet man auch ausgedehnte Verfettungen der Exsudatzellen: in und zwischen den Papillen liegen große, rundliche, helle, feinvakuoläre Zellen (= Fettkörnchenzellen). Die Schleimhaut (Papillen) ist so dicht von Rundzellen durchsetzt, daß von ihrem fibrillären Bestand fast nichts zu sehen ist. Das Oberflächenepithel ist vielfach gequollen und in Ablösung begriffen; an vielen Stellen fehlt es ganz (a_1). An solchen epithelentblößten Stellen treten dann die erwähnten Verwachsungen der Zotten ein. Zwischen den Epithelien der Zotten sieht man reichlich die kleinen Kerne der durchwandernden Leukozyten. Die Muskularis (M) zeigt allenthalben eine Verbreiterung des Zwischenmuskelbindegewebes, dessen Gefäße erweitert, stark blutgefüllt sind und dessen Fasern durch Massen kleiner, rundkerniger Zellen auseinandergedrängt erscheinen. Diese Rundzelleninfiltrate folgen in charakteristischer Weise den Gefäßen (Ausbreitung auf dem perivaskulären Lymphweg!). Eine genauere Betrachtung der Rundzellen in der Schleimhaut und den übrigen Wandschichten läßt hauptsächlich den lymphozytären Typ feststellen. Unter den lymphozytären Elementen befinden sich auch viele Plasmazellen: die Radspeichenstruktur des exzentrisch im Protoplasma liegenden Rundkernes erlaubt diese Diagnose schon bei einfacher Hämatoxylinfärbung. Diese Plasmazelleninfiltration gilt als charakteristisch für das Höhestadium der gonorrhoischen Entzündung der Tube. Es gibt aber auch Fälle, in welchen massenhaft Leukozyten, darunter auch viel eosinophile, vorhanden sind. Auch in unserem Präparat sind neben Lymphozyten und Plasmazellen viele Leukozyten beigemischt. Die Serosa zeigt die gleichen Zellinfiltrate wie die übrigen Wandschichten, neben starker Hyperämie. Ihr aufgelagert ist häufig ein streifiges Material, vermischt mit Leukozyten: es ist ein fibrinös-eitriges Exsudat. Die Untersuchung der Mesosalpinx läßt die Fortsetzung der Entzündung auch auf dieses Gebiet erkennen.

2. Spezifische Entzündungen.

Tubentuberkulose.

Tubentuberkulose entsteht nur in Ausnahmefällen auf Grund einer primären Infektion des Genitalrohres mit aszendierender Ausbreitung der Bazillen zur Tube. In der Regel handelt es sich um hämatogene Tuberkulose, die als metastatische oder Ausscheidungstuberkulose in der Tube beginnt und deszendierend fortschreitet. Grobanatomisch zeigt sich bei Tubentuberkulose neben Rötung und Schwellung der Tubenschleimhaut die Entwicklung distinkter, grau- bis gelbweißlicher Knötchen, oder es findet sich eine diffuse Umwandlung der Schleimhaut in ein schwammiges, graurotes Granulationsgewebe. Durch käsigen Zerfall der Knötchen entstehen Schleimhautgeschwüre. Bei der diffusen Form bilden sich mehr ausgedehnte, zusammenhängende, gelbweißliche Verkäsungen, die ulzerös erweichen. Die käsigen Massen häufen sich im Lumen der Tube an. Die Verkäsung der Wand schreitet von innen nach außen fort. Eine schwielige Umwandlung der äußeren Schichten der Tube begleitet bei chronischem Verlauf den Zerfall von innen her. So werden die Tuben schließlich in verdickte, knollig aufgetriebene, mit Käse erfüllte Stränge verwandelt. Unter Erweichung und Verflüssigung der Käsemassen (bei Verschluß des Ostium abdominale)

---

[1] Durch geeignete Färbung findet man in diesen Exsudatzellen häufig die Gonokokken. Sie sind am besten an Abstrichpräparaten des Eiters nachzuweisen.

kann es schließlich zur Ausbildung der käsigen Sacktuben (Pyosalpinx caseosa) kommen. Durch Übergreifen der Tuberkulose auf die Umgebung der Tube (Peritonealtuberkulose) resultieren die mannigfachsten peritonealen Verwachsungen.

Unser mikroskopisches Präparat führt uns einen Querschnitt durch eine tuberkulöse Tube vor. Es soll bei ganz schwacher Vergrößerung die

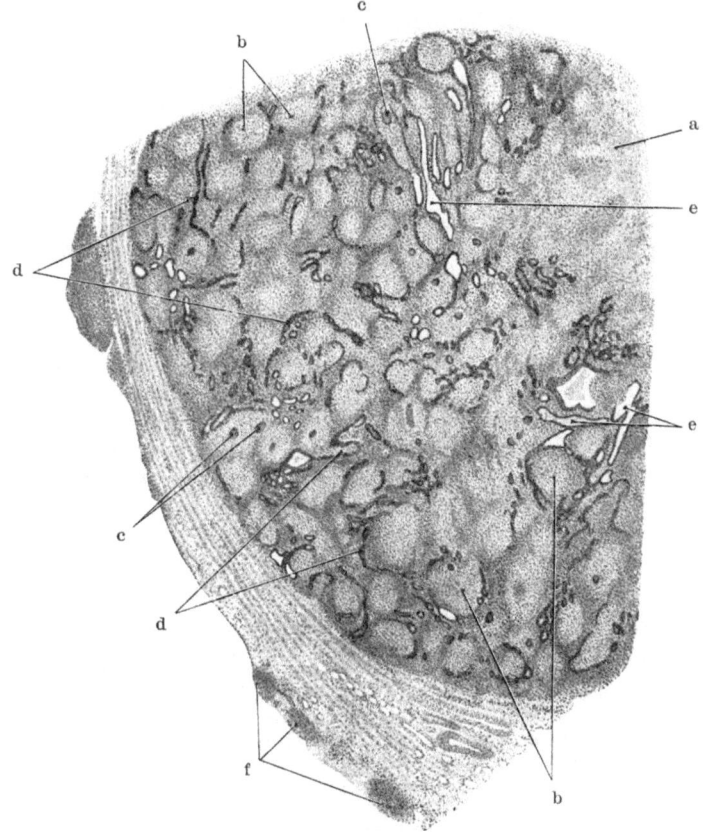

Fig. 222. Salpingitis tuberculosa. Vergr. 12fach. (Hämatoxylin.)
a Käsige Massen als Inhalt der Tube. b Tuberkel in der Schleimhaut. c Riesenzellen in Tuberkeln. d Epithelsäume der Papillenoberflächen. Die Papillen sind durch die Tuberkelentwicklung so geschwollen, daß die Epithelsäume benachbarter Papillen sich berühren oder auch miteinander verschmelzen. e Drüsenartige Bildungen = nach partieller Verwachsung der Epithelsäume benachbarter Papillen noch offen gebliebene, interpapilläre Räume. f Tuberkel in der entzündlich verdickten und zellig infiltrierten Serosa.

Massenhaftigkeit der Tuberkelentwicklung in der Tubenschleimhaut zeigen (Fig. 222). Diese letztere ist hochgradig verdickt und fast bis zur Unkenntlichkeit verändert. Das Lumen der Tube ist durch die Schwellung der Schleimhaut und durch käsige Inhaltsmassen (a) verlegt. Die Schleimhaut ist überaus zellreich. Ihre papillöse Gliederung ist ganz undeutlich. Da und dort sieht man Epithelsäume (d): das sind die epithelialen Papillenoberflächen. Interpapilläre Spalträume sind nur wenig zu sehen (e). Die Papillen selbst sind durch die zelligen Wucherungen plump verdickt. Überall sieht man in der Schleimhaut rundliche Herdchen, die sich durch ihr helleres Aussehen von der Umgebung abheben: es sind die Tuberkel (b). Sie finden sich in vereinzelten Exemplaren auch in den übrigen Schichten der

Tubenwand. Verkäsung der Tuberkel ist stellenweise nachweisbar. In den äußeren Schichten der Tubenwand sieht man (entzündliche) Zellinfiltrate, herdförmig, streifig, den Gefäßen folgend; besonders deutlich heben sie sich in der Muskularis hervor. Die Serosa ist entzündlich verdickt, zellreich; sie ist mit Exsudat belegt und zeigt ebenfalls Tuberkelentwicklung (f).

Bei stärkerer Vergrößerung erscheinen die Schleimhautpapillen aufs dichteste von kleinen, rundkernigen Zellen (Lymphozyten) durchsetzt. In diesem infiltrierten Schleimhautgewebe liegen die typisch aufgebauten Tuberkel mit zahlreichen Riesenzellen (c). Leukozyten sind reichlicher nur da vorhanden, wo stärkerer Zerfall (Verkäsung der Tuberkel) eingetreten ist. Das Oberflächenepithel der Zotten ist nur zum Teil erhalten; die erhaltenen Epithelsäume zeigen ausgedehnte Durchsetzung mit Wanderzellen. Benachbarte Zottenepithelsäume berühren sich vielfach oder sind miteinander verschmolzen. Dabei werden die interpapillären Räume durch Epithelsprossen überbrückt, gewissermaßen in Teillumina zerlegt; daraus entstehen drüsenartige Bilder. Ungeordnete Wucherungen des Epithels werden besonders da beobachtet, wo die Tuberkelbildung an das Oberflächenepithel heranreicht. Vielfach sind benachbarte (epithellose) Zotten miteinander bindegewebig verwachsen. Soweit noch freie Spalträume zwischen den Papillen vorhanden sind, findet man in ihnen abgestoßene Epithelien und Exsudatzellen vor. Quellungsvorgänge und Verfettungen an diesen Zellen führen zur Bildung ähnlicher Elemente, wie man sie bei chronischer katarrhalischer Pneumonie in den Alveolen findet (s. S. 98 und 115).

3. Ovarium.

a) Normal-histologische Vorbemerkungen.

Das reife Ovarium besitzt an seiner Oberfläche eine einfache Lage niedrig zylindrischer Zellen (sog. Keimepithel). Unterhalb dieses Epithels liegt eine besonders dichte, bindegewebige Zone, die Tunica albuginea. Am eigentlichen Ovarialgewebe unterscheiden wir Rinde und Mark. Die Rinde ist dichter gefügt als die Marksubstanz; sie wird von letzterer am sog. Hilus durchbrochen. In der Rinde, die von der Tunica albuginea nicht scharf abgegrenzt ist, liegen innerhalb eines zellreichen feinfaserigen bindegewebigen Stromas die Eifollikel (s. unten). Das Bindegewebe des Markes ist lockerer gebaut und reich an elastischen und muskulösen Fasern, sowie an Blutgefäßen, Lymphgefäßen, Nerven. Diese Gefäße und Nerven treten am Hilus ein und aus. Die Arterien verzweigen sich radiär im Ovarium und umspinnen die Eifollikel mit Kapillaren; die Venen bilden Plexus im Mark und Hilus. Die Lymphgefäße beginnen in der Umgebung der Follikel. Die Nerven verzweigen sich bis an diese letzteren und bis an das Keimepithel. In der Marksubstanz findet man häufig Schläuche und Spalten mit zylindrischem (zum Teil flimmerndem) Epithel (Markschläuche), gelegentlich auch solide, netzartig zusammenhängende Epithelbildungen (Markstränge, Rete ovarii). Im Mesovarium und der Mesosalpinx sind Reste der Urniere nachzuweisen (Epoophoron — Analogon des Nebenhodens). Ein anderer Rest der Urniere ist das Paroophoron (im Ligamentum latum gelegen). Die Urnierenreste im Mesovarium bestehen aus zylinderepithelbekleideten Kanälchen, welche eine Wand aus glatter Muskulatur besitzen. Nach einigen Autoren sind Markstränge und Rete ovarii Urnierenteile. Sie hängen aber nicht immer mit dem Epoophoron zusammen und werden vielfach als Reste der primären Keimdrüsenanlage aufgefaßt (Zölomepithel!). Fortsetzungen der Markschläuche in die Rinde sind selten.

Unter den Eifollikeln unterscheidet man Primärfollikel, reifende und reife Follikel. Die Primärfollikel bestehen aus einer großen Eizelle (Urei), welche von abgeplatteten Epithelzellen (Follikelepithel) umhüllt ist. Aus diesen Primärfollikeln reifen (wenn sie nicht wieder auflösen) die Graafschen Follikel. Über die einzelnen Stadien der Reifung siehe die Lehrbücher der normalen Histologie. Der reife Graafsche Follikel ist ein kugeliges Bläschen, welches (exzentrisch) das Ei (Ovulum) enthält, eine mit Flüssigkeit (Liquor folliculi) gefüllte Höhle besitzt und durch eine mehrschichtige Lage von Epithelzellen austapeziert ist (Follikelzellen, Granulosazellen, Membrana granulosa). Das Ei liegt in einer besonderen, hügelartigen Verdickung dieser Granulosamembran (Cumulus ovigerus s. oophorus).

Die Eizelle ist die größte Zelle des Körpers; sie besitzt einen großen Kern (Keimbläschen), ein sehr deutliches Kernkörperchen (Keimfleck) und reichliches Protoplasma. In diesem Protoplasma sind Nährstoffe (Eiweiß, Lipoide) in Körnchenform aufgestapelt. Das Protoplasma besitzt einen Mitochondrienapparat. Selten sind zwei Kerne in einem Ovulum; selten auch zwei Eier in einem Graafschen Follikel. Umhüllt ist das Ovulum von einer feinen glashellen Membran (Oolemma s. Zona pellucida) und von einer Corona radiata von Eifollikelzellen. Die Granulosazellenschicht setzt sich gegen die Theka durch eine Glashaut ab; dann folgt die bindegewebige Theka, an welcher eine innere, lockere, gefäßreiche und eine äußere, fester gefügte unterschieden werden (Theca interna und externa folliculi). Die Primärfollikel liegen in den peripheren, die Graafschen Follikel in den zentralen Rindenzonen. Wenn die Graafschen Follikel ihre endgültige Größe erreichen und dem Platzen nahe sind, reichen sie wieder in die peripheren Rindenschichten hinein.

Die Rückbildung der geplatzten, reifen Follikel geht über die sog. gelben Körper (Corpora lutea); wir unterscheiden ein Corpus luteum menstruationis und ein Corpus luteum verum sive graviditatis. Nach seiner Entleerung füllt sich der geplatzte Follikel mit vorwiegend seröser Flüssigkeit; die Granulosazellen wuchern und füllen sich mit Lipoiden. Ebenso die inneren Thekazellen, welche zwischen die Granulosazellen vordringen. So werden alle diese Zellen zu den sog. Luteinzellen (Corpus luteum menstruationis). Aus dieser Granulosa- und Thekazellenwucherung entsteht eine breite, halskrausenartig gefaltete, gelbe Schicht, welche die ehemalige geschrumpfte Follikelhöhle umgibt. In der Mitte dieses gelben Körpers, in welchen es bei der nächsten Menstruation hinein blutet (Corpus haemorrhagicum) — Reste des ergossenen Blutes sind später in Form von Hämosiderin nachweisbar! — tritt organisierendes (von der Theca externa her geliefertes) Bindegewebe auf. Die Luteinschicht bildet sich zurück und der zentrale Bindegewebskern hyalinisiert; schließlich bleibt ein narbiger, weißer Körper (Corpus albicans) übrig (nach ca. 8 Wochen). Bei eintretender Befruchtung des ausgestoßenen Eies und Schwangerschaft sind die Granulosazellwucherungen besonders massig und werden nicht durch Blutung kompliziert (also auch kein Hämosiderin!); die Lipoidinfiltrationen sind nicht so bedeutend; dagegen treten reichlich kolloide Tropfen in den Granulosazellen auf. Der große, gelbe Körper erhält sich während der ganzen Schwangerschaft (Corpus luteum graviditatis). Dann erfolgt aber auch an ihm die Rückbildung zu einem (besonders großen) weißen Körper durch Einwachsen organisierenden Bindegewebes in den zentralen Hohlraum; hyaline Quellungen schließen auch hier den viel länger dauernden Rückbildungsprozeß ab. Bei der Rückbildung unreifer Follikel (s. oben) ergeben sich verschiedenartige histologische Bilder, je nach dem Reifestadium, in welchem die weitere Entwicklung der Follikel unterbrochen wurde. Von rückgebildeten kleinen Follikeln bleibt nach Auflösung des Eies und des Follikelepithels lange Zeit die gequollene Glashaut im Bereich einer unscheinbaren bindegewebigen Narbe übrig. Durch Quellung kann sich die Glashaut in ein welliges hyalines Band umwandeln. Bindegewebe wächst in die Follikelhöhle ein und füllt sie aus (Corpus atreticum). Mittelgroße Follikel zeigen bei der Rückbildung nach Untergang des Eies Wucherungen von Zellen der Theca interna (weniger der Granulosazellen); diese Zellen infiltrieren sich mit Lipoiden (Luteinzellen); von der Theca externa wächst Bindegewebe in den Follikelhohlraum ein; die äußeren (Lutein-)Schichten hyalinisieren; in der Mitte findet sich ein faseriger Bindegewebskern. Je mehr sich bei der Rückbildung größerer, reifender Follikel Bindegewebe beteiligt oder (Theka-) Luteinzellenwucherungen hinzutreten (Corpora lutea atretica), je größeren Umfang die hyalinen Quellungen annehmen, desto verschiedenartiger sind die histologischen Bilder. Schließlich kommen auch hier Corpora fibrosa und candicantia zur Ausbildung. Die Corpora fibrosa sind unscharf abgegrenzt und bestehen aus lockerem Bindegewebe, welches auch hyaline Umwandlung zeigen kann; die Corpora candicantia sind durch hyaline wellige Bänder schärfer abgesetzt.

Die starken funktionellen Schwankungen des Eierstocks (bei Menstruation, Follikelsprung, Schwangerschaft) bringen eine wechselnde Inanspruchnahme der Gefäße mit sich. Daher findet man im Eierstock auch sehr charakteristische Rückbildungen der Gefäße (ähnlich wie im Uterus): Umwandlung der kleinen Arterien in hyaline, elastinreiche Stränge, Bildung neuer Gefäße vom alten Endothelrohr aus.

Die innersekretorische Tätigkeit des Ovariums ist noch nicht genügend aufgeklärt. Eine innersekretorische Tätigkeit der Eizellen ist wahrscheinlich, aber nicht sichergestellt. Vom Corpus luteum (Granulosaluteinzellen) gehen verschiedene hormonale Anregungen aus: das Follikelepithel liefert das Follikelhormon, die Luteinzellen das Progesteron. Ferner wird auch auf sog. Zwischenzellen verwiesen. Dies sind (z. B. bei Nagern) Haufen und Züge von epithelartigen, aber dem Stroma zugehörigen Zellen, welche als Analoga der Leydigschen Zellen des Hodens gelten (s. d.); sie liegen zerstreut zwischen den Follikeln. Beim Menschen sollen solche geschlossene Zellhaufen und -stränge nur vor der Pubertät vorkommen. Ob die um die reifenden und sich rückbildenden Follikel sich bildenden Thekazellwucherungen (s. oben) auch zu dem Zwischenzellapparat des Eierstocks gerechnet werden dürfen, wird diskutiert. Eine hormonale Funktion der Zwischenzellen (sog. interstitiellen Zellen) des Eierstocks ist wahrscheinlich. Die hormonale Rolle des Eierstocks zeigt sich in Einwirkungen auf das Wachstum, besonders des Skeletts auf die Entwicklung der sekundären Sexualcharaktere, auf die Eireifung, auf die Einnistung und Ernährung des befruchteten Eies, auf die Uterusschleimhaut, die Menstruation, die Vorbereitung der Milchsekretion. Dies sind aber zum Teil noch recht ungeklärte Fragen. Sichergestellt ist, daß die Prolane A und B der Adenohypophyse die zyklischen Vorgänge der Follikelreifung und Luteinisierung anregen und daß die dabei entstehenden Ovarialhormone den Zyklus in der Uterusschleimhaut regeln (s. S. 253). Auf die hormonalen Korrelationen des Ovariums zu anderen endokrinen Drüsen (Hypophyse, Schilddrüse, Nebenniere) sei kurz hingewiesen.

b) Pathologische Histologie.

Sog. kleinzystische Entartung des Eierstocks.

Unter dem Begriff: kleinzystische Entartung des Eierstocks gehen sehr verschiedenartige Zustände. Allen diesen Zuständen gemeinsam ist das Auftreten multipler Zysten. Die solitären und multiplen Zysten des Eierstocks haben eine verschiedene Genese. Zysten können zunächst als örtliche Gewebsmißbildungen schon bei der Geburt nachweisbar sein. Aus den Markschläuchen und dem Rete ovarii können abnorme Drüsen- und Zystenbildungen (bis in die Rinde des Ovariums hinein) hervorgehen. Die Zysten sind mit einfachem Zylinder- oder Flimmerepithel ausgekleidet. Weiterhin gibt es Zysten, die aus Follikeln entstehen. Das können reife, nicht zum Platzen gekommene Follikel sein, welche zystisch entarten. Oder es sind aus unreifen Follikeln entstandene Zysten, ohne Ei, mit einfachem niedrig zylindrischem Epithelbelag, oder epithellose Zysten, welche sich aus Corpora fibrosa oder lutea bilden; die letzteren lassen nicht selten Luteingewebe in der Wand erkennen. Bei der kleinzystischen Degeneration im engeren Sinne handelt es sich um degenerierte Follikel ohne Ei, ohne Granulosa, nicht selten mit Wucherung der Theka. Diese ätiologisch unaufgeklärte Störung ist mit Störungen des endometralen Zyklus verbunden. Von Zysten, die aus dem Epoophoron hervorgehen (Parovarialzysten) soll hier nicht weiter die Rede sein. Durch Tiefenwucherung des Oberflächenepithels des Ovariums gehen Zysten hervor, in welche es bei der Menstruation blutet (sog. Schokoladezysten des Eierstocks). Vom Serosaepithel der Beckenorgane können (besonders häufig in der Mesosalpinx) kleine Zystchen mit verschiedenartigem Epithel entstehen. Über teratoide Zysten und über zystische, echte Geschwülste des Ovariums s. im Kapitel „Geschwülste". Zu diesen kurzen Ausführungen sei bemerkt, daß eihaltige Bläschenfollikel bis zu 5—8 mm Durchmesser als normale Befunde anzusehen sind (Stieve).

Unsere Fig. 223 gibt bei ganz schwacher Vergrößerung eine Übersicht über die Veränderungen des Ovariums bei der sog. kleinzystischen Entartung. Man erkennt die Tunica albuginea und das zellreiche Stroma der Eierstocksrinde. In letzterem sieht man weite Gefäße und ziemlich zahlreiche Primärfollikel (a), ferner die Zysten (b). Sie zeigen bei starker Vergrößerung ein (an verschiedenen Stellen verschieden hohes) Follikelepithel und eine deutliche Theka. Manchmal ist das Follikelepithel sehr schmal, stellenweise auch abgeplattet, hier und da nur durch eine einzige Zellage dargestellt. Auch in Ablösung wird das Epithel angetroffen. An einer Zyste springt die Theka hügelartig vor und täuscht einen Cumulus ovigerus vor. Die Thekaschicht ist an den einzelnen Zysten verschieden breit, stellenweise ist sie

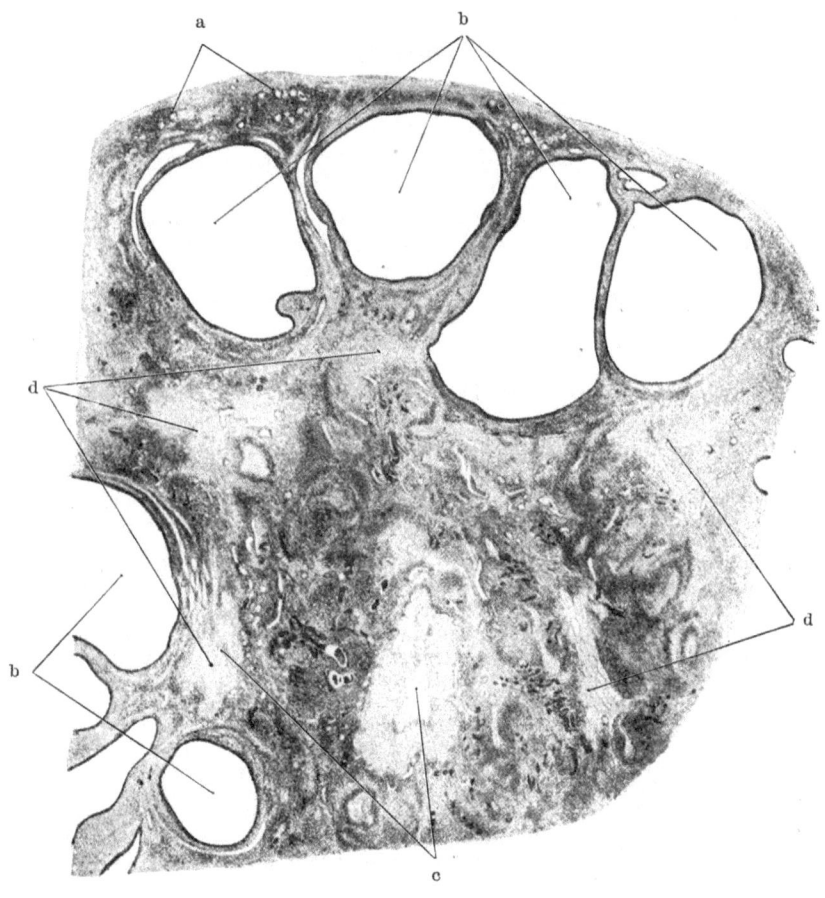

Fig. 223. Sog. kleinzystische Entartung des Eierstocks.
(Nach einem Präparat von Dr. Brakemann, München.)
Vergr. 5fach. (Hämatoxylin-Eosin.)
a Primärfollikel in der Eierstocksrinde. b Follikelzysten. c Corpora lutea. d Corpora fibrosa.

verdickt. Die Zysten liegen vorwiegend in der Rinde des Eierstockes. Außer den Zysten zeigt das Bild auch noch Corpora lutea (c) und fibrosa (d). Bei starker Vergrößerung zeigen sich die verschiedenen Corpora lutea verschieden weit zurückgebildet. Ein Corpus luteum zeigt zentral einen Kern aus zartem und weitmaschigem Bindegewebe, welches reichlich weite Gefäße besitzt. Hämosiderin findet sich in diesem Bindegewebe. Um diesen zentralen Kern herum erkennt man eine breite Luteinzellenschicht. Ein zweites Corpus luteum von ähnlichem Bau weist eine nur schmale Luteinschicht auf. Ein drittes Corpus luteum erscheint noch weiter zurückgebildet. Alle Corpora lutea sind mehr oder weniger reichlich von einkernigen Wanderzellen durchsetzt. Ferner finden sich in dem Präparat eine Reihe von

Corpora fibrosa. Sie sind unscharf abgegrenzt und bestehen aus feinfaserigem, relativ zellreichem Bindegewebe; zum Teil besitzen sie viele weite, dünnwandige Blutgefäße. Ferner trifft man auf vereinzelte hyaline, halskrausenartig gewundene Bänder von Corpora atretica.

VII. Nervensystem.

A. Gehirn.

Die pathologische Histologie des Zentralnervensystems hat sich unter Ausbildung einer großen Zahl von histologischen Methoden zu einer an Umfang und Inhalt sehr reichen Spezialwissenschaft entwickelt, so daß sie in diesem pathologisch-histologischen Unterrichtskurs in nur ganz beschränkter Weise berücksichtigt werden kann. Dies gilt vor allem für die Erkrankungen des Gehirns, dessen pathologisch-histologische Bilder in ausgezeichneten Speziallehrbüchern geschildert worden sind. Wir werden uns hier auf einige wichtige Erkrankungen der Hirnhüllen, auf die Encephalitis epidemica und auf den Hirnabszeß beschränken.

a) Normal-histologische Vorbemerkungen.

Groß- und Kleinhirn sind umhüllt von der Dura mater und den weichen Häuten. Die Dura (Pachymeninx) ist eine aus straffem Bindegewebe und elastischen Fasern aufgebaute derbe Membran; sie führt reichlich Gefäße und Nerven. Die großen venösen Sinus, welche das Hirnblut wegführen, sind in sie eingelagert. Außen hängt die Dura mit den Schädelknochen zusammen; innen ist sie von flachen Deckzellen (Endothel) bekleidet, welche einer elastischen Grenzschicht aufliegen. Zwischen ihr und den weichen Häuten befindet sich der subdurale Lymphraum (Cavum subdurale). Die weichen Häute (Leptomeninx) bestehen aus Arachnoides und Pia; erstere zieht über die Hirnfurchen hinweg, letztere folgt ihnen in die Tiefe. Beide Membranen sind aus zartem Bindegewebe aufgebaut. Zwischen Arachnoides und Pia sind überall zarte Bindegewebsbälkchen ausgespannt, die mit Endothel bekleidet sind. Ein Endothelbelag findet sich auch an der dem Subduralraum zugekehrten Oberfläche der Arachnoides. Der durch die Bälkchen vielfältig aufgeteilte Raum zwischen Arachnoides und Pia ist der subarachnoideale Lymphraum. Die Arachnoides bildet noch besondere zottige Auswüchse, die aus gefäßreichem Bindegewebe bestehen und mit Endothelzellen (nicht selten in mehrschichtiger Lage) bekleidet sind (Arachnoidealzotten). Es sind Ausgleichsorgane für die Lymph-(Liquor-) Zirkulation; sie ragen in die Venensinus der Dura hinein oder dringen im Bereich der sog. Pacchionischen Gruben in den Schädelknochen vor. Die Gefäße der Leptomeninx entsenden kleine Ästchen in die Hirnrindensubstanz.

Ebenso entsendet das innere Blatt der Leptomeninx feine bindegewebige Septen in die angrenzende Hirnmasse. Als Intima piae matris wird die Schicht bezeichnet, mit welcher die Pia an das Hirngewebe, an dessen Oberfläche und im Bereich der ebenerwähnten pialen Hirnsepten direkt angrenzt. An dieser Grenze findet sich auch eine besondere Grenzschicht der Glia (Membrana limitans gliae). Die Leptomeninx bildet auch die Telae und die Plexus chorioidei: gefäßreiche Ausbreitungen aus zartem Bindegewebe, die mit charakteristischem kubischem Oberflächenepithel bekleidet sind. Die Hirngefäße besitzen Lymphräume in der Adventitia; perivaskuläre Lymphräume zwischen Gefäßwand und Membrana limitans gliae werden als Kunstprodukte angesehen.

Den nach den einzelnen Regionen des Gehirns sehr verschiedenen, normalen Grob- und Feinbau dieses Organs zu schildern, kann hier nicht die Aufgabe sein. Das Hirngewebe besteht aus einem mesenchymalen Stützgerüst, welches die Gefäße führt; die arteriellen Gefäße gehen in ein Kapillarnetz über, dieses in Venen, welche ihr Blut nach den duralen Sinus überführen. Besondere Ausbreitungen des Gefäßmesenchyms sind die oben erwähnten Telae und Plexus chorioidei. Das spezifische Stützgerüst des Gehirns ist die ektodermale Neuroglia. Wir unterscheiden protoplasmatische und faserige Glia (Astrozyten); daneben die Oligodendroglia und die Mikroglia, welch letztere von Hortega genetisch vom Mesenchym abgeleitet wird.

Die eigentliche nervöse (ektodermale) Substanz besteht aus den verschiedenartigen Ganglienzellen und deren Dendriten und Neuriten; letztere sind teils marklose, teils markhaltige Nervenfasern.

b) Pathologische Histologie.

1. Entzündungen.

α) Pachymeningitis haemorrhagica interna.

Entzündungen der Hirnhäute spielen sich sowohl an der Dura mater (Pachymeningitis) wie an den weichen Häuten (Leptomeningitis) ab. Wir unterscheiden je nach dem Exsudat: seröse, eitrige, hämorrhagische Entzündungen.

Eine häufige, jedoch weder formal- noch kausalgenetisch völlig aufgeklärte Erkrankung der Dura ist die Pachymeningitis haemorrhagica interna. Hierbei finden wir an der Innenfläche der Dura feine, spinnwebenartige Auflagerungen, die in frischen Fällen leicht abziehbar sind. Man kann

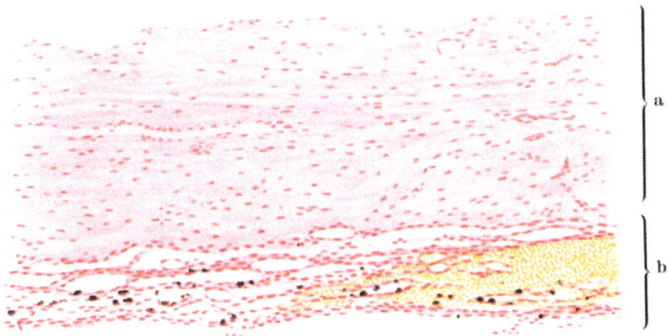

Fig. 224. Pachymeningitis haemorrhagica interna. Vergr. 60fach. (Karmin.)
a Gewebe der Dura. b Zartfaseriges, neugebildetes Bindegewebe an der Innenfläche der Dura. Viele, Pigment (Hämosiderin) führende Zellen in diesem jungen Bindegewebe. Rechts ist eine frische Blutung zu sehen.

diese Häutchen ohne weitere Präparation in NaCl-Lösung unters Mikroskop legen und dabei feststellen, daß sie aus zartem, gefäßreichem Bindegewebe bestehen. Rötliche Flecken in diesen Auflagerungen zeigen die den Prozeß begleitenden Blutungen an. Im weiteren Verlauf kommt es zu mehr oder weniger beträchtlichen, schichtweisen Verdickungen der Dura durch fortgesetzte, gefäßreiche Bindegewebsneubildungen an der Innenfläche. Immer wieder treten dabei Blutungen auf. Durch Umwandlungen des Blutfarbstoffes entstehen aus den älteren Blutungen rostbraune Pigmentflecke. Größere Blutungen zwischen die neugebildeten Schichten oder in den Subduralraum hinein führen zu dem sog. Haematoma durae matris, das durch akute Hirnkompression gefährlich werden kann. Ob in der Pathogenese der Krankheit primäre Blutungen eine Rolle spielen, die von bindegewebigen Organisationen der Extravasate gefolgt sind, oder ob der Prozeß im engeren Sinne als entzündlicher aufgefaßt werden muß und mit fibrinöser Exsudation einhergeht, die später zu organisatorischen Bindegewebswucherungen und Blutungen führt, ist eine umstrittene Frage. Die Neigung zu ständigem Fortschreiten der Erkrankung spricht für das Bestehen entzündlicher Reize. Ätiologisch kommen die verschiedensten Faktoren in Betracht: Traumen, Zirkulationsstörungen, Gefäßerkrankungen, toxisch-infektiöse Einflüsse, konstitutionelle Faktoren.

In unserem Falle handelt es sich (Fig. 224) um ein relativ frisches Stadium. Man erkennt die derbfaserige, bindegewebige Dura (a) mit ihren

Gefäßen. An ihrer Innenfläche ist zartfaseriges Bindegewebe in mehrfacher Schicht abgelagert (b). Der Reichtum dieses Gewebes an weiten Gefäßen ist auffallend. Es sind Gefäße neuer Bildung (meist Kapillaren). Bei starker Vergrößerung sehen wir zwischen den Endothelröhren der jungen Gefäße eine feinstreifige Fasersubstanz, der zahlreiche, längliche (spindlige) Kerne angehören (Fibroplasten). Außerdem sind auch rundliche Kerne von Wanderzellen (Lymphozyten) zu sehen. Die Gefäße sind strotzend mit roten Blutkörperchen gefüllt; solche finden sich auch frei ergossen im Bindegewebe. Daneben sieht man Zellen, welche bräunliche Körner und Schollen von Pigment (Hämosiderin) enthalten.

β) Leptomeningitis purulenta.

Die eitrige Hirnhautentzündung kommt teils als primäre, teils als fortgeleitete, teils als metastatische Infektion vor. Die primäre Infektion kann durch ein Trauma geschehen. Oder es handelt sich wie bei der epidemischen Genickstarre (Meningitis cerebrospinalis epidemica) um einen an unbekannter Stelle (Nasenrachenraum, Mandel) eingedrungenen Erreger, der sich nach Verschleppung auf dem Blut- oder Lymphweg in der weichen Hirnhaut lokalisiert (sog. kryptogenetische Infektion). Während bei den traumatischen Formen die gewöhnlichen Eitererreger gefunden werden, trifft man bei der epidemischen Form einen spezifischen Erreger, den Meningococcus intracellularis. Die aus der Umgebung fortgeleitete, eitrige Meningitis nimmt besonders häufig von einer eitrigen Otitis media oder von eitrigen Entzündungen der Nase und ihrer Nebenhöhlen ihren Ausgang. Metastatische Meningitiden treten bei den verschiedensten Infektionskrankheiten auf; dementsprechend werden hierbei verschiedenartige Erreger gefunden. Heilungen kommen selten vor; sie hinterlassen schwielige Verdickungen der weichen Hirnhaut.

Das makroskopische Bild der eitrigen Meningitis ist sehr charakteristisch. Die Leptomeninx ist anfangs wenig, später stärker getrübt, d. h. weniger durchsichtig, und zeigt eine graugelbliche, schließlich mehr gelbliche Färbung. Diese Trübung ist bei der eitrigen Meningitis häufig (aber nicht immer) am stärksten über der Konvexität des Gehirns ausgesprochen. Die Gefäße der Pia sind stark gefüllt, besonders treten die größeren Venen stark hervor (Stauung). Deutlich sieht man gerade diese Venen von gelben Eiterstreifen begleitet. Im Bereich der Hirnfurchen zeigt sich das gelbliche, eitrige Exsudat besonders reichlich angehäuft, weil hier die subarachnoidalen Lymphräume viel stärker entwickelt sind als über den Gyri und daher mehr Platz für Exsudatablagerung bieten. Die eitrige Meningitis kann umschrieben oder diffus auftreten; sie greift vom Gehirn häufig auf das Rückenmark über. Fortsetzung der Entzündung entlang der von der Leptomeninx einstrahlenden Gefäße auf das Gehirn (Enzephalitis) und durch die Hirnspalten auf die Tela choroidea führt zum entzündlichen Hydrocephalus internus und zum Empyem der Hirnhöhlen.

Unser Präparat (Fig. 225) zeigt einen senkrechten Durchschnitt durch zwei benachbarte Hirnwindungen mit dem dazwischen liegenden Sulkus. Das Exsudat (a) in der Leptomeninx ist durch die dunkelblaue Hämatoxylinfärbung sofort kenntlich. Ein schmaler Saum zelliger Massen bedeckt die konvexe Oberfläche der Gyri, und ein breiter Streifen zelligen Exsudates findet sich an Stelle des Sulkus. Die entzündliche Hyperämie und Stauung zeigt sich an der starken Erweiterung der Gefäße (b), besonders auch der größeren Venen. Da und dort sieht man die Zellenanhäufung entlang kleiner Gefäßchen (c) von der Leptomeninx auf die Rindenschicht des Gehirnes in

Form schmaler, streifiger Herde sich fortsetzen. Die starke Vergrößerung gibt uns Aufschluß über die Natur der das gesamte piale Gewebe infiltrierenden Zellen. Es sind fast durchweg polymorphkernige Leukozyten („Eiterkörperchen"). Lymphozyten treten ganz zurück; größere Zellen sind Abkömmlinge der Endothelien der subarachnoidealen Räume. Die faserigen Bestandteile der Pia mater sind innerhalb des massigen Zellinfiltrates schwer zu erkennen. Da und dort erkennt man schmale, bindegewebige Septen (d) zwischen den Zellmassen: es sind die zarten subarachnoidealen Bälkchen, also die begrenzenden Wände der mit Eiterzellen erfüllten und mehr oder weniger stark ausgedehnten subarachnoidealen

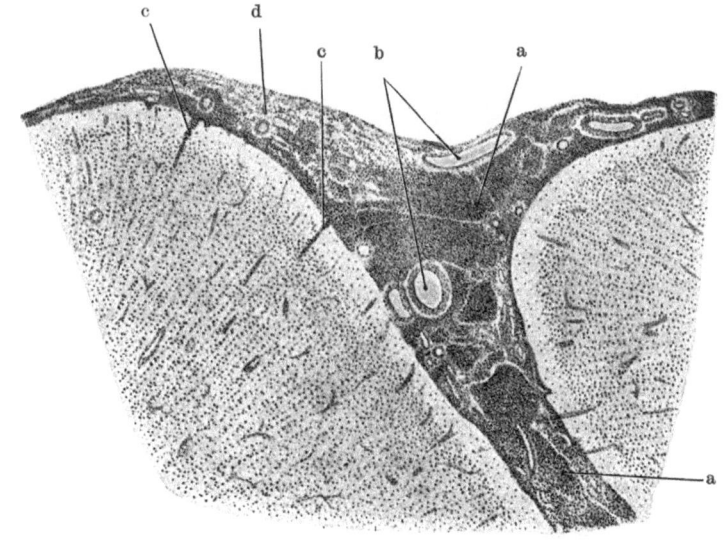

Fig. 225. Leptomeningitis purulenta. Vergr. 10fach.
a Eitriges Exsudat in der Leptomeninx. b Erweiterte Gefäße der Pia. c Anhäufung von Exsudatzellen in den Lymphscheiden kleiner Gefäße der Hirnrinde. d Maschiges Bindegewebe des subarachnoidalen Raumes; in den Maschenräumen Exsudatzellen.

Lymphräume. Neben diesen, dem Bindegewebe zugehörigen, faserigen Zügen findet man aber auch Fasern und Netze von fibrinösem Exsudat zwischen den Eiterzellen. Die Gefäße, besonders die Venen, sind in ihren Wandungen ebenfalls von Leukozyten durchsetzt. Im Lumen mancher Venen sieht man Säume von Leukozyten dem Endothel aufgelagert (Randstellung der Leukozyten infolge Stromverlangsamung, Auswanderung der weißen Blutkörperchen!). Ansammlungen von Leukozyten unterhalb des Endothels der Blutgefäße können im Sinne einer Einwanderung von Leukozyten gedeutet werden (s. S. 290). Eigentümliche Sonderungen des Inhaltes größerer Gefäße in eine die roten Blutkörperchen enthaltende Zone und in eine körperchenfreie Schicht, welche netzartige Fibrinfiguren zeigt, müssen als postmortale Gerinnselbildung (Scheidung in Kruor und Speckhautgerinnsel) gedeutet werden. Echte Thrombosen der (Venen) kommen aber auch vor. Verfolgen wir die kleinen, in die Hirnrinde einstrahlenden Gefäße, so sehen wir dieselben ebenfalls von Leukozyten begleitet. Diese stecken hier in den adventitiellen Lymphspalten, können aber auch darüber hinaus in die angrenzende Hirnsubstanz verfolgt werden — Zeichen der beginnenden Hirnentzündung (Meningo-Enzephalitis).

γ) Enzephalitis.

Eine befriedigende Einteilung der echten primären Entzündungen des Gehirns[1] ist nicht möglich, weil unsere Kenntnisse der Ätiologie und Pathogenese noch zu unvollkommen sind. Am besten unterscheidet man noch eitrige und nichteitrige Entzündungen. Ursächlich kommen für beide in erster Linie belebte Erreger, auch filtrierbare Virusarten in Betracht. Die Infektionswege sind das Blut, die Lymphe (Liquor) und die Nervenbahnen. Die Entzündungen können sich diffus oder herdförmig entwickeln, vorzugsweise die graue oder die weiße Substanz oder beide zusammen ergreifen. Nicht selten sind bestimmte Hirngebiete bevorzugt. Die histologischen Zeichen

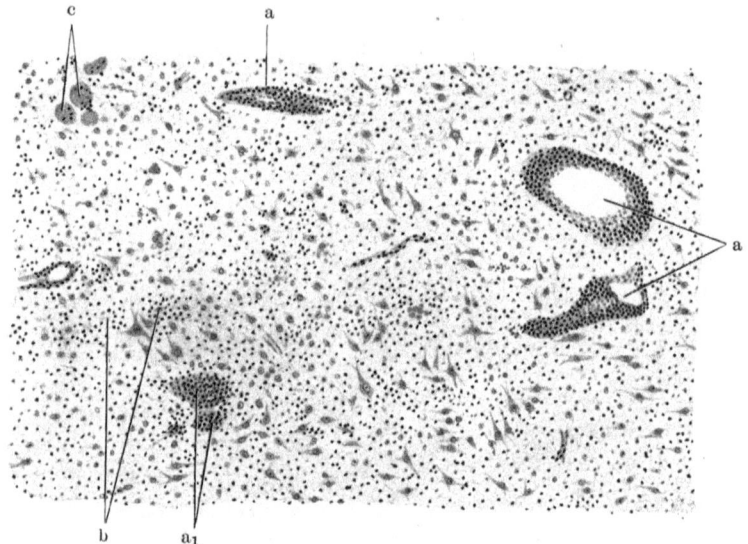

Fig. 226. Encephalitis epidemica. Nach einem Präparat von Prof. Fahrig-Berlin. Vergr. 75fach. (Nisslfärbung.)
a Leukozyten in der Wand und Umgebung (a_1) kleiner Hirngefäße. b Infiltrate des nervösen Gewebes. c Degenerierte Ganglienzellen.

der Enzephalitis sind Hyperämie und eine vorwiegend zellige Exsudatbildung (Leukozyten- und Lymphozytenansammlung in den Gefäßwänden und im Hirngewebe). An den Reaktionen beteiligen sich auch die Histiozyten (Makrophagen) und die Gliazellen (Astrozyten, Mikroglia, Oligodendroglia). Diese Gewebsreaktionen sind aber nicht das eigentlich Entzündliche, denn sie finden sich auch bei primär nichtentzündlichen Abbauvorgängen in der nervösen Substanz. Die mesenchymale und gliöse Reaktion führt zu Resorption des Zerfallsmaterials und zur Vernarbung.

Als Beispiel einer nichteitrigen echten Enzephalitis bringen wir ein Präparat von Encephalitis epidemica (Economo). Diese Erkrankung ist wahrscheinlich durch ein filtrierbares Virus bedingt, welches (vielleicht vom Nasen-Rachenraum aus) auf dem Wege der Lymphwege der Nerven in das Gehirn gerät und sich in besonderen Hirngegenden lokalisiert. Die Entzündungsherdchen finden sich vor allem im Zwischenhirn (Hypothalamus), Mittelhirn (Substantia nigra, Vierhügelgegend), in der Umgebung des 3. und 4. Ventrikels; das Höhlengrau ist bevorzugt. Makroskopisch ist oft wenig zu sehen (Hyperämie, Entfärbung der Substantia nigra). Histo-

---

[1] Über die Unterscheidung primärer und sekundärer Entzündungen des Zentralnervensystems s. S. 289.

Gehirn.

logisch findet man in frischen Fällen Infiltrate in der Wand und in der Umgebung der kleinen Gefäße (vorwiegend lymphoide Zellen und auch Leukozyten); später beteiligen sich die Makro- und Mikroglia durch Vermehrung ihrer Elemente, die Ganglienzellen werden von diesen Zellen umgeben und abgebaut (Neuronophagie); schließlich bilden sich gliöse Narben.

Die Abbildungen Fig. 226 und 227 zeigen die histologischen Prozesse bei epidemischer Enzephalitis. Fig. 226 gibt bei schwacher Vergrößerung eine Übersicht über die entzündlichen Veränderungen an den kleinen Hirngefäßen (a). Die Adventitia dieser Gefäße ist von kleinen Exsudatzellen

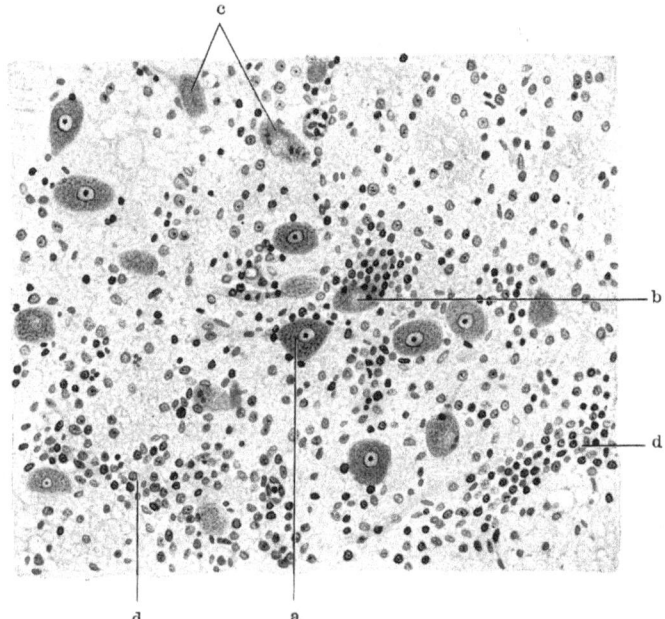

Fig. 227. Encephalitis epidemica. Nach einem Präparat von Prof. Fahrig-Berlin. Vergr. 270fach. (Nisslfärbung.)
a Gruppen von Ganglienzellen, von Entzündungszellen umgeben. b Kernloser Schatten einer degenerierten Ganglienzelle, welche von Entzündungszellen dicht umlagert ist (Neuronophagie) c Degenerierte Ganglienzellen. d Entzündlich-zellige Infiltrate in der nervösen Substanz.

(Leukozyten) infiltriert, welche auch außerhalb der Adventitia in das Hirngewebe vorgedrungen sind (a_1). Die Fig. 227 zeigt bei starker Vergrößerung eine Gruppe von Ganglienzellen, welche von Entzündungszellen umgeben sind; an einer Stelle (b) sieht man schattenhaft den Umriß einer degenerierten, kernlosen Ganglienzelle, welche auf das dichteste von Entzündungszellen umlagert ist (Auflösung der abgestorbenen Ganglienzelle durch die Entzündungszellen: Neuronophagie).

Über Enzephalitis bei der progressiven Hirnparalyse s. S. 307.

δ) Großhirnabszeß.

Die eitrige Enzephalitis, die zum Hirnabszeß führt, kann sich im Anschluß an ein Trauma, z. B. eine Schußverletzung, entwickeln, oder sie entsteht fortgeleitet, z. B. von einer eitrigen Otitis media her, oder endlich sie ist metastatischer Natur. An Stellen von eitriger Enzephalitis ist das Hirngewebe aufgelockert (ödematös), rosig hyperämisch, oft auch von kleinen Blutungen durchsetzt. Der vollentwickelte Hirnabszeß bietet sich als eine mit gelbem oder grünem Eiter gefüllte Höhle dar. Frisch entstandene

286   Nervensystem.

Abszesse lassen eine schärfere Abgrenzung gegen die Umgebung vermissen: letztere ist vielmehr infolge entzündlicher Schwellung und Infiltration leicht gerötet und erweicht. Mehrere Wochen alte Abszesse setzen sich nach örtlicher Begrenzung des Entzündungsprozesses und nach Ausbildung einer oft ansehnlichen Schicht von Granulationsgewebe schärfer gegen die Umgebung ab. Man kann in solchen Fällen eine graurote (aus jungem Bindegewebe bestehende), innen mit gelblichem Exsudat belegte Begrenzungsmembran erkennen (sog. membranisierte Abszesse). Bei heilenden Abszessen

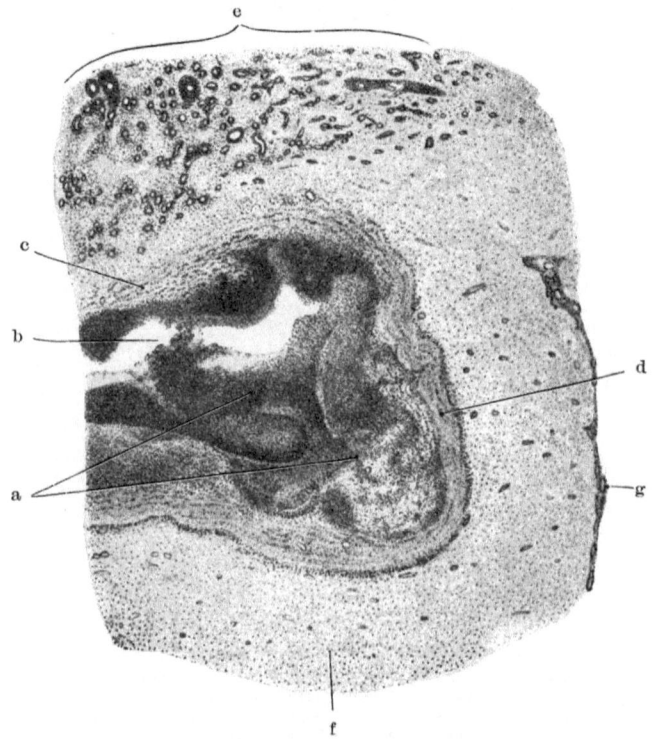

Fig. 228. Älterer Abszeß des Großhirnes. Vergr. 10 fach.
a Abszeß. b Eitrige Einschmelzung des Hirngewebes. c Granulationsgewebe als Abszeß„membran" d Parallelstreifiges, abkapselndes Fasergewebe. e Zone fortschreitender Entzündung im Hirngewebe. Gefäße erweitert, von Zellen dicht umgeben. Entzündliche Zellinfiltration auch im Hirngewebe zwischen den Gefäßen. f Wenig verändertes Hirngewebe. g Pia mater.

entwickelt sich dieses Granulationsgewebe zu einer faserigen Bindegewebskapsel oder zu einer schrumpfenden Narbe. Oft vermag dieser Prozeß der Membranisierung und Einkapselung das Fortschreiten der eitrigen Entzündung nicht aufzuhalten; es entstehen neue Abszesse, oft mit gegenseitigen fistulösen Verbindungen, und schließlich kann ein Durchbruch der enzephalitischen Eiterung erfolgen. Ein solcher Durchbruch geschieht besonders häufig nach den Hirnhöhlen hin (Empyem der Hirnhöhlen mit folgender eitriger Basilarmeningitis).

Die Fig. 228 führt uns einen in Abkapselung begriffenen Abszeß des Großhirnes vor. Bei schwacher Vergrößerung sehen wir in dem nach van Gieson behandelten Schnitt einen größeren, dunkelbraun tingierten Herd (a) in das blaßgelblich gefärbte Hirngewebe (f) eingelagert. Im Bereich dieses Herdes ist jede Hirnstruktur verloren gegangen. Eine ungeheure Masse dichtgedrängter, kleiner Rundzellen hat sich an Stelle des zerstörten Hirngewebes angesammelt. Inmitten dieser Zellmasse zeigt uns eine Lockerung des Zusammenhanges oder gar eine Lückenbildung (b) (Kunstprodukt!) die völlige Auflösung (Verflüssigung) der Hirnsubstanz an (Kolliquationsnekrose). Rings um diesen eitrigen Schmelzungsherd sieht man eine Zone sehr zellreichen Gewebes mit reichlichen, weiten, kleinen Gefäßen: es ist Granulationsgewebe (c). An vielen Stellen kann man im Bereich dieser peripheren Zone auch rot gefärbte Faserzüge sehen, die parallel gerichtet und konzentrisch um den Eiterherd angeordnet sind (d): es sind Bindegewebsfasern (bindegewebige Einkapselung des Abszesses). Nicht an allen Stellen der Abszeßperipherie ist diese fibröse Abkapselung gleichweit vorgeschritten. Außerhalb der Granulations- bzw. Fasergewebszone sehen wir nirgends völlig normales Hirngewebe: vielmehr finden wir auch hier noch Zellinfiltrationen, und man kann besonders um die Hirngefäße herum herdförmige und streifenförmige Zellansammlungen in die Nachbarschaft hinein verfolgen (Reizungszone). Besonders intensiv sind diese entzündlichen Zellinfiltrationen der Umgebung an denjenigen Stellen, an welchen das einkapselnde Fasergewebe noch weniger deutlich entwickelt ist. Hier (e) hat man den Eindruck eines Fortschreitens der Entzündung (Encephalitis progrediens). Richten wir die starke Vergrößerung auf die Mitte des Abszesses, so treffen wir hier nur auf dicht liegende, kleine Rundzellen. Vom Hirngewebe oder sonstigen Strukturen, Gefäßen usw., ist nichts mehr zu sehen. Die rundlichen Zellen haben polymorphe Kerne: es sind „Eiterkörperchen". Viele der Kerne sind zerfallen, viele schlecht oder gar nicht mehr färbbar: Zerfall, „Nekrose" des Eiters. Je mehr wir die Peripherie der eitrigen Schmelzung untersuchen, desto besser ist die Kernfärbung

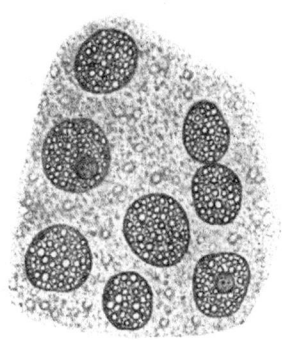

Fig. 229. Sogenannte Körnchenzellen (aus der Umgebung eines Hirnabszesses). Vergr. 500fach.
(Frische Untersuchung des Erweichungsbreies.) Große Phagozyten mit zahlreichen Fetttröpfchen im Protoplasma; die wohl erhaltenen Kerne der Zellen zum Teil sichtbar.

der Leukozyten. Bald bemerken wir zwischen ihnen auch andere, größer Zellen und stellenweise auch junge Gefäße (weite Kapillaren). H sind wir in der innersten Zone des demarkierenden Granulationsgeweb Die größeren Zellen zwischen den Leukozyten sind hämatogene histogene Wanderzellen. Unter ihnen befinden sich auffallend größ runde Zellen mit stark vakuolärem (sehr aufgehelltem) Protoplasma. feinen Protoplasmavakuolen sind Fettvakuolen (die Fetttröpfchen Alkohol extrahiert!). Diese „Fettkörnchenzellen", welche allen möglichen Zerfallprozessen im Zentralnervengewebe finden (Fi sind als Abbau- oder Abräumzellen aufzufassen; sie haben die ze Nervensubstanz aufgenommen und zu Fett verarbeitet. Diese zyten" sind entweder weiße Blutkörperchen oder jugendliche Binde zellen (vor allem Histiozyten) und Gliazellen (sog. mobile, amöboi Frisch untersucht (in Kochsalzlösung) stellen sie sich als verschiede rundliche Zellen dar, deren Protoplasma von glänzenden Fett aufs dichteste durchsetzt ist; die Kerne dieser Zellen sind wol Untersuchen wir weiter peripherwärts von dieser Körnchenzelle erscheinen reichlich weite, zarte Gefäße, ferner spindlige und vielg protoplasmareiche Zellen mit bläschenförmigen Kernen (Fibroplaste leuko- und lymphozytären Elementen. Hier befinden wir uns r dem abkapselnden Granulationsgewebe. Vielfach sehen wir hier gefärbte) **Fasern** (Bindegewebsfibrillen) und finden Stellen, an welchen bereits reichlicher fibrilläres Bindegewebe mit zugehörigen länglichen Fibroplastenkernen als Kapsel um den Abszeß entwickelt ist. Nach außen von der Abszeßkapsel finden sich lymphozytäre Rundzelleninfiltrationen, die sich allmählich in die normale Hirnsubstanz verlieren. An der vorhin erwähnten Stelle der fortschreitenden Enzephalitis (e) sind die lymphoiden Rundzellenansammlungen im Hirngewebe und im Bereich der Adventitia der Gefäße besonders reichlich; hier ist auch das Hirngewebe aufgelockert (ödematös) und in Zerfall begriffen. Gerade beim Studium der Entzündungen des Gehirnes liegt die Frage nahe, ob nicht ein großer Teil der lympho- und leukozytoiden Zellen der Entzündungsgebiete einer **Wucherung adventitieller (histiozytärer) Zellen** seine Entstehung verdankt. Manchmal entstehen durch wuchernde Adventitialzellen förmliche Zellmäntel um die Gefäße herum. Von diesen adventitiellen Wucherungen sind zu unterscheiden einfache Ausfüllungen der adventitiellen Lymphscheiden der Gefäße durch Wanderzellen, die nicht in loco entstanden sind, sondern aus dem Entzündungsgebiet stammen und im Abtransport auf dem Lymphwege begriffen sind. Zu den mobilen Zellen des Entzündungsgebietes stellt auch die **Neuroglia** ein ansehnliches Kontingent. Die Gliazellen werden protoplasmareich, runden sich ab und lösen sich aus dem Verband; eine starke Vermehrung solcher mobilisierter Gliazellen ist festzustellen. Der Zerfall des Nervengewebes zeigt sich an durch den Befund degenerierter Ganglienzellen und Nervenfasern, sowie zahlreicher Körnchenzellen in den Entzündungsgebieten.

2. Spezifische Entzündungen.

Leptomeningitis tuberculosa.

Die tuberkulöse Meningitis ist entweder metastatischen Ursprunges oder sie stellt eine aus der Umgebung (z. B. von Konglomerattuberkeln des Gehirns) fortgeleitete Infektion dar. Die metastatische hämatogene Form tritt entweder im Stadium der Generalisation der menschlichen Tuberkuloseinfektion, nicht selten verbunden mit allgemeiner disseminierter Miliartuberkulose, auf, oder sie entwickelt sich (viel seltener) im Verlauf einer chronischen Organtuberkulose im sog. Tertiärstadium als tödliche, finale Komplikation. Tuberkulöse Herde in der Lunge, den Lymphdrüsen, den Knochen können der hämatogenen Aussaat in das Gehirn zugrunde liegen. Durch Fortleitung der meningealen Entzündung kommt es zu entzündlichen Hydrops oder Empyem der Hirnhöhlen. Der Lieblingssitz der Meningealtuberkulose des Gehirns ist die **Hirnbasis** (**Basilarmeningitis**). Hier finden wir in typischen Fällen ein sulzig-speckiges (seröses) Exsudat, welches eine graugelbliche Trübung der Leptomeninx und die Nervenstämme der Basis überlagert. Seltener sind Exsudate von mehr eitrigem Charakter. Häufig erkennt man mit bloßem Auge über dem Exsudat auch noch die spezifischen Produkte der Tuberkulose, die grauen und graugelblichen Knötchen, besonders entlang der Gefäße. Verfolgt man die Fossa Sylvii, so kann man Exsudat- und Knötchenbildung gerade hier besonders reichlich entwickelt finden. Zerrt man hier einen Ast der Arteria cerebri media mit der Pinzette aus der Hirnsubstanz heraus, spült ihn in Wasser ab und legt das so gewonnene, zierlich verzweigte Gefäßbäumchen, in Wasser ausgebreitet, auf den Objektträger, so sieht man schon bei schwacher Vergrößerung da und dort, besonders an den Gabelungen der Gefäßchen, dunkel erscheinende, umschriebene Verdickungen, die sich bei stärkerer Vergrößerung als zellige Wucherungen erweisen: es sind die Tuberkel, die aus der adventitiellen Schicht der Gefäße entstanden sind.

Bemerkt sei, daß in den einzelnen Fällen von tuberkulöser Meningitis bald das Exsudat, bald die Tuberkel überwiegen. Es gibt Fälle ohne eigentliche Tuberkelbildung; sie geben das Bild der käsigen Entzündungen. In anderen Fällen tritt die entzündlich-exsudative Komponente zurück und die Tuberkel beherrschen den Plan. Selten kommt Konglomerattuberkulose der Leptomeninx vor.

Die Fig. 230 stellt einen senkrechten Durchschnitt des Teiles eines Großhirngyrus (b) dar. Bei schwacher Vergrößerung erkennt man die starke Verbreiterung der Leptomeninx (a); sie ist bedingt durch ausgedehnte und dichte Zellanhäufung. Die Gefäße (c) sind allesamt beträchtlich erweitert.

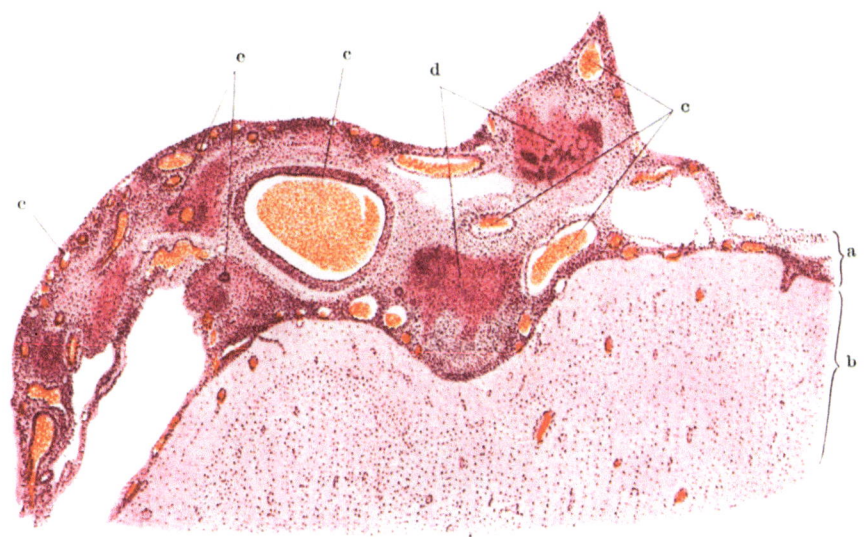

Fig. 230. Leptomeningitis tuberculosa. Vergr. 20fach. (Hämatoxylin-Eosin.)
a Die entzündlich infiltrierte Leptomeninx. b Großhirngewebe. c Weite Gefäße (Arterien und Venen der Pia mater). d Nekrotische Herde in der Pia mater (verkäste Tuberkel). e Riesenzellen in den unscharf begrenzten Tuberkeln.

Man sieht auch stark erweiterte Lymphräume. Da und dort kann man das Übergreifen der zelligen Infiltration auf die Hirnrinde, entlang der von der Leptomeninx her einstrahlenden Gefäße, verfolgen. Die tuberkulöse Natur der Entzündung wird an zahlreichen, unscharf begrenzten, rundlichen Herdchen (d) erkannt. Diese Herdchen sind die Tuberkel. Sie zeigen mehr oder weniger ausgedehnte zentrale Nekrose (Verkäsung). Die starke Vergrößerung zeigt an diesen Herdbildungen den typischen Aufbau der Tuberkel. Die räumliche Beziehung der Tuberkel zur Adventitia der Gefäße läßt sich feststellen. Stellenweise ist auch eine mehr diffuse Umwandlung der Adventitia in epitheloidzelliges, an Lymphozyten reiches Gewebe nachzuweisen.

Betrachten wir das zwischen den Tuberkeln überall abgelagerte Exsudat, so finden wir im Gegensatz zur eitrigen Meningitis ganz überwiegend lymphozytenartige Rundzellen. Polymorphkernige und polynukleäre Leukozyten fehlen zwar nicht ganz, aber vielfach werden sie vorgetäuscht durch Zerfall (Karyorrhexis) der runden Lymphozytenkerne. Neben den kleinen Lymphozyten findet man auch größere, protoplasmareiche Rundzellen mit helleren Kernen. Sie liegen in den Maschenräumen der Leptomeninx. Es mögen zum Teil pathologische Formen von Lymphozyten sein. Zum anderen Teil sind es aber Abkömmlinge der Endothelien der subarachnoidealen Bälkchen, die zu Wucherung und Abstoßung gelangten. Quellungen dieser lymphoiden und endothelialen Zellen führen zur Bildung großer, rundlicher Zellen mit eigenartig aufgehelltem Protoplasma (s. S. 98, 115, 276). Ein weiteres Charakteristikum des tuberkulösen Exsudats ist die Anwesenheit von Fibrin, das in Form von Fasern und Netzen abgelagert ist. Man findet Stellen, die wenig zelliges Exsudat zeigen, dafür aber reichlich feinfaseriges Material, eben Fibrin. Es ist nicht ganz leicht, die bindegewebigen Faserzüge der Leptomeninx von diesen Fibrinfasermassen zu unterscheiden, um so mehr, als das Fibrin

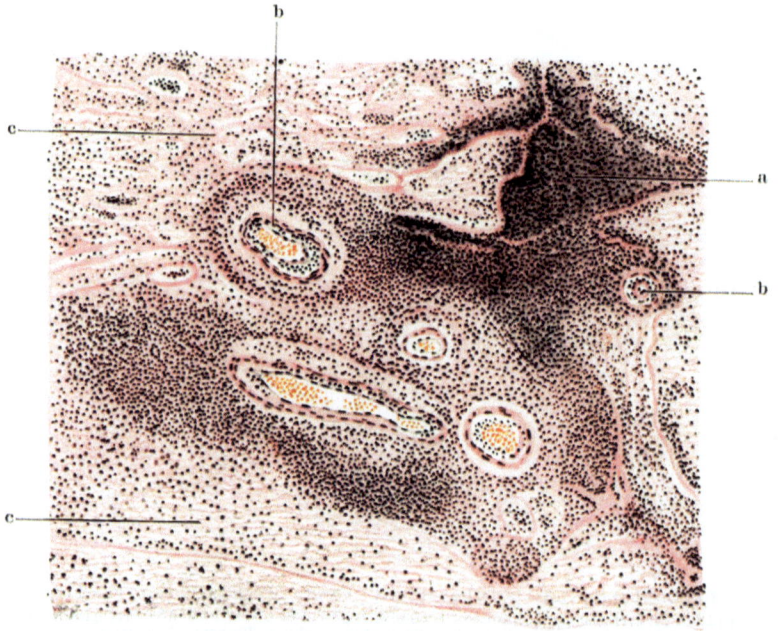

Fig. 231. Exsudative tuberkulöse Meningitis. Vergr. 60fach. (Hämatoxylin-Eosin.) a Dichte entzündliche Zellinfiltration der Pia mater (mit ausgedehnter Karyorrhexis). b Gefäße mit Zellinfiltration der Wand und Umgebung. c Vorwiegend fibrinöses Exsudat.

überall zwischen und um die bindegewebigen Bälkchen abgelagert ist, wobei die Bindegewebsfasern oft eine hyaline Quellung erfahren. Am besten wird man die bindegewebigen Teile an den zugehörigen länglichen Fibroplastenkernen erkennen. Bemerkenswert sind Befunde, die man an den Gefäßen, besonders den Venen, erheben kann. Hier sieht man häufig dichte zellige Infiltration der Gefäßwände; gelegentlich findet sich unter dem Endothel ein ganzes Polster dicht gelagerter Rundzellen, manchmal so massig, daß das Lumen durch das subendotheliale Zellpolster eingeengt ist. Diese Bilder sind wohl am besten im Sinne einer Einwanderung von Zellen in die Venen zu deuten. Die in die Hirnrinde einstrahlenden kleinen Gefäße zeigen eine Erfüllung ihrer adventitiellen Lymphspalten mit Lymphozyten. Nicht selten bilden sich auch Tuberkel an diesen Gefäßen (tuberkulöse Meningo-Enzephalitis).

In den Fällen von tuberkulöser Meningitis von mehr exsudativem Charakter (s. oben) sieht man Herdbildungen, welche sich vorwiegend aus Exsudatzellen (lymphoide Zellen und polymorphkernige Leukozyten) und Fibrin zusammensetzen; größere Zellen treten ganz zurück. Diese Herdbildungen sind in der Regel um entzündlich infiltrierte, später nekrotisierende und thrombosierte Gefäßchen gelegen. Unter ausgedehnter Karyorrhexis gehen die zelligen Exsudatmassen zugrunde; die Herde sind vielfach ganz und gar nekrotisch. In der Umgebung solcher Nekrosen sind ebenfalls reichlich Exsudatzellen und nur wenig größere Zellen (Endothelien, Histiozyten) zu sehen. Bei rein exsudativen Formen fehlen Epitheloidtuberkel völlig. Exsudativ-proliferative Mischformen kommen vor.

Die Fig. 231 stammt von einer exsudativen Meningealtuberkulose. In der Leptomeninx sieht man eine diffuse entzündliche Zellinfiltration (a) neben Zellinfiltration der Gefäßwände und ihrer Umgebung (b). Ferner sieht man hellere Stellen, an welchen die zellige Infiltration viel geringer ist als an anderen Stellen: hier ist vorwiegend serofibrinöses Exsudat

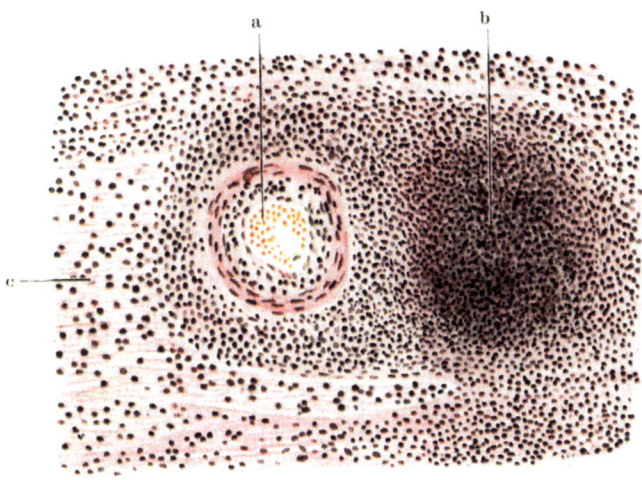

Fig. 232. Exsudative tuberkulöse Meningitis. Vergr. 150fach. (Hämatoxylin-Eosin.) a Gefäß mit zelliger Infiltration der Wand und der Umgebung. b Umschriebener Entzündungsherd mit Karyorrhexis und Nekrose = „exsudatives Knötchen". c Vorwiegend fibrinöses Exsudat.

abgelagert (c). Bei starker Vergrößerung erweisen sich die umschriebenen Entzündungsherde aus Exsudatzellen zusammengesetzt. Ausgedehnte Karyorrhexis zeigt den nekrotischen Zerfall dieser Exsudationen an. Wir haben hier das Bild einer käsigen Entzündung vor uns. An den erwähnten hellen Stellen der Pia sieht man bei starker Vergrößerung reichlich Fibrinfasern. Knötchen mit Epitheloid- und Riesenzellen fehlen völlig. Die Infiltratzellen sind vorwiegend lymphoide Zellen. Daneben kommen größere Zellen vor (Histiozyten, Endothelien). In Fig. 232 ist neben einem zellig infiltrierten Gefäß (a) ein „exsudatives Knötchen" zu sehen (b), welches unter ausgedehntem Kernzerfall der Nekrose verfallen ist.

B. Rückenmark.

a) Normal-histologische Vorbemerkungen.

Auf einem Querschnitt durch das Rückenmark unterscheiden wir die weiße und die graue Substanz. Erstere umhüllt als Mantel (Markmantel) die Schmetterlingsfigur der grauen Masse. In den einzelnen Höhen des Rückenmarks wechselt das quantitative Verhältnis der beiden Substanzen, sowie auch die spezielle Form der Schmetterlingsfigur. Die Hüllen des Rückenmarks sind Dura (Pachymeninx) und Pia (Leptomeninx). Die Leptomeninx bildet zwei Blätter, die deutlicher als am Gehirn voneinander getrennt sind. Das äußere Blatt — Arachnoides — ist auf einem Rückenmarksquerschnitt als dünne, zarte, bindegewebige Hüllschicht erkennbar, die dem Rückenmarkszylinder nirgends dicht anliegt. Die bindegewebige Hülle des inneren Blattes schließt sich dagegen überall der Rückenmarksoberfläche eng an. Mit ihr stehen radiär gerichtete, bindegewebige, von einer gliösen Grenzschicht begleitete Septen der weißen Substanz in Zusammenhang. Zwischen Pachymeninx und Arachnoides befindet sich der enge subdurale, zwischen innere n u id äußerem Blatt der Leptomeninx der ansehnlich weite, subarachnoideale Lymphraum (cavum leptomeningicum). Wenige feine Bindegewebsspangen durchsetzen diesen Raum. Die Leptomeninx enthält reichlich Gefäße, welche mit den erwähnten radiären Bindegewebssepten von der Oberfläche her in den Rückenmarksmantel eindringen. In der Mitte der ventralen Fläche des Rückenmarks dringt ein größeres, bindegewebiges Septum mit einer Arterie bis nahe an die graue Substanz vor. Dieses Septum füllt einen Spalt (Fissura mediana ventralis) zwischen den beiden Vorderhälften des Rückenmarkzylinders aus; die hier verlaufende Arterie heißt Arteria spinalis ventralis. In der Mitte der dorsalen Fläche des Rückenmarks findet sich kein Spalt, wohl aber ein größeres Bindegewebsseptum (Septum medianum dorsale), welches die Arteria spinalis dorsalis führt. In der grauen Substanz findet sich zu beiden Seiten des Zentralkanals (s. sp.) je ein größeres Gefäß mit weiter, adventitieller Lymphscheide: es ist die Arteria centralis, die aus der Arteria spinalis ventralis hervorgeht. Ventral und dorsal am Rückenmarksquerschnitt finden wir die Durchschnitte durch die vorderen (motorischen) und hinteren (sensiblen) Rückenmarksnerven; diese sind von dem Bindegewebe der Leptomeninx eingehüllt. An der grauen Substanz unterscheiden wir 1. die ventral gerichteten Vorderhörner. An ihren lateralen Abschnitten finden sich (im oberen Brustmark und Halsmark) die Seitenhörner; 2. die dorsal gerichteten, schmäleren Hinterhörner. An der Basis der Hinterhörner sieht man medial (im Brust- und oberen Lendenmark) eine Anschwellung, die sog. Clarkesche Säule (s. sp.). An die Hinterhörner grenzen von vorne nach hinten folgende Teile: 1. die Substantia gelatinosa Rolandi; weiter dorsal 2. die Zona spongiosa; und endlich ganz am Rand des Rückenmarks 3. die Zona terminalis (Lissauersche Randzone). Die beiden Flügel der Schmetterlingsfigur sind durch eine schmale Brücke grauer Substanz miteinander verbunden; sie heißt graue Kommissur. Inmitten derselben liegt der Zentralkanal (s. sp.), welcher die graue Kommissur in eine ventrale und dorsale teilt. Vor der grauen Kommissur findet sich als Verbindungsbrücke die weiße Kommissur; hinter der grauen Kommissur liegt das Grundbündel des Hinterstrangs.

Die graue Substanz setzt sich zusammen aus Ganglienzellen, aus einem Gewirr markloser und markhaltiger Nervenfasern, aus Neuroglia, endlich aus Gefäßen. Die Ganglienzellen liegen 1. als motorische Nervenzellen, zu besonderen Gruppen vereinigt, in den Vorder- und Seitenhörnern. Es sind große, multipolare Ganglienzellen, deren Neuriten sich zu den vorderen, motorischen Nervenwurzeln sammeln; 2. als kleinere Strangzellen in den Clarkeschen Säulen, in den Vorder- und Seitenhörnern und sonst überall in der grauen Substanz, besonders in deren mittleren Zonen, zerstreut. Ihre Neuriten gehen als Stammfasern in die weiße Substanz über. Manche Strangzellen (sog. Kommissurenzellen) entsenden ihre Nervenfortsätze durch die graue Kommissur nach der weißen Substanz der anderen Seite; 3. als Binnenzellen in den Hinterhörnern; sie verästeln sich nur in der grauen Substanz der gleichen oder der gegenüberliegenden Seite. Das Nervenfasergewirr der grauen Substanz setzt sich zusammen: a) aus den Fortsätzen (Neuriten und Dendriten) der genannten Ganglienzellen, b) aus Kollateralen von Fasern der weißen Substanz (also von Stammfasern), c) aus den Nervenfasern der (sensiblen) hinteren Wurzeln. Die Eintrittszone der letzteren finden wir in der Randzone, lateral und vor allem medial an den Hinterhörnern. Die Fasern entstammen den Spinalganglienzellen. Die sich teilenden Neuriten dieser Ganglienzellen entsenden je einen Ast in das Rückenmark, einen anderen in die Körperperipherie (zu den sensiblen Endorganen). Die ins Rückenmark eintretenden Fasern ziehen zu den Strangzellen im Hinterhorn und an anderen Stellen der grauen Substanz, zu den Zellen der Clarkeschen Säulen, zu den motorischen Zellen der Vorderhörner (Reflexkollateralen), zu Ganglienzellen der grauen Substanz der anderen Seite (durch die hintere graue Kommissur). Der Zentralkanal ist individuell wechselnd ausgebildet. Nicht selten ist er verdoppelt oder auch obliteriert. Er ist von zylindrischen Epithelzellen (Ependymzellen) in einfacher Schicht ausgekleidet. Rings um ihn finden sich relativ viel Glia und Haufen von Zellen, die auch als Ependymzellenhaufen bezeichnet werden und an Zahl individuell wechselnd entwickelt sind (zentrales Grau, Substantia gelatinosa centralis). Viel Glia enthält auch die Substantia gelatinosa Rolandi (neben kleinen Ganglienzellen und feinen Nervenfasern). Die Glia stellt in der grauen Substanz einen überaus feinen Filz dar, der durch die faserige Differenzierung der Gliazellen (Astrozyten) gebildet wird.

Die weiße Substanz besteht aus vorwiegend längsverlaufenden, markhaltigen Nervenfasern. Diese zeigen ein verschiedenes Kaliber. Die Fasern der weißen Substanz entstammen zum Teil den hinteren Wurzeln (Hintersträngen), zum Teil sind es Fortsätze von Strangzellen der grauen Rückenmarkssubstanz oder von Zellen des Gehirnes (Vorder- und Seitenstränge). Die Neuroglia bildet ein Maschenwerk, in dessen Lücken die Nervenfasern stecken, während

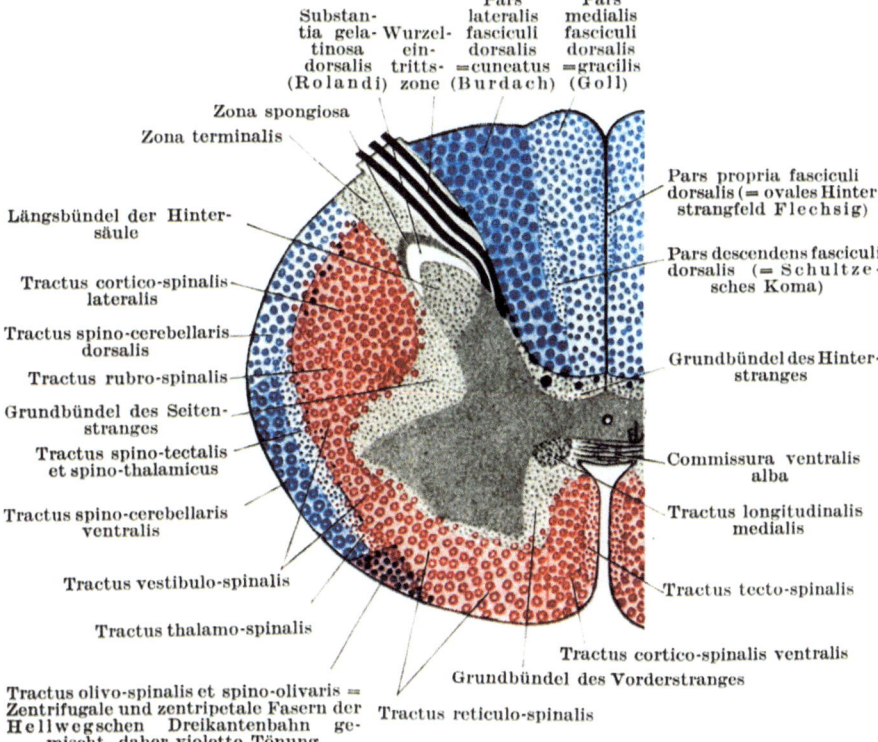

Fig. 233. Anordnung der Fasersysteme in der weißen Substanz.
Halsmark. Halbschematisch. Grau: Anteile des Elementarapparates; blau: cerebropetale (aufsteigende); rot: cerebrofugale (absteigende) Systeme. — Die Größe der Punkte besagt nichts über die Dicke der Fasern!

gewissermaßen in den Knotenpunkten des Retikulums die Kerne der Gliazellen liegen. An der Oberfläche des Rückenmarks ist eine gliöse Grenzschicht als sog. „Randschleier" entwickelt. Von den in Zusammenhang mit dem inneren Blatt der Leptomeninx stehenden bindegewebigen Septen der weißen Substanz war bereits die Rede; die Glia bildet auch gegen diese Septen eine Grenzschicht.

Die Leitungssysteme des Rückenmarks werden eingeteilt 1. in spinospinale Nervenfaserzüge, die sich nur im Rückenmark selbst ausbreiten; 2. in spinofugale Fasern, die das Rückenmark mit den vorderen und hinteren Wurzeln verlassen oder zum Groß- und Kleinhirn ziehen; 3. in spinopetale Fasern, welche von außerhalb des Rückenmarks (Spinalganglien, Gehirn) her kommend sich im Rückenmark auf- und absteigend ausbreiten. Auf einem Querschnitt durch das Rückenmark unterscheiden wir in der weißen Substanz bestimmte Zonen, die den Ausbreitungen der Leitungssysteme entsprechen. Über die neue Benennung dieser Systeme, siehe die Fig. 233, in welcher deren aufsteigender (cerebropetaler) und absteigender (cerebrofugaler) Verlauf durch blaue bzw. rote Farbe gekennzeichnet ist.

Die Kenntnis der funktionellen Rückenmarksgliederung ist für die pathologisch-histologische Untersuchung von größter Wichtigkeit. Einmal, weil manche Erkrankungen des Rückenmarks sich durchaus an bestimmte Fasersysteme halten (**primäre Systemerkrankungen**). Dann aber, weil bei vielen, primär nicht systematisierten Rückenmarksaffektionen **sekundär** eine Degeneration eintritt, welche den Strangsystemen folgt. Diese **sekundären Strangentartungen** bilden sich nach Leitungsunterbrechung aus:
1. peripherwärts von der Unterbrechungsstelle, d. h. an den von ihren Ganglienzellen abgetrennten Teilen der Neuriten (**Wallersche Entartung**);
2. zentralwärts, manchmal bis in die Ganglienzellen selbst hinein (**retrograde Entartung**). Endlich kommt auch gelegentlich eine Fortsetzung der Degeneration über die Ganglienzelle eines „Neuron" hinaus nach dem benachbarten „Neuron" vor (**transneurale Entartung**). Siehe hiezu auch die Anmerkung auf S. 296.

b) Pathologische Histologie.
1. Atrophie und Entartung.

Eine einfache, allgemeine Atrophie des Rückenmarks sehen wir im Greisenalter. Andere Schwunderscheinungen, die entweder an die Fasersysteme gebunden sind oder nicht, diffus oder umschrieben auftreten, rasch oder langsam, mit oder ohne Erweichung (Kolliquationsnekrose) verlaufen, bilden sich im Anschluß an mechanische, infektiös-toxische Einwirkungen oder im Gefolge von Zirkulationsstörungen aus. Die nichtentzündliche Erweichung wird **Myelomalazie** genannt; bei akutem Verlauf zerfällt die Rückenmarksubstanz zu einem weißlichen Brei; durch gleichzeitige Blutung entstehen rote Erweichungsherde. Bei langsamen Schwund der Nervensubstanz entstehen keine Erweichungen. Ist ein solcher Schwund sehr ausgedehnt, so kann er schon makroskopisch an der Massenabnahme bestimmter Rückenmarksteile (Strangsysteme) erkannt werden. Der langsame Schwund von weißer Substanz bedingt Grauverfärbungen derselben; durch reparative Gliawucherung verhärten sich die grau degenerierten Gebiete (Sklerose). Bei der Ausheilung von Erweichungen kommt es zunächst zur Resorption der Erweichungsmasse (Körnchenzellen! s. S. 287), später zu reparatorischer Wucherung der Glia und des Mesenchyms (Vernarbung). Der frische Zerfall der nervösen Masse wird bei histologischer Untersuchung durch die Osmiumreaktion (Marchi), später durch Lipoidreaktion (Sudan III) und durch die Markscheidenfärbung (Weigert) erkannt. Ein typisches Beispiel für Entartung sensibler Leitungsbahnen ist die Tabes dorsalis (s. S. 296). Entartung motorischer Bahnen liegt bei der progressiven spinalen Muskelatrophie (s. S. 311) und bei der amyotrophischen Lateralsklerose, spastischen Spinalparalyse, progressiven Bulbärparalyse vor. Bei den kombinierten Entartungen sind sensible und motorische Bahnen erkrankt. Ursächlich kommen für alle diese systematisierten Entartungen Infektionen, Intoxikationen, Vergiftungen, Avitaminosen, Blutkrankheiten in Betracht; bei manchen spielen familiäre (hereditäre) Bedingungen eine Rolle; bei vielen ist die Ätiologie nicht genügend aufgeklärt.

α) Nicht entzündliche Rückenmarksentartung.

Als Gegenstück zur echten Myelitis (s. S. 299) untersuchen wir einen Fall von nicht entzündlicher toxisch bedingter Rückenmarksdegeneration (Fig. 234). Hier fehlen Hyperämie, Blutungen, Zellansammlungen völlig. Die pathologische Veränderung ist vor allem in der weißen Substanz der Hinterstränge (f) deutlich. Wir sehen hier die Gliamaschen überall erweitert. Das Gefüge der weißen Substanz erhält dadurch ein fein poröses Aussehen. Dies ist das Bild einer starken serösen Durchtränkung (Ödem) des Rückenmarks.

Die weiten Gliamaschen sind zum Teil leer, d. h. die Nervenfasern sind zugrunde gegangen, zum Teil finden sich in ihnen zerfallene Nerven-

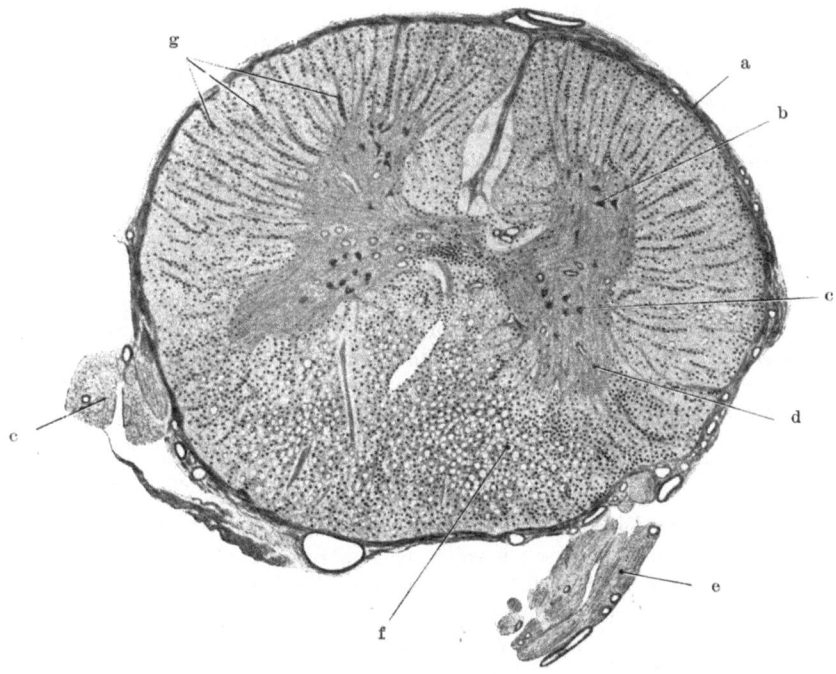

Fig. 234. Nicht entzündliche (toxische) Rückenmarksdegeneration.
Vergr. 10fach. (Hämatoxylin.)
a Leptomeninx. b Ganglienzellen der Vorderhörner. c Ganglienzellen der Clarkeschen Säule. d Hinterhörner. e Hintere Nervenwurzeln. f Ödematöse Auflockerung der degenerierten Hinterstränge. g Massenhaft Corpora amylacea in Lymphscheiden der Rückenmarksgefäße.

fasern (gequollene Achsenzylinder, körnigschollige Reste der Markscheiden). Die Gliazellen erscheinen protoplasmareicher und zeigen geschwollene Kerne. Außerdem sind über das ganze Rückenmark zerstreut zahllose, violett gefärbte, rundliche Körperchen, die sich bei starker Vergrößerung als völlig strukturlos, homogen erweisen. Sie liegen in den Gliamaschen, an Stelle untergegangener Nervenfasern, ferner in den Gefäßscheiden (g), hier oft reihenweise angehäuft (Abtransport durch die Lymphe!). Es handelt sich um sog. Corpora amylacea (s. S. 64 und 125). Es sind eigenartig umgewandelte Zerfallsprodukte der nervösen Substanz. Sie treten mit zunehmendem Alter immer reichlicher im Zentralnervengewebe auf und finden sich auch bei pathologischen Abbauvorgängen und in gliösen

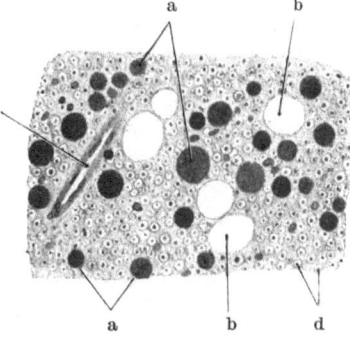

Fig. 235. Sog. Corpora amylacea des Rückenmarks (bei toxischer Rückenmarkdegeneration).
Vergr. 200fach. (Hämatoxylin.)
a Corpora amylacea. b Leere, erweiterte Maschenräume der Glia. c Kleine Arterie. d Quergeschnittene Nervenfasern (Achsenzylinder) der weißen Rückenmarkssubstanz.

Narben. Ein Detailbild unseres Falles von toxischer Rückenmarksdegeneration (Fig. 235) bei starker Vergrößerung zeigt die Querschnitte durch erhaltene Nervenfasern [Achsenzylinder (d)] der weißen Substanz, die erweiterten leeren Gliamaschen (b), die Corpora amylacea (a) in verschiedenen Größen.

β) Tabes dorsalis.

Bei dieser Krankheit haben wir eine ausgesprochene **Systemerkrankung** vor uns. Es erkrankt das **sensible System der hinteren Wurzeln**, d. h. ihrer Fortsetzungen in den Hintersträngen und in der grauen Substanz, also der **intramedulläre Abschnitt des sog. peripheren sensiblen Neurons**[1]. Die Krankheit, welche mit Entzündung primär nichts zu tun hat, sondern einen einfachen (toxischen) Zerfall der Nervensubstanz darstellt, beginnt in der Regel im oberen Lenden- und unteren Brustmark an der Wurzeleintrittszone. Sie kann kontinuierlich nach unten und oben fortschreiten oder auch einzelne Rückenmarkssegmente überspringen. Je nachdem zeigen sich in den Hintersträngen verschiedenartige Bilder der sog. **grauen Degeneration** (s. später). In vorgeschrittenen Fällen erkranken auch die hinteren Wurzeln in ihrem **extramedullären** Teil, und es finden sich Degenerationen der Spinalganglienzellen, der peripheren sensiblen Nerven und der sensiblen Endorgane. Dann ist das ganze periphere sensible Neuron erkrankt. Gelegentliche Kombination der Hinterstrangdegeneration mit Entartungen der Vorderhörner, Clarkeschen Säulen, Bahnen der Seitenstränge, kann als transneurales Fortschreiten des Prozesses aufgefaßt werden und bedingt die mannigfachsten Variationen im klinischen Bild. Bei beginnender Tabes findet man die Degeneration, wie gesagt, in der Regel zuerst an der Wurzeleintrittszone. Hier tritt eine fleckig-streifige, graue Verfärbung in dem Weß der Hinterstränge auf. Diese Graufärbung beruht auf dem Zerfall der Markscheiden der Nervenfasern. Überall im Zentralnervengewebe treten bei länger bestehendem Markzerfall diese grauen Verfärbungen auf. Ist die Tabes vorgeschritten, so nehmen die grauen Verfärbungen in den Hintersträngen zu. Schließlich kann der ganze dorsale Abschnitt des Rückenmarks grau gefärbt sein. Das ist unter Umständen schon bei Betrachtung von der Oberfläche her deutlich, wenn die Leptomeninx des Dorsalteils nicht verdickt ist und das Grau der Hinterstränge durchschimmern läßt. In solchen vorgeschrittenen Fällen ist auch (besonders auf Querschnitten) eine Atrophie des hinteren Rückenmarkabschnittes festzustellen (sog. Rückenmarkschwindsucht). Die grauen Hinterstränge haben dabei eine festere Konsistenz (Sklerose) und ein glasiges Aussehen; dies beruht auf reparatorischer Gliawucherung (s. später). Die Leptomeninx ist über dem atrophischen Abschnitt nicht selten etwas verdickt, weißlich getrübt. Dies ist nicht der Ausgang entzündlicher meningealer Prozesse, auf welche manche den ganzen tabischen Prozeß zurückführen wollten. Durch den Schwund der Hinterstränge rückt das Gewebe der Leptomeninx auf einen kleineren Raum zusammen.

Der anatomischen Ausbreitung der Erkrankung entsprechend zeigen sich bei der Tabes klinisch: Neuralgien (lanzierende Schmerzen), Koordinationsstörungen (Ataxie), Störung und Aufhebung der Reflexe, der Pupillenreaktion, der Sensibilität, vegetative Krisen, Störungen der Harnblasen- und Sexualfunktion, Sehnervenatrophie, endlich trophische Störungen, Osteoporose, Arthropathien; bei Miterkrankung peripherer Nerven auch Muskellähmungen. Die Tabes ist eine toxische Spätform der Lues (Spirochaeta pallida im tabischen Rückenmark nachgewiesen!). Angeborene und ererbte Schwächen des sensiblen Systems, frühzeitige Abnutzung, Überanstrengung desselben mögen mitwirken. Eine besondere Vulnerabilität der Hinterstränge gegenüber toxischen Einwirkungen überhaupt ist festgestellt (Degenerationen bei Ergotinvergiftung, bei Pellagra!).

Wir haben in unserem Bilde (Fig. 236) einen Querschnitt durch ein tabisches Brustmarksegment bei Weigertscher Markscheidenfärbung vor

---

[1] Die Neuronenlehre ist in ihrer ursprünglichen Form anatomisch nicht mehr aufrecht zu erhalten; das hindert nicht, von funktionell zusammengehörigen Leitungsbahnen zu sprechen.

uns. Alle gesunden markhaltigen Nervenfasern sind geschwärzt; wo Degenerationen sind, tritt ein hellgelbbräunlicher Ton hervor. Sofort sehen wir bei schwacher Vergrößerung die Hinterstränge von einer ausgedehnten Degeneration eingenommen. Nur wenig geschwärzte Nervenfasern sind hier vorhanden. Solche erhaltene Fasergruppen zeigen uns die absteigenden Bahnen der Hinterstränge an: Schultzesches Kommafeld (b), Grundbündel des Hinterstrangs (a), Fasciculus descendens posterior. Die Degeneration läßt sich aber auch in die graue Substanz hinein verfolgen. Die Hinterhörner und die Gegend der Clarkeschen Säulen sind arm an geschwärzten

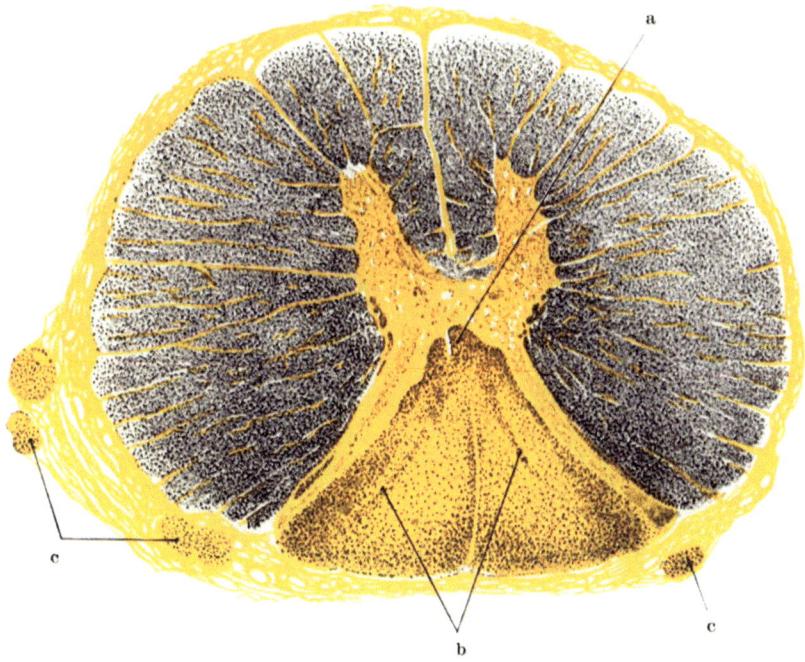

Fig. 236. Tabes dorsalis. Vergr. 15fach. (Weigerts Markscheidenfärbung.)
a Ventrales Hinterstrangfeld. b Schultzesches Kommafeld, beide relativ gut erhalten innerhalb der weitgehend degenerierten Hinterstränge. c Atrophie und Markfaserdegeneration in den hinteren (sensiblen) Wurzeln.

Fasern. Der Faserausfall betrifft hier sensible Fasern, die in der Lissauerschen Randzone, in der spongiösen Substanz, in der Substantia Rolandi zu den Ganglienzellen der Clarkeschen Säulen, zu Strangzellen und anderen Ganglienzellen der grauen Substanz auf der gleichen oder der gegenüberliegenden Seite des Rückenmarkes ziehen. Auch der extramedulläre Teil der hinteren Wurzeln zeigt Ausfall von Fasern. Querschnitte durch diese Nervenstränge (c) sind gegenüber der Norm an Umfang beträchtlich verringert (Atrophie); ferner zeigt sich, daß die hinteren Wurzeln schlecht geschwärzt, fleckweise ungefärbt, in blaßgelbbräunlichem Ton erscheinen, also an Nervenfasern verarmt sind. Die Leptomeninx bietet keine nennenswerte pathologische Veränderung. Gelegentlich zeigt sie entzündliche (lymphoidzellige) Infiltrationen des Bindegewebes und der Gefäßwände.

Nehmen wir die starke Vergrößerung zu Hilfe und betrachten wir zunächst die normalen Teile der weißen Substanz. Hier sehen wir die eng zusammengelagerten, zahllosen, verschiedenkalibrigen Querschnitte durch die Nervenfasern in dem charakteristischen Bilde, das uns die elektive Färbung der

Myelinscheiden gibt. Jeder Querschnitt stellt sich dar als ein schwarzblauer Ring (Querschnitt der Markscheide), der einen hellgelblichen Punkt umschließt (Querschnitt des Achsenzylinders). Zwischen den so sich darstellenden Nervenfasern findet sich blaßgelblich gefärbte Glia mit den braun gefärbten, rundlichen Kernen der Gliazellen. Auch Bindegewebe und Gefäße zeigen den gleichen blassen Farbton wie die Glia; die Kerne dieser Gewebe sind braun gefärbt. Nur der Inhalt der Blutgefäße, die roten Blutkörperchen, haben die schwarze Farbe vielfach behalten. Im tabischen

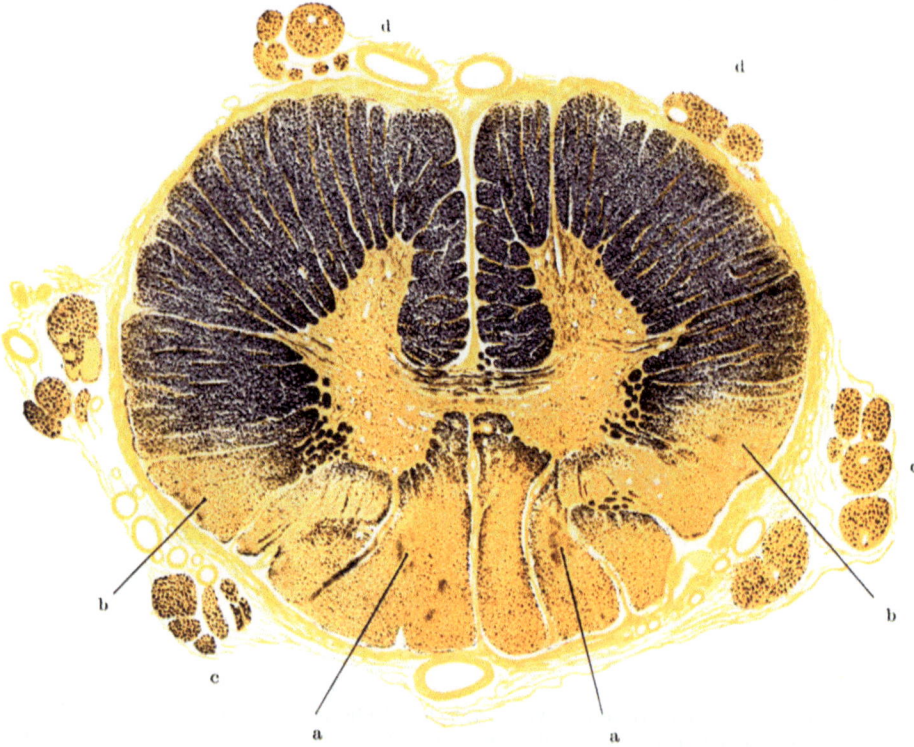

Fig. 237. **Kombinierte Strangerkrankung des Rückenmarks.**
Vergr. 15fach. (Weigerts Markscheidenfärbung.)
a Markfaserschwund in den Burdachschen Strängen. Auch die Gollschen Stränge zeigen ausgedehnte Degeneration der Nervenfasern. b Symmetrische Degenerationsfelder im hinteren Teil der Seitenstränge. c hintere, d vordere Nervenwurzeln, atrophisch, mit Markscheidenausfall.

Gebiet (Hinterstränge) herrscht quantitativ die Glia vor. Die Nervenfasern sind spärlich eingelagert. Man sieht viele „leere Gliamaschen", d. h. Lücken in der Glia, die keine Nervenfasern enthalten. Andererseits ist an Stellen des Nervenschwundes eine Verdichtung des Gliafilzes vorhanden. Dies kommt nicht nur durch Zusammenrücken der Glia auf einen kleineren Raum zustande, sondern auch durch wirkliche Gliavermehrung im Anschluß an den Nervenfaserzerfall (reparatorische Gliose). Da und dort sieht man noch erhaltene (geschwärzte) Nervenfasern. Sie zeigen aber vielfach kein normales Bild; die Markscheiden scheinen verbreitert, wie gequollen, oder unvollkommen, unregelmäßig oder nur ganz schwach blaßblau gefärbt. Solche Degenerationserscheinungen kann man besonders dort gut studieren, wo sich längsgeschnittene Nervenfasern finden, also vor allem in der Wurzeleintrittszone. Auch in der grauen Substanz, in den Hinterhörnern und anderwärts, sieht man solche mangelhaft färbbare, gequollene, in Degeneration begriffene Fasern. Von Interesse ist es, auch die Blutgefäße des tabischen Gebiets zu beachten. Sie sind durchweg in ihren Wandungen verdickt; ihr Lumen eng, zum Teil kaum sichtbar; die Adventitia vermehrt. Diese Gefäßsklerose darf ebenso wie die Gliavermehrung als sekundär aufgefaßt werden. Die Ganglienzellen der grauen Substanz sind blaßbräunlich gefärbt. Wesentliche Veränderungen sind hier nicht nachweisbar.

γ) Kombinierte Strangerkrankung.

Wir wollen auch noch einen Fall von sog. kombinierter Strangerkrankung (Fig. 237) untersuchen. Hier sehen wir auf dem ebenfalls mit Weigerts Markscheidenfärbung behandelten Querschnitt durch ein Brustmarksegment einen diffus und fleckig ausgebreiteten Nervenfaserausfall im Bereich der Hinterstränge. Besonders fallen zwei symmetrisch gelagerte Herde völligen Nervenschwundes in den Burdachschen Strängen auf (a). Wiederum können wir das Grundbündel des Hinterstrangs gut erhalten nachweisen; weniger deutlich das Kommafeld. In der grauen Substanz ist der Ausfall an markhaltigen Nervenfasern in den beiden Hinterhörnern und in der Gegend der Clarkeschen Säulen, wie im vorigen Fall, schon bei schwacher Vergrößerung deutlich. Vorderstränge und der größte Teil der Seitenstränge sind normal geschwärzt. Im hinteren Teil der Seitenstränge findet sich ganz symmetrisch je ein Degenerationsfeld (b); der Faserausfall ist hier sehr bedeutend. Entzündliche Erscheinungen in Leptomeninx und Rückenmark fehlen völlig.

Klinisch zeigen solche Fälle von kombinierter Strangerkrankung neben tabischen Symptomen (Sensibilitätsstörungen, Ataxie) spastische Erscheinungen und schlaffe Lähmungen. Solche kombinierten Strangerkrankungen liegen auch vor bei der Friedreichschen familiären Ataxie und bei der progressiven Paralyse der Irren, bei der ataktischen Paraplegie, bei schweren Anämien und bei gewissen Vergiftungen (Ergotismus, Pellagra).

2. Entzündungen.

α) Akute Myelitis.

Die Abgrenzung der echten Myelitis, also der eigentlichen Rückenmarksentzündung, ist schwierig. Fälle von einfacher ischaemischer oder toxischer Degeneration der nervösen Substanz sind von dem Formenkreis der echten Myelitis ebenso auszuschließen wie die rein traumatischen Erweichungen (z. B. durch Druck). Die Schwierigkeiten der Abgrenzung solcher Prozesse, die gegenüber der Myelitis mit dem Namen Myelomalacia (ischaemica, toxica, traumatica) hervorgehoben werden können, liegt darin, daß sich an den zunächst nicht entzündlichen Gewebszerfall Vorgänge anschließen, die unter entzündlichen Erscheinungen, unter Hyperämie und Wanderzellenbeteiligung, verlaufen. Wenn auch diese Vorgänge mit einem Fortschreiten des myelomalazischen Prozesses nichts zu tun haben, sondern im Gegenteil der Reparation, der Resorption und der Fortschaffung des Zerfallsmaterials und der Ausheilung dienen, so ist doch das Vorhandensein einer gerade durch das Zerfallsmaterial bedingten, entzündlichen Reizung nicht zu verkennen. Man wird also bei der Umgrenzung der echten Myelitis auf den primär entzündlichen Charakter des Prozesses den Nachdruck legen müssen: entzündliche Gefäßalteration, Hyperämie und Exsudatbildung, müssen einem Prozeß von vornherein zukommen, wenn wir ihn als myelitischen bezeichnen sollen. Freilich bekommen wir häufig nicht die akuten Stadien zu sehen. Dann ist die Entscheidung über die primäre Natur des Prozesses schwer. Ist der Prozeß gar ausgeheilt und liegen Narbenzustände vor (Sklerosen), so können diese sowohl bei primär entzündlichen wie bei primär degenerativen Affektionen ein ähnliches histologisches Bild darbieten. Die Stadien der Reparation und Ausheilung werden vielfach als chronische Myelitis bezeichnet. Sie sollten aber nach Möglichkeit von der echten, chronischen Myelitis als einer schleichend fortschreitenden, oder an eine akute Myelitis sich anschließenden, von vornherein entzündlichen Affektion getrennt werden.

Myelitiden sind ätiologisch vor allem auf Infektionen und Intoxikationen zurückzuführen. Sie können primär (im Anschluß an ein Trauma), fortgeleitet von einem Entzündungsherd der Umgebung (Wirbel, Meningen) oder auf metastatischem Wege entstehen. Die Fortleitung einer Entzündung von der Umgebung kann eine direkte oder auf dem Lymphwege vermittelte sein. Das letztere ist der Fall, wenn eine Entzündung der weichen Meningen vom Subarachnoidealraum aus auf dem Wege der Lymphscheiden der Blutgefäße auf die Rückenmarksubstanz übergreift. Für gewisse Entzündung erregende Schädlichkeiten (Virusarten) wird auch an eine Fortleitung entlang der Nervenfasern — nicht nur auf dem Weg der Lymphgefäße der Nerven, sondern auch innerhalb der Fasern selbst — gedacht. Die Entzündungen breiten sich im Rückenmark entweder vorwiegend in der weißen (Leukomyelitis) oder in der grauen Substanz (Poliomyelitis) aus. Sie können aszendierend (Landrysche Paralyse) oder deszendierend im Rückenmarkszylinder fortschreiten. Sie sind entweder diffus entwickelt (Querschnittsmyelitis) oder in vielen, regellos zerstreuten Herden (Myelitis disseminata). Sie können sich, je nach der Art der entzündlichen Exsudatbildung, als seröse, eitrige, hämorrhagische Myelitis darstellen. Makroskopisch erscheinen die entzündeten Partien diffus oder fleckig gerötet, rosig hyperämisch; nicht selten bezeichnen kleine Blutungen die Stellen der Entzündung. Ein stärkerer Saftreichtum und eine mehr oder weniger deutliche Lockerung des Zusammenhanges der entzündeten Teile (entzündliches Ödem) bedingt ein Vorquellen derselben auf Durchschnitten. Die Scheidung zwischen weißer und grauer Substanz ist am Durchschnitt häufig undeutlich. Ist der Zerfall vorgeschritten, so finden sich erweichte, wie mazerierte Stellen, oder Defekte, die mit weißlichem oder rötlichem Brei gefüllt sind. Bei eitriger Myelitis sieht man gelbliche Flecken und Streifen oder Einschmelzungen (Abszesse). Die Leptomeninx ist je nach dem besonderen Fall unbeteiligt oder mehr oder weniger getrübt und durch Exsudatbildung verbreitert.

Unser Präparat (Fig. 238) betrifft einen typischen Fall von disseminierter, hämorrhagisch-eitriger Myelitis. Wir haben die Färbung nach van Gieson gewählt. Sie bildet insoferne eine Ergänzung der Weigertschen Markscheidenfärbung, als sie im Gegensatz zu letzterer die Achsenzylinder (blaßbräunlich) färbt und die Markscheiden ungefärbt läßt. Gefäße und alles mesenchymale Bindegewebe sind rot gefärbt, während die Glia eine blaßgelbliche Farbe annimmt. Die weiße Substanz hat einen etwas helleren Farbton als die graue. Alle Kerne treten sehr deutlich durch schwärzliche Färbung hervor.

Bei schwacher Vergrößerung sehen wir auf unserem Rückenmarksquerschnitt, der durch die leuchtend rot gefärbte Leptomeninx (a) umgrenzt ist, zahlreiche gelbliche Flecken (g): es sind die einzelnen Entzündungsherde, deren gelbliche Farbe durch Blutungen bedingt ist. Die Herde liegen sowohl in der grauen, wie in der weißen Substanz. In der grauen Substanz findet sich eine Erweichungshöhle (d), welche den größten Teil der Schmetterlingsfigur in ihren Bereich gezogen hat. Wir müssen berücksichtigen, daß ein Teil des verflüssigten Gewebes bei der Behandlung der Präparate ausfließt, so daß wir an Stelle der Erweichungsmasse einen Defekt im Präparate haben. Gehen wir genauer auf die Entzündungsherde ein, so stellen wir leicht deren Beziehungen zu den Blutgefäßen fest. Diese sind erweitert und strotzend gefüllt. Es handelt sich also um eine deutlich perivaskuläre Lokalisation der Herde. Viele Herde sind durch ihren großen Reichtum an Zellen (Kernen) ausgezeichnet: die Zellen liegen in der Gefäßwand und sind in die weitere Umgebung derselben infiltriert. Mehr diffuse Zellanhäufungen finden sich besonders in der grauen Substanz. Die Reste der Vorderhörner (e) und Hinterhörner (f) sind von ausgedehnten Zellinfiltraten eingenommen. Auch die Leptomeninx ist dicht besetzt von infiltrierenden

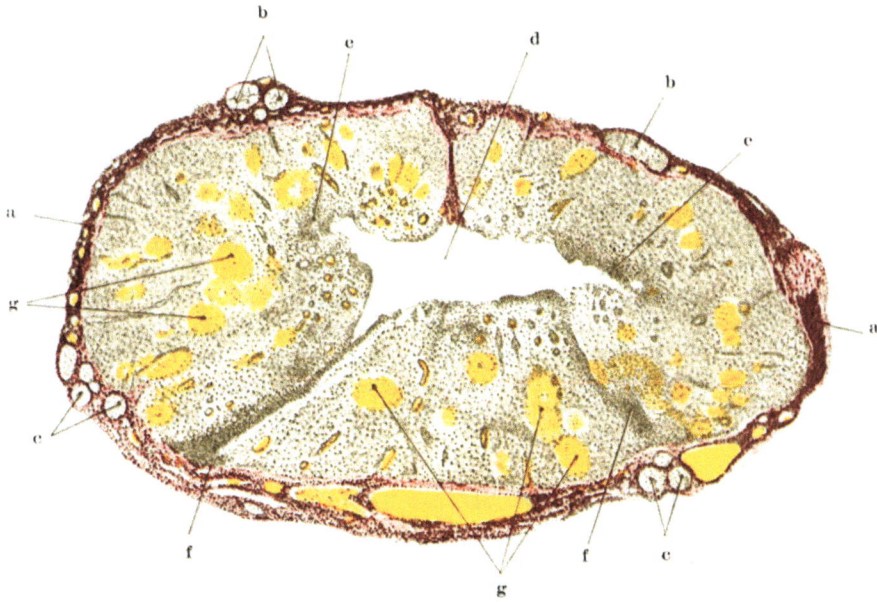

Fig. 238. Myelitis acuta haemorrhagica disseminata. Vergr. 9fach. (van Gieson.)
a Pia mater, zum Teil stark zellig infiltriert. b Vordere Nervenwurzeln, c hintere Nervenwurzeln. Entzündliche Zellinfiltration des umhüllenden und interstitiellen Bindegewebes aller dieser Nerven. d Erweichungshöhle in der grauen Substanz. e und f Entzündliche Zellinfiltration der Reste der grauen Substanz. e Vorderhörner. f Hinterhörner. g Hämorrhagische, perivaskuläre Entzündungsherde in der weißen Substanz.

Zellen (a), und ebenso sind die vorderen (b) und hinteren (c) Nervenwurzeln umlagert und durchsetzt von Zellen. Wir gewinnen also den Eindruck einer im Rückenmark und seinen weichen Hüllen weit verbreiteten, entzündlichen Zellinfiltration.

Bei starker Vergrößerung erweisen sich diese Zellen zum größten Teil als polymorphkernige Leukozyten. Damit ist der akute Charakter der Entzündung festgelegt. Betrachten wir zunächst einen der vielen Entzündungsherde in der weißen Substanz. Wir finden hier weite Gefäße inmitten der Herde (Hyperämie). In diesen Gefäßen konstatieren wir neben roten Blutkörperchen reichlich Leukozyten. Die Endothelien dieser Gefäße sind geschwollen, die Adventitialzellen ebenfalls vergrößert und vermehrt. Außerhalb der Gefäße sind haufenweise infiltrierende Leukozyten in der Nervensubstanz zwischen den Nervenfasern (also in der Glia), oder an Stelle von zugrunde gegangenen Nervenfasern (also in den sog. Gliamaschen oder Nervenlücken) nachzuweisen. Außerdem sind überall massenhaft rote Blutkörperchen in die Nervensubstanz infiltriert. Die letztere ist unter dieser zellig-hämorrhagischen Infiltration vielfach völlig zugrunde gegangen und nur mehr als körnige Zerfallsmasse zwischen den Zellen und roten Blutkörperchen nachweisbar. Wo noch Nervensubstanz erhalten ist, z. B. in der Peripherie der Herde, sieht man die Gliazellen vergrößert, protoplasmareich, mit großen, hellen Kernen; in den Gliamaschen stecken voluminöse (d. h. gequollene), blaßgefärbte oder auch gar nicht mehr färbbare Achsenzylinder. An Stellen, wo Nervenfasern längs getroffen sind, können die Degenerationen der Achsenzylinder (variköse Auftreibungen, mächtige Anschwellungen, scholliger Zerfall) noch genauer verfolgt werden. Dies kann man besonders schön in den Entzündungsherden der grauen Substanz verfolgen, in welchen auch degenerierte Ganglienzellen zu sehen sind. Diese stellen sich dar als geschwollene, abgerundete, vielfach der Fortsätze entbehrende, große Protoplasmakörper; Nisslsches Tigroid und Kernfärbung fehlen oder sind nur mehr undeutlich vorhanden. Die Erweichungshöhle zeigt bei starker Vergrößerung den völligen (körnigen und scholligen) Zerfall der Nervensubstanz im Bereich ihrer mazerierten Wandungen. Überall ist auch hier die starke Zellinfiltration zu sehen. Unter den Zellen in der erweichten Masse finden sich viele größere, rundliche, einkernige Elemente mit auffallend hellem, vakuolisiertem Protoplasma: es sind sog. „Körnchenzellen" (s. S. 287). Leptomeninx und Nervenwurzeln sind von polymorphkernigen Leukozyten allenthalben durchsetzt. Auch feinfaseriges, fibrinöses Exsudat findet sich hier. Die Fibroplasten und Endothelien sind protoplasmareicher und zeigen vergrößerte (geschwollene) Kerne. Die Nervenwurzeln zeigen nicht nur starke leukozytäre Infiltration ihrer bindegewebigen Hülle, sondern es finden sich Leukozyten auch zwischen den einzelnen Nervenfasern. Zerfall der Nervenfasern ist an solchen Stellen nachweisbar.

β) Poliomyelitis anterior (Heine-Medinsche Krankheit).

Diese, durch ein Virus hervorgerufene, Krankheit (spinale Kinderlähmung) beginnt mit einem fieberhaften Vorstadium, bei welchem entzündliche Affektionen des Nasen-Rachenraumes eine gewisse Rolle spielen; durch Ausbreitung des Erregers (wahrscheinlich auf dem Nervenwege) kommt es zur Entzündung des Rückenmarks; es folgen Lähmungen verschiedener Gebiete der Körpermuskulatur, die wieder zurückgehen können oder dauernd bestehen bleiben. Manchmal entwickelt sich das Bild einer rasch fortschreitenden aufsteigenden Myelitis (Landrysche Paralyse). Durch Ausbreitung auf Medulla oblongata und Gehirn entsteht ein schweres und zum Tode führendes Krankheitsbild. Histologisch ist die graue Substanz in ihren vorderen Abschnitten von der Entzündung befallen; gegen die Hinterhörner klingt der Prozeß ab. Man findet Zerfall der Ganglienzellen mit sog. echter Neuronophagie[1]: Zellen sind um die degenerierten Ganglienzellen gelagert und besorgen deren Abbau. Diese Phagozyten sind mobilisierte Gliazellen; auch Leukozyten und Histiozyten können sich am Abbau beteiligen. Ferner sieht man in der grauen Substanz eine Häufung von verschiedenartigen Zellen, besonders um die Gefäße herum; es sind vor allem Leukozyten, ferner mesenchymale Elemente und mobile, verschiedenartig umgewandelte Gliazellen. Vielfach sieht man in den Gefäßscheiden auch Lymphozyten; diese Elemente haben wahrscheinlich mit der Resorption und dem Abtransport des Zerfallsmaterials zu tun (Umwandlung der Lymphozyten zu Polyplasten?). Bei längerer Dauer des Prozesses überwiegen überhaupt die lymphoiden Elemente. Heilung erfolgt (nach Wegschaffung des Zerfallsmaterials) durch progressive

---

[1] Pseudoneuronophagie wird die einfache Umfassung von Ganglienzellen durch gewucherte Gliazellen genannt.

Gliaveränderungen (reparatorische Gliose). Die Rückenmarkshäute können sekundär von der Entzündung ergriffen werden.

Von einem Fall von spinaler Kinderlähmung stammt das in Fig. 239 abgebildete Präparat. Wir sehen bei mittlerer Vergrößerung einen Teil des Vorderhorns des Rückenmarks und erkennen in der nervösen Substanz viele oft deutlich um die Gefäße angeordnete Zellansammlungen (a). Bei stärkerer Vergrößerung erweisen sich diese Entzündungszellen zum größten Teil als Leukozyten; sie durchsetzen die Gefäßwand und deren Umgebung. Man sieht wenig erhaltene Ganglienzellen (b). Ganglienzellendegenerationen bei c.

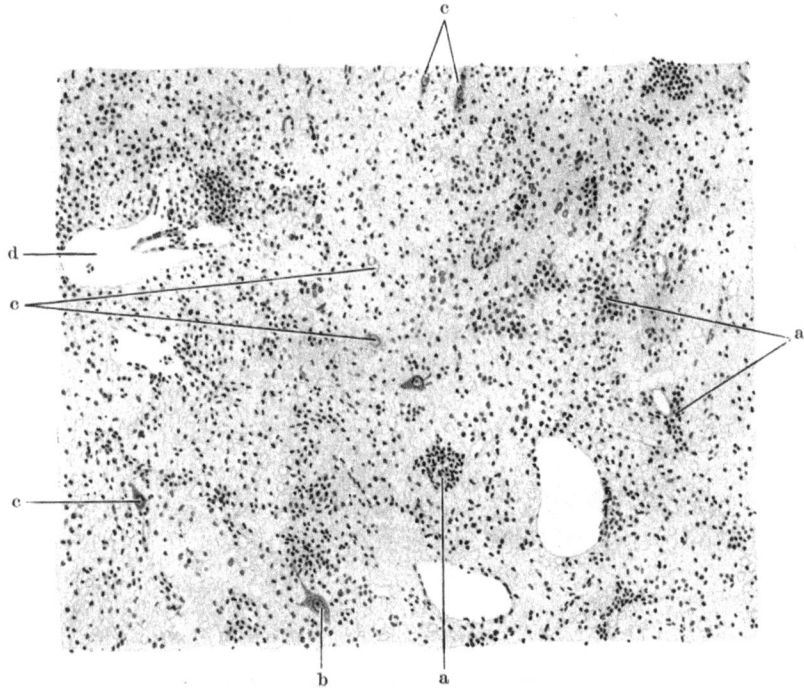

Fig. 239. Spinale Kinderlähmung (Heine-Medin). Vergr. 100fach. (Färbung nach Nissl).
a Entzündliche (leukozytäre) Infiltrate in der Wand und Umgebung kleiner Gefäße.
b Ganglienzellen. c Ganglienzellen in Degeneration. d Erweiterte Lymphräume.

γ) Multiple Sklerose.

Diese eigenartige Erkrankung ist ganz und gar nicht an bestimmte Bahnen des nervösen Zentralorgans gebunden. Sie tritt in vielen, ja zahllosen, kleinen und größeren Herden auf, die durch Gehirn- und Rückenmark regellos zerstreut sind. Diese Herde sind entweder scharf begrenzt und auf Durchschnitten rundlich-oval, oder sie zeigen eine undeutliche und unregelmäßige Abgrenzung und Gestalt. Die Größe der Herde ist außerordentlich verschieden. Nicht selten ist die Umgebung der Hirnventrikel stärker befallen; auch die Hirnnerven können in den Prozeß einbezogen sein. Frisch entstanden sind die Herde dunkelgraurot und weich, in älteren Stadien blaßgrau und derb („sklerotisch"). Daraus ist zu schließen, daß der Prozeß mit Blutfülle und Lockerung des Gewebszusammenhanges beginnt, und daß dann eine Art von Vernarbung (unter Gliawucherung) folgt. Eine besondere Beziehung zeigen die einzelnen sklerotischen Plaques zu den Blutgefäßen. Schon bei Betrachtung mit bloßem Auge kann man auf Durchschnitten zentrisch oder exzentrisch in den Herden häufig ein Gefäß erblicken. Die perivaskuläre

304   Nervensystem.

Gruppierung der Herde deutet auf eine hämatogene Schädlichkeit (Toxine?) hin, bei deren Verbreitung auch das adventitielle Lymphraumsystem eine Rolle spielt. Untersucht man frische Herde, so findet man entzündliche Veränderungen: Hyperämie, entzündliche Gefäßprozesse, Zellinfiltrationen, Körnchenzellen. Auch in späteren Stadien werden Lymphozyten, Plasmazellen, besonders in den Gefäßscheiden, gefunden. Die faserige Gliawucherung entsteht sekundär im Anschluß an den Zerfall des nervösen Gewebes. So darf die multiple Sklerose als eine herdförmige, akute, echte Enzephalomyelitis aufgefaßt werden, die in narbige Gliose übergeht. Ein Gegensatz

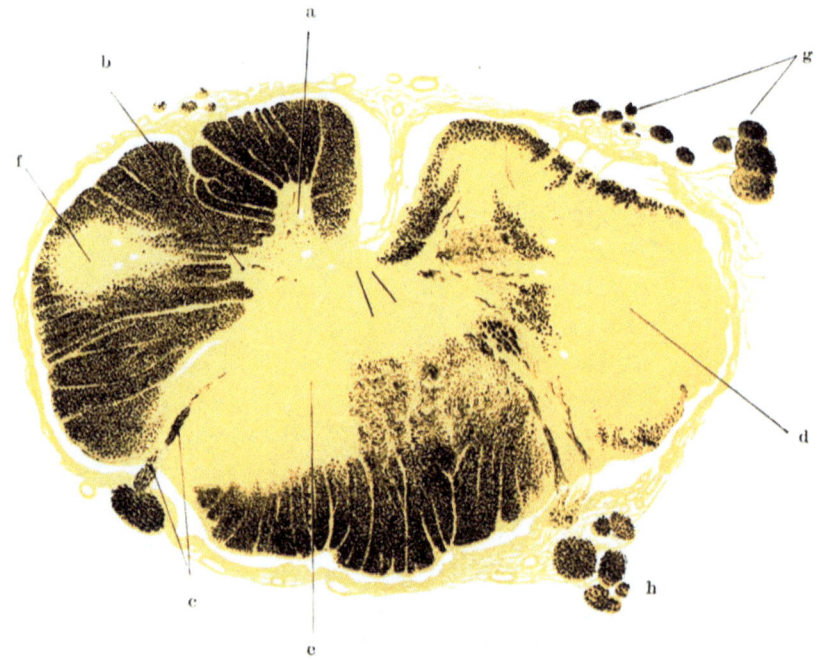

Fig. 240. Multiple Sklerose des Rückenmarks. Vergr. 15fach.
(Weigerts Markscheidenfärbung.)
a Vorderhorn. b Seitenhorn. Beide an Nervenfasern stark verarmt (Sklerose). c Einstrahlungsgebiet einer hinteren Wurzel. d, e und f Sklerotische Herde in grauer und weißer Substanz. Die Herde d und e greifen von der weißen Substanz in ausgedehnter Weise auf die graue über. g und h Vordere und hintere Nervenwurzeln, zum Teil atrophisch und mit vermindertem Nervenfaserbestand.

also zur Tabes, bei welcher wir einen von vornherein chronischen, nicht entzündlichen, rein degenerativen Prozeß vor uns haben.

Ätiologisch ist die Erkrankung nicht genügend aufgeklärt. Entwicklungsstörungen können zu Herdbildungen mit starker Prävalenz der Glia führen, wobei auch tumorartige Formen der Herdsklerose (tuberöse Sklerose) beobachtet werden. Außerdem gibt es diffuse Hirnsklerosen. Das sind alles besondere Fälle. In der Anamnese der multiplen Sklerose spielen überstandene Infektionskrankheiten, ferner auch Vergiftungen, eine Rolle. Lues kommt im Gegensatz zur Tabes nicht ernstlich in Betracht. Spirochäten, virusartige Erreger sind angeschuldigt worden; konstitutionelle Faktoren mögen mitspielen. Das klinische Bild der multiplen Sklerose wechselt sehr. Das ist aus der regellosen Lokalisation der Herde in Hirn und Rückenmark verständlich. Bald ist mehr das Gehirn, bald mehr das Rückenmark oder auch die Medulla oblongata (bulbäre Form) ergriffen. Eigenartige Koordinationsstörungen (Intentionszittern, Nystagmus, skandierende Sprache) sind klassische Symptome (s. weiter unten).

Untersuchen wir ein Rückenmark (Fig. 240), das von grauen Sklerosen durchsetzt ist, auf einem mit Weigerts Markscheidenfärbung behandelten

Schnitt, so treten die Erkrankungsherde infolge der fehlenden Schwärzung der Nervenfasern als hellbräunlichgelbe Flecken hervor. Wir sehen solche Flecken (d, e, f) in allen Strängen regellos verteilt, ohne jegliche besondere Bestimmung ihrer Grenzen durch die funktionellen nervösen Systeme. Selbst die Grenze zwischen weißer und grauer Substanz wird nicht respektiert; denn wir sehen Herde, die von der einen in die andere Substanz hineinreichen (d, e). Die Abgrenzung der Herde gegen die noch erhaltenen Partien erscheint bei der Markscheidenfärbung relativ scharf. Die graue Substanz ist ausgiebig miterkrankt. Man erkennt nur noch deutlich das Vorderhorn (a) und Seitenhorn (b) der einen Rückenmarkshälfte, und auch hier läßt sich eine starke Verarmung an Nervenfasern feststellen. Schon bei schwacher Vergrößerung kann man verdickte und verengte, ja obliterierte Gefäße in den Entartungsbezirken sehen. Diese Gefäßsklerose und -verödung kann sekundär sein; sie kann aber bei der offenkundigen Beziehung auch der frischen Erkrankung zu dem Gefäßsystem so gedeutet werden, daß hier die Residuen einer primären (entzündlichen) Alteration der Gefäßwände vorliegen. An der Leptomeninx finden sich keine nennenswerten Veränderungen. Die vorderen und hinteren Wurzeln sind zum Teil deutlich an Kaliber reduziert (atrophisch) und an Nervenfasern verarmt. Bei starker Vergrößerung stellen wir zunächst die Art des Schwundes der Nervenfasern im Rückenmark genau fest. Wir bemerken in dem blaßbraungelb gefärbten Grundgewebe (Glia), das vielfach keine Spur von geschwärzten Nervenfasern mehr enthält, da und dort kleinste Lücken, in welchen punktartige Querschnitte zu sehen sind. Das sind Querschnitte durch Achsenzylinder. Hiermit ist ein sehr wichtiges Charakteristikum der multiplen Sklerose festgestellt. Im Gegensatz zur Tabes, bei welcher die Nervenfasern völlig zugrunde gehen, findet bei der multiplen Sklerose vorwiegend ein Zerfall der Markscheiden statt, während relativ viele Achsenzylinder persistieren. Vielleicht können die oben genannten drei Hauptsymptome auf mangelhafte Isolation der Bahnen infolge des streckenweise Fehlens der Markscheiden zurückgeführt werden (Störungen in der Reizleitung). Die Tatsache, daß selbst bei Ausbreitung der Sklerose über den ganzen Querschnitt eines Rückenmarksbezirkes sekundäre (auf- und absteigende) Degenerationen (s. S. 294) ausbleiben können, darf aus der Persistenz vieler Achsenzylinder in den sklerotischen Herden erklärt werden. Auch die Ganglienzellen können in den sklerotischen Herden zum Teil erhalten sein; in unserem Präparat von Rückenmarkssklerose sind sie allerdings innerhalb der Herdbildungen zu kernlosen Schatten entartet.

An der Peripherie der sklerotischen Herde sehen wir einzelne Nervenfasern, die sich mangelhaft färben, deren Markscheide verbreitert, wie gequollen ist: Zeichen der noch nicht völlig abgeschlossenen Degeneration. Was die Glia anbelangt, so ist eine beträchtliche Vermehrung der faserigen Glia festzustellen. Die Maschen für die Nervenfasern sind entweder völlig durch Glia ausgefüllt, so daß statt eines feinporösen Gefüges ein dichter Gliafilz entstanden ist, oder sie sind aufs äußerste eingeengt. In alten Herden, wie den hier vorliegenden, finden sich in den fein- und grobfaserigen Gliamassen relativ wenig Gliakerne. Wo die Sklerose auch die graue Substanz ergriffen hat, stellen wir nicht nur das Fehlen der Nervenfasern, sondern auch der Ganglienzellen fest. Entzündliche Erscheinungen (zellige Infiltrationen usw.) sind nirgends zu sehen. Der akute Prozeß ist ja längst vorüber, und wir haben nur das Narbenstadium vor uns.

Die frischen Herdbildungen sind nicht grau, glasig und fest, sondern graurötlich, weich. Das histologische Bild dieser frischen Herde bei multipler Sklerose entspricht dem einer chronischen Myelitis. Um die Blutgefäße herum bilden sich sog. Lichtungsbezirke aus: perivaskuläre seröse Durchtränkung mit Auflockerung des nervösen Gewebes, Erweiterung der Gliamaschen, Zerfall der Nervenfasern; auch die Ganglienzellen können an dem Degenerationsprozeß teilnehmen. Lymphozytäre Infiltration der Gefäßwand, Auftreten von Körnchenzellen lassen sich nachweisen. Wucherungen der protoplasmatischen und faserigen Glia schließen sich an; die Herdbildungen gehen in Sklerosen über.

3. Spezifische Entzündungen.
Meningitis spinalis syphilitica.

Entzündungen der Rückenmarkshäute können von der Umgebung her fortgeleitet sein; so können entzündliche Prozesse in der Wirbelsäule die Pachymeninx spinalis von außen her ergreifen und nach innen vordringen (Pachymeningitis externa und interna). Oder eine Meningitis cerebralis setzt sich auf das Rückenmark fort. Endlich gibt es hämatogene, metastatische Formen. Eine besondere, mehr selbständige Form ist die Pachymeningitis cervicalis hypertrophica. Wir können akute und chronische, seröse, eitrige, tuberkulöse, luetische Meningitiden unterscheiden. Vorwiegend sind die weichen Rückenmarkshäute befallen. Die Entzündungen können auf die Rückenmarkssubstanz und auf die Rückenmarksnerven übergreifen.

Die erworbene Lues des Zentralnervensystems nimmt ihren Ausgang in der Regel von den weichen Meningen und den in diese eingelagerten Gefäßen. Die Meningitis syphilitica kann in einer histologisch spezifischen oder unspezifischen Form auftreten. Für die spezifische Form (Meningitis gummosa) ist der Befund eines diffus oder in Form von Knötchen oder Knoten auftretenden, von Lymphozyten und Plasmazellen durchsetzten Granulationsgewebes mit Riesenzellen und Nekrosen bezeichnend. Bei der unspezifischen Form finden sich keine solchen Gummositäten, sondern diffuse und herdförmige zellige Wucherungen und Infiltrationen (mit Lymphozyten und Plasmazellen), besonders in der Wand und Umgebung der Gefäße. Scharfe Grenzen zwischen diesen beiden Formen gibt es nicht. Die Meningitis syphilitica findet sich besonders häufig an der Basis, aber auch an der Konvexität des Gehirns, und in der ganzen Ausdehnung des Rückenmarkszylinders. Die weichen Häute sind verdickt, undurchsichtig, zeigen sulziges Exsudat. Frisch sehen die syphilitischen Granulationen graurot aus, später werden sie narbig, grau und weißlich. Nekrosen zeigen sich durch gelbliche Einlagerungen an. Die Nervenwurzeln sind in der Regel mitergriffen. Häufig ist Übergreifen von den Meningen auf die Zentralnervensubstanz entlang der Gefäße und pialen Septen (Meningoenzephalitis, -myelitis). Zirkulations- und Ernährungsstörungen des Hirn-. und Rückenmarkgewebes: Ödem, Gewebszerfall, Erweichung, später gliöse Reparation sind die Folgen. Wichtig ist der Hinweis auf die starke Mitbeteiligung der Gefäße (Arterien und Venen) bei diesen luetischen Erkrankungen der nervösen Zentralorgane. Die pialen Gefäße zeigen dichte Infiltration der Adventitia mit Lymphozyten und Plasmazellen; die Media wird meist erst sekundär beteiligt; die Intima verdickt sich kompensatorisch. Die Wand der Gefäße ist schließlich diffus infiltriert, das Lumen verengt. Thrombose kann hinzutreten.

Die klinischen Erscheinungen der Gehirn- und Rückenmarksyphilis sind entsprechend dem wechselnden Sitz sehr verschiedenartig. Der meningeale Beginn des Prozesses läßt es verständlich erscheinen, daß zuerst Wurzelerkrankungen im Vordergrund stehen. Wieweit Tabes und andere Strangdegenerationen des Rückenmarks mit einer Meningitis syphilitica zusammenhängen oder vielmehr toxisch bedingte, spätluetische Erkrankungen für sich darstellen, darüber s. S. 298.

Eine besondere Form luetischer Erkrankung des nervösen Zentralorganes ist die progressive Paralyse. Dabei finden sich häufig diffuse weißliche Verdickungen der weichen Häute des Gehirns, besonders der Konvexität (Stirnhirn) und histologisch lymphozytäre und plasmazelluläre Infiltrate der Leptomeninx und ihrer Gefäße mit Fortsetzung auf die pialen Hirnsepten, ferner und vor allem enzephalitische Prozesse mit Nervenzelldegenerationen, Gliawucherungen, Hämosiderinpigmentierungen (vor allem in der Großhirnrinde, aber auch in Kleinhirn und Medulla), Bilder, auf die hier nur verwiesen sei.

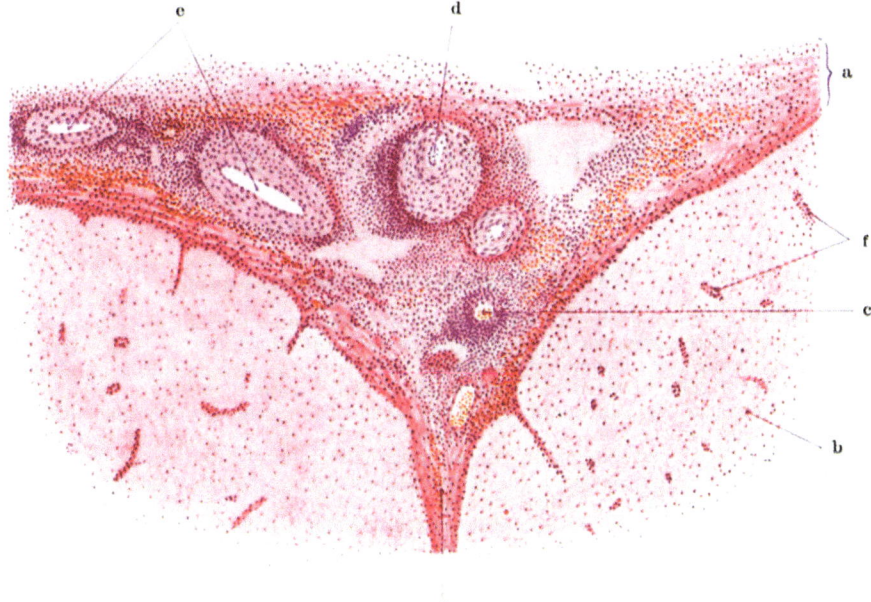

Fig. 241. **Meningitis spinalis syphilitica.** Vergr. 50fach. (Hämatoxylin-Eosin.) a Verdickte, zellig infiltrierte Leptomeninx. b Rückenmarksgewebe. c Zellig infiltrierte Leptomeninx des Sulcus anterior des Rückenmarks. d Arterie. Wand stark verdickt, gewuchert und infiltriert. Lumen eng; ausgedehnte adventitielle und perivaskuläre Zellinfiltration. e Größere und kleinere Gefäße mit adventitiellen und perivaskulären Zellinfiltrationen. f Kleine Gefäße des Rückenmarks mit reichlichen Zellen in den Lymphscheiden.

Die Lues congenita des Zentralnervensystems gibt ähnliche Bilder wie die erworbene Lues (einfache und gummöse Meningitiden mit Übergreifen auf Hirn, Rückenmark und Nervenstämme). Erweichungen, porenzephalische Defekte, Sklerosen, Entwicklungshemmungen werden auf Lues congenita bezogen. Es soll auch (selten) eine tabische degenerative Erkrankung bei Lues congenita vorkommen.

Besonders ausgeprägt ist die syphilitische (nicht selten echt gummöse) Arteriitis bei der von Heubner beschriebenen Lues an der Gehirnbasis (Lues tarda congenita). Die großen Gefäße der Gehirnbasis sind hierbei in drehrunde, derbe, glänzendweißliche Zylinder umgewandelt; das Lumen ist verengt. Durchschnitte zeigen manchmal gelbe Nekrosen in der Adventitia; die angrenzende Leptomeninx ist mit diesen Gefäßen verbacken und selbst weißlich verdickt. Spirochäten sind nachgewiesen, werden aber in älteren Stadien in der Regel vermißt. Bei der Ausheilung geht alles in schwielige Prozesse über. Selbst bei Mangel histologisch spezifisch gummöser Prozesse ist diese Gefäßerkrankung dennoch bezeichnend für Lues.

Die Fig. 241 zeigt einen Durchschnitt durch die Leptomeninx (a) mit angrenzendem Rückenmark (b) im Bereich des Sulcus anterior (c). Die Leptomeninx ist stark verbreitert und sowohl diffus wie herdförmig von

Zellen infiltriert. Die Zellinfiltration erstreckt sich auch auf die ins Rückenmark einstrahlenden Blutgefäße (f). Die Blutgefäße (Arterien und Venen) der Leptomeninx (d, e) zeigen dichte Zellinfiltrate. Bei stärkerer Vergrößerung erweisen sich die Zellinfiltrate als vorwiegend aus Lymphozyten zusammengesetzt. Die Infiltrate der Blutgefäße liegen vorwiegend adventitiell und perivaskulär; doch ist nicht selten auch die Media der Gefäße von Lymphozyten infiltriert. Manche kleine Arterien zeigen zellig-fibrös-elastische Intimaverdickung, Desorganisation der Media und beträchtliche Wucherung nebst Lymphozyteninfiltration der Adventitia. Solche Gefäße haben eine hochgradig verdickte Wand und eine verengte Lichtung (d). Die Nervenwurzeln zeigen lymphozytäre Infiltration ihrer bindegewebigen Scheiden und Interstitien. Die Blutgefäße des Rückenmarks enthalten Lymphozyten in ihren Lymphscheiden.

VIII. Bewegungsorgane.

A. Skelettmuskulatur.

a) Normal-histologische Vorbemerkungen.

Die spezifischen Elemente eines Skelettmuskels sind die **Muskelfasern**. Sie haben bei relativ geringem Querschnitt eine beträchtliche Länge. Jede Faser zeigt bei Betrachtung der Länge eine prächtige Querstreifung, welche durch regelmäßige Abwechslung heller (isotroper) und dunkler (anisotroper) Substanz bedingt ist. Auf die feineren Details dieser Streifung (Zwischen-, Neben-, Mittelscheibe) soll nicht eingegangen werden. Die Endigungen der Muskelfasern sind breit oder spitz oder abgestuft; Verästelungen und netzförmige Verbindungen der Fasern (Synzytien) sind in manchen Körpermuskeln beobachtet worden. Durch Chromsäurelösung kann ein Längszerfall der Muskelfasern in Myofibrillen bewerkstelligt werden, von denen jede einzelne wieder Querstreifung zeigt. Durch Behandlung in verdünntem Alkohol tritt ein Zerfall der Muskelfasern in scheibenförmige Stücke, die sog. discs, oder in kleinste Würfelchen, die sog. sarcous elements ein. Discs und sarcous elements sind anisotrop. Nicht die ganze Substanz der Muskelfasern ist zu Fibrillen differenziert, sondern die Fibrillen liegen, diffus verteilt oder zu Bündeln (Muskelsäulchen) vereinigt, in undifferenziertem Protoplasma. Dieses wird Sarkoplasma genannt. Im Sarkoplasma (besonders der trüben, weniger der hellen Muskelfasern) finden sich feinkörnige Einlagerungen proto- und paraplastischer Natur, die sog. Sarkosomen. Es sind teils Mitochondrien, teils Granula, welche Lipoide und Glykogen gespeichert haben. Da die Fibrillen, wie erwähnt, in dieses undifferenzierte Sarkoplasma eingelagert sind, erscheinen auf Querschnitten durch die Muskelfasern die quergeschnittenen Fibrillenbündel, entweder gleichmäßig verteilt oder felderartig angeordnet (sog. Cohnheimsche Felder). Die ovalen Kerne der Muskelfasern liegen beim Menschen an der Peripherie der Fasern. Bei jungen (z. B. regenerierenden) Muskelfasern liegen die Kerne in der Mitte; erst mit der fortschreitenden fibrillären Differenzierung rücken sie an die Peripherie. Die einzelnen Muskelfasern sind von einer feinen, strukturlosen Hüllmembran, dem Sarkolemma umgeben und von feinsten, „argentophilen" Fasern umsponnen (sog. Gitterfasern). Viele Muskelfasern sind zu einem Muskelbündel zusammengefaßt. Ein solches Bündel wird durch kollagenes, elastische Fasern und oft auch Fettzellen führendes Bindegewebe abgegrenzt, durch das Perimysium internum. Viele Muskelbündel setzen einen ganzen Muskel zusammen. Dieser wird von elastinreichem Bindegewebe, dem Perimysium externum umhüllt. Zu einem Muskel gehören noch motorische und sensible Nerven; vielleicht sind bei seiner Innervation auch sympathische und parasympathische Nerven beteiligt. Die Gefäße eines Muskels verlaufen im Perimysium internum und externum; hier sind auch die Lymphgefäße und Nerven zu finden. Zwischen den einzelnen Muskelfasern finden sich nur Blutkapillaren. Muskelspindeln (oder Muskelknospen) sind Muskelfasern, welche gruppenweise durch Bindegewebe zusammengefaßt und mit reichlichen Nerven versehen sind. Ihre funktionelle Bedeutung ist unbekannt.

b) Pathologische Histologie.
1. Parasiten.

Muskeltrichinen.

Beim Menschen kommt im Anschluß an den Genuß unvollständig gekochten oder schlecht geräucherten Schweinefleisches die Darm- und die Muskeltrichine vor. Wenn die jungen Embryonen der Trichinella spiralis auf dem Wege der Lymphgefäße aus dem Darm auswandern (s. S. 176), so kommen sie schließlich mit der Lymphe des Ductus thoracicus ins Blut, wo sie auch nachweisbar sind und werden mit dem Blut ganz vorwiegend den Muskeln, speziell den Muskeln des Stammes (Hals-, Kau-, Brust-, Zwerchfellmuskeln), zugeführt. Hier dringen sie (unter Entzündungserscheinungen) in die Sarkolemmschläuche ein (2. Woche nach der Infektion), treiben sie spindelförmig auf; die kontraktile Substanz zerfällt, die Muskelkerne wuchern. Es erfolgt dann die Einkapselung. Die Kapsel ist zum Teil ein Ausscheidungsprodukt der Parasiten, vielleicht auch ein Umwandlungsprodukt des Sarkolemms: innere, hyaline Zone der Kapsel. Zum anderen Teil wird die Kapsel von dem Wirt gebildet: durch eine unter Gefäßneubildung stattfindende Wucherung des mesenchymalen Gewebes wird eine zarte, fibröse Membran geliefert, deren Kapillarnetz korbartig den Parasiten umgibt: äußere, fibrovaskuläre Zone der Kapsel. Der Embryo hat sich im Verlauf der Kapselbildung weiterentwickelt und liegt schließlich als spiralig aufgewundener, wurmartiger Körper (Larve) in der fertigen Kapsel. Die Kapsel hat eine zitronenförmige Gestalt; an den Polen der Kapsel sieht man die zutretenden Gefäßchen, sowie Anhäufungen lymphozytärer Zellen. Man findet diese auch bei vollständig fertiggestellten Kapseln, wenn also der fibrovaskuläre Neubildungsprozeß

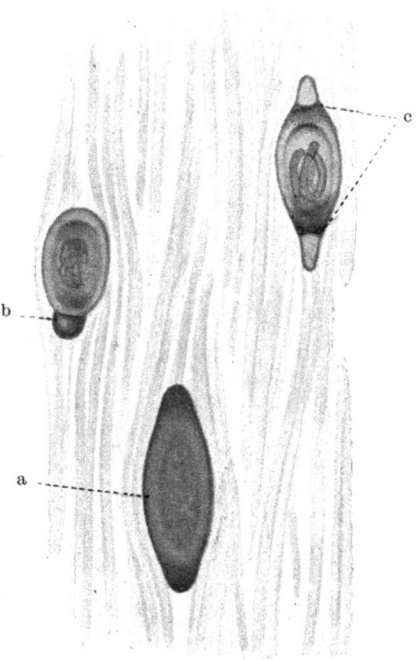

Fig. 242. Muskeltrichinen (verkalkt). Vergr. 40fach.
(Frisches Zupfpräparat.)
a Völlig verkalkte Trichinenkapsel.
b Verkalkte Kapsel mit kappenartig aufsitzendem, stark verkalktem Pol.
c Parasit in der nur schwach verkalkten Kapsel sichtbar.

schon völlig abgeschlossen ist. Sie sind wohl der Ausdruck einer Reizung des Kapselbindegewebes und der Umgebung durch Stoffwechselprodukte der Parasiten. Eine diffuse Reizung des Muskelinterstitiums (Rundzelleninfiltration) kann die Parasiteninvasion begleiten. Häufig verkalkt die Kapsel, ohne daß die Lebensfähigkeit der Parasiten dadurch vernichtet werden müßte; die Parasiten können trotz der Kapselverkalkung jahrzehntelang lebensfähig bleiben. Schließlich kann auch der Parasit selbst absterben und verkalken. Wir können Muskelfleisch, welches die eingekapselten Parasitenembryonen enthält, schon mit bloßem Auge als trichinös erkennen, besonders dann, wenn die Kapseln verkalkt sind. Feinste, weiße längliche Strippchen sind dann ins Muskelfleisch eingelagert.

Man entnimmt eine verdächtige Stelle dieser Art, indem man mit einer kleinen, über die Fläche gebogenen Schere, der Längsrichtung des Muskels entsprechend, ein Teilchen der Muskulatur ausschneidet. Zerzupft man dieses Material und untersucht es in einem Tropfen Glyzerin unter Deckglas bei schwacher Vergrößerung, so sieht man (Fig. 242) die verkalkten Kapseln im durchfallenden Licht als dunkle, spindelige Körper der Muskulatur eingelagert. Oft sind die Pole besonders stark verkalkt, also sehr dunkel erscheinend, während die übrige Kapsel noch wenig oder gar nicht verkalkt ist. Die verkalkten Pole können auch kappenartig der übrigen Kapsel aufsitzen (b). Der Parasit ist durch schwach verkalkte Kapseln hindurch noch erkennbar (c); bei völliger Verkalkung der Kapsel kann man den Parasiten freilich nicht mehr sehen (a); hierzu wäre Entkalkung der Kapsel nötig.

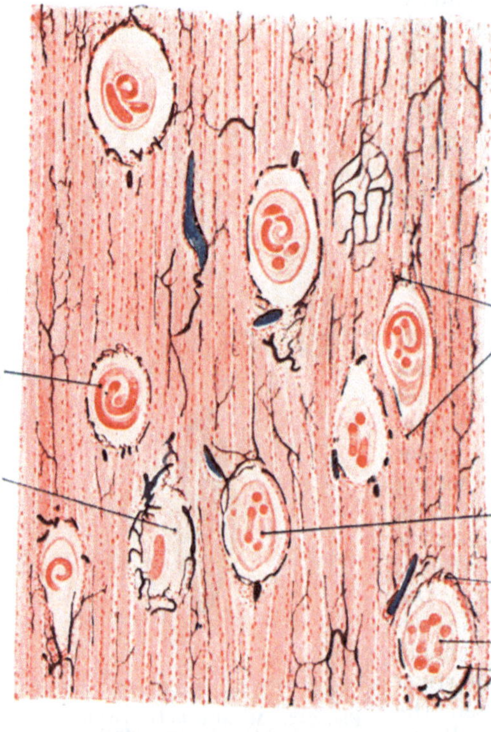

Ein Dauerpräparat (Figur 243, Färbung mit Karmin) gibt schöne Bilder, besonders wenn eine Injektion der Blutgefäße mit blauer Leimmasse vorgenommen worden ist. Man sieht dann an einem Längsschnitt durch die Muskulatur, deren Fasern rosa gefärbt sind, die Einlagerung zahlreicher Kapseln mit allen den oben geschilderten Eigentümlichkeiten (c, c_1, c_2). Besonders klar kommen die blau injizierten „Gefäßkörbe" der Kapseln an Tangentialschnitten zur Darstellung (b_1). Der Parasit präsentiert sich je nach der Lage des Durchschnittes in verschiedener Weise. Ist die Kapsel der Länge nach mitten durchschnitten, dann ist die spiralige Zusammenkrümmung des wurmartigen Parasitenkörpers am besten zu sehen (a). Die Lymphozytenansammlungen an den Polen der Kapseln treten deutlich hervor (d).

Fig. 243. Muskeltrichinen. Vergr. 50fach. (Karmin; blaue Gefäßinjektion.)
a Trichinenembryo, spiralig aufgedreht, Längsschnitt. b Trichinenembryo, Schräg- und Querschnitte durch den Wurmkörper. Bei b_1 Gefäßbildung in der äußeren Zone der Trichinenkapseln deutlich (Tangentialschnitt der Kapsel). c Trichinellenembryo. c_1 Hyaline innere Zone der Kapsel. c_2 Fibrovaskuläre äußere Zone der Trichinenkapsel. d Lymphozytenhaufen an den Polen der Kapseln.

Die Krankheit, welche durch die Invasion der Parasiten hervorgerufen wird (Trichinose), entspricht einer Intoxikation durch spezifische Toxine. Gastrointestinale Erscheinungen verbinden sich mit Störungen im Bereich der befallenen Muskulatur (Schmerzen, Verhärtungen, Funktionsstörungen); Blutungen in Haut, Schleimhäuten, Magendarmkanal treten auf; Ödeme und allerlei Hautveränderungen, Lungenentzündungen können das Bild komplizieren. Fieber ist vorhanden. Wichtig ist die Eosinophilie des Blutes und der Nachweis der Parasiten im Blut.

Das trichinöse Fleisch ist erst dann infektionstüchtig, wenn sich in ihm die jungen Nematoden zum spiralig aufgedrehten Wurm entwickelt haben, was etwa bis Mitte der 3. Woche nach der Infektion der Fall ist.

2. Atrophien.

Muskelatrophien treten als Folge von Inaktivität (z. B. bei Fixation der Gelenke durch Verbände, bei Ankylose der Gelenke usw.), ferner bei allgemeinen Störungen des Stoffwechsels und der Ernährung, im Greisenalter, bei chronischen Infektionen und Intoxikationen (senile, kachektische Atrophien) auf. Sie stellen sich dar als einfacher Schwund der kontraktilen Substanz bei eventuell sehr langer Persistenz von kernhaltigen Resten des undifferenzierten Sarkoplasmas (s. unten). Gelegentlich werden in den atrophischen Fasern feinkörnige Pigmente gefunden, welche als autochthone Pigmente aufzufassen sind, und sich teils als eisenfreies Lipofuszin (s. bei brauner Atrophie des Herzmuskels und der Leber S. 4 und 128), teils als eisenhaltiges Myosiderin darstellen. Wir unterscheiden die einfachen Muskelatrophien von den degenerativen Formen, bei welch letzteren Desorganisationen der Struktur, verbunden mit Einlagerungen von körnigen Substanzen (Fett, Eiweißkörner) ins Sarkoplasma die Atrophie begleiten.

Besondere Formen der Muskelatrophie sind die neurogenen Atrophien (bei Erkrankungen des zentralen oder peripheren Teiles der kortiko-muskulären Leitungsbahn oder der peripheren motorischen Nerven [bei Neuritis z. B.]) und die primär myopathischen Atrophien. Von diesen Formen handeln die folgenden Kapitel.

α) Spinale, progressive Muskelatrophie (Typus Duchenne-Aran).

Hier haben wir es mit jener (meist im mittleren Lebensalter) schleichend sich entwickelnden und unaufhaltsam bis zum Tode fortschreitenden Atrophie und schlaffen Lähmung der Körpermuskulatur zu tun, die gewöhnlich an den Handmuskeln (Interossei, Daumen-Kleinfingerballen) beginnt, sich auf Arme, Schultergürtel, Rücken (oft sprungweise) ausbreitet und schließlich unter Lähmung der Atemmuskulatur und unter bulbären Symptomen (Lähmung von Zunge, Gaumen, Schlund, Kehlkopf) zum Tode führt. Es liegt in diesen Fällen eine neurogene Muskelatrophie spinalen Ursprungs vor. Die motorischen Ganglienzellen der Vorderhörner des Rückenmarks schwinden unter allerlei Degenerationserscheinungen, oft auch nur unter dem Bilde einer einfachen Atrophie, und von diesem Schwund der Zentren ist die Atrophie des peripheren motorischen Neurons, der motorischen Wurzeln und Nerven und der betreffenden zugehörigen Muskeln abhängig (Inaktivitätsatrophie! Wegfall „trophischen" Einflusses?).

Frisch untersucht (Zupfpräparat, Glyzerin) zeigen die einzelnen Muskelfasern bei erhaltener Querstreifung eine mehr oder weniger hochgradige Verschmälerung, also im wesentlichen das Bild einer einfachen Atrophie.

Ein Dauerpräparat (Fig. 244) (Karmin, blaue Gefäßinjektion) zeigt am Querschnitt bei schwacher Vergrößerung einen sehr verschiedenen Umfang der einzelnen Bündel des betreffenden Muskels; normal starke Bündel liegen neben mehr oder weniger an Umfang verkleinerten oder fast völlig atrophierten Bündeln (a, b, c, d, e, f). Die stark atrophischen Bündel (f) zeichnen sich schon bei der schwachen Vergrößerung durch einen bemerkenswerten Kernreichtum vor den wenig oder gar nicht atrophischen Bündeln aus. Das erklärt sich zum Teil aus dem Zusammenrücken der gesamten Kerne auf einen kleineren Raum bei der Atrophie, zum Teil aber aus Wucherungen der Muskelkerne (s. unten). Entsprechend dem atrophischen Zustand vieler Muskelbündel ist auch das Kaliber der im Bündel vereinigten, einzelnen Muskelfasern sehr wechselnd und oft aufs Äußerste reduziert. Viele Muskelfasern sind völlig zugrunde gegangen. Dem allgemeinen Schwund der spezifischen Substanz entspricht eine relative Vermehrung des Bindegewebes (Perimysium internum und externum), das natürlich ebenfalls auf einen kleineren Raum zusammengerückt ist (g). In diesem Bindegewebe sind Nerven (h) nachweisbar. Man kann an ihnen oft Atrophie, sowie relative

Verdickung der bindegewebigen Scheiden nachweisen. An Längsschnitten und bei stärkerer Vergrößerung (Fig. 245) zeigt sich, daß die Querstreifung trotz

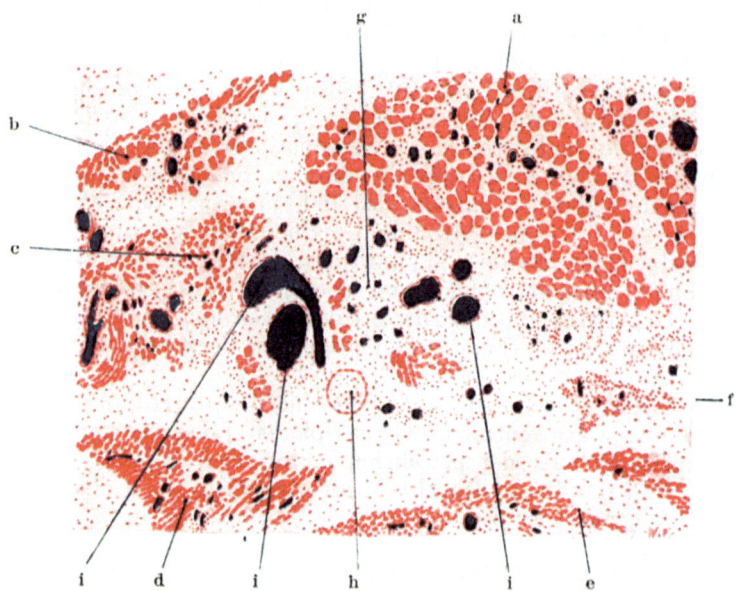

Fig. 244. Spinale progressive Muskelatrophie. Vergr. 50fach.
(Karmin; blaue Gefäßinjektion.)

a Muskelbündel mit nur geringer Atrophie der (quer geschnittenen) Muskelfasern. b Muskelbündel mit sehr verschieden stark reduziertem Kaliber der einzelnen Muskelfasern. c, d, e Stark atrophische Muskelbündel; die Muskelfasern teils quer, teils schräg und längs geschnitten. f Muskelbündel in hochgradigster Atrophie. g Vermehrtes Interstitium an Stelle geschwundener Muskulatur. h Nervenfaserquerschnitt. i Weite (blau injizierte) Blutgefäße.

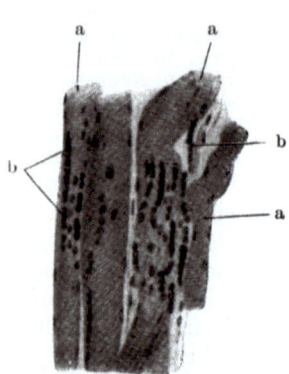

Fig. 245. Spinale progressive Muskelatrophie.
Vergr. 200fach.
(Hämatoxylin-Eosin.)

a Muskelfasern mit guterhaltener Querstreifung in verschieden stark vorgeschrittener Atrophie. b Muskelkernwucherungen; die Kerne zum Teil pyknotisch und zusammengesintert.

hochgradiger Atrophie oft noch prächtig erhalten ist (a). Interessant sind Kernwucherungen an den atrophischen Muskelfasern, die als „degenerative Kernteilungen" aufgefaßt werden. Die atrophische Muskelfaser stellt sich an solchen Stellen dar als eine oft lange Reihe rosenkranzartig angeordneter, kleiner, dunkelgefärbter Kerne (direkte Kernteilung!), die in einer verschwindend geringen Menge von Sarkoplasma eingebettet liegen. Das sind die sog. „Kernfasern" oder „Muskelkernschläuche", die vielleicht „Dauerformen" der atrophischen Muskelfasern darstellen. An diesen Kernen beobachtet man aber häufig degenerative Erscheinungen, Pyknose und Verschmelzung benachbarter Kerne, so daß manchmal ganz bizarr gestaltete Anhäufungen verklumpter Chromatinmassen zu Gesicht kommen. Bemerkenswert ist bei diesem (allerdings sehr schleichend sich abspielenden) Muskelschwund das Fehlen einer irgendwie nennenswerten Reaktion im intermuskulären Bindegewebe.

β) Pseudohypertrophia lipomatosa.

Bei dieser Krankheit handelt es sich um eine juvenile Form der progressiven Muskelatrophie (Typus Erb), welche als schweres, chronisches Leiden im frühen

Kindesalter oder gegen Ende des ersten Jahrzehnts beginnt und nicht selten auf ausgesprochen erblicher Grundlage entsteht. Es gibt verschiedene klinische Formen. Von der Atrophie und Lähmung sind bald mehr die Muskeln der unteren Extremitäten, des Beckengürtels, der Lendenwirbelsäule, des Rumpfes, der Schulter, der Oberarme befallen, bald besonders die Gesichtsmuskeln (Facies myopathica). Man spricht von einer myopathischen Form der Muskelatrophie. Im Rückenmark findet sich nichts Belangreiches. Vielleicht liegt eine kongenitale Entwicklungsstörung, ein Anlagefehler des Muskelsystems vor; vielleicht spielen aber Störungen in der sympathischen und parasympathischen Innervation eine Rolle. Bei dieser juvenilen Form der progressiven Muskelatrophie wird der Schwund der Muskeln häufig maskiert und überkompensiert durch eine starke Fettgewebsbildung an Stelle der geschwundenen Muskelfasern. Das ist die Pseudohypertrophia lipomatosa, welche im frühen Kindesalter beginnt und speziell Waden, Oberschenkel, Beckengürtel ergreift. Die Muskeln sehen unter Umständen beträchtlich vergrößert aus, obwohl sie stark verarmt sind an spezifischer, muskulöser Substanz. Durch das reichliche Fettgewebe erhalten sie eine gelblichweißliche Farbe. Hier liegt neben der Muskelatrophie eine Stoffwechselstörung vor, derart, daß das perimysiale Bindegewebe Fett aufnimmt und sich in Fettgewebe umwandelt. Da das Fettgewebe einen viel größeren Raum beansprucht als das Bindegewebe, ist die Vergrößerung des Muskels verständlich. So ist — auch ohne die Annahme einer Wucherung des perimysialen Gewebes (sog. Vakatwucherung) — die Zunahme des Umfanges des atrophischen Muskels verständlich. Alle diese „Vakatwucherungen" bei Schwund von Organen können auf die Verlangsamung des Kreislaufs und damit der Atmung und des Stoffwechsels der Gewebe zurückgeführt werden; Grundlage ist die Abnahme oder Einstellung der spezifischen Organfunktion.

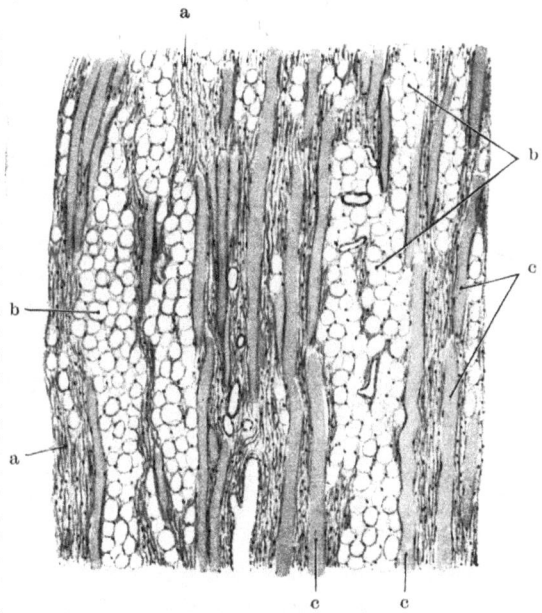

Fig. 246. Pseudohypertrophia lipomatosa musculorum. Vergr. 50fach.
a Relativ vermehrtes, perimysiales Bindegewebe. b Fettgewebe an Stelle geschwundener Muskelfasern. c Muskelfasern mit verschieden stark reduziertem Kaliber.

Frisch untersucht (an Zupfpräparaten) kann man — außer der Atrophie — fibrilläre Zerklüftung, Vakuolisierung usw. der Muskelfasern feststellen; neben atrophischen Fasern findet man hypertrophische. Die eben erwähnten Strukturveränderungen stellen die Erkrankungen mehr in die Reihe der degenerativen Atrophien. An Dauerpräparaten (Fig. 246) (Färbung nach van Gieson) sieht man an Längsschnitten die verschieden stark reduzierte Breite der einzelnen (gelbgefärbten) Fasern (c). Es kommen aber, wie gesagt, gelegentlich auch übernormal kalibrige, also hypertrophische Fasern vor. Viele Fasern sind völlig verschwunden und an ihrer Stelle findet sich (leuchtend rot gefärbtes) Bindegewebe (a), ferner (wabiges) Fettgewebe (b). Stellenweise sieht man fast nichts mehr von spezifischer Substanz, sondern nur fibrilläres Bindegewebe und Fettgewebe. Das Fehlen jeglicher Reaktion im Interstitium ist bemerkenswert.

3. Entartungen.

Wachsartige Degeneration.

Bei Typhus abdominalis kommt (besonders im Rectus abdominis und in den Adduktoren) eine Entartung der Muskelfasern vor, welche Zenker als wachsartige Degeneration bezeichnet hat. Die Muskelblutungen (Muskelhämatome) beim Typhus beruhen auf Zerreißungen der erkrankten Muskulatur und ihrer Gefäße. Auch bei anderen Infektionen (Tetanus, Streptokokkensepsis, Grippe z. B.), ferner bei Verbrennungen, Erfrierungen, auch bei Verschüttungen, wird die wachsartige Degeneration beobachtet. Das Muskelfleisch sieht gelblichweiß, wachsartig oder fischfleischähnlich aus.

Mikroskopisch (Fig. 247) (Karmin) stellt man auf einem Längsschnitt bei stärkerer Vergrößerung an vielen Muskelfasern das Fehlen der Querstreifung, das Hervortreten von Längsstreifung, das Auftreten von fibrillären Längsspaltungen fest. Vielfach sind die Fasern ganz homogen, hyalin, strukturlos und dabei mehr oder weniger gequollen, also verbreitert. Oft kann man an einer und derselben Faser wohl erhaltene Partien mit schönster Querstreifung und Übergänge zu Homogenisierung und Quellung beobachten (a). Charakteristisch sind weiterhin quere Einrisse und Rupturen der Fasern. Die auf diese Weise entstandenen Bruchstücke der Fasern zeigen die bizarrsten Formen: es sind hyaline Blöcke, fibrillär gespaltene, eingerollte Fragmente der kontraktilen Substanz (b). Diese Bilder sind wohl so aufzufassen, daß es bei der Kontraktion der degenerierenden Fasern zu Zerreißungen derselben kommt; dabei werden die Bruchstücke, soweit ihnen noch Kontraktilität zukommt, sich ebenfalls zusammenziehen und sehr mannigfaltige Formen bilden. Die Hyalinisierung, die schon an unzerrissenen Muskelfasern deutlich ist, kann an den zerrissenen Fragmenten noch weitergehen. Die hyaline Umwandlung der Fasern wird im Sinne einer echten (toxisch bedingten) Degeneration der kontraktilen Substanz — als Koagulationsnekrose derselben — aufgefaßt. Manche halten aber die Hyalinisierung der Muskelfasern für den Ausdruck abnormer Kontraktion; die kontrahierten Fasern würden dann durch Antagonisten zerrissen; an den Bruchstücken würde dann sekundär echte Degeneration eintreten[1].

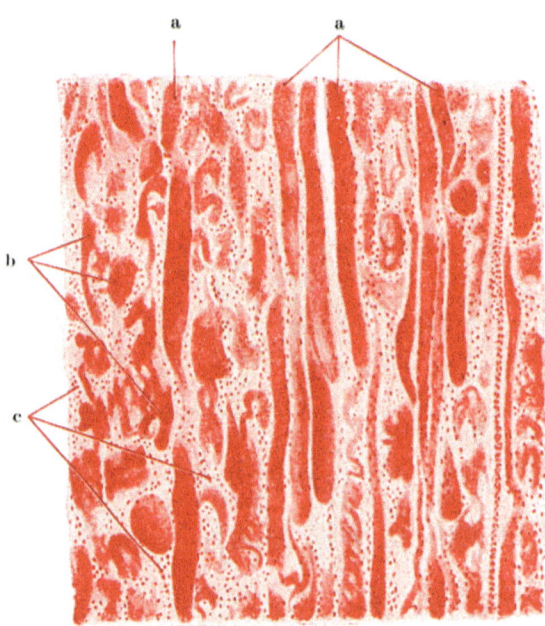

Fig. 247. Wachsartige Degeneration der Körpermuskeln. Vergr. 60fach. (Karmin.)
a Muskelfasern, zum Teil noch quer gestreift, zum Teil gequollen und homogenisiert. b Fragmente hyalin entarteter, zerrissener Muskelfasern. c Zellwucherungen zwischen den zerfallenen Muskelfasern.

Hält man an der Auffassung einer primären Degeneration fest, so erhebt sich die Frage, ob die Toxine direkt schädigend auf die Muskulatur einwirken oder auf dem Umweg über vasomotorische Störungen. Die ausgedehnte

---

[1] Hyaline Quellungen der Muskelfasern sind auch beim sog. Muskelrheumatismus beschrieben worden: sog. Muskelgelose. Sie sollen den klinisch feststellbaren schmerzhaften Verhärtungen der Muskeln und einer Gelbildung im Sinne der Kolloidchemie entsprechen und auf Erkältung zurückzuführen sein. Diese klinischen rheumatischen Muskelknötchen und Knoten sind natürlich etwas ganz anderes als die echte Myositis rheumatica beim Rheumatismus infectiosus, bei welchem man die früher (S. 13) beschriebenen mikroskopischen Zellknötchen findet.

Wachsdegeneration der Muskeln bei Verschütteten, auch an Stellen, die nicht dem Trauma direkt ausgesetzt waren, spricht für vasomotorische Einflüsse (Gefäßspasmen!). Für die Annahme, daß eine primäre Degeneration der Muskelfasern vorliegt, scheint zu sprechen, daß die Veränderung so häufig bei infektiös-toxischen Prozessen auftritt. Betrachtet man die Pathogenese der wachsartigen Degeneration vom Standpunkt einer vasomotorischen Störung, so ist eine einheitliche Auffassung aller Fälle möglich: Vasospasmen können toxisch bedingt sein (Gefäßzentrum!), sie können direkt und reflektorisch auch durch Traumen, Abkühlung usw. hervorgerufen werden. Die ungenügende Blutversorgung wird zu ischämischen Nekrosen führen, denen ungeordnete Kontraktionen vorausgehen können. Die Anordnung der Wachsdegeneration in den Muskeln von Verschütteten weist auf den Gefäßverlauf hin, ein Umstand, der sehr zugunsten der Annahme von Angiospasmen spricht.

In späteren Stadien der Wachsdegeneration kommt es zu Resorption der zerfallenen Muskelmasse unter Beteiligung von jungen Bindegewebszellen und Wanderzellen, jedoch auch der gewucherten Muskelkerne selbst (sog. Sarkolyten). In diesen Stadien sieht man daher reichliche Zellneubildung zwischen den zerfallenen Muskelfasern. Nach Resorption der Zerfallsmassen schreiten junge Muskelzellen zur Regeneration, indem sie sich als Sarkoplasten zugweise aneinanderlegen und miteinander verschmelzen. Innerhalb der so entstehenden Synzytien treten myofibrilläre Differenzierungen auf.

In unserem Präparat (Fig. 247) sind die Kernwucherungen zwischen den zerfallenen Muskelfasern schon bei schwacher Vergrößerung deutlich zu sehen (c); bei starker Vergrößerung findet man neben kleineren, rundlichen und polymorphen Kernen (Lympho-, Leukozyten) größere, ovale, bläschenförmige Kerne; letztere gehören den wuchernden fixen Zellen (Fibroplasten, Myoplasten) an. Die Wucherungen der Muskelkerne stellen sich manchmal in Form von langen Kernreihen dar, die im Sarkoplasma einer zerfallenen Muskelfaser liegen. Oder man sieht ganze Züge von langgestreckten Einzelzellen, die sich innig aneinander legen (Muskelzellbänder).

B. Knochen.

a) Normal-histologische Vorbemerkungen.

An den Knochen können wir das Periost, die eigentliche Knochensubstanz, das Endost und das Mark unterscheiden. Das Periost bedeckt die Oberfläche der Knochen; es besteht aus einer mehrfachen Lage gefäßhaltigen, faserigen Bindegewebes. Beim fertigen Knochen folgt auf die äußere, derbe, hauptsächlich kollagenfaserige, gefäßreiche Lage gegen die Knochenoberfläche hin eine zellreiche, fibroelastische, gefäßärmere Schicht. Beim embryonalen Knochen findet sich ganz zu innerst die sog. Kambiumschichte, welche aus einem gefäßreichen, gallertigen Bindegewebe besteht und (dem Knochen aufliegend) einen saumartigen Belag von knochenbildenden Zellen (Osteoplasten) zeigt. Die inneren Schichten des Periosts sind auch im postembryonalen Leben die Matrix für alle periostale Knochenneubildung. Vom Periost aus ziehen Bindegewebs- und elastische Fasern in die Knochensubstanz hinein: die sog. Sharpeyschen oder durchbohrenden Fasern. Ferner dringen vom Periost her die ernährenden Blutgefäße in den Knochen ein. Die Knochensubstanz besteht aus der verkalkten Grundsubstanz und aus den Knochenzellen. Die Grundsubstanz hat ein homogenes Aussehen; ihr eigentlich fibrillärer Aufbau ist nur mit besonderen Methoden darzustellen. Die Grundsubstanz wird auch als eine die Fibrillen vereinigende „Kittsubstanz" bezeichnet. Die Knochenzellen liegen innerhalb der Grundsubstanz in zackig begrenzten, durch viele feine Ausläufer (Knochenkanälchen, Kanalikuli) untereinander in Verbindung stehenden, kleinsten Höhlen (Knochenhöhlen, Lakunen). Die Zellen sind gestaltlich den Höhlen angepaßt und hängen, wie diese, durch Ausläufer zusammen. Die Knochensubstanz ist zu Lamellen aufgeschichtet[1].

---

[1] Neben lamellösem Knochen gibt es auch sog. geflechtartigen Knochen. Er findet sich sowohl bei der normalen Knochenbildung als auch bei pathologischen Knochenneubildungen und besteht aus einem netzartigen Geflecht von verkitteten Faserbündeln zwischen Gefäßräumen. Er kann zu lamellösem Knochen umgebaut werden.

Diese sind um enge, gefäßführende Kanäle (Haversche Kanäle) konzentrisch angeordnet. Zwischen den konzentrischen (Haversschen oder Spezial-)Lamellen gibt es sog. Schaltlamellen. Unter Grundlamellen (umfassende Lamellen, Generallamellen) versteht man an der äußeren und inneren Oberfläche des Knochens (zu dieser parallel verlaufende) Lamellen. An den Grenzen der einzelnen Lamellensysteme finden sich sog. Kittlinien. Neben den Haversschen Kanälen gibt es Volkmannsche Kanäle; es sind größere, die stärkeren Blutgefäße führende Kanäle, ohne charakteristische Lamellenschichtung der umgebenden Knochensubstanz. Sie heißen auch durchbohrende Kanäle, weil sie die Lamellensysteme regellos kreuzen.

An den Diaphysen der Röhrenknochen unterscheiden wir eine feste, dichte Rinde (Subst. compacta), ferner die netzförmig gebaute, knöcherne Spongiosa (Subst. spongiosa), endlich den Markkanal (Markhöhle). Die kompakte Substanz besteht nur aus Knochensubstanz mit Haversschen und Volkmannschen Kanälen. Gegen die Markhöhle hin löst sich die Kompakta in ein schwammiges, spongiöses System auf: die Knochensubstanz ist hier in verzweigten, ein Netz bildenden „Bälkchen" entwickelt, zwischen denen Markgewebe liegt. Die Bälkchen der Spongiosa haben zwar lamellären Bau, aber keine Haversschen Systeme. Die Spongiosa wird gegen die Markhöhle hin immer weitmaschiger, die Markmasse wird dementsprechend zunehmend größer. Die Epiphysen der Röhrenknochen, die kurzen und platten Knochen zeigen nur eine schmale kompakte Rinde und bestehen sonst ganz aus mehr oder weniger weitmaschiger, Mark enthaltender Knochenspongiosa. Bei den platten Schädelknochen ist die kompakte Rinde quantitativ ungefähr ebenso stark entwickelt wie der spongiöse Teil.

Das Endost ist eine feine bindegewebige Haut, welche die inneren Knochenflächen, also die Haversschen und Volkmannschen Kanäle, sowie die Markräume der Spongiosa auskleidet. Sie ist Matrix für (endostale) Knochenneubildung. In den Haversschen und Volkmannschen Kanälen findet sich außer Blutgefäßen ein zartfaseriges Bindegewebe. Das Mark ist in den kurzen und platten Knochen bis ins Greisenalter, in den langen Röhrenknochen nur im jugendlichen Alter, ein rotes, zelliges, blutbildendes Mark. In vorgeschrittenem Alter wird es in den langen Knochen zu gelbem Fettmark; im Greisenalter verliert es auch das Fett und wird ein saftreiches, zellarmes Bindegewebe (Gallertmark). In hohem Greisenalter kann in Röhrenknochen wieder rotes Mark, in platten und kurzen Knochen Fettmark auftreten. Das rote Mark des fertigen Knochens besteht aus den Zellen der myeloischen Reihe (s. S. 37). Um die zahlreichen weiten Gefäße (Knochenmarkskapillaren und kleine Venen) sind innerhalb der Maschen eines retikulären Bindegewebes kernhaltige und entkernte rote Blutkörperchen (Erythroplasten, Erythrozyten), ferner ungekörnte Myeloplasten, gekörnte Myelozyten und Übergänge zu den gekörnten polymorphkernigen Leukozyten, endlich eigenartige Riesenzellen (Megakaryozyten) mit großen, groblappigen, verzweigten Kernen eingelagert. Lymphozyten finden sich normalerweise nur spärlich. Das Fettmark besteht aus Fettgewebe, in das da und dort Reste myeloischer Zellen eingelagert sind. Das Gallertmark ist ein zartes Bindegewebe, mit verzweigten Bindegewebszellen. Die Blutgefäßversorgung des Markes erfolgt durch die Arteriae nutritiae, welche die Knochenrinde durchbohren und ins Mark eindringen.

Die Entwicklung der Knochen findet einmal durch Wucherung und Differenzierung mesenchymalen Bindegewebes statt (direkte oder primäre Knochenbildung), ferner an der Oberfläche von Knorpel (perichondrale, periostale Knochenbildung, sog. Deck- oder Belegknochen), endlich innerhalb von Knorpel (enchondraler Knochen). Das Wachstum der Knochen nach der Dicke geschieht durch periostale und endostale Neubildung, das Wachstum in der Länge durch enchondrale Knochenneubildung. Diese letztere finden wir vor allem an den knorpeligen Grenzen zwischen Diaphysen und Epiphysen (Fugenknorpel) und an der Knochenknorpelgrenze der Rippen. Untersuchen wir bei wachsenden Knochen diese Knochenknorpelgrenze, so können wir folgende hintereinandergelagerte Zonen unterscheiden: 1. die Zone des ruhenden Knorpels: aus hyaliner Knorpelgrundsubstanz mit eingelagerten Knorpelzellen bestehend (makroskopisch: von weißer Farbe); 2. die Zone des wuchernden Knorpels: unter Zunahme der Zahl und unter allerlei Gestaltsveränderungen der Knorpelzellen entsteht ein zellreicher, an Grundsubstanz relativ armer Knorpel (makroskopisch: grauweiß); 3. die Zone des Säulenknorpels: die Knorpelzellen sind hier stark gewuchert und liegen in parallel gestellten, langen Reihen (Säulen) beieinander. Durch blasige Umwandlung der Knorpelzellen in den Säulen entsteht das Bild des sog. großblasigen Knorpels. Zwischen den Säulen sind schmale Streifen von Grundsubstanz vorhanden (makroskopisch: grau und stark durchscheinend, glasig); 4. die Zone der „provisorischen Verkalkung" und der primären Markraumbildung (makroskopisch: durch eine weißgelbe Linie an der Grenze zwischen Epi- und Diaphyse gekennzeichnet). In dieser Zone verkalkt die Knorpelgrundsubstanz. Die blasigen Knorpelsäulen werden durch junge Gefäße aufgelöst, die, parallel nebeneinander geordnet und von Zellen (Chondroklasten) begleitet, vom Mark her in den Knorpel eindringen[1]. Die Knorpelzellen gehen zugrunde. Es entstehen so nebeneinander gelegene, gefäßhaltige, zellenreiche Räume (primäre Markräume), zwischen denen die verkalkte Knorpelgrundsubstanz in Form von Scheidewänden bestehen bleibt. Diese verkalkten Knorpelpfeiler bilden das provisorische feste Gerüst, auf dessen Oberfläche nun von den Zellen der primären Markräume (Osteoplasten) Knochensubstanz schichtweise abgelagert wird. So entstehen junge Knochenbälkchen, die noch lange Zeit einen Kern verkalkter Knorpelgrundsubstanz inmitten enthalten (Charakteristikum des endochondral gebildeten Knochens!). Durch fortgesetzte Resorptions- und Appositionsvorgänge an diesen Bälkchen entstehen schließlich die fertigen Knochenbälkchen der Spongiosa. Die Knochenrinde wird durch die periostale und endostale Knochenneubildung geliefert.

Bemerkt sei noch, daß unter pathologischen Verhältnissen Periost und Endost auch Knorpel liefern, ja, daß nicht nur spezifische Osteoplasten, also Abkömmlinge des Periosts und Endosts, sondern beliebige Bindegewebszellen an allen Stellen des Körpers (auch unabhängig vom Skelett, in Weichteilen, inneren Organen) Knorpel und Knochen bilden können (Metaplasie). Man sieht dabei auch Übergänge von Knorpel in Knochen und hat von einem metaplastischen Typ der Knochenentstehung gegenüber der oben geschilderten, neoplastischen Form gesprochen. Es liegt aber nicht eine Umwandlung fertigen Knorpels in Knochen unter Persistenz der Zellen vor, sondern es handelt sich um die Wucherung eines indifferenten, zelligen Keimgewebes, das sich hier in Knorpel, dort in Knochengewebe ausdifferenziert. Eine direkte Metaplasie fertigen Knorpels in Knochen gibt es nicht. Wenn bei pathologischen Vorgängen fertiger Knorpel in Knochen umgewandelt wird, geschieht es in ähnlicher Weise wie beim endochondralen Knochenwachstum: d. h. erst wird der Knorpel durch gefäßhaltiges, zelliges Keimgewebe aufgelöst, und auf den Resten der Knorpelgrundsubstanz wird Knochengewebe abgelagert (Ab- und Umbau des Knorpels zu Knochengewebe).

Bei der normalen und noch mehr bei der pathologischen Knochenneubildung kommt neben Anbau auch Abbau des Knochens vor. Der Anbau wird durch die Osteoplasten besorgt. Wie dies geschieht, ist strittig. Ist es eine Art Ausscheidung der knochenbildenden Zellen? Oder wandelt sich das periphere Protoplasma dieser Zellen in Knochengrundsubstanz um, während der Rest der Zelle mit dem Kern zur Knochenzelle wird? Den Abbau besorgen die Osteoklasten; auch sie sind, wie die Osteoplasten, Abkömmlinge des Periosts und Endosts. Nach der Meinung einiger Forscher entstehen sie aus Gefäßendothelien. Die Osteoklasten (Polykaryozyten, Myeloplaxen) sind mehrkernige Riesenzellen. Sie lösen den Knochen auf; man findet sie daher in Ausfräsungen des Knochens, in den sog. Howshipschen Lakunen, vor. Bei pathologischen Auflösungen des Knochens spielt auch noch die diffuse Entkalkung (Halisterese), sowie die Bildung zerstörender Gefäßkanäle (perforierende Kanäle) eine Rolle.

b) Pathologische Histologie.

1. Störungen des Stoffwechsels und der Ernährung.

α) Rhachitis.

An diese Auseinandersetzungen über das Knochenwachstum schließen wir die histologische Untersuchung einer Krankheit an, welche die wichtigste und häufigste Wachstumsstörung des Skeletts ist.

Die Rhachitis ist eine Erkrankung der ersten Lebensjahre. Später auftretende (seltene) Fälle werden als Rhachitis tarda bezeichnet. Die sog. fötale Rhachitis ist ein Prozeß sui generis, der auf Ernährungsstörung der Knorpelfuge beruht (sog. Chondrodystrophie). Auch die Osteogenesis imperfecta ist eine fetale Störung, die aber nicht den Knorpel,

---

[1] Die oben kurz geschilderten Wucherungsvorgänge am Epiphysenknorpel stehen in enger Beziehung zu den sog. Knorpelmarkkanälen (M. B. Schmidt). Das sind vom Perichondrium her in alternierenden Abständen senkrecht eindringende Gefäßkanäle, welche den Epiphysenknorpel in übereinanderliegende „Etagen" zerlegen. Die Wucherung des Knorpels und damit auch die Auflösung und der Umbau desselben zu Knochen erfolgt etagenweise.

sondern das osteoplastische Gewebe betrifft. Beide haben mit der Rhachitis nichts zu tun. Das Wesen der Rhachitis besteht in dem Unvermögen des neugebildeten Knochengewebes, Kalksalze zu binden. Es liegt also eine Stoffwechselstörung vor. Es entsteht kalkarmer oder kalkloser Knochen- sog. Osteoid. Dieser ist weich, nachgiebig. Daher erklären sich die charakteristischen Deformitäten des rhachitischen Skeletts größenteils als Druck- und Zug- (Belastungs-) Deformitäten (Hühnerbrust, plattes Becken, Verbiegungen der Extremitäten, der Wirbelsäule, Kraniotabes, Persistenz der Fontanellen). Daneben spielen osteophytäre Verdickungen durch periostale Wucherung am Schädel und anderen Knochen eine Rolle. An den Stellen des enchondralen Knochenwachstums (Epiphysen) kommt es wegen der Weichheit des neugebildeten Knochenmaterials zu Verschiebungen der Teile gegeneinander. Das hat eine Änderung der statischen Verhältnisse zur Folge, bei deren Ausgleich sich Wucherungen von Knorpel und Osteoid entwickeln. So entstehen an den Grenzen zwischen Epi- und Diaphysen unregelmäßige Verdickungen („Zwiewuchs"), an der Knochenknorpelgrenze der Rippen der sog. rhachitische Rosenkranz. Die Zunahme der Knorpelmassen an den Epiphysengrenzen (Verbreiterung der Wucherungszonen) beruht aber nur zum Teil auf solchen sekundären, statisch bedingten Wucherungen. Zum anderen Teil liegt eine primäre Störung des enchondralen Wachstums vor. Infolge mangelhafter oder fehlender Ausbildung der Verkalkungszone im wuchernden Knorpel entsteht ein unregelmäßiger und verzögerter Abbau des Knorpels. Der Abbau vollzieht sich unter abnorm reichlicher und ungeordneter Gefäßbildung. Die Gefäße stammen zum Teil vom Perichondrium (Knorpelmark), zum Teil vom Knochenmark. Viel unabgebauter Knorpel bleibt bestehen; dazwischen entwickelt sich überall von den pathologisch vermehrten Gefäßen her in völlig ungeordneter Weise ein kalkloses Gewebe (Knorpelknochen, Osteoid). Besonders reichlich häuft sich dieses Gewebe als sog. „spongioide Schicht" an der Grenze gegen die Diaphyse an. Es ist ein Produkt des Endostes und des Knorpelmarkbindegewebes.

Die Bedeutung der Änderung der Statik für die rhachitischen Knochenwucherungen kommt auch bei der periostalen Rhachitis zum Ausdruck. Diese Form steht in einem gewissen Gegensatz zu der enchondralen Rhachitis, weil bei ihr die Auflagerungen und Verdickungen der Knochenrinde vorherrschen, während die Wucherungen an der Epi-Diaphysengrenze zurücktreten. Die stärksten periostalen Anbildungen findet man dabei gerade an den Stellen der größten Druck- und Zugspannung, z. B. an den Stellen der stärksten Durchbiegung der verkrümmten Röhrenknochen. Mit der periostalen Wucherung verbindet sich bei dieser Form der Rhachitis oft eine starke endostale Neubildung. Es entsteht „fibröses Mark" in der Markhöhle der Röhrenknochen und in den Markräumen der Spongiosa und im Zusammenhang damit reichlich ungeordnetes Osteoid, wobei auch schon gebildeter Knochen wieder resorbiert (Osteoklasten!) und durch das neuentstandene Osteoid ersetzt wird. Neben den geschilderten Vorgängen spielen bei der Rhachitis auch Entkalkungsvorgänge (Halisterese) eine Rolle. Die Rhachitis heilt unter Auftreten von Verkalkungszonen mit Ausbildung regulärer enchondraler Knochenneubildung, sowie unter Verkalkung des bereits gebildeten Osteoids. Rückbildung und Auflösung, sowie Umbau der pathologischen Knorpel- und Osteoidwucherungen spielen dabei eine Rolle

Unter den ätiologischen Faktoren spielen Infektionen wohl keine Rolle, wenn es auch gelang, mit einem Diplokokkus bei jungen Ratten rhachitisartige, bei alten Ratten osteomalazieähnliche Störungen am Skelett zu erzeugen. Die Rhachitis als entzündlichen Prozeß anzusehen, liegt keine Veranlassung vor. Der Zusammenhang der Rhachitis der Tiere mit der Domestikation weist nur allgemein in die Richtung einer Stoffwechsel- und Ernährungsstörung. Experimentelle

Untersuchungen haben diese Auffassung bestätigt (Rhachitis bei vitaminarm ernährten Hunden in Verbindung mit Mangel an Belichtung und Bewegung). Heute wissen wir, daß auch bei der Rhachitis des Menschen ein Vitaminmangel vorliegt (Vitamin D = aktiviertes Ergosterin) und daß dabei der Mangel an Sonnenlicht eine große Rolle spielt. Mangel von Kalk in der Nahrung ist nicht entscheidend; er führt auch experimentell nicht zu Rhachitis, sondern zu Osteoporose. Die Bedeutung der inneren Sekretion für die Rhachitis ist noch nicht genügend aufgeklärt. Konstitutionelle Faktoren sind bei der Rhachitis als mitwirkend anzuerkennen.

Betrachten wir einen Durchschnitt durch die Knorpel-Knochengrenze einer entkalkten und mit Hämatoxylin-Eosin gefärbten rhachitischen Rippe (Fig. 248) bei ganz schwacher Vergrößerung, so lehrt die oberflächliche Durchsicht des Präparates, daß statt der normalen regelmäßigen Aufeinanderfolge der Schichten ein vollkommenes Durcheinander der einzelnen beteiligten Gewebe besteht. Wir können zwar eine Zone des wuchernden Knorpels (a), sowie eine Zone des „Säulenknorpels" (b) unterscheiden (die Knorpelmassen dunkelblauviolett gefärbt!). Aber es erscheint nicht nur die Masse des wuchernden Säulenknorpels abnorm groß (verbreiterte Wucherungszone), sondern es ist auch die Abgrenzung der wuchernden Knorpelmassen gegen den knöchernen Abschnitt der Rippe hin durchaus unregelmäßig: in breiteren und schmäleren Zungen springt der Säulenknorpel gegen diesen Abschnitt vor. Von der Ausbildung einer provisorischen Verkalkungszone ist nichts zu sehen.

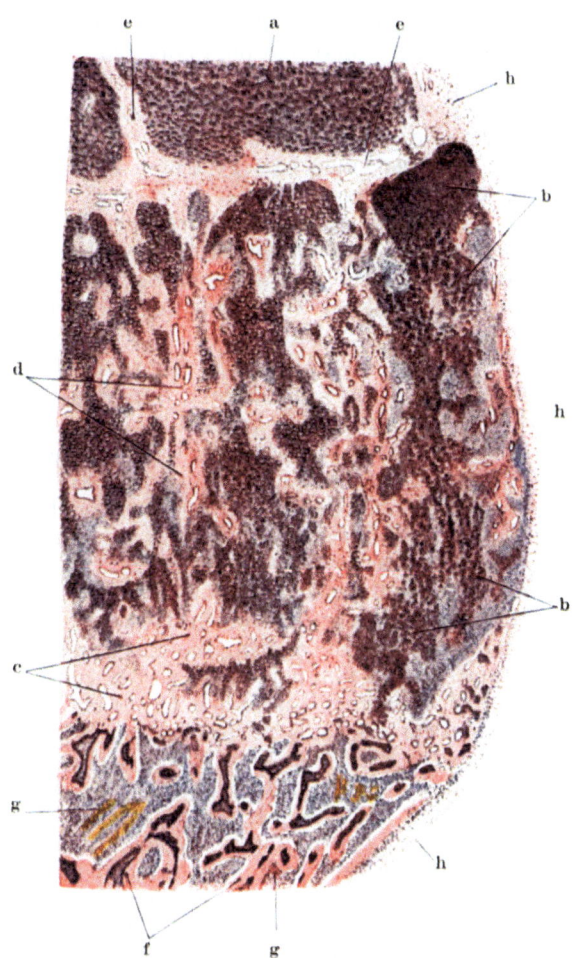

Fig. 248. Rhachitis (Knochen-Knorpelgrenze einer Rippe). Vergr. 10fach. (Hämatoxylin-Eosin.)
a Wuchernder Knorpel. b Säulenknorpel in unregelmäßiger Proliferation. c Gefäßreiches Osteoidgewebe an der Grenze gegen den Rippenknochen (sog. spongoide Schicht). d Osteoidgewebe zwischen wucherndem Säulenknorpel. e Knorpelmarkkanäle. f Knochenbälkchen, zentral mit verkalkter Knorpelgrundsubstanz, peripher mit osteoiden Säumen. g Markgewebe. h Periost und Perichondrium.

Zwischen den dunkelblau gefärbten Massen des Säulenknorpels finden sich überall hellblau und zartrosa gefärbte Massen: erstere bestehen aus Knorpelgewebe, letztere aus gefäßreichem Osteoid (d). Diese Gewebe stehen in augenscheinlichem Zusammenhang mit Gefäßen. Eine ganz abnorme und ungeordnete Vaskularisation der verbreiterten Knorpelwucherungszone ist festzustellen. Gefäße durchsetzen in der Längs- und Querrichtung der Rippe das ganze Gebiet: sie stammen aus dem Knochenmark der Rippe, zum Teil und hauptsächlich sind sie vom Perichondrium (h) her vorgedrungen. Zwischen wucherndem Knorpel und

Säulenknorpel schieben sich solche (quer verlaufende) perichondrale Gefäße wie eine trennende Schicht ein (e). An den wuchernden Säulenknorpel schließt sich eine rosa gefärbte Zone (c) an, die allmählich in die Spongiosa des Rippenknochens übergeht. Diese Zone enthält da und dort blaugefärbte Knorpelherde. Sie ist von Gefäßen reichlich durchsetzt und besteht aus Osteoid. Diese osteoide Zone wird schließlich abgelöst vom spongiösen Rippenknochen, an dem man deutlich Knochenbälkchen (f) mit zwischengelagertem Markgewebe (g) unterscheiden kann. Diese Knochenbälkchen zeigen alle zentral eine dunkelblau gefärbte Substanz (= verkalkter Knorpel) und peripher einen rosa gefärbten Saum (= aufgelagerte, mangelhaft verkalkte Knochensubstanz).

So ist also zwischen knorpeligem und knöchernem Anteil der Rippe ein massiges, aus unregelmäßig gewuchertem, sowie überreichlich vaskularisiertem Knorpel und Osteoid bestehendes Gewebe eingeschoben, das in seiner Gesamtheit eine bedeutende Verdickung der Rippe bedingt (sog. rhachitischer Rosenkranz).

Wenn wir den Weg vom Knorpel bis zur Knochenspongiosa der Rippe mit der starken Vergrößerung durchmustern, so sehen wir im wuchernden Knorpel (a) die Knorpelzellen teils diffus vermehrt, teils zu kleinen Gruppen und Haufen zusammengeordnet. Im Säulenknorpel (b) sieht man die charakteristische, blasige Umwandlung der Knorpelzellen und ihre Aufschichtung in Reihen. Die Gefäße der wuchernden Knorpelpartie sind im allgemeinen weit, von lockerem Gewebe mit rundlichen, länglichen und verzweigten Zellen begleitet (osteogenes Gewebe). Die blaßblau und rosa gefärbten Massen zwischen dem gewucherten Säulenknorpel und an der Grenze gegen den Rippenknochen (c, d) bieten bei starker Vergrößerung ein wechselvolles Bild. Wir finden Stellen, die mit ihrer homogenen (blaßblau gefärbten) Grundsubstanz und den eingelagerten, rundlichen Zellen durchaus an Hyalinknorpel erinnern. Wir finden ferner ein Gewebe, dessen homogene Grundmasse zwar ebenfalls noch blaßblau gefärbt erscheint, dessen Zellen aber die zackige Form der Knochenkörperchen aufweisen (sog. Knorpelknochen). Endlich sehen wir rosa gefärbte Grundsubstanz mit zackigen Knochenkörperchen (kalkloser Knochen, Osteoid). Zwischenformen zwischen den geschilderten Typen gibt es reichlich. Man hat den Eindruck, daß ein osteogenes Keimgewebe sich sehr verschieden, sehr unregelmäßig und unvollkommen ausdifferenziert. Übergänge ausdifferenzierter Typen ineinander gibt es nicht; sie werden nur durch das enge Nebeneinander der verschiedenen histologischen Bilder vorgetäuscht. Überall finden wir gewissermaßen als Zentren dieser knorpeligen und osteoiden Neubildungen Gefäße. Um diese Gefäße herum lassen sich überall Zellen nachweisen (Keimzellen des osteogenen Gewebes). Die spongioide Schicht (c) an der Grenze zwischen Rippenknochen und Knorpelwucherungszone besteht ganz aus Gefäßen mit herumgelagertem Osteoid. An einigen Stellen produziert das osteogene Gewebe in der Umgebung der Gefäße Osteoklastenriesenzellen, die in Howshipschen Lakunen des Osteoids liegen. Hier liegen also Abbauvorgänge vor. Der knöcherne Anteil der Rippe zeigt eine annähernd normale Knochenstruktur. Wir erkennen eine typische Spongiosa mit Knochenbälkchen, zwischen welchen die zellerfüllten Markräume liegen. Das Gewebe in den Markräumen hat die Zusammensetzung des roten, blutbildenden Knochenmarks. Am Perichondrium und Periost der Rippe stellen wir beträchtlichen Reichtum an Zellen fest. Besonders subperichondral finden wir Knorpel und Osteoid, das vom Perichondrium geliefert ist. Die Beteiligung von Periost und Perichondrium an dem Prozeß tritt aber in unserem Fall ganz zurück gegenüber der endochondralen Störung.

β) Osteomalazie.

Die Rhachitis ist eine Erkrankung des wachsenden, die Osteomalazie eine Erkrankung des erwachsenen Skeletts. In beiden Fällen sind die Knochen weich. Es wurde behauptet, der wesentliche Unterschied zwischen beiden Krankheiten bestehe darin, daß bei der Rhachitis der neugebildete Knochen primär kalklos bleibe, während bei der Osteomalazie fertig gebildeter, kalkhaltiger Knochen sekundär entkalkt werde. So würde schließlich in beiden Fällen osteoides, kalkarmes oder kalkloses Gewebe, wenn auch auf verschiedenem Wege, entstehen. Diese Unterscheidung läßt sich in so scharfer Formulierung nicht aufrechterhalten. Wenn man die beiden Krankheiten mit dem Mikroskop verfolgt, findet man viele gemeinsame Züge. Man stellt einerseits bei Rhachitis Bilder fest, die für sekundäre Entkalkung des Knochens (Halisterese) und Auflösung des Osteoids sprechen, andererseits sind bei Osteomalazie nicht nur halisteretische Prozesse nachweisbar, sondern es findet auch Bildung neuen Knochens statt, der von vornherein kalklos ist.

So viel Übereinstimmendes die feineren geweblichen Vorgänge bei beiden Krankheiten darbieten, so wenig wäre es berechtigt, Rhachitis und Osteomalazie miteinander zu identifizieren. Denn wenn man nicht nur mit dem Mikroskop allein, sondern unter Berücksichtigung des gesamten klinischen und grobanatomischen Bildes, sowie vom ätiologischen Standpunkt aus die beiden Krankheiten betrachtet, so wird man die Berechtigung ihrer völligen Selbständigkeit nicht in Zweifel ziehen können. Die Osteomalazie tritt in erster Linie im Zusammenhang mit der Schwangerschaft (Osteomalacia gravidarum, puerperalis) auf. Ein gewisser Grad von Kalkberaubung des Skeletts, ja auch von weichen Osteophytbildungen (vor allem am Schädel) findet sich bei Schwangeren sogar physiologisch. Zweitens unterscheiden wir eine senile Form der Osteomalazie (neben der senilen Osteoporose). Über die Auffassung der sog. infantilen und juvenilen Knochenerweichungen als Osteomalazie oder Rhachitis sind die Meinungen noch geteilt[1].

Was der Osteomalazie ursächlich zugrunde liegt, ob eine Säurebildung, ob vasomotorische Störungen (dauernde Hyperämien) oder Störungen der inneren Sekretion, die sich vielleicht auch vasomotorisch auswirken, ist noch nicht klargestellt. Durch Störungen der Ernährung (kalkarme, vitaminarme Kost) können experimentell Knochenatrophie (Osteoporose) und malazieähnliche Erscheinungen am Skelett erzeugt werden (vgl. auch die sog. Hungerosteomalazie des Menschen). Wenn also auch Ernährungsstörungen eine gewisse Rolle zu spielen scheinen, so stehen sie doch bei der menschlichen Osteomalazie nicht so im Vordergrund wie bei der Rhachitis; der Zusammenhang mit Schwangerschaft und Senium läßt mehr an endokrine Störungen denken.

Grobanatomisch fehlen der Osteomalazie die Verdickungen der Gelenkenden der Knochen, durch welche die enchondrale Rhachitis ausgezeichnet ist. Das ist selbstverständlich, weil wir es ja mit erwachsenen Knochen zu tun haben, bei denen die enchondralen Bildungsprozesse abgeschlossen sind. Bei der Osteomalazie treten die Erweichungen der Knochenmasse in den Vordergrund. Die Knochen können in schweren Fällen eine kautschukartige Konsistenz zeigen und sich nach allen Richtungen hin als biegsam und zusammendrückbar erweisen. Im Zusammenhang damit läßt sich in vielen Fällen neben der Weichheit eine Massenabnahme (Atrophie) der Knochensubstanz, Schwund der Kompakta und Spongiosa, nachweisen, so daß die

---

[1] Da bei manchen periostalen und endostalen Formen der Rhachitis die Bildung weichen Knochengewebes im Vordergrund steht, ist deren Ähnlichkeit mit Osteomalazie anatomisch und histologisch groß, besonders dann, wenn die enchondralen Prozesse ganz zurücktreten (Rhachitis tarda, Spätrhachitis).

weichen Knochen dünne Rinde und grobporige Spongiosa aufweisen. Dem Schwund entsprechend vergrößern sich die Markräume. Teils sind diese letzteren mit rotem Mark ausgefüllt (Osteomalacia rubra), teils enthalten sie Fettmark (Osteomalacia flava). In anderen Fällen ist die Erweichung der Knochen nicht mit einfacher Atrophie der Knochensubstanz, sondern im Gegenteil mit oft mächtiger Neubildung von Knochengewebe verbunden. Aber der neugebildete Knochen bleibt kalklos, weich. Bei diesen Neubildungen findet oft ein ausgedehnter Umbau des Knochens statt. Es resultieren Verdichtungen der Knochen mit Einengung der Markräume. Der neue Knochen entsteht teils durch Ablagerung auf altem Knochen (Osteoplastensäume!), teils wuchert das Mark (Endost), und es bildet sich sog. Fasermark, das sich in ungeordnete osteoide Substanz umwandelt. Wir können also eine atrophierende und eine hyperplastische Form der Osteomalazie unterscheiden. Es kommen auch bei einem und demselben Fall Atrophie und Hyperplasie nebeneinander vor.

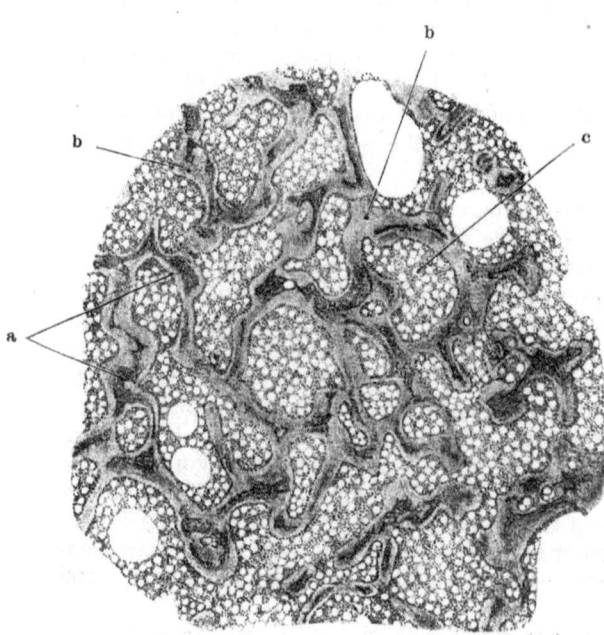

Fig. 249. Osteomalazie (atrophische Form). Vergr. 20fach. (Hämatoxylin-Eosin.)
a Zentral kalkhaltige Teile atrophischer Knochenbälkchen (eines Wirbelkörpers). b Periphere, kalklose (osteoide) Säume der Knochenbälkchen. c Große Markräume mit zellreichem, myeloischem, von Fettzellen durchsetztem Markgewebe erfüllt.

Die osteomalazischen Knochendeformitäten sind Belastungsdeformitäten. Sie bieten ein von der Rhachitis verschiedenes Bild dar: Kartenherzform des Beckeneingangs, starke, manchmal spiralige Verkrümmungen der Extremitäten, seitliche Impressionen des Thorax, Kyphoskoliose, in vorgeschrittenen Fällen Zusammensinken des ganzen Skeletts. Heilung der Osteomalazie kann erfolgen durch Verkalkung der osteoiden Massen und komplizierte An- und Abbauten (Umbauten) des Knochens. Die Knochen sind dann fest geworden, das Knochengewebe verdichtet, kondensiert (Osteosklerose) oder atrophisch, rarefiziert (Osteoporose).

Als mikroskopisches Präparat (Fig. 249) liegt uns ein Durchschnitt durch einen Wirbelkörper bei atrophischer Osteomalazie vor (Hämatoxylin-Eosin). Wir sehen die schmalen (atrophischen) Knochenbälkchen der Wirbelspongiosa und zwischen ihnen die weiten Markräume (c). Die Bälkchen bieten ein sehr charakteristisches Aussehen: jedes Bälkchen hat in seinen zentralen Teilen (a) eine verwaschene Violettfärbung angenommen, während die peripheren Teile (b) rosa gefärbt sind. Die Affinität des Kalkes zum Hämatoxylin hat die Violettfärbung bedingt. Also haben wir hier verkalkte Bezirke der Bälkchen vor uns, während die kalklosen Bezirke nur die Eosinfarbe aufgenommen haben. Bei starker Vergrößerung zeigen sich noch weitere Unterschiede zwischen kalkhaltigen und kalklosen Teilen der Bälkchen. Erstere sind durch typische zackige Knochenkörperchen mit zierlichen Ausläufern ausgezeichnet, während die kalklosen peripheren Säume nur sehr spärliche und kleine (atrophische), rundliche oder längliche Knochenkörperchen ohne Ausläufer aufweisen.

Inwieweit die osteoiden Säume durch sekundäre Entkalkung vorher kalkhaltigen Knochens entstanden sind oder dadurch, daß neuer Knochen gebildet wurde, der von vornherein kalklos blieb, ist eine schwierige und sehr umstrittene Frage. Manche halten alle osteoiden Säume für neugebildeten Knochen. Da die Bälkchen schmal, die Markräume weit sind, ist die Annahme einer halisteretischen Atrophie wahrscheinlicher. Für diese Annahme

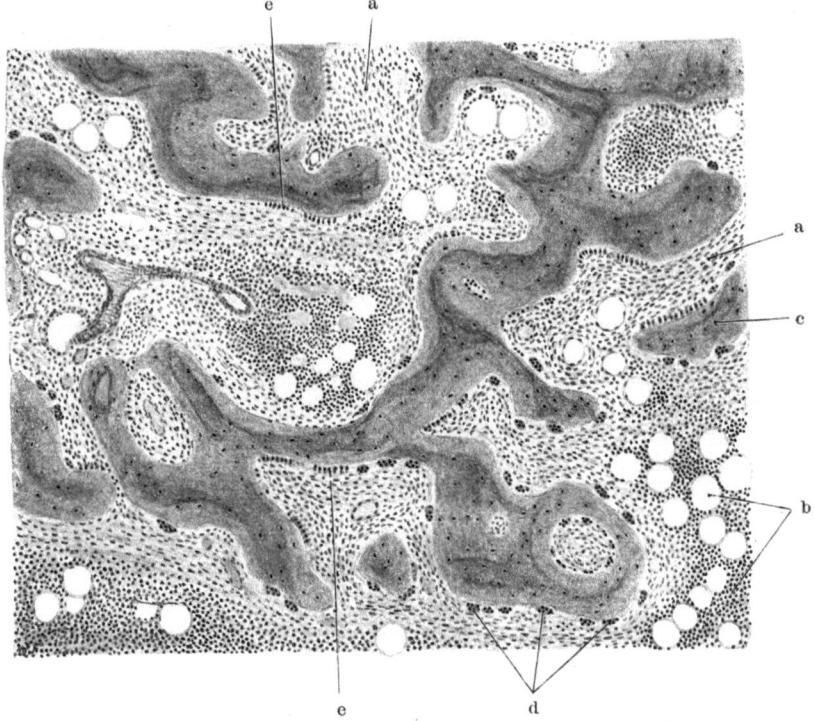

Fig. 250. Osteomalacia hyperplastica (Osteodystrophia fibrosa).
Vergr. 75fach. (Hämatoxylin.)
a Fibröses Mark. b Fettmark mit Resten myeloischen Gewebes. c Knochenbälkchen, zum Teil noch kalkhaltig (dunkelgefärbte Teile), zum Teil osteoid, kalklos (hellgefärbte Teile). d Lakunäre Resorption mit Osteoklasten. e Osteoplastensäume.

wird aber auch ein anderer Befund geltend gemacht. Wir sehen an manchen Bälkchen bei starker Vergrößerung eine Lockerung der Knochensubstanz, eine Art feinster Lückenbildung, welche die Vorstellung einer Auffaserung der Grundsubstanz erweckt[1]. Gerade solche Befunde sind für die Halisterese als charakteristisch angesehen worden. Freilich drückt sich in ihnen nur der mangelnde Kalkgehalt der Grundsubstanz aus, wodurch der fibrilläre Aufbau der letzteren deutlich wird. Solche Bilder können aber sekundär entkalkte Bälkchen ebenso geben wie primär mangelhaft verkalkte. Im Mark zwischen den Bälkchen treffen wir die Elemente der myeloischen Reihe an.

---

[1] Durch besondere Vorbehandlung kann man diese Auffaserungen besser zur Darstellung bringen. Es entstehen dabei infolge Luftfüllung der feineren Spalträume die sog. Recklinghausenschen Gitterfiguren. Man erhält sie durch Einlegen unentkalkter Schnitte in starke Alaunlösung mit darauffolgender Behandlung in doppelkohlensaurem Natron. Hierdurch kommt eine Gasinjektion der Lücken in der Grundsubstanz zustande.

Die lakunäre Resorption (durch Osteoklastenriesenzellen) spielt in unserem Falle eine sehr untergeordnete Rolle. Nur da und dort sieht man bei starker Vergrößerung eine Ausfräsung der Knochenbälkchen, in welcher eine Riesenzelle liegt. Anbau neuen Knochens (durch Osteoplasten) ist nirgends deutlich ausgesprochen; es fehlen typische Osteoplastensäume. Die Ausbildung von Fasermark tritt bei diesen atrophischen Formen der Osteomalazie in der Regel ganz zurück. Findet sich gelegentlich stellenweise faserige Umwandlung des Markes (Endostes), dann kann man gerade an solchen Stellen auch Osteoklasten nachweisen. Auch in unserem Falle sieht man nur zellreiches, blutbildendes Mark mit zahlreichen Fettzellen.

Im Gegensatz hierzu verbinden sich bei den hyperplastischen Formen von Osteomalacia gravis Halisterese und lakunäre Resorption mit osteoiden Neubildungen und fibrösen Wucherungen des Markes zu den buntesten Bildern. Über Beziehungen dieser Formen zur „Ostitis fibrosa", zur sog. lokalen Osteomalazie und zu gewissen Zysten und geschwulstartigen Bildungen der Knochen s. S. 326.

Unsere Fig. 250 stammt von einem Fall von hyperplastischer Osteomalazie. Man sieht neugebildete Knochenbälkchen (c). Die Bälkchen zeigen zentral Färbung mit Hämatoxylin (verkalkter Knochen); peripher haben sie die Eosinfärbung angenommen („osteoide Säume"). Bei stärkerer Vergrößerung sieht man in den verkalkten Teilen schön ausgebildete zackige Knochenhöhlen mit darin liegenden Zellen, während in den unverkalkten osteoiden Teilen der Bälkchen die Knochenhöhlen und -zellen mangelhaft ausgebildet sind. An den Bälkchen sieht man Osteoplastensäume [Anbau von Knochen (e)] und Osteoklasten (d) in lakunären Ausfräsungen der Bälkchen (Abbau). Die Knochenbälkchen liegen in sog. fibrösem Mark (a); daneben sieht man auch Stellen mit myeloischem Fettmark (b).

2. Entzündungen.

α) Akute eitrige Osteomyelitis.

Entzündungen der Knochen können sich im Periost, im Markzylinder der Röhrenknochen, in den Markräumen der Spongiosa und in den Haversschen Kanälen abspielen. Dementsprechend unterscheidet man Periostitis, Osteomyelitis und Ostitis. Die wichtigsten Entzündungen sind die eitrigen. Solche Entzündungen kommen teils durch direkte Infektion von außen (Trauma), teils durch Fortleitung aus der Umgebung, teils auf hämatogenem Wege zustande. Von Erregern werden vor allem Staphylokokken und Streptokokken, ferner Pneumokokken, Typhusbazillen gefunden. Die hämatogenen Entzündungen sind entweder metastatische im engeren Sinne (z. B. Knochenentzündungen bei Typhus abdominalis, bei pyämischer Allgemeininfektion), oder es handelt sich um unbekannte Eingangspforten der Eitererreger mit primärer Lokalisation im Knochen (kryptogenetische Infektion). Auch diese sog. genuinen Formen sind in Wirklichkeit echte Metastasen; nur ist der primäre Herd klein und wird übersehen (Mandeln! Zähne!). Die eitrige Periostitis spielt sich in den tieferen Schichten des Periostes ab und führt zu subperiostalen Eiteransammlungen und zur Abhebung des Periosts; sie kann auf dem Wege der Gefäß- und Knochenkanäle zur Ostitis und Osteomyelitis werden. Die eitrige Osteomyelitis ruft in den Markräumen der (am häufigsten erkrankten) Röhrenknochen rötliche (hyperämisch-hämorrhagische) Endzündungsherde hervor. Oft ist eine diffuse (phlegmonöse) Entzündung des Markes vorhanden. Durch eitrige Schmelzung entstehen Abszesse. Durch Übergreifen der Entzündung auf die Markräume der Spongiosa und die Haversschen

Kanäle wird der Prozeß zur Panostitis und führt wegen Unterbrechung der Ernährung zu Nekrosen der Tela ossea. Letztere verhält sich durchaus passiv. Fortsetzung der Entzündung auf das Periost, auf Meta- und Epiphyse, auf die Gelenke kommen vor. Dauert der Prozeß länger, so entwickelt sich Granulationsgewebe, welches einerseits die Tela ossea auflöst (rarefizierende Ostitis), wobei es vor allem (unter begleitender Eiterung) die Nekrosen sequestiert, anderseits durch Knochenneubildung förmliche knöcherne Grenzwälle gegen die entzündliche Zerstörung schafft (kondensierende Ostitis). Der nekrotische Knochen liegt schließlich als freier Sequester in einer neugebildeten knöchernen Schale, welche die Totenlade genannt wird. Fisteln ("Kloaken") führen von der Totenlade nach außen. Karies (Knochenfraß) nennen wir die rauhen Defekte, die durch Granulationsgewebe an der Oberfläche oder im Innern der Knochen erzeugt werden; Nekrose ist der Tod der Tela ossea. Der kariöse Knochen ist rauh, wie angefressen, zerstört. Die allgemeine Struktur des nekrotischen Knochens ist erhalten; wird der nekrotische Knochen durch Eiterung und Granulationsgewebe (demarkierende Entzündung) aus seiner Umgebung gelöst, so nennt man ihn einen Sequester. Die Sequester sind glatt und nur an den Lösungsstellen angefressen (kariös). Bei chronischem Verlauf sieht man ein höchst kompliziertes Bild, das sich zusammensetzt aus Abszedierung, Fistel- und Sequesterbildung einerseits, aus kariöser Auflösung (Porosierung) des Knochens und aus Neubildungsprozessen (Sklerosierungen, Hyperostosen) anderseits.

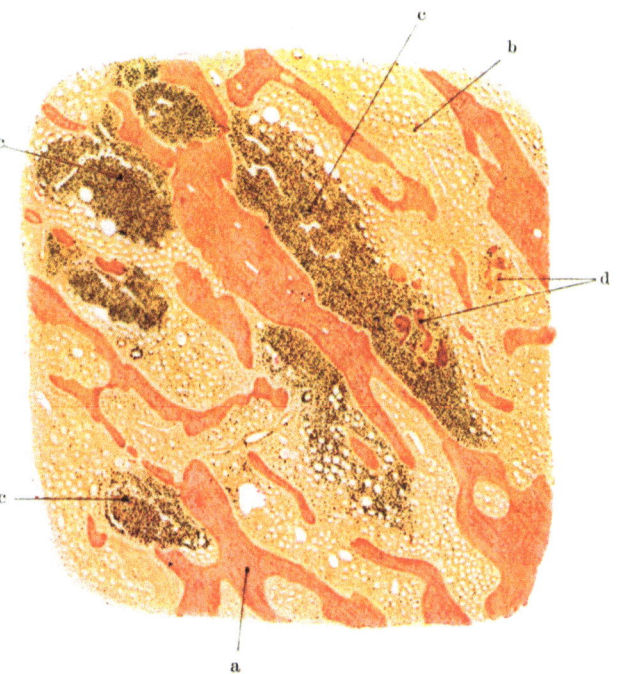

Fig. 251. Akute eitrige Osteomyelitis. Vergr. 14fach. (van Gieson.)
a Knochenbälkchen; in der Mitte ein solches mit teilweise schlechter Kernfärbung (Nekrose). b Fettmark. c Eitrige Entzündungsherde im Mark. d Zerfallene Knochenbälkchen.

Die akute eitrige Osteomyelitis befällt hauptsächlich junge Menschen; vor allem werden die rasch wachsenden Knochen (Röhrenknochen) ergriffen. Die Infektion kann primär vom Periost oder vom Mark der Knochen ausgehen, wobei die epiphysennahen Teile (Metaphysen) besonders bevorzugt sind. Häufig führt die eitrige Osteomyelitis zum Tode durch Allgemeininfektion (Pyämie).

Von einem Fall von frischer eitriger Osteomyelitis stammt unser (nach van Gieson gefärbtes) Präparat (Fig. 251). Der Schnitt zeigt ein Netzwerk von Knochenbälkchen (a) und dazwischen gelegenes Markgewebe (b), also das Gefüge einer Knochenspongiosa. Das Markgewebe hat die Beschaffenheit des Fettmarkes. Die Gefäße des Markes sind sehr weit und stark gefüllt (Hyperämie). Blutungen finden sich. Auflockerungen des Markgewebes zeigen entzündlich-ödematöse Zustände an. Zahlreiche kleinere und größere zellige Herde (c) sind ins Mark eingelagert (Entzündungsherde). An ihrer

Stelle sieht man da und dort Lockerung des Zusammenhanges und Lückenbildung im Gewebe (Einschmelzung, Verflüssigung, Abszeßbildung). Inmitten einzelner Herde findet sich zerfallene Knochensubstanz in Form kleinster, kernloser Bröckel (d). Die Bälkchen der Sponiosa zeigen da, wo sie in die Eiterung einbezogen sind, schlechte Färbung der Kerne der Knochenkörperchen, sowie „leere" Gefäße; es sind nekrotische Bälkchen. Bei starker Vergrößerung erweisen sich alle Entzündungsherde aus polymorphkernigen Leukozyten zusammengesetzt. In der Umgebung der Eiterherde tritt die Struktur des Fettmarkes wieder deutlich hervor. Hier sehen wir die runden Vakuolen der Fettzellen und dazwischen ein stark aufgelockertes Bindegewebe (entzündliches Ödem), das allerlei Zellen aufweist. Zunächst sind es auch hier infiltrierende Leukozyten; dann aber finden sich großkernige Wanderzellen und die blassen, länglichen Kerne von Bindegewebszellen. Vielfach sind diese Zellen stark geschwollen, ihr Protoplasma ist vakuolisiert (hydropische Entartung). An den Knochenbälkchen kann man bei der starken Vergrößerung die teils gute, teils mangelhafte Färbbarkeit der Knochenzellkerne verfolgen; stellenweise sind die Knochenhöhlen leer, d. h. die Knochenzellen sind zugrunde gegangen.

β) Osteodystrophia fibrosa.

Die hierher gehörigen Erkrankungen, die Ostitis deformans (Paget) und die Ostitis fibrosa (v. Recklinghausen), zeigen morphologisch manches Gemeinsame, müssen aber in ätiologischer Hinsicht wahrscheinlich getrennt betrachtet werden. In beiden Fällen handelt es sich um das Auftreten von fibrösem Mark[1] (Endostwucherung) mit verschiedenartigen An- und Abbauvorgängen an schon vorhandenen und an neugebildeten Knochenbälkchen. Der Prozeß wird teils als chronische Ostitis bezeichnet, teils mit dem Namen Osteodystrophie belegt, der über das Wesen der Erkrankung nichts Bestimmtes aussagen will.

Die Paget-Erkrankung tritt vorwiegend im höheren Alter auf. Lieblingssitz ist der Schädelknochen; jedoch sind nicht selten auch andere Teile des Skeletts befallen. Histologisch sieht man einen ausgedehnten Umbau von Rinde und Spongiosa: teils Schwund und Resorption durch Osteoklasten an den alten Bälkchen, teils Anbau von Knochensubstanz auf diesen; daneben ganz unregelmäßige Neubildung von Bälkchen; dazu fibröses Mark, von welchem die Neubildung der Bälkchen ihren Ausgang nimmt. Die neugebildete Knochensubstanz ist kalkarm. Die erkrankten Knochen sind verdickt, verbogen. Die Kompakta verliert durch Umbau an Dichte, die Spongiosa zeigt neben Verdichtung auch Schwund. Sehr bezeichnend für die Paget-Erkrankung ist die sog. Mosaikstruktur der Bälkchen: sie ist bedingt durch unregelmäßige Auflagerungen von lamellöser Knochensubstanz und deren Verbindung durch Kittlinien. Die Ursache der Erkrankung ist nicht bekannt.

Die v. Recklinghausensche Erkrankung (siehe hierzu die Fig. 250) befällt verschiedene Lebensalter und ist im Skelett oft weit ausgebreitet (sog. generalisierte Form); besonders stark pflegen die langen Röhrenknochen befallen zu sein; die Beteiligung des Schädels steht nicht im Vordergrund. Auch hier handelt es sich um einen Umbau von Rinde und Spongiosa unter Auftreten fibrösen Gewebes; auch hier finden sich die Bilder der Resorption vorhandener Bälkchen und daneben die Bildung neuen Knochens, der lange

---

[1] Das Auftreten von Fasermark ist nicht etwa charakteristisch für die Formen der Osteodystrophia fibrosa. Fasermark kommt bei den verschiedensten Knochenerkrankungen vor.

kalklos bleibt. Mosaikstrukturen kommen vor, beherrschen aber nicht so sehr das Bild wie bei der Pagetschen Erkrankung. Die Knochen neigen zu Frakturen; neben Schwund zeigen sich Verdichtungen, Deformierungen, Verbiegungen. Die Ostitis fibrosa kommt auch lokalisiert vor; durch Zerstörung des Knochens und Zerfall des neugebildeten Gewebes können Zysten entstehen, ferner sog. braune Tumoren mit Riesenzellen, ähnlich der Riesenzellenepulis (s. S. 399). Ursächlich liegt vielleicht eine Störung der inneren Sekretion vor (Geschwülste der Epithelkörperchen!). Besonders die

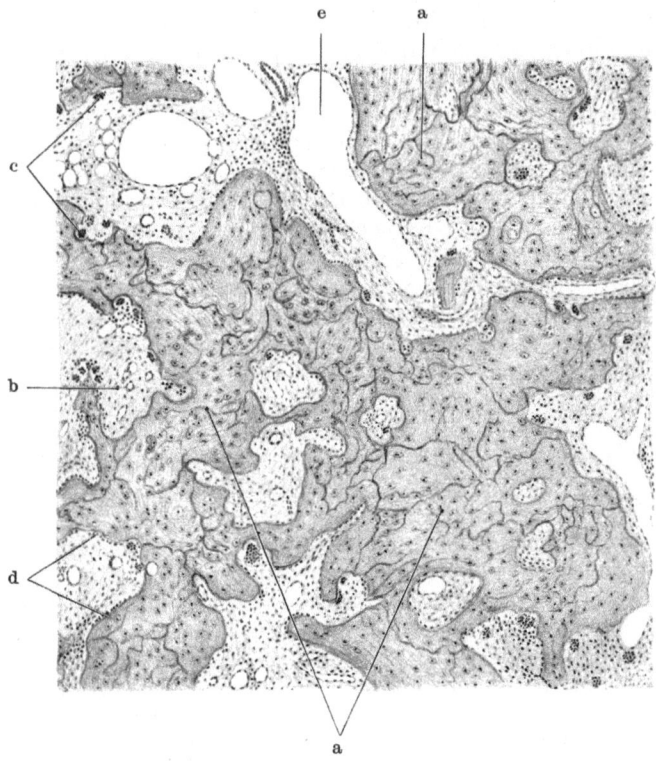

Fig. 252. **Pagets Knochenerkrankung.** Vergr. 45fach. (Hämatoxylin.)
a Neugebildete Knochenbälkchen mit deutlicher Mosaikstruktur. b Fibröses Mark. c Osteoklasten. d Osteoplasten. e Weite Blutgefäße.

Recklinghausensche Erkrankung steht der Osteomalazie nahe. Wenn der Prozeß nicht systematisiert, sondern lokalisiert in einem Knochen auftritt, hat man auch von lokaler Osteomalazie gesprochen (s. S. 324).

Von einem Fall von Pagets Knochenerkrankung stammt unsere Fig. 252. Man sieht neugebildete Knochenbälkchen mit sog. Mosaikstruktur (a). Die Bälkchen zeigen nach verschiedenen Richtungen verlaufende „Kittlinien", welche der Ausdruck von ganz unregelmäßigen Appositionsvorgängen sind. An den Bälkchen kann man sowohl Anbauvorgänge (Osteoplasten reihenartig dem Knochen aufgelagert [d]) als auch Abbauvorgänge (Osteoklasten [c]) sehen. Die Bälkchen liegen in fibrösem Mark [gewuchertem Endostgewebe (b)], welches auch die Matrix für die Knochenbälkchen ist.

Bei der (senilen) Spondylitis deformans liegt eine primäre Degeneration der Bandscheiben der Wirbelkörper der Brust- und Lendenwirbelsäule vor. Durch Verlust dieser elastischen Stoßdämpfer entstehen Verdichtungen der Knochensubstanz der Wirbelkörper und Wucherungen von Knochensubstanz an deren

Rändern. Diese Randauswüchse verklammern sich gegenseitig und verschmelzen auch miteinander. So kommt es neben Kyphose zur Versteifung der Wirbelsäule.

Die **Spondylitis ankylopoetica (Bechterew)** ist eine Gelenkerkrankung. Die Gelenkverbindungen der Wirbel untereinander und mit den Rippen, die Bänder, die Bandscheiben verknöchern. Die Wirbelsäule ist in einen steifen Bogen verwandelt.

3. Spezifische Entzündungen.

α) Knochentuberkulose.

Die Infektion der Knochen mit Tuberkelbazillen erfolgt zumeist auf dem Blutweg (hämatogene, metastatische Tuberkulose). Doch gibt es auch aus der Umgebung direkt fortgeleitete und lymphogene Knochentuberkulosen.

Der tuberkulöse Prozeß kann sich im Periost entwickeln. Das Periost wird entzündlich verdickt, und es entstehen Herde eines graurötlichen, tuberkulösen Granulationsgewebes, welches verkäsen und erweichen kann, so daß sich periostale und subperiostale, sog. kalte Abszesse entwickeln. Im eigentlichen Bereich dieser Herde ist die Knochenrinde kariös, in der Umgebung kann sich eine reaktive Knochenneubildung finden. Die periostalen kalten Abszesse können auf die Umgebung des Knochens übergreifen und (teils der Schwere folgend, teils auf dem Wege des geringsten Widerstandes sich verbreitend) zu sog. Kongestionsabszessen werden. Die periostale Tuberkulose entsteht selten primär; meist entwickelt sie sich im Anschluß an einen ostitischen oder osteomyelitischen Knochenherd.

Die Osteomyelitis und Ostitis tuberculosa lokalisiert sich selten in der Diaphyse der langen Röhrenknochen. Viel häufiger entsteht sie in den spongiösen Epiphysen. Daraus erklärt sich das häufige sekundäre Ergriffenwerden der Gelenke bei Knochentuberkulose. Ferner findet sich die Tuberkulose in den Spongiosen der kurzen Röhrenknochen und der kurzen und platten Knochen. Es entstehen unter entzündlicher Wucherung des Endostes und des Markbindegewebes rötlichgraue Herde tuberkulösen Granulationsgewebes oder gelbweiße, käsige Bezirke. Die granulierenden Formen sind die relativ gutartigen, Verkäsung kann ausbleiben (fungöse Formen); tritt Verkäsung und Erweichung ein, so entstehen umschriebene Kavernen oder (bei Sekundärinfektion) Abszesse. Rascher progrediente Formen sind die käsigen Entzündungen. Hier kann sich neben den besonders intensiven entzündlichen Erscheinungen epitheloides Gewebe entwickeln oder auch ganz fehlen. Die Verkäsung tritt frühzeitig ein und schreitet rasch vorwärts. Es entstehen umfangreiche käsige Herde, die dann erweichen oder auch richtig vereitern können. Die fungösen, granulierenden Formen resorbieren das Knochengewebe ausgiebig (Karies), die käsigen bringen es (durch Stillstand der Zirkulation) zu Nekrose (Sequesterbildung). Reaktive (periostale und endostale) Knochenneubildung (Gegensatz zur Lues!) begleitet die tuberkulösen Prozesse in der Regel in nur sehr beschränktem Maße; es herrscht also die Zerstörung vor.

Das Bild der tuberkulösen und käsigen Osteomyelitis ist oft kompliziert durch das Übergreifen des Prozesses auf das Periost, auf die Gelenke, auf Synarthrosen und Bandscheiben mit Zerstörung dieser Teile, durch allerlei fistulöse Durchbrüche im Anschluß an die Bildung tuberkulöser Knochenabszesse, durch Kombination mit kalter Abszeßbildung in der Umgebung usw. Kleine Röhrenknochen können durch fortgesetzte Zerstörung von innen und durch schritthaltende Knochenapposition von außen stark blasig aufgetrieben werden (Spina ventosa); ganze Wirbel können zerstört werden und unter der Last des Körpers zusammenbrechen (Gibbusbildung).

Diese kurze Skizze des grobanatomischen Bildes der Knochentuberkulose sollte vorausgeschickt werden zur Ergänzung des Verständnisses unseres mikroskopischen Präparates von Tuberkulose eines Wirbelkörpers. Wir sehen hier bei schwacher Vergrößerung (Fig. 253) die Knochenbälkchen (a) der Spongiosa mit dazwischen liegendem Mark (b). Die im Mark gelegenen spezifischen Entzündungsprodukte sind als rundliche Einlagerungen eines zelligen Gewebes (Tuberkel) zu erkennen (c). Einige dieser Einlagerungen (d und e), die aus Wucherungen des Endostes oder des Bindegewebes und der Gefäße des Marks hervorgegangen sind, zeigen schlechte oder ganz fehlende Kernfärbung (käsige Nekrose). Neben der Bildung distinkter Tuberkel tritt das spezifische Gewebe auch in diffuser Ausdehnung im

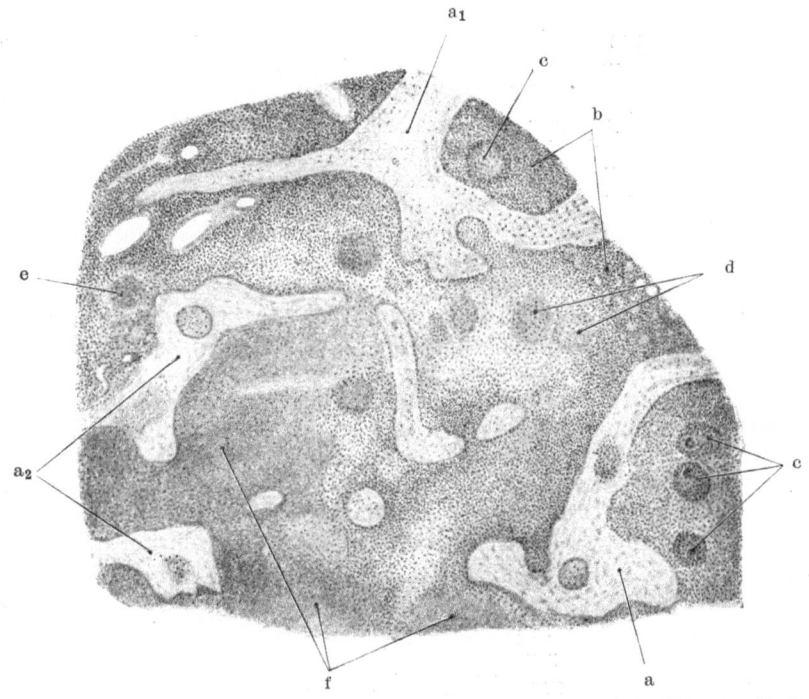

Fig. 253. Osteomyelitis und Ostitis tuberculosa (Wirbel). Vergr. 25fach. (Hämatoxylin-Eosin.) a Knochenbälkchen. a_1 und a_2 Nekrose derselben. b Markgewebe. c Tuberkel mit Riesenzellen. d und e Tuberkel in Verkäsung. f Diffus verkäste Stelle.

Mark auf, z. B. rings um die Tuberkel (bei d). Auch diese diffusen Wucherungen sind vielfach verkäst, und man findet ausgebreitete Gebiete käsiger Nekrose (f) mit eingeschlossenen, nekrotischen Knochenbälkchen. Die Knochenbälkchen sind nur zum Teil gut erhalten. Manche Bälkchen lassen die Nekrose schon bei schwacher Vergrößerung an der mangelhaften Färbung der Zellkerne erkennen (a_1). Ferner sieht man Tuberkelbildung innerhalb der Bälkchen (a_2). Es sind erweiterte Haversche, Volkmannsche oder perforierende pathologische Gefäßkanäle, in welchen der tuberkulöse Prozeß vorgeschritten ist. Das noch erhaltene Markgewebe (b) ist zellreiches Mark mit wenig eingelagerten Fettzellen. Bei starker Vergrößerung erweisen sich die knötchenförmigen und diffusen tuberkulösen Wucherungen zusammengesetzt aus blaßkernigen, epitheloiden Zellen und Riesenzellen. Die käsigen Gebiete zeigen ausgedehnten Kernzerfall (Karyorrhexis) oder völliges Fehlen von Kernen. Die Grenzen zwischen tuberkulösem Granulationsgewebe und normalem Mark sind auch bei starker Vergrößerung schwer zu bestimmen. Der Übergang ist ein ganz allmählicher: reichliche Lymphozyteninfiltration führt aus den epitheloidzelligen Gebieten in das angrenzende, sehr zellreiche (hyperplastische) Markgewebe, in welchem wir alle Elemente des myeloischen Parenchyms wiederfinden. Wo das tuberkulöse Gewebe an Knochenbälkchen angelagert ist, sieht man Resorptionslakunen. Hier hat sich das tuberkulöse Granulationsgewebe selbst in die Knochensubstanz eingegraben (ohne Osteoklastenbeteiligung): das sind Bilder der rarefizierenden Ostitis. Knochenneubildung in Form von Osteoplastensäumen an den Knochenbälkchen ist in der Umgebung der tuberkulösen Herde zu finden.

β) Osteochrondritis luetica.

Die Syphilis manifestiert sich nicht selten am Knochen. Bei der tertiären Lues der Erwachsenen finden wir in der Marksäule der Röhrenknochen oder in den Spongiosen (Epiphysen) gummöse, grau durchscheinende Knoten, im Bereich derer die Knochensubstanz zerstört ist. Verkäsung dieser Gummen ist weniger ausgesprochen, als deren narbig-fibröse Umwandlung. Neben dieser gummösen Osteomyelitis und Ostitis kennen wir eine Periostitis gummosa. Sie findet sich besonders am Schädeldach. Glasige, graue Verdickungen des Periosts zeigen das gummöse Granulationsgewebe an, welches auf den Knochen übergreift und ihn mannigfach zerstört (Caries sicca). Eiterung mit Nekrosen (Sequesterbildungen) können sich hinzugesellen. Bei diesen gummösen Prozessen, bei welchen die Spirochaeta pallida nur selten nachweisbar ist, spielen neben den Zerstörungen auch reaktive Knochenwucherungen eine große Rolle — ein Gegensatz zur Tuberkulose der Knochen! Solche Knochenwucherungen können bei Luetikern auch mehr selbständig, d. h. ohne vorausgehende gummöse Destruktionen sich entwickeln; sie führen unter dem Bild einer histologisch unspezifischen chronischen Entzündung zu oft sehr bizarren periostalen Auflagerungen (Exostosen, Hyperostosen), sowie zu endostalen Verdichtungen (Sklerosierungen) der Knochen (Schädel, Tibia).

Bei angeborener Syphilis findet man charakteristische Zeichen der intrauterinen luetischen Infektion an Haut (Pemphigus), Lunge (Pneumonia interstitialis sive alba), Leber (Hepatitis interstitialis, manchmal mit miliaren oder größeren Gummenbildungen), Pankreas (Induration). Milz (entzündliche Hyperplasie), Nase (Rhinitis purulenta, ulcerosa) usw. Eine überaus typische Veränderung an den Knochenknorpelgrenzen des Skeletts soll hier genauer betrachtet werden. Sie wird als Osteochondritis bezeichnet und ist manchmal das einzige anatomische Zeichen der angeborenen Lues. Makroskopisch wird sie an unregelmäßig gestalteten, gelblich gefärbten Zonen erkannt, die sich an der Epi-Diaphysengrenze und an der Knochenknorpelgrenze der Rippen eingelagert zeigen. Im Bereich dieser pathologischen Zonen kann es zur Lösung der Epiphysen kommen.

Mikroskopisch findet man (besonders bei frühinfizierten Totgeburten) Verbreiterungen der provisorischen Verkalkungszone mit undeutlicher Abgrenzung gegen die Diaphyse. Hier handelt es sich um eine Störung der endochondralen Ossifikation. Der Abbau des Knorpels durch die Markgefäße, also die Bildung der primären Markräume, erfolgt, ohne daß eine entsprechende Ablagerung von Knochengewebe auf den Pfeilern der verkalkten Knorpelgrundsubstanz eintritt. So entstehen breite Zonen verkalkter Knorpelgrundsubstanz in gitterförmiger Anordnung (sog. Kalkgitter). Bei später einsetzender Infektion entwickelt sich im Knorpel ein von den Knorpelmarkkanälen ausgehendes, echt gummöses oder mehr einfach entzündliches Granulationsgewebe. Durch die Entwicklung dieses Gewebes wird die endochondrale Ossifikation (Bildung der primären Markräume) gehemmt.

In dem Granulationsgewebe sieht man wenig oder gar keine endochondral entstandenen Knochenbälkchen. Kalkgitter finden sich auch hier. Mit diesen osteochondritischen Prozessen vergesellschaftet (jedoch auch für sich allein auftretend) können periostale Knochenneubildungen am Skelett (vor allem an den Röhrenknochen, selten am Schädel) entstehen, die zu oft eigenartig geschichteten knöchernen Auflagerungen (Verdickungen) führen.

Ein typischer Fall von luetischer Osteochondritis zeigt uns auf einem senkrechten Durchschnitt durch die Epiphysen-Diaphysengrenze eines Femur bei sehr schwacher Vergrößerung folgendes Bild (Fig. 254). Wir unterscheiden eine unregelmäßig gewucherte Knorpelzone [Epiphysenknorpel (e)]. Es folgt weiter eine breite Schicht zellreichen Gewebes (c), innerhalb dessen wir auch ungefärbte, nekrotische (verkäste) Stellen finden. Diese Schicht entspricht der Entwicklung gummöser Granulationen; sie ist vor allem gegen die Epiphyse hin sehr unregelmäßig begrenzt. In diese Granulationsschicht eingelagert findet sich stellenweise eine Zone reichlicher Verkalkung, welche durch dunkelblauviolette Färbung gekennzeichnet ist (d). Die verkalkten Massen (verkalkter Knorpel) bilden zum Teil sehr zierliche Netze (sog. Kalkgitter). Endlich folgt die Spongiosa der Diaphyse mit ihren Knochenbälkchen (a) und Markräumen (b). Periost und Perichondrium sind verdickt und in zelliger Wucherung befindlich. Bei starker Vergrößerung interessiert uns vor allem das subchondrale gummöse Granulationsgewebe. Es besteht aus

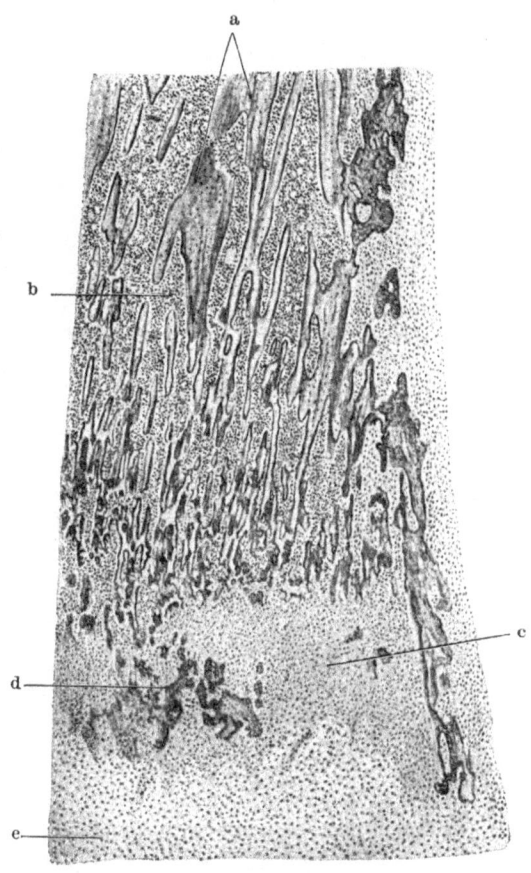

Fig. 254. Osteochondritis luetica. (Femur.) Vergr. 20fach. (Hämatoxylin-Eosin.)
a Spongiosa der Diaphyse. b Markräume der Diaphyse. c Gummöses Granulationsgewebe. d Kalkgitter im Granulationsgewebe. e Wucherungszone des Epiphysenknorpels.

Gefäßen und Zellen. Letztere sind relativ kleine Granulationszellen (Fibroplasten) und Lymphozyten oder Plasmazellen; daneben finden sich gelegentlich auch Riesenzellen. Diese gummöse Zone schließt an der Grenze gegen die Diaphyse auch einige Knochenbälkchen ein; sie sind zumeist nekrotisch. Die Kalkgitter zeigen bei starker Vergrößerung dunkelblau gefärbte (verkalkte) Knorpelbälkchen, zwischen welchen (den primären Markräumen entsprechend) sich Gefäße und Zellen finden. Auch dieses Gewebe ist zum Teil gummöses Granulationsgewebe; nicht selten finden sich auch hier die Zeichen der Nekrose. Die Aufschichtung von Knochensubstanz auf den verkalkten Knorpelbälkchen ist gering oder fehlt gänzlich. Dementsprechend sind Osteoplastensäume auf den Kalkgittern unvollkommen oder gar nicht ausgebildet. Die Knochenbälkchen der Diaphyse zeigen nichts besonderes. Das Mark ist zell- und gefäßreiches, jugendliches (blutbildendes) Mark.

γ) Aktinomykose.

Zu den spezifischen Granulomen werden auch die durch den Strahlenpilz (Aktinomyzes) hervorgerufenen Entzündungen gezählt. Näheres über diesen Pilz und die durch ihn hervorgerufenen Veränderungen s. später S. 344. Der Pilz erzeugt Eiterung und Wucherungen eines Granulationsgewebes,

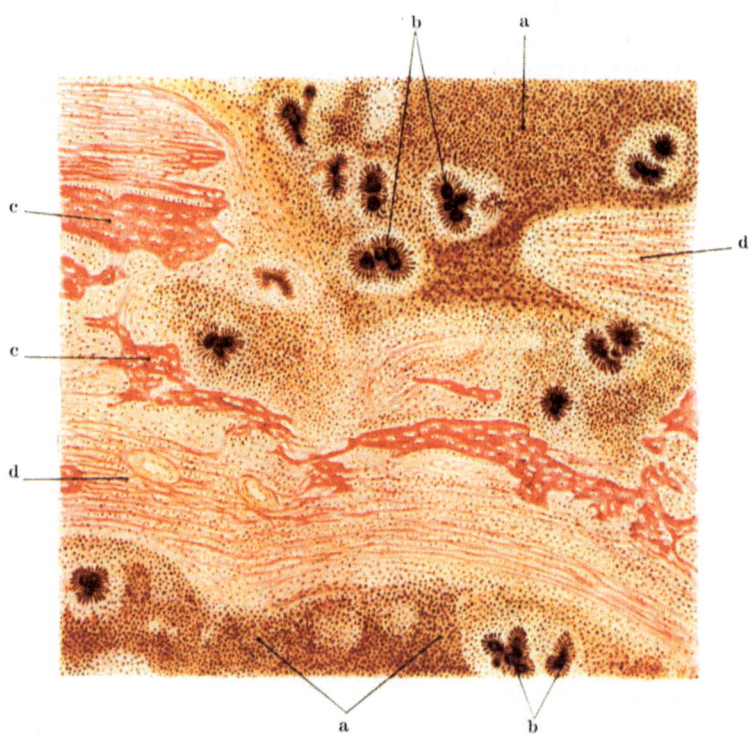

Fig. 255. Aktinomykose (Oberkiefer vom Kaninchen). Vergr. 75fach.
a Abszesse. b Pilzdrusen, von Granulationsgewebe umgeben. c Knochenbälkchen, zum Teil von Osteoplastensäumen umgeben. d Neugebildetes Bindegewebe.

welches durch reichliche lipoidspeichernde Zellen ausgezeichnet ist. Der Knochen wird entweder von außen (vom Periost her) oder von innen (von den Zahnalveolen her oder metastatisch) ergriffen. Im ersteren Fall wird das Periost in ein eiterndes Granulationsgewebe umgebildet und die Granulationen fressen den Knochen an (Karies). In ähnlicher Weise wird im zweiten Fall der Knochen von innen her zerstört, indem sich eine eitrige und granulierende Osteomyelitis entwickelt. Diese zentrale Form findet sich hauptsächlich bei gewissen Tieren (z. B. beim Rind). Die Knochen (in erster Linie die Kiefer) sind schließlich mächtig aufgetrieben, außen und innen kariös, von Abszessen und Fisteln (Kloaken) durchsetzt. Neben der oft sehr ausgedehnten Zerstörung des Knochens spielt eine reaktive Knochenneubildung eine nur geringe Rolle. Unser Bild (Fig. 255) stammt von einer Kieferaktinomykose des Kaninchens. Wir sehen Abszesse (a), welche von Pilzdrusen (b) umgeben sind. Die Eiterzellen der Abszesse sind größtenteils zerfallen, ihre Kerne nicht mehr färbbar. Die Pilzdrusen sind alle von einem

Wall von Granulationsgewebe umgeben. Bei starker Vergrößerung erkennt man sehr deutlich den peripheren Strahlenkranz der Drusen und die Granulationszellen, deren größere hauptsächlich dem Typ der histiozytären Makrophagen angehören. Zwischen den Abszessen findet sich wucherndes Bindegewebe in allen Übergängen von Granulationsgewebe zu fibrösem Narbengewebe (e). Reste der Knochenbälkchen des Kiefers (c und d) sind an einigen Stellen zu sehen.

C. Gelenke.

a) Normal-histologische Vorbemerkungen.

Die Gelenkenden der Knochen haben einen Überzug aus hyalinem Knorpel. Einige Gelenke (Rippen, Klavikula, Kiefer) zeigen Faserknorpel. Die Gelenkknorpel sind gefäßlos. An ihrer Grenze gegen den Epiphysenknochen hin (sog. subchondrale Zone) findet sich eine Zone verkalkten Knorpels. Das Perichondrium überzieht die Gelenkknorpel nur an ihren seitlichen Teilen. Die Gelenkkapsel besteht aus einer äußeren fibrösen und einer inneren synovialen Schicht; letztere besteht aus Bindegewebe mit vielen elastischen Fasern und aus reichlichen Blut- und Lymphgefäßen. Die Synovialhaut ist mit flachen Deckzellen in ein- oder mehrfacher Schicht bedeckt (Endothel). An den Rändern der Gelenkflächen bilden sie Zotten, welche aus Bindegewebe und Gefäßen bestehen und ebenfalls endothelial bekleidet sind. Den Inhalt der Gelenkhöhlen bildet die Gelenkschmiere (Synovia), ein Sekret der Synovialmembran.

b) Pathologische Histologie. Entzündungen.

Arthritis.

Die Klassifikation der Gelenkentzündungen bereitet große Schwierigkeiten, besonders wenn es sich um chronische Prozesse handelt. Bei diesen chronischen Entzündungen ist formalgenetisch nicht immer klar zu entscheiden, in welchem Umfang sie aus primärer Entzündung hervorgehen oder primären atrophischen und degenerativen Veränderungen ihre Entstehung verdanken. Auch in kausalgenetischer Hinsicht sind unsere Kenntnisse hier noch vielfach mangelhaft. Die akute Arthritis kann durch direkte, fortgeleitete und metastatische Infektion entstehen. Das unter Rötung und Schwellung der Synovialis auf die Innenwand der Gelenke und in die Gelenkhöhle abgesetzte Exsudat kann serös, serofibrinös und eitrig sein. Bald ist nur ein Gelenk, bald sind mehrere Gelenke oder nahezu alle befallen. Die Entzündung kann auf die Synovialis beschränkt sein, oder sie ergreift auch die Kapsel und Umgebung der Gelenke, wie z. B. bei der Polyarthritis rheumatica (Gelenkrheumatismus), bei welcher auch die früher erwähnten Rheumatismusknötchen und fibrinoiden Quellungen des Bindegewebes gefunden werden. Bei den eitrigen Entzündungen wird oft auch der Gelenkknorpel zerstört, und der Prozeß kann dann auf den Knochen übergreifen; daneben können sich paraartikuläre Phlegmonen und Abszesse bilden. Werden die entzündlichen Prozesse chronisch, so bilden sich je nach der Größe des Schadens, welchen die akute Entzündung gesetzt hat, entweder nur bindegewebige Verdickungen und Schrumpfungen der Gelenkkapseln aus, oder es kommt auch zu bindegewebigen oder knöchernen Verwachsungen der Gelenkflächen (Ankylosen) mit funktionellem Umbau der Knochen.

Von den mehr als selbständige Erkrankungen imponierenden chronischen Gelenkentzündungen, bei welchen Ergüsse in die Gelenkhöhle keine Rolle spielen, sei das Malum coxae senile erwähnt; hier findet man primäre Atrophie und Degeneration des Gelenkknorpels mit Bildung von Knorpeldefekten; sekundär treten Kapselverdickungen und funktionell bedingte

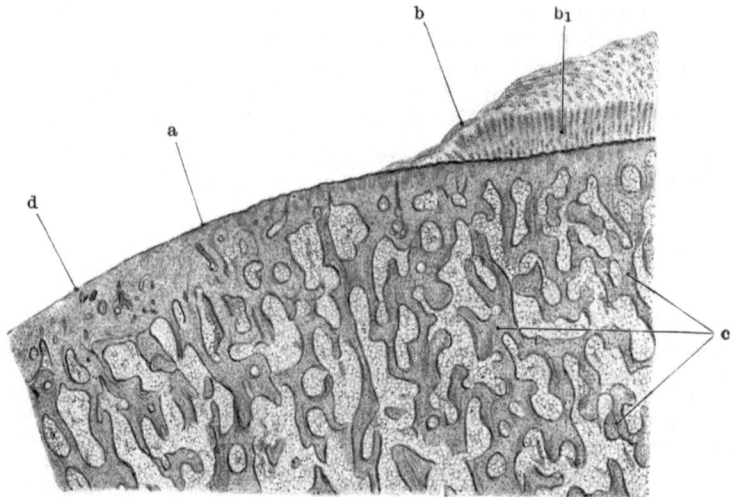

Fig. 256. **Arthropathia deformans.** Vergr. 10fach. (Hämatoxylin.)
a Völliger Schwund des Gelenkknorpels. b Noch erhaltener, oberflächlich in Auflösung begriffener, in der Tiefe aber noch wuchernder Gelenkknorpel (b_1). c Spongiosa der Epiphyse. d Zone verdichteten Knochens unterhalb der knorpelfreien Oberfläche.

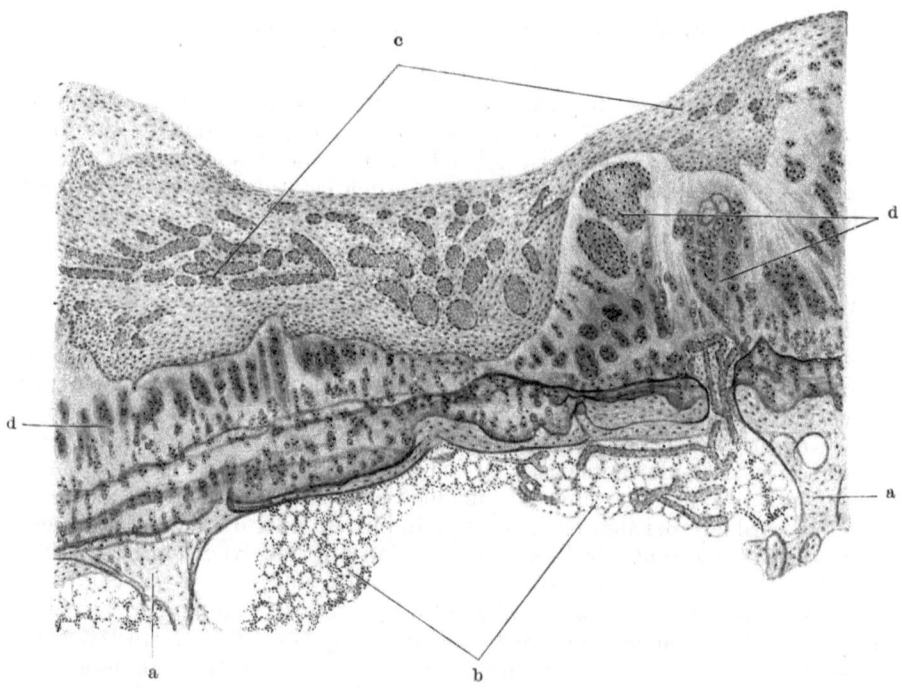

Fig. 257. **Arthropathia deformans.** Vergr. 40fach. (Hämatoxylin.)
a Subchondrale Knochenzone der Epiphyse. b Fettmark der Epiphysenspongiosa. c In den Knorpel von der Oberfläche her eingewachsenes Bindegewebe (Pannus). d Wuchernder Knorpel im Bereich dieses Einwuchses.

Veränderungen (Ab- und Anbauprozesse) der Knochen hinzu. Bei einer anderen Art von Arthritis chronica, welche allmählich zur Verödung vieler oder aller Gelenke führt (Arthritis pauperum), zeigen sich entzündliche

Verdickungen der Kapsel und Ersatz des degenerierenden Gelenkknorpels durch hinüberwachsendes Bindegewebe (sog. Pannusbildung) mit Verwachsungen der Gelenkflächen (bindegewebige und knöcherne Ankylosen). Endlich gehört hierher die sog. Arthritis (Arthrosis, Arthropathia) deformans, bei welcher (mono- und polyartikulär) neben Atrophie und Degeneration des Gelenkknorpels auch Wucherungen der Synovialmembran und Neubildungen von Knorpel und Knochen auftreten. Histologisch findet man Degenerationen des Gelenkknorpels und verschiedenartige Veränderungen im

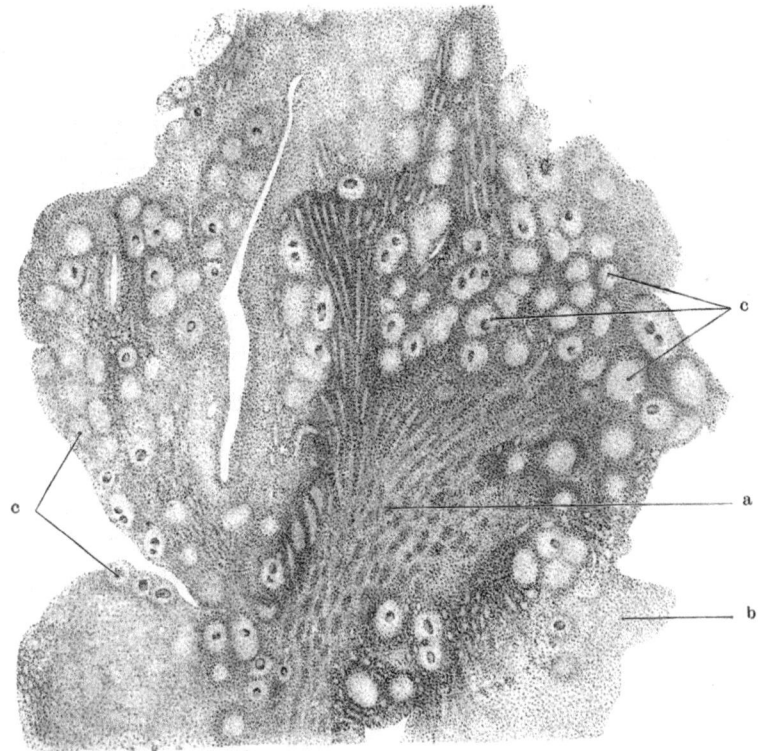

Fig. 258. Gelenktuberkulose. Vergr. 15fach. (Hämatoxylin.)
Zottige Wucherung der Synovialis [Gefäßreiches Bindegewebe (a), Granulationsgewebe (b). Massenhaft Tuberkel (c)].

Knochen. Diese letzteren zeigen sich als Ab- und Aufbauvorgänge (Resorptionen und Verdichtungen des Knochens). Subchondrale Wucherungen des Endosts können auch von unten her in den Gelenkknorpel einwuchern. Diese Knochenprozesse sind wahrscheinlich funktionell bedingt und durch die primäre Degeneration des Gelenkknorpels hervorgerufen. Die Gelenkkapsel beteiligt sich am Prozeß durch entzündliche Verdickungen, Knorpel- und Knochenneubildungen. Die Synovialmembran zeigt zottige, aus Bindegewebe und Fettgewebe bestehende Wucherungen. Vom Perichondrium und Periost und von subchondralen Wucherungen aus bilden sich knorpelige und knöcherne Auswüchse (sog. Randwülste). Freie Gelenkkörper können durch Ablösung der gewucherten Zotten und der neugebildeten knorpeligen und knöchernen Auswüchse entstehen.

Wir bringen zwei Bilder von Arthropathia deformans. In Fig. 256 sehen wir völligen Schwund des Gelenkknorpels bei a. Der noch erhaltene

Gelenkknorpel (b) zeigt oberflächlich Degenerationen, in der tiefen Schicht Proliferation (b_1). Unterhalb der knorpelfreien Zone ist eine Verdichtung der subchondralen Knochenschicht festzustellen (d). In Fig. 257 ist der Gelenkknorpel von Bindegewebe überwachsen (Pannus), welches auch in den sich auflösenden Knorpel eingedrungen ist (c). An einer Stelle ist sehr gefäßreiches Bindegewebe in großer Ausdehnung an Stelle des aufgelösten Knorpels zur Entwicklung gekommen. In der Umgebung dieser Stelle sieht man reaktive Wucherung von Knorpelgewebe (d).

Von den spezifischen Entzündungen der Gelenke kommt in erster Linie die Tuberkulose in Betracht. Sie ist fast immer sekundär, metastatisch; die primäre Eingangspforte des Kochschen Bazillus kann sich dem Nachweis entziehen; meistens ist sie aber anatomisch feststellbar. Die Tuberkulose der Gelenke geht entweder von der Synovialis oder vom Knochen aus (s. S. 328). Histologisch herrschen bald mehr die entzündlich exsudativen, bald mehr die tuberkelbildenden proliferativen Prozesse vor. Entweder steht der serofibrinöse Erguß ins Gelenk im Vordergrund; in der Synovialis findet man die Zeichen der Entzündung; Tuberkelbildung tritt zurück und kann auch ganz fehlen. Bei der sog. fungösen Gelenktuberkulose entwickelt sich (oft mehr diffus) ein reichliches Granulationsgeweben in der Synovialis, welches entweder unspezifisch, eigenartig locker gebaut, ödematös, an Exsudatzellen reich ist oder spezifischen Charakter hat (Tuberkel, Epitheloidgewebe mit Riesenzellen). Der Prozeß greift auf die Gelenkkapsel und Umgebung über; die Ergüsse ins Gelenk sind wechselnd stark (Tumor albus). Der Gelenkknorpel und die Knochen werden sekundär beteiligt: Granulationsgewebe überwächst und zerstört den Knorpel und entwickelt sich subchondral im Knochen weiter (Karies der Gelenkenden). Freie Gelenkkörperchen, sog. Reiskörper, bestehen aus hyalinen Massen (Exsudatfibrin, fibrinoid degeneriertem Granulationsgewebe).

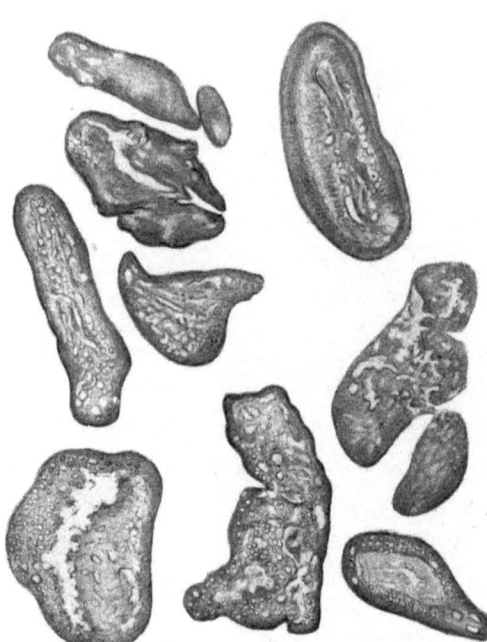

Fig. 259. Reiskörper (bei Gelenktuberkulose). Vergr. 35fach. (Hämatoxylin.)
Die freien Gelenkkörper bestehen durchweg aus fibrinoiden Massen (Hyalin).

Bei der Lues sind die Gelenke im Generalisationsstadium mit oft nur flüchtigen Erscheinungen beteiligt. Im Tertiärstadium bildet sich spezifisches gummöses Gewebe primär in der Kapsel oder subchondral im Knochen; fibröse Verdickungen und Verwachsungen der Synovialis und Kapsel sind Ausheilungszustände.

Die Fig. 258 stammt von einer fungösen produktiven Gelenktuberkulose. Es ist ein Teil der stark gewucherten Synovialis abgebildet. Die Wucherung besteht aus Granulationsgewebe und Bindegewebe und ist von Tuberkeln (c) reichlich durchsetzt.

Die Fig. 259 und 260 sollen die Befunde bei den sog. Reiskörpern vor Augen führen. Die Fig. 259 zeigt solche Körper, welche ganz und gar aus einer strukturlosen, zum Teil zerklüfteten hyalinen Masse (Fibrinoid) bestehen. In der Fig. 260 sehen wir einen freien Gelenkkörper, welcher zum Teil aus gefäßführendem Bindegewebe und Granulationsgewebe (a) besteht und auch Tuberkelbildung (b) erkennen läßt, zum Teil aber bereits die Hyalinisierung (c) des Granulationsgewebes zeigt.

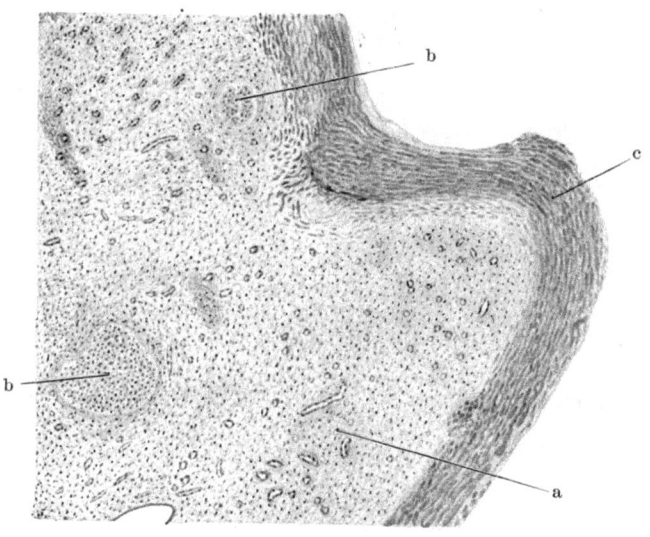

Fig. 260. Reiskörper (bei Gelenktuberkulose). Vergr. 25fach.
a Gefäßreiches Granulations- und Bindegewebe. b Tuberkel mit Riesenzellen.
c Fibrinoid verquollene Zone an der Oberfläche des freien Gelenkkörpers.

Gelenkgicht (Arthritis urica).

Die Gicht[1] ist eine eigenartige, wohl immer auf angeborener und vererbter Grundlage beruhende, in ihrem Wesen noch nicht voll aufgeklärte Stoffwechselstörung, bei welcher es zu Retention der Harnsäure und ihrer Salze in den Geweben und zu Ablagerungen derselben an verschiedenen Stellen des Körpers kommt. Diese Ablagerungen treten anfallsweise auf und finden besonders im Bereich der Gelenke statt. Unter schmerzhafter Rötung und Schwellung der Gelenkgegenden, sowie unter Vermehrung der Gelenkflüssigkeit (entzündlicher Hydrops), werden harnsaure Salze (harnsaures Natron) in die Gelenkknorpel, in Kapsel und Umgebung der Gelenke, in Sehnenscheiden und Schleimbeutel abgelagert. Es bilden sich unter Umständen ansehnliche Depots dieser Salze (im Bereich dieser Organe, subkutan, am Ohrknorpel) = sog. Tophi. Diese Uratdepots werden durch Granulationsgewebe (mit Riesenzellen) und schließlich durch faseriges Bindegewebe abgekapselt. An den Gelenkknorpeln erkennt man die Ablagerung der Urate an einer weißen, fleckig-streifigen oder mehr diffusen Verfärbung. In vorgeschrittenen Fällen kommen Auffaserung und Zerfall des Knorpels, subchondrale Knochenprozesse, hinzu. Entzündliche Prozesse der Kapsel mit Verdickungen und Wucherungen derselben vervollständigen das Bild schwerer Gelenkgicht.

---

[1] Hier ist die sog. primäre Gicht gemeint. Als sekundäre Gicht werden Störungen des Harnsäurestoffwechsels bei Nierenschädigung (z. B. durch Blei) bezeichnet. Außerdem gibt es gichtähnliche Störungen bei Leukämie (Überschuß an Nukleoproteiden) und bei Überfütterung mit Purinen (nach Pfeiffer).

Bewegungsorgane.

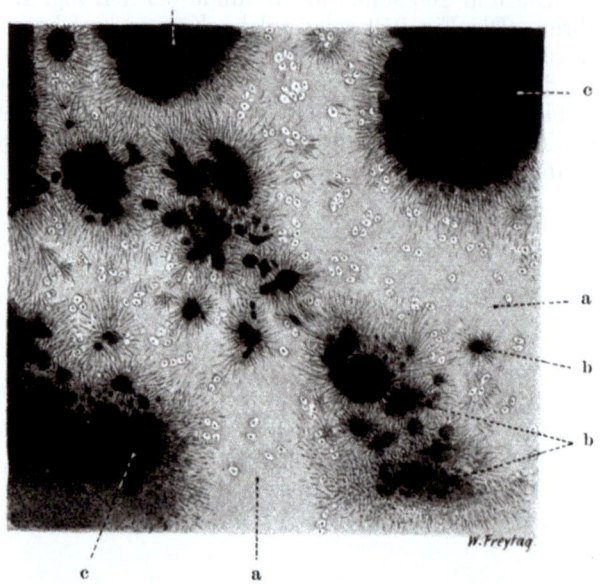

Fig. 261. **Gelenkgicht.** Vergr. 60fach. (Ungefärbtes Präparat.)
a Hyaliner Knorpel (Grundsubstanz und Knorpelzellen). b Kleine Uratablagerungen mit nadelförmigen Kristallen an der Peripherie. c Größere Uratdepots im Knorpel, durch Konglomeration kleinerer entstanden.

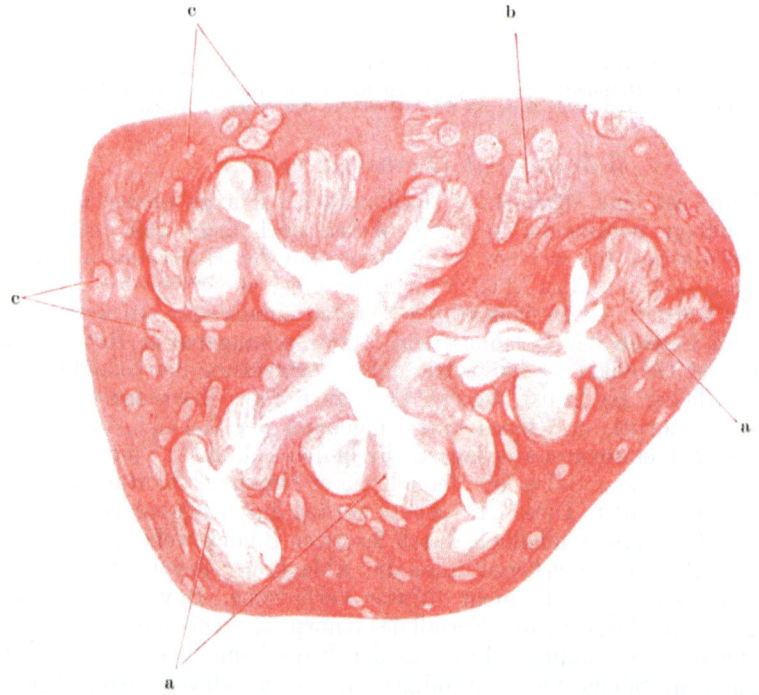

Fig. 262. **Gelenkgicht.** Vergr. 70fach. (Flachschnitt durch den gichtischen Gelenkknorpel nach Auflösung der Harnsäurekristalle.) Ohne weitere Vorbehandlung mit Karmin gefärbt.
a Nekrose und Auffaserung des Knorpels an Stelle gichtischer Ablagerungen. b Beginnende Auffaserung der Knorpelgrundsubstanz unter Einbeziehung zweier stark vergrößerter Knorpelhöhlen. c Knorpelhöhlen, vergrößert und mit feinkörnigem Detritus gefüllt.

Manchmal findet man neben harnsauren Salzen auch Kalksalze abgelagert (s. a. unter Kalkgicht S. 200).

Unser Präparat (Fig. 261) stellt einen Rasiermesserflachschnitt durch den gichtischen Gelenkknorpel dar. Der Schnitt kommt ohne weitere Behandlung, in Glyzerin eingeschlossen, zur mikroskopischen Untersuchung. Man sieht an einigen wenigen Stellen unveränderten Hyalinknorpel (a) mit homogener Grundsubstanz und eingelagerten Gruppen rundlich-ovaler Knorpelzellen. Die Uratablagerungen erscheinen im durchfallenden Licht als dunkle Flecke (b), an deren Peripherie die auskristallisierten Harnsäuresalze in Form radiär gestellter Nadeln sichtbar sind. Da, wo die gichtische Ablagerung beginnt, sieht man feinste Nadeln innerhalb der Grundsubstanz; die Knorpelzellen schrumpfen und lösen sich schließlich auf. An Stellen größerer Uratdepots (c) ist von den Strukturen des Hyalinknorpels nichts mehr zu erkennen.

Nach Auflösung der Kristalle (durch Formalin) zeigt sich die Nekrose des Knorpels an den Ablagerungsstellen deutlicher. In Fig. 262 sieht man an Stelle der aufgelösten kristallinischen Massen kernloses, aufgefasertes Gewebe (nekrotischer Gelenkknorpel). Die Ablagerungsherde zeigen hier die Gestalt von Drusen mit radiärer Gliederung. Diese Bilder weisen darauf hin, daß die Abscheidung der Harnsäure von bestimmten Zentren aus strahlig in die Peripherie fortschreitet.

IX. Haut.

a) Normal-histologische Vorbemerkungen.

Die Haut zeigt an verschiedenen Stellen des Körpers mancherlei Besonderheiten in ihrem Aufbau. An dieser Stelle beschränken wir uns auf eine kurze Schilderung der allgemeinen Struktur des Integumentes. Es läßt zwei Hauptschichten unterscheiden: eine epitheliale Deckschicht (Oberhaut, Epidermis) und eine bindegewebige Schicht (Lederhaut, Korium). Diese beiden Schichten bilden zusammen die Kutis. Darunter liegt das Stratum subcutaneum (Subkutis). Es werden auch Kutis und Subkutis zusammen als Kutis oder Derma bezeichnet. Die Epidermis besteht aus geschichtetem, verhornendem Pflasterepithel (Faserepithel). Die unterste Lage dieses Epithels zeigt zylindrische Zellen (sog. Fußzellen, Basalzellen). Darauf folgen Lagen polygonaler Zellen, die durch feine Protoplasmabrücken untereinander verbunden sind (Stachelzellen, Riffelzellen) — sog. Stratum spinosum. Die Protoplasmafaserung, welche die Epidermiszellen aufweisen, setzt sich in die Zellbrücken fort. Fuß- und Stachelzellenschicht zusammen bilden das Stratum germinativum, die Keimschicht der Epidermis (auch Schleimschicht, Stratum Malpighi genannt). Auf die Stachelzellenschicht folgen abgeplattete, polygonale Zellen, in deren Protoplasma reichliche, stark färbbare Körner (Keratohyalingranula) angehäuft sind — Stratum granulosum (Vorstufe der Verhornung). Eine schmale Zone abgeplatteter, eigenartig hell glänzender Zellen folgt nun: es ist das Stratum lucidum (Eleidinschicht). Hier sind die Zellen weiter der Verhornung entgegengeführt; sie sind mit Eleidin durchtränkt. Endlich schließt sich als oberflächliche Schicht das Stratum corneum an; es entspricht der vollständigen Umwandlung der Epidermiszellen in platte, kernlose Hornschüppchen. Je stärker eine Hautpartie verhornt ist, um so stärker sind neben dem Stratum corneum auch das Stratum granulosum und lucidum ausgebildet. Das Korium zeigt gegen die Epidermis eine homogene Grenzschichte. Es besteht aus geflechtartigem kollagenem Bindegewebe, welches von reichlichen elastischen Fasern durchsetzt ist. Seine gegen die Epidermis hin gekehrte Oberfläche ist nicht glatt, sondern papillär gegliedert (Stratum papillare, Papillarkörper). Zwischen die Papillen entsendet die Epidermis leistenartige Fortsätze (Reteleisten, Rete Malpighi). In den tieferen Schichten des Koriums (Stratum reticulare) ist das Bindegewebe gröber gefasert; im Stratum papillare löst es sich in eine feinfaserige, kollagen-elastische Struktur auf. Das Stratum subcutaneum besteht aus locker gefügtem, lamellärem, kollagen-elastischem Bindegewebe und aus Fettgewebe. Kutis und Subkutis führen Gefäße und Nerven. Sie enthalten auch die sog. Anhangsgebilde der Epidermis: Haare, Talgdrüsen, Schweißdrüsen. Die Haare sind aus verhornten Epidermiszellen aufgebaute Gebilde, an denen man Kutikula, Rinde und Mark unterscheidet. Der aus der Haut frei herausragende Teil heißt Haarschaft, während der in der Haut steckende Abschnitt Haarwurzel genannt wird. Die epitheliale Scheide, in welcher die Haare stecken (äußere und innere Wurzelscheide), wird von Epidermiszellen gebildet. Diese Wurzelscheide reicht tief in das Korium oder bis in die Subkutis hinein. Die Haarwurzel endigt in einer Auftreibung, der sog. Haarzwiebel (Haarbulbus). Diese Auftreibung liegt in der Subkutis; sie ist von unten her durch eine kleine bindegewebige Papille eingestülpt (Haarpapille). Außer der epithelialen Scheide hat das Haar auch eine vom Korium gelieferte bindegewebige Umhüllung, den Haarbalg. Ferner finden sich an den Haaren bestimmter Gegenden (Kopfhaut z. B.) Züge glatter Muskelfasern, die schräg von den oberen Lagen des Koriums zu den Haarbälgen ziehen und sich an diesen spitzwinkelig ansetzen (M. arrectores pilorum). Die Talgdrüsen (Haarbalgdrüsen) liegen im Korium. Sie hängen den Haaren an und münden mit ihren Ausführungsgängen neben den Haaren an der Oberfläche der Epidermis; das Epithel der Ausführungsgänge ist dementsprechend geschichtetes Pflasterepithel. Die Talgdrüsen sind alveoläre Drüsen ohne Lumen. Die Drüsenalveolen sind von den großen fetthaltigen Drüsenzellen ganz ausgefüllt; in der Mitte der Drüsenalveolen findet unter Kernschrumpfung fettiger Zerfall der Drüsenzellen statt. An der Peripherie der Drüsenbläschen liegt eine Matrix aus kubischen Epithelzellen. Die Schweißdrüsen der Haut sind tubulöse Drüsen mit einem langen, schmalen (kubisches Epithel tragenden) Ausführungsgang, der die Epidermis (hier wandlungslos) und das ganze Korium durchsetzt; er geht in einen Drüsenknäuel über, der in der Subkutis liegt. Die Tubuli des Knäuels haben ein enges Lumen und kubisches Epithel, unter welchem sich glatte Muskelfasern finden. Die Epithelien (und Muskelfasern) sitzen einer Membrana propria auf.

Die zuführenden Blutgefäße der Haut bilden in der Fläche ausgebreitete Netze in den tieferen Schichten des Koriums und in der subpapillären Schicht. Zu den einzelnen Papillen steigen selbständige Gefäßchen auf, welche die Kapillarschlingen der Papillen speisen. Die Venen bilden ebenfalls mehrere etagenartig übereinander gelegene Flächennetze. Die Papillarschicht hat weite Lymphkapillaren. Lymphgefäßnetze finden sich im Stratum subpapillare, reticulare und subcutaneum. Über die reichlichen Nerven und Nervenendkörperchen der Haut siehe die Lehrbücher.

In der Haut findet sich noch in wechselnder Menge Pigment (Melanin); es ist in den Epidermiszellen als feinkörniges, braunes Material angehäuft, ferner auch in verzweigten Zellen des Stratum papillare, in sog. Chromatophoren, die auch Fortsätze zwischen die Epidermiszellen hinein entsenden. Melanin findet sich auch in Rinde und Mark der Haare. Weiteres über Hautpigmentierung siehe S. 389 bei Melanom.

b) Pathologische Histologie.

1. Entzündungen.

α) Dermatitis.

Chronisches Ekzem.

Die Entzündungen der Haut sind teils auf mechanische, thermische, chemische, bakterielle, parasitäre Reize zurückzuführen, teils entstehen sie auf der Basis von Stoffwechselstörungen oder auf nervöser (vor allem vasomotorischer) Grundlage. In vielen Fällen ist die Ursache unbekannt. Die Beteiligung der Haut bei Infektionskrankheiten ist auch vom Standpunkt der Abwehrfunktion dieses Organes und der allergischen Reaktionen zu werten.

Das klinische und anatomisch-histologische Bild der Dermatitiden ist äußerst wechselvoll. In vielen Fällen treten lediglich fleckige Rötungen (oft verbunden mit Schwellungen) hervor: Exantheme (bei Infektionskrankheiten [Masern, Scharlach usw.]), Intumeszenzen: Erytheme. In anderen Fällen bilden sich Bläschen und Blasen oder Pusteln (Pemphigus, Herpes, Ekzem, Varizellen, Variola, Impetigo) oder Knötchen, Papeln (Lichen) oder schuppende Auschläge (Psoriasis). Besondere Formen von Dermatitis stellen die durch Streptokokken und andere pyogene Kokken hervorgerufenen diffusen Entzündungen der Kutis und Subkutis dar, die unter dem Namen des Erysipels und der Phlegmone bekannt sind. Charakteristische Entzündungen gehen auch von den Anhängen der Haut (Haarbälgen, Talgdrüsen) aus: Akne, Furunkel, Karbunkel. Die auf das Eindringen von Hyphomyzeten zurückzuführenden Dermatitiden, sog. Dermatomykosen (Favus, Trichophytie, Sporotrichose, Pityriasis versicolor, Erythrasma) und die parasitären Dermatitiden —sog. Dermatozoonosen (Skabies Leishmaniosis) seien nur der Vollständigkeit halber erwähnt.

Im vielgestaltigen histologischen Bild der akuten Dermatitiden herrschen besonders im Stratum papillare die exsudativen Prozesse durchaus vor. Hyperämische Füllung der Gefäße ist immer festzustellen. Die seröse Exsudation führt zu ödematöser Schwellung der Papillen und des übrigen Koriums, zu Auflockerung, wabiger Umbildung (Spongiosa) und Bläschenbildung in der Epidermis. Das seröse Exsudat sammelt sich entweder unter der Hornschicht an, oder es hebt die ganze Epidermisschicht ab.

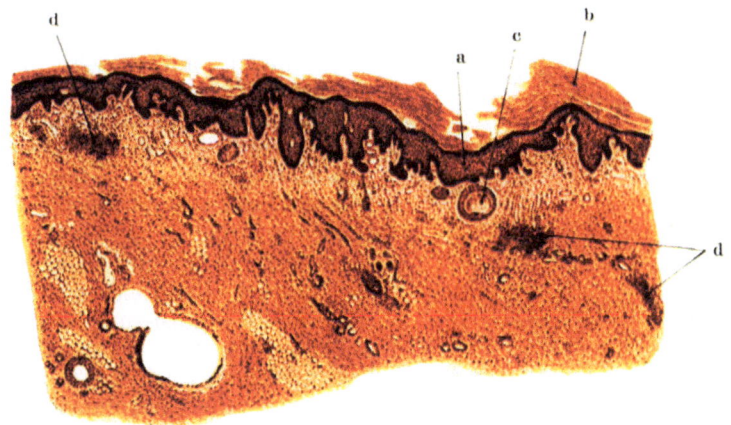

Fig. 263. Dermatitis (chronisches Ekzem). Vergr. 12fach. (van Gieson.)
a Epidermis mit unregelmäßigen, interpapillären Epithelzapfen. b Hornschicht (Hyperkeratose) c Epithelperlen im Stratum papillare. d Entzündliche Zellinfiltrate im Korium und im Stratum subcutaneum.

Untergang von Epidermiszellen (Verflüssigung, Nekrose) begleitet diese Vorgänge. Ist die Exsudation eitrig, so entstehen eitergefüllte Bläschen (Pusteln). Nicht selten hat die Exsudation auch hämorrhagischen Charakter. Die zellige Exsudation führt zur Anhäufung leukozytärer, lymphozytärer, plasmazellulärer Elemente im Gewebe. Die infiltrierenden Zellen sind häufig perivaskulär, den Blut- und Lymphgefäßen folgend, angeordnet. Mobilisation histiozytärer Elemente (Adventitialzellen usw.) tritt hinzu. In manchen Fällen sind die kleinen Hautgefäße selbst stärker in den entzündlichen Prozeß einbezogen. Es finden sich die Bilder der Arteriitis und eventuell auch der Nekrose der Gefäßchen (z. B. beim Fleckfieberexanthem). Bei länger dauernden Entzündungen der Haut treten Gewebsneubildungen hervor.

Als Beispiel einer Dermatitis wählen wir das Ekzem. Die akuten Ekzeme sind durch fleckige Rötung, sowie durch Knötchen- und Bläschenbildung ausgezeichnet; nach Platzen der Bläschen bilden sich nässende Stellen; durch Eintrocknung entstehen Krusten. Bei Nachlaß der Entzündung und Abheilung tritt Schuppenbildung auf. Das chronische Ekzem kann zu beträchtlicher Verdickung der Haut führen. Starke Krusten und Schuppenbildung, warzige Hypertrophie der Haut (Akanthose) mit übermäßiger und abnormer Verhornung (Hyperkeratose, Parakeratose) können sich ausbilden.

Die Fig. 263 zeigt das histologische Bild eines chronischen Ekzems. Die entzündlichen Veränderungen finden sich hauptsächlich im Korium, besonders im Papillarkörper, werden jedoch auch in der Subkutis nicht vermißt. Die Gefäße sind erweitert und stark gefüllt. Man findet im Stratum papillare und reticulare bis ins Stratum subcutaneum hinein entzündliche Zellinfiltrate (d), die besonders um die Gefäße angeordnet sind. Der Papillarkörper und die subpapilläre Schicht zeigen Auflockerung des faserigen Bindegewebes durch wässerige Exsudation (entzündliches Ödem). An vielen Stellen ist das Bindegewebe des Papillarkörpers hyalinisiert, die Fasern zu homogenen Massen verschmolzen (hyaline Sklerose des Bindegewebes). Der Papillarkörper ist unregelmäßig gewuchert, und dementsprechend sind auch die interpapillären Epithelleisten unregelmäßig ausgestaltet. Da und dort sind die Epithelleisten durch Bindegewebswucherung abgeschnürt: es finden sich sog. Epithelperlen (c), d. h. abgeschnürte Epithelinseln, die zentral mit geschichteten (verhornten) Epithelmassen gefüllt sind. Die Epidermis (a) zeigt abnorm reichliche Aufschichtung von Hornlamellen (b) (Hyperkeratose). Das subkutane Bindegewebe ist reichlicher und dichter gefügt als normal; es enthält nur spärliche Fettträubchen. Bei starker Vergrößerung (Fig. 264) tritt die Hyalinisierung des Bindegewebes (e) im Stratum papillare deutlicher hervor. Auch die Gefäße haben teilweise hyaline Wandungen (f). Zwischen dem hyalinisierten findet sich aufgelockertes, ödematöses Bindegewebe (g). Die Infiltrate (d) sind vorwiegend aus kleinen, rundkernigen Zellen (Lymphozyten, Plasmazellen) zusammengesetzt.

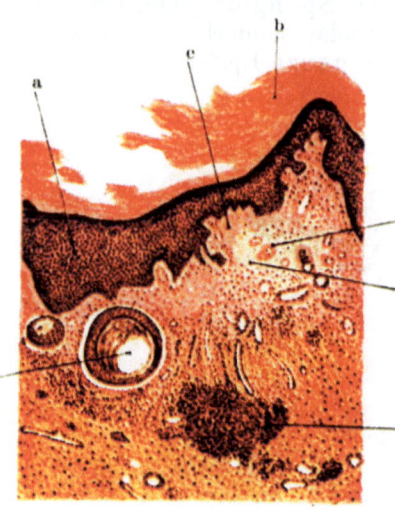

Fig. 264. Dermatitis (chronisches Ekzem). Vergr. 30fach. (van Gieson.) a Epidermis. b Hornschicht der Epidermis. c Epithelperlen. d Lymphozytäre entzündliche Infiltrate. e Hyalines Bindegewebe im Stratum papillare. f Gefäße mit hyalinen Wandungen. g Ödematöses Bindegewebe.

β) Subkutane Phlegmone.

Als Beispiel eines in der Tiefe der Haut sich ausbreitenden Entzündungsprozesses wählen wir eine diffuse lymphangitische Eiterung des Stratum subcutaneum. Wir sprechen bei solchen Entzündungen von Phlegmonen. Die Phlegmone ist meist die Folge einer lokalen Wundinfektion. Selten entstehen Phlegmonen auf metastatischem Wege. Streptokokken, Staphylokokken sind zumeist die Erreger. Die befallene Hautpartie schwillt an und gewinnt eine festere, teigige Konsistenz (Ödem). Die Rötung ist entweder diffus, oder man sieht rote Streifen, die sich später als Stränge durchfühlen lassen (entzündete Lymphgefäße). Die regionären Lymphdrüsen sind schmerzhaft geschwollen. Kommt es zu eitriger Schmelzung, dann bilden sich, vornehmlich in der lockeren Subkutis, Abszesse, welche fistulös die Haut durchbrechen können. Infolge von ernsten Störungen der Zirkulation und im Verein mit toxischen Einwirkungen kommt es auch zu Nekrosen des subkutanen Fettgewebes, der Faszien, eventuell auch der über der phlegmonös infiltrierten Subkutis liegenden Kutisteile. Hierbei spielen auch Thrombosen der Blut- und Lymphgefäße eine Rolle. Durch Infektion mit fäulniserregenden oder gasbildenden Mikroben entstehen die progredienten gangränösen Phlegmonen und Gasphlegmonen (foudroyante Gangrän). Eiterungen können in manchen Fällen mehr zurücktreten und serös-hämorrhagische Exsudation (malignes Ödem), manchmal mit Gasbildung kombiniert, das Bild beherrschen (Gasödem). Solche Fälle führen zu der reinen Gasgangrän hinüber, bei welcher die toxische Kapillarlähmung und der toxische Gewebszerfall allein die schweren Veränderungen erzeugen, die im zundrigen Zerfall der durch Gasbildung mächtig aufgeblähten Gewebe (besonders auch der Muskeln) bestehen. Entzündliche Reaktionen können bei diesen rapid fortschreitenden, schwersten Infektionen völlig fehlen.

Unser Fall (Fig. 265) betrifft eine gewöhnliche eitrige Phlegmone des subkutanen Gewebes. Bei schwacher Vergrößerung sieht man die Fettläpp-

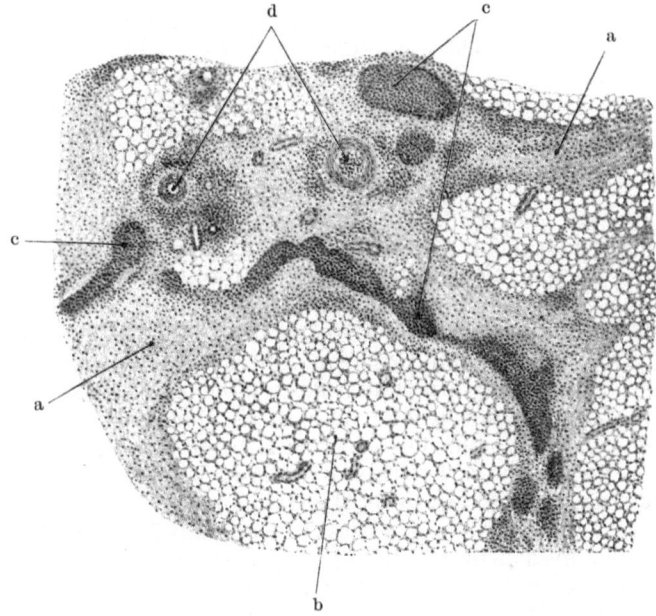

Fig. 265. Subkutane Phlegmone. Vergr. 40fach. (Hämatoxylin.)
a Ödem und entzündliche Zellinfiltration des Bindegewebes des Panniculus adiposus. b Fettläppchen der Subkutis. c Lymphgefäße, mit Eiterzellen erfüllt. d Blutgefäße (kleine Arterien) der Haut. Leukozyten im Lumen der Gefäße. Perivaskuläre leukozytäre Zellinfiltration.

chen (b) der Subkutis umzogen von den stark verbreiterten, bindegewebigen Septen (a) des Panniculus adiposus. Die Verbreiterung der Septen ist durch Ödem und zellige Infiltration bedingt. Die diffusen und herdförmigen Zellansammlungen sind deutlich erkennbar. Letztere zeigen stellenweise eine ausgesprochene Gruppierung um kleine Hautgefäße (d). Ferner liegen in den bindegewebigen Septen die mit Zellen vollgestopften, stark erweiterten Lymphgefäße (c), die auf Quer- und Längsschnitten getroffen sind (eitrige Lymphangitis). Die Entzündung hat stellenweise auf die Fettläppchen übergegriffen, den feineren Bindegewebsausbreitungen zwischen den Fettzellen folgend. Bei starker Vergrößerung ist das entzündliche Ödem an der Auseinanderdrängung der kollagenen und elastischen Fasern in den verbreiterten Septen zu erkennen. Die infiltrierenden Zellen sind zu allergrößtem Teil polymorphkernige Leukozyten. Auch rundkernige Zellen (Lymphozyten) finden sich. Großkernige (histiogene) Wanderzellen sind in das Bindegewebe eingelagert. Die hellen, ovalen Kerne der Fibroplasten sind geschwollen; ebenso die Adventitialzellen der Gefäße. Die Gefäße enthalten reichlich Leukozyten. Die Wandungen kleinerer Gefäße sind von diesen Zellen infiltriert. Die zellige Ausfüllung der Lymphgefäße besteht ebenfalls fast nur aus Leukozyten.

2. Spezifische Entzündungen.
α) Aktinomykose.

Der Strahlenpilz gehört zur Klasse der Trichomyzeten (Haarpilze). Er bildet Vegetationskörper, welche Drusen genannt werden. Diese Pilzdrusen bestehen aus einem Gewirre von (zum Teil verzweigten) Fäden (Myzel); auch stäbchenartige Gebilde (zum Teil mit konidienartigen Einschlüssen) finden sich. Dieses Myzel geht an seiner Peripherie in eine charakteristische Corona radiata über, die dem Pilz den Namen eingetragen hat. Dieser Strahlenkranz besteht aus radiär gestellten Fäden, die durch Quellungsvorgänge zu eigenartigen kolbigen oder keulenartigen Gebilden umgewandelt sind. Der Pilz lebt auf Gräsern, Getreide usw. und gelangt mit diesen Vegetabilien auf Tier und Mensch. Seine histologische Wirksamkeit besteht in der Erregung von Eiterung und Granulationsgewebswucherung. Die Aktinomykose wird daher zu den infektiösen Granulomen gerechnet. Entweder ist die Ausbreitung des Prozesses mehr diffus nach Art von Phlegmonen, oder es kommt zu tumorartigen Bildungen. Hämatogene Metastasen sind nicht selten. Beim Tier treten die (oft sehr chronischen) aktinomykotischen Prozesse vorwiegend an den Kiefern unter dem Bild der Periostitis, Ostitis, Osteomyelitis mit Abszeß- und Fistelbildungen hervor. Neben den Erscheinungen der Einschmelzung und des Absterbens der Tela ossea (Karies und Nekrose) finden sich reaktive Knochenwucherungen. Beim Menschen wird diese ostale Form seltener beobachtet. Die Infektion der Mundhöhle lokalisiert sich beim Menschen mehr in der Zunge, in der Wange, im Zahnfleisch, im Mundboden mit allmählichem Übergreifen auf das Halsbindegewebe, Mediastinum usw. (zerviko-bukkale Form). Diese Neigung des Fortschreitens in continuo ist der aktinomykotischen Infektion in hohem Grade eigen. Neben der primären Infektion der Mundhöhle kommt auch eine primäre Aktinomykose des Rachens, der Speiseröhre, des Darmes, ferner der Lungen (Infektion durch Aspiration) beim Menschen vor. In manchen Fällen ist die Eingangspforte der Pilze nicht zu bestimmen.

In der Haut ist eine primäre aktinomykotische Infektion selten. Häufiger greift eine tiefer sitzende Aktinomykose, z. B. des Mundbodens, auf die Haut über. In solchen Fällen erzeugt die aktinomykotische Entzündung an der Stelle des Übergreifens eine beträchtliche Infiltration der Haut. Es kommt zur Einschmelzung und zum Aufbruch nach der Oberfläche hin unter Bildung von Fisteln. Bei primärer Hautaktinomykose entstehen phlegmonöse Infiltrate, welche zerfallen und ulzerös aufbrechen. Oder es bilden sich Knötchen, ähnlich wie bei Lupus (s. S. 346). Beim weiteren Fortschreiten der phlegmonösen Form ist die Haut von Abszessen und Fisteln sowie von dunkelroten und graurotren Herden eines schlaffen Granulationsgewebes durchsetzt und in den älteren Entzündungsgebieten schwielignarbig verhärtet. Der aus den Abszessen und Fisteln sich entleerende Eiter ist durch die Beimischung schwefelgelber, weicher Klümpchen charakterisiert, die — unter dem Deckglas zerquetscht — ihre Zusammensetzung aus Pilzdrusen und Zellen erkennen lassen. Die hochgelbe Färbung rührt von der Anwesenheit reichlicher Lipoide in den Exsudatzellen und Granulationszellen her.

Unser Präparat (Fig. 266) stammt von einer aktinomykotisch entzündeten Haut. Bei ganz schwacher Vergrößerung erkennen wir die multiplen

Gewebseinschmelzungen (Abszesse) (c), die durch massige Zellansammlung und durch Lockerung oder völlige Aufhebung des Gewebszusammenhanges ausgezeichnet sind. Im Bereich der eitrigen Schmelzungen liegen die Pilzdrusen. Sie sind kenntlich an ihrer gelblichrötlichen Färbung und ihrer besonderen Gestalt: es sind teils rundliche, teils nierenförmige, teils unregelmäßig landkartenartig begrenzte Einlagerungen in die Abszesse. Zwischen den Abszessen findet sich ein gefäßreiches faseriges Gewebe (a), das überall beträchtlichen Zellreichtum aufweist.

Bei starker Vergrößerung interessieren uns zunächst die Abszesse mit den Pilzdrusen. Letztere sind (bei Färbung nach van Gieson) in ihrem

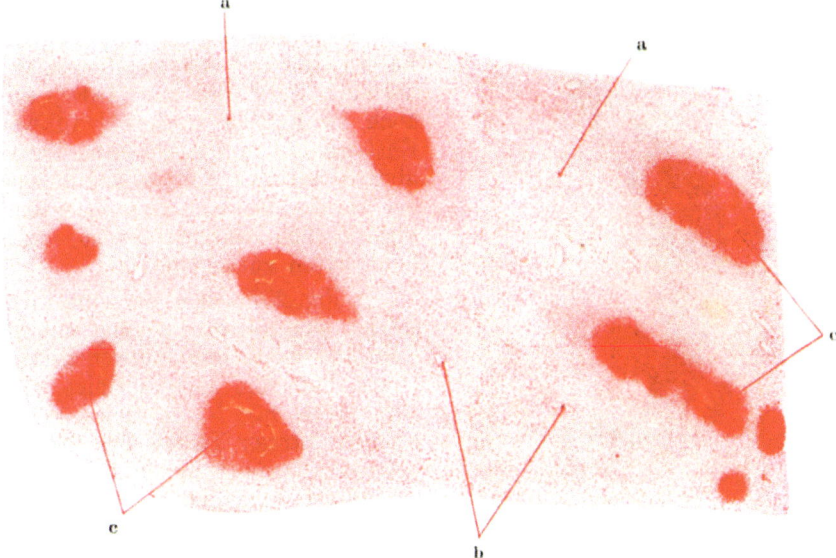

Fig. 266. Aktinomykose der Haut. Vergr. 30fach. (Alaunkarmin.)
a Bindegewebe, diffus entzündlich zellig infiltriert, zum Teil in Wucherung begriffen. b Blutgefäße.
c Abszesse mit Pilzdrusen.

Myzelbestand gelblichrötlich gefärbt; die einzelnen Pilzfäden des Myzels sind nicht deutlich zu differenzieren. Am Rand der Myzelkörper fahndet man nach dem Strahlenkranz. Nicht alle Drusen zeigen die strahlig gegliederte periphere Zone; man muß sich die geeigneten Kolonien aussuchen. Große Drusen, die in großen Abszessen liegen, sind meist schon stark regressiv verändert und deshalb für die Untersuchung des Strahlenkranzes nicht brauchbar; ganz kleine Drusen zeigen die strahlige Peripherie noch nicht vollentwickelt. Die Drusen sind zunächst von Exsudatzellen umgeben, die an Stelle der Gewebseinschmelzung liegen. Es sind vorwiegend polymorphkernige Leukozyten, die vielfach auch Zerfall zeigen (Karyorrhexis). Die Umgebung der eitrigen Schmelzungsherde zeigt sehr lockere Fügung des Gewebes und sehr bedeutenden Zellreichtum. Hier haben wir das die Abszesse umgebende Granulationsgewebe vor uns. Sehr verschiedenartige Zellformen setzen dieses Gewebe zusammen. Man versuche auseinander zu halten: 1. rundliche Zellen (Exsudatzellen, hämatogene und histiogene Wanderzellen). Sie entsprechen teils dem Typus der Leuko- und Lymphozyten, teils sind es rundliche Zellen mit größeren, rundlichen oder eingekerbten, bläschenförmigen Kernen (Histiozyten). Manche dieser Zellen sind auffallend groß und zeigen sehr hellen, stark vakuolisierten

Protoplasmaleib. Die Vakuolen sind Fettvakuolen, und diese Zellen sind es, welche dem aktinomykotischen Eiter die schwefelgelbe Farbe verleihen (Fettkörnchenzellen, Pseudoxanthomzellen, Makrophagen). 2. **Fibroplasten** Sie sind durch ihre bedeutendere Größe, durch die längliche Gestalt, durch ihre großen, ovalen, zartgranulierten Kerne ausgezeichnet. 3. **Gefäße neuer Bildung**, also Kapillaren mit großen Endothelien und gleichartigen großen Zellen, die rings um das Endothelrohr gelagert sind. Sie finden sich in dem jungen Granulationsgewebe in der Umgebung der Abszesse reichlich. Zwischen den Zellen des Granulationsgewebes sind mehr oder weniger reichlich Fasern vorhanden. Je jünger das Granulationsgewebe, desto zellreicher und faserärmer ist es, je älter, desto mehr treten die Zellen zurück gegenüber den Fasern, die mit der zunehmenden Vernarbung nicht nur an Masse, sondern auch an Kaliber wachsen. In weiterer Entfernung von den Abszessen trifft man überall auf das kollagene Bindegewebe der Haut, das von Lymphozyten und Plasmazellen durchsetzt ist, während Leukozyten zurücktreten.

In Fig. 267 sehen wir eine Pilzdruse stärker vergrößert, Färbung mit Anilin-Gentianaviolett und Säurefuchsin). Die Druse hat eine nierenförmige Gestalt. Das Myzel (a) ist in den zentral gelegenen älteren Teilen der Druse blau gefärbt. Peripher haben die radiär angeordneten Pilzfäden eine gelbliche Färbung angenommen. Die äußerste Peripherie der Druse zeigt die blau gefärbte Corona radiata der Kolben (b). Polymorphkernige Leukozyten und rundkernige Granulationszellen (c) umgeben die Pilzkolonie.

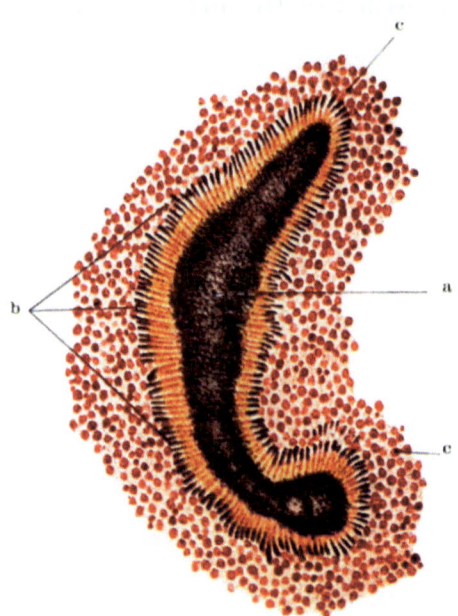

Fig. 267. Pilzdruse aus einem aktinomykotischen Abszeß der Haut. Vergr. 300fach. (Färbung nach Schmorl.) a Myzel. b Radiär gestellte Kolben an der Peripherie der Druse. c Granulations- und Eiterzellen in der Umgebung der Druse.

Es sei bemerkt, daß sich bei **Gramscher** Färbung nur die kleineren Kolben blau färben, während die **größeren** durch Fuchsin oder Eosin rot tingiert werden. In den Eiter- und Granulationszellen können gelegentlich Pilzfädchen als Einschlüsse gefunden werden.

β) Tuberkulose der Haut.
Lupus.

Die Tuberkulose der Haut entsteht entweder durch direkte Inokulation der Tuberkelbazillen, oder es handelt sich um sekundäre (hämatogene, lymphogene, fortgeleitete) tuberkulöse Infektion. Das anatomische Bild der Hauttuberkulose ist sehr wechselnd (s. S. 348). Wenn man von den **Tuberkuliden**, d. h. verschiedenartigen Hautentzündungen, die sich bei Tuberkulösen finden, und die histologisch nichts Spezifisches darbieten, aber gleichwohl auf die Wirkung von Tuberkelbazillen oder Tuberkulotoxinen zurückgeführt werden, absieht, so kommen folgende Formen der Hauttuberkulose in Betracht: 1. die Miliartuberkulose, 2. die **Tuberculosis verrucosa cutis**, eine lokale Impftuberkulose der Haut in Form einer warzigen Erhabenheit (Leichentuberkel z. B.), 3. das **Skrophuloderma**, eine vorwiegend subkutan, den Lymphgefäßen folgende, käsig-knotige und erweichende Tuberkulose mit fistulösen Durchbrüchen nach der Hautoberfläche hin, endlich 4. der Lupus.

Der Lupus (Prädilektionsstelle: Gesichtshaut) stellt sich als eine Eruption blaurötlicher Flecken mit Knötchenbildung dar. Der Prozeß neigt sehr zu peripherischem Fortschreiten, während die älteren Erkrankungsbezirke vernarben. Bildet das lupöse Infiltrat nur flache Erhabenheiten, so spricht man von Lupus planus. Kommt es zu Ulzerationen, so haben wir den Lupus exulcerans vor uns. Manchmal ist die Entwicklung des knötchenbildenden Granulations-

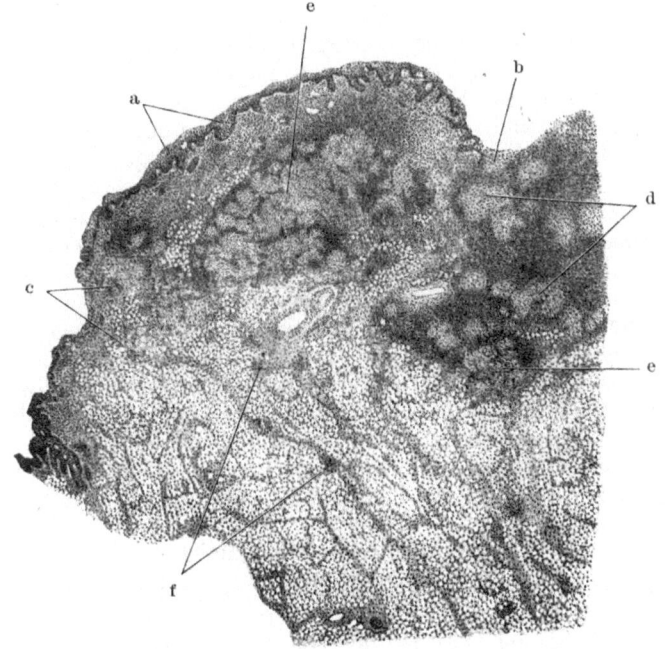

Fig. 268. Lupus der Haut. Vergr. 10fach. (Hämatoxylin.)
a Epidermis. b Defekt der Epidermis (Geschwür). Epitheloidgewebe an der Geschwürsoberfläche c Tuberkel. d und e Tuberkel, in Gruppen liegend und zum Teil zusammenfließend, in Kutis und Subkutis. f Frische Tuberkelbildung im subkutanen Fettgewebe entlang der Lymphgefäße.

gewebes so massig, daß tumorartige Neubildungen entstehen (Lupus hypertrophicus). Kommt es zur Bildung warziger Hauthypertrophie im Bereich der erkrankten Partien, so haben wir den Lupus verrucosus vor uns.

Mikroskopisch ist die Haut von herdförmigen und diffusen entzündlichen Infiltraten eingenommen. Diese Infiltrate können in manchen Fällen ganz im Vordergrund des histologischen Bildes stehen. In unserem Präparat (Fig. 268) erscheinen sie als dunkelblau gefärbte, überaus zellreiche Bezirke in Korium und Subkutis. Neben diesen entzündlichen Zellinfiltraten finden sich spezifische Produkte in Gestalt von typischen Tuberkeln (c, d, e), die, einzeln (c) oder in Gruppen (d und e) liegend und dann vielfach zusammenfließend, als heller gefärbte, mehr oder weniger deutlich begrenzte Zellwucherungen hervortreten. Ihre Peripherie zeigt in der Regel eine besonders dichte entzündliche Zellinfiltration. Im subkutanen Fettgewebe sieht man ganz kleine, rezente Tuberkelbildungen (f). Sie liegen hier entlang der Bindegewebssepten, zeigen Beziehungen zur Nachbarschaft von Gefäßen, und zeigen so aufs Eindrucksvollste die Ausbreitung der Tuberkulose auf dem Lymphwege an.

In einem Teil der Fälle von Hautlupus herrschen die entzündlichen Infiltrate vor, während die Tuberkelbildung zurücktritt; die Tuberkel selbst sind in solchen Fällen unscharf abgegrenzt und sehr lymphozytenreich (sog. Lymphoidtuberkel), oder es ist das spezifische Epitheloidgewebe mehr diffus entwickelt. Je mehr die entzündlichen zelligen Infiltrationen neben serösen und fibrinösen Exsudationen vorherrschen, desto mehr kann man von **exsudativen** Formen des Hautlupus gegenüber den **proliferativen** sprechen, bei welch letzteren die Bildung distinkter Epitheloidtuberkel bei Zurücktreten der unspezifischen zelligen Infiltrationen und serofibrinösen Exsudationen überwiegt. Die Verkäsungen pflegen bei den exsudativen Formen stärker ausgeprägt zu sein als bei den proliferativen.

Von Interesse ist das Verhalten von Papillarkörper und Epidermis im Bereich der tuberkulösen Entzündung. An unserem Präparat ist da, wo die zellige Infiltration und Tuberkelbildung die oberen Hautschichten noch wenig ergriffen hat, ein völlig normal gestalteter Papillarkörper und Epidermisüberzug zu sehen. Wo die entzündlichen Prozesse aber den Papillarkörper stärker in Mitleidenschaft gezogen haben, sieht man Verdickung der Epidermis, Verlängerung und unregelmäßige Verbreiterung der Reteleisten (sog. atypische Epithelwucherungen). Hier hat also die entzündliche Schwellung und Wucherung des Papillarkörpers zu einer unregelmäßigen Ausgestaltung auch der interpapillären Epitheleinsenkungen geführt. An einer anderen Stelle des Präparates (b) fehlt die Epidermis; hier ist es zur Ulzeration gekommen. Bei starker Vergrößerung erweisen sich die spezifisch tuberkulösen Wucherungen in typischer Weise aus Epitheloidzellen und Riesenzellen zusammengesetzt. Die entzündlichen Zellinfiltrate zeigen dagegen nichts Spezifisches. Sie sind aus Lymphozyten und Plasmazellen zusammengesetzt; auch Mastzellen finden sich.

γ) Syphilitischer Primäraffekt.

Die Syphilis ergreift die Haut in allen ihren drei Stadien. Die primäre Infektion hat ihren Sitz meist an den äußeren Genitalien und tritt uns hier als sog. harter Schanker (Initialsklerose), d. h. als eine derbe, ulzerierte Infiltration entgegen. Das Ulkus ist glattrandig, scharf begrenzt; die infiltrierte Umgebung fühlt sich wie eine harte Platte an.

Mikroskopisch findet sich eine dichte kleinzellige Infiltration (viel Plasmazellen!) des Papillarkörpers und des Stratum reticulare. Nach der Subkutis hin verliert sich dieses entzündliche Infiltrat. Es folgt deutlich der Ausbreitung der Blut- bzw. Lymphgefäße. Die Wandungen der Blutgefäße (Arterien und besonders Venen) der Haut sind oft sehr deutlich miterkrankt: zellige Infiltrationen der Wand bedingen Verdickungen derselben und Verengerungen der Lichtung; Intimawucherungen (kompensatorischer Natur) können hinzutreten. Bei der Heilung solcher Primäraffekte tritt die Wucherung der Bindegewebszellen, die übrigens auch in den frischeren Stadien nicht fehlt, in den Vordergrund. Es bildet sich ein zellreiches, gefäßreiches Granulationsgewebe, welches in Narbengewebe übergeht. Spirochäten sind in den syphilitischen Primäraffekten meist reichlich nachzuweisen. Ebenso in den sekundären Hauteffloreszenzen; in den tertiären Produkten mißlingt der Nachweis in der Regel.

Die sekundären Hautaffektionen der Lues (makulöse, papulöse, pustulöse Syphilide, breite Kondylome usw.) und die tertiären Gummen der Haut seien nur der Vollständigkeit halber kurz erwähnt.

Unser Präparat (Fig. 269) stammt von einem syphilitischen Primäraffekt des Penis. Das Bild zeigt den senkrechten Durchschnitt durch ein flaches Geschwür (f) der Haut. Die angrenzende Epidermis (c) zeigt unregelmäßig verlängerte und verdickte Epithelzapfen; dementsprechend ist auch der Papillarkörper unregelmäßig ausgestaltet. An der Grenze gegen das Geschwür findet sich ein besonders unförmig verbreiteter Epithelzapfen (d). Von hier aus schiebt sich die Epidermis eine Strecke weit flach über die Geschwürsfläche hinüber (bis zu e). Der Geschwürsgrund wird von einem zellreichen, vielfach in Zerfall begriffenen Gewebe gebildet (g, h). Das Korium (a) ist stark verbreitert und zeigt überall zellige Infiltration, wobei vor allem die zahlreichen Blutgefäße auffallen, welche von dichten

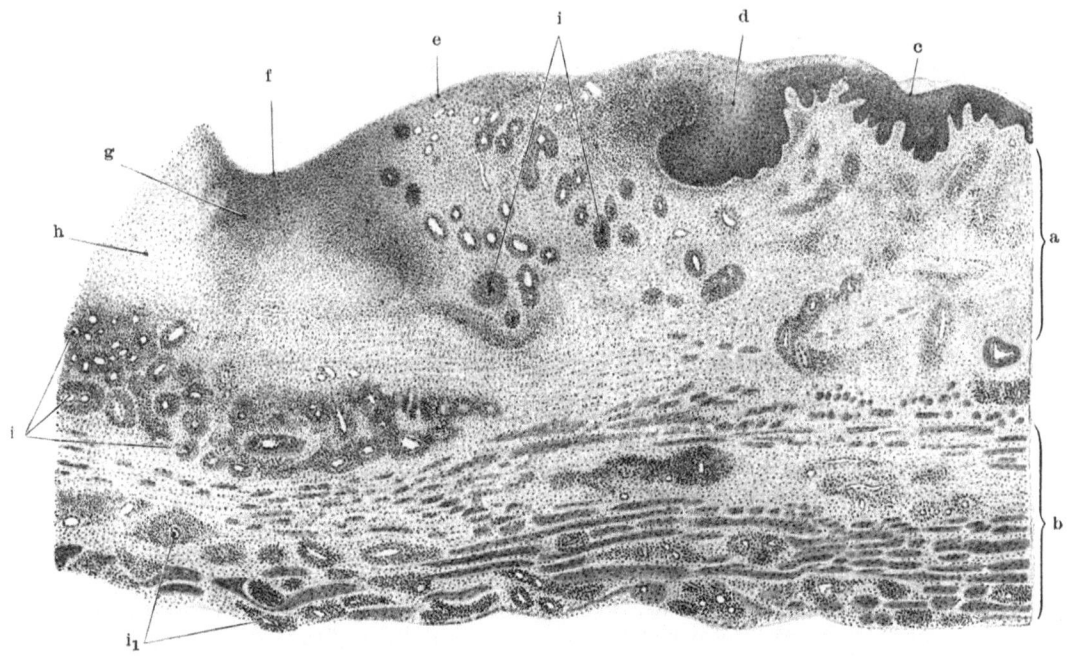

Fig. 269. Syphilitischer Primäraffekt des Penis. Vergr. 30fach. (Hämatoxylin-Eosin.) a Kutis, geschwollen, verbreitert, entzündlich zellig infiltriert. b Glatte Muskelschicht mit diffuser und herdförmiger zelliger Infiltration. c Epidermis. d Stark verbreiterter Epidermiszapfen, von Exsudatzellen durchsetzt, in beginnendem Zerfall. e Grenze der (in Zerfall begriffenen) Epidermis. f Von Epidermis entblößte Geschwürsfläche. g Zerfallenes, entzündlich infiltriertes Gewebe. h Ödematös aufgelockertes, entzündlich infiltriertes Gewebe (beginnender Zerfall). i u. i_1 Alte und neugebildete Gefäße mit adventitiellen und perivaskulären Zellinfiltraten.

Zellmänteln umgeben erscheinen (i und i_1). Die entzündliche Wucherung und Infiltration erstreckt sich weit in die Umgebung des Geschwürs, sowohl in das angrenzende Korium und dessen Papillarkörper, als auch nach der Tiefe in die glatte Muskelschicht (b), in welcher überall die perivaskulären Zellinfiltrate neben diffuser Zellinfiltration zu sehen sind.

Bei stärkerer Vergrößerung zeigt sich die Epidermis an der Geschwürsgrenze von Leukozyten durchsetzt und in Zerfall begriffen. Der Geschwürsboden (f) besteht aus einem in Zerfall (g) und Auflockerung (h) begriffenen, zellreichen jungen Bindegewebe, welches von massenhaften Leukozyten und anderen Wanderzellen und auch von fibrinösem Exsudat durchsetzt ist. Ausgedehnte Karyorrhexis findet sich hier (besonders bei f). Das Bindegewebe des Koriums zeigt Schwellung und Vermehrung seiner Fibroplastenkerne; seine Saftspalten sind erweitert und von ein- und mehrkernigen Wanderzellen durchsetzt. Auch viel eosinophile Leukozyten finden sich dabei. Die massenhaft hervortretenden Gefäße sind teils präexistente, teils neugebildete. Die dichtgedrängten Zellen, welche sie mantelartig umgeben, sind teils lymphoide Elemente, teils sind es Leukozyten.

X. Innersekretorische Organe.

Einleitung.

Wenn wir auch annehmen dürfen, daß wohl alle Organe Stoffe in die Säfte abgeben, welche für Ernährung und Stoffwechsel und damit auch für die Funktion anderer Organe von Bedeutung sind, so gibt es doch gewisse Organe, welche in ganz besonderer Weise mit einer solchen inneren Stoffabscheidung betraut sind, Organe, deren Funktion es ist, ganz spezifische Stoffe zu sezernieren und an das Blut direkt oder auf dem Umweg über die Lymphe abzugeben. Diese spezifischen Stoffe gelangen als chemische Sendboten durch das Blut zu bestimmten anderen Organen und regen in diesen letzteren bestimmte Funktionen an. Die spezifischen Stoffe werden Hormone genannt und die Organe, welche sie produzieren, als innersekretorische Organe bezeichnet. Diese Organe stellen unter sich ein (inkretorisches) System dar, innerhalb dessen die spezifischen Stoffe nicht nur funktionsanregende, sondern auch funktionshemmende, dämpfende, antagonistische, neutralisierende Wirkungen haben. Dies gilt auch bezüglich der Wirkung auf andere, dem inkretorischen System nicht enger zugehörige Organe. Wachstum, Stoffwechsel, periphere und zentrale nervöse Funktionen stehen unter dem Einfluß jener Inkrete, die selbst wieder nervöser Regulation unterworfen sind. Ihre überaus vielfältigen Wirkungen zeigen uns den Umfang und die Bedeutung der chemischen Korrelationen im Organismus in eindrucksvollster Weise. An das Zusammenwirken der Hormone mit den Vitaminen sei erinnert. Die innersekretorischen Organe haben den Bau von sezernierenden Drüsen; aber, da sie ihre Sekrete direkt an die Säfte abgeben, entbehren sie der Ausführungsgänge. Die Drüsenzellen sind auch nicht, wie bei den nach außen sezernierenden Drüsen, zu Schläuchen, Alveolen, Follikeln zusammengefügt (Ausnahme: die Schilddrüse), sondern als solide Komplexe angeordnet, zwischen denen die Blutkapillaren verlaufen (Hypophyse, Epiphyse, Nebenniere, Thymus, Beischilddrüsen). Manche dieser Organe haben neben der innersekretorischen Funktion auch noch eine äußere Sekretion, wie z. B. das Pankreas. In diesem Organ ist die äußere Sekretion (Verdauungsfermente) an ein drüsiges Gangsystem mit Endstücken, Schaltstücken und Ausführungsgängen gebunden, während die innere Sekretion in Zellinseln stattfindet, welche Blutkapillaren zwischen soliden Zellbalken zeigen (siehe S. 162). Hoden und Ovarien haben neben ihrer nach außen gerichteten Produktion des Samens und der Eier auch eine innere Sekretion (s. S. 276).

Zu den innersekretorischen Organen werden gerechnet: das Pankreas, die Schilddrüse, die Epithelkörperchen (Beischilddrüsen, Gland. parathyreoideae), der Thymus, die Hypophyse, die Zirbeldrüse (Epiphyse), die Nebennieren, die Geschlechtsdrüsen. Störungen der inneren Sekretion dieser Drüsen können im Sinne eines völligen Wegfalles, einer Verminderung, einer Steigerung und einer qualitativen Abänderung der spezifischen Leistung gedacht werden. So kann man zwischen pathologischer Afunktion, Hypo-, Hyper- und Dysfunktion dieser Drüsen unterscheiden.

1. Schilddrüse.

a) Normal-histologische Vorbemerkungen.

Die Schilddrüse entsteht als mediane Ausstülpung der Schlundwand. Sie hat ursprünglich eine Verbindung (Ausführungsgang) nach der Mundhöhle (Gegend des Foramen coecum beim Menschen). Diese bildet sich wieder zurück. Der Ductus thyreoglossus ist der Rest dieses Ausführungsgangs. Schilddrüsengewebe kann im ganzen Bereich dieses Duktus gefunden werden. Die Schilddrüse bildet bei ihrer Entwicklung solide, verzweigte und netzartig zusammenhängende Epithelstränge und -schläuche. Von diesen schnüren sich solide Epithelknospen ab, welche sich zu lumenhaltigen geschlossenen Bläschen differenzieren. Diese Bläschen („Follikel") sind meist von kugeliger Gestalt und zeigen je nach Gegenden, Altersstufen usw. verschiedene Größe; neben Einzelbläschen kommen auch zusammenhängende Komplexe vor. Solide Epithelbildungen und Tubuli finden sich besonders in jüngeren Schilddrüsen neben den Bläschen. Letztere besitzen ein einfaches kubisches, manchmal abgeplattetes Epithel. Dieses zeigt mit dem Alter zunehmende lipoide Einlagerungen (Tröpfchen). Die Epithelien der Bläschen sitzen mit einer Basalmembran den Kapillaren auf, die sehr reichlich entwickelt sind. Der Inhalt der Bläschen ist eine eiweißhaltige Masse, welche beim Menschen durch Quellung oder Koagulation fest und homogen wird und sich je nach Dichte verschieden färbt (Kolloid). Die Bläschen sind durch spärliches Bindegewebe zu kleinen Läppchen zusammengefaßt, diese kleinsten Läppchen wieder durch reichlicheres Bindegewebe zu größeren Komplexen. Das ganze Organ ist durch eine fibroelastische Kapsel eingehüllt, mit welcher die interlobulären Septen zusammenhängen. Reichliche Blut- und Lymphgefäße verlaufen in diesen Bindegewebsausbreitungen. Man unterscheidet zwei seitliche Lappen und einen Mittellappen. Der Lobus pyramidalis (Ductus thyreoglossus) der Schilddrüse deutet auf die ehemalige Beziehung der Schilddrüse zum Schlund hin (s. o.). Das wirksame Sekret der Schilddrüse ist in dem Kolloid enthalten; es wird wieder abgebaut und in den Kreislauf gebracht. Azidophile Körnchen in den Follikelepithelien, welche ausgestoßen werden und sich dem Kolloid beimischen, sind als Zeichen einer besonderen Sekretion beschrieben worden. Das Kolloid ist jodhaltig. Wahrscheinlich findet noch eine Sekretion direkt in die Blutkapillaren statt, oder gewisse in Kolloid vorhandene Stoffe kommen indirekt in die Blutbahn. Fraglich ist, ob die Lymphgefäße eine Rolle bei der Aufnahme des Hormons spielen. Kolloiderfüllte Lymphgefäße, auch Kolloidinfiltration des Bindegewebes, sind beschrieben worden; aber diesen Bildern gegenüber ist Skepsis am Platze. Der wirksame Stoff (Inkret) der Schilddrüse ist das Thyroxin (jodhaltiges Tyrosinderivat). Es ist ein echtes Hormon, das auf Knochenwachstum, Stoffwechsel, nervöse Funktionen der wichtigsten Einfluß ausübt. Dabei müssen wir uns im Sinne früherer Darlegungen (s. S. 350) ein Zusammenwirken mit den Hormonen anderer innersekretorischer Drüsen (chromaffines System, Hypophyse, Thymus, Pankreas, Keimdrüsen) vorstellen. Schwere Schädigungen der Hirnfunktionen (Kretinismus), Zwergwuchs, eigenartige wäßrige Ausscheidungen in die Haut (Myxödem), Kachexie dürfen auf den Ausfall des Schilddrüsenhormons bezogen werden (Hypo-Athyreose). Andere Störungen werden auf Überfunktion oder fehlerhafte Inkretbildung bezogen: Hyper- und Dysthyreose (Thyreotoxikosen, „Kropfherz", Basedowsche Krankheit).

Der sog. postbranchiale Körper ist eine bilateral von der 5. Schlundtasche ausgehende Epithelanlage, welche sich normalerweise wieder zurückbildet, also nicht als seitliche Schilddrüsenanlage bezeichnet werden kann. Pathologischerweise können von ihm Zysten und Geschwülste ausgehen (Struma postbranchialis).

Die (an Zahl wechselnden, meist vier) Epithelkörperchen (Glandulae parathyreoideae) sind im Gegensatz zu akzessorischen Schilddrüsen Gebilde, deren Bau mit der Schilddrüse nichts gemein hat. Sie liegen der Schilddrüse hinten eng an, können auch (beim Menschen selten) in der Schilddrüse selbst gelegen sein. Auch im Thymus; umgekehrt kommt auch Thymusgewebe in den Epithelkörperchen vor. Histologisch bestehen sie aus Zellhaufen und -Zellsträngen zwischen Blutkapillaren. Die Zellen haben (je nach dem Funktionszustand?) ein verschiedenes Aussehen (kleine eosinophile, oxyphil-granulierte, wasserhelle, glykogenhaltige Elemente). Kolloidhaltige kleine Follikel kommen vor. Auch in physiologischer Hinsicht haben die Epithelkörperchen eine andere Bedeutung als die Schilddrüse (Beziehungen zum Kalkstoffwechsel, zur Tetanie, auch zum Zuckerstoffwechsel). Hyperplasien, gut- und bösartige Geschwülste können sich von den Epithelkörperchen entwickeln. Siehe auch unter Parastruma (S. 473) und bei Osteodystrophia fibrosa (S. 326).

b) Pathologische Histologie.

Geschwulstartige Hyperplasien.

α) Struma parenchymatosa und colloides.

Aus der pathologischen Anatomie der Schilddrüse erwähnen wir die einfachen (senilen, korrelativen, entzündlichen) Atrophien, ferner die sog. Paratrophien (desquamativen, degenerativen und nekrotisierenden Prozesse) am Parenchym, welche sich besonders bei Infektionskrankheiten vorfinden, endlich die verschiedenen Formen der (unspezifischen und spezifischen) Entzündungen. Die wichtigsten pathologischen Vorgänge in der Schilddrüse sind Neubildungen. Alle diese Neubildungen werden unter dem Namen Struma zusammengefaßt, und es werden hyperplastische und blastomatöse, benigne und maligne Strumen unterschieden. Der Ausdruck Struma wird übrigens auch für entzündliche Vergrößerungen der Schilddrüse gebraucht (Struma inflammatoria); andererseits werden gewisse Neubildungen der Nebenniere, Hypophyse ebenfalls Strumen genannt.

Die Neubildungen in der Schilddrüse gehen meistens vom epithelialen Parenchym, viel seltener vom Stützgewebe aus. Mit dem Namen Kropf im engeren Sinne werden gutartige epitheliale Neubildungen bezeichnet, welche von manchen den Hyperplasien zugerechnet, von anderen als echte Adenome aufgefaßt werden. Die Grenzen zwischen drüsiger Hyperplasie und Adenom sind eben — hier wie anderwärts — schwer abzustecken. Über die Ursache dieser vulgären Kröpfe zu sprechen, ist hier nicht der Ort. Die verschiedenartigen, anatomischen Formen der Kröpfe und die Kombination der Kropfbildung mit anderweitigen Störungen, besonders im innersekretorischen System (Schilddrüsenvergrößerung in der Pubertät, in der Schwangerschaft, bei Basedowscher Krankheit, bei Funktionsstörung der Hypophyse, Nebenniere, Thymus usw.) lassen eine einfache und für alle Kropfbildungen gemeinsame Ursache (Jodmangel in der Nahrung? krankheitserzeugende Stoffe im Trinkwasser?) von vornherein ausgeschlossen erscheinen. Die Schilddrüsenerkrankung ist vielleicht überhaupt nicht immer der primäre, für den ganzen Komplex der Kropfkrankheit maßgebende Faktor, sondern nur ein Symptom einer im Körper weitverwurzelten Störung.

Die Wirkung der Kröpfe auf ihre nächste Umgebung ist eine mechanische und besteht in Verdrängung und Kompression: Verschiebung der Halsgefäße, seitliche Einengung der Trachea mit Atrophie der Trachealknorpel (weiche Säbelscheidentrachea), Druck auf Trachea und Gefäße bei Ausbreitung zwischen Luftröhre und Speiseröhre und bei substernaler Lage der Struma.

Es kann nicht die Absicht sein, die histologisch äußerst verschiedenen Kropfformen ausführlich zu schildern[1]. Von der Struma maligna sehen wir hier ganz ab (s. S. 471 ff.). Die gutartigen Strumen sind entweder diffuse Vergrößerungen der Schilddrüse oder stellen knotige Einlagerungen in das Organ dar. So kann man Struma diffusa und nodosa unterscheiden: strenge Grenzen gibt es dabei nicht. Bei beiden Formen kann die Entwicklung eines mehr jugendlichen Schilddrüsengewebes (Struma parenchymatosa) oder die Produktion reichlichen Kolloids in fertig entwickelte Bläschen (Struma colloides) überwiegen. Auch in dieser histologischen Beziehung gibt es Übergänge und Kombinationen[2].

---

[1] Beim kongenitalen Myxödem (sporadischer Kretinismus) werden gewöhnlich Aplasie oder Hypoplasie der Schilddrüse, beim infantilen Myxödem Entzündung. sekundäre Atrophie und Verödung gefunden. Beim endemischen Kretinismus gibt es keine typischen Schilddrüsenbefunde. Meistens sind allerdings diffuse oder knotige Kröpfe vorhanden; in manchen Fällen aber verkleinerte Schilddrüsen (Degenerationen, Atrophie und Sklerose). Für alle diese Fälle wird ein funktionell minderwertiger Zustand der Schilddrüse angenommen. Totale Entfernung der Schilddrüse führt zu Myxödem, trophischen Störungen am Integument, Herabsetzung des Stoffwechsels, Kachexie, Intelligenzstörungen, im Jugendstadium auch zu Hemmungen des Knochenwachstums und der Genitalien.

[2] Bemerkt sei noch, daß in der Frage der Histogenese speziell der knotigen Strumen erwogen wird, ob die Neubildungen von dem vorher normalen Drüsengewebe ausgehen oder von embryonalen Zellhaufen (Wölffler, Ribbert). Bezüglich letzterer sei auf Einschlüsse parathyreoidaler und branchialer Gewebselemente in die Schilddrüse hingewiesen. Solche Einschlüsse können als Zellhaufen (nicht zu verwechseln mit lymphadenoiden Einlagerungen!), Epithelschläuche, Zysten nachgewiesen werden. Strumaartige Knoten, maligne Geschwülste (s. u. Parastruma, Struma des sog. postbranchialen Körpers S. 472 u. 473) werden aus ihnen abgeleitet.

Wegelin bezeichnet die diffusen Vergrößerungen der Schilddrüse als Hyperplasien; er erkennt auch knotige Hyperplasien an, wenn sich in normalen oder hyperplastischen Schilddrüsen umschriebene, unscharf begrenzte, aus ausgereiftem Schilddrüsengewebe bestehende Bläschengruppen finden. Die großen, scharf abgegrenzten, verschieden gebauten Knoten der Struma nodosa bezeichnet er als Adenome und ist der Meinung, daß diese Knotenkröpfe aus diffuser parenchymatöser Hyperplasie hervorgehen. Zu den diffusen Hyperplasien rechnet er die Struma congenita, von welcher er einfach-parenchymatöse, telangiektatische und (selten) kolloide Formen unterscheidet. Es finden sich dementsprechend histologisch breite solide Zellmassen, Zellhaufen und Schläuche, manchmal starke Erweiterung der kapillären Gefäße, selten Bildung von kolloidhaltigen Follikeln aus den unreifen Parenchymabschnitten. Unter den diffusen Strumen des Kindesalters und der Erwachsenen wird eine diffuse parenchymatöse (mikrofollikuläre) Form unterschieden mit läppchenartiger Einteilung, soliden Zellhaufen neben Schläuchen mit kubischem und zylindrischem Epithel und verschieden gestalteten, auch verzweigten Bläschen mit wenig Kolloid. Die diffuse kolloide (makrofollikuläre) Form ist durch den Befund großer kolloidhaltiger Bläschen ausgezeichnet. Je nach dem Blutgehalt sind diese diffusen Strumen blaß oder rot gefärbt, je nach dem Kolloidgehalt mehr oder weniger transparent.

Die Struma nodosa ist durch die Einlagerung von kugeligen Knoten in unverändertes oder atrophisches oder auch diffus hypertrophisches Schilddrüsengewebe ausgezeichnet. Die (meist multiplen) Knoten können bedeutende Größe erreichen. Diese Knoten werden von vielen als echte Geschwülste (Adenome) angesehen. Ihre selbständige Entwicklung und ihr ebensolches Wachstum, ihre kapselartige Abgrenzung durch Bindegewebe, ihr unorganischer Anschluß an den Blut- und Lymphgefäßapparat der Schilddrüse usw. soll für diese Ansicht sprechen. Solange aber nicht erwiesen ist, daß diese Knoten wirklich unaltruistische Neubildungen sind, können sie trotz ihrer gewissen Selbständigkeit als kompensatorische oder antagonistische, kurz als ausgleichende Hyperplasien aufgefaßt und den knotigen Hyperplasien anderer Organe (Leber z. B.) an die Seite gestellt werden. Diese Knoten bestehen mikroskopisch ebenfalls entweder aus jugendlichem oder aus reifem kolloiderfüllten Schilddrüsengewebe, haben also teils den Bau einer Struma parenchymatosa, teils den der Struma colloides.

Die Struma nodosa parenchymatosa zeigt weiche, wenig transparente Knoten, welche auf Durchschnitten einen mehr gleichmäßigen Bau zeigen. Es werden trabekuläre, tubuläre, follikuläre Formen unterschieden; die Follikel sind klein, ihr Kolloid ist wenig färbbar. Eine besondere Form ist die sog. großzellige, kleinalveoläre Struma (auch großzelliges Adenom) genannt, welche von Getzowa als Struma postbranchialis bezeichnet wurde. Ihre Beziehungen zum postbranchialen Körper sind aber nicht sichergestellt, und es ist wahrscheinlich, daß auch diese Struma aus dem Schilddrüsengewebe hervorgeht. Histologisch findet man solide Haufen und Stränge von großen protoplasmareichen Zellen mit großen rundlichen Kernen; daneben auch Differenzierungen zu kolloidhaltigen Bläschen. Es gibt gut- und bösartige Formen. Die Struma nodosa colloides zeigt große kolloiderfüllte Follikel, an deren Wand auch papilläre Wucherungen gefunden werden können. Entsprechend dem starken Kolloidgehalt zeigen diese Knoten eine glasige Transparenz, eine glänzend braunrote Farbe und gallertig ausgefüllte Waben und Kammern.

Obwohl auch in der Struma diffusa regressive Veränderungen vorkommen (Epitheldesquamation, kleine Blutungen, hyaline Umwandlung des Bindegewebes usw.), so nehmen diese doch in den knotigen Formen viel größere Dimensionen an. Von diesen regressiven Veränderungen hängt vor allem das so wechselnde makroskopische Aussehen der Knoten ab. Blutungen, blutige Erweichungen mit Bildung brauner, hyaliner Massen (Bluthyalin, Kautschukkolloid), Verfettungen, Nekrosen, bindegewebige Vernarbungen mit ausgedehnter hyaliner Entartung, Verkalkungen, Verknöcherungen führen zu den Bezeichnungen Struma haemorrhagica, fibrosa, calcificata, petrosa, ossea.

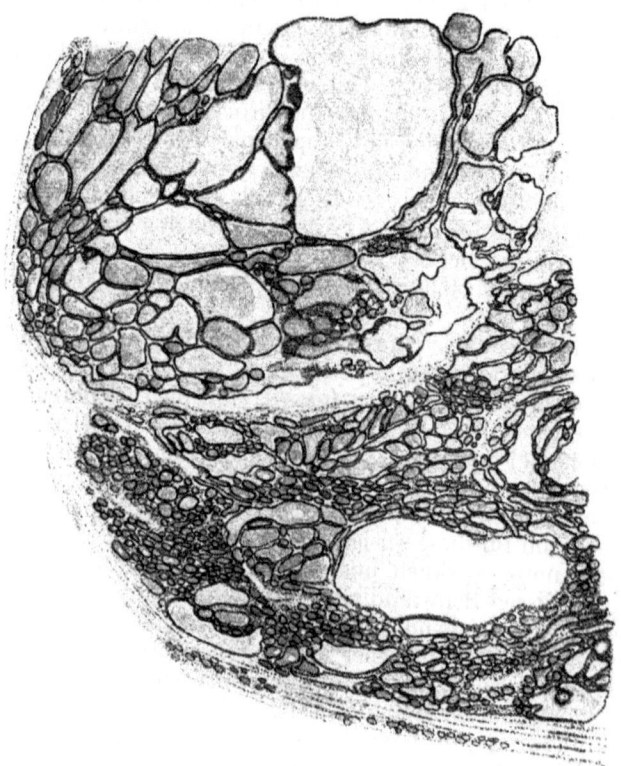

Fig. 270. Struma colloides nodosa (Schilddrüse). Vergr. 16fach. (Hämatoxylin-Eosin.)
Kolloiderfüllte Epithelbläschen (Follikel) in allen Stadien der Erweiterung.

Unser Präparat (Fig. 270) stammt von einem Fall von Struma colloides nodosa. Bei schwacher Vergrößerung sehen wir dicht gedrängte, rundliche in sich geschlossene Drüsenräume allerverschiedensten Umfangs: es sind die Durchschnitte durch die kugeligen Schilddrüsenbläschen („Follikel"). Sie sind durch ein meist nur spärliches Bindegewebe voneinander getrennt und mit einer einfachen Epithellage ausgekleidet. Wir sehen alle Übergänge von ganz kleinen, engen Bläschen bis zu sehr großen, weiten Drüsenräumen, die teilweise die Bezeichnung Zysten verdienen. Als Inhalt der Bläschen findet sich eine durchaus homogene Masse, die das Kolloid darstellt. In einzelnen Bläschen finden sich neben Kolloid auch Zellen als Inhalt vor (s. unten). Wir sehen die Drüsenmassen zu Komplexen zusammengefaßt, zwischen denen sich reichlicheres Bindegewebe septal ausbreitet: so gewinnen wir die Vorstellung von einer Art von lappiger Gliederung der Neubildung. Dieses septale Bindegewebe führt die größeren Blut- und Lymphgefäße.

Da und dort fällt — sowohl innerhalb der Drüsenräume als im Bereich des Bindegewebes — eine bräunliche Pigmentierung auf. Das sind Überreste von Blutungen: Hämosiderinpigmentablagerungen. In älteren, rückgebildeten Teilen von Kolloidstrumen sieht man Hyalinisierungen des Stromas, Verkalkungen sowohl des hyalinisierten Bindegewebes als des kolloiden Inhalts der Drüsenbläschen, Atrophie und Schwund des Drüsengewebes. In solchen Verödungsbezirken können auch reichlich Cholesterinablagerungen gefunden werden.

Bei starker Vergrößerung erweisen sich alle Drüsenräume mit einem einreihigen kubischen Epithel ausgekleidet und mit völlig strukturlosem,

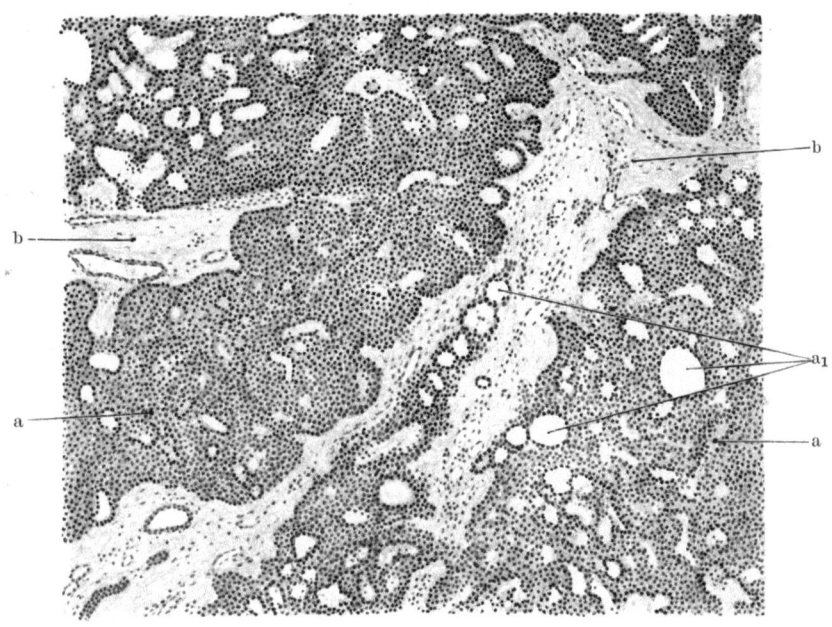

Fig. 271. Struma parenchymatosa nodosa (nach einem Präparat von Prof. Wegelin-Bern). Vergr. 75fach. (Hämatoxylin.)
a Große Parenchymkörper, innerhalb welcher man überall die Differenzierung (a_1) kleinster und kleiner Follikel sieht. b Bindegewebige Septen.

homogenem Inhalt gefüllt. Vakuolenbildungen innerhalb der homogenen (kolloiden) Inhaltsmasse der Drüsen sind Kunstprodukte. In manchen Bläschen zeigt der Inhalt einen zelligen Beisatz. Es sind rundliche Zellen mit hellem Protoplasma und rundlichen Kernen: Abkömmlinge der Drüsenepithelien, die ins Lumen abgestoßen wurden und sich im Inhalt durch Quellung abgerundet haben. Wo Pigment (Hämosiderin) in den Drüsenbläschen gefunden wird, findet es sich ebenfalls in rundliche Zellen eingeschlossen. Hier liegt es in Form brauner Körper innerhalb des Zellprotoplasmas. Zwischen den einzelnen, sehr dicht liegenden Drüsenräumen sind Blutkapillaren zu sehen, die da und dort auch von geringen Mengen fibrillären Bindegewebes begleitet sind.

Ein weiteres Präparat (Fig. 271) stammt von einer Struma nodosa parenchymatosa. Man erkennt auf den ersten Blick, daß es sich um ein noch jugendliches Schilddrüsengewebe handelt. In den großen Parenchymkörpern sieht man solide Epithelmassen und dichtgedrängte Epithelschläuche und überall die Ausbildung von kleinsten und stellenweise etwas größeren

356   Innersekretorische Organe.

Follikeln (a_1); von kolloidem Inhalt der Follikel ist wenig zu sehen; Stützgerüst zwischen den Schläuchen und Follikeln findet sich verschwindend wenig; gröbere Bindegewebssepten (b) verlaufen zwischen den Parenchymkörpern.

In der Figur 272 ist eine Struma parenchymatosa bei stärkerer Vergrößerung abgebildet. Man sieht solide Nester und Stränge (Trabekel) von Parenchymzellen (b) und daneben (a) kleine und kleinste kolloiderfüllte Follikel (Struma parenchymatosa trabecularis et microfollicularis); zwischen diesen parenchymatösen Komponenten ist das spärliche fibrilläre Stroma mit den Blutgefäßen (c) ausgebreitet.

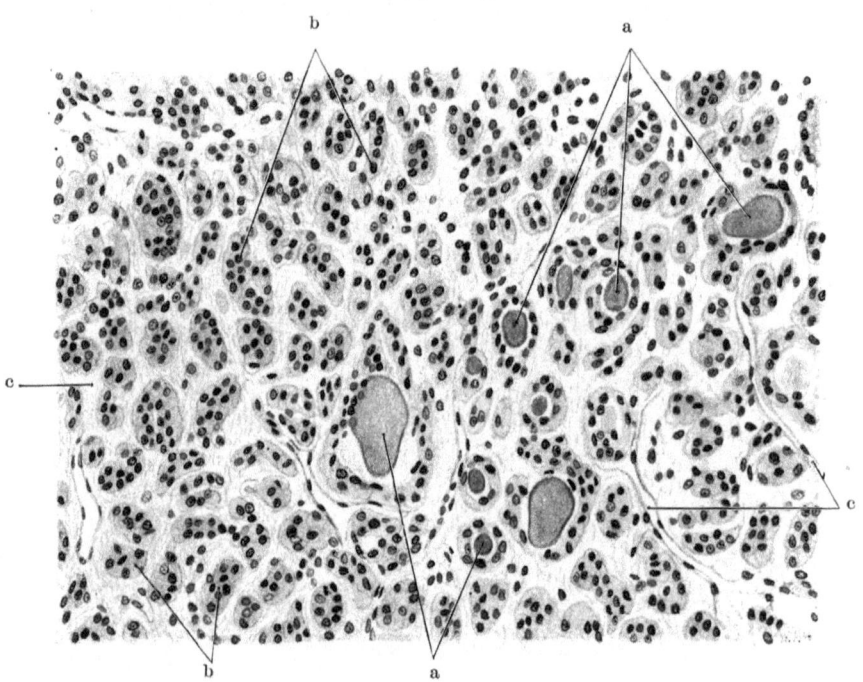

Fig. 272. Struma parenchymatosa trabecularis et microfollicularis. (Nach einem Präparat von Prof. Wegelin-Bern.) Vergr. 200fach. (Hämatoxylin.)
a Kleine und kleinste Follikel mit Kolloid. b Solide Nester und Stränge von Parenchymzellen. c Bindegewebiges Stroma und Blutgefäße.

β) Basedowstruma.

Eine besondere Besprechung verdient die Struma bei Morbus Basedowii. Die Basedowsche Krankheit ist durch eine Übererregbarkeit des sympathischen und parasympathischen Nervensystems, Exophthalmus (Glotzauge), Tachykardie, Vergrößerung der Schilddrüse ausgezeichnet. Es liegt Hyper- oder Dysfunktion des Organes vor. Es besteht Jodüberempfindlichkeit. Im Blut Lymphozytose. Alimentäre Glykosurie und andere Störungen. Linksseitige Herzhypertrophie, häufig Thymusvergrößerung (Thymus persistens oder Markhypertrophie), verbunden mit Status lymphaticus, oft auch mit Hypoplasie des chromaffinen Systems.

Die Histologie der Struma basedowiana zeigt gewisse Besonderheiten. Es gibt zwar Fälle von Basedowscher Krankheit, bei welchen Strumen gefunden werden, welche sich von anderen Strumen nicht unterscheiden (sog. „thyreotoxische Adenome"); in vielen Fällen können jedoch charakteristische histologische Befunde erhoben werden. In solchen Fällen findet sich eine diffuse Struma von fester Konsistenz, verschiedener Transparenz und Farbe. Mikroskopisch sind die Follikel unregelmäßig gestaltet, verschieden weit; es finden sich verzweigte Schläuche mit pseudopapillären Strukturen, auch echte Papillenbildung. Die Epithelien sind teils zylindrisch, teils treten sie in soliden Massen auf, aus welchen sich Bläschen herausdifferenzieren. Die Bläschen enthalten wenig, verflüssigtes, schlecht färbbares Kolloid. Bemerkenswert sind auch verschiedenartige Epithelwucherungen: Mehrschichtigkeit, Ungleichheit der Zellen und Kerne (Polymorphie), Eosinophilie der Epithelien. Von Wichtigkeit sind auch die Befunde von lympha-

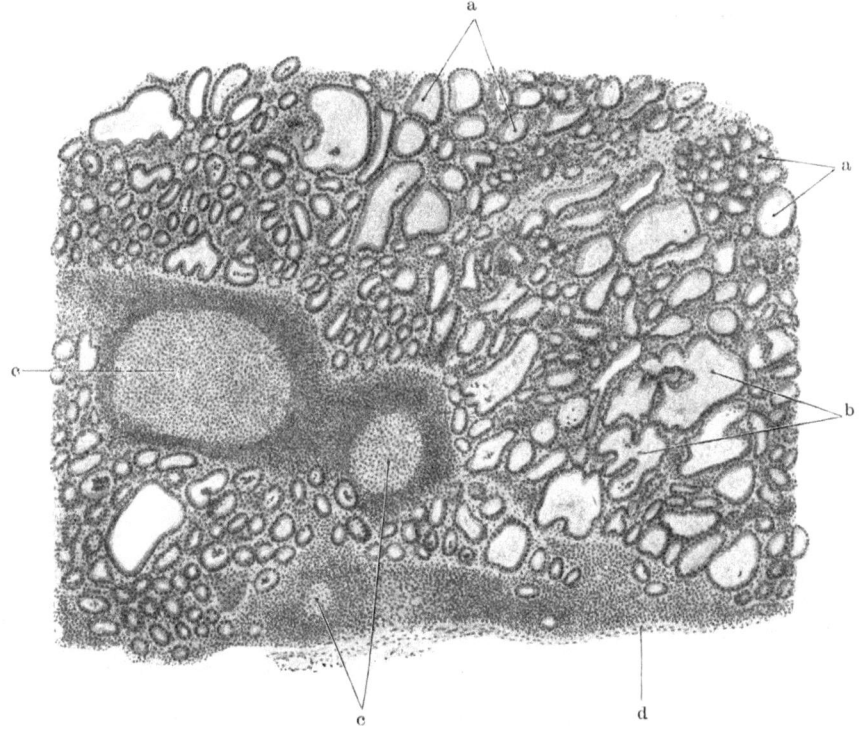

Fig. 273. Aus einer Basedowstruma. (Nach einem Präparat aus dem Leipziger Pathologischen Institut.) Vergr. 50fach. (Hämatoxylin-Eosin.)
a Kleinere und größere Epithelbläschen. b Erweiterte, verzweigte Drüsenräume mit pseudopapillären Fortsätzen. c Lymphknötchen mit Keimzentren. d Bindegewebige Kapsel der Struma.

tischem Gewebe in den Basedow-Strumen. Beim sog. Jodbasedow kann man (aber nicht immer) in gewöhnlichen Kolloidkröpfen die histologischen Zeichen der Basedowstruma finden. Die sog. Struma basedowificata ist eine diffuse parenchymatöse oder kolloide Struma oder auch eine Struma nodosa, in welcher die histologischen Zeichen der Basedowstruma auftreten.

Ein mikroskopisches Präparat (Fig. 273), bei schwacher Vergrößerung gezeichnet, zeigt kleinere und größere Schilddrüsenbläschen (a) von einer einfachen Schicht kubischer bis zylindrischer Epithelien ausgekleidet. Auffallend ist, daß das Kolloid in diesen Bläschen teils gut färbbar ist, teils sich nur schlecht mit Eosin tingiert. Vielfach ist das Kolloid in den Bläschen nicht eine homogene, sondern eine mehr schollige, wie in Auflösung begriffene Masse. An manchen Stellen sind dem Kolloid abgelöste, gequollene Epithelzellen beigemischt. Manche der Drüsenräume sind stärker verzweigt; pseudopapilläre Fortsätze ragen in die Lichtungen solcher Drüsen hinein (b). Besonders auffallend ist die Einlagerung von kleineren und größeren

Lymphknötchen (c) in das Strumagewebe; die Lymphknötchen besitzen zum Teil sehr große Keimzentren. Stellenweise, besonders unter der Kapsel (d), ist auch eine diffuse lymphozytäre Infiltration des Stützgerüstes der Neubildung zu sehen. Das Stützgerüst zwischen den Bläschen und drüsigen Räumen ist äußerst spärlich und führt die Blutgefäße.

Ein zweites Präparat bei starker Vergrößerung (Fig. 274) zeigt die eigentümlichen atypischen epithelialen Formationen, welche sich gelegentlich in Basedow-Strumen vorfinden. Man sieht einen verzweigten Drüsenschlauch (a), dessen epithelialer Zylinderzellenbelag stellenweise mehrzeilig ist und von

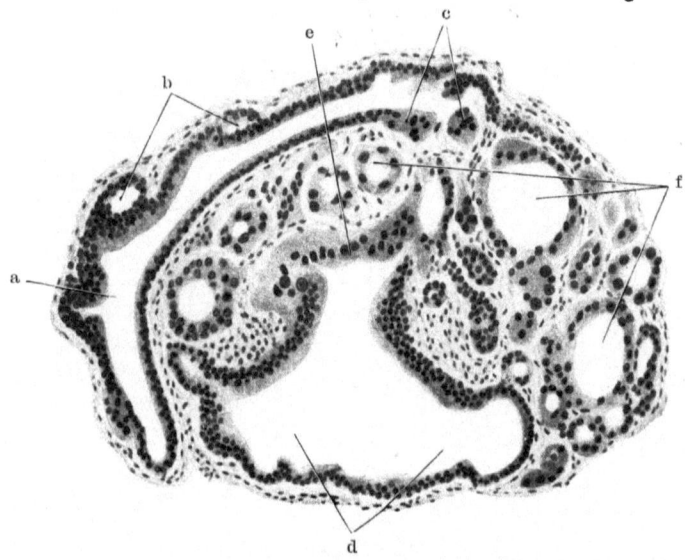

Fig. 274. Aus einer Basedowstruma. (Nach einem Präparat aus dem Leipziger Pathologischen Institut.) Vergr. 150fach. (Hämatoxylin-Eosin.)
a Ein verzweigter Drüsenschlauch mit zum Teil mehrzeiligem Epithel. b Abschnürung von Drüsenbläschen von diesem Schlauch. c Protoplasmareiches, eosinophiles, unregelmäßiges Epithel in diesem Schlauch. d Stark erweiterte Drüsenräume mit größtenteils mehrzeiligem Epithel. e Protoplasmareiches, eosinophiles Epithel mit unregelmäßigen Kernen in diesen Drüsenräumen. f Kleinere und größere Drüsenbläschen mit unregelmäßigem, atypischem Epithel.

welchem kleine Drüsenbläschen in Abschnürung begriffen sind (b). An einer Stelle zeigt das Drüsenepithel atypische, sehr protoplasmareiche Zellen mit größeren atypischen Kernen (c). Ein anderer, stark erweiterter Drüsenraum (d) zeigt größtenteils mehrzeiliges Epithel und an einer Stelle (e) ein äußerst protoplasmareiches, atypisches Epithel. Die atypischen Epithelzellen färben sich in ihrem Protoplasma stark mit Eosin; sie sind von unregelmäßiger Gestalt und haben teils vergrößerte, teils sehr chromatinreiche, pyknotische Kerne. Eine Reihe anderer Drüsenbläschen (f) zeigt ebenfalls atypische Epithelien. Der Übergang zu Kernpyknose in allen diesen atypischen Epithelzellen weist auf den degenerativen Charakter der Veränderung hin. Bemerkenswert ist, daß in allen diesen Drüsenräumen kein färbbares Kolloid enthalten ist.

2. Thymus.

a) Normal-histologische Vorbemerkungen.

Der Thymus ist seiner Anlage nach — Aussprossung hauptsächlich von der dritten entodermalen Schlundtasche her! — ein epitheliales Organ. Bei seiner weiteren Entwicklung verliert er den geschlossenen epithelialen Charakter: die Epithelzellen bilden Retikula, und Lymphozyten wandern ein. So wird der Thymus ein lymphoepitheliales Organ. Der Thymus wächst in den ersten Lebensjahren rasch, dann langsam; er erhält sich bis zur Pubertät und bildet sich dann zum sog. thymischen Fettkörper zurück, d. h. Fettgewebe tritt an Stelle des sich auflösenden Thymusgewebes, von welch letzterem sich nur Reste der sog. Marksubstanz (s. unten) erhalten. Akzidentelle Rückbildungsvorgänge sind auch außer dieser regulären physiologischen Involution am Thymus häufig festzustellen; es schwindet hierbei besonders die Rindensubstanz; jedoch auch das Mark nimmt teil; das Bindegewebe vermehrt sich (so bei Inanition, Kachexie, Infektionskrankheiten). Akzessorische Thymusteile können in der Schilddrüse gefunden werden; Epithelkörperchengewebe kann im Thymus eingeschlossen vorkommen.

Das fertig entwickelte Organ zeigt einen läppchenartigen Aufbau und eine deutliche Trennung in eine Mark- und eine Rindensubstanz. Erstere entspricht der primären (s. oben) epithelialen Verästelung (sog. Markbaum) und besteht im fertigen Zustand aus einem epithelialen Retikulum mit relativ protoplasmareichen, verästelten Zellen, welche helle chromatinarme Kerne und „Epithelfasern" besitzen. Mit diesem Retikulum hängen eigenartige Gebilde zusammen, welche als Hassallsche Körperchen bekannt sind. Sie stellen konzentrische Aufschichtungen platter Epithelzellen dar, Epithelkugeln, in deren Mitte degenerierende Zellen, Zell- und Kerntrümmer, kolloide, schollige, verfettete oder verkalkte Massen, ferner oft auch reichlich eingewanderte weiße Blutkörperchen liegen. Echte Verhornungsprozesse an den Hassalls sind beschrieben worden. Diese Epithelkugeln sind sehr verschieden groß; manchmal sind mehrere Kugeln zu einem gemeinsamen, geschichteten Körper vereinigt; sie nehmen besonders mit dem Alter an Größe zu. Sie sind also sowohl der Neubildung als der Rückbildung unterworfene Gebilde. Ihre Zahl schwankt, besonders auch in Zusammenhang mit Krankheiten. Das epitheliale Retikulum der Marksubstanz führt in seinen Maschen allerlei Zellen (freie Epithelien, Leukozyten); ferner verzweigen sich hier die Blutgefäße (kleine Arterien und Venen). Die Rindensubstanz, welche sich aus der Peripherie des verästelten Markstranges entwickelt, färbt sich viel dunkler als die Marksubstanz; auch die Rinde besitzt ein (epitheliales) Retikulum; dessen Maschen sind mit dicht gedrängten kleinen Zellen vom Aussehen der Lymphozyten erfüllt. Diese Lymphozyten sind eingewandert und vermehren sich an Ort und Stelle weiter. Mitosen finden sich in den lymphozytären Zellen reichlich. Die Retikulumzellen zeigen phagozytäre Eigenschaften. Kapillaren durchsetzen reichlich die Rinde. Das Stützgewebe des Thymus trennt als interlobuläres Bindegewebe unvollkommen die Läppchen; der Markstrang wird durch septale Bindegewebe nicht unterbrochen. In Rinde und Mark findet sich ein spärliches, feines Bindegewebsgerüst. An der Oberfläche ist das Organ von einer sehr zarten bindegewebigen Kapsel umhüllt. Lymphgefäße sind reichlich vorhanden (an der Oberfläche und in Begleitung der Blutgefäße).

Die Funktion des Thymus ist noch nicht genügend klargestellt. Die lymphoiden Thymuszellen sollen Träger eines Wirkstoffes sein. Der Thymus beeinflußt die Lymphozytenbildung, das Knochenwachstum- und den Zuckerstoffwechsel. Bei fehlendem Thymus sind nicht nur Hemmung des Knochenwachstums und Knochenveränderungen (Rhachitis, Osteomalazie, Osteoporose), sondern auch Fettsucht, Kachexie, Idiotie beobachtet worden. Beziehungen bestehen zu den Geschlechtsdrüsen, zur Schilddrüse und zum chromaffinen System (Nebennieren), zur Hypophyse und den Epithelkörperchen.

b) Pathologische Histologie.

Hyperplasie des Thymus.

Aplasie (Fehlen) des Thymus ist bei Normalen und bei Mißbildungen beobachtet worden, Hypoplasie bei angeborenem Myxödem. Über physiologische, akzidentelle, pathologische Rückbildungen s. oben. Angeborene Hyperplasie kommt vor. Bei erworbenen, pathologischen Vergrößerungen kann es sich um gehemmte physiologische Rückbildung (Thymus persistens, Subinvolution) handeln, oder um echte Massenzunahme, die ein Mehrfaches des normalen Umfangs und Gewichts betragen kann (Thymushyperplasie). Der Thymus persistens zeigt histologisch nichts von dem Thymus der betreffenden Altersstufe Abweichendes. Die Hyperplasie betrifft entweder Mark und Rinde oder nur eine von beiden Komponenten der Drüse. Das hyperplastische Organ kann in Größe und

360 Innersekretorische Organe.

Gewicht über dem für das betreffende Alter gültigen Mittelmaß stehen, oder es zeigt sich der hyperplastische Zustand erst bei der mikroskopischen Untersuchung. Bei der Markhyperplasie ist die Marksubstanz relativ vermehrt, das epitheliale Retikulum ist stark entwickelt; man findet mehr oder weniger reichlich Hassals, manchmal sind sie in Degeneration begriffen.

Thymushyperplasie wird bei Neugeborenen, Säuglingen und Kindern gefunden; die Ursachen sind unbekannt (konstitutionell? endokrin bedingt?). Thymushyperplasie und persistierender Thymus bei Erwachsenen sind oft mit einem

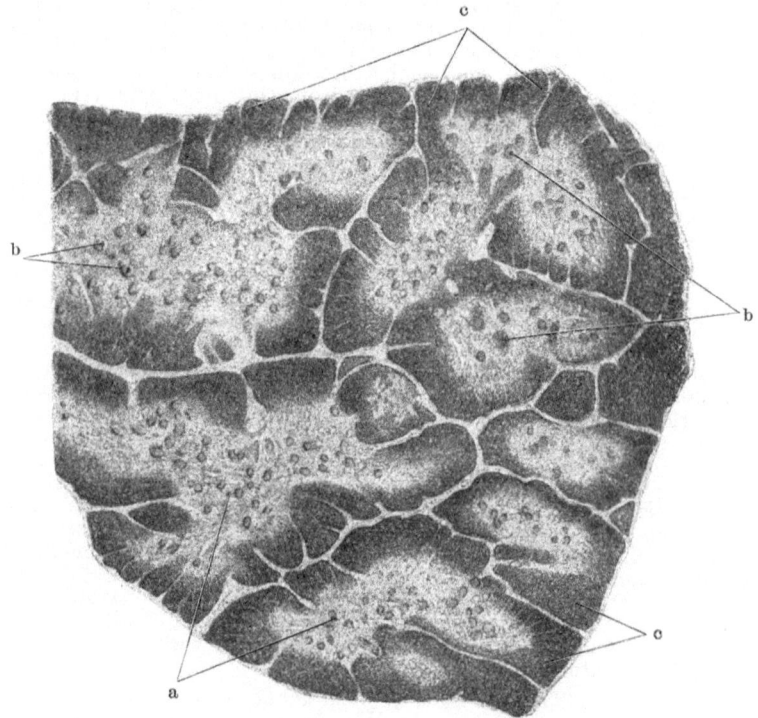

Fig. 275. Markhyperplasie des Thymus. (Nach einem Präparat aus dem Pathologischen Institut Leipzig.) Vergr. 15fach. (Hämatoxylin-Eosin.)
a Durchschnitte durch den Markbaum des Thymus mit reichlichen Hassallschen Körperchen. b Besonders große Hassallsche Körperchen. c Rindensubstanz.

sog. Status lymphaticus vergesellschaftet. Dabei ist unter Umständen das gesamte lymphatische Gewebe des Körpers abnorm stark entwickelt: Lymphknoten, Zungenbälge, Tonsillen, weiße Milzpulpa, lymphatisches Gewebe der Schleimhäute und der Organe (Leber, Nieren, Haut, Knochenmark). Der Status lymphaticus ist Ausdruck einer Konstitutionsanomalie, für welche auch noch andere Befunde sprechen: Anämie, Fettansatz, Hypoplasie der Genitalien, der Nebennieren (chromaffines System) u. a. Bei gleichzeitig vorhandener Thymushyperplasie spricht man von Status thymo-lymphaticus. Die Individuen mit dieser eigenartigen pathologischen Konstitution können ohne eine zureichende äußere Einwirkung akut zugrunde gehen (Thymustod). Ursache ist wohl weniger eine Kompression der Trachea oder des Vagus durch den großen Thymus, als eine akute Intoxikation (Hyper- oder Dysthymismus). Der Tod erfolgt unter Herzkammerflimmern; eine abnorme Erregbarkeit (Sensibilisierung) des Herznervensystems scheint zugrunde zu liegen. Auf eine Senkung des Organglykogens (besonders im Herzmuskel) bei Thymushyperplasie ist hingewiesen worden (Bomskov). Thymushyperplasie und Status lymphaticus wird auch vergesellschaftet mit Schilddrüsen-, Keimdrüsen- und Nebennierenerkrankungen gefunden (bei Basedow, bei Addison).

In unserem Falle von Thymushyperplasie handelte es sich um ein $1^1/_2$-jähriges Kind. Plötzlicher Tod. Das Übersichtsbild (Fig. 275) zeigt die

Läppchengliederung des Thymus, sowie die Kapsel und das bindegewebige Septensystem der Drüse. Die Marksubstanz (a) ist sehr stark entwickelt, man sieht in ihr massenhaft Hassallsche Körperchen; diese sind verschieden groß, zum Teil von auffallender Größe (b). Die dunkel gefärbte, sehr gefäßreiche Rinde (c) umgibt überall den Markbaum; sie erscheint relativ schmal. Bei starker Vergrößerung zeigen sich im Mark zahlreiche Hassallsche Körperchen; alle Übergänge von den kleinsten bis zu ganz großen sind zu finden. Die Körperchen sind aufgebaut aus platten Faserepithelzellen, welche sich konzentrisch aufgeschichtet haben. Viele der größeren Hassalls sind zentral schollig und körnig zerfallen und hier von polynukleären Leukozyten durchsetzt. Im übrigen erweist sich die Marksubstanz zusammengesetzt aus hellkernigen Retikulumzellen und in das Retikulum eingelagerten dunkelkernigen Markzellen. Der Gefäßreichtum ist sehr groß. In der Rinde sind die Retikulumzellen infolge der dichten Anhäufung der kleinen, lymphozytenartigen Rindenzellen nur schwer zu sehen. Ein reichliches Kapillarnetz durchzieht die Rinde.

Nebenbei sei erwähnt, daß der Thymus als teilweise lymphoides Organ auch bei den Leukämien stark vergrößert sein, ja im Vordergrund des leukämischen Bildes stehen kann.

3. Nebenniere.
a) Normal-histologische Vorbemerkungen.

Die Nebenniere setzt sich aus zwei morphologisch und funktionell verschiedenen Teilen (Rinde und Mark) zusammen, die erst im Laufe der Stammesntwicklung sich zu einem Organ vereinigt haben. Aber auch wo dies, wie beim Menschen, geschehen ist, finden sich außer dem Hauptorgan noch akzessorische Organe, so daß von zwei Gewebssystemen gesprochen werden kann, die auch embryogenetisch zu trennen sind, da die (lipoide) Rindenkomponente sich vom Mesoderm (Nephrotom, Zölom), die (chromaffine) Markkomponente vom Ektoderm (Ganglienzellenleiste) her bildet. Die akzessorischen Organe sind 1. Nebennierenkeime, welche aus Rinde und Mark bestehen (selten), 2. „versprengte" Rindenkeime im Nebennierenmark, in der Umgebung der Nebennieren, in der Niere, in der Umgebung der Vasa spermatica und ovarica, im Ligamentum latum, Ovarium, Hoden, Pankreas, Leber; 3. versprengte Teile des Markes in der Rinde der Nebenniere, Teile des Markgewebes (sehr zerstreut) in sog. chromaffinen Organen (Zuckerkandlsches Organ und andere sog. Paraganglien des Sympathikus in der Umgebung der Aorta), auf dem ganzen Weg des Descensus ovarii et testis, in Paroophoron, Epididymis. Das Hauptorgan zeigt mikroskopisch in der (größenteils gelb, nur ganz innen braun gefärbten) Rinde solide Haufen und Stränge lipoiderfüllter Zellen, zwischen welchen weite Gefäße (Kapillaren) verlaufen. Die Zellen der Rinde haben helles, wabiges Protoplasma mit mittelständigen Kernen; diese Zellen sind in der äußeren Schicht der Rinde zu rundlichen Ballen zusammengeordnet (Zona glomerulosa), weiter zentralwärts zu gestreckten, walzenförmigen radiär angeordneten Strängen (Zona fasciculata). Ein echtes Lumen in den Zellballen der äußersten Rinde wurde beim Menschen gelegentlich gefunden. An der Grenze gegen das Mark findet sich eine Zone feinkörnig pigmentierter Zellen. Die Zellen dieser Zona pigmentosa sind teils noch zu Strängen, teils zu einem Netz zusammengeordnet (Zona reticularis). Das Pigment gehört zu den Lipofuszinen. Die Rindenzellen sind in ihrem Protoplasma von Körnchen und Tröpfchen (Neutralfette, Cholesterinester, Phosphatide) erfüllt; an entfetteten Präparaten erscheint das Protoplasma vakuolär. Die Marksubstanz besteht aus einem Netzwerk von polyedrischen Elementen, deren reichliches Protoplasma feinkörnig ist; die Körner zeigen eine besondere Affinität zu Chromsäure und ihren Salzen (chromaffine, phäochrome Zellen). Die Zellen färben sich grün mit Eisenchlorid. Ferner finden sich im Mark marklose Nervenfasern und Ganglienzellen (des Sympathikus). Engste Beziehungen dieser Nervenfasern zu den chromaffinen Zellen sind nachweisbar. Auch in der Rinde verzweigen sich reichlich sympathische Nervenfasern. Die Gefäße der Marksubstanz sind überaus reichlich und weit; es sind hauptsächlich Kapillaren und Venen. Das ganze Organ ist von einer fibrösen (glatte Muskelzellen) führenden Kapsel umhüllt, von welcher feine Bindegewebssepten in die Rinde ausstrahlen. Die Arterien treten vorwiegend von der

Kapsel her in die Rinde ein; einige ziehen vom „Hilus" direkt in das Mark und zweigen sich in der Rinde in feinste Netze auf, welche die Zellstränge umspinnen. Die Kapillaren und Venen der Marksubstanz sammeln sich zur stattlichen **Vena centralis**, die eine starke Muskularis besitzt. Diese Venen sind die Abfuhrstraßen für das Adrenalin. In Zusammenhang mit den Gefäßen der Marksubstanz findet sich reichlicheres elastisches Gewebe. Lymphgefäße sind reichlich in Kapsel, Rinde und Mark vorhanden.

Das **Paraganglion intercaroticum** („Karotisdrüse") liegt im Teilungswinkel der Carotis; es enthält Gruppen von Zellen, deren Chromaffinität aber nicht erwiesen ist, ferner marklose Nervenfasern, Ganglienzellen, dazu einen reichlich entwickelten Gefäßapparat. Die **Luschkasche Steißdrüse** gehört nicht zu dem adrenalinbildenden System; ihre Zellelemente geben jedenfalls keine Chromreaktion; sie besteht aus kleinen anastomosierenden Arterien und Venen.

Physiologisch ist die Nebenniere ein lebenswichtiges Organ. Nach Exstirpation erfolgt der Tod unter Vergiftungserscheinungen (Rindenausfall?). Nebennierenrindenextrakte bessern Ausfallserscheinungen und verlängern das Leben nach Exstirpation der Nebennieren. Unsere Kenntnisse über die Funktion der Nebennierenrinde sind noch mangelhaft. Eine entgiftende Tätigkeit ist fraglich, die hormonale steht im Vordergrund. Die Nebennierenrinde erscheint als ein Speicher für Lipoide; es besteht ein Zusammenhang zwischen Cholesterinspiegel des Blutes und dem Lipoidgehalt der Nebennierenrinde (z. B. bei Atherosklerose). Die Rinde enthält auch Cholin; ferner Vitamin C (Askorbinsäure). Das von der Rinde produzierte Hormon wird Cortin genannt. Zwischen der Rinde und der Tätigkeit der Geschlechtsdrüsen bestehen Beziehungen (s. S. 244). Sexuelle Frühreife, Erscheinungen von Virilisierung und Feminisierung werden auf Störung der Rindenfunktion zurückgeführt. Auch auf das Körperwachstum scheint die Nebennierenrinde Einfluß zu haben. Auch zur Schilddrüse und zum Pankreas bestehen Korrelationen. Das Nebennierenmark (die chromaffinen Zellen) liefert das Adrenalin, welches den Tonus der Gefäße regelt und andere Funktionen des Sympathikus (Herz-, Darm-, Uterus-, Pupillarmuskulatur) sowie den Zuckerstoffwechsel beeinflußt. Vielleicht bestehen Korrelationen zum Thymus (Markhypoplasie bei Thymushyperplasie und Status lymphaticus). Sehr fraglich sind die Beziehungen einer Überfunktion des Markes (Adrenalinämie) zu gewissen blutdrucksteigernden, mit Herzhypertrophie einhergehenden Gefäß- und Nierenleiden (Hypertonie, Atherosklerose, arteriolosklerotische Schrumpfniere). Die Bedeutung der Nebenniere für den Pigmentstoffwechsel tritt bei der sog. Addisonschen Krankheit hervor.

Erwähnt seien die physiologische Rückbildung der inneren Rindenschicht im Anschluß an die Geburt mit folgendem Wiederaufbau, die Rückbildungsvorgänge im Alter, die Rindenhypertrophie bei Gravidität, im Puerperium, auch nach Kastration, Verminderung des Lipoidgehaltes der Rinde, Degenerationen, Nekrosen bei Infektionen und Intoxikationen.

b) Pathologische Histologie.

Nebennierentuberkulose (bei Addisonscher Krankheit).

Unter **Addisonscher Krankheit** verstehen wir einen Symptomenkomplex, welcher durch Anämie, Adynamie (Muskelschwäche), nervöse und gastrointestinale Störungen, Herabsetzung des Blutdruckes, Bronzehaut (braune Färbung der Haut und benachbarter Schleimhäute) ausgezeichnet ist. Die chronische, in der Regel 1—2 Jahre dauernde Krankheit führt unter Kachexie, auch schließlich mit Konvulsionen und Koma zum Tode. In weitaus der überwiegenden Mehrzahl der Fälle ist dabei Nebennierenerkrankung festgestellt worden, meist Zerstörung durch Tuberkulose, seltener einfache oder bindegewebige Atrophie, luetische Prozesse, Geschwülste. Eine primäre Hypoplasie der Nebennieren soll disponierend wirken. Status thymico-lymphaticus wird gelegentlich als Kombination festgestellt. Nicht sicher ist, ob die Zerstörung der Rinde oder des Markes allein den ganzen Komplex auslösen kann, oder ob beide Teile ergriffen sein müssen. Der Symptomenkomplex der Addisonschen Krankheit weist allerdings mehr auf eine Schädigung des Markes hin. In Betracht zu ziehen sind die akzessorischen Nebennierenorgane (s. S. 361). Die Beziehungen der Nebennieren zum Pigment- (Melanin-) Stoffwechsel sind noch nicht genügend aufgeklärt. Adrenalin und Melanin sind Abkömmlinge der gleichen Muttersubstanz, des Tyrosins, so daß die Hautpigmentierung bei Nebennierenzerstörung als eine „vikariierende" Erscheinung aufgefaßt werden könnte.

Unser Präparat (Fig. 276) einer käsigen chronischen Nebennierentuberkulose zeigt in einem Übersichtsbild die Zerstörung eines großen Teils der Rinde und des Marks der Nebenniere durch den tuberkulösen Prozeß, der

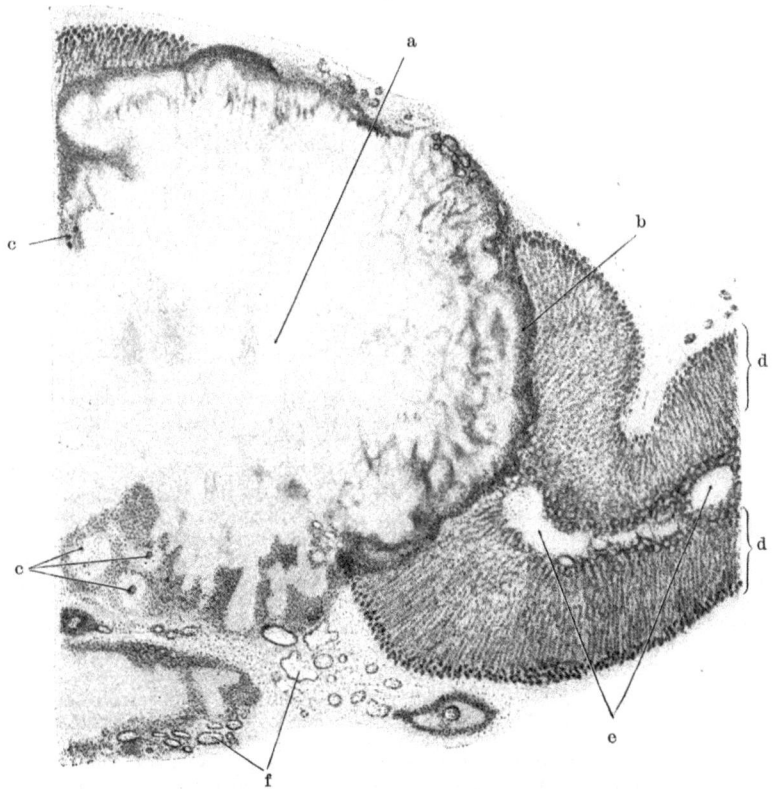

Fig. 276. Käsige Nebennierentuberkulose. Vergr. 10fach. (Hämatoxylin-Eosin.) a Großer käsiger Knoten, Rinde und Mark der Nebenniere einnehmend. b Schmale Zone epitheloiden Gewebes an der Peripherie des käsigen Knotens. c Tuberkelbildung mit Riesenzellen. d Normale Nebennierenrinde. e Nebennierenmark. f Blutgefäße.

auch auf die Kapsel und auf die Umgebung des Organs übergegriffen hat. Der große käsige Knoten (a) ist ein sogenannter Konglomerattuberkel. Er ist völlig kernlos; nur an seiner äußersten Peripherie ist eine schmale Zone eines kernhaltigen Gewebes zu finden (b). Dieses ist ein von Lymphozyten durchsetztes Epitheloidgewebe, in welchem da und dort auch Riesenzellen (c), zum Teil innerhalb distinkter Tuberkel zu sehen sind.

4. Hypophyse.

a) Normal-histologische Vorbemerkungen.

Die Hypophyse ist ein zusammengesetztes Organ. Wir unterscheiden einen Vorderlappen, einen Hinterlappen und die Zona intermedia. Der Vorderlappen entwickelt sich vom Ektoderm der Mundbucht: Rathkesche Tasche.

Von dieser Tasche aus entsteht der Hypophysengang und das sog. Hypophysensäckchen, die Anlage der eigentlichen Drüse. Der Hinterlappen (Neurohypophyse) bildet sich vom Zwischenhirn her. Die Zona intermedia entsteht aus der Hinterwand des Hypophysensäckchens. Auf dem ganzen Anlageweg des Vorderlappens (Hypophysengang), also von der Mundbucht durch die Schädelbasis (Keilbein) bis zur Sella turcica, können sich Hypophysengangreste und auch Drüsengewebe vorfinden. Wichtig sind besonders die Rachendachhypophyse (Hypophysis pharyngea) und Plattenepithelhaufen und -zysten im Vorderlappen und Infundibulum, von welchen Resten eigenartige Geschwülste ihren Ausgang nehmen können (Hypophysengangtumoren) (s. S. 502).

Mikroskopisch besteht der Vorderlappen (Adenohypophyse) aus soliden Haufen und Strängen von spezifischen Zellen zwischen Blutkapillaren. Es sind teils ungranulierte, im Protoplasma kaum färbbare, unscharf begrenzte Elemente (chromophobe Zellen, Hauptzellen oder γ-Zellen genannt), teils sind es granulierte, färbbare Elemente (chromophile Zellen, eosinophile oder α-Zellen und basophile oder β-Zellen). Die eosinophilen Zellen färben sich mit Azan rot, mit Eisenhämatoxylin schwarz, mit Kresolfuchsin nicht. Die basophilen Zellen werden bei Färbung mit Azan blau, mit Kresolfuchsin schwarz, mit Eisenhämatoxylin bleiben sie ungefärbt. Es handelt sich wahrscheinlich um funktionell verschiedene, selbständige Zellarten. Der Zahl nach überwiegen die eosinophilen, dann folgen die chromophoben und schließlich die basophilen Elemente. In der Schwangerschaft schwillt der Vorderlappen an, und die Hauptzellen rücken quantitativ an die erste Stelle. Die sog. Zona intermedia zeigt kleine, mit einfach kubischem Epithel bekleidete Drüsenräume, welche auch Kolloid enthalten können. Kleine Kolloidfollikel werden übrigens auch im Vorderlappen gefunden (auch „Marksubstanz" des Vorderlappens genannt). Ein eigener Mittellappen (der Zona intermedia entsprechend) kann bei Tieren unterschieden werden; er findet beim Menschen keine weitere Ausbildung. Der Hinterlappen besteht aus Pituizyten = besonders differenzierten Gliazellen in mehreren Erscheinungsformen (Romeis) und aus marklosen Nervenfasern. Eisenfreies (Lipofuszin) und eisenhaltiges Pigment werden in ihm gefunden.

Über die Physiologie der Hypophyse sind wir noch nicht vollständig genug unterrichtet. Es bestehen Korrelationen der Hypophyse zu der Schilddrüse, den Beischilddrüsen, dem Thymus, dem Pankreas, der Nebenniere, den Keimdrüsen, den Genitalorganen, der Milchdrüse. Die Hypophyse beeinflußt (direkt oder indirekt) das Wachstum, den Stoffwechsel, den Wärmehaushalt, die Genitalsphäre, den Blutdruck, den Gefäßtonus, die Herztätigkeit, die glatte Muskulatur, die Diurese und Harnkonzentration. Diese Funktionen gehen zum Teil über Zentren im Boden des 3. Ventrikels. Aus der pathologischen Physiologie sei der Beziehungen der Hypophyse zur Akromegalie, zum Zwergwuchs, zu kachektischen Zuständen (hypophysäre Kachexie), zur Dystrophia adiposo-genitalis, zum Diabetes insipidus (Polyurie, Polydipsie, mangelhafte Harnkonzentration) gedacht. Welche Art der Funktionsstörung der einzelnen Teile des Organs vorliegt, ist nicht in jedem Falle festgestellt; bei der Akromegalie sind die eosinophilen Zellen in vermehrter Tätigkeit. Von Hormonen des Vorderlappens sind ein Wachstumshormon, ferner Geschlechtshormone (Prolane s. S. 253), thyreo-, parathyreo-, thymo-adrenalo-, pankreo- und laktotrope Hormone zu erwähnen; Mittellappenhormone (Intermedin) zeigten ihre Wirksamkeit beim Frosch auf Melanophoren, bei der Ellritze auf Erythrophoren; beim Menschen sind Hormone, die den Pigmentstoffwechsel beeinflussen, im Vorderlappen enthalten. Beim Diabetes insipidus spielt ein Hormon des Hinterlappens eine Rolle.

b) Pathologische Histologie.

Außer Entwicklungsstörungen (s. oben) und angeborenen Unterentwicklungen (des Vorder- oder Hinterlappens) kommen in der Hypophyse Schwunderscheinungen (Atrophien) besonders des Vorderlappens vor; ferner Stoffwechsel- und Ernährungsstörungen: Verfettungen, Amyloidose, toxische Nekrosen, Verkalkungen. Wichtig sind entzündliche Prozesse (Simmondssche Krankheit), auch spezifischer Natur (Tuberkulose, Lues). Physiologische Hypertrophien des Vorderlappens finden sich in der Schwangerschaft, pathologische bei Kastration und bei Schilddrüsenerkrankungen. Über Hyperplasien und Adenombildungen bei Akromegalie und über besondere Tumoren der Hypophyse finden sich nähere Angaben im Kapitel Geschwülste (s. S. 500).

5. Zirbeldrüse.

a) Normal-histologische Vorbemerkungen.

Die Funktion dieser kleinen Drüse scheint hauptsächlich für die Wachstumsperiode in Betracht zu kommen. Mit dem Alter setzt eine physiologische Rückbildung ein; jedoch erhält sich ein Rest des Parenchyms dauernd. Die Zirbeldrüse setzt sich aus soliden Haufen von Zellen mit kleineren und größeren Kernen zusammen, welche in ein an Kapillaren reiches bindegewebiges Stützgerüst eingelagert sind; sie enthält ferner Glia, Nervenfasern (Ganglienzellen?) und zahlreiche Kalkkörperchen. Einflüsse dieser Drüse zeigen sich vor allem auf das Wachstum, auf die Genitalentwicklung und auf den Stoffwechsel. Vergrößerung des Organs in der Schwangerschaft, Rückbildung nach Kastration?

b) Pathologische Histologie.

Aus der pathologischen Anatomie sind regressive Metamorphosen (Atrophie, Fibrosis, Verkalkungen) und entzündliche Prozesse — auch spezifische — zu erwähnen. Besonders wichtig sind die Geschwülste; sie können zu Kachexie, ferner auch zu Fettsucht und Diabetes führen (durch Druck auf ein Stoffwechselzentrum im Zwischenhirn?). Vor allem aber zeigt sich bei Teratomen der Zirbel sexuelle und geistige Frühreife, frühzeitige Spermiogenese, frühzeitige Entwicklung sekundärer Geschlechtsmerkmale (Behaarung), der äußeren Geschlechtsteile. Über die Tumoren der Zirbeldrüse findet sich Näheres im Kapitel Geschwülste (s. S. 499).

6. Pankreas (s. S. 162).

7. Hoden (s. S. 243).

8. Ovarium (s. S. 276).

XI. Geschwülste.

Einleitung.

Die echten Geschwülste (Blastome) stellen autonome Wachstumsexzesse des Körpers dar. Die Autonomie findet ihren Ausdruck in dem völlig unaltruistischen Charakter der Gewebswucherung. Eine wissenschaftliche Einteilung der Geschwülste ergibt sich aus der Betrachtung der Histogenese. Aus allen Körpergeweben können Geschwülste hervorgehen. Wir unterscheiden epitheliale und nicht epitheliale Gewebe. So ergibt sich zunächst eine Einteilung der Geschwülste in zwei große Gruppen: in epitheliale und nichtepitheliale Geschwülste[1]. Die epithelialen Gewächse

---

[1] Ganz streng läßt sich diese Trennung in epitheliale und nichtepitheliale Blastome nicht durchführen. In manchen Gewächsen spielen sich Differenzierungen ab, welche an die embryonale Entwicklung erinnern, im Verlauf welcher von epithelialen Bildungen auch nichtepitheliale Gewebe hervorgebracht werden. So gibt es Gewächse des Nervengewebes, in welchen neben Glia, ganglienzellenähnlichen Elementen und Nervenfasern auch neuroektodermale epitheliale Formationen vorkommen, die an das embryonale Neuralrohr erinnern. In Mischgeschwülsten der Speicheldrüsen trifft man neben epithelialen Wucherungen verschiedene Formen von Stützsubstanzgeweben an und wird erinnert an die fetale Entstehung von Mesenchym aus epithelialen Verbänden. Vollends führt das Studium der komplizierten Mischgeschwülste (z. B. der Niere) und der sog. Teratome oder Embryome zu der Annahme, daß hier alle epithelialen und nichtepithelialen Gewebe dieser Blastome auf epitheliale Keimblattzellen oder auf sog. eiwertige, also in letzter Linie epitheliale Keime als Mutterzellen zurückzuführen sind.

Einteilung der Geschwülste

(einschließlich der geschwulstartigen Hyperplasien und der geschwulstähnlichen, örtlichen Fehl- und Mißbildungen).

(Nach dem histogenetischen Prinzip.)

I. Nichtepitheliale Geschwülste.

A. Bindesubstanzgeschwülste im engeren Sinne.

Muttergewebe	Hyperplasien	Choristome und Choristoblastome	Hamartome und Hamartoblastome	Reife Blastome	Unreife Blastome
1. Fibrilläres Bindegewebe	Granulome und „Sarkoide" Entzündliche Fibromatosen, elephantiastische Prozesse, polypöse Fibroide bei chronisch entzündlichen Zuständen, Stimmbandfibroide, Narbenkeloide	Heterotope Fibrome (Fibrolipomyome), z. B. der Nierenperipherie	Fibrome des Nierenmarks. Multiple Haut- und Nervenfibrome. Fibro(adeno)me der Mamma	—	**Sarkoma.** Ganz unreife Formen der Gruppen I A—F, nur nach der Zellform benannt: Rund-, Spindel-, Riesenzellsarkome usw. Fibroplastisches Sarkom
2. Schleimgewebe	Ödematöse Schleimhautpolypen, organisierte Thromben (falsche Myxome des Herzens)	—	Nervenmyxome kongenitale Myxome (Herz)	Fibroblastoma Myxoblastoma	Myxoplastisches Sarkom
3. Fettgewebe	Polysarkie, Madelungs Fetthals, hypertrophische Appendices epiploicae, „Vakatwucherungen" des Fettgewebes (Niere, Lymphknoten, Muskeln, Pankreas usw.)	Heterotope Lipome (Niere, Schädelhöhle, Uterus, Leber usw.)	Lipome bei Spaltbildungen (Spina bifida), Fettschwänze	Lipoblastoma	Lipoplastisches Sarkom
	Lipoidspeicherungen in Zellen (Retikuloendothelien, Histiozyten, Bindegewebszellen usw.) bei entzündlichen Prozessen (Abszessen, Granulomen) und Stoffwechselstörungen, Xanthelasmen bei Diabetes, Ikterus, senile Xanthelasmen. Sog. Speicherkrankheiten. „Xanthome". Braune Tumoren der Sehnenscheiden usw.	—	Xanthomatöse Nävi (?)	Xanthoma	Xanthomatöses Sarkom

Einteilung der Geschwülste.

4. Knorpelgewebe	Traumatische Ekchondrosen, manche Gelenkkapsel-„chondrome"	Versprengte Knorpelkeime im Bereich des Skeletts u. in den Weichteilen (Heterotopien)	Multiple kartilaginäre Exostosen, Tracheopathia osteoplastica	Chondroblastoma	Chondroplastisches Sarkom
	—	Ekchondrosis clivi Blumenbachii	—	Chordoma	Malignes Chordom
5. Knochengewebe	Traumatische und entzündliche Hyperostosen, Exostosen, Enostosen, Osteodystrophia fibrosa, cystica, sog. lokale Osteomalazie, braune Tumoren der Knochen mit Riesenzellen. Muskelknochen (Reit-Exerzierknochen). Myositis ossificans progressiva. Metaplastische Knochenbildungen in Weichteilen	Knochen- (und Knorpel-) Befund in Weichteilen auf Grund von embryonaler Aberration	Hereditäre, systematisierte Exostosen und Hyperostosen. Tracheopathia osteoplastica	Osteoblastoma	Osteoplastisches Sarkom, Osteoidchondrom

B. Geschwülste des Gefäßgewebes.

1. Blutgefäße	Gefäßneubildungen bei Entzündungen und organisatorischen Prozessen. Funktionelle Gefäßhypertrophien. Gefäßerweiterungen (Aneurysmen, Rankenaneurysmen, Varizen, senile „Angiome", kavernöse Kapillarektasien)	—	Angioma racemosum. Naevi vasculosi. Chorionangiome	Hämangioblastoma Glomustumoren	Angioplastisches Sarkom. Endotheliom. Hämangioendotheliom, Perithelioma
2. Lymphgefäße	Lymphangiektasien bei Lymphstauung und bei chronischer Entzündung. Lymphgefäßhypertrophien. Entzündliche Elephantiasis lymphangiectatica	—	Lymphangiektatische Nävi. Makroglossie, -melie, -cheilie. Elephantiasis congenita. Hygroma cysticum colli congenitum	Lymphangioblastoma	Lymphangioendothelioma
3. Meningeale und seröse Lymphräume	Pachymeningitis interna plastica (hypertrophica). Wucherungen des Serosaepithels bei chronischen Entzündungen	—	—	—	Mengingeome, Endothelkrebs der serösen Häute. Zölom-Krebs

C. Geschwülste des blutbildenden Gewebes.

Muttergewebe	Hyperplasien	Choristome und Choristoblastome	Hamartome und Hamartoblastome	Reife Blastome	Unreife Blastome
1. Lymphatisches Gewebe	Entzündliche, einfache und spezifische „Lymphome". Leukämische und pseudoleukämische Wucherungen (lymphatische Leukämie). Hodgkinsches Granulom. Retikuloendotheliosen	—	—	Lymphozytoblastoma, Plasmozytoma (Multiples Myelom) Retikuloma	Lymphoplastische Sarkome und Sarkomatosen Retothelsarkome. Lymphoepitheliale Tumoren
2. Myeloisches Gewebe	Entzündliche myeloische „Lymphome". Leukämische u. pseudoleukämische Wucherungen (myeloische Leukämie)	—	—	Myelozytoblastoma Retikuloma	Myeloplastische Sarkome und Sarkomatosen. Chloroma. Retothelsarkome
	Regenerative (auch heterotope) Blutzellneubildung bei akuten u. chronisch. Anämien und bei toxischem Blutzerfall. Retikulosen	—	—	Erythroblastoma	—

D. Geschwülste des pigmentbildenden Gewebes.

Muttergewebe	Hyperplasien	Choristome und Choristoblastome	Hamartome und Hamartoblastome	Reife Blastome	Unreife Blastome
1. Melanoplasten	—	—	Naevi pigmentosi der Haut und anderer Organe	Melanoblastoma	Maligne Melanome Melanoplastisches Sarkom
2. Chromatophoren	—	—	—	Chromatophoroma (tumorförmige Nävi)	Malignes Chromatophorom. Melanotisches Karzinom

E. Geschwülste des Muskelgewebes.

Muttergewebe	Hyperplasien	Choristome und Choristoblastome	Hamartome und Hamartoblastome	Reife Blastome	Unreife Blastome
1. Glatte Muskulatur	Hypertrophien der glatten Muskulatur. „Adenomyosen" „Endometriosen"	Auch mit Verlagerung der Keime	Zysten und „Adenomyome" aus mesodermalen (Geschlechtsgängen) u. entodermalen Keimen (Uterus, Magen, Darm). Angeborene Pylorushypertrophie	Leiomyoblastoma. Myoma laevicellulare Myoplastenmyome	Maligne Myome Leiomyoplastisches Sarkom

Einteilung der Geschwülste.

				Rhabdomyoblastoma	Rhabdomyoplastisches Sarkom
2. Quergestreifte Muskulatur	—	—	—	Rhabdomyoblastoma	Rhabdomyoplastisches Sarkom

F. Geschwülste des nervösen Gewebes.

1. Neuroglia	Reparatorische Gliosen (Sklerosen). Entzündliche Formen der Syringomyelie	Gliawucherungen bei Spaltbildungen (Hirn- und Rückenmarksbrüchen). Heterotope Entwickelung von grauer Substanz. Ependymäre Abschnürungszysten	Lokale Hirn- und Rückenmarksmißbildungen. Angeborene Gliahypertrophien (Gliomatosen, Sclerosis tuberosa)	Glioma Spongioblastoma, Astroblastoma, Astrozytoma Oligodendrogliom	Maligne Gliome (Glioplastische Sarkome) Glioblastoma multiforme, fusiforme, microcellulare. Maligne (primitive) Spongioblastome
2. Nervöses Gewebe (Nervenfasern und Ganglienzellen)	Amputationsneurome. Traumatische (regenerative) „Neurome"	Heterotopien von grauer Substanz	Angeborene „Hypertrophien" gewisser Hirnteile	Neuroma (Neuroma verum, Neurinoma, Neurozytoma). Neuroma ganglionare Ganglioblastoma	Maligne Neurome (Neuroplastische Sarkome) Medulloblastom. Malignes Neuroblastom. Retinablastom. Maligne Neuro(medullo-)epitheliome. Maligne ganglionäre Neuroglioblastome
3. Ependym	—	—	—	Ependymozytoma Ependymäre Gliome	Ependymoblastome Ependymäre Spongioblastome
4. Plexus chorioidei	—	—	—	Plexuspapillome	Maligne Plexuspapillome. Karzinome
5. Meningen (s. u. Endotheliome [Meningeome])	—	—	.	—	—

II. Epitheliale Geschwülste.
A. Deckepithelgeschwülste.

Muttergewebe	Hyperplasien	Choristome und Choristoblastome	Hamartome und Hamartoblastome	Reife Blastome	Unreife Blastome
1. Pflasterepithel	Traumatische Epithelzysten. Sog. atypische Epithelwucherungen. Sekundäre „Papillome" bei chronischen Entzündungen (spitze Kondylome usw.). Senile Hautwarzen. Hyperkeratosen. Molluscum contagiosum. „Papillom"bildung bei Kokzidiosis, Bilharziainvasion. Falsche Cholesteatome	Epitheliale Keimversprengungen Epidermoide. Echtes Cholesteatoma	Papilläre Nävi. Hauthörner. Angeborene Hautwarzen. Persistenz embryonaler Epithelformationen (z. B. der Kiemengänge). Benigne Epitheliome der Kopfhaut usw.	Papilloma (durum) (Epithelioma papillare)	**Carcinoma (Cancer, Kankroid).** Ganz unreife Formen, nach der Zellform benannt: Rundzellen, Zylinderzellen,, Pflasterepithelkrebs usw. Carcinoma papillare (Zottenkrebs) Malignes Papillom, Verhornendes Pflasterepithelkarzinom (Hornkrebs, Carcinoma keratoides). Kankroid. Basaliom. Carcinoma simplex und andere Arten
2. Zylinder-, Flimmer-, Übergangsepithel	—	—	—	Papilloma (molle) (Epithelioma papillare)	Entsprechende Karzinome (s. o.)

B. Drüsenepithelgeschwülste.

Muttergewebe	Hyperplasien	Choristome und Choristoblastome	Hamartome und Hamartoblastome	Reife Blastome	Unreife Blastome
Tubulöse, alveoläre, follikuläre Drüsen	Mamma lactans. Hypertrophia vera mammae. Glanduläre Hyperplasien und Polypen der Schleimhäute. Talg- und Schweißdrüsenhypertrophien (Rhinophyma). Prostatahypertrophie. Vulgäre Schilddrüsenkröpfe. Einfache „Strumen" anderer Organe. Kompensatorische Hypertrophien drüsiger Organe. Retentions- und Erweichungszysten. Zystische Drüsenhypertrophien. Mastopathia cystica. Atypische Epithelwucherungen bei Entzündungen (auch mit Heterotopie). Endometriosen	Epitheliale Keimversprengungen (Zellhaufen, Drüsen, Zysten). Pancreas aberrans	Persistenz embryonaler Epithelformationen. Benigne Epitheliome der Kopfhaut	Adenoma (tubulare, alveolare, folliculare). Fibroadenoma. Glanduläre und papilläre Zystadenome (Kystome) „Karzinoide" (Tumoren des Dünndarms und Processus vermiformis)	Carcinoma adenomatosum (tubulare, alveolare, folliculare). Malignes Adenom und Carcinoma solidum. Abarten: Ca. simplex, scirrhosum, medullare, gelatinosum Carcinoma cysticum (Cystocarcinoma) und cystopapillare. Adenokankroid Maligne „Karzinoide"

Einteilung der Geschwülste.

Anhang. Besondere Geschwulstformen.

Organ	Hyperplasien	Zysten	Odontoma	Benigne Geschwülste	Maligne Geschwülste
1. Zahngewebe (Schmelzkeim)	—	—	Odontoma	Adamantinoma	Adamantinoma malignum
2. Nebenniere a) Rinde	Hypertrophien (kompensatorische) der Nebennierenrinde	Versprengte Nebennierenkeime	—	Struma suprarenalis (aberrata). Grawitzscher Tumor. Hypernephroma	Struma suprarenalis maligna. Maligner Grawitzscher Tumor (der Niere). Malignes Hypernephrom (der Niere)
b) Zona pigmentosa	—	—	—	Falsches Melanom der Nebenniere	—
c) Marksubstanz (chromaffines Gewebe, Sympathikusgewebe)	—	—	—	Chromaffine Tumoren (benigne?). Neuroblastoma ganglionare nervi sympathici. Naevus pigmentosus. Echtes Melanoma des Nebennierenmarkes	Maligne chromaffine Tumoren (Phäochromoblastome). Maligne Sympathikustumoren. Sympathoblastoma embryonale. Sympathogonioma. Melanoplastische Sarkome der Nebenniere
3. Thymus	Thymus persistens, Thymushyperplasie	—	—	Thymoma	Maligne Thymome. Lymphoepitheliome
4. Hypophyse	Hormonal bedingte Hyperplasie, z. B. in der Schwangerschaft	Reste des Hypophysengangs	—	"Adenome" (chromophobe, eosinophile, basophile); Hypophysengangtumoren (Kraniopharyngeome)	Maligne Hypophysengangtumoren (Karzinome)
5. Glandula pinealis	—	—	—	Pinealozytoma	Pinealoblastome
6. Schilddrüse	Hyperplasien (z. B. in Pubertät, Schwangerschaft). Einfache, diffuse und knotige Strumen	Reste des Ductus thyreoglossus. Einschlüsse von Beischilddrüsen	—	Adenome	Maligne Adenome. Wuchernde Struma (Langhans). Parastruma. Struma des postbranchialen Körpers (Getzowa), Sarkome, Karzinome, Mischgeschwülste der Schilddrüse

Muttergewebe	Hyperplasien	Choristome und Choristoblastome	Hamartome und Hamartoblastome	Reife Blastome	Unreife Blastome
7. Beischild-drüsen	Hyperplasien (z. B. bei Osteo-dystrophia fibrosa)	—	—	Adenome	Parastruma maligna
8. Ovarium	Chronisch-entzündliche Neubildungen Fibrosen	Walthardsche Zellherde	—	Brenner-Tumoren. Granulosazelltumoren. Struma colloides ovarii Zwischen-(Theka-)zelltumoren	Maligne Formen dieser Gewächse
				Adenoma tubulare testiculare ovarii	Arrhenoblastome Disgerminome
9. Hoden	Chronisch-entzündliche Prozesse Fibrosen	—	—	Zwischenzelltumoren Sertolizellentumoren	Maligne Formen dieser Gewächse. Seminome, Disgerminome
10. Plazentargewebe					Deziduale Sarkome
a) Decidua (Placenta materna)	Plazentarreste		Einfache und intravasale Blasenmole	Gutartige „Plazentarpolypen"	„Destruierende Plazentarpolypen". Malignes Chorionepitheliom
b) Chorion (Zotten und Chorionepithel (Placenta foetalis))	Plazentarreste				

III. Mischgeschwülste.
A. Einfache Mischtumoren.

	Gemischte Gewebsheterotopien	Örtliche Fehlbildungen von gemischtem Aufbau	Gemischte Bindesubstanzgeschwülste. Mesenchymale Mischtumoren	Sarkomatöse, mesenchymale Mischtumoren
1. Bindesubstanzen (Mesenchym)				

Einteilung der Geschwülste.

2. Bindesubstanzen und Epithelgewebe	Gemischte Gewebsheterotopien, auch in Zystenform	Örtliche Fehlbildungen von gemischtem Aufbau. Persistenz embryonaler Gewebe von gemischtem Aufbau, auch in Zystenform	Gemischte Bindesubstanz epithelgeschwülste	Sarkomatöse und krebsige Abarten von Mischtumoren. Carcinosarcoma

B. Komplizierte Mischtumoren mit regionären Zügen (Mundbucht, Mammaregion, Urogenitalsphäre usw.)

1. Ektoderm	Teratoide Zysten mit und ohne Heterotopie. Dermoid-(Derma-)Zysten (einfache Dermoide). Branchiogene Zysten	Füllmaterial von Spalten (teratoide geschwulstartige Bildungen an Kopf und Steiß). Persistenz embryonaler Organe	Ektodermale teratoide Mischgeschwülste
2. Mesoderm	Zysten des Müllerschen und Wolffschen Ganges usw.		Mesodermale teratoide Mischgeschwülste
3. Entoderm	Branchiogene Zysten. Enterozysten (Zysten des Ductus omphalo-entericus, des Urachus usw.)		Entodermale teratoide Mischgeschwülste

(Sarkomatöse, krebsige Abarten. Sog. embryonale Adenosarkome, Zystosarkome usw.)

C. Teratome, Embryome.

	Rudimentäre Parasiten. Foetus in foetu (fetale Inklusionen)	Adulte, koätane Teratome (Embryome). (Tridermome, Bidermome oder einseitiger entwickelte Teratome). Sog. komplizierte Dermoide. Übergänge zu rudimentären Doppelbildungen	Embryonale Teratome. Blastomatöse, maligne Teratome. Krebsige, sarkomatöse, neuroepitheliomatöse, chorionepitheliomatöse Entartung in Teratomen. Krebsige (sarkomatöse) Entartung von Dermoidzysten usw.
Eiwertige Keime (Blastomeren, Urgeschlechtszellen, Ursomazellen). Anomalien der befruchteten Eizelle			

zerfallen in die Blastome des Deck- und des Drüsenepithels, die nichtepithelialen Gewächse in die Blastome der Binde- und Stützsubstanzen (Tumoren des Binde-, Schleim-, Fett-, Knorpel-, Knochengewebes), die Blastome des Gefäßgewebes, der blutbildenden Gewebe, des pigmentbildenden Gewebes, des Muskel- und Nervengewebes. Eine dritte Gruppe bildet die aus epithelialen und nichtepithelialen Geweben gemischten Blastome, die sog. Mischgeschwülste, deren komplizierteste Formen auch als Wundergeschwülste (Teratoide und Teratome) bezeichnet werden. Alle Geschwülste stellen als Abkömmlinge der typischen Körpergewebe Nachbildungen dieser ihrer Muttergewebe (Matrizes) dar. Aber diese Nachbildungen sind niemals, weder in morphologischer noch in funktioneller Hinsicht, durchaus vollkommen. Ist die Geschwulst ihrem Muttergewebe oder Mutterorgan trotzdem sehr ähnlich, finden wir also die Strukturen und Architekturen der Matrix in weitgehendem Maße in der Geschwulst wiederholt, so sprechen wir von einer homologen, homoiotypischen oder reifen Geschwulst. Wird aber das strukturelle und funktionelle Vorbild des Mutterbodens nur sehr unvollkommen erreicht, erweisen sich also die geschwulstmäßigen geweblichen Nachbildungen als mehr oder weniger stümperhaft und rudimentär, so nennen wir eine solche Geschwulst heterolog, heterotypisch oder unreif. Mit einigen Ausnahmen sind die morphologisch weitgehend ausgereiften Blastome die klinisch gutartigen, während die unreifen Formen durch Bösartigkeit (zerstörendes Wachstum, Rezidiv- und Metastasenbildung, schädliche Rückwirkungen auf den Allgemeinzustand [Kachexie]) ausgezeichnet sind. So können wir also bei allen drei genannten Hauptgruppen von Geschwülsten eine homologe und eine heterologe Reihe unterscheiden. Die heterologen nichtepithelialen Geschwulstformen heißen Sarkome, die entsprechenden epithelialen Formen Karzinome.

Auch Hyperplasien und örtliche Gewebsmißbildungen können in äußerlich geschwulstähnlicher Form auftreten. Die Abgrenzung gegenüber den echten Geschwülsten ist oft schwierig. Wir kennen einerseits fließende Übergänge zwischen entzündlicher, regeneratorischer, kompensatorischer Hyperplasie und echter (auch bösartiger) Blastomatose (sog. hyperplaseogene Geschwülste), andererseits wissen wir, daß auch örtliche Miß- und Fehlbildungen ganz oder teilweise in echt geschwulstmäßiger Weise „entarten" können (dysontogenetische Blastome). Auf die Möglichkeit, auch in diesen schwierigen Grenzgebieten durch die histologische Untersuchung die unterscheidenden Merkmale zu finden, wird im folgenden bei mancher Gelegenheit eingegangen werden.

In der beigefügten Tabelle (S. 366ff.) sind die einzelnen Geschwülste nach den eben entwickelten Gesichtspunkten geordnet und nach der üblichen Nomenklatur bezeichnet. Dabei ist auch der geschwulstähnlichen Hyperplasien und Gewebsmißbildungen gedacht. Letztere zerfallen hauptsächlich in Hamartome (Fehler der Gewebskomposition) und Choristome (Störungen des organischen Zusammenhangs, Gewebsversprengungen, Persistenzen embryonaler Gewebe usw.).

An einigen Beispielen soll gezeigt werden, welches Vorgehen bezüglich der Namengebung bei Geschwülsten zu empfehlen ist: Fibroblastoma für die reife, fibroplastisches Sarkom für die unreife Bindegewebsgeschwulst[1]. Fibro-Sarcoma für die räumliche Kombination eines Fibroblastoma mit einem gewöhnlichen Sarkom. In ähnlicher Weise wären die Namen Myoblastoma, myoplastisches Sarkom und Myo-Sarcoma zu bilden. Für biologisch bösartige Formen,

---

[1] Zum Verständnis der Schreibweise: Fibroblastom = $\beta\lambda\alpha\sigma\tau\acute{\alpha}\nu\omega$, ich keime; fibroplastisches Sarkom = $\pi\lambda\acute{\alpha}\sigma\sigma\omega$, ich bilde.

die histologisch weitgehend ausreifen, kann man eine eigene Benennung wählen, und z. B. von malignem Myoblastoma sprechen. Kommt es zu einer sekundären malignen „Entartung"[1] in einer primär gutartigen, reifen Geschwulst, so kann das Adjectivum sarcomatosum beigefügt werden, also z. B. Myoblastoma sarcomatosum, wobei allerdings unberücksichtigt bleibt, ob die sarkomatöse Entartung von den Muskelzellen oder vom bindegewebigen Stützgerüst der betreffenden Geschwulst ausgeht. Will man auch dies zum Ausdruck bringen, so kann man sagen: Myoblastoma mit sarkomatöser Entartung des Parenchyms oder des Interstitiums. Bei der Kombination eines Myoblastoma mit einem Sarkom kann sich der seltene Fall ereignen, daß das Sarkom kein gewöhnliches Sarkom, sondern ein myoplastisches Sarkom ist. Ein solches Verhältnis kann nicht durch einen kurzen Namen Ausdruck finden. Man müßte vielmehr sagen: Myoblastom kombiniert mit myoplastischem Sarkom (im Gegensatz zur Kombination mit mesenchymalem Sarkom). Für krebsähnlich (alveolär) gebaute Sarkome empfiehlt sich die Bezeichnung: Sarcoma carcinomatodes oder Sarcoma alveolare. Karzinom kann nach Marchands Vorschlag als Allgemeinbezeichnung für maligne Epithelgeschwülste gelten, Kankroid für die höher differenzierten, verhornenden Plattenepithelkrebse, malignes Papillom für die hochdifferenzierten, mehr exstruktiven, ausgesprochen papillär gebauten Krebse, Carcinoma adenomatosum für die höher differenzierten drüsenbildenden Krebse, deren höchst differenzierte Formen maligne Adenome genannt werden. Adeno-Karzinom wäre die Kombination eines Adenoms mit Krebs, Adenoma carcinomatosum ein krebsig entartendes Adenom. Indifferente Karzinome, deren Zellen nicht nur in Nestern, sondern teilweise diffus (sarkomartig, wachsen), nennt man Carcinoma sarcomatodes. Kombiniert sich ein Karzinom mit einem selbständigen Sarkom, so bezeichne man dies mit dem Namen: Carcino-Sarcoma. Dieser Name wird allerdings auch für die Fälle angewendet, in welchen ein Karzinom mit sarkomatösem Stroma vorliegt (echtes Karzinosarkom s. später). Aber man könnte in der Schreibweise den Unterschied zum Ausdruck bringen: Carcinosarcoma für das echte Karzinosarkom gegenüber Carcino-Sarcoma für die Kombination von Karzinom und Sarkom. Schließlich sei erwähnt, daß gegenwärtig die Bezeichnung Krebs für alle bösartigen Gewächse, also für Karzinome, Sarkome und bösartige Mischgeschwülste zusammen angewendet wird.

Allgemeines zur Histologie der Blastome.

Bei jeder Geschwulst müssen wir zu unterscheiden versuchen zwischen dem eigentlichen geschwulstbildenden Gewebe, dem sog. Geschwulstparenchym, und dem Stützgerüst, dem sog. Stroma. Letzteres wird zumeist durch gefäßführendes Bindegewebe dargestellt.

Früher hatte man histioide und organoide Gewebe unterschieden: erstere sollten nur aus Parenchym, letztere aus Parenchym und Stroma aufgebaut sein. Diese Unterscheidung ist fallen zu lassen; denn bei allen Geschwülsten kann man Parenchym und Stroma unterscheiden. Manche Geschwülste besitzen allerdings verschwindend wenig Stroma, ja es kommt (z. B. in gewissen Sarkomen) vor, daß das Stroma nur aus Gefäßen besteht. Weiter ist zu bedenken, daß in nichtepithelialen Geschwülsten der Gegensatz zwischen Parenchym und Stroma weniger scharf hervortritt, weil diese beiden Komponenten innige gegenseitige Beziehungen eingehen. Im Gegensatz hierzu sind alle epithelialen Geschwülste (auch die bösartigen) durch den scharfen Gegensatz des epithelialen Parenchyms und des mesenchymalen Stromas ausgezeichnet. Eine große Schwierigkeit in der Frage Parenchym—Stroma ist weiter dadurch gegeben, daß die Parenchyme der Bindesubstanzgeschwülste außer Zellen auch Grundsubstanzen produzieren.

---

[1] Diese malignen Entartungen sind nicht so aufzufassen, daß schon gebildetes, homoiotypisch konstruiertes und gutartig wachsendes Geschwulstgewebe sich in heterotypisches, malignes Gewebe umwandelt. Die Verhältnisse liegen vielmehr so, daß neues Geschwulstgewebe gebildet wird, und daß dieses nunmehr die Qualität von malignem Gewebe aufweist. Dabei kann der früher gebildete gutartige Teil der betreffenden Geschwulst von dem später entstandenen malignen Teil infiltrativ und destruktiv durchwachsen werden.

Diese (fibrillären, schleimigen, knorpeligen, knöchernen) Grundsubstanzen sind also zum Parenchym gehörig. Ihre Trennung vom Stroma ist nicht immer leicht. Gewisse lymphadenoide Blastome bilden sowohl Zellen wie Retikula: beide Formationen sind hier zum Parenchym zu rechnen. Bei gewissen Mischgeschwülsten, in denen sich embryonale Entwicklungsvorgänge wiederholen, muß daran gedacht werden, daß hier nach embryonalem Vorbild mesenchymales Gewebe sogar von epithelialen Verbänden geliefert werden kann. Hier hätten wir also ebenfalls bindesubstanzliche Beisätze, die streng genommen zum Parenchym hinzuzurechnen wären. So können also auch Gerüstsubstanzen in einer Geschwulst vom Parenchym geliefert sein. Das Stroma einer Geschwulst (Bindegewebe und Gefäße) stammt in der Regel vom Gefäßbindegewebsapparat der Örtlichkeit ab. Aber auch hier darf man die Möglichkeit nicht außer acht lassen, daß das Parenchym mancher Geschwülste außer Zellen und Grundsubstanzen auch autochthon Gefäße bilden kann. In gewissen Sarkomen differenzieren sich indifferente mesenchymale Tumorzellen einerseits zu Blutzellen, andererseits zu Blutkapillaren. In gewissen Mischgeschwülsten gehören alle Gewebe, auch der Bindegewebsgefäßapparat, zum Parenchym. Für die Benennung der Geschwülste ist immer nur das Parenchym maßgebend.

Der Blutgefäßapparat der Geschwülste zeigt nicht die systematische Ausbildung und Anordnung wie in normalen Organen. Ein richtiger Lymphgefäßapparat ist für echte Geschwülste nicht nachgewiesen. Eine Versorgung der Parenchymzellen einer Geschwulst mit eigenen Nerven ist trotz einiger positiver Angaben bis heute nicht sicher erwiesen.

Die Geschwulstzellen als die Lieferanten des eigentlichen blastomatösen Gewebes lassen mit unseren bisherigen Methoden keine spezifischen Merkmale erkennen, durch welche sie von normalen Körperzellen unter allen Umständen unterschieden werden könnten. Das gilt auch für die Zellen bösartiger Geschwülste. Eine Sarkomzelle oder eine Karzinomzelle ist nichts anderes als ein Abkömmling der entsprechenden normalen Körperzellen. Die morphologischen (chemischen und physikalischen) Abweichungen, die insbesondere die Zellen maligner Geschwülste gegenüber Normalzellen erkennen lassen, sind in keiner Weise spezifisch oder ausschließlich charakteristisch. Die morphologischen Abweichungen beziehen sich vor allem auf Größe, Gestalt und besondere Ausbildung der Zellkörper und ihrer Kerne. Die Gewebe bösartiger Blastome zeigen häufig eine sehr große Variabilität in der individualistischen Ausgestaltung ihrer einzelnen Zellen und besonders ihrer Kerne. Wenn hierbei auch von einer Spezifität nicht die Rede sein kann, so ist der Nachweis einer solchen Variabilität dennoch bedeutungsvoll; er erlaubt bösartige Wucherungen von gutartigen und hyperplastischen Neubildungen zu unterscheiden.

Eine sichere histologische (histogenetische) Geschwulstdiagnose ist nicht immer leicht. Da wir die Geschwülste zu allermeist als fertige Neubildungen zu untersuchen bekommen, können wir nur ganz selten Befunde über die Entstehung des Gewächses erheben. Man muß sich hüten, Verbindungen, welche die Geschwulstparenchyme mit den nachbarlichen Geschwulstformationen sekundär eingehen, für „Übergänge" der letzteren in die Geschwulstbildung zu halten. Derartige Täuschungen sind besonders bei bösartigen Neubildungen, die infiltrierend und zerstörend in die Umgebung vordringen, in deren Randpartien möglich. Können wir also meist nichts über die ersten Vorgänge bei der Umwandlung der Matrix in die Geschwulst feststellen, so bleibt nichts übrig als die histologische Diagnose auf einen Vergleich des Geschwulstgewebes mit den Normalgeweben zu gründen. Hierzu ist die Kenntnis nicht nur der ausdifferenzierten Normalgewebe, sondern auch ihrer embryonalen und regeneratorischen Entwicklungsstadien nötig. Denn die unreifen (bösartigen) Geschwülste gleichen viel mehr den jugendlichen als den ausdifferenzierten Stadien ihrer entsprechenden Matrizes, und es gibt Geschwülste, in welchen uns die embryonale Entwicklung eines Gewebes, Organs, einer Körperregion oder gar eines ganzen Embryos in einem mehr oder weniger verzerrten Abbild entgegentritt. Der Vergleich der Geschwulstgewebe mit den jugendlichen oder fertigen Normalgeweben läßt aber dann im Stich, wenn die Parenchyme der Geschwülste hohe Grade von Indifferenz aufweisen. Es gibt bösartige Blastome, die aus ganz indifferenten Zellen aufgebaut sind. Bei solchen Geschwülsten kann man vielleicht aus dem besonderen Verhalten zwischen Parenchym und Stroma die epitheliale oder nichtepitheliale Eigenart im allgemeinen erkennen, nicht aber eine spezielle Diagnose bezüglich der Matrix stellen. Manchmal sind die Geschwülste aber so indifferent, daß nicht einmal ein allgemeines Urteil über epitheliale oder nichtepitheliale Herkunft möglich ist. Ganz indifferente Sarkome und ganz indifferente Karzinome können sich also manchmal morphologisch völlig gleichen, und man ist in solchen Fällen nur imstande, die Diagnose einer bösartigen Neubildung überhaupt zu stellen. Dieser Grenzen unseres histologischen Erkennungsvermögens muß man sich bewußt sein.

Von den in der Tabelle aufgeführten Geschwulstformen werden wir nun einige wichtige Repräsentanten im mikroskopischen Bilde kennen lernen.

A. Reife, nichtepitheliale Geschwülste.
I. Bindesubstanzgeschwülste im engeren Sinne.

Diese Geschwülste bilden Zellen und spezifische Grundsubstanzen. In den Wachstumszonen können die Zellen über die Zwischensubstanzen überwiegen. In den ausdifferenzierten Partien ist das Gegenteil der Fall. Bestimmend für die histologische Diagnose ist eben die Tatsache der völligen Ausreifung. Der Unterschied gegenüber den entsprechenden Normalgeweben liegt weniger in der speziellen Morphologie der Geschwulstparenchyme — obwohl auch hier immer gewisse Unregelmäßigkeiten im Verhalten der Zellen und Grundsubstanzen festzustellen sind — als in der Art und Weise der Zusammenfassung und Anordnung der Geschwulstgewebe (Mangel organischer Gliederung, Mangel funktioneller Strukturen, Fehlen regulärer Blut- und Lymphgefäßeinrichtungen, sowie nervöser Versorgung).

1. Fibroblastoma (Fibroma).

Solitäre oder multiple, manchmal systematisierte Tumoren (z. B. Fibromatose des Nervensystems — v. Recklinghausensche Krankheit).

a) Fibroma durum.

Derbe, harte, weißliche, manchmal sehnig glänzende Geschwülste. Neben knotigen, abgekapselten Tumoren gibt es diffuse Fibromatosen. Die Schnittfläche der harten Fibrome läßt häufig einen geflechtartigen Aufbau der Geschwulst erkennen. Mikroskopisch sieht man bei schwacher Vergrößerung (Fig. 277) zwischen mehr oder weniger zahlreichen Kernen eine helle Grundsubstanz. Das quantitative Verhältnis zwischen Kernen (Zellen) und Grundsubstanz kann an verschiedenen Stellen sehr wechseln: jüngere Teile der Geschwulst sind ärmer an Grundsubstanz und reicher an Kernen, in älteren,

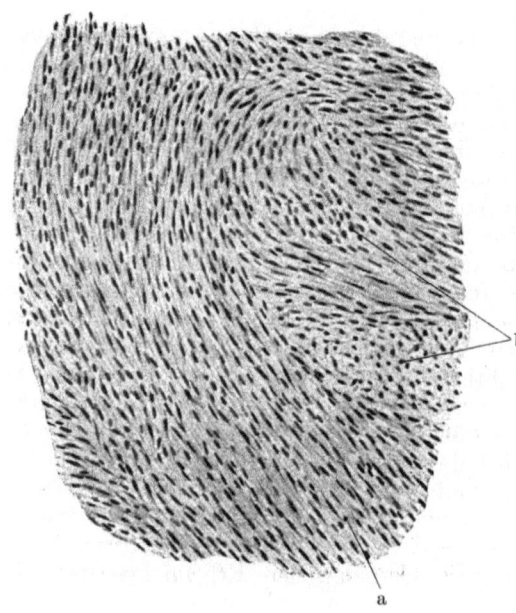

Fig. 277. **Fibroma durum (Desmoid) der Bauchdecke.**
Vergr. 70fach. (Hämatoxylin.)
a Längsgetroffene, b quer- und schräggetroffene Bündel
des Fibromgewebes.

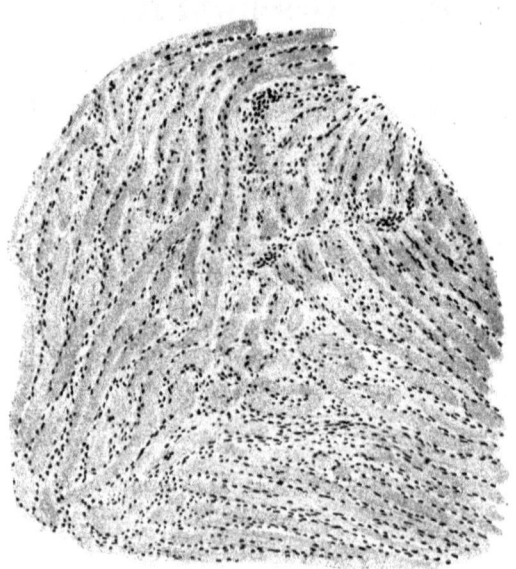

Fig. 278. **Fibroma durum (Keloid) der Haut.**
Vergr. 60fach. (Hämatoxylin-Eosin.)
Hyaline Balken auf Längs-, Quer- und Schrägschnitten;
ihnen aufgelagert und zwischen ihnen fibroplastische Zellen.

ausgereifteren Bezirken ist es umgekehrt. Die erwähnte geflechtartige Struktur ist bei schwacher Vergrößerung gut zu erkennen. Die Geschwulstelemente sind bündelweise zusammengefaßt, und es erscheinen die einzelnen Bündel bald längs (a), bald quer, bald schräg getroffen (b). Das erweckt die Vorstellung einer innigen Verflechtung der Bündel nach allen Richtungen des Raumes. Blutgefäße sind in den fibromatösen Geschwülsten allenthalben nachweisbar; manchmal sind sie sehr reichlich entwickelt, auch erweitert (telangiektatische kavernöse Formen). In der nächsten Umgebung der Gefäße sind die Geschwulstzellen häufig etwas reichlicher angehäuft (Proliferationszentren!). Bei stärkerer Vergrößerung stellen wir fest, daß die Kerne der Geschwulstzellen (Fibroplasten) schmal und länglich sind und oft an den Enden sich verjüngen (spindelige Kernform). Hierzu muß man l ä n g s getroffene Bündel untersuchen. Bei schräg- oder quergetroffenen Bündeln erscheinen die Kerne natürlich kürzer oder rundlich. Die Konturen der Zellen sind in unseren Präparaten undeutlich. Die Kerne (Zellen) sind gelagert in die bei stärkerer Vergrößerung f a s e r i g erscheinende Grundsubstanz; die Fasern sind teils sehr fein, teils gröber, teils unregelmäßig verlaufend, teils parallelstreifig geordnet — je nach dem Ausreifungszustand der betreffenden Geschwulstpartie. In jüngeren Partien haben auch die Zellen noch nicht die volle Ausbildung; hier finden sich protoplasmareichere Spindelzellen und auch verzweigte Elemente. In älteren Partien ist die faserige Substanz zum Teil homogenisiert: h y a l i n e Umwandlung. Die Hyalinisierung kann zu Kalkablagerung führen; echte Knochenbildung kann sich anschließen (Fibroma petrificatum, ossificans).

Eine ausgedehnte Hyalinisierung zeigt das sog. Keloidfibrom. Es ist selten eine echte Geschwulst (spontanes Keloid). Meist handelt es sich um hypertrophisches und eigenartig umgewandeltes Narbengewebe (Narbenkeloid). Sehr derbe, blaßrötliche Neubildungen. Mikroskopisch (Fig. 278) sieht man hyaline Bänder auf allen möglichen Durchschnitten (geflechtartiger Bau!). Zwischen den hyalinen Massen, den Bändern an- und aufgelagert, erscheinen die Kerne der Fibroplasten. Um die Gefäße sind diese Zellen stellenweise etwas reichlicher angehäuft. Übergänge zwischen feingefaserter Grundsubstanz unter Verschmelzung und Verquellung der Fasern zu den hyalinen Balken sind überall zu finden.

b) **Fibroma molle.**

Weiche, saftreiche, manchmal fast durchscheinende Geschwülste, die in Knoten oder Polypenform auftreten. Fundort: lockere Bindegewebslager (Subserosa, Schleimhäute, Bindegewebe der Nerven). Als Paradigma nehmen wir einen gewöhnlichen Nasenpolypen, d. h. eine polypöse Neubildung der Nasenschleimhaut, wie wir sie bei chronischen Reizzuständen auf der Basis einer gewissen (angeborenen) Konstitution oder Disposition oft multipel auftreten sehen. Diese gelegentlich auch als ödematöse Fibrome bezeichneten Nasenpolypen sind mehr geschwulstartige Hyperplasien als echte Blastome. Bei schwacher Vergrößerung (Fig. 279)

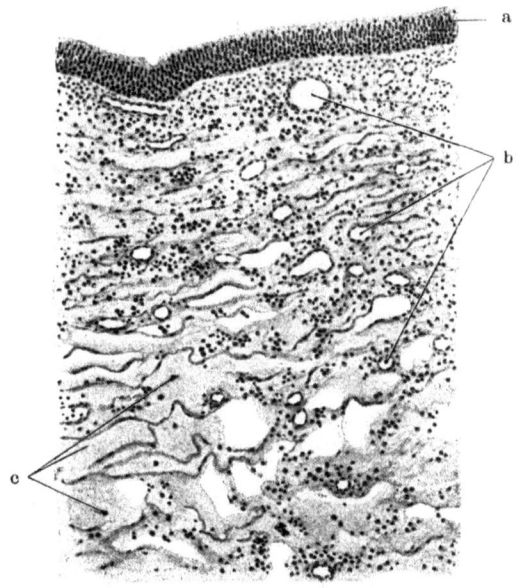

Fig. 279. Sog. Fibroma molle (Nasenpolyp, sog. ödematöses Fibrom der Nasenschleimhaut). Vergr. 80fach. (Hämatoxylin.) a Geschichtetes Flimmerepithel. b Weite Gefäße. c Lockeres (areoläres) Bindegewebe mit sehr weiten Maschenräumen.

sehen wir die Neubildung vom Epithel der Nasenschleimhaut (geschichtetes Flimmerepithel) überzogen (a). Der epitheliale Überzug ist infolge seiner Ausspannung über die Oberfläche der Geschwulst stellenweise stark verdünnt; dann fehlen oft auch die Flimmern. Gelegentlich sieht man auch der Oberfläche zugekehrte Ausführungsgänge von Drüsen und (tiefer in der Geschwulst gelegen) Gruppen von Schleimdrüsen. Letztere können in hypertrophischem oder atrophischem Zustand angetroffen werden. Sowohl unter dem Oberflächenepithel, als im Bereich der drüsigen Beisätze, noch mehr aber entlang der zahlreichen, weiten Gefäße (b) werden stärkere Zellenanhäufungen festgestellt. Die Hauptmasse der Neubildung ist ein zartes, durchsichtiges, helles, maschiges Gewebe (sog. areoläres Bindegewebe). Bei starker Vergrößerung zeigt sich hier ein sehr feinfaseriges, sehr locker gefügtes Gewebe mit kleinen und größeren Maschen (c); an den Knotenpunkten der Maschen findet man (fibroplastische) Zellen. Sie sind länglich, verzweigt, sternförmig, mit Fortsätzen in die Maschengrenzen. Man hat den Eindruck, daß die Maschenräume von den untereinander zusammenhängenden Fortsätzen der Zellen und deren feinfaserigen Differenzierungsprodukten begrenzt werden. Diese verzweigten Zellen haben rundliche oder längliche Kerne; sie sind die eigentlichen Bildungselemente des weichen Fibroms. Die Maschenräume müssen wir uns mit wässeriger Flüssigkeit gefüllt denken; im Präparat erscheinen sie ganz hell, wie leer, oder man sieht feinkörnige oder fädige Massen als Inhalt (Eiweißfällungen). Außer den Fibromzellen finden sich in der Geschwulst reichlich andere Zellen; es sind subepithelial, periglandulär, perivaskulär gelegene Infiltrate entzündlicher Natur. Sie wurden schon vorhin erwähnt: die Zellen dieser Infiltrate sind rundlich, mit rundem Kern, und haben größtenteils den Charakter von Lymphozyten und Plasmazellen. Auch einzeln trifft man solche Elemente in dem maschigen Fibromgewebe zerstreut (Wanderzellen).

Da und dort sieht man hyaline, rundliche (sog. Russellsche) Körperchen; sie liegen manchmal in kleinen, rosettenartigen Gruppen beisammen. Manchmal sieht man noch einen pyknotischen Kern dabei. Es handelt sich um Umwandlungsprodukte des Protoplasmas von Plasmazellen, azidophilen Leukozyten.

2. Myxoblastoma (Myxoma).

Weiche, saftreiche, transparente, gallertige Tumoren. Sie bestehen aus Schleimzellen (verästelte Bindegewebszellen) und aus muzinhaltiger Grundsubstanz. Echte Myxome sind sehr selten. Meist handelt es sich um falsche Myxome, d. h. ödematöse Fibrome. Myxome der Herzinnenwände dürfen nicht mit organisierten Thromben verwechselt werden.

3. Lipoblastoma (Lipoma).

Lappige, kapsulierte Geschwülste vom Aussehen des Fettgewebes. Gelegentlich multiples und systematisiertes Auftreten. Mikroskopisch bieten sie das Bild des Fettgewebes; die Größe der Fettzellen variiert; typische Fettträubchenbildung findet sich nicht. In den Wachstumszonen trifft man auf junge, rundliche Bildungszellen (Lipoplasten), die alle Stadien der Fettinfiltration zeigen; dabei wird gelegentlich auch das Auftreten sehr großer, mehrkerniger Lipoplasten beobachtet.

Xanthome sind gelbgefärbte Neubildungen, die durch den Befund großer, rundlicher Zellen ausgezeichnet sind, welche Lipoide gespeichert haben (sog. Schaumzellen). Gelegentlich sieht man auch hier mehrkernige Riesenzellen. Nach Extraktion der Fette sehen die Zellen stark vakuolär aus (Wabenzellen). Auch körnige, gelbliche Pigmente (Lipochrom) kommen vor. Die Berechtigung, von Xanthom als einer selbständigen Geschwulstform zu sprechen, ist bestritten worden, indem man darauf hinwies, daß lipoide Infiltrationen der Tumorzellen in Geschwülsten von sehr verschiedener Genese vorkommen und gelegentlich solchen Umfang annehmen können, daß die betreffenden Blastome dadurch ein besonderes Aussehen gewinnen. Da es sich aber bei solchen Lipoidinfiltrationen um etwas Akzidentelles handle, sei die Besonderheit durch die Beifügung des Adjektivums „xanthomatös" zu dem histogenetisch gerechtfertigten Hauptnamen der Geschwulst genügend charakterisiert (also z. B. Carcinoma xanthomatosum). Es darf in der Tat bezweifelt werden, ob neben dem Lipom und dem lipoplastischen Sarkom (s. d. S. 402) das Xanthom als selbständige Geschwulstart anzuerkennen ist. Was früher unter dem Namen Xanthom beschrieben wurde, entsprach nur selten einer echten Geschwulst: Xanthoma blastomatosum (kongenital und bei Jugendlichen). Ganz selten wurde von bösartigen Formen des Xanthoms berichtet. Meist handelt es sich bei den sog. Xanthomen um Lipoidspeicherung in Zellen auf Grund von Stoffwechselstörungen (Xanthome bei Diabetes, Ikterus, senile Xanthome). Solche Bildungen werden besser Xanthelasmen genannt.

Xanthome und Xanthelasmen treten vor allem in der Haut, aber auch in inneren Organen auf. Bei Diabetes kann es zu generalisierter „Xanthomatose" kommen.

„Schaumzellen", d. h. lipoidführende Zellen, finden sich oft sehr reichlich bei Zerfallsvorgängen (als Zeichen resorptiver Verfettung), so z. B. bei chronischen Nierenleiden im Interstitium der Niere, in der Umgebung von Niereninfarkten, bei Zerfall im Zentralnervensystem (sog. Fettkörnchenzellen); ferner trifft man sie an bei entzündlichen Prozessen, Eiterungen, Abszessen (Gonorrhöe, Aktinomykose), weiter in Granulomen (sog. Fett- oder Lipoidgranulomen). An den Gelenkkapseln und Sehnenscheiden kommen tumorartige knotige Neubildungen vor, welche teils gelb, teils braun gefärbt sind. Sie bestehen aus wucherndem Bindegewebe (Spindelzellen, Riesenzellen: sog. Xanthofibrome oder -sarkome). Es handelt sich um gutartige Neubildungen, deren echte Geschwulstnatur bezweifelt worden ist. Die Gelbfärbung rührt von dem Lipoidgehalt der Zellen, die Braunfärbung von Hämosiderin her. Siehe hierzu auch unter Epulis (S. 399) und Osteodystrophia fibrosa (S. 326) und unter Speicherkrankheiten (S. 64). Die „Schaumzellen" sind vor allem Elemente des retikuloendothelial-histiozytären Gewebes, doch können auch Bindegewebszellen, Gliazellen, Leukozyten zu Schaumzellen werden.

4. Chondroblastoma (Chondroma).

Es sind knollige Neubildungen von derb-elastischer Konsistenz und von opaleszierendem, weißlichem Glanze. Erweichungen und höhlenbildender (zystischer) Zerfall sind häufig. Andererseits werden auch Verkalkungen und echte Knochenbildung gefunden. Es sind gutartige Geschwülste, die aber doch auch gelegentlich in Venen einbrechen und danach Metastasen setzen können. Chondrome kommen am Skelett und in den Weichorganen vor. An den Knochen unterscheidet man zentral gelegene Enchondrome und periphere Ekchondrome, die wieder von den einfachen Knorpelauswüchsen (Ekchondrosen) zu trennen sind.

Mikroskopisch kommen in den Chondroblastomen alle Formen des Knorpelgewebes vor. Die Ähnlichkeit mit normalem Knorpelgewebe ist meist groß. Abweichungen ergeben sich in bezug auf das Verhältnis von Knorpelgrundsubstanz und Knorpelzellen, in bezug auf die Gestalt und sonstige Ausbildung der Knorpelzellen und ihrer Kapseln, in bezug auf die Häufigkeit regressiver Metamorphosen usw. Manchmal zeigt der Knorpel mehr jugendliche Züge (fibrilläre Strukturen in Grundsubstanz und Kapseln).

Unser Präparat (Fig. 280, Färbung nach van Gieson) stammt von einem Chondrom des Fußes. Bei schwacher Vergrößerung sehen wir größere, im allgemeinen rundlich konturierte, helle Inseln von Knorpelgewebe, die von rot gefärbten, parallel gefaserten Lagen Bindegewebes umhüllt werden. Letztere können als eine dem Perichondrium analoge Bildung angesehen werden. Die Grenze zwischen Knorpel und perichondralem Gewebe ist oft unscharf. Die erwähnten Inseln des Geschwulstgewebes sind durch (ebenfalls rot gefärbte) Bindegewebsmassen zusammen gehalten, in welchen Blutgefäße nachzuweisen sind. Die Knorpelinseln selbst sind gefäßlos (Ernährung von der Oberfläche, vom Perichondrium her!). Das Knorpelgewebe ist nicht überall gleich gefärbt. Wo die Kernfärbung stellenweise zu wünschen übrig läßt, haben wir Nekrobiose und Nekrose des Knorpelgewebes als Folge von Ernährungsstörungen vor uns. An solchen Stellen ist oft auch eine Auflockerung der Substanz (Zerfall, Erweichung) zu sehen. An anderen Stellen aber treten dunkelblauviolette Färbungen (b) des Knorpelgewebes, oft eigentümlich fleckweise, hervor: es sind Verkalkungen. Neben Knorpel findet man auch Knochengewebe in Form von typischen Bälkchen (c) einer Spongiosa; es ist der Knochen der Örtlichkeit, in welcher das Chondrom wächst. Zwischen den Knochenbälkchen ist Fettmark zu sehen. Das quantitative Verhältnis zwischen Knorpelzellen und knorpeliger Grundsubstanz ist an den einzelnen Stellen sehr wechselnd. Bald liegen die Zellen sehr dicht (jüngere Partien), bald sind sie durch viel Grundsubstanz getrennt (ältere Teile). Bei starker Vergrößerung achten wir vor allem auf die feinere Ausgestaltung des Knorpelgewebes (a). Wir sehen innerhalb der gleichmäßig homogenen Knorpelgrundsubstanz (Hyalinknorpel) meist rundliche Knorpelzellen. Es kommen aber auch ovale, längliche, spindelige Formen vor. Wie die Gestalt, so wechseln auch die Größe der Zellen und die Größe der Höhlen der Knorpelgrundsubstanz (Knorpelhöhlen), in welchen die Zellen liegen. Nicht überall sind typische Knorpelkapseln ausgebildet, d. h. Verdichtungen der Knorpelgrundsubstanz an der Wand der Knorpelhöhlen. Oft liegen zwei oder mehr Zellen in einer Knorpelhöhle. Regressive Metamorphosen an Zellen und Grundsubstanz sind sehr reichlich zu finden. An den Zellen sind es teils helle Vakuolen im Protoplasma und in den Kernen (wässerige, schleimige Aufquellungen), teils mangelhafte Färbbarkeit und Zerfall der Kerne, Zerfall der Zellen, in der Grundsubstanz Auflockerung. Das bindegewebige Stützgerüst zwischen den Inseln des knorpeligen Tumorgewebes bietet nichts Besonderes. Es ist gewöhnliches, fibrilläres, gefäßführendes Stützgewebe.

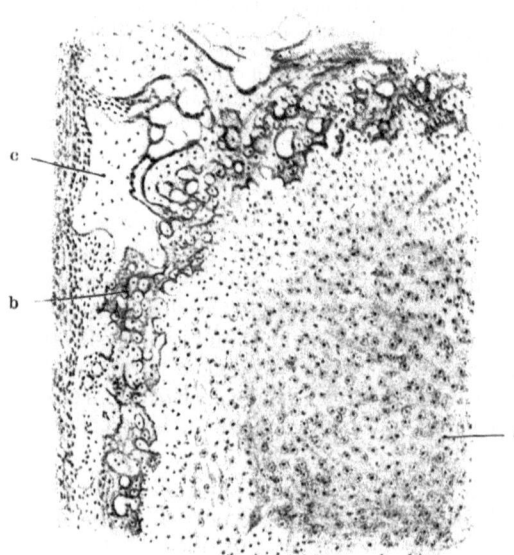

Fig. 280. Chondrom (vom Fußskelett).
Vergr. 50fach. (van Gieson.)
a Wucherndes Knorpelgewebe. b Knorpelgewebe mit verkalkter Grundsubstanz. c Knochenbälkchen (vom Fußwurzelknochen).

In Proliferationszonen von Chondromen kommt auch häufig sog. Schleimknorpel vor, d. h. jugendlicher Knorpel mit verzweigten Zellen, die Netze bilden, und mit zwischengelagerter, noch nicht homogenisierter Grundsubstanz. Übergänge zu fertigem Knorpel finden sich.

Eine Abart des Chondroms ist das sog. Chordom. Es geht aus verlagerten Resten der Chorda dorsalis hervor und ist aus großen, blasigen, glykogenhaltigen Knorpelzellen (Physaliden) aufgebaut. In der Regel findet man das Chordom als kleines glasig-transparentes Geschwülstchen am Clivus Blumenbachii; auch an der Wirbelsäule und am Os sacrum hat man es gefunden. Sehr selten sind maligne Varietäten.

5. Osteoblastoma (Osteoma).

Diese Geschwülste bestehen aus knochenbildendem Gewebe. Es sind harte Tumoren aus spongiöser oder kompakter Knochensubstanz (Osteoma spongiosum, eburneum). Fundort ist meist das Skelett, selten die Weichorgane. Am Knochen sitzen die Osteome peripher oder zentral. Sie sind hier von Exostosen und Enostosen zu unterscheiden. Die Gesichtshöhlenosteome und Dentalosteome seien kurz erwähnt. Mikroskopisch ist die Knochensubstanz nach normalem Typus entwickelt. Unregelmäßigkeiten bestehen in bezug auf die Schichtung der Lamellen und die Architektur des Knochens überhaupt. Zahl, Form, Anordnung der Knochenkörperchen zeigen mancherlei Abweichung von der Norm. Die Markräume können die verschiedenen Variationen des normalen Knochenmarks darbieten. Echte Osteome sind sehr selten; meist handelt es sich um geschwulstartige Hyperplasien (Exostosen, Enostosen, Hyperostosen) oder um Fehlbildungen.

II. Geschwülste des Gefäßgewebes.

Diese Geschwülste bestehen aus Blut- oder Lymphgefäßen. Es müssen Gefäße neuer Bildung sein, wenn von einem echten Angiom die Rede sein soll. Der Nachweis der Gefäßneubildung (Endothelsprossungen, Bildung netzartiger Synzytien mit nachträglicher Kanalisierung) ist oft nur schwer zu erbringen. Die Trennung der Angiome von den Angiektasien (varikösen, aneurysmatischen Bildungen) ist manchmal nicht leicht[1]. Erweiterungen der Gefäßräume spielen eben auch bei den Angiomen eine große Rolle. Besondere histologische Formen der Angiome kommen durch stärkere Endothelwucherungen zustande. Das Endothel der Gefäßräume bildet unter Umständen mehrschichtige Beläge (Angioma hypertrophicum). Hier haben wir es mit Übergängen zum Endotheliom zu tun (s. d. S. 408).

1. Hämangioblastoma (Hämangioma).

Solche Geschwülste bestehen aus Arterien, aus Venen oder aus Kapillaren — arterielle, venöse Angiome, Kapillarangiome. Die Kapillarangiome stellen das Hauptkontingent zu den echten Angiomen und sollen deshalb hier näher beschrieben werden. Es sind hell- oder dunkelrote, gegen die Umgebung mehr oder weniger deutlich abgegrenzte Bildungen, deren echte Geschwulstnatur vielfach mit Recht angezweifelt wird. Es sind großenteils mehr lokale Gewebsmißbildungen von nur geschwulstähnlichem Aussehen. Manchmal treten diese Bildungen überhaupt gar nicht tumorhaft (durch Raumbeanspruchung) hervor, sondern sind in die Kontinuität der Organe, in denen sie sich gebildet haben, eingesetzt, ohne Anschwellungen zu bewirken. Freilich kommen auch echte angiomatöse Blastome vor. Die Kapillarangiome treten solitär und multipel (systematisiert) auf. In seltenen Fällen ist der ganze Körper von multipler Angiomatosis befallen. Dabei ist interessant, daß die Gefäßbildung in diesen Geschwülsten ganz an embryonale Bilder erinnert und mit Blutzellbildung nach embryonalem Schema verbunden sein kann. In der Haut treten die Kapillarangiome als angeborene rote Muttermäler (Naevi vasculosi) auf. Teils stellen sie sich unter dem Bild des Angioma simplex oder der einfachen Telangiektasie dar, teils findet sich das Angioma cavernosum, das sich durch die starke Erweiterung und gegenseitige Konfluenz seiner Bluträume auszeichnet. Eine solche „kavernöse Geschwulst" kommt auch häufig in der Leber vor. Gerade die Haut- und Leberangiome sind meist keine echten Geschwülste, sondern Fehlbildungen (Hamartome).

Unser erstes Präparat stammt von einem Hautnävus (Fig. 281). Wir sehen die Neubildung von Epidermis überzogen. Der Papillarkörper ist verstrichen, völlig abgeplattet (Dehnung des Stratum papillare durch die raumfordernde Geschwulst). Unterhalb des Papillarkörpers liegt die angiomartige Bildung: zahlreiche, dicht gelagerte, blutgefüllte Räume in allen

---

[1] So muß man z. B. zwischen Rankenaneurysma oder Rankenvarix und Rankenangiom unterscheiden. Im ersten Fall handelt es sich um Erweiterung und starke Schlängelung örtlicher Arterien- und Venengebiete, im letzteren Fall um Neubildung von Gefäßen, welche in diesem Fall auch Fehlbildung insofern zeigen, als die neugebildeten Gefäße oft weder typisch arteriellen noch venösen Bau zeigen.

Stadien der Ektasie. Sie liegen größtenteils so eng zusammen, daß nur ganz dünne Scheidewände bestehen. Wo die Erweiterung der Gefäße noch weniger ausgesprochen ist, findet sich etwas reichlicheres Bindegewebe zwischen ihnen. Die ganz großen␣Bluträume lassen ihre Entstehung durch Konfluenz benachbarter Räume gut erkennen: vielfach sieht man noch Reste zarter Septen, die in Schwund begriffen sind, an der Wand und in der Lichtung der großen Blutlakunen. Bei starker Vergrößerung erweisen sich die Gefäße alle als einfache Endothelröhren; der Inhalt sind rote und vereinzelte weiße Blutkörperchen. In den Proliferationszonen von Angiomen kann man endotheliale Sprossungen und Netzbildungen sehen. Liegen die jungen, noch nicht erweiterten oder infolge von Blutleere völlig zusammengefallenen Gefäße sehr dicht, so ist der angiomatöse Charakter der Wucherung oft nicht leicht zu erkennen. Man sieht dann ein zellreiches Gewebe, welches Unerfahrenen einen sarkomartigen Eindruck macht.

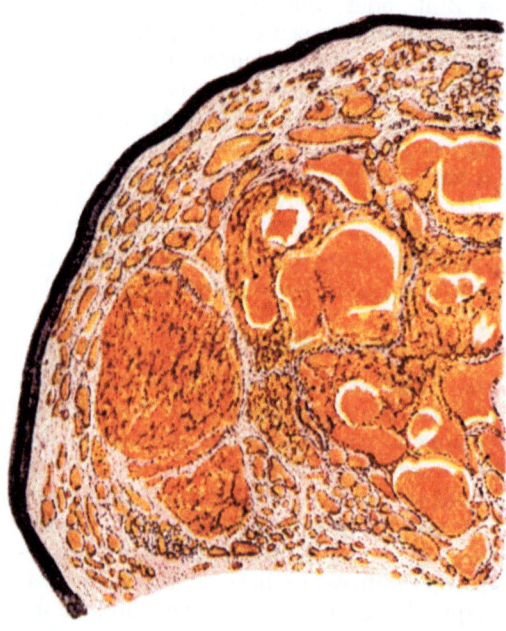

Fig. 281. Haemangioma cavernosum der Haut (Gefäßnävus). Vergr. 20fach. (Hämatoxylin-Eosin.) Die Neubildung ist von Epidermis überzogen; der Papillarkörper ist völlig verstrichen. Zahllose, dicht gelagerte Blutgefäße (Endothelröhren) sind zu sehen; sie befinden sich in allen Stadien der Erweiterung und der gegenseitigen Konfluenz.

Ein zweites Präparat zeigt ein sog. Kavernom der Leber. Makroskopisch ist eine wohlumschriebene, oft sogar deutlich abgekapselte Stelle der Leber in ein schwarzrotes, schwammiges, feinporöses Gewebe verwandelt. Die Stelle, die sehr umfangreich sein kann, tritt meist nicht tumorhaft hervor. Ältere Leberkavernome neigen zu fibröser Umwandlung und Verödung. Bei schwacher Vergrößerung (Fig. 282) (Färbung nach van Gieson) kommt man bei der Durchmusterung des gesunden Lebergewebes auf eine Stelle, die durch mehr oder weniger reichliches (rot gefärbtes) Bindegewebe vom Leberparenchym scharf abgesetzt ist. Diese fibröse Kapsel schließt ein Gewebe ein, das an den Aufbau von Schwellgeweben erinnert. Man sieht strotzend mit Blut gefüllte Gefäßräume verschiedenster Gestalt und verschiedensten Umfanges. Die einzelnen Räume liegen sehr dicht beieinander und sind nur durch dünne Scheidewände voneinander getrennt. Jedoch nicht vollkommen; denn man sieht allenthalben Kommunikationen benachbarter Bluträume, oft so, daß noch Reste der Septen zwischen benachbarten Räumen spornartig vorspringen, so daß man den Eindruck gewinnt, daß die ursprünglich völlig getrennten Räume nach Schwund der Scheidewände (Druckatrophie!) sekundär untereinander in Verbindung getreten sind. Bei starker Vergrößerung erkennt man an den Innenflächen aller Bluträume einen endothelartigen Zellbelag. Der Inhalt dieser stellenweise seeartig erweiterten Bluträume sind rote und vereinzelte weiße Blutkörperchen im richtigen Mischungsverhältnis gesunden Blutes. Die dünnen Septen

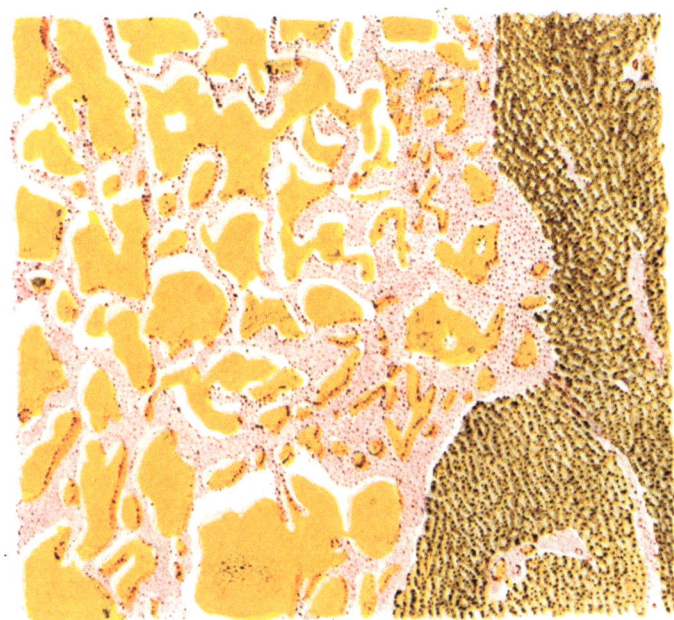

Fig. 282. Haemangioma cavernosum der Leber. Vergr. 30fach. (Färbung nach van Gieson.) Rechts Lebergewebe, links die kavernöse Geschwulst. Sie besteht aus weiten, vielfach untereinander in Verbindung stehenden Biträumen. Zwischen ihnen finden sich dünne, bindegewebige Scheidewände.

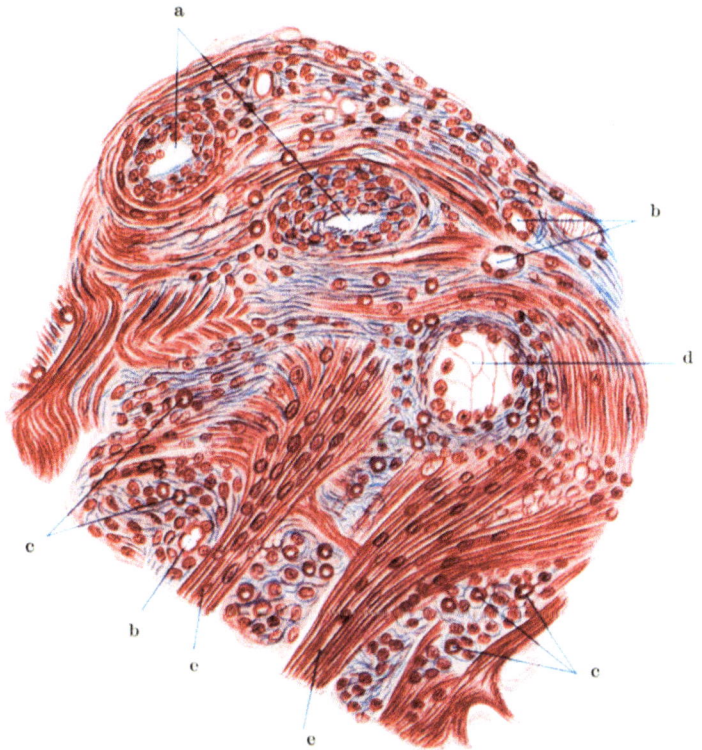

Fig. 283. Glomustumor (nach einem Präparat von Dr. Gloggengießer). Vergr. 100fach. (Färbung nach Masson.) a Arterien mit Epitheloidzellen in der Wand. b Kleinste (präkapillare) Arteriolen. c Kapillaren inmitten epitheloider Zellwucherungen. d Vene. e Rot (muskulöse oder nervöse?) blau (bindegewebige) gefärbte Faserzüge.

bestehen aus zartfaserigem Bindegewebe mit zugehörigen, länglichen, spindeligen Fibroplastenkernen. Entzündliche Erscheinungen fehlen. Lebergewebe ist innerhalb der angiomatösen Bildung nirgends (auch nicht in Resten) zu sehen. Es handelt sich hier um örtliche Mißbildungen der Leber, wobei wohl der Me˸enchym- und Gefäßapparat der Leber zur Ausbildung gelangte, nicht aber die entodermale Komponente der primären Leberzellschläuche.

Die sog. Glomustumoren (auch arterielle Neuromyome oder Angioneuromyome genannt) entwickeln sich an Hand (Nagelbett), Arm, Bein (Fußsohle), selten an anderen Stellen. Es sind sehr schmerzhafte kleine Geschwülste, deren Bau eine gewisse Ähnlichkeit mit der Steißdrüse (dem Glomus coccygeum) hat, insoferne als auch in diesen Geschwülsten arteriovenöse Anastomosen bestehen. Es sind gutartige Neubildungen, die mehr den Fehlbildungen als den echten Blastomen zuzuzählen sind. Histologisch findet man kleine Arterien, Venen und sehr reichlich Kapillaren; neben kollagenem Bindegewebe trifft man auf Muskelfasern und Nervenfasern. Besonders eigenartig sind sog. epitheloide Zellen, welche oft sehr reichlich um die Blutgefäße gelagert oder auch mehr selbständig zu kleineren Haufen angeordnet sind. Diese Glomuszellen sind junge Muskelzellen. Die Beteiligung nervösen Gewebes an den Glomustumoren wird verschieden beurteilt. Die Fig. 283 gibt den typischen Befund bei diesen Neubildungen wieder.

2. Lymphangioblastoma (Lymphangioma).

Relativ seltene, aus neugebildeten Lymphgefäßen bestehende Geschwülste. Meist kongenitalen Ursprungs. In der Haut und in Schleimhäuten als flache oder höckerige, manchmal nässende, nävusartige Bildungen vorkommend. In der Subkutis derbere, weißliche Tumoren von porösem Aussehen bildend. Nicht selten als zystische Geschwülste an verschiedenen Körperstellen auftretend (Hals, Mesenterium).

Einteilung in einfache, kavernöse und zystische Lymphangioblastome, je nach dem Grade der Erweiterung der neugebildeten Lymphgefäße. Diese haben entweder den Bau von Lymphkapillaren, oder es finden sich Lymphgefäße mit stärkerer Wand, auch mit hypertrophischer Muskularis. Gerade in diesen letzteren Fällen ist Vorsicht geboten, ob nicht bloß einfache Lymphangiektasie vorliegt. Chylangiome (im Mesenterium z. B. vorkommend) enthalten statt klarer Lymphe weißlichen Chylus in ihren Räumen. Das Lymphangioblastoma hypertrophicum zeigt histologisch stärkere Wucherungen der Endothelien bis zu soliden Ausfüllungen der Lymphräume mit gewucherten Endothelzellen (Übergang zum Endotheliom!). Kombinationen von Blut- und Lymphgefäßneubildung sind in Fällen kongenitaler Angiombildung nicht selten (Hämo-Lymphangiom). Viele Lymphangiome gehören unter die geschwulstartigen Fehlbildungen (Nävi, Makroglossie).

Unser Präparat (Fig. 284) zeigt ein kavernöses Lymphangiom der Subkutis der Brustgegend. Vielgestaltige „leere" (d. h. in Wirklichkeit mit Lymphe gefüllte) Räume (a, b) liegen in reichlichem Bindegewebe. Daneben sieht man auch (subkutanes) Fettgewebe (c). Die Räume stehen vielfach untereinander in Zusammenhang. Sie zeigen alle Stadien der Erweiterung. Bei starker Vergrößerung erweisen sich alle Räume mit einfachem, plattem Endothel belegt. Das Bindegewebe zwischen den Lymphräumen ist ein gefäßreiches, fibrilläres Gewebe; in ihm verlaufen viel glatte Muskelfasern. Solche finden sich auch in der Wand der größeren Lymphräume. Das Bindegewebe der Lymphangiome ist von zahlreichen, kleinen, einkernigen Zellen durchsetzt (Lymphozyten). Kleine Anhäufungen dieser Zellen sehen wie mikroskopische Lymphknötchen aus; sie haben aber meist nicht den typischen Bau von solchen. Die Neubildung von Lymphgefäßen (Sprossungsvorgänge!) in Lymphangiomen ist meist schwer zu erweisen. Man suche Stellen sog. „zytogenen" (zellreichen) Bindegewebes auf (Wachstumszonen!); hier finden sich viel Lymphozyten und manchmal auch richtige Lymphknötchen im Bereich der sprossenden Lymphgefäße.

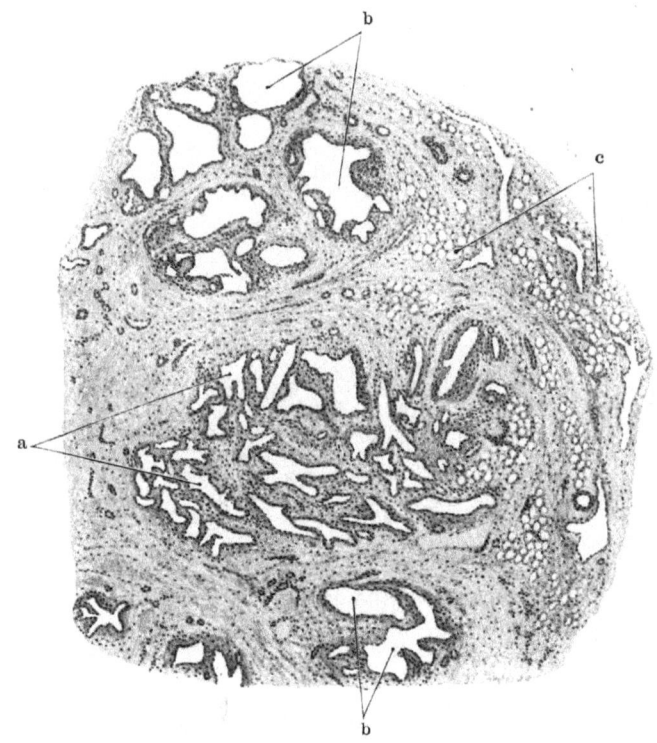

Fig. 284. Lymphangiom der Haut. Vergr. 30fach. (Hämatoxylin.)
a Neugebildete Lymphgefäße. b Kavernös erweiterte Lymphgefäße. c Subkutanes Fettgewebe.

III. Geschwülste der blutbildenden Gewebe.

Diese Neubildungen sind schwer von (entzündlichen, leukämischen und aleukämischen) Hyperplasien zu trennen. Sie entwickeln sich vor allem an den typischen postfetalen Blutbildungsstätten, können aber auch an Stellen entstehen, die postfetal nur ausnahmsweise Blutkörperchen liefern (z. B. in der Leber). Lymphatisches Parenchym kann bei diesen Wucherungen myeloische Zellen, myeloisches Parenchym lymphatische Zellen liefern (sog. Motaplasie). Die Lymphozytoblastome sind weißliche, weiche Tumoren; sie setzen sich aus Lymphozyten, Lymphoplasten, gelegentlich auch aus Plasmazellen (sog. Plasmozytom) zusammen; sie treten solitär oder multipel (generalisiert) auf. Die Myelozytoblastome (Myelome) bilden rötliche, gefäßreiche Geschwülste und bestehen aus Myeloplasten, Myelozyten, oder zeigen (selten) alle Elemente des Knochenmarks vereinigt. Erythroblastome sind aus roten kernhaltigen Blutkörperchen bestehende Geschwülste. Vielfach ist die Ausbildung der betreffenden Blutzellen in allen diesen Blastomen nicht vollwertig. Es fehlen z. B. die typischen Granulationen des Protoplasmas oder sie sind nur angedeutet (Funktionsmangel der Blastomzellen). Multiple und systematisierte Neubildungen sind dieser Geschwulstgruppe besonders eigen. Das multiple Myelom z. B. ist eine im Skelett oft weit verbreitete Geschwulstbildung. Es gibt nicht nur myeloische (und erythroplastische), sondern auch lymphatische und plasmazelluläre Formen, in welchen also das Knochenmark ausnahmsweise lymphatisches Gewebe in Tumorform liefert. Vielleicht sind die Mutterzellen des Myeloms indifferente Mesenchymzellen, die sich

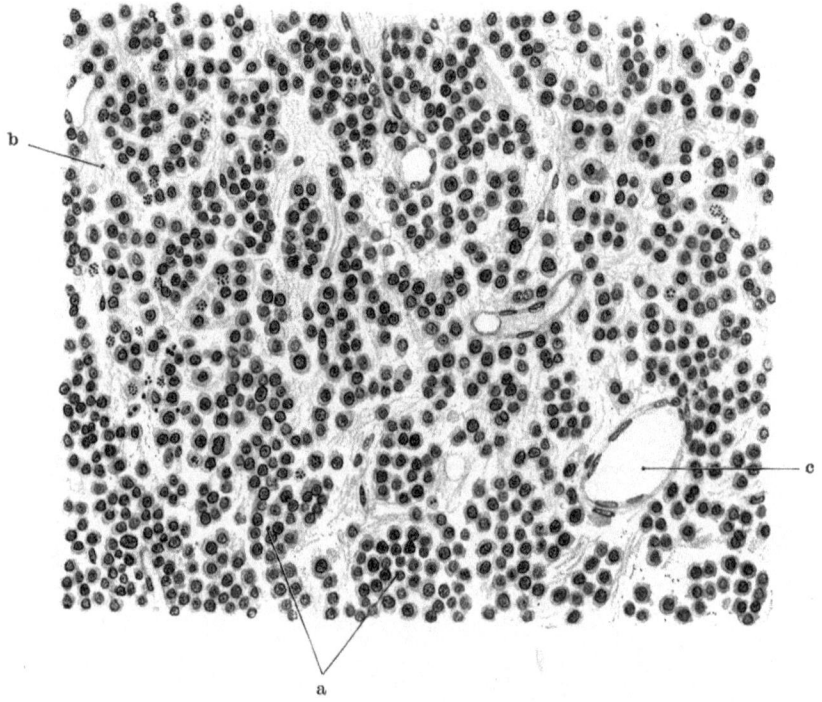

Fig. 285. Multiples Myelom. Vergr. 300fach. (Hämatoxylin.)
a Haufen ziemlich gleichmäßig ausgestalteter rundlicher Geschwulstzellen mit dunkel gefärbten rundlichen Kernen. b Spärliches gefäßreiches Stroma. c Erweiterte Gefäße.

sowohl in der Richtung des myeloischen als auch des lymphatischen Zelltyps entwickeln können. Das multiple Myelom bevorzugt das Alter zwischen 40 und 60 Jahren. Im Harn tritt in den meisten Fällen der Bence-Jonessche Eiweißkörper auf. Die Geschwülste resorbieren die Knochensubstanz (Spontanfrakturen), zeigen aber keine eigentliche destruktive Tendenz. Die sehr seltenen Fälle mit echter Metastasierung gehören unter die Sarkome gerechnet. Siehe hierzu auch die Ausführungen über Sarkome der blutbildenden Gewebe S. 414.

Beim multiplen Myelom sind Wirbel, Brustbein, Rippen, Schädel, Becken, weniger die Extremitätenknochen von grauweißlichen und rötlichen, manchmal tief dunkelroten Knoten durchsetzt; daneben findet man auch mehr diffuse Wucherungen von dem genannten Aussehen. Histologisch bietet sich ein sehr einförmiges Bild einer rundzelligen Masse mit ziemlich gleichförmiger Ausbildung der einzelnen myeloischen oder lymphatischen Zellelemente. Starke Polymorphie erweckt den Verdacht auf Malignität. Es gibt auch Fälle, in welchen man neben allgemeiner Hyperplasie sämtlicher

Knochenmarkselemente da und dort die Prävalenz einer bestimmten myeloischen oder lymphoiden Zellart nachweisen kann mit Übergängen zur blastomatösen Wucherung einer dieser Zellarten allein.

Unsere Abbildung (Fig. 285) zeigt die Einförmigkeit der Struktur: in spärliches, retikuläres Stroma (b) sind die rundlichen Geschwulstelemente (a) in dichten Massen eingelagert. Die Kerne derselben sind nicht alle gleich groß, jedoch sonst von gleichmäßigem Aussehen; das Protoplasma ist von homogener Beschaffenheit; die Elemente haben dadurch eine gewisse Ähnlichkeit mit Erythroplasten.

IV. Geschwülste des pigmentbildenden Gewebes. (Melanoblastoma, Chromatophoroma.)

Für diese Geschwülste kommt als Matrix das melaninbildende Gewebe in Betracht. Es hat seine größte Ausdehnung in der Haut, im Auge, im Zentralnervengewebe. Melanome entstehen daher vor allem in diesen (ektodermalen) Organen. Selten entwickeln sich Melanome auch in Organen mesodermaler und entodermaler Herkunft. In solchen Fällen ist der Ausgangspunkt in Pigmentzellen zu suchen, welche dem nervösen Gewebe der betreffenden Örtlichkeit beigesellt sind (z. B. dem Sympathikusanteil der Nebenniere). Die Melanome sind rauchgraue, braune bis tiefschwarze Geschwülste, die häufig in unreifer (bösartiger) Form auftreten. Gutartige Melanome sind die sog. Pigmentmäler. Wir finden sie vor allem in der Haut[1]. Alle Übergänge finden sich hier von einfachen lokalen Hyperpigmentationen bis zu flachen und höckerigen Erhabenheiten und größeren geschwulstartigen Bildungen von brauner bis schwarzer Farbe (Naevi plani, prominentes, verrucosi, papillares, pilosi). Diese Nävi sind mehr örtliche Fehlbildungen als echte Geschwülste. Aber es entwickeln sich aus ihnen — wenn auch selten genug — bösartige Melanome, zu deren Verständnis die Kenntnis des Aufbaues der Naevi pigmentosi notwendig ist. Wir werden daher einen solchen pigmentierten Hautnävus untersuchen und dabei zugleich kurz auf die normale Hautpigmentierung eingehen.

In der Haut liegt das Pigment teils in den Zellen der Epidermis (Stratum germinativum), teils in verzweigten Zellen des Koriums. In den Epidermiszellen ist es sehr feinkörnig und liegt kappenförmig um den Kern an der Seite der Lichteinwirkung. Die pigmentierten Koriumzellen zeigen ein etwas gröber gekörntes Pigment, das diffus im Protoplasma und in den Fortsätzen dieser Zellen angehäuft ist. Wo das Pigment primär gebildet wird, ob in den Epidermiszellen oder in den verzweigten Zellen des Koriums (oder ob vielleicht in beiden Zellarten), ist eine strittige Frage. Die Epidermiszellen werden Melanoplasten (Melanozyten) genannt, weil sie nach der am meisten verbreiteten Ansicht als die eigentlichen Pigmentbildner gelten, im Gegensatz zu den Koriumzellen, welche das Pigment aus der Epidermis empfangen und weiter leiten oder verarbeiten sollen (Chromatophoren, Melanophoren). Für die führende Rolle der Epidermiszellen im Pigmentstoffwechsel wird die Blochsche Dopa- (d. h. Dioxyphenylalanin-) reaktion angeführt, welche nur an diesen Zellen, nicht aber an den Chromatophoren zu erzielen sein soll. Ohne auf spezielle Fragen, vor allem die Frage der Genese der Chromatophoren einzugehen (s. u.), kann man sagen, daß wir in der Haut (sowie auch anderwärts: Auge, Nervensystem) ein Gewebssystem haben, das dem Pigmentstoffwechsel dient. Dazu gehören Melanoplasten, Chromatophoren, nervöse Elemente (s. sp.) und Lymphgefäße. Die Funktionen der einzelnen Glieder des Systems sind vielleicht in Bildung, Verarbeitung und Transport des Pigments geteilt. Aber manches spricht doch dafür, daß es so

---

[1] Bei den Pigmentnaevi des Gehirns findet sich das melanotische Pigment in Zellen der Pia mater, aber auch in der Hirnsubstanz selbst (um die Gefäße, in nervösem Gewebe).

strenge Sonderungen, besonders unter pathologischen Bedingungen, nicht gibt, und daß auch die Chromatophoren unter Umständen selbständig Pigment bilden. Weiter kann auf diese Fragen nicht eingegangen werden.

In den braunen und schwarzen Muttermälern ist das melanotische Gewebssystem zu abnorm starker und pathologisch abgeänderter Entfaltung gekommen. Wir sehen in unserem Präparat (Fig. 286) nicht nur eine sehr starke, schon bei schwacher Vergrößerung stellenweise sehr deutlich erkennbare, bräunliche Pigmentierung der Epidermis (a, b), sondern auch übermäßige Farbstoffanhäufung in Zellen des Koriums, speziell des Papillarkörpers (c). Dieser ist unregelmäßig gestaltet; dementsprechend sind auch

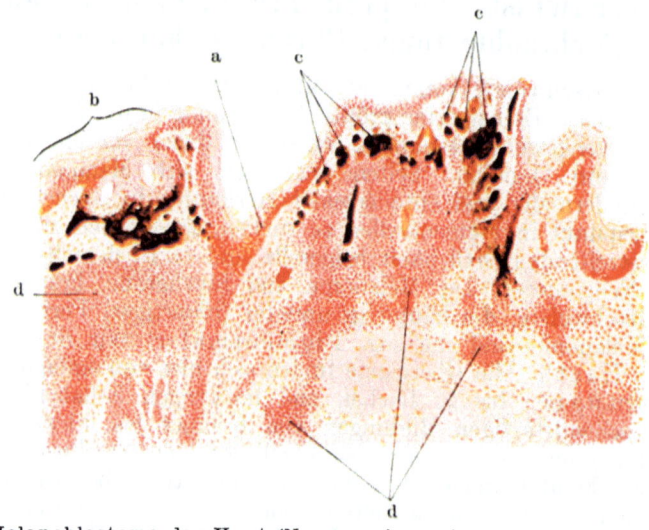

Fig. 286. Melanoblastoma der Haut (Naevus pigmentosus). Vergr. 50fach. (Karmin.) a Epidermis in Hyperpigmentation. b Unregelmäßig ausgestaltetes, gewuchertes Rete Malpighi stark pigmentiert. c Haufen stark pigmentierter Zellen im Korium. d Unpigmentierte Nävuszellhaufen.

die interpapillären Epithelleisten verlängert und unregelmäßig (z. B. bei b). Das ganze Korium ist sehr zellreich. Die hier vorhandenen Zellen (Kerne) sind zum Teil diffus, zum Teil in Haufen angeordnet (sog. Nävuszellhaufen). Die Zellhaufen sind zum Teil stark pigmentiert (c), zum Teil pigmentlos (d); die pigmentlosen Zellen können als Jugendformen der pigmentierten angesehen werden. Zwischen den pigmentierten Zellhaufen finden sich viel Chromatophoren. Auf die Genese der Zellhaufen, die ebenso umstritten ist wie die der Chromatophoren, kann hier nicht eingegangen werden. Da sie, wie die Epidermiszellen (Melanoplasten), die Dopareaktion (s. o.) geben, hält man sie für Abkömmlinge der Epidermis. Andere leiten die Nävuszellen vom nervösen Gewebe ab. Nach Masson ist das Muttergewebe der Nävuszellen ein neurogenes Zellsystem, welches den Schwannschen Zellen nahesteht. Nach Feyrter stammen die Nävuszellen von den Endothelzellen des Peri-endoneuriums im Bereich des Nervensystems der Haut ab. Die Nävi werden danach als Fehlbildungen neurogener Herkunft angesehen.

Wahrscheinlich ist, daß aus diesen Nävuszellhaufen durch schrankenlose Wucherung sich die „maligne Entartung" der Nävi herleitet. Die verschiedenen Ansichten über die Genese der Nävuszellen sind auch von Einfluß auf die Namengebung der malignen melanotischen Tumoren (Melanosarkom oder Melanokarzinom); am besten spricht man von malignen Melanomen.

Bei starker Vergrößerung sehen wir das feinkörnige Pigment der Epidermiszellen, das grobkörnige der Zellen im Korium. Diese letzteren Zellen (Chromatophoren) sind oft zierlich verzweigt, und ihre Fortsätze reichen bis in die untersten Lagen der Epidermis hinein. Manchmal bilden diese Zellen netzartige Verbände. Auch läßt sich gelegentlich nachweisen, daß sie mit endothelbekleideten Räumen in Zusammenhang stehen. In manchen Nävi findet man Haufen von Nävuszellen als Füllmasse solcher Räume, deren Endothelien ebenfalls melanotisch pigmentiert sind. Solche Bilder sprechen nicht für eine Abkunft der Chromatophoren und Nävuszellen von der Epidermis. Die Nävuszellenhaufen in unserem Präparat setzen sich zusammen aus im allgemeinen rundlichen Zellen mit reichlichem, mehr oder weniger pigmentiertem Protoplasma; die Pigmentierung ist da und dort so stark, daß von den Kernen nichts zu sehen ist. Die Abgrenzung der Haufen gegen das umgebende Bindegewebe ist bald scharf, bald undeutlich. Im Bindegewebe zwischen den Haufen sind überall verzweigte Chromatophoren zu sehen.

Die histologischen Bilder in den einzelnen Pigmentnävi wechseln sehr. Es gibt Formen, bei welchen die Wucherungen ganz zurücktreten und nur eine Hyperpigmentation der Epidermis oder des Koriums oder beider vorliegt. In manchen angeborenen Pigmentmälern, besonders von sehr jugendlichen Individuen, sieht man die pigmentierten Nävuszellenhaufen in engster Beziehung zur Epidermis. Bilder, welche als Abschnürungen („Abtropfungen") pigmentierter Epidermiszellen mit Verlagerung ins Korium gedeutet wurden, kombinieren sich mit Befunden von völlig intraepidermaler Lage der Zellhaufen. Das alles wird im Sinne der epithelialen (epidermalen) Genese der Nävuszellen gedeutet. Ohne so weit in der Ausdeutung zu gehen, kann man diese Bilder jedenfalls ganz allgemein als den Ausdruck einer Entwicklungsstörung im Bereich des pigmentbildenden Gewebssystems ansprechen.

Außer Melaninen kommen im Körper noch andere autochthone Pigmente vor (Lipochrome, Lipofuszine). Über echte Geschwülste, die von den Bildungsstätten dieser Farbstoffe ausgehen, ist wenig zu sagen. In den Xanthomen haben wir bereits Neubildungen kennengelernt, welche Fettpigmente enthalten können (s. S. 380). Später werden wir die Chlorome zu erwähnen haben, deren grüne Färbung allerdings nicht morphologisch faßbar ist.

V. Geschwülste des Muskelgewebes.

Myoblastoma (Myoma).

Die Myome zerfallen in die aus glatter Muskulatur bestehenden Leiomyome (Myoma laevicellulare) und die aus quergestreiften Muskelzellen zusammengesetzten Rhabdomyome (M. striocellulare). Während die ersteren häufig in der ausgereiften Form auftreten und ein großes Kontingent zu den gutartigen Geschwülsten stellen, sind die Rhabdomyome immer von unreifem, ja embryonalem Habitus und dementsprechend in der Regel von maligner Art. Bemerkenswert ist, daß es Leiomyome gibt, die histologisch reif erscheinen, biologisch sich aber wie maligne Geschwülste verhalten. Ein Erfahrener wird zwar bei diesen sog. malignen Leiomyomen immer gewisse Kriterien feststellen können, die eine Unterscheidung von den gutartigen Formen erlauben (Variabilität der feineren Zellmorphologie, geringere Neigung zu typischem, bündelförmigem Zusammenschluß der Muskelzellen, Besonderheiten des Stromas bei den sog. malignen Myomen).

a) Leiomyoblastoma (Leiomyoma).

Es sind umschriebene, oft deutlich abgekapselte, knotige und knollige, auch gelegentlich polypöse Tumoren von rötlich-weißlicher Farbe, fester Konsistenz und deutlich faszikulärer Struktur auf der Schnittfläche. Die diffusen Myomatosen (z. B. des Uterus) sind hyperplastische Neubildungen. In Myomen, besonders in polypösen und gestielten, treten häufig Störungen des Kreislaufs und der Ernährung auf (Ödem, Blutung, Verfettung, Nekrose, Erweichung). Ältere Myome werden häufig hyalin-fibrös und verkalken. Der Hauptfundort ist der Uterus. Hier kommen die Myome häufig multipel vor und sitzen teils subserös, teils mitten in der Uteruswand (intramural), teils submukös. Myome mit drüsigen Einschlüssen werden Adenomyome genannt. Die drüsenartigen Einschlüsse können von der Schleimhaut des Uterus (oder dem Müllerschen Gang), vom Serosaepithel, endlich von Urnierenresten herstammen (s. sp. S. 518). Die Uterusmyome sind häufig mit hormonalen Störungen verbunden (Ovarium!, Hyperplasia endometrii!). Klinisch: Metrorrhagien. Unser Präparat stammt von einem gewöhnlichen, nicht drüsenhaltigen Myoma uteri. Bei schwacher Vergrößerung (Fig. 287) versuchen wir die bindegewebigen Teile gegenüber den muskulösen Partien auseinanderzuhalten. Ist der bindegewebige Beisatz reichlich, so spricht man von einem Leiomyoma fibrosum oder wohl auch von Leiomyofibrom. Der bündelartige Aufbau der Geschwulst ist bei schwacher Vergrößerung unverkennbar: die Bündel sind auf Quer-Schräg-Längsschnitten zu sehen. Gefäße sind reichlich vorhanden. Die jüngeren Teile der Geschwulst enthalten vorwiegend muskulöse Bündel; in den älteren Teilen tritt die Muskulatur mehr und mehr zurück gegenüber den fibrösen Massen. Bei starker Vergrößerung (Fig. 288) studieren wir zunächst ein längsgetroffenes Bündel glatter Muskelfasern. Die Muskelkerne sind elegant parallel geordnet, sie sind schmal und lang; ein spitzes Zulaufen der Kernenden, wie bei den Bindegewebszellkernen, findet sich nicht. Die Kernenden sind stumpf abgerundet, die ganzen Kerne mehr stäbchenförmig. Um die Kerne herum liegt das Zellprotoplasma, das glatt, homogen oder äußerst fein längsgefasert aussieht (Myofibrillen!). Die Muskelzellen liegen sehr eng beisammen; wir haben den Eindruck eines sehr dicht gefügten Zellbündels. Schräg oder quergetroffene Muskelbündel geben ein anderes Bild. Hier erscheinen die einzelnen Muskelzellen deutlicher begrenzt als kleinste rundliche Scheibchen. Sind auch die Kerne mit quergeschnitten, dann erscheinen sie ebenfalls rundlich. Vielfach sind die Muskelbündel von feinsten

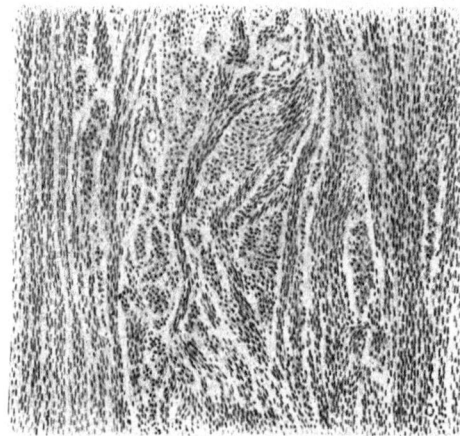

Fig. 287. Leiomyoma uteri. Vergr. 60fach. (Hämatoxylin.)
Bündel glatter Muskelzellen auf Längs-, Quer- und Schrägschnitten.

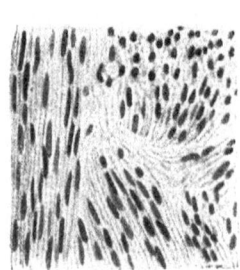

Fig. 288. Leiomyoma uteri. Vergr. 250fach. (Hämatoxylin.)
Links längsgetroffene, rechts quer- und schräggeschnittene Muskelzellen.

Bindegewebsfasern innig durchwebt, manchmal so, daß zwischen jeder Muskelzelle ein Zug feiner Bindegewebsfasern verläuft. Auch das gibt wieder auf Querschnitten ein eigenartiges Bild: die Scheibchen der Muskelzellen sind in ein Netz faserigen Gewebes eingelagert. Das Bindegewebe in den Myomen ist von kollagener Beschaffenheit. Es finden sich häufig Stellen von hyalinem, homogenem Aussehen des Stützgerüstes (hyaline Sklerose des Bindegewebes); besonders in älteren, bindegewebsreichen und muskelarmen Partien der Geschwulst ist dies der Fall.

Die sog. Myoplastenmyome (Zunge, Haut, Speiseröhre) bestehen aus unreifen Myoplasten; es sind in der Regel gutartige Neubildungen; maligne Formen sind beschrieben worden.

b) Rhabdomyoblastoma (Rhabdomyoma) s. unter Sarcoma.

VI. Geschwülste des Nervengewebes.

Die Geschwülste des zentralen und peripheren Nervengewebes werden in ihren reifen und unreifen Varianten später im Zusammenhang beschrieben (s. S. 484 ff.).

B. Unreife, nichtepitheliale Geschwülste. Sarkome.

I. Sarkome der eigentlichen Bindesubstanzen.

Der Name Sarkom wurde früher auf Geschwülste angewandt, die ein fleischiges Aussehen darboten. Jetzt hat die Bezeichnung histogenetische Bedeutung, und wir verstehen unter Sarkom eine Geschwulst, die aus nichtepithelialen Muttergeweben hervorgegangen ist, und die sich durch mangelhafte Gewebsreife, sowie durch Malignität auszeichnet. Die mangelhafte Gewebsreife drückt sich in einer mehr oder weniger weitgehenden Abweichung von den Strukturen des entsprechenden normalen Muttergewebes aus. Dieses Abirren vom Typus kann so bedeutend sein, daß ein Vergleich mit dem fertig differenzierten Zustand der Matrix überhaupt nicht möglich ist, sondern daß man auf die Entwicklungs- und Reifungsstadien des Muttergewebes zurückgreifen muß, um Anhaltspunkte für einen Vergleich zu finden.

Betrachten wir zur näheren Erläuterung des eben Gesagten die normale Entwicklung jener Gewebe, welche als Bindesubstanzen im engeren Sinne gelten. Wir finden hier auf der niedersten Stufe der Entwicklung Keimgewebe mit indifferenten Einzelzellen oder zusammenhängenden (synzytialen) Verbänden. In späteren Stadien finden wir die Ausbildung bestimmter Zellgestalten und Zellstrukturen, sowie spezifischer Grundsubstanzen, wie der fibrillären, schleimigen, knorpeligen, knöchernen Grundsubstanzen. Der fertig differenzierte Zustand zeigt uns Zellen und Grundsubstanzen in typischer qualitativer und quantitativer Ausbildung und in jener besonderen Anordnung, die wir als die charakteristische funktionelle Struktur des betreffenden Normalgewebes ansehen. Die Reifungsstadien, die bei der Entwicklung der normalen Bindesubstanzgewebe durchlaufen werden, erscheinen nun in den entsprechenden Sarkomen als Höhe- oder besser Haltepunkte der Differenzierung, über die hinaus es eine weitere Ausreifung nicht gibt. Diese Hemmung der Differenzierung kann auf jeder tieferen oder höheren Stufe der Gewebsreifung erfolgen. So gibt es Sarkome, die als Geschwülste von niederster Gewebsreife nur aus Rund-Spindel-Riesenzellen bestehen: sog. Zytome, vorwiegend aus Zellen oder Synzytien aufgebaute Geschwülste, deren Benennung nur nach der Zellform als groß- und kleinzellige Rundzellensarkome, groß- und kleinzellige Spindelzellensarkome, Riesenzellensarkome usw. erfolgen kann. Geht die Reifung bis zu einer Stufe, auf welcher spezifische Grundsubstanzen, wenn auch oft nur andeutungsweise, rudimentär, jedenfalls in einer nach Masse und Beschaffenheit atypischen Weise gebildet werden, so haben wir Sarkome von höherer Gewebsreife vor uns, die als fibro-, myxo-, chondro-, osteoplastische Sarkome bezeichnet werden. Im allgemeinen gilt der Satz, daß die Bösartigkeit eines Sarkoms dem Grade seiner Unreife parallel geht. Bei jedem Sarkom der eigentlichen Bindesubstanzen haben wir demnach auf die Sarkomzellen einerseits, auf die etwa von diesen Zellen gebildeten Grundsubstanzen andererseits zu achten. Beide zusammen machen das sog. Parenchym des Sarkoms aus. Als Stroma der Sarkome haben zunächst die Gefäße der Geschwulst neben dem sie etwa begleitenden Stützgewebe zu gelten. Ferner sind als Stroma alle jene Stützgewebe anzusehen, welche der vom Sarkom infiltrierten Örtlichkeit angehören und durch das Wachstum der Geschwülste in den Bereich des Neoplasmas aufgenommen wurden. Da also Grundsubstanzen teils vom Parenchym geliefert werden, teils dem Stroma der Sarkome angehören, begreift sich, daß gerade bei diesen Bindesubstanzgeschwülsten die scharfe Trennung zwischen dem spezifischen geschwulstbildenden Gewebe und dem nicht spezifischen Stützapparat sehr schwierig, ja manchmal fast unmöglich ist (s. S. 376).

Bei den übrigen nichtepithelialen Geschwülsten liegen die Verhältnisse insoferne anders, als hier weniger die Bildung von Grundsubstanzen in Frage kommt, als die Ausbildung bestimmter Zellverbände und Zellstrukturen. Nur bei der Glia kann man von Grundsubstanz sprechen; auf die malignen Gliome (s. S. 490) passen daher die bisherigen Betrachtungen über die unreifen Bindesubstanztumoren durchaus. Beim Gefäßgewebe bezeichnet die Bildung von charakteristischen Zellverbänden (Sprossen, Netzen), die erst solide sind, später kanalisiert werden und sich mit typischem Inhalt füllen, den Gang der regulären Differenzierung. Beim blutbildenden Gewebe bietet der fertig differenzierte Normalzustand ein Bild, das durch seinen Reichtum an lose zusammenliegenden Zellen etwas „Sarkomartiges" an sich hat. Hier ist der Weg vom unreifen zum reifen Stadium durch die Entfaltung typischer Retikula für die Zellen, durch die Zusammenfassung der Zellen zu organischen Einheiten (wie z. B. zu Lymphknötchen mit Keimzentren), endlich und vor allem durch das Auftreten spezifischer Kern- und Protoplasmastrukturen (Granulationen) gekennzeichnet. Beim pigmentbildenden Gewebe liegt die Ausreifung im Auftreten der typischen Farbstoffe innerhalb der Zellen. Das Abweichen vom Typus in den Pigmentsarkomen stellt sich nicht nur als eine quantitative Störung (Mangel oder Übermaß der Pigmentbildung) dar, sondern vor allem auch in formaler Richtung (willkürliche Ausbildung der Zellen und des Farbstoffs). Beim Muskel- und Nervengewebe spielt die Ausbildung feinster Protoplasmastrukturen (der Myofibrillen, Neurofibrillen) die Hauptrolle. Die Ausreifung der Ganglienzellen ist ganz und gar auf das Hervortreten spezifischer Kern- und Protoplasmastrukturen gestellt. Da alle diese spezifischen Produkte der Zell- und Gewebsdifferenzierung, seien es sog. interzelluläre oder intrazelluläre Strukturen, nichts anderes sind als der Ausdruck der funktionellen Tätigkeit, begreift es sich von vornherein, daß sie in bösartigen Geschwülsten, in welchen es vor allem auf Vegetation und nicht auf Funktion ankommt, mehr oder weniger mangelhaft sein oder fehlen werden. Der Unterschied der Sarkome von den reifen Bindesubstanzgeschwülsten liegt also in dem viel stärkeren Zurücktreten der funktionellen Strukturen bei den ersteren. Ein weiterer Unterschied ist der Zellreichtum der Sarkome als Ausdruck des viel stärkeren Hervortretens der vegetativen Kräfte bei diesen Geschwülsten.

Die histologische Unterscheidung der zelligen Sarkome von Granulationsgeweben kann Schwierigkeiten bereiten, besonders wenn es sich um atypische Granulationsgewebe handelt. Die zelligen Sarkome zeigen histologisch eine gewisse Monotonie; sie produzieren einen bestimmten Zelltyp, welcher in der Geschwulst entweder ziemlich gleichmäßig ausgebildet ist oder in den verschiedensten Variationen auftritt. Auch bei den weitgehend polymorphzelligen Sarkomen handelt es sich um pathologische, fremdartig anmutende Zellformen. Hingegen zeigt das typische Granulationsgewebe bekannte Zellformen (Leuko-Lymphozyten, Plasmazellen, Histiozyten, Fibrozyten); es zeigt ferner charakteristische junge Gefäße (Endothelröhren) in oft systematischer Anordnung; weiter finden wir die Bilder fortschreitender Ausdifferenzierung zu Bindegewebe und stellen organisatorische Leistungen, funktionelle Strukturen, welche dem Sarkomgewebe fehlen, an dem jungen zellreichen Bindegewebe fest. Auch bei den Granulomen mit atypischen Zellformen ist die reichliche Beimischung typischer Entzündungszellen bezeichnend. Zu den sarkomähnlichen Granulomen gehört in erster Linie das Lymphogranulom (s. S. 52). Ferner gibt es Neubildungen, welche als Sarkoide zusammengefaßt worden sind (Mycosis fungoides, Lupus pernio, kutanes Sarkoid (Boeck), subkutanes Sarkoid (Darier). Endlich kann hier auch die Mikuliczsche Krankheit (symmetrische Schwellung der Tränen- und Mundspeicheldrüsen) genannt werden. In allen diesen Fällen handelt es sich um zellreiche Wucherungen, an welcher sich vor allem lymphoide und histiozytäre Elemente beteiligen. Ätiologie und Klassifikation dieser Neubildungen sind noch nicht genügend aufgeklärt. Es handelt sich zum Teil um Wucherungen von entzündlichem Charakter, zum anderen Teil um lymphoide Neubildungen. Das klinische und anatomische Bild z. B. der Mycosis fungoides, welche als ein granulomatöser Prozeß angesehen wird, kann sehr an Sarkom erinnern. In der Haut bilden sich Infiltrate und Geschwüre; in den verschiedensten inneren Organen treten knotige Herde auf. Der Blutbefund ist nicht charakteristisch (kein leukämisches Blutbild). Übergänge in „Sarkom" sollen vorkommen. Beziehungen zur Lymphogranulomatose wurden bei der Mikuliczschen Krankheit (zum Teil auch bei der Mycosis fungoides), beim Lupus pernio und bei dem kutanen „Sarkoid" Boecks angenommen. Bei letzterem, wie beim subkutanen Sarkoid Dariers hat man auch an Beziehungen zur Tuberkulose gedacht.

Es gibt auch nicht selten Schwierigkeiten bei der Unterscheidung zelliger Sarkome von unreifen epithelialen Gewächsen. In einer ganz unreifen histologischen Urform treffen sich die Sarkome und Karzinome. So ist für manche früher als Sarkome bezeichnete Geschwülste (z. B. der Lunge oder des Hodens) jetzt die epitheliale Genese festgestellt worden (s. hierzu auch bei Alveolärsarkom S. 398).

Wir werden nun einige wichtige Sarkomformen im histologischen Bilde kennenlernen.

1. Sarkome von niederster Gewebsreife.

a) Rundzellensarkome.

Sehr bösartige, weiche, grau- oder rötlichweiße Tumoren, diffus infiltrierend oder mehr geschlossen, in Form von Knoten, wachsend (sog. Markschwämme), zum Zerfall neigend. Nicht nur das gewöhnliche Bindegewebe ist die Matrix solcher Sarkome, sondern alle nichtepithelialen Gewächse können diese niederste Sarkomvarietät liefern, also auch das Muskel- und Nervengewebe. Das Parenchym der Rundzellensarkome besteht aus Massen von kleineren oder größeren, rundlichen Zellen, zwischen welchen nichts oder nur Spuren von körnig-faseriger Grund- oder Interzellularsubstanz zu sehen sind. Die Herkunft dieser geringen Menge von Zwischensubstanz ist schwer zu bestimmen. Bei ausgesprochen infiltrierenden Sarkomen gehört sie zum Teil der Örtlichkeit an. Bei mehr exstruktiv wachsenden Rundzellensarkomen kann sie von den neugebildeten Gefäßen (Kapillaren) her entstehen, oder von den Sarkomzellen selbst gebildet sein. Die Parenchymzellen mancher Rundzellensarkome nähern sich in ihrem Aussehen den Lymphozyten oder den Lymphoplasten; wenn zwischen diesen Zellen eine retikuläre, faserige

Zwischensubstanz gebildet ist, die manchmal so ausgesprochen entwickelt sein kann, daß fast jede Sarkomzelle in eine Masche des Retikulums zu liegen kommt, dann haben wir Geschwülste vor uns, die als höher gereifte Sarkome von lymphadenoidem Typ aufzufassen sind (lymphoplastisches Sarkom S. 414). Das Retikulum dieser Sarkome ist vom Parenchym gebildet (s. auch S. 376).

Unser mikroskopisches Präparat stammt von einem **kleinzelligen Rundzellensarkom** (Fig. 289). Bei schwacher Vergrößerung (Hämatoxylin) sieht man die Sarkommasse als eine dunkelblau gefärbte Ansammlung dicht gedrängter Kerne. Die Zellen liegen diffus ohne jede besondere Anordnung. Man sieht viele (neugebildete) Gefäße, größtenteils von kapillärem Charakter (a). Manchmal erfüllen die rundlichen Geschwulstzellen die Lichtungen der Gefäße (b). Da und dort sieht man einen größeren Zug fibrillären Bindegewebes (c), welcher der infiltrierten Örtlichkeit angehört. Bei starker Vergrößerung erweisen sich die Sarkomzellen als kleine lymphozytenähnliche, rundliche Elemente mit wenig Protoplasma und dunkel gefärbten, chromatinreichen Kernen. Vielfach sind die Kerne in Zerfall zu kleineren Chromatinbröckeln begriffen (Karyorrhexis). Das deutet auf die Hinfälligkeit der produzierten Elemente. Zwischen den Sarkomzellen ist (bei st. Vergr.) sehr wenig feinfaserige Grundsubstanz zu sehen; sie ist nach Art eines (freilich sehr rudimentär entwickelten) Retikulums angeordnet und darf als ein Produkt des Sarkomgewebes angesehen werden.

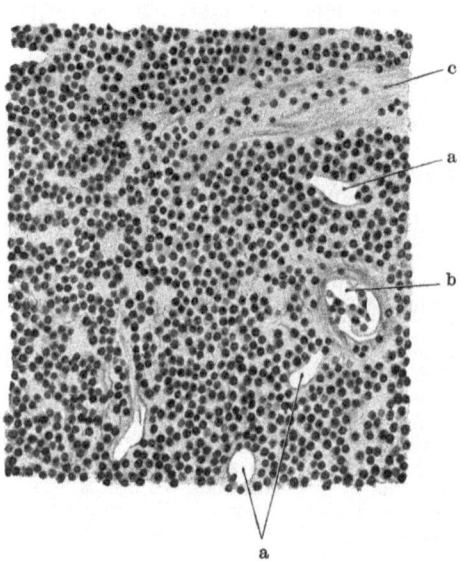

Fig. 289. **Lymphadenoides Rundzellensarkom.** Vergr. 180fach. (Hämatoxylin.)
a Gefäße. b Geschwulstzellen in den Gefäßen. c Fibrilläres Bindegewebe (Stroma).

b) Spindelzellensarkome.

Weißliche Geschwülste von festweicher Konsistenz, teils expansiv, teils infiltrierend wachsend, Knoten und Infiltrationen bildend, von gleichmäßiger oder faszikulär gegliederter Schnittfläche, bösartig, wenn auch nicht in dem hohen Grade wie die Rundzellensarkome. Das Parenchym dieser Sarkome setzt sich aus großen oder kleinen, spindeligen Zellen zusammen. Stroma (außer Gefäßen) ist oft nur wenig vorhanden. Unsere Präparate eines klein- und eines großzelligen Spindelzellensarkoms der Haut (Fig. 290 und 291) zeigen bei schwacher Vergrößerung eine sehr gleichförmige Zusammensetzung aus Zellen, die zwar sehr dicht gelagert, aber dennoch in einer gewissen (parallelen) Ordnung zusammengefügt sind. In dem kleinzelligen Spindelzellensarkom (Fig. 290) sind die Zellen bündelweise zusammengefaßt. Die einzelnen Zellbündel sind im Schnitt teils längs (a), teils quer oder schräg (b) getroffen. Bei starker Vergrößerung längs geschnittener Bündel stellen wir fest, daß es sich um schmale, langgestreckte Zellen handelt, die so dicht beieinander liegen, daß die Konturen der einzelnen Zelleiber nicht deutlich abzugrenzen sind. Die „spindelige" Gestalt der Elemente ist also an diesen

Präparaten nicht klar festzustellen. Die Kerne der Zellen sind schmal, längsoval, mit zartem Chromatingerüst. Viele Mitosen (c) sind zu sehen. Zwischen den Zellen sieht man (bei st. Vergr.) gelegentlich Spuren einer feinfibrillären Grundsubstanz. Gefäße, meist solche kapillarer Natur, finden sich zwischen den einzelnen Zellbündeln. Die größeren Gefäße sind von geringen Mengen faserigen Bindegewebes (Stroma) begleitet. Das großzellige Spindelzellensarkom (Fig. 291) läßt die Zellgestalten deutlicher erkennen. Die Zellen sind protoplasmareicher, ihre Kerne oval, zart granuliert, mit deutlichen Kernkörperchen. Karyomitosen (a) sind reichlich vorhanden.

c) Polymorphzellige Sarkome.

In manchen ganz unreifen Sarkomen ist die Ausbildung der einzelnen Zellen nach Größe und Gestalt des Protoplasmas und der Kerne allergrößtem Wechsel unterworfen. Solche Sarkome nennen wir polymorphzellige Sarkome.

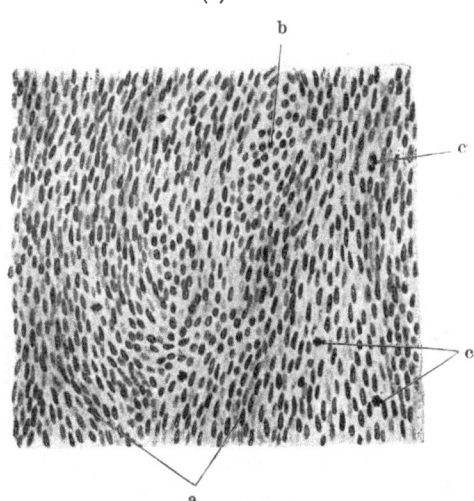

Fig. 290. Kleinzelliges Spindelzellensarkom. Vergr. 250fach. (Hämatoxylin.)
a Längsgetroffene Spindelzellenzüge. b Quergeschnittene Züge von Spindelzellen. c Mitosen in den Sarkomzellen.

Die höchsten Grade der Variabilität in der individualistischen Ausgestaltung der einzelnen Zellen kann man hier finden. Alle Formen der normalen und der pathologischen, direkten und indirekten Kern- und Zellteilung kommen dabei vor. Ein Bild solcher „Zellverwilderung", die der Ausdruck ganz besonders stürmischer und unregulierter Vegetation ist, gibt die Fig. 292. Bei schwacher Vergrößerung eines polymorphzelligen Sarkoms sehen wir das monotone Bild der zellreichen Sarkome: dicht gelagerte Zellmassen, locker liegend, nicht zu Einheiten (Bündeln) zusammengefaßt. Gefäße (Kapillaren) sind reichlich zu finden. Um sie ist das zellige Sarkomgewebe oft besonders dicht angeordnet (Proliferationsinseln!). Blutungen, Nekrosen finden sich. Die starke Vergrößerung (Fig. 292) löst diese Monotonie in ein überaus vielgestaltiges Bild auf. Wer Studien über pathologische Zell- und

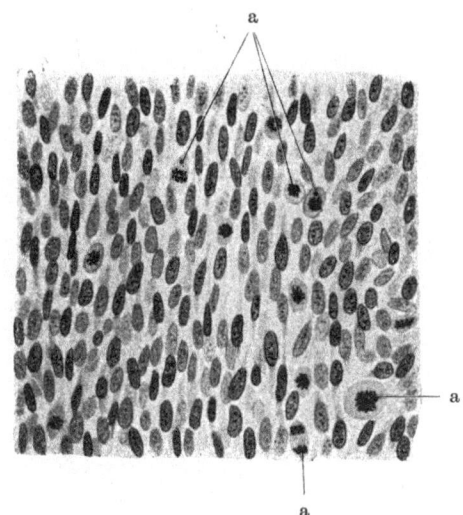

Fig. 291. Großzelliges Spindelzellensarkom (Wadengegend). Vergr. 250fach. (Hämatoxylin.)
a Mitosen in den Sarkomzellen.

Kernmorphologie machen will, hat hier das reichste Feld vor sich. Keine Zelle gleicht der anderen: große bis riesengroße und kleine Zellen, rundliche, längliche, verzweigte Elemente sind bunt gemischt. Viele Zellen haben mehrfache Kerne (a, b), und es finden sich vielkernige Riesenzellen (c), deren Kerne im Zentrum oder in der Peripherie oder ganz ungeordnet im Zellprotoplasma liegen. Die Kerne zeigen die allerverschiedenste Größe (bis zu Riesenkernen). Der Chromatingehalt wechselt von blassen bis zu tief gefärbten Kernen in weitesten Grenzen. Die Kernkörperchen zeigen ebenfalls verschiedenste Größe und sind oft mehrfach. Alle Formen der Kerndegeneration zeigen sich (Vakuolenbildungen in Kern und Nukleolus (d). Pyknose, Kernwandhyperchromatose, Karyorrhexis usw.). Die direkte Kernteilung tritt in den mannigfaltigsten Abschnürungsbildern an den Kernen hervor (a, b). So entstehen oft vielfach gelappte Kerne. Durch die direkte Teilung der Kerne ohne Protoplasmateilung entstehen vielkernige Riesenzellen (Plasmodien). Die indirekte (mitotische) Teilung (e, f) zeigt oft pathologischen Charakter. Pluripolare Teilungen sind häufig. Hyperchromatische und riesenhafte Mitosen zeigen sich neben kleinen, abortiven Mitosen. Allerlei degenerierte Mitosenformen sind festzustellen (Zerfall der mitotischen Figuren, Verklumpung der Chromosomen usw.). Die „Zwischensubstanz" zwischen den locker liegenden Zellen ist hauptsächlich durch protoplasmatische Zellausläufer gebildet.

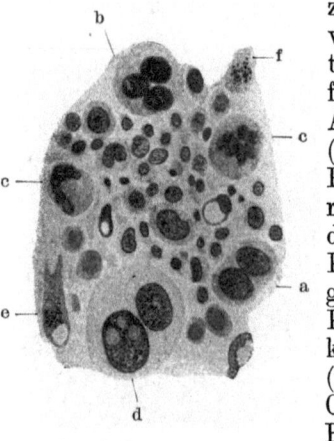

Fig. 292. Polymorphzelliges Sarkom. Vergr. 200fach. (Hämatoxylin.)
a b c Sehr große Zellen mit zwei, drei und mehr Kernen. d Vakuolenbildung in Kernkörperchen einer Riesenzelle. e und f Indirekte Kernteilungen mit Zerfall der mitotischen Figur. e Zelle mit Vakuolenbildung im Protoplasma.

d) Alveolärsarkome.

In manchen unreifen Sarkomen sind die Zellen nicht diffus verteilt, sondern sie liegen haufenweise beisammen in Maschen (sog. Alveolen) eines deutlich hervortretenden bindegewebigen Stromas (sog. Alveolärsarkom). Die Zellen dieser Sarkome haben dabei oft einen „epitheloiden" Habitus, d. h. reichlicheres Protoplasma und bläschenförmige Kerne; sie sind im allgemeinen von rundlicher Gestalt. Das histologische Bild mit dem gut entwickelten Stroma und den epithelartigen Parenchymzellen erinnert an den „alveolären" Bau von Karzinomen. Es ist sicher, daß viele unreife epitheliale Geschwülste als alveoläre Sarkome diagnostiziert werden. Andererseits ist kein Zweifel, daß alveolär gebaute Geschwülste sich auch aus der Bindesubstanz entwickeln können. Als Matrix kommen vor allen die

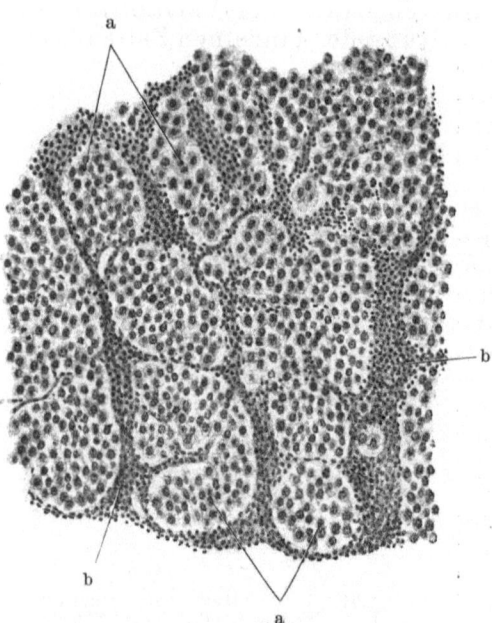

Fig. 293. Alveolärsarkom. Vergr. 100fach. (Hämatoxylin.)
a „Alveolen" des Stromas mit epithelartigen großen Sarkomzellen gefüllt. b Stroma mit dichter, entzündlicher Zellinfiltration.

Endothelien in Betracht (s. sp. unter Endotheliom). Unser Präparat (Fig. 293) von einem Alveolärsarkom der Haut läßt schon bei schwacher

Vergrößerung den Gegensatz des ansehnlich entwickelten, netzförmigen, bindegewebigen Stromas (b) und der in Nestern und Haufen eingelagerten Parenchymzellen (a) erkennen. Bemerkenswert ist, daß die Zellnester enger mit dem Stroma verbunden erscheinen. Jedenfalls zeigen sich nicht jene Lücken zwischen Stroma und Parenchym, die bei alveolären Karzinomen durch Schrumpfungsvorgänge bei der Präparation so häufig entstehen. Die innigere Verbindung zwischen Stroma und Geschwulstzellen bei den alveolären Sarkomen beruht darauf, daß das Stroma sich mit feinsten Ausläufern („Gitterfasern") in die Sarkomzellhaufen, ja zwischen die einzelnen Sarkomzellen fortsetzt, was allerdings erst bei starker Vergrößerung und vor allem bei geeigneten Färbemethoden (Versilberung) gut zu sehen ist. Die starke Vergrößerung läßt das epithelähnliche Aussehen der Sarkomzellen erkennen; es sind große, protoplasmareiche, rundliche Zellen, die dicht beisammen liegen. Das Stroma ist fibrilläres Bindegewebe; es führt Gefäße und ist reichlich lymphozytär infiltriert. Dies ist das Zeichen entzündlicher Prozesse in der Geschwulst, die ulzeriert war.

e) Riesenzellensarkome.

Es kommt in Sarkomen häufig vor, daß einzelne Geschwulstzellen durch außerordentliches Wachstum zu riesenhaften Zellgebilden werden (s. fr.). Dies geschieht in der Regel dadurch, daß der (meist direkten) Teilung der Kerne keine Teilung des Protoplasmas folgt, so daß vielkernige, plasmodiale Bildungen entstehen. Besonders zeigen Sarkome des Knochengewebes riesenzellige Beimischungen. Das ist aus der Matrix dieser Geschwülste wohl verständlich: die Megakaryozyten des normalen Knochenmarks und die bei der Knochenresorption auftretenden Osteoklasten sind die Vorbilder der Riesenzellen in den Knochensarkomen.

An dieser Stelle soll eine charakteristische Neubildung näher besprochen werden, die an den Kiefern vorkommt, und als Epulis sarcomatosa bekannt ist. Es ist eine Geschwulst von lokaler Destruktivität, ohne Neigung zur Metastasenbildung. Sie entwickelt sich als ziemlich derbes Gewächs vom Alveolarfortsatz des Kiefers, vom Periost oder Endost, wuchert pilzförmig aus der Alveole heraus, umwächst und zerstört den Kiefer, zerfällt an der Oberfläche, bleibt aber, wie gesagt, auf die Gegend ihrer Entstehung beschränkt. Diese sarkomatösen Epuliden zeigen mikroskopisch das Bild eines typischen Riesenzellensarkoms. Bei schwacher Vergrößerung sehen wir ein zellreiches, gleichmäßig aufgebautes Grundgewebe, und darin eingelagert große Zellkörper der verschiedensten Gestalt, die Riesenzellen. Die Geschwülste sind reich an Blutgefäßen. Blutungen, Anhäufungen eines körnigen, braunen Pigments (Hämosiderin, aus Blutungen hervorgegangen), nekrotische Partien sind festzustellen. Manchmal findet man auch Knochengewebe in Form von Bälkchen eingelagert. Ist die Schleimhaut der Mundhöhle (Zahnfleisch), gegen welche die Geschwulst vorwächst, im Schnitt vorhanden, so sieht man sie von Herden entzündlicher zelliger Infiltration (Lymphozyten, Plasmazellen) eingenommen; der Papillarkörper ist geschwollen und gewuchert, das Oberflächenepithel zeigt zum Teil atypische Tiefeneinsenkungen.

Unser Übersichtsbild (Fig. 294) zeigt die Entwicklung der Geschwulst zwischen dem Kieferperiost und der Kieferschleimhaut. Das Pflasterepithel der Schleimhaut ist erhalten (a). Papillarkörper und interpapilläre Epithelzapfen zeigen lediglich das Bild einer geringen Hyperplasie. Eine Schicht neugebildeten, an spindeligen Fibroblasten reichen Bindegewebes (b) begrenzt die darunterliegende Geschwulst gegen die Schleimhaut. In diesem Bindegewebe finden sich bei stärkerer Vergrößerung auch lymphozytäre Wanderzellen und reichlich Hämosiderin, großenteils in Wanderzellen eingeschlossen. Dann folgt nach unten die Geschwulst (c), welche aus kurzen spindeligen Zellen und massenhaften Riesenzellen besteht. Die Geschwulst ist sehr reich an Kapillargefäßen, welche vielfach erweitert sind. Auch Blutungen sind häufig zu finden. Vom Periost hat sich eine (reaktive)

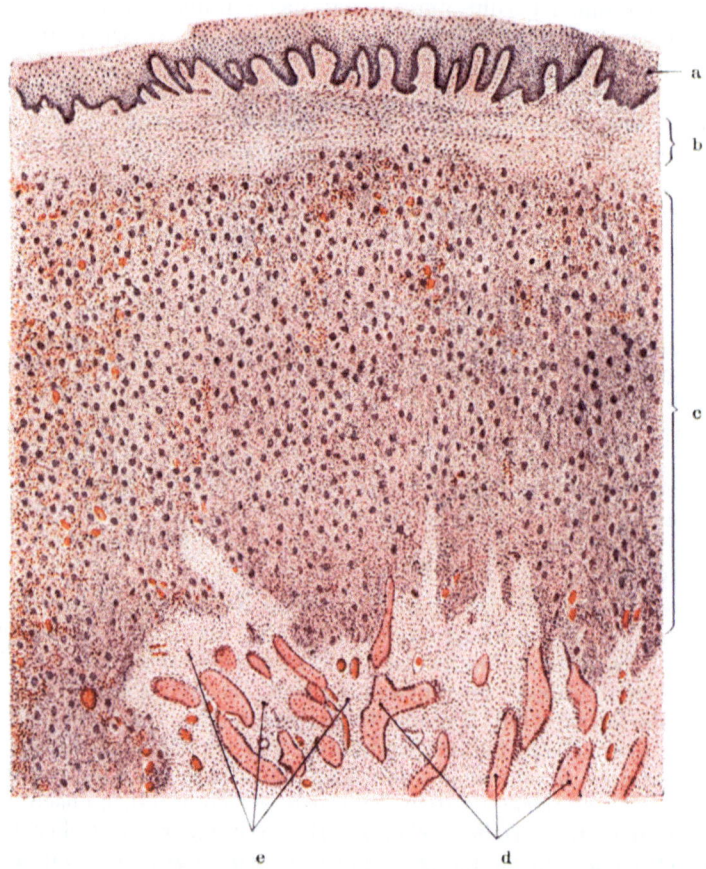

Fig. 294. Riesenzellensarkom (Epulis sarcomatosa). Vergr. 25fach. (Hämatoxylin-Eosin.)
a Schleimhaut des Kiefers. b Neugebildetes Bindegewebe an der Grenze der Geschwulst gegen die Kieferschleimhaut. c Riesenzellensarkomgewebe. d Knochenbälkchen mit Osteoplastensäumen. e Fibröses Gewebe zwischen und in der Umgebung der Knochenbälkchen.

Wucherung entwickelt, welche typische Knochenbälkchen mit dichten Osteoplastensäumen hervorgebracht hat (d). Stellenweise sind auch Osteoklasten den Knochenbälkchen angelagert. Zwischen den Bälkchen findet sich ein gefäßreiches, faseriges Markgewebe. Ein solches Gewebe umgibt auch die Knochenbälkchen an der Grenze gegen die Geschwulst hin (e).

Bei starker Vergrößerung ist das Sarkomgewebe in der Fig. 295 gezeichnet. Man sieht zellreiches Geschwulstparenchym, welches zusammengesetzt ist aus dichtgedrängten, kurzspindligen Zellen, zwischen welchen spärliche feinfibrilläre Substanz vorhanden ist. Es liegt also ein fibrosarkomartiges Grundgewebe vor. In dieses sind die Riesenzellen eingelagert. Sie sind von sehr verschiedener Größe und Gestalt; ihre zahlreichen und sehr gleichmäßig ausgebildeten

Sarkome.

Kerne liegen in der Mitte der Zellkörper zusammengedrängt, so daß eine schmale, kernfreie protoplasmatische Zone an der Peripherie der Zellkörper sichtbar ist. Die Riesenzellen gleichen den Osteoklasten. Es ist daher die Epulis der Kiefer als das Sarkom des knochenresorbierenden Gewebes (sog. Osteoklastom) angesprochen und diese Geschwulst den Sarkomen des knochenbildenden Gewebes (s. S. 403) gegenübergestellt worden. Die Osteoklastenriesenzellen der Geschwulst scheinen aus dem Endothel der Gefäße zu entstehen. Wenn die sarkomatösen Epuliden auch Knochen enthalten (s. oben), dann erhebt sich die Frage, ob dieser Knochen dem Stroma angehört (reaktives, periostales Osteophyt!) oder vom Sarkomgewebe geliefert wird. Ist letzteres der Fall, dann ist die obenerwähnte Auffassung der Geschwulst als ein rein osteoklastisches Sarkom hinfällig.

Gegen die Auffassung der eben beschriebenen Neubildungen der Kiefer und auch gewisser anderer riesenzellenhaltiger Tumoren als Sarkome, ja als echte Geschwülste überhaupt, sind Einwände erhoben worden. Man weist auf den relativ gutartigen Verlauf und auf Ausheilungen hin und betont die Beziehung der genannten Neubildungen zur sog. Osteodystrophia fibrosa (s. S. 326). Wir befinden uns hier jedenfalls auf einem schwer absteckbaren Grenzgebiet. Zweifellos gibt es auch echte Sarkome der Knochen mit Riesenzellen, und die der Osteodystrophia zugerechneten Prozesse können auch in echtes Sarkom ausarten. Über xanthomatöse Riesenzellensarkome und deren Auffassung als lipoidspeichernde Granulome s. S. 64 und 380.

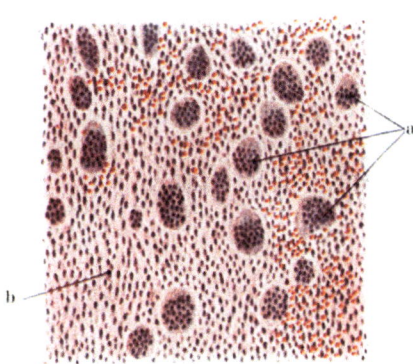

Fig. 295. Riesenzellensarkom (Epulis sarcomatosa). Vergr. 120fach. (Hämatoxylin-Eosin.)
a Riesenzellen. b Spindelzelliges Sarkomgewebe.

2. Sarkome von höherer Gewebsreife.

a) Fibroplastisches Sarkom.

Weißliche, ziemlich derbe Geschwülste, meist von knotiger, knolliger Form, an Fibrome erinnernd. Auf Durchschnitten faszikuläre Strukturen. Mikroskopisch: Bündel von langgestreckten, spindeligen Zellen, zwischen welchen mehr oder weniger reichlich fibrilläre Substanz entwickelt ist. Die Zellen prävalieren über die fibrilläre Grundsubstanz. Sie sind größer, protoplasmareicher als in Fibromen, ein gewisser Grad von Kernpolymorphie ist meist nachweisbar. Alles das sind Unterschiede gegenüber den Fibromen. Stroma tritt nicht deutlich hervor und ist meist nur gering entwickelt.

b) Myxoplastisches Sarkom.

Dieses Sarkom bildet transparente, gallertige, weiche, grauweißliche Geschwulstmassen, die zu Zerfall und Erweichung neigen. Der Gefäßreichtum ist beträchtlich (Blutungen!). Es sind bösartige Gewächse, die zu Metastasen neigen. Charakteristisch ist die Produktion schleimiger Grundsubstanz zwischen den wuchernden Sarkomzellen. Das mikroskopische Präparat (Fig. 296) zeigt bei schwacher Vergrößerung wiederum den einförmigen Typus einer zellreichen Geschwulst. Die Geschwulstzellen liegen aber nicht dicht gedrängt, sondern sie sind durch eine zwischengelagerte, helle, ungefärbte Masse mehr oder weniger voneinander getrennt, so daß ein lockerer Bau der Geschwulst entsteht. Die hellen Massen sind Schleim, der durch mikrochemische Reaktion und durch besondere Färbungen (Muchämatein, Muzikarmin) nachgewiesen werden kann. An manchen Stellen liegen die

Zellen dichter beisammen. Das sind jüngere Partien, „Proliferationszentren", in denen noch wenig schleimige Grundsubstanz gebildet ist. Blutgefäße sind in solchen Geschwülsten reichlich vorhanden. Sie sind oft auffallend weit und von Mänteln dichtgedrängter Sarkomzellen umgeben. Die Zellen (starke Vergr.!) sind vielgestaltig; ihre Form ist wegen der Auseinanderdrängung der einzelnen Elemente gut festzustellen. Im allgemeinen sind es längliche, spindelige Zellkörper mit langen Fortsätzen; ferner kommen allseitig verästelte Zellen (Sternzellensarkom!), endlich auch rundliche Elemente vor. Die meisten Zellen scheinen mit ihren Fortsätzen untereinander zusammenzuhängen, so daß man die Vorstellung eines Zellnetzes gewinnt. Die Polymorphie der Kerne in den Schleimsarkomen ist in der Regel groß: alle Größen und Formen der Kerne (rundliche, ovale, schmale, längliche, eingekerbte, gelappte Kerne) sind zu sehen. Der Chromatingehalt und die Struktur der Kerne bietet alle möglichen Variationen dar (blasse, d. h. chromatinarme, dunkel gefärbte, d. h. chromatinreiche Kerne, zarter oder plumper Aufbau des Chromatingerüstes). Massenhaft finden sich Degenerationen der Kerne (Hyperchromatose der Kernwand, Kernsprossen, Kernzerfall [Karyorrhexis], Kernverklumpung [Pyknose]). Die Kernteilungsfiguren sind sehr reichlich. Zunächst sehen wir die Bilder der direkten Kernteilung (Kernfragmentierung, Kernzerschnürung);

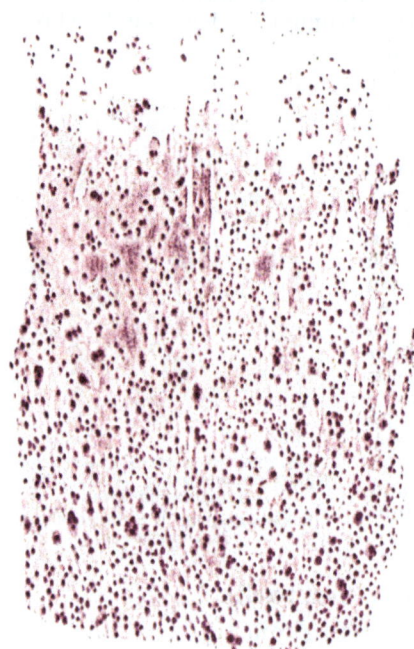

Fig. 296. Myxoplastisches Sarkom (mit starker Zellpolymorphie). Vergr. 60fach. (Hämatoxylin.)
Verschiedenste Größe und Gestalt der Zellen und ihrer Kerne. Unten: Die Zellen dichter zusammengedrängt. Oben: Reichlich schleimige Grundsubstanz zwischen den Zellen.

durch solche Kernabschnürungen entstehen bei ausbleibender Protoplasmateilung mehrkernige, vielkernige Riesenzellen. Auch die indirekte (mitotische) Teilung kann in den verschiedensten Phasen und Formen beobachtet werden. Häufig sind pathologische Mitosen (pluripolare Teilungen, hyperchromatische Mitosen, Riesenmitosen mit abnorm reichlichen und abnorm großen Chromosomen); ferner abortive und degenerierende Mitosen (verklumpte Kernteilungsfiguren, solche mit versprengten Chromosomen, Auflösungen der Kernschleifen usw.). Von Protoplasmaveränderungen findet man vor allem Vakuolisierungen aller Art und totale schleimige Auflösung.

c) Lipoplastisches Sarkom.

Seltene Sarkome von gelblichweißer Farbe, weich, meist Knoten bildend, relativ gutartig. Mikroskopisch ist ein zelliger Aufbau festzustellen. Charakteristisch ist die Neigung der Sarkomzellen, sich mit Fett zu infiltrieren. Kleine und größere (mit Spezialmethoden färbbare) Fetttropfen treten im Protoplasma der Sarkomzellen auf. Mehrkernige, fetterfüllte, große Zellen, auch förmliche Fettriesenzellen finden sich, ähnlich wie bei der Regeneration des Fettgewebes. Die typische Form der normalen Fettzelle wird nicht erreicht. Vor allem fehlt die organische Zusammenfassung der Zellen zu Fettträubchen völlig. An entfetteten Präparaten bieten sich die Sarkomzellen als stark vakuolisierte Zellen (Wabenzellen) dar. Siehe hierzu die Bemerkungen über Xanthom S. 380.

d) und e) Chondro- und osteoplastisches Sarkom (Osteoidsarkom).

Die knorpel- und knochenbildenden Sarkome gehen zumeist vom Skelett aus. Entstehen sie periostal, so bilden sie Geschwülste, die dem Knochen aufsitzen und ihn umwuchern, die Knochenrinde manchmal durch-

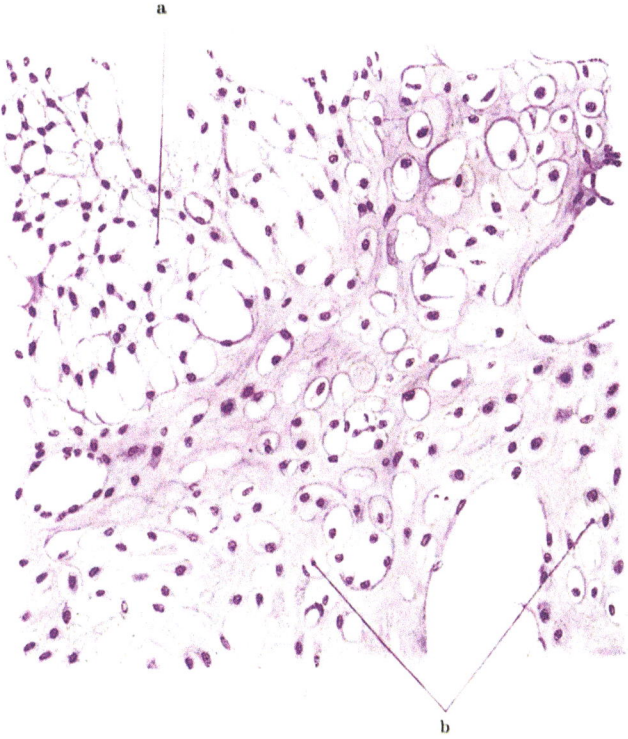

Fig. 297. Myxochondrosarkom. Vergr. 160fach. (Hämotoxylin.)
a Zellreiches Schleimgewebe; netzartige Verbände der Zellen. b Zellreicher, unregelmäßig aufgebauter Knorpel.

brechen und ins Mark einwachsen, während sie die Muskulatur nur verdrängen oder auch zerstörend durchsetzen. Bei den knochenbildenden periostalen Sarkomen ist das aus Bälkchen bestehende Gerüst oder Skelett der Geschwulst nicht selten radiär oder senkrecht auf den Knochen aufgebaut und weist eine parallelstrahlige Struktur auf — sog. strahlige Knochensarkome. Entstehen die Sarkome zentral im Knochen (vom Endost aus), so brechen sie entweder durch die Rinde durch und breiten sich dann periostal weiter aus, oder sie treiben die Knochenrinde auf und entfalten sie zu einer knöchernen Schale, die das Sarkom umschließt — schalige Knochensarkome. Die Bildung dieser Schalen geschieht so, daß das Sarkom von innen her den Knochen resorbiert, während das Periost von außen neuen Knochen apponiert. Überwiegt die Resorption über die Apposition, so wird die Knochenschale immer dünner, bricht bei leiser Berührung ein (Symptom des sog. Pergamentknitterns!) oder wird ganz aufgelöst. Je nach der Quantität der von den Sarkomen gebildeten knorpeligen oder knöchernen Substanz sind diese Geschwülste von weicherer oder festerer Konsistenz. Manchmal kommt Verknöcherung in größter Ausdehnung vor. Reichlicher Knorpelbeisatz bedingt ein hyalines, opaleszierendes Aussehen der Geschwulst. Oft kommen auch schleimige Gewebsmassen neben den knorpeligen und knöchernen Beisätzen vor. Die Geschwülste sind gefäßreich. Blutungen, Nekrosen, Erweichungen, Verflüssigungen und Höhlenbildungen durch regressive Prozesse sind häufig.

Wir bringen zuerst ein Bild von einem Myxochondrosarkom. Es bestehen enge Beziehungen zwischen Schleim- und Knorpelgewebe. Sehr

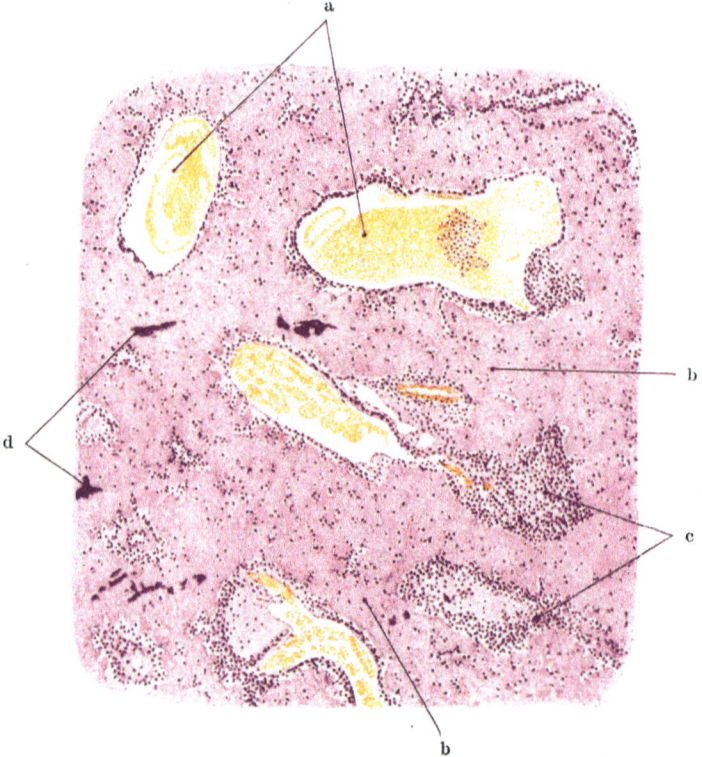

Fig. 298. Chondroplastisches Sarkom. Vergr. 30fach. (Färbung mit Hämatoxylin.) a Weite Gefäße; die Wand teilweise von Sarkomzellen begrenzt. b Zellreiches Knorpelgewebe. c Haufen wuchernder Chondroplasten. d Verkalkungen im Knorpelgewebe.

jugendlicher Knorpel zeigt das Bild von Schleimgewebe mit netzartig zusammenhängenden, verzweigten Zellen in Übergängen zu Knorpelgewebe (Schleimknorpel, Netzknorpel). Solche Bilder können auch in chondroplastischen Sarkomen gefunden werden. Die Fig. 297 stammt von einem solchen Fall. Das Sarkomgewebe zeigt zum Teil einen grobmaschigen Aufbau mit netzartiger Ausbreitung der Geschwulstzellen (schleimiges Sarkomgewebe [a]). An anderen Stellen hat sich zwischen den Sarkomzellen eine homogene Grundsubstanz entwickelt, in welche die Geschwulstzellen eingebettet sind (knorpelartiges Sarkomgewebe [b]).

In anderen Fällen von chondroplastischen Sarkomen ist die Ausbildung des Knorpelgewebes weiter vorgeschritten als in dem eben gezeigten Bild. Aber auch in diesen Sarkomen können wir mikroskopisch (Fig. 298 und 299) häufig unreife (jüngere) Stadien der Geschwulstbildung neben höher gereiften (älteren) unterscheiden. Die unreifen Gewebsbezirke sind durch Massen dicht gedrängter Zellen (Fig. 298, c und 299, b) gekennzeichnet, die vielfach um sehr weite, blutgefüllte Gefäße (Kapillaren, Venen [Fig. 298, a]) gelagert sind. Diese Zellen sind indifferente Chondro-Osteoplasten. In den zellreichen Partien ist es noch nirgends zur Bildung von knorpeliger oder knöcherner Grundsubstanz gekommen. Bei starker Vergrößerung sind die rein zelligen Partien der chondro- und osteoplastischen Sarkome aus protoplasmareichen Zellen der verschiedensten Gestalt zusammengesetzt. Die Variabilität in der Ausbildung der Zellen und ihrer Kerne ist in der Regel groß. Es finden sich hier oft ähnliche Bilder wie bei dem früher beschriebenen myxoplastischen

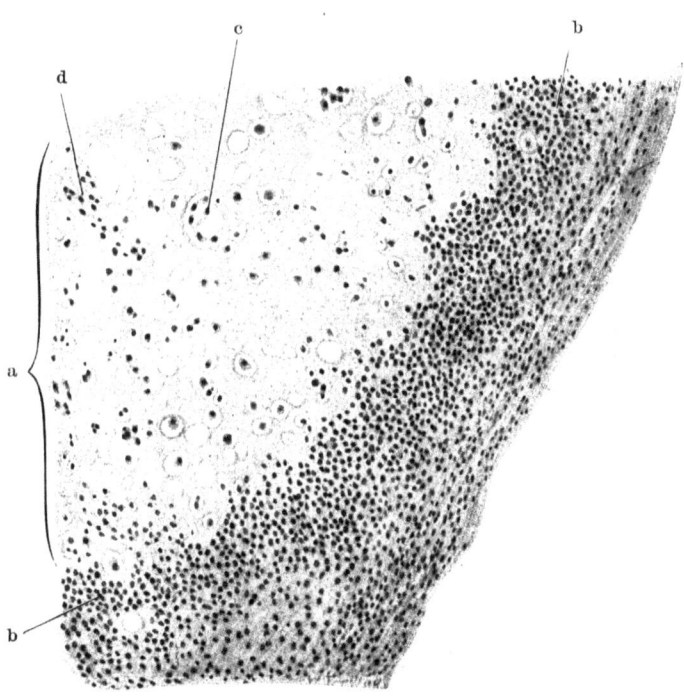

Fig. 299. Chondroplastisches Sarkom. Vergr. 100fach. (Färbung mit Hämatoxylin.) a Zellreiches Knorpelgewebe. b Wuchernde Chondroplasten. c Große Knorpelhöhlen mit vielen Zellen. d Zellerfüllte Knorpelhöhlen ohne Kapselbildung.

Sarkom (s. d.). Stellenweise findet sich auch wirkliches, zellreiches Schleimgewebe. Die höher gereiften Bezirke der chondro-osteoplastischen Sarkome sind durch das Vorhandensein knorpeliger oder knöcherner Grundsubstanz (Fig. 298, b und 299, a) ausgezeichnet. Wenn die Knorpel- und Knochensubstanz in Form unregelmäßig gestalteter Inseln abgelagert ist, so kann man diese Inseln als Analoga von Knochenbälkchen, als unvollkommene Nachbildungen einer knorpeligen oder knöchernen Spongiosa deuten. Die strukturelle Ausbildung der Knorpel- und Knochensubstanz bleibt in den chondro- und osteoplastischen Sarkomen weit hinter dem normalen Vorbild zurück. Der Knorpel in der Fig. 299 z. B. ist Hyalinknorpel, aber in höchst unvollkommener Ausbildung, mit verschieden großen, im allgemeinen rundlichen Zellen, die vielfach ohne Kapseln sind (d). Das Massenverhältnis zwischen Zellen und Grundsubstanz ist sehr wechselnd, aber immer sind mehr Zellen vorhanden als im normalen, fertigen, ruhenden Knorpel. Da und dort ist der Knorpel verkalkt (Fig. 298, d), was sich an einer fleckigen, intensiven Blaufärbung (durch Hämatoxylin) zu erkennen gibt. Sind knöcherne Beisätze vorhanden, so zeigen sie ebenfalls unvollkommene Ausbildung. Die Knochengrundsubstanz schließt in unregelmäßig eckig gestalteten Höhlen sehr wechselvoll ausgebildete, große Sarkomzellen ein (unvollkommene Nachbildungen der „Knochenkörperchen"). Es handelt sich also um unfertiges Knochengewebe, welches obendrein häufig auch mangelhaft oder gar nicht verkalkt ist (Osteoid) — sog. Osteoidsarkom. An die knöchernen und osteoiden „Bälkchen" sind die Sarkomzellen haufenweise angelagert — eine sarkomatöse Imitation der normalen Osteoplastensäume! Hier kann man bei starker Vergrößerung alle Stadien der Bildung von Grundsubstanz verfolgen. Um die den Knochenbälkchen anliegenden, polymorphen

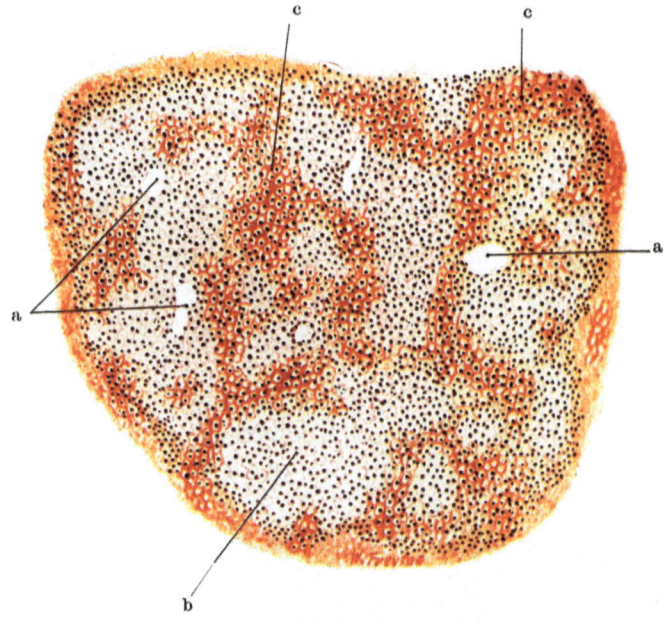

Fig. 300. Osteoidchondrom. Vergr. 50fach. (Färbung nach van Gieson.) a Weite Blutgefäße. b Zellreiches, knorpelartiges Gewebe. c Osteoide Grundsubstanz in Form einer Mikrospongiosa entwickelt.

Sarkomzellen ist eine homogene Masse zur Ausscheidung gelangt, von der die Sarkomzellen mehr und mehr völlig umschlossen werden, bis sie mitten in diese Masse selbst zu liegen kommen, wobei sie annähernd die unregelmäßig zackige Form der „Knochenkörperchen" annehmen. Ein eigenartiges Bild (Fig. 300) zeigen chondro-osteoplastische Sarkome dann, wenn die knöcherne (osteoide) Substanz nicht in Form distinkter Bälkchen entwickelt ist, sondern wenn homogene (kalklose) Grundsubstanz in einem zierlichen Gitterwerk zwischen den einzelnen Zellen zur Ablagerung kommt. Es ist dies eine sehr unreife Form des Osteoidsarkoms, bei welcher die Kopie der Matrix eine höchst unvollkommene ist. Die homogene Zwischensubstanz ist dann um die einzelnen Zellen förmlich herumgegossen und bildet eine Art von Mikrospongiosa (c), in deren Maschen die einzelnen Sarkomzellen liegen. Dazwischen finden sich Partien von knorpelartigem, zellreichem Gewebe (b). Bei solchen Geschwülsten spricht man von Osteoidchondrom. Manchmal hat man Gelegenheit, die Entstehung der Grundsubstanz an ganz jungen Geschwulstpartien zu verfolgen. Hier sieht man ein Bild, das an Schleimgewebe erinnert, d. h. ein Zellnetz, aus dessen Verband sich Zellen freimachen, die in die Maschen des Netzes zu liegen kommen. Das Zellnetz wird unter

Pyknose der Kerne zu hyaliner „Grundsubstanz", während die aus dem Verband frei gewordenen Zellen zu den „Knochenkörperchen" des sarkomatösen Osteoids werden. Tritt bei den Osteoidsarkomen schließlich doch Verkalkung ein, so kann diese von ganz diffuser Art sein.

Es kommt vor, daß sich in chondro-osteoplastischen Sarkomen auch atypische Wucherungen **blutbildender** Elemente der myeloischen Reihe entwickeln. In solchen Fällen ist also auch das Knochenmark am geschwulstbildenden Prozeß beteiligt. Für solche Gewächse können entweder

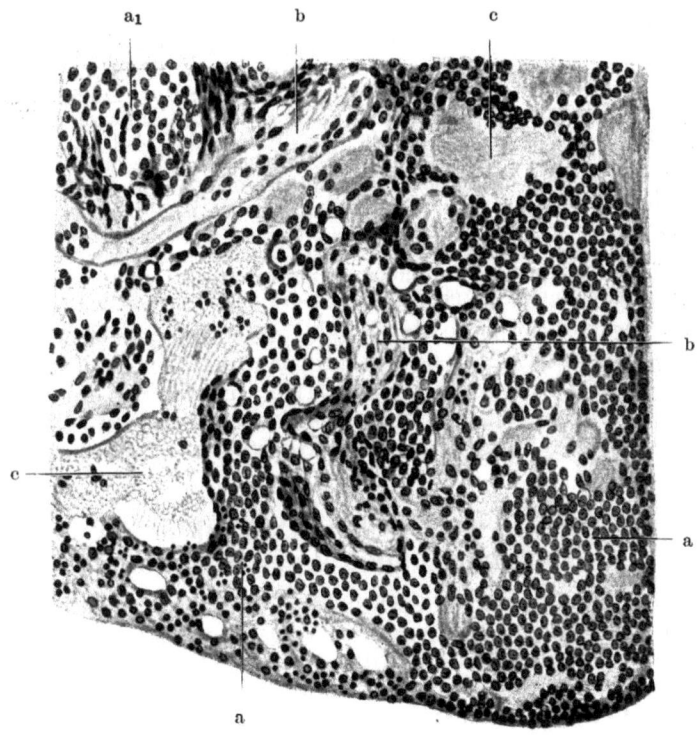

Fig. 301. Ewing-Sarkom (nach einem Präparat von Prof. Lang-Innsbruck). Vergr. 150fach.
(Hämatoxylin-Eosin.)
a Sarkomzellen in diffuser Anordnung. a₁ Alveoläre Anordnung. b Bindegewebiges Stroma.
c Verflüssigungen von Stroma und Geschwulstgewebe.

zwei Muttergewebe angenommen werden, oder man leitet die Geschwulst aus einem indifferenten, pluripotenten Muttergewebe ab, welches sich sowohl nach der Seite des knochenbildenden als des blutbildenden Gewebes fortentwickelt hat.

Regressive Metamorphosen an den zelligen, den knorpeligen und knöchernen Teilen sind in den chondro-osteoplastischen Sarkomen reichlich zu sehen. Sie führen stellenweise zu umfänglichen Nekrosen (fehlende Kernfärbung). Blutungen und Thrombosen der Blutgefäße stehen damit in Zusammenhang.

Im Skelett entwickeln sich auch Sarkome, welche weder knorpel- noch knochenbildend sind, sondern dem Typus der zelligen Sarkome angehören. Das sind Rund-, Spindel-, Riesenzellensarkome, maligne Myelome (s. S. 388), Chlorome (s. S. 440). Ferner kommen fibroplastische Sarkome und Endotheliome (Angioendotheliome, angioplastische Sarkome (manchmal mit blutzellbildender Tendenz) vor; auch Neuroblastome sind beschrieben worden. Erwähnt seien auch noch die malignen Chordome (s. S. 382).

Eine besondere Form des zelligen Sarkoms der Knochen ist das nach Ewing benannte Gewächs. Diese Ewing-Sarkome treten bei Kindern und Jugendlichen, selten nach dem 40. Lebensjahr, auf. Sie bevorzugen die langen Röhrenknochen, kommen aber auch in anderen Knochen vor. Es sind bösartige, metastasierende, weiche Geschwülste mit Blutungen und Nekrosen. Ihr Ausgang ist nicht ganz klargestellt (Periost, Knochenrinde, Mark?); in den meisten Fällen scheinen sie mehr von innen auszugehen; reaktive Knochenwucherungen können sich in ihrer Umgebung ausbilden; schließlich erfolgt der Aufbruch nach außen und das Einbrechen in die Umgebung. Histologisch bestehen die soliden Geschwulstkörper aus zusammenhängenden, retikulär verbundenen Zellen (Synzytien). Bezüglich der Größe der Zellen und der Beschaffenheit ihrer Kerne wechseln die Angaben (kleine und dunkle hyperchromatische Kerne, größere blaßgefärbte Kerne mit körniger Chromatinstruktur, mit oder ohne Nukleolen); Riesenzellen wurden nicht gefunden; Interzellularsubstanzen fehlen. Die zelligen Komplexe sind häufig um die reichlichen Blutgefäße mantelartig angeordnet. Als Muttergewebe der Geschwulst werden Endothelien oder Retikulumzellen angesehen; damit wären Beziehungen auch zum Retothelsarkom gegeben. Die wechselnden histologischen Befunde würden zu der Auffassung der Ewing-Sarkome als Retothelsarkome passen (s. S. 415). Die Ewing-Sarkome sind durch große Strahlenempfindlichkeit ausgezeichnet. Den Ewing-Sarkomen scheinen jene Knochensarkome nahezustehen, welche durch Einwirkung radioaktiver Substanzen (spontan und experimentell) entstehen (Knochensarkome der Zifferblattmaler).

Mit der Fig. 301 bringen wir ein Bild, unter welchem sich das Ewing-Sarkom häufig darstellt. Man sieht die großen rundlichen Geschwulstzellen (a) mit ihren großen, zart granulierten Kernen; dazwischen breitet sich das bindegewebige Stroma (b) aus; in zart-rosa Ton erscheinen seröse und zum Teil geronnene (fibrinöse) Flüssigkeitsergüsse (c) in der Geschwulst.

II. Sarkome des Gefäßgewebes. Angioplastische Sarkome. Endotheliome. Perithelieome.

Nicht der Gefäßreichtum eines beliebigen Sarkoms an sich ist es, welcher die Diagnose „angioplastisches Sarkom" erlaubt, sondern es muß sich erweisen lassen, daß Gefäßneubildung die eigentliche Tendenz des geschwulstbildenden Prozesses ist. Es muß sich also der angioplastische Wachstumstyp wiedererkennen lassen. Freilich entstehen in diesen Sarkomen keine typischen Gefäße, sondern unreife, angioplastische Formationen (s. unten).

Die Sarkome des Gefäßgewebes sind eine histologisch sehr vielgestaltige Geschwulstgruppe. Auch das makroskopische Aussehen dieser Geschwülste ist so wechselvoll, daß es sich nicht mit einigen Worten schildern läßt. Die Geschwülste haben vielfach nur lokale Destruktivität. Multiples Auftreten kommt vor. Matrix sind die Endothelien der Blut- und Lymphgefäße. Die Geschwülste werden auch Endotheliome genannt, und wir unterscheiden Hämangio- und Lymphangioendotheliome. Da manche Blutgefäße besondere äußere Belegzellen haben (Perithelien), wird neben dem Hämangioendothelioma noch ein Perithelioma unterschieden. Die Endothelien sind platte Deckzellen, welche die Blut- und Lymphgefäße in einfacher Schicht auskleiden. Schon bei entzündlichen Prozessen kommen Schwellungen und Wucherungen dieser Zellen vor; die platten Elemente nehmen dabei kubische zylindrische Formen an, oder bilden durch Proliferation mehrschichtige Beläge. Das ist für die Beurteilung geschwulstmäßiger, endothelialer Neubildungen zu berücksichtigen.

Die Endotheliome der Blut- und Lymphgefäße lassen den Charakter der Unreife daran erkennen, daß nicht typische Endothelröhren, wie bei den Angiomen, gebildet werden. Die Differenzierung bleibt vielmehr häufig auf der Stufe der soliden Endothelsprosse stehen, und es bilden sich netzartige Zusammenhänge solcher solider Zellsprossen und Zellstränge (Fig. 302) — angioplastischer Wachstumstyp! Die allgemeine histologische Struktur ist plexiform oder alveolär, vielfach an Karzinome erinnernd. Nicht selten wird dieser geschlossene Wachstumstyp stellenweise aufgegeben, und die Zellen wuchern diffus. Es entsteht dann das Bild gewöhnlicher, zelliger Sarkome, oder, wenn die diffus wuchernden, spindeligen Zellen auch fibrilläre Substanz bilden, ein an die fibroplastischen Sarkome erinnerndes Aussehen. Andererseits kann die Differenzierung auch

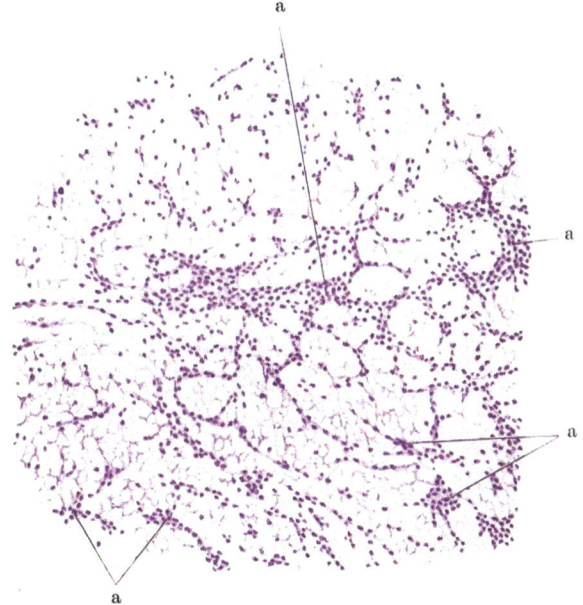

Fig. 302. Lymphangioendothelioma der Haut (mit myxomatösem Stroma). Vergr. 80fach. (Hämatoxylin.)
a Zellstränge (Angioplasten) in netzartiger Anordnung, dazwischen Schleimgewebe mit sternförmig verästelten Zellen.

zur Kanalisation der soliden Stränge fortschreiten. So entstehen verzweigte und netzartig verbundene Röhren verschiedensten Kalibers, an deren Wand die Endothelien oft überreichlich und oft auch in mehrfacher Schicht angehäuft sind. Vielfach sind diese unvollkommen nachgebildeten Blut- und Lymphräume auch erweitert. Bei Lymphangioendotheliomen können sich durch solche Erweiterung zystische Formen entwickeln. In diesen Geschwülsten ist der Inhalt der Lymphräume entweder serös oder es finden sich hyaline Massen (Sekrete der Endothelien?). Wenn die pathologisch gewucherten Lymphgefäße kubische Endothelien zeigen, erinnern sie mit ihrem hyalinen Inhalt sehr an echt epitheliale, drüsige Bildungen (tubulöses, adenomartiges Endotheliom). So kommen also in solchen Endotheliomen krebsähnliche, sarkomartige, an Adenome erinnernde Bildungen vor, und alle diese Strukturen sind oft in einer und derselben Geschwulst bunt gemischt. Stroma enthalten die Lymphangioendotheliome meist reichlich. Es ist fibrilläres Bindegewebe, manchmal Schleimgewebe. In unserer Figur 302 sieht man endotheliale, solide Zellstränge in netzartigem Zusammenhang. Dazwischen ist schleimiges Grundgewebe mit verzweigten Zellen. Die Zellstränge gehen derart allmählich in das Schleimgewebe über, daß man an engere genetische Beziehungen dieser beiden Gewebe denkt.

In Hämangioendotheliomen ist der Inhalt der gebildeten Röhren **Blut**. Woher die Blutkörperchen stammen, ist schwer zu entscheiden. Entweder sind sie von präexistenten Blutgefäßen her zugeschwemmt oder sie werden von den Geschwulstzellen selbst geliefert. In manchen

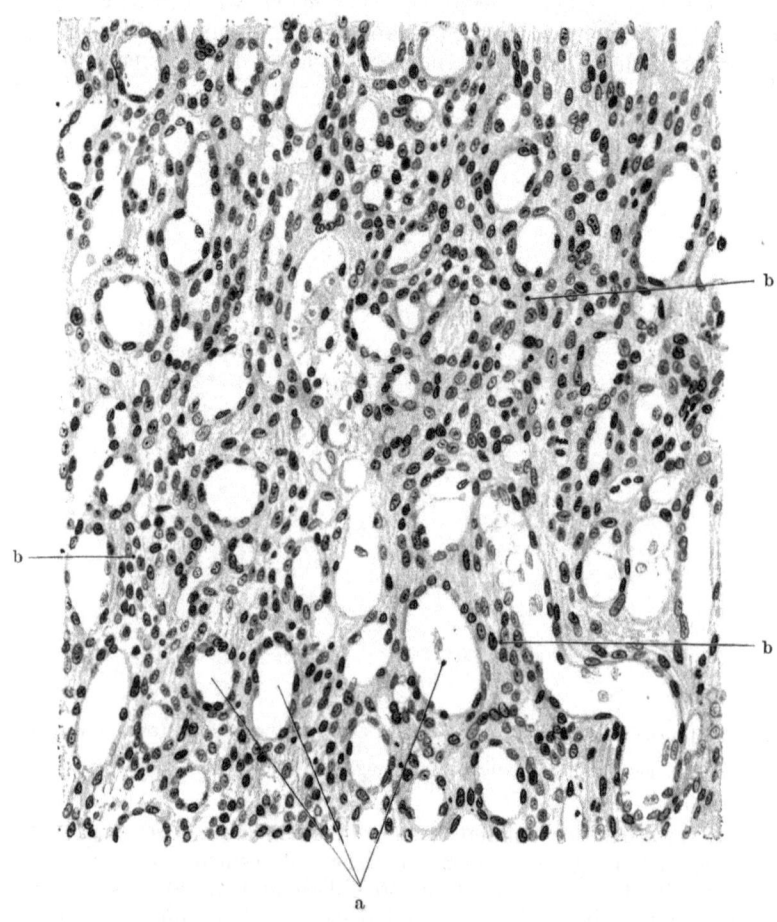

Fig. 303. Angioplastisches Sarkom. Vergr. 250fach.
a Massenhaft weite Blutkapillaren mit dichtgestellten und unregelmäßig ausgestalteten Endothelien, dazwischen b ein stellenweise sehr zellreiches Stroma; die Abgrenzung der Gefäße gegen das Stroma undeutlich.

Hämangioendotheliomen ist das letztere erweisbar (Bildung der Gefäße und der Blutzellen aus wuchernden mesenchymalen Synzytien). Solche **hämatoplastische Endotheliome** treten manchmal multipel und systematisiert auf. Bemerkenswert ist noch, daß manche Hämangioendotheliome einen stärkeren Fett- und Glykogengehalt der Tumorzellen aufweisen und dadurch an gewisse Geschwülste erinnern, die sich aus Nebennierengewebe entwickeln (s. unter Hypernephrom).

Die Fig. 303 zeigt das Gewebsbild eines angioplastischen Sarkoms. Die Geschwulst besteht aus Blutkapillaren (a), deren unregelmäßiges, atypisches Endothel und deren unscharfe Abgrenzung gegen das Stroma (b) auffällt. Das Stroma ist stellenweise sarkomartig zellreich.

Die Peritheliome bestehen aus Blutgefäßen (Kapillaren), deren Endothelbelag ein durchaus normales Bild darbietet. Außen auf den Endothelröhren liegen die Geschwulstzellen auf: entweder in einfacher Schicht oder in mehrfacher Lage (Fig. 304). In vielen Sarkomen neigen die Zellen zu perivaskulärer Anordnung. Besonders in Sarkomen, die zu Nekrosen neigen, sieht man oft nur rings um die Gefäße, gewissermaßen an den Ufern des Ernährungsstromes, die Sarkomzellen erhalten, während alles übrige Gewebe zerfallen ist. Das gibt dann peritheliomartige Bilder (Pseudoperitheliom). Beim echten Peritheliom ist die Beziehung der Zellen zur Außenseite der Gefäße nicht eine gelegentlich auftretende, sondern eine überall vorhandene, typische Erscheinung. Die besondere Art der Anordnung der Zellen um die Gefäßachse, die innige Verbindung zwischen Zellen und Gefäßen ist charakteristisch; vor allem ist der Nachweis der angioplastischen Natur für das echte Peritheliom ausschlaggebend.

Den Endotheliomen werden auch zugerechnet die von den platten Belegzellen der Lymphräume des Körpers ausgehenden Geschwülste. Hier kommen vor allem die Endothelien der meningealen Lymphräume in Betracht. Diese meningealen Endotheliome sind histologisch ganz anders gebaut als die übrigen Lymphangioendotheliome; ein angioplastischer Wachstumstyp ist bei ihnen nicht festzustellen. Wir werden diese meningealen Endotheliome (Meningeome) später im Anschluß an die Tumoren des Zentralnervensystems besprechen (s. S. 505).

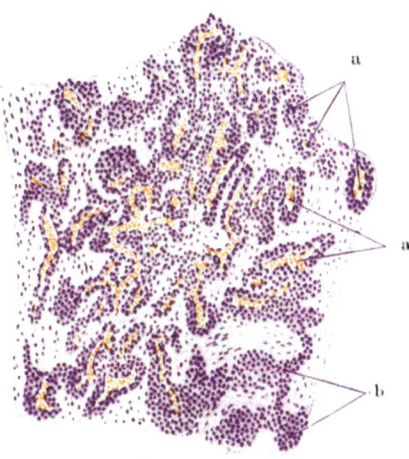

Fig. 304. Peritheliomartiger Tumor der Fibula. Vergr. 70fach. (Färbung mit Hämatoxylin.)
a Blutgefäße (Endothelröhren) mit Zellmänteln. b Tangential getroffene, perivaskuläre Zellmäntel.

Auch von den serösen Membranen (Peritoneum, Pleura, Perikard) gehen Geschwülste aus, die als Endotheliome bezeichnet worden sind. Diese Bezeichnung paßt auf solche Tumoren, die histogenetisch auf eine atypische Wucherung der Blut- oder Lymphgefäße der Serosen zurückgeführt werden können; denn in diesem Fall lassen die Geschwülste den angioplastischen Wachstumstyp (s. oben) erkennen. Es gibt aber auch Tumoren der serösen Häute, welche ihren Ausgang vom serösen Deckepithel nehmen. Sie zeigen entsprechend der Eigenart ihrer Matrix einen mehr epithelialen Typ. Teils sind sie nach Art der alveolären, soliden Karzinome gebaut, teils zeigen sie drüsenartige, gelegentlich auch zystisch-papilläre Formationen. Diese Bilder erinnern an die Umwandlungen abgeschnürter Serosadeckzellen zu kubischen und zylindrischen Zellen bei entzündlichen Prozessen. In solchen Umwandlungen zeigt sich die ursprüngliche Zölomnatur der serösen Deckzellen. Man könnte die von diesen Zellen ausgehenden Geschwülste auch Zölomkarzinome oder Mesotheliome nennen. Eine starke entzündliche Stromaentwicklung ist bei diesen verschiedenartigen sog. Endothelkrebsen der serösen Häute häufig. Daher gehen diese Geschwülste mit ausgedehnten Verwachsungen und schwieligen Verdickungen der Serosa sowie mit entzündlichem (hämorrhagischem) Hydrops einher.

Anhang:

1. Zylindrom.

Gallertige Geschwülste, bei deren frischer Untersuchung man hyalinen, oft reichlich verzweigten, zylindrischen Gebilden begegnet. **Keine einheitliche Geschwulstart.** In Geschwülsten verschiedenartigster Genese können Hyalinisierungen der Gefäße und des Bindegewebes, sowie hyaline Ausscheidungen (Sekrete) so massenhaft vorkommen, daß zylindromartige Bilder entstehen (Sarcoma, Carcinoma, Endothelioma, Adenoma, Papilloma cylindromatosum).

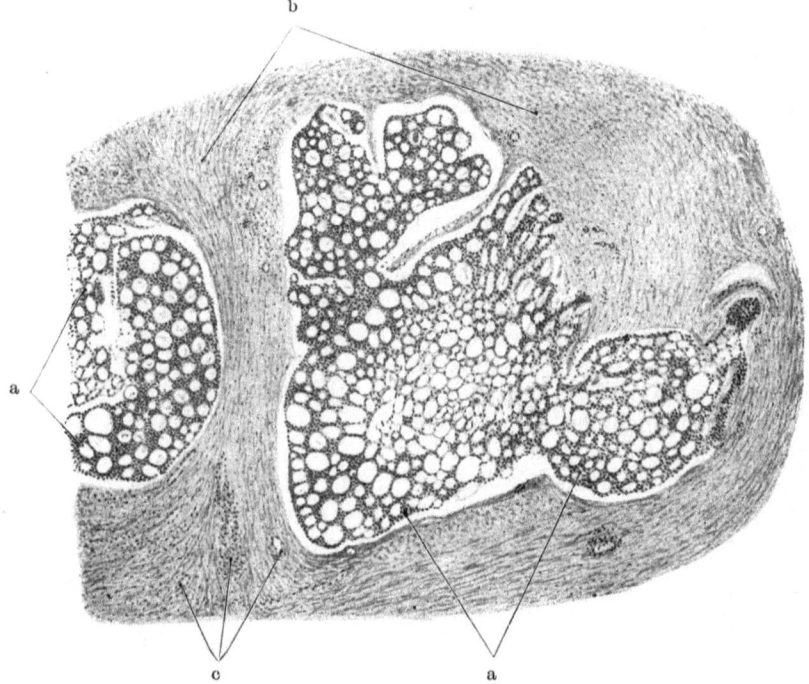

Fig. 305. Zylindrom der Wange. Vergr. 40fach. (Hämatoxylin-Eosin.)
a Große, siebartig durchbrochene Epithelkörper. b Bindegewebiges Stroma. c Blutgefäße.

Solche zylindromatöse Tumoren gehen gelegentlich von der Haut (s. u. Basaliome S. 447), von den Meningen, vom Peritoneum, von den Knochen aus. Wir bringen als den Typus des Billrothschen Zylindroms eine von jenen Geschwülsten, die mit Vorliebe von Gaumen, Nasenhöhle, Speicheldrüsen und Orbita ihren Ausgang nehmen. Diese Geschwülste wurden früher unter die Endotheliome gerechnet. Jetzt werden sie als Epitheliome aufgefaßt. Die hyalinen Bildungen sind teils Sekrete, welche in schlauchartige oder eigentümlich siebförmig durchbrochene Epithelkörper abgesetzt werden, teils handelt es sich um Hyalinisierungen des Stromas.

Unser Präparat (Fig. 305) zeigt große, verzweigte, eigenartig poröse, siebartig durchbrochene Epithelkörper (a). Zwischen diesen epithelialen Geschwulstzellkomplexen findet sich ein reichliches bindegewebiges Stroma (b), in welchem sich Blutgefäße (c) nachweisen lassen. Bei stärkerer Vergrößerung zeigt sich, daß die epithelialen Geschwulstzellen von indifferentem Aussehen sind; Zellgrenzen sind nicht deutlich festzustellen. Das siebartige Durchbrochensein der epithelialen Massen entspricht, wie die genauere Untersuchung lehrt, nicht einer eigentlichen Lumenbildung durch drüsige Sekretion. Es zeigt sich vielmehr, daß es sich um eine Entartung des Stromas und der Blutkapillaren handelt. Man sieht hier und da in den Hohlräumen Reste von Kernen eines sich auflösenden, feinen, bindegewebigen Stromazuges oder einer sich auflösenden Blutkapillare. Die Auflösung des Stromas beginnt mit einer hyalinen Quellung desselben, welcher eine schleimige Verflüssigung folgt. An den verschiedensten Übergangsbildern kann man sehen, daß die schleimigen Massen sich vor allem an den Grenzflächen zwischen Stroma und epithelialem Parenchym bilden, wodurch das epitheliale Parenchym von dem Stroma abgedrängt wird; schließlich geht das Stroma selbst schleimig zugrunde. In weit vorgeschrittenem Stadium der Verschleimung schwindet auch das epitheliale Gewebe.

Der Beginn der Geschwulstbildung zeigt sich in dem Vordringen solider Epithelstränge in das Bindegewebe. Hierbei handelt es sich sowohl um präexistentes als auch um neu sich bildendes Bindegewebe. Die Epithelstränge haben die Neigung, sich zu netzartigen Verbänden zusammenzuschließen. In die Maschen dieses Netzes wird das bindegewebige Stroma eingeschlossen, welches in der geschilderten Weise der Verschleimung verfällt. In unserem mikroskopischen Präparat sehen die schleimigen Massen ganz durchsichtig hell aus. Sie bilden die homogenen Zylinder, welche bei frischer Untersuchung der Geschwulst so charakteristisch sind. Siehe hierzu auch S. 517.

2. Psammom.

Durch sandartige Beimengungen ausgezeichnete Geschwülste. Die „Sandkörper" sind teils Verkalkungen von Bindegewebsfasern und Bündeln („Kalkspieße"), teils Verkalkungen von Gefäßen (Sarcome angiolithique), teils sind es Schichtungen platter Zellen, die dann verkalken. Besonders in letzterem Fall kann man konzentrische Streifungen an den Kalkkörpern feststellen. Auch das Psammom ist keine einheitliche Geschwulstform, da derartige Verkalkungen in Tumoren der verschiedensten Genese auftreten können (Carcinoma, Sarcoma, Endothelioma psammosum). Bilder aus einem psammösen Meningeom geben Fig. 391—393 (s. hierüber S. 505). Über psammöse Karzinome s. S. 460 und Fig. 347.

3. Cholesteatom.

Das sog. Cholesteatom ist durch die Produktion geschichteter, horniger Massen ausgezeichnet. Die äußere Hülle der Geschwulst besteht aus einer Schicht von perlmutterartigem Glanze (Perlgeschwulst). Der Hauptfundort ist das Zentralnervensystem (Meningen). Man spricht von Cholesteatom auch in einem erweiterten Sinne und benennt so nicht nur geschwulstmäßige, sondern auch im Verlauf chronischer Entzündung vorkommende Anhäufungen verhornter Epithelmassen (sog. falsches Cholesteatom). Matrix der Cholesteatome ist verhornendes Pflasterepithel. Das heterotope Vorkommen von wahren und falschen Cholesteatomen erklärt sich teils aus embryonalen Keimversprengungen (Cholesteatom der Schädel- und Wirbelhöhle), teils aus metaplastischen Prozessen (Cholesteatom der Harnwege), teils aber aus epithelialen Substitutionen: Ersatz ortsangehörigen Epithels durch vordringendes Pflasterepithel (Cholesteatom der Paukenhöhle).

Über das meningeale Cholesteatom s. u. Tumoren des Zentralnervensystems (S. 506).

III. Sarkome der blutbildenden Gewebe.
(Lymphoplastisches, myeloplastisches Sarkom, Retothelsarkom.)

Diese Geschwülste kommen sowohl als primär solitäre, wie auch als primär multiple und systematisierte Wucherungen der blutbildenden Gewebe vor. Letztere werden auch als Lympho- und Leukosarkomatosen bezeichnet. Werden die Sarkomzellen auch reichlich ins Blut ausgeschwemmt, so daß ein leukämieartiger Blutbefund resultiert, so spricht man auch von Sarkoleukämien. Die Sarkome der blutbildenden Gewebe sind sehr bösartige, oft auch metastasierende Geschwulstformen. Die Unterscheidung von den entsprechenden gutartigen Geschwülsten und den geschwulstartigen Hyperplasien, vor allem den leukämischen, ist oft nicht leicht. Der Zellreichtum ist hier nicht ausschlaggebend, denn auch die gutartigen Neubildungen sind zellreich. Mehr Nachdruck ist für die Diagnose Sarkom auf das Fehlen typischer Retikula, typischer Keimzentren, auf Unterschiede in Größe und Färbbarkeit der Kerne, auf Mitosenreichtum und auf die mangelhafte Ausbildung typischer Zellstrukturen (Granula, Mitochondria) zu legen. Auch das Stroma und die Blutgefäße sind nach Art und Anordnung anders. Das wichtigste Kriterium bleibt aber jedenfalls die Aggressivität der Neubildung: der Nachweis zerstörenden Wachstums. Infiltration (der Interstitien, Trabekel, Kapseln, Umgebung) und Einschwemmung der neugebildeten Zellen in Lymph- und Blutgefäße findet man auch bei leukämischen Hyperplasien. Destruktion hingegen ist das sichere Zeichen der Bösartigkeit.

Wir unterscheiden lymphoplastische und myeloplastische Sarkome. Die lymphoplastischen Sarkome (lymphoides, lymphadenoides Sarkom) bilden weiche, weißliche Geschwülste. Diese bestehen aus kleineren oder größeren lymphocytenartigen Zellen. Oft sind auch kleinere und größere Zellen in einer und derselben Geschwulst gemischt. Selten und nur andeutungsweise finden sich Anhäufungen von Zellen in der Art von Keimzentren. Die Zellen sind sehr hinfällig, Nekrosen häufig. Stroma findet sich wenig. Retikula und Retikulumzellen sind oft nur rudimentär entwickelt (s. Fig. 289). Die myeloplastischen Sarkome sind graurötliche, weiche Tumoren. Sie setzen sich zusammen aus myeloischen Zellen, welche den Myeloplasten oder Myelozyten ähneln. Granula fehlen oder sind nur angedeutet. Manchmal finden sich neben diesen Zellen auch noch erythroplastische Elemente. Entweder wird nur eine der myeloischen Zellarten in wenig differenzierter Form reproduziert, oder manchmal alle. Demgegenüber ist das früher beschriebene multiple Myelom in der Regel durch ein monotones, gleichmäßiges Zellbild ausgezeichnet. Eine eigenartige Gruppe sind die Chlorome, welche durch grau- bis grasgrüne Färbung ausgezeichnet sind. Auch sie bestehen aus myeloiden Zellen (Myeloplasten, Myelozyten, selten auch Erythroplasten). Es sind auch lymphoide Formen des Chloroms beschrieben worden. Der grüne Farbstoff ist histologisch nicht faßbar. Die Geschwülste geben rote Porphyrinfluoreszenz. Die Chlorome sind bösartige Gewächse; sie treten solitär und generalisiert (Chloroleuko- und Chloromyelosarkomatose) auf. Hauptfundort ist das Skelett, besonders des Kopfes. Mit dem Chlorom kann lymphatische oder myeloische Leukämie verbunden sein (Chloromleukämie im Gegensatz zur Chloroleukämie ohne Tumoren).

Die Gewächse der blutbildenden Organe bereiten in bezug auf histologische Diagnose und histogenetische Beurteilung sehr große Schwierigkeiten. In diesen Organen finden wir neben den unreifen und reifen Blutkörperchen der lymphatischen und myeloischen Reihe ein verschieden stark entwickeltes retikuloendotheliales Gewebe und daneben noch das bindegewebige Stützgerüst. Die Elemente aller dieser Gewebe können Mutterzellen von Geschwülsten sein. Dabei spielt hier noch die umstrittene Frage herein, ob bereits ausdifferenzierte Retikuloendothelien sich entdifferenzieren und zu Mutterzellen von Blutzellen werden können, oder ob wir die Gegenwart von undifferenzierten Mesenchymzellen annehmen sollen, welche auch noch im postfetalen Leben eine verschiedene Differenzierung einschlagen könnten, sowohl nach der Seite der Retikulumzellen und Endothelien, als nach der Seite von lymphatischen und myeloischen Blutzellen. Diese Frage haben wir schon bei Besprechung der Leukämien berührt und dabei erwähnt, daß myeloisches Blutparenchym auch in den lymphatischen Blutbildungsstätten und lymphatische Blutelemente auch im Knochenmark gebildet, ja daß beide Arten von Elementen des Blutes auch außerhalb der regulären postfetalen Blutbildungsstätten vom Mesenchym der verschiedensten Organe geliefert werden können. Die leukämischen (und aleukämischen) Neubildungen haben wir unter die hyperplastischen Prozesse eingereiht; sie werden von anderen als echte (gutartige) Blastome angesehen. Das Lymphogranulom wird heutzutage auch nicht mehr unbestritten als ein (wenn auch malignes) Granulom anerkannt, sondern von manchen als echtes Sarkom proklamiert. Zeigen sich schon in dieser Beziehung große Schwierigkeiten, so vermehren sich diese bei der Frage nach der Klassifikation der von allen Autoren als Sarkome anerkannten Gewächse der blutbildenden Organe. Für die Lymphknoten sind gewöhnliche klein- und großzellige Rundzellen- und Spindelzellensarkome beschrieben worden. Daneben „echte" Lymphosarkome mit lymphozytären und lymphoplastischen Elementen und retikulärem Gerüst (s. S. 395). Außerdem widmet man aber einer besonderen Sarkomform größere Aufmerksamkeit, die von Elementen des Retikulums, dem sog. Retothel, abgeleitet und als Retothelsarkom bezeichnet wird. Wir hatten diese Gewächse bisher als retikuläre und endotheliale Sarkome bezeichnet. Jetzt unterscheidet man eine ganze Reihe von Varianten dieser Geschwulstgruppe, wobei man von der embryonalen Retikulumzelle ausgeht und deren Differenzierungsmöglichkeiten in endothelialer, lymphatischer und myeloischer Richtung in Betracht zieht.

Die unreifsten Formen zeigen plasmodial-synzytiale Bildungen, ohne Fasern; dann kommen Formen, welche neben synzytialen Verbänden Einzelzellen aufweisen, die durch Fortsätze mit anderen Zellen verbunden sind und zur Bildung von argentophilen Fibrillen fortschreiten. Eine dritte Form zeigt netzartige protoplasmatisch-synzytiale Anordnung; die sich hier reichlicher isolierenden Zellen bleiben aber in netzartigem Zusammenhang; Bildung von Fibrillennetzen. Weiter werden Formen beschrieben, welche ein gut ausgebildetes Retikulumzellennetz mit Gitterfasern und kollagenem Gerüst und keine Synzytien mehr zeigen. Ferner zeigt sich bei gewissen Formen die Neigung zur Differenzierung in hämatopoetischer Hinsicht: neben Retikulumzellen und Fasern treten Lymphozyten, Plasmazellen, myeloische Elemente auf = Übergang der Retothelsarkome zu lympho- und myeloplastischen Sarkomen; schließlich werden ganz polymorphzellige Sarkome mit Riesenzellen von den Retothelien abgeleitet (nach de Oliveira). Roulet und Oberling beschreiben noch eine besondere Differenzierungsrichtung der Retothelsarkome nach der endothelialen Seite; diese Gewächse sollen durch deutliche Beziehung der Geschwulstzellen zu den Gefäßen, durch perivaskuläre Zellnester, durch Auftreten von Lichtungen, welche von den Geschwulstelementen endothelartig begrenzt sind, ausgezeichnet sein. Neben diesen Retikulo-Endotheliosarkomen werden aber noch reine Endothelsarkome unterschieden. Beziehungen der Retothelsarkome bestehen auch zu den lymphoepithelialen Tumoren von Schmincke (s. S. 417).

Das retikulo-endotheliale-histiozytäre Gewebssystem (sog. aktive Mesenchym) ist seiner Funktion nach ein Speicher- und Abwehrgewebe. Wir sehen es daher beteiligt bei den Speicherkrankheiten (s. S. 64) und bei den verschiedensten Infektionskrankheiten. Bei den letzteren kommen lokalisierte und generalisierte reaktive Wucherungen vor, welche als Retikuloendotheliosen und Histiozytosen (bei sehr starker Wucherung auch als Retikulome) bezeichnet werden (s. S. 54). Beim Lymphogranulom sehen wir das retikuläre Gewebe in atypische Wucherungen geraten (s. S. 52). Unter den Leukämien gibt es akute großzellige Formen, deren Beziehung zu Infektionen betont wird, wobei die Ableitung der großen Zellen von retikulären Elementen in Frage steht. Die Grenze zwischen den Retothelsarkomen mit deren verschiedenen Differenzierungsvarianten und den eben erwähnten Neubildungsprozessen wird ebenso unscharf, wie zwischen ihnen und den lympho- und myeloplastischen Sarkomen, den endothelialen und polymorph-

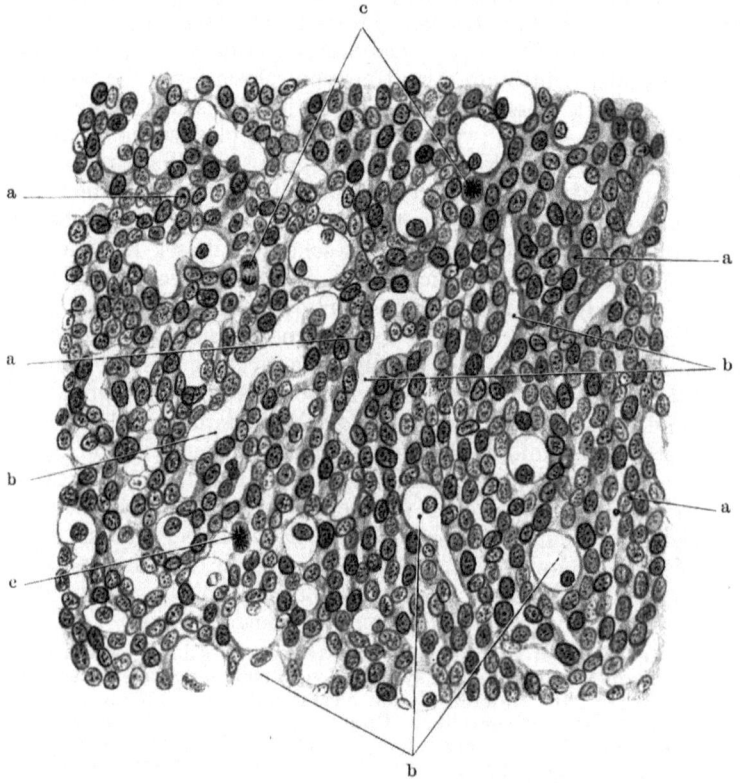

Fig. 306. Retothelsarkom (Lymphknoten). Synzytial-afibrilläre Form. Vergr. 550fach. (Hämatoxylin.)
a Balken von Sarkomgewebe mit großen bläschenförmigen Kernen (protoplasmatisch-synzytialer Zusammenhang). b Spalten zwischen den synzytialen Balken. c Mitosen.

zelligen, riesenzellenhaltigen Sarkomen. Über die Versuche, hier histologische Unterscheidungsmerkmale aufzustellen, muß auf die betreffenden Spezialarbeiten verwiesen werden. Wesentlich ist, daß bei allen aus dem Retothel abgeleiteten Sarkomen maligne Gewächse vorliegen. Der Grad der Bösartigkeit wird sich auch hier aus dem Grad der Polymorphie der Elemente und der Zahl der Kernteilungsfiguren abschätzen lassen. Für die eigentlichen Retothelsarkome, welche nicht nur in Lymphknoten (und Tonsillen), sondern überall im Körper (mit Bevorzugung der oberen Körperhälfte) auftreten können, wird der langsame Verlauf, die relativ späte Metastasierung (besonders in Lymphknoten, Leber, Milz) und Generalisierung als bezeichnend angegeben. Auf die große, bei den einzelnen Formen der Retothelsarkome allerdings wechselnde, Strahlenempfindlichkeit wird hingewiesen. Ganz selten ist eine primär generalisierte Retothelsarkomatose.

Eine besondere Stellung unter den bösartigen lymphoiden Geschwülsten nehmen die lympho-epithelialen Tumoren (A. Schmincke) ein. Es sind Blastome, die bei oberflächlicher Betrachtung als lymphoide Rundzellensarkome imponieren. Genauere Untersuchung stellt ein Retikulum aus großen, epithelartigen Elementen, die synzytial verbunden sind, fest. In das Retikulum sind lymphozytenartige Geschwulstzellen eingelagert. Nach Schmincke leiten sich die letzteren Zellen von den Gefäßen her; es wären danach Zellen, die in das epitheliale Retikulum einwandern und hier weiterwuchern. Derartige Geschwülste kopieren also die fetale Entwicklung

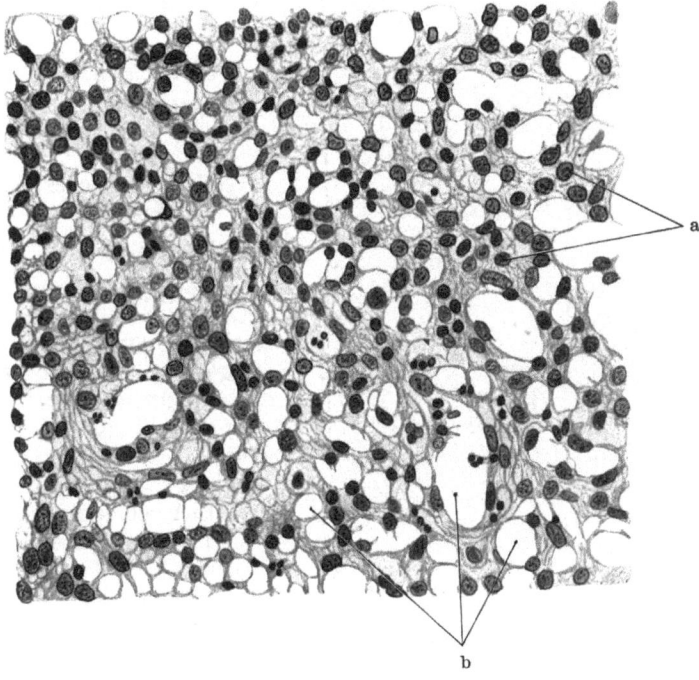

Fig. 307. Retothelsarkom (Lymphknoten). Fibrilläre Form. Vergr. 450fach. (Färbung nach van Gieson.)
a Sarkomgewebe in netzartigem Zusammenhang (Synzytien mit eingelagerten Kernen) mit fibrillärer Differenzierung. b Lücken zwischen den Ausbreitungen des Sarkomgewebes.

gewisser Organe (Tonsillen, Thymus). Sie kommen vor allem im Bereich des Rachens (und auch im Thymus) vor und wären wegen der primär wuchernden epithelialen Komponente als (branchiogene) Karzinome zu bezeichnen. Empfehlenswerter ist der Name lymphoepitheliale Tumoren. Diese Geschwülste sind relativ gutartig, zerstören meist nur örtlich und setzen selten Metastasen.

Eine andere Gruppe von lymphoepithelialen Geschwülsten sind die Adenolymphome (Hamperl), die in Lymphdrüsen der Halsgegend gefunden wurden. Sie setzen sich aus schlauchartigen, papillär-zystischen Wucherungen eines zylindrischen Epithels zusammen. Die Genese solcher ortsfremder Gewächse ist umstritten. Es liegen wohl Entwicklungsstörungen zugrunde, die zum Einschluß epithelialer Elemente in Lymphdrüsen geführt haben. Man kann solche Einschlüsse in Lymphdrüsen finden, die in der Nachbarschaft der Speicheldrüsen liegen; auch in retroperitonealen Lymphdrüsen kommen sie vor.

Von einem Retothelsarkom mit geringer Gewebsreife gibt die Fig. 306 ein Bild. Die großen protoplasmareichen Sarkomzellen (a) mit ihren bläschenförmigen, hellen, zart granulierten Kernen zeigen keine gegenseitige

Abgrenzung; es handelt sich um Synzytien mit eingelagerten Kernen (protoplasmatisch-synzytiale, afibrilläre Form des Retothelsarkoms). Die Synzytien zeigen netzartige Zusammenhänge; man sieht rundliche und längliche Spalten (b) zwischen den synzytialen Balken.

Von einem höher gereiften Retothelsarkom stammt die Fig. 307. Es handelt sich um eine fibrilläre Form. Man erkennt den netzartigen Zusammenhang des Sarkomgewebes (a) mit vielen kleinen und größeren Lücken (b); die Kerne des retikulären Gewebes sind verschieden groß und sehr zahlreich. Im Retikulum reichlich Fibrillen.

IV. Sarkome des pigmentbildenden Gewebes.

Melanoplastisches Sarkom (Melanosarkom).

Malignes Melanom.

Rauchgraue, braune bis tiefschwarze Geschwülste von äußerst malignem Charakter, mit Neigung zu ausgedehnter Metastasenbildung. Matrix ist vor allem das Pigmentgewebe der Haut, des Auges, des Zentralnervengewebes. Gelegentlich gehen die Geschwülste aus Pigmentnävi hervor (s. früher S. 389). Die Pigmentsarkome der Haut haben meist den Bau der Alveolärsarkome (s. S. 398). Unser Präparat (Fig. 308) (schw. Vergr.) zeigt ein netzartiges, bindegewebiges Stroma, in dessen Maschen die Sarkomzellen (a) liegen. Die

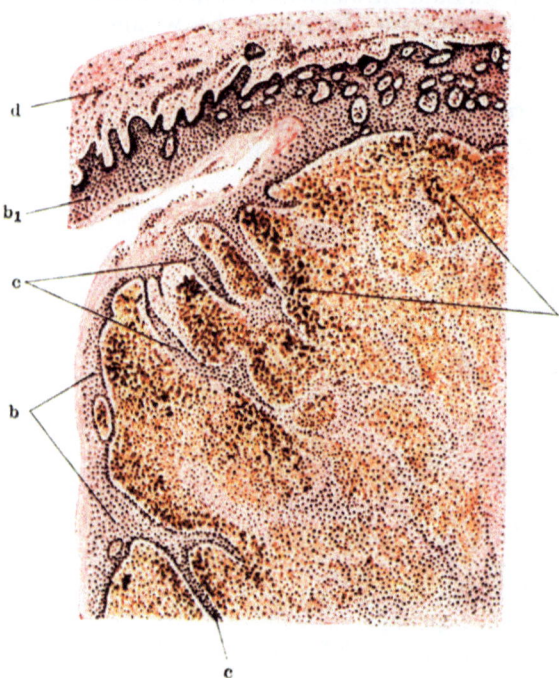

Fig. 308. Melanoplastisches Sarkom der Haut (aus Pigmentnävus entstanden). Vergr. 30fach. (Färbung: Hämatoxylin-Eosin.)
a Pigmentierte, epitheloide Sarkomzellen in Maschen eines bindegewebigen Stromas. b Verdünnte Epidermis. b₁ Normale Epidermis. c Verlängerte Epithelleisten. d Korium ohne Geschwulstinfiltration.

Sarkomzellen zeigen braune Pigmentierung, deren Intensität allerdings an verschiedenen Stellen sehr schwankt. Nekrotische Stellen finden sich in den Melanosarkomen häufig; oft ist gerade im Bereich und in der Umgebung der Nekrosen die Braunfärbung sehr intensiv. Da, wo die Geschwulst im Papillarkörper wächst, sieht man Verdünnung der Epidermis (b) und Verlängerung der Epithelleisten (c) infolge von Dehnung dieser Teile durch die wachsende Geschwulst. Bei starker Vergrößerung erkennen wir den epithelähnlichen Charakter der protoplasmareichen, im allgemeinen rundlichen, großen Sarkomzellen. Im Protoplasma sind bräunliche Körner in verschiedenster Größe, von feinsten Granula bis zu groben Schollen enthalten. Manche Zellen zeigen keine Pigmentierung, andere wieder sind so stark pigmentiert, daß die Kerne überlagert und nicht zu sehen sind. Viele Zellen sind unter überreichlicher und auch formal durchaus pathologischer Pigmentbildung zugrunde gegangen: die überstürzte Pigmentbildung hat sich in Pigmententartung pervertiert. Durch den Zerfall der Zellen werden die Pigmentmassen frei. Das Stroma ist fibrilläres Bindegewebe. Es enthält ebenfalls stellenweise reichlich körniges Pigment in spindeligen (fibroplastischen) fixen Zellen, in Histiozyten und in rundlichen Wanderzellen. Die Stromapigmentierung ist als Pigmentresorption aus den Zerfallsherden des Sarkomgewebes aufzufassen. Manchmal ist das Stroma stärker pigmentiert als die Geschwulstzellhaufen, die es einschließt. Dann stammt das Stromapigment aus anderen Stellen der Geschwulst (Transport des Pigments!). Andererseits kommen solche Bilder auch dadurch zustande, daß einzelne Teile des Pigmentsarkoms zerfallen und quasi vernarben. Dann sieht man (Fig. 309) Herde wenig pigmentierten oder pigmentfreien, also jüngeren, frisch wuchernden Sarkomgewebes (a) zwischen tiefbraun gefärbten Massen, die bindegewebsreich sind und nach Art eines Stromas zwischen den jüngeren Herden liegen (b).

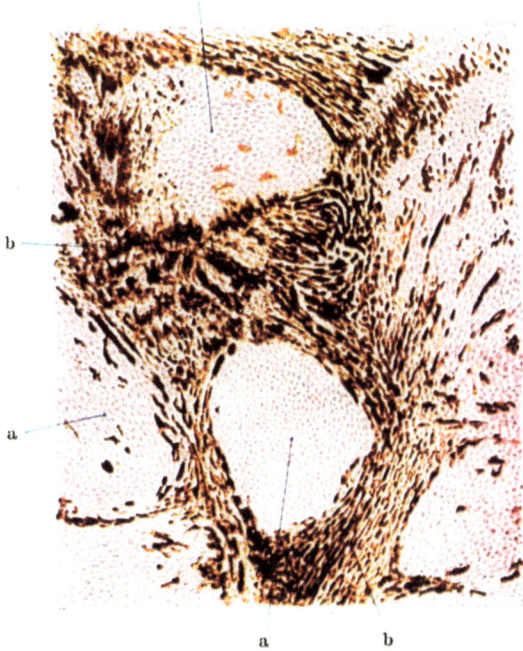

Fig. 309. Melanoplastisches Sarkom (Haut). Vergr. 50fach. (Färbung: Hämatoxylin-Eosin.)
a Sarkomzellen mit nur geringer Pigmentierung.
b Stark pigmentiertes Stroma.

Ein anderes Bild geben melanotische Sarkome, die aus Zellen bestehen, welche mehr den Chromatophoren gleichen. Hier tritt kein alveolärer, sondern mehr ein faszikulärer Bau hervor, wie ihn Spindelzellensarkome zeigen (Chromatophorom, Fig. 310). Die Geschwülste bestehen (st. Vergr.) vorwiegend aus langgestreckten, spindeligen und verzweigten Zellen, deren Protoplasma bis in die feinsten Fortsätze hinein mit feinkörnigem, braunem Pigment erfüllt ist. Auch hier sind bei stärkster Pigmentierung die Kerne von den Farbstoffen überlagert und nicht zu sehen. Neben den länglichen Zellen kommen auch vereinzelte rundliche, mehr oder weniger stark pigmentierte Zellen vor. Stroma ist verschieden reichlich vorhanden; es ist oft selbst stark pigmentiert. Junge Bezirke solcher Melanome zeigen auch pigmentfreie, spindelige Zellen.

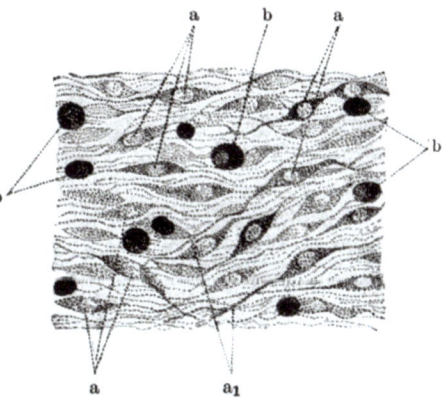

Fig. 310. Chromatophorom.
Vergr. 275fach. Ungefärbtes Präparat.
a Chromatophoron mit langen, pigmentierten, bei a_1 verzweigten Fortsätzen. Die Stelle der Kerne tritt hell hervor. b Stark pigmentierte Rundzellen; auch hier sieht man teilweise noch die Stelle des Kernes als hellen Fleck.

Endlich sei bemerkt, daß es auch echte Melanokarzinome der Haut gibt. Es sind sehr seltene Geschwülste. Sie gehen von den pigmentierten Epidermiszellen aus. Ihr Bau entspricht dem Pflasterepithelkrebs (s. später). Auch verhornende solche Pigmentkarzinome kann man gelegentlich antreffen.

Solange bezüglich der Herkunft der melaninbildenden Zellen (Chromatophoren, Nävuszellen) große Meinungsverschiedenheiten bestehen, ist auch keine Einigung über die Klassifikation und Benennung der melanotischen Blastome zu erzielen. Wenn alle Melanoplasten und Chromatophoren (der Haut, des Auges, des Zentralnervensystems und anderer Organe) als ekto- und neuroektodermale Elemente aufgefaßt werden, müßten die bösartigen melanotischen Geschwülste allesamt als Karzinome bezeichnet werden. Es empfiehlt sich daher, den nichts präjudizierenden Namen: malignes Melanom anzuwenden.

In Melanosarkomen kommt neben Melanin auch viel Hämosiderin vor. Es stammt aus Blutungen und kann durch die positive Eisenreaktion vom Melanin leicht unterschieden werden.

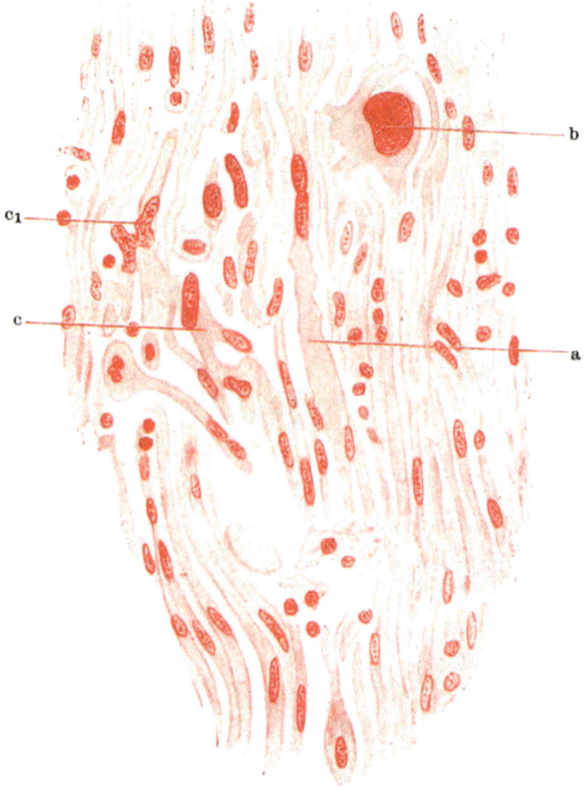

V. Sarkome des Muskelgewebes.

Myoplastische Sarkome.

Die sarkomatösen Leiomyome bilden knotige und knollige Tumoren von weißrötlicher Farbe; auf dem Durchschnitt zeigen sie manchmal deutlich faszikuläre Struktur. Es gibt Varietäten von höherer Gewebsreife (sog. maligne Myome). Sie bestehen mikroskopisch aus Bündeln glatter Muskelfasern. Die Bündel sind nicht so elegant geordnet,

Fig. 311. Leiomyoplastisches Sarkom des Uterus. Vergr. 450fach. (Karmin.)
a Breite, bandartige Muskelfasern, z. T. mit Endverzweigungen. b Muskelzelle mit Riesenkern. c und c_1 Verzweigte Muskelzellen mit direkter Kernteilung, bei c_1 Amitose. Man beachte die große Kernpolymorphie.

die Zellen protoplasmareicher als in gutartigen Myomen. Eine gewisse Variabilität in der Ausgestaltung der Zellen und ihrer Kerne ist unverkennbar. So kann man zumeist auch ohne den Nachweis infiltrierenden Wachstums mit großer Wahrscheinlichkeit die Diagnose malignes Myom stellen. Unreifere Formen des glatten Muskelzellsarkoms zeigen den bündelweisen Aufbau nur angedeutet, oder es finden sich ganz diffuse, ungeordnete Wucherungen vorwiegend langgestreckter, oft eigentümlich bandartiger Elemente, deren myofibrilläre Struktur rudimentär ist oder ganz fehlt. Die Zell- und Kernvariabilität ist groß (Riesenkerne, mehrkernige Riesenzellen, viel direkte Teilungen). Auf einer gewissen niedrigen Stufe mangelhafter Reifung ist dann die Histogenese dieser myoplastischen Sarkome überhaupt nicht mehr sicherzustellen.

Die Rhabdomyome bilden knotige, lappige, traubige Geschwülste. Sie treten fast nur in der unreifen Varietät auf. Es sind weiche, graurötliche Geschwülste, die sich oft auch primär multipel entwickeln. Sie setzen sich zusammen aus bandförmigen Gebilden und langgestreckten Zellen; auch rundliche Geschwulstelemente finden sich. Bündelweise Anordnung der Zellen ist oft nur andeutungsweise vorhanden. Bei starker Vergrößerung zeigen diese Zellen zum großen Teil Querstreifung. Diese ist manchmal nur angedeutet, manchmal fehlt sie ganz (Jugendformen). Viele Zellen haben das Aussehen embryonaler Muskelzellen; die myofibrilläre Differenzierung hat nur an der Peripherie der Zellen stattgefunden; die zentralen Teile enthalten kernhaltiges, undifferenziertes Protoplasma. Die Geschwulstzellen zeigen große Kernvariabilität. Die Kerne liegen wie bei jungen Muskelzellen inmitten des Zellprotoplasmas, oder sie rücken bei fortschreitender fibrillärer Differenzierung nach außen. Massenhafte direkte und indirekte Kernteilungsfiguren finden sich. Vielkernige Zellen und Bänder (Plasmodien, Synzytien) kommen vor. Bemerkenswert ist der bedeutende Glykogengehalt der Geschwulstzellen.

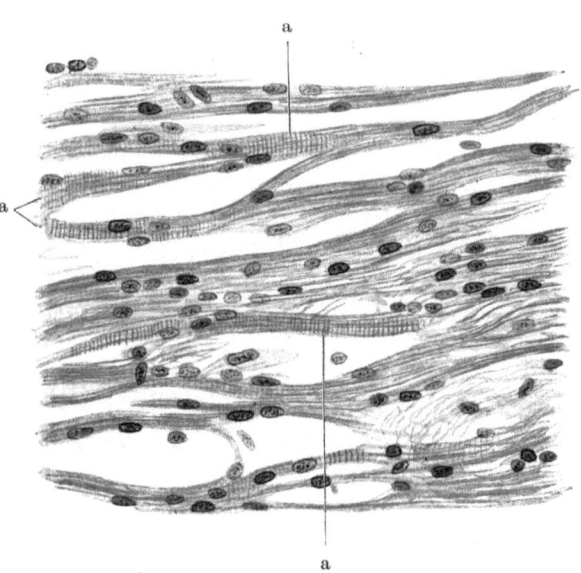

Fig. 312. Rhabdomyoplastisches Sarkom der Harnblase. Vergr. 450fach. (Färbung nach van Gieson.) Langgestreckte, teilweise durch Seitenzweige verbundene Muskelfasern; sie zeigen da und dort (a) deutliche Querstreifung.

Besonders erwähnt seien die multiplen Rhabdomyome des Herzens, welche mit tuberöser Hirnsklerose und Nierenmißbildung verbunden sein können.

Bilder von myoplastischen Sarkomen bringen die Fig. 311 und 312. Die Fig. 311 stammt von einem malignen Leiomyom des Uterus. Man sieht parallel nebeneinander gelagerte, langgestreckte, schmale und breite, zum Teil bandartige oder verzweigte Elemente. Die Kerne sind verschieden groß und verschieden gestaltet, Riesenkerne finden sich und amitotische Kernteilungen. Bei starker Vergrößerung zeigen die Zellen zum Teil glattes, zum Teil fein längsgestreiftes Protoplasma. Das Rhabdomyosarkom (Fig. 312) zeigt längs- und quergestreifte, zum Teil in netzartiger Verbindung stehende Muskelfasern; sie zeigen reichlich eingelagerte Kerne von wechselndem Chromatingehalt. Die Geschwulst hatte sich von der Harnblase entwickelt; sie zeigte histologisch neben sehr unreifen Bezirken die in der Fig. 312 wiedergegebenen höheren Differenzierungen.

C. Reife epitheliale Geschwülste.

Bei den epithelialen Geschwülsten ist Epithel (Deck- oder Drüsenepithel) das führende Element. Da aber das Epithel auf das gefäßführende Bindegewebe als stützende und ernährende Substanz angewiesen ist, bestehen alle Epithelgeschwülste außer aus Epithel, welches also das eigentliche Geschwulstparenchym darstellt, auch aus gefäßführendem Bindegewebe. Letzteres ist als Stroma anzusehen. Wegen des scharfen Gegensatzes zwischen epithelialem Parenchym und bindegewebigem Stroma erinnert die Struktur der Epithelgeschwülste an den Aufbau der Organe (sog. organoide Geschwülste). Bei den reifen Epithelgeschwülsten sind die strukturellen Korrelationen zwischen Epithel und Bindegewebe besonders innige. Das ist aus dem exstruktiven Charakter dieser Geschwülste und aus ihrer weitgehenden Übereinstimmung mit den normalen Strukturen verständlich. Diese innigen Korrelationen zwischen Epithel- und Bindegewebe lassen das letztere als eine integrierende Komponente des geschwulstbildenden Prozesses erscheinen, was in der Bezeichnung fibroepitheliale Blastome für die reifen Formen seinen Ausdruck findet. Bei den unreifen Epitheliomen (Karzinomen) treten die typischen Epithel-Bindegewebskorrelationen mehr und mehr zurück. Das Epithel emanzipiert sich in verschieden weitgehendem Maße vom Bindegewebe, wächst atypisch und ungeordnet, selbständig, dringt eigenmächtig und zerstörend in das Bindegewebe ein und benützt es nur als Stütze und Ernährungsquelle. So verkehrt sich hier schließlich das Prinzip gemeinsamer Exstruktion zu Parasitismus und Destruktivität.

I. Reife Deckepithelgeschwülste.

Papillome.

Die reifen Deckepithelgeschwülste heißen Papillome. Ihr Vorbild ist der Papillarkörper der Haut oder die zottige Struktur gewisser Schleimhäute. Derartige Strukturen können nur durch ein geordnetes Zusammenwirken von Epithel und Bindegewebe entstehen: das Bindegewebe bildet mehr oder weniger kompliziert gefaltete Oberflächen, die das wuchernde Epithel bekleidet. Bei diesem Bildungsprozeß führt das Epithel an, indem es zunächst rein epitheliale Falten bildet, in die das Bindegewebe stützend und ernährend einwächst. Wichtig für die Unterscheidung von bösartigen (krebsigen) papillösen Geschwülsten ist die Feststellung, daß das Epithel der einfachen Papillome sich durchaus auf die Oberflächenbekleidung beschränkt und nirgends selbständig in die Tiefe, in die Binnenräume des Bindegewebes, vordringt. Dem allgemeinen Bauplan der Papillome entspricht ihr grobanatomisches Aussehen: es sind warzige, höckerige, lappige, zottige, blumenkohlartige Gewächse, die je nach der Beschaffenheit des Bindegewebes und des Epithels in harte und weiche Papillome unterschieden werden. Derbes Bindegewebe und geschichtetes (verhornendes) Plattenepithel zeichnet die harten Papillome, lockeres, zartfibrilläres Bindegewebe und Überzug mit Schleimhautepithel verschiedener Art die weichen Papillome aus. Haut und Schleimhäute sind zu allermeist die Matrizes papillöser Geschwülste. Sie gehen außerdem von serösen Oberflächen, dem Epithelbelag der Hirnventrikel und der Plexus chorioidei, von der Eierstocksoberfläche (s. später) aus. Multiples Auftreten von Papillomen ist nicht selten.

Maligne Papillome wachsen nicht nur exstruktiv, sondern auch destruktiv; sie können histologisch den gutartigen, reifen Papillomen weitgehend gleichen. Kann das destruktive Wachstum (z. B. an Probeschnitten, welche die Basis der Geschwulst nicht enthalten) nicht nachgewiesen werden, so achte man auf Atypien des Epithels dieser Papillome; man wird dann — wenn auch oft nur geringe — Abweichungen vom Typus des betreffenden ortsangehörigen Deckepithels nachweisen können (sehr breite Keimschichten, verschieden große und wechselnd gefärbte Kerne, zahlreiche Mitosen).

Papillom der Harnblase.

Eine auch praktisch wichtige Geschwulst vom Typ der Papillome entsteht von der Harnblasenschleimhaut. Selten kommen solche Geschwülste auch in Nierenbecken und Ureter vor. Das Harnblasenpapillom ist ein weiches, feinzottiges, gefäßreiches Gewächs, das zumeist an der hinteren Harnblasenwand in der Gegend des Trigonum sitzt. Es gibt zu Blutungen aus den Zottengefäßen Veranlassung, auch zu Abreißungen einzelner Zotten, die etwa vom Sphincter vesicae gefaßt werden und die dann neben abgelösten Zottenepithelien gelegentlich im Sediment des Harns gefunden werden.

Bei ganz schwacher Vergrößerung eines mikroskopischen Präparats (Fig. 313) wird der zottige Aufbau klar. Wir sehen auf einer gefäßreichen, bindegewebigen Unterlage (Tunica propria der Blasenwand) senkrecht aufsteigende, dicht gedrängte, schlanke, vielverzweigte Papillen. Die Papillen sind teils längs-, teils schräg-, teils quergetroffen. Die längsgetroffenen Papillen eignen sich am besten zu näherem Studium. Sie bestehen aus einer dünnen, bindegewebigen Achse. Sie zeigen seitliche Abzweigungen des axialen Bindegewebes, die sich wieder feiner verästeln. So gewinnt man den Eindruck einer **dendritischen Struktur**. Innerhalb des bindegewebigen Gerüstes der Papillen verlaufen Gefäße, die mit roten Blutkörperchen erfüllt sind. Der Belag der Papillenoberfläche ist ein mehrschichtiges Epithel vom Charakter des sog. Übergangsepithels. Die Epithelschichtung zeigt eine senkrecht zur Papillenoberfläche gerichtete Ordnung, so

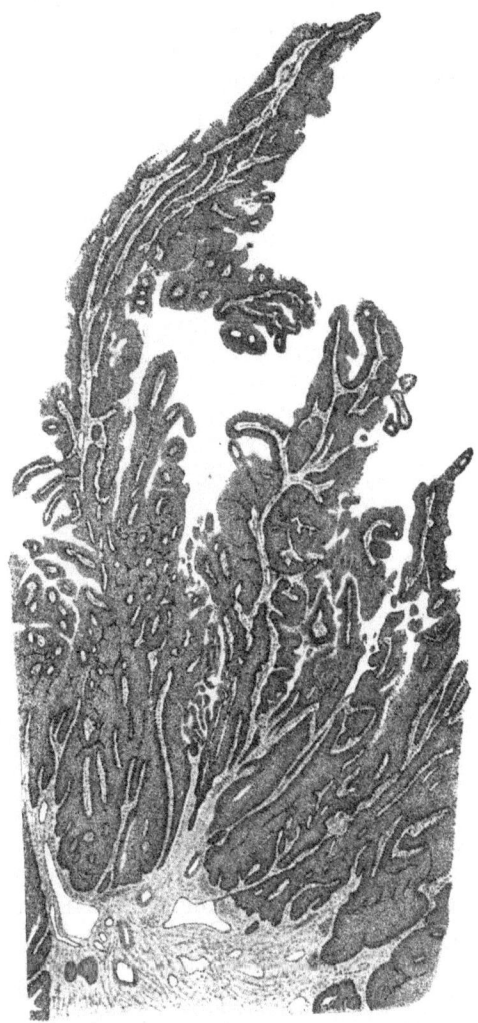

Fig. 313. Papillom (der Harnblase). Vergr. 10fach. (Hämatoxylin.) Erklärung siehe im Text.

daß die längsgetroffenen Papillen ein zierlich „gefiedertes" Aussehen darbieten. Die Dicke (Breite) des Epithelbelags wechselt bei den einzelnen Papillen. Häufig sind die Papillen so dicht zusammengedrängt, daß die Zwischenräume zwischen den einzelnen Zotten nicht deutlich sind, oder durch Verschmelzung der Epithelbeläge benachbarter Papillen wirklich ganz verlorengehen; an solchen Stellen verwischt sich natürlich der papillöse Charakter der Geschwulst, und man sieht solide Epithelmassen zwischen bindegewebigen Septen, also ein krebsähnliches Bild (s. später). Werden solche interpapilläre Epithelfüllungen quergeschnitten, so erscheinen im mikroskopischen Bild solide, rundliche Epithelinseln, von Bindegewebe umschlossen, was erst recht ein krebsartiges Bild vortäuscht. Man darf sich jedoch von solchen Trugbildern nicht täuschen lassen. Maßgebend für die Diagnose Papillom ist trotz solcher Bilder die Tatsache, daß wir in unserem Präparat nirgends das Epithel in die bindegewebige Unterlage, d. h. in die Tunica propria oder Muskularis der Blasenwand, vorgedrungen sehen. Beschränkte Tiefeneinsenkungen des Epithels am Grunde der Zottenursprünge erinnern an die schon normalerweise an der Blasenschleimhaut vorkommenden Kryptenbildungen, sowie an die pathologischen Epitheleinsenkungen bei der sog. Cystitis cystica[1].

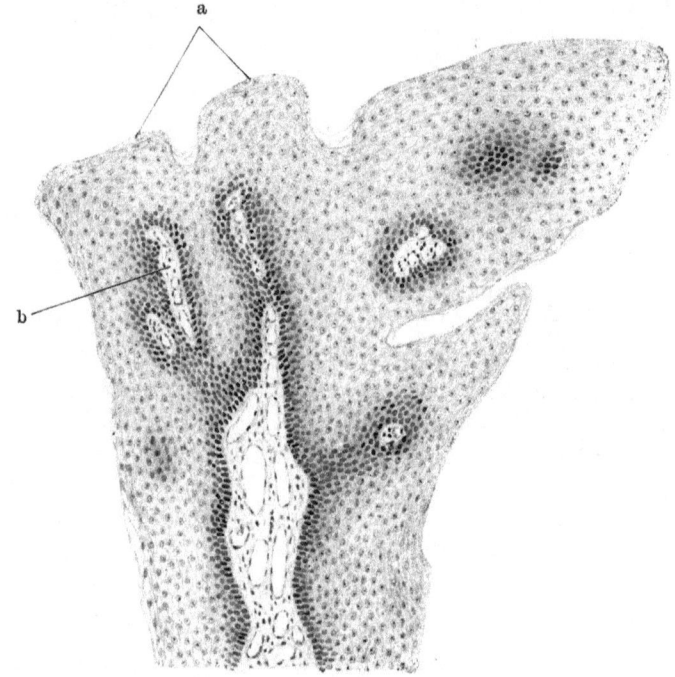

Fig. 314. Hartes Papillom des Kehlkopfes. Vergr. 80fach. (Hämatoxylin.)
a Dickes verhornendes Pflasterepithel auf den Papillen. b Gefäßreiches Bindegewebe der Papillen.

Bei starker Vergrößerung studieren wir am zweckmäßigsten zunächst wieder eine längsgetroffene Papille. Ihr Bindegewebe ist gewöhnliches kollagenes Gewebe. Vereinzelte lymphoide Rundzellen finden sich darin. Die Gefäße haben in den kleinen Papillen kapillären Charakter. Der Epithelbelag entspricht dem Blasenepithel: die untersten Schichten sind übereinandergelagerte, schlanke, zylindrische Zellen, die oberen Lagen größere, protoplasmareichere, hellere Zellen von kubischer oder polygonaler Form; die oberste Deckschicht ist nicht selten von einer Lage platter Zellen gebildet. Nicht alle Papillen weisen einen so wohl ausgebildeten und wohl erhaltenen

---

[1] Die Übergänge der Harnblasenpapillome in Karzinom und die von vornherein papillär gebauten Karzinome dieses Organs sind histologisch nicht leicht zu beurteilen, wenn das zerstörende Vordringen in die Unterlage nicht nachgewiesen werden kann. In solchen Fällen wird man auf die unregelmäßige und wechselvolle Ausbildung der Epithelbeläge der Papillen achten; die Keimzonen des mehrschichtigen Epithels überwiegen; die Kerne der Epithelzellen zeigen Polymorphie; die Mitosen sind reichlich; die äußeren Grenzen der Epithelsäume der Papillen sind unscharf, wie zerklüftet; die inneren Grenzen (gegen das Stroma der Papillen) stellenweise unscharf; das Epithel dringt in das Stroma der Papillen vor.

Epithelbesatz auf. Die kleineren und kleinsten Papillen haben einen Epithelbelag von viel geringerer Höhe als die großen und lassen auch vielfach die eben erwähnte Schichtungsfolge vermissen oder nur undeutlich erkennen. Andererseits macht bei vielen Papillen die Epitheloberfläche einen höchst unregelmäßigen Eindruck, was davon herrührt, daß Quellung und Abstoßung der obersten Epithellagen stattgefunden hat. Eine solche ist aus Ernährungsstörungen und aus Schädigungen von der Oberfläche her verständlich und bei jedem Harnblasenpapillom mehr oder weniger stark ausgesprochen. Locker haftende und einzeln liegende Epithelzellen sind die Zeichen dieser Oberflächendesquamation. Mit dieser Desquamation stehen Hyalinisierungen des Bindegewebes der Zotten in Zusammenhang. Es gibt auch völlig hyalinisierte, epithellose Zotten, deren Gefäße ebenfalls hyalin verödet sind.

Die soeben beschriebene Geschwulst der Harnblase entspricht dem Typus des weichen Papilloms. In Fig. 314 bringen wir ein Bild eines harten Papilloms. Das Präparat stammt vom Kehlkopf. Es sind einige Papillen gezeichnet, welche auf einem gefäßführenden bindegewebigen Grundstock (b) dicke Lagen eines verhornenden Pflasterepithels (a) aufweisen. Der Aufbau dieses Epithels ist durchaus typisch und die Grenzen desselben gegen das Bindegewebe sind überall sehr scharf. Mit diesem Bild soll die Fig. 335 (malignes Kehlkopfpapillom S. 449) verglichen werden; hier hat das Papillenepithel einen ganz anderen, unreifen Charakter und die Abgrenzung des Epithels gegen das Bindegewebe ist viel weniger scharf als bei dem gutartigen Papillom.

II. Reife Drüsenepithelgeschwülste.

Adenome.

Die reifen Drüsenepithelgeschwülste heißen Adenome. Je nach dem produzierten Drüsentypus unterscheidet man tubuläre, alveoläre, follikuläre Adenome. Der tubulöse und der alveoläre Typus sind oft schwer auseinander zu halten, auch nicht selten kombiniert in einer Geschwulst vorhanden. Auch bei den Adenomen wirken Epithel und Bindegewebe in harmonischer Weise zusammen. Bei der normalen Drüsenentwicklung bildet das wuchernde Drüsenepithel eine anfänglich solide Sprosse, die erst später hohl, kanalisiert wird; das Bindegewebe wächst in typischer Weise mit und, indem es sich parallel oder konzentrisch zu dem Drüsensproß anordnet, bildet es die Wand des neuen Drüsenkanals und vor allem dessen Membrana propria. Nach solchem Plane erfolgt auch das Wachstum in den Adenomen. Daraus geht hervor, daß die innige Gemeinschaft zwischen Epithel und Bindegewebe, die für die Papillome betont wurde, ganz ebenso für die Adenome gilt. Der bindegewebige Anteil ist in manchen Adenomen quantitativ so bedeutend, daß man dies in der Namengebung berücksichtigen muß. Man spricht dann von Fibroadenomen, besser von Adenoma fibrosum. Es gibt hierher gehörige Geschwülste, in welchen das Bindegewebe über die drüsige Komponente derartig überwiegt, daß eine solche Geschwulst mehr einem Fibrom, als einem Adenom gleicht. In manchen Fällen ist der bindegewebige Anteil der Adenome nicht durch gewöhnliches Bindegewebe, sondern durch Schleimgewebe gebildet (Myxadenome, Adenoma myxomatosum). Erweitern sich in einem Adenom die Drüsenräume zu Zysten, so spricht man von Kystadenoma oder kurzweg von Kystoma. Die Zysten können Kugelzysten oder Spaltzysten sein; in letzterem Falle gewinnt die Geschwulst ein blätteriges Gefüge (Cystadenoma phyllodes). Eine Kombination von Adenom und Papillom ist dann gegeben, wenn von den Drüsen- und Zystenwandungen zottige, verzweigte Auswüchse entstehen, die unter Umständen das Lumen der Zysten allmählich völlig ausfüllen (Cystadenoma papilliferum).

So sehr ein Adenom in seinem **Wachstumsplan** dem Vorbild einer normalen Drüsenneubildung folgt, so wenig entspricht doch das **fertige Adenom** seinem drüsigen **Mutterorgan**. Das liegt weniger an der schon erwähnten Willkür in der quantitativen Entfaltung der bindegewebigen Komponente, als an dem **Mangel einer höheren, zusammenfassenden Organisation**. Eine Differenzierung in sezernierendes Parenchym und ausführende Gänge wird meist vermißt, und wo sie angedeutet ist, fehlt die Zusammenfassung des sezernierenden Parenchyms zu organischen Einheiten, zu Lobuli. Auch trifft man nicht selten **pathologische, abgeänderte Sekretbildung** (z. B. Kolloid in Adenomen der Mamma). Andererseits ist ein Adenom, wie jede echte Geschwulst, ein Gebilde für sich, dessen Drüsenkanäle nicht, oder jedenfalls nur sehr unvollkommen, an das System der Ausführungsgänge des Mutterorgans angeschlossen sind, so daß die von Adenomen etwa gelieferten Sekrete nicht abgeführt und an die innere oder äußere Oberfläche des Körpers abgesetzt werden können (daher Retention der Sekrete und Zystenbildung!). Nur bei jenen Adenomen, die sich von den Drüsen mit sog. **innerer Sekretion** entwickeln, ist ein Übertritt der gelieferten Sekrete in die Blut- oder Lymphbahnen und damit unter Umständen eine Nutzbarmachung für die Bedürfnisse des Gesamtkörpers möglich. Aus dem Gesagten geht hervor, daß die Adenome trotz ihrer weitgehenden geweblichen Reife doch nur unvollkommene Nachbildungen ihrer bezüglichen Mutterorgane sind.

Die Adenome sind gutartige Geschwülste. Bösartige Blastome von adenomartigem Bau werden „maligne Adenome" genannt. Sie können an der größeren Üppigkeit der drüsigen Wucherung und der willkürlicheren Ausbildung der wuchernden Epithelien und Epithelverbände erkannt und von den typischen Adenomen bei einiger Erfahrung unterschieden werden.

Grobanatomisch treten die Adenome als zirkumskripte Geschwülste auf. Im Innern der Organe bilden sie kugelige oder knollige Gewächse, die meist gut kapsuliert sind. An den **Oberflächen** entstehende Adenome wachsen sich zu polypösen, lappigen Tumoren aus. Multiples Auftreten der Adenome kommt vor.

1. Sog. Fibroadenoma mammae.

Eine sehr häufige Geschwulstbildung, die sich in Form kleiner oder großer Knoten in der Mamma entwickelt. Die Tumoren sind vom Mammagewebe, das sie durch ihr expansives Wachstum verdrängen, gut abgesetzt; oft sind sie förmlich kapsuliert und daher ausschälbar. Es sind derbe, weißliche Geschwülste. Der drüsige Beisatz wird schon makroskopisch besonders dann deutlich, wenn die Drüsenräume zu spaltförmigen oder kugeligen Zystchen und Zysten erweitert sind (s. oben). In manchen Fibro(zyst)adenomen erkennt man papillöse Wucherungen an den Zystenwänden schon mit bloßem Auge. Die Zysten sind dann unter Umständen von blumenkohlartigen Wucherungen mehr oder weniger ausgefüllt (papilläres Kystom).

Seltener sind sog. reine Adenome der Brustdrüse, in welchen die Drüsenwucherung vorherrscht und Bindegewebe nur als Stützgerüst (Stroma) entwickelt ist. Zystisch-papilläre Adenome der großen Ausführungsgänge der Mamma sind beschrieben worden.

Mikroskopisch zeigt unser Präparat von Fibroadenom der Mamma (Fig. 315) (ganze schwache Vergrößerung!) den völlig unorganisierten

Charakter der Drüsen- und Bindegewebswucherung in aller Deutlichkeit. Die vorhandenen Drüsenschläuche (tubulöser Typ des Adenoms) sind kurze und lange, beliebig verzweigte und vielfach untereinander zusammenhängende Kanäle. Eine deutliche Differenzierung zwischen Ausführungsgängen und Endstücken ist nicht vorhanden. Die Kanäle sind zum Teil eng oder zeigen gar kein Lumen infolge von Zusammenpressung (a), zum Teil sind sie erweitert und es finden sich Übergänge zu Zystenbildungen (b). Das Bindegewebe ist sehr reich entwickelt. In der nächsten Umgebung der Drüsenräume folgt es deren Konturen. Hier ist es zellreicher und von

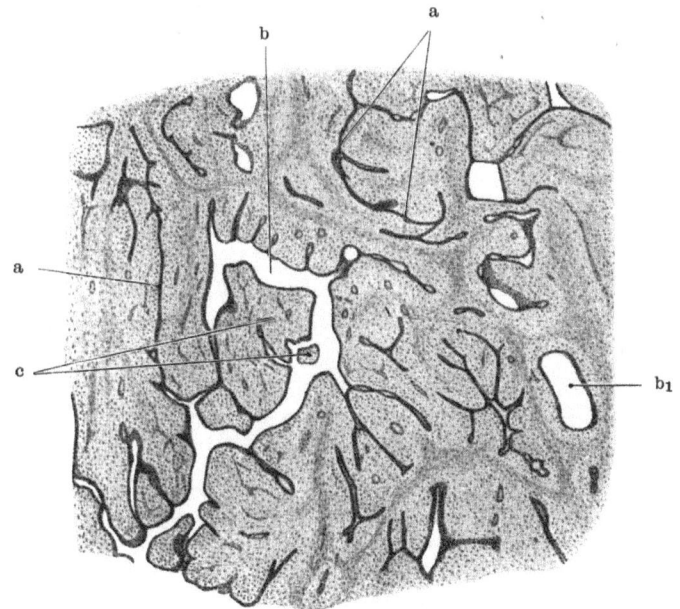

Fig. 315. Fibroadenoma mammae. Vergr. 25fach. (Hämatoxylin.)
a Verzweigte Tubuli, deren Lichtung eng oder (durch Zusammenpressung) aufgehoben ist. b und b_1 Erweiterte Tubuli und kleine Zysten. Bei b_1 erweiterter Drüsenkanal mit konzentrischer Anordnung des umgebenden Bindegewebes. c Bindegewebige Vorwucherungen in die Drüsen- und Zystenlichtungen.

lockerem Bau. Zwischen den Drüsen ist es septenartig entwickelt und von derberer Beschaffenheit. Gelegentlich sieht man an Drüsenquerschnitten das Bindegewebe in breiten, konzentrischen Ringen angeordnet (b_1) (Fibroadenoma pericanaliculare). An anderen Stellen ist das Bindegewebe in die Lumina der größeren Drüsengänge und Zysten vorgewuchert (Fibroadenoma intracanaliculare). Wenn der Zusammenhang dieser polypösen, bindegewebigen Einwüchse mit dem Bindegewebe der Drüsenwand nicht im Schnitt getroffen ist, findet man scheinbar frei im Drüsenlumen liegende, epithelumkleidete Bindegewebszapfen (c). Im Bindegewebe finden sich Gefäße; entzündliche Erscheinungen, Zellinfiltrationen usw. fehlen.

Bei stärkerer Vergrößerung entspricht das Epithel der Drüsenräume im großen ganzen dem Aussehen des Epithels der drüsigen Gänge einer nicht funktionierenden Mamma. Sezernierende Tubuli (mit Fetttröpfchen in den Epithelien) finden sich nicht. Bemerkenswert ist, daß sich unterhalb des einfachen kubischen bis zylindrischen Epithels häufig noch eine Schicht abgeplatteter Zellen findet (sog. Korbzellen, glatte Muskelzellen) — ein

Befund, der auch an den Drüsen der normalen Mamma zu erheben ist. In manchen Fibroadenomen kommen Tubuli und Zysten vor, die ein eigenartiges, hohes, helles Zylinderepithel aufweisen; auch hier sitzt unterhalb noch eine Zellschicht aus abgeplatteten Elementen der Membrana propria auf. Diese Bilder erinnern an Schweißdrüsen. Die der Membrana propria aufliegende Zellschicht soll den glatten Muskelzellen der Schweißdrüsen entsprechen. Will man sich diese Auffassung zu eigen machen, so wird man gleichwohl nicht annehmen dürfen, daß die Fibroadenome der Mamma genetisch Schweißdrüsenadenome sind, sondern man wird in der Fähigkeit der Mammaadenome, teils Mammadrüsen, teils Schweißdrüsen zu

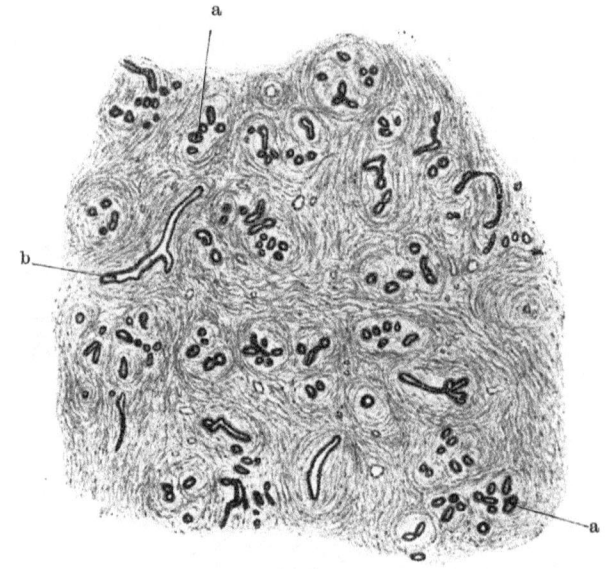

Fig. 316. Hypertrophia vera mammae. Vergr. 25fach. (Hämatoxylin.)
a Kleine Ausführungsgänge mit Anlagen von Endstücken. b Größere Ausführungsgänge.

bilden, an die Entwicklungsgeschichte erinnert werden, die uns das Ektoderm der Brustregion als Matrix sowohl der Mamma, als der Epidermis und ihrer Anhangsgebilde, der Talg- und Schweißdrüsen, zeigt. Ein pluripotenter Ektodermkeim ist also wahrscheinlich auch die Matrix für die in Rede stehenden Geschwülste. In solcher Weise müssen auch richtige Plattenepithelbildungen (auch mit Verhornung) in Fibroadenomen aufgefaßt werden. Ein morphologisch besonders hervortretender Inhalt (Sekret) findet sich in den Drüsen und Zysten eines gewöhnlichen Adenoms der Mamma nicht Gelegentlich kann aber bei starker Verfettung des Drüsenepithels ein kolostrumartiger Inhalt gefunden werden (sog. milchsezernierende Mammaadenome).

Den großen Unterschied zwischen einem unorganisierten drüsigen Blastom und einer typisch organisierten drüsigen Neubildung zeigt uns ein Vergleich des Fibroadenoma mammae mit der sog. Hypertrophia vera mammae und der Mamma lactans. Erstere ist eine pathologische, letztere eine physiologische Hyperplasie der Mamma.

Bei der Hypertrophia vera handelt es sich um eine oft enorme Vergrößerung beider Mammae auf angeborener Grundlage, um eine Art Riesenwuchs der Mamma. Mikroskopisch (Fig. 316) ist bei schwacher Vergrößerung die Läppcheneinteilung, also die organisierte Gliederung der

Neubildung deutlich. Jedes Läppchen besteht aus einem kleinen Ausführungsgang, der in einfache, kurze Zweige (a) übergeht (jungfräulicher Zustand der Mamma!). Die kleinen, verzweigten Ausführungsgänge sind von sehr reichlichem Bindegewebe umgeben, das ihren Konturen in breiten Schichten folgt. Zwischen den Läppchen ist geflechtartiges, interlobuläres Bindegewebe, ebenfalls in massiger Entwicklung. In diesem Bindegewebe verlaufen größere Ausführungsgänge (b).

Die Mamma lactans zeigt bei schwacher Vergrößerung ebenfalls die lobuläre Gliederung als hervorstechenden Zug der Organisation (Fig. 317). Die

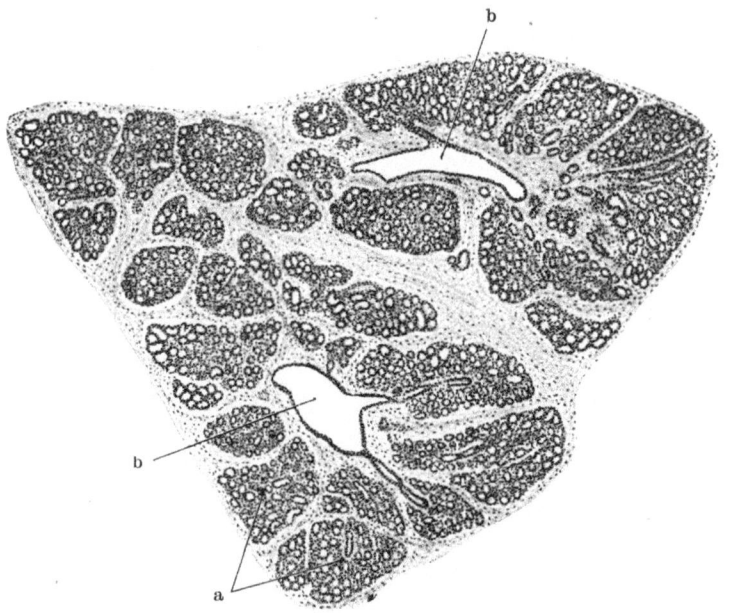

Fig. 317. Mamma lactans. Vergr. 25fach. (Hämatoxylin.)
a Sezernierende Drüsenläppchen. b Größere (interlobuläre) Ausführungsgänge.

einzelnen Läppchen (a) sind groß und bestehen aus dicht gedrängten, sezernierenden, tubulösen Endstücken (funktionierender Zustand der Mamma!). Das Läppchenbindegewebe ist von den gewucherten Drüsen zu einem zarten Stützgerüst entfaltet. Jedem der drüsenreichen Läppchen gehört ein kleiner Ausführungsgang zu. Zwischen den Läppchen im reichlicheren interlobulären Bindegewebe laufen die größeren Ausführungsgänge (b), mit welchen die kleineren in Verbindung stehen. Also ein systematischer Aufbau, wie er niemals in einem drüsigen, echten Blastom vorkommt.

2. Cystoma ovarii glandulare s. pseudomucinosum.

Eine überaus häufige Geschwulstbildung der Eierstöcke vom typischen Bau eines zystischen Adenoms. Die Ovarien können dabei ganz gewaltige Vergrößerungen zeigen. Einseitiges oder doppelseitiges Auftreten. Äußerlich glatte, innen kammerig gebaute Geschwülste. Die Kammern auf Durchschnitten rundlich und mit flüssigen Schleimmassen oder mit zitternder Gallerte erfüllt. Dieser Inhalt ist Pseudomuzin. Das vielkammerige Kystom (Cystoma multiloculare) kann durch allmähliche Konfluenz der Kammern schließlich in eine einzige große Zyste übergehen (Cystoma uniloculare).

Manchmal brechen bei solchen Geschwülsten die schleimerfüllten Kammern auf, der Inhalt ergießt sich in die Bauchhöhle und erzeugt dort organisatorische Prozesse, die unter entzündlichen Erscheinungen verlaufen und zu mannigfachen Verwachsungen der Eingeweide führen (Pseudomyxoma peritonei, Gallertbauch). Dabei kommt es auch zu Implantationen und beschränktem Fortwuchern des Geschwulstepithels auf der serösen Oberfläche. Das bedeutet keine Malignität im strengen Sinne, denn das implantierte Epithel bleibt in der Regel an der serösen Oberfläche, ohne in die Tiefe zu dringen.

Die Genese dieser Eierstocksgeschwülste ist unklar. Matrix soll das Keimepithel sein. Da die Morphologie der Drüsenzellen in der Geschwulst ein für das Ovarium durchaus fremdartiges Bild zeigt (s. unten), hat die Geschwulst etwas „Teratoides"

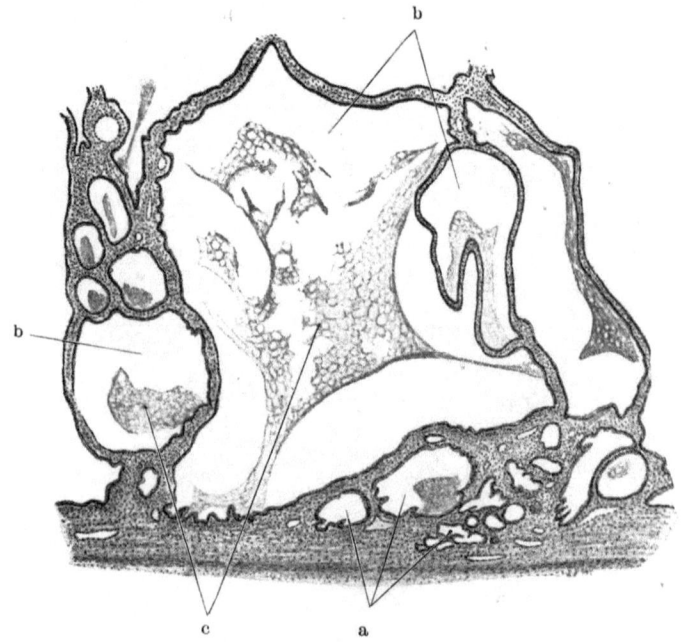

Fig. 318. Cystadenoma ovarii glandulare (pseudomucinosum). Vergr. 12fach. (Hämatoxylin.)
a Drüsen und Umbildung derselben zu Zysten. b Große Zystenräume. c Inhalt der Zysten (Pseudomuzin).

an sich und wird von manchen auch als (einseitig entwickeltes) Teratom aufgefaßt. Vielleicht geht sie aus embryonalen Epitheleinschlüssen des Ovariums hervor. Zu den Teratomen hat auch ein anderes (zystisches) Adenom des Eierstocks Beziehung: die sog. Struma ovarii (s. S. 482).

Mikroskopisch (Fig. 318) sehen wir bei schwacher Vergrößerung große, rundlich begrenzte Räume (b), zwischen welchen sich dünne, bindegewebige Septen ausspannen. In den Räumen (Zysten), die mit Epithel in einfacher Schicht ausgekleidet sind, findet sich ein teils homogener, teils mehr fädiger Inhalt (c). Diese pseudomuzinösen Inhaltsmassen haben sich vielfach von der Wand der Zysten retrahiert (Schrumpfung durch die Präparation). Neben den fertig gebildeten Zysten sieht man an einzelnen Stellen auch drüsige Wucherungen (a) in Umbildung zu Zysten. Es sind Tubuli, mehr oder weniger verzweigt; sie sind ebenfalls mit einfachem Epithel ausgekleidet. An vielen Übergangsbildern sehen wir mit zunehmender Erweiterung der Lichtung eine Nivellierung und Abglättung der ursprünglich gegliederten Drüseninnenfläche eintreten. Bei starker Vergrößerung erweist sich das Epithel der Drüsen und Zysten als schleimbildendes Zylinderepithel (Becherzellen). Es ist ein muzikarminpositives Schleimepithel, wie wir es im Dickdarm oder in der Gallenblase antreffen. Im Inhalt lassen sich außer den schleimigen Massen bei starker Vergrößerung auch Zellen und Pigment in einzelnen Zysten nachweisen. Erstere sind helle, rundliche Elemente [gequollene, abgestoßene Epithelien und Lymphozyten (s. unten)]. Letzteres ist körniges Hämosiderin; es liegt meist innerhalb der Zellen. Das Stroma ist gewöhnliches Bindegewebe und führt die Gefäße. Unterhalb der Epithelsäume der Zysten ist das Bindegewebe oft etwas zellreicher. Vereinzelte Lymphozyten finden sich hier und werden auch auf der Durchwanderung durch die Epithelsäume angetroffen.

Die Pseudomuzinkystome kommen in mannigfachen Variationen vor. Bei manchen Formen treten die Zysten zurück und es überwiegen die drüsigen Wucherungen (s. o.), welche ebenfalls das charakteristische Schleimepithel aufweisen. Bei den papillären Formen bilden sich an der Innenwand der Zysten blumenkohlartige oder auch feinzottige Wucherungen; diese papillären Auswüchse sind ebenfalls mit Schleimepithel bedeckt. Pseudopapilläre Bilder entstehen in den Pseudomuzinkystomen durch starke Verzweigung der Drüsenräume. Kombinationen des Pseudomuzinkystoms mit dem serösen papillären Kystom (s. unten) sind beschrieben worden.

3. Cystoma ovarii papillare, s. serosum.

Hier handelt es sich um (nicht selten doppelseitige) Tumoren des Eierstocks, die ebenfalls zystischen (uni- oder multilokulären) Bau zeigen. Die Zysten sind aber mit seröser Flüssigkeit gefüllt. Die Wandungen der Zysten sind nicht glatt, sondern man sieht körnige, warzige, blumenkohlartige Wucherungen an der Innenwand der Zysten. Manchmal sind die Zysten mit zottigen Wucherungen ausgefüllt.

Auch hier kann ein Aufbruch der Zysten nach der Bauchhöhle hin erfolgen. Dann wuchert die Geschwulst in papillöser Form auf der Bauchserosa weiter. Ein Eindringen in die Unterlage erfolgt meist nicht; aber das flächenhafte Fortwuchern des Epithels ist viel ausgesprochener als beim glandulären Kystom, was immerhin auf eine höhere Wuchsenergie der Tumorzellen hinweist. Aszites begleitet diese peritonealen Implantationen der Geschwulstzellen. Die Genese auch dieser Geschwülste ist unklar. Auch hier wird das Keimepithel als Matrix angenommen. Umstritten ist auch, ob neben dem papillären Eierstockskystom noch ein echtes Oberflächenpapillom am Ovarium vorkommt, für dessen Genese ebenfalls das Keimepithel in Betracht gezogen wird.

Mikroskopisch (Fig. 319) bietet sich bei schwacher Vergrößerung ein zunächst verwirrendes, labyrinthisches Bild, das man am besten mit einem Durchschnitt durch einen Blumenkohl vergleicht. Wir sehen Epithelsäume in zierlichster und reichster Faltung. Sie sitzen einem baumförmig verzweigten Bindegewebe auf. Dieses bildet Zotten allerverschiedensten Kalibers, von dicken, plumpen Gebilden bis zu den schlanksten und feinsten. Alle Zotten sind reich verzweigt. Sie bestehen aus gefäßführendem Bindegewebe. Die Zystenwände, von denen die Zotten entspringen, sind da und dort als breitere, bindegewebige Septen zu sehen. Bei starker Vergrößerung erweist sich das Epithel als eine überall einfache Schicht kubischer und zylindrischer Zellen, an denen zum Teil Flimmerhaare nachgewiesen werden können. Das Zottenbindegewebe ist gewöhnliches, fibrilläres Bindegewebe. Manchmal sieht man rein epitheliale Falten ohne bindegewebige Stütze (jüngste Wucherungsstadien). Vielfach findet sich (in älteren Zotten) Hyalinisierung des Bindegewebes. Ganze Zotten können in hyaline Massen entarten; dabei gehen auch die Gefäße (hyalin) zugrunde und der Epithelbelag geht verloren (nackte, hyaline Zotten!).

Auch die serösen Eierstockskystome kommen in verschiedenen Abarten vor. Neben den papillösen Formen sind solche mit glattwandigen Zysten und serösem Inhalt, ferner derbe, bindegewebsreiche Fibroadenome unterschieden worden. Für alle diese Formen ist das Vorhandensein (flimmernden) Zylinderepithels bezeichnend.

Bei den papillären serösen Kystomen ist die histologische Entscheidung „gut- oder bösartig" manchmal recht schwierig. Das Epithel auf den Papillen ist auch bei den gutartigen Formen nicht immer einschichtig, kubisch oder zylindrisch, sondern nicht selten mehrzeilig und mehrschichtig und von wechselnder Gestalt. Man wird auf das Gesamtbild achten müssen. Je unregelmäßiger geschichtet die Epithelsäume sind, mit rundlichen, birnförmigen, keulenförmigen Zellen, je reichlicher sich mannigfach gestaltete rein epitheliale Wucherungen (ohne Stroma) zeigen, je mehr eine Polymorphie und wechselnde Färbbarkeit der Kerne sich zeigt — kurz je größer sich die selbständige Wachstumsenergie des Epithels erweist, die schließlich sogar zum Eindringen des Epithels in das Stroma führen kann, desto mehr ist die Geschwulst auf Malignität verdächtig. Es sind dies immer die gleichen Kriterien, welche bösartige Epithelwucherungen überhaupt von gutartigen histologisch zu unterscheiden erlauben.

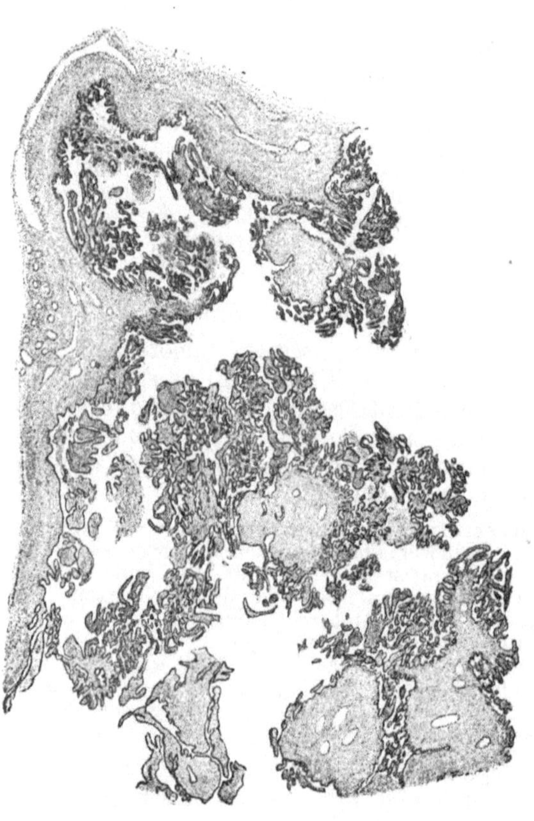

Anhang:
Mastopathia cystica.

Die histologische Unterscheidung echter geschwulstmäßiger Drüsenneubildungen von chronisch-entzündlichen und hyperplastischen Prozessen ist nicht immer leicht. Als Beispiel sei die Brustdrüse gewählt. Akute (eitrige, phlegmonöse und abszedierende) Entzündungen können in ihren Ausheilungsstadien ganz ebenso wie chronische Mastitiden zu herdförmigen und diffusen Bindegewebsneubildungen (Fibrosen, Fibromatosen) führen und daneben auch mit hyperplastischen und teilweise atypischen Drüsenneubildungen verbunden sein. Die Ursachen dieser Entzündungen (Infektionen, Sekretretentionen!) sind nicht immer aufzufinden. Hormonale Störungen (Ovarium!) spielen in vielen Fällen eine Rolle, besonders bei den chronischen Prozessen. So vor allem bei der sog. Mastopathia chronica cystica (Maladie de Reclus, blutende Mamma). Diese Erkrankung stellt den Histologen nicht selten vor sehr schwierige Entscheidungen. Es bilden sich in einer oder in beiden Brustdrüsen harte, unscharf begrenzte Knoten; es blutet aus der Mamilla. Die Knoten zeigen verschiedene Färbung und weisen mehr oder weniger deutliche Zystenbildung auf. Mikroskopisch kann man neben Bindegewebswucherungen und lymphozytären Infiltrationen sehr verschiedenartige und zum Teil stark atypische Drüsenwucherungen feststellen: solide Epithelstränge, Ausfüllung der Milchgänge mit wucherndem Epithel, papilläre Neubildungen in den größeren Milchgängen mit Erweiterung und Ausfüllung dieser Gänge durch die wuchernden Epithelmassen. Daneben sieht man Rückbildungsvorgänge an den Drüsen, verbunden mit hyaliner Quellung der Membranae propriae und des Bindegewebes. Die atrophischen Drüsen sind zu schmalen soliden Epithelsträngen umgewandelt. Das histologische Bild kann sehr weitgehend an ein Karzinom gemahnen. Gleichwohl sind diese Neubildungen gutartig; Rezidive bleiben nach operativer Entfernung aus. Es bestehen aber doch engere Beziehungen zum

Fig. 319. Cystadenoma ovarii papillare (serosum). Vergr. 12fach. (Hämatoxylin-Eosin.)
Links und oben Zystenwand aus gefäßführendem Bindegewebe. Massenhaft erheben sich verzweigte Papillen verschiedensten Kalibers von der Zystenwand und füllen die Lichtung der Zyste fast völlig aus.

Reife, epitheliale Geschwülste.

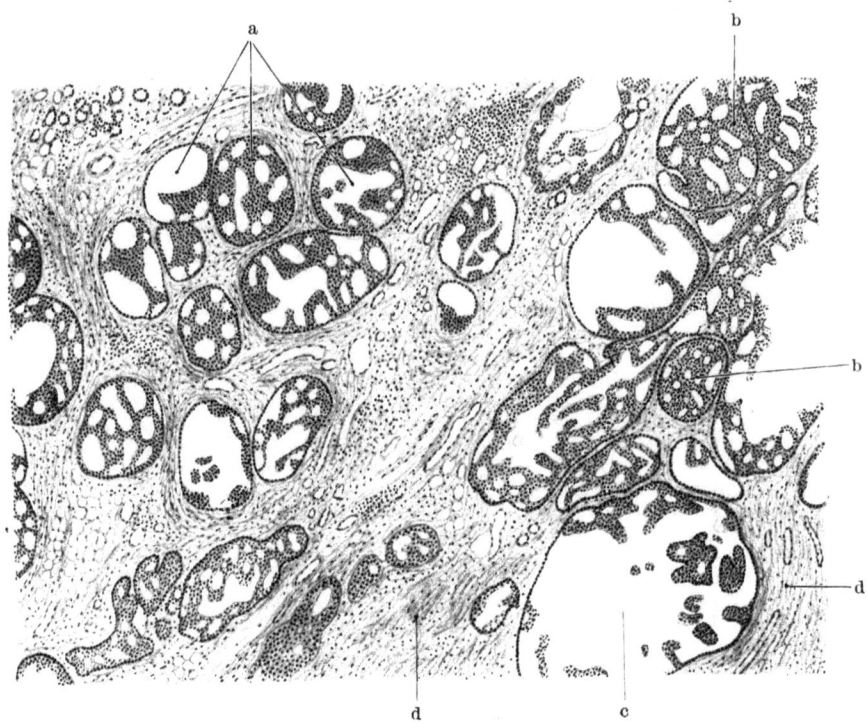

Fig. 320. **Mastopathia cystica mit sehr starken intrakanalikulären Epithelwucherungen.** Vergr. 35fach. (Hämatoxylin.)
a Erweiterte Drüsenräume, von rein epithelialen Wucherungen mehr oder weniger erfüllt. b Lumenbildung innerhalb der rein epithelialen Wucherungen. c Kleine Zyste mit rein epithelialen papillären Wucherungen. d Reichlich entwickeltes Bindegewebe.

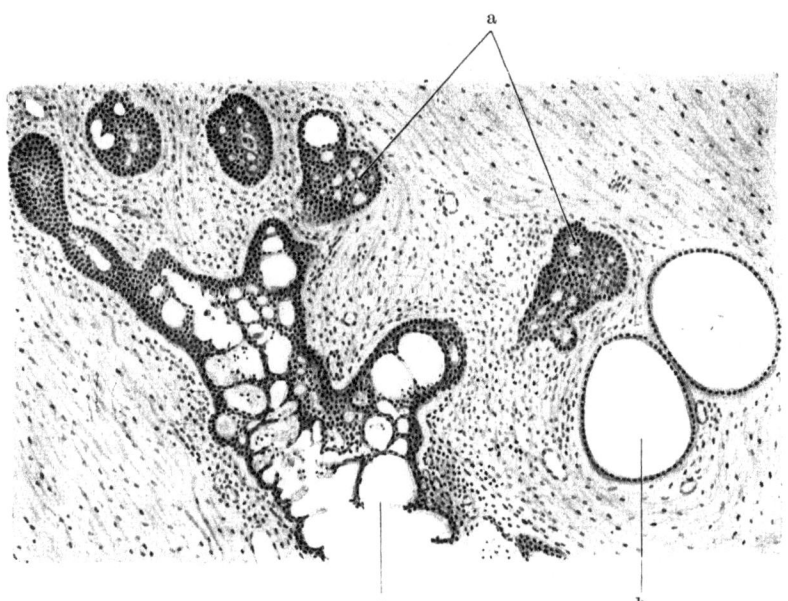

Fig. 321. **Mastopathia cystica.** Vergr. 75fach. (Hämatoxylin.)
a Drüsenkörper, durch epitheliale Wucherungen ausgefüllt, mit zahlreichen Teillichtungen innerhalb der epithelialen Massen. b Kleine mit „hellem Epithel" ausgekleidete Zysten. c Ein großer Drüsengang mit wucherndem Epithel; das Lumen teilweise von Epithelbrücken durchzogen.

Karzinom; Übergang zu diesem ist nicht so selten. Solange sich die Wucherung des Drüsenepithels noch innerhalb der Drüsen und Milchgänge hält, solange die Membranae propriae nirgends von der Wucherung durchwachsen sind, wird man noch nicht von Karzinom sprechen, jedoch je nach dem Umfang und der Atypie der Drüsenepithelwucherungen (Polymorphie, Mitosen!) auf die Möglichkeit einer krebsigen Ausartung der Wucherungen hinweisen.

In welche Kategorie man die oft sehr bedeutenden Epithelwucherungen bei der Mastopathia cystica einreihen soll, ob man sie als echt blastomatös im Sinne einer intrakanalikulären Adenombildung auffassen oder als nur hyperplastische Wucherungen deuten soll, ist schwierig zu entscheiden. Jedenfalls stehen diese Neubildungen an der Grenze zwischen Hyperplasie und Blastom. Man könnte gewisse Parallelen ziehen zu den Endometriosen, bei welchen ja auch hormonale Störungen die Hauptrolle spielen.

Die Fig. 320 und 321 zeigen die histologischen Befunde in einem Fall von Mastopathia cystica, bei welchem die Epithelwucherungen besonders stark entwickelt waren. In Fig. 320 sehen wir drüsige Räume, welche mit wuchernden Epithelien teilweise oder ganz ausgefüllt sind (a); innerhalb der reinen Epithelwucherungen in den Drüsenräumen haben sich Lumina gebildet (b); stellenweise finden sich papilläre, rein epitheliale Wucherungen in die Drüsenräume hinein (c) Fig. 321 zeigt ähnliche Bilder (a) und daneben einen großen Drüsengang (c) mit intrakanalikulären Epithelproliferationen. Bemerkenswert ist, daß die Kerne aller dieser wuchernden Epithelien durch große Gleichmäßigkeit ausgezeichnet sind (keine Polymorphie, sehr wenig Mitosen).

D. Unreife epitheliale Geschwülste.
(Karzinome.)

Carcinoma, Cancer, Kankroid, Krebs sind Namen, die in früheren Zeiten angewendet wurden für Geschwülste, welche als fortkriechende, fressende Geschwüre auftraten. Auch hat man gewisse bösartige Brustdrüsengeschwülste, die zentral ulzerös zerfielen, peripher mit einem Kranz ektatischer Venen umgeben waren, mit der Gestalt eines Taschenkrebses verglichen. Heute wird der Name Krebs häufig als Bezeichnung für alle bösartigen Gewächse gebraucht, während das Karzinom eine histogenetische Bedeutung erhielt. Wir bezeichnen mit diesem Namen bösartige Geschwülste von epithelialer Abkunft. Die grobanatomischen Formen, unter welchen uns die Karzinome entgegentreten, sind sehr mannigfaltig. Diese Geschwülste bilden harte und weiche Infiltrationen, Knoten, Fungi, polypöse, blumenkohlartige Gewächse. Die Neigung zu Zerfall ist groß. Primär multiple (multizentrische) und systematisierte krebsige Neubildungen kommen gelegentlich vor. Meist aber geht der Krebs von einer einzigen, kleinen, umschriebenen Stelle aus. Diffuse krebsige Umwandlung eines Organs ist sehr selten. Zerstörendes Wachstum, Metastasenbildung (vorwiegend auf dem Lymphweg), große Neigung zu Rezidiven und (besonders bei gewissen Krebsformen hervortretende) schwere Rückwirkung auf den Allgemeinzustand (Kachexie) sind der Ausdruck der — in weiten Grenzen schwankenden — Malignität dieser Blastome.

a) Verschiedene Grade der Epithelatypien.

Die histologische Diagnose eines Karzinoms ist oft nicht leicht. Man spricht von präkanzerösen Veränderungen und weist darauf hin, daß der krebsigen Umbildung atypische Epithelwucherungen vorausgehen, wie sie bei chronischen Entzündungen sich so häufig ausbilden. Es ist sicher, daß epitheliale Neubildungen entzündlicher, regeneratorischer, hyperplastischer Art in fließendem Übergang zu Karzinom führen können. Histologisch kann man aber nicht voraussagen, was aus den verschiedenen atypischen Epithelwucherungen werden wird. Man weiß nur aus der Erfahrung, daß manche dieser Wucherungen häufiger, andere selten und viele gar nicht in Karzinom übergehen. Andererseits sind unsere Erfahrungen über die Reversibilität oder Rückbildungsfähigkeit dieser Wucherungen noch mangelhaft. Bei dieser Sachlage erscheint es nicht empfehlenswert, von präkanzerösen Veränderungen zu sprechen, weil damit die Vorstellung erweckt wird, daß es sich bei diesen atypischen Epithelwucherungen um obligatorische Vorstadien des Krebses handelt. Besser erscheint es, in bestimmten Fällen, bei welchen die Erfahrung eine ausschlaggebende Rolle spielt, von krebsverdächtigen Wucherungen zu sprechen und den Arzt aufzufordern, solche Fälle unter sorgsamer Kontrolle zu halten. Das histologische Bild der sog. atypischen Epithelwucherungen kann sehr an das Bild bei beginnendem Karzinom erinnern. Wie kann hier histologisch die Grenze gefunden werden? Das Wesentliche bei den krebsigen Epithelwucherungen ist jedenfalls in dem eigenmächtigen Vordringen des Epithels in die bindegewebige Unterlage zu suchen. Das Deckepithel verläßt seinen Platz an den Oberflächen und dringt in die Tiefe ein, das Drüsenepithel durchbricht die Membranae propriae. Die histologische Diagnose eines Karzinoms wird sich also in erster Linie auf die Heterotopie der epithelialen Wucherung stützen müssen. Nun ist aber darauf hinzuweisen, daß auch bei chronisch entzündlichen Zuständen der Grenzkampf zwischen Epithel und Bindegewebe wieder auflebt, und daß dabei die Epithelien oft weit in die bindegewebige Unterlage vordringen können, besonders dann, wenn es sich um geschwürige oder fistelbildende Prozesse handelt. Diese „entzündlichen" Epithelheterotopien sind nicht leicht von Karzinom zu scheiden. Man wird die Epithelheterotopie allein nicht als genügenden histologischen Beweis für Karzinom ansehen dürfen, sondern wird versuchen müssen, den destruierenden Charakter der krebsigen Epithelwucherung festzustellen. Beim Karzinom sehen wir ein selbständiges Eindringen der Epithelzellen, oft ohne begleitendes Bindegewebe, und wir stellen den verdrängenden und gewebsauflösenden Charakter dieser autonomen Epithelwucherung fest. Kann also das Karzinom histologisch aus der destruierenden Heterotopie selbständig wuchernder Epithelien diagnostiziert werden, so liegt in diesem Satze das Bekenntnis, daß wir Vorstadien des Karzinoms, in welchen das wuchernde Epithel sich noch innerhalb seiner physiologischen Grenzen hält, histologisch nicht zu fassen vermögen. Wenn wir daher für die sog. potentielle Bösartigkeit (Ewing) in der Tat keine absolut sicheren und spezifischen histologischen Merkmale zur Verfügung haben, so erlauben doch gewisse Kornveränderungen an dem noch nicht destruktiv vorgedrungenen Deck- und Drüsenepithel mit einem gewissen Grad von Wahrscheinlichkeit eine beginnende krebsige Umwandlung zu erkennen. Wenn eine Epithelwucherung sehr bedeutende Variabilität in Größe, Gestalt, Chromatingehalt und allgemeiner Struktur ihrer Kerne aufweist, dann ist das immer ein Zeichen unregulierter Zellteilungsvorgänge und jedenfalls auf Karzinom verdächtig. So kann man auch „entzündliche" atypische Epithelwucherungen und Epithelheterotopien harmloser Natur von solchen unterscheiden, die zu krebsiger Entartung neigen. In der Kernvariabilität einer epithelialen Wucherung haben wir also einen wichtigen histologischen Anhaltspunkt für die Karzinomdiagnose (besonders für die Fälle beginnender Karzinomentwicklung). Ein weiterer Anhaltspunkt sind zahlreiche (direkte und indirekte) Kernteilungen. Freilich bekommen wir nur ganz selten ein Karzinom bei seiner ersten Entstehung zu sehen. Meist liegt uns das voll entwickelte, bösartige, epitheliale Wachstum vor, und wir sind in der Lage, aus der ganzen geweblichen Situation die destruierende Heterotopie des Epithels, seine

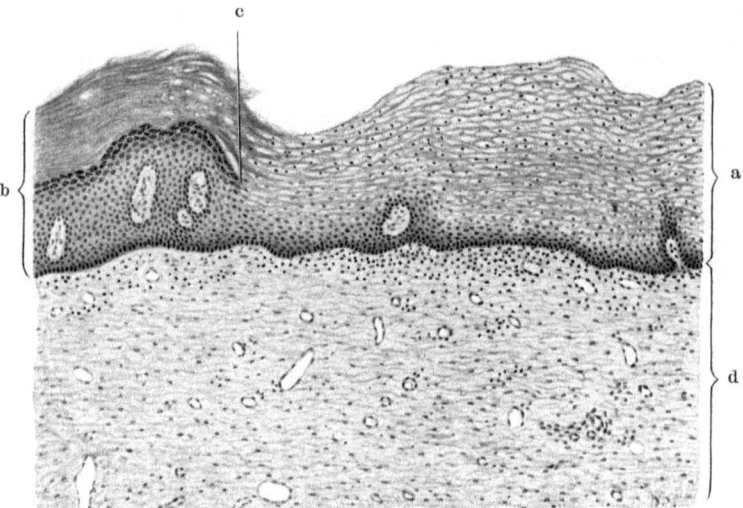

Fig. 322. Leukoplakie der Portio vaginalis. (Nach einem Präparat von Prof. Hinselmann-Altona.) Vergr. 60fach. (Hämatoxylin.)
a Normales Pflasterepithel der Portio. b Das einfach atypische verhornende Epithel der Leukoplakie (= Hinselmanns Rubrik I). c Scharfe Grenzen zwischen den beiden Epithelsorten. d Subepitheliales Bindegewebe mit geringer entzündlicher Zellinfiltration.

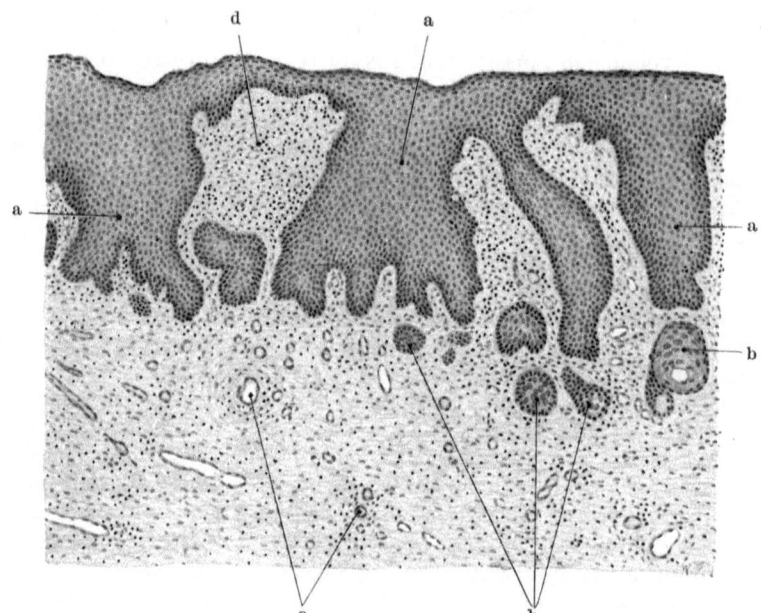

Fig. 323. Einfach atypisches Epithel der Portio. (Nach einem Präparat von Prof. Hinselmann-Altona.) Vergr. 60fach. (Hämatoxylin.)
a Das einfach atypische Epithel, ähnlich wie in Fig. 322 (b), nur ohne Verhornung; atypische Zapfenbildung dieses Epithels gegen das Bindegewebe hin (= Hinselmanns Rubrik IIb). b Quergeschnittene Enden der Epithelzapfen. c Gefäße. d Zellinfiltration des Bindegewebes.

Lage in den Spalten des Bindegewebes, in den Lymph- (und Blut-) Gefäßen und anderen präformierten Räumen (Drüsenkanälen usw.) festzustellen.

Zur Frage der sog. präkanzerösen Veränderungen bringen wir vier Bilder von Veränderungen des Oberflächenepithels der Portio vaginalis uteri. Diese Bilder entsprechen den vier Rubriken Hinselmanns. Fig. 322 zeigt die Veränderungen bei der Leukoplakie, welche bekanntlich nach unter Umständen jahrelangem Bestand in Karzinom ausarten kann. Aus dem histologischen Bild kann keinesfalls vorausgesagt werden, ob diese Umwandlung eintreten wird oder nicht. Man sieht auf dem Bindegewebe der Schleimhaut (d), welches eine geringe entzündliche Zellinfiltration zeigt, das normale Portioepithel (a) und in scharfer Grenze (c) daneben das deutlich veränderte in Hornepithel umgewandelte charakteristische Epithel der Leukoplakie (b).

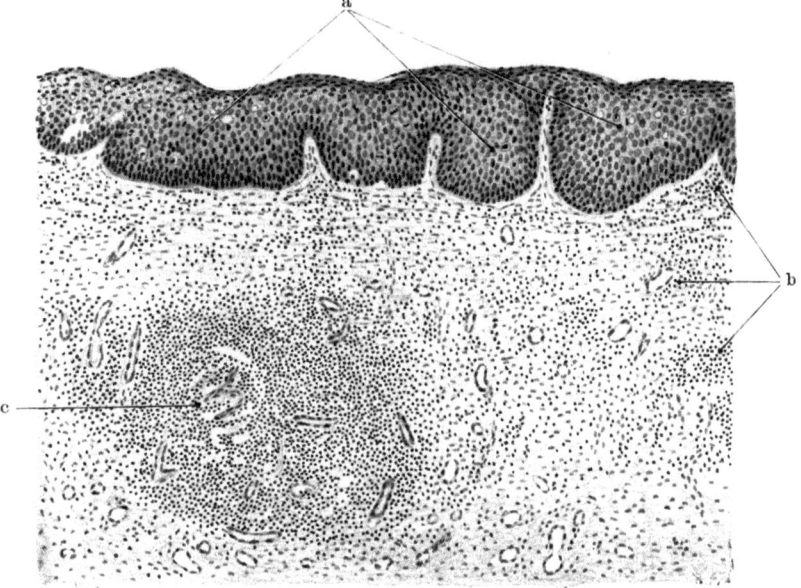

Fig. 324. **Stark atypisches Epithel der Portio (karzinomverdächtig).** (Nach einem Präparat von Prof. Hinselmann-Altona.) Vergr. 60fach. (Hämatoxylin.)
a Stark atypisches Pflasterepithel mit starker Kernunruhe und vielen Mitosen (= Hinselmanns Rubrik III). b Subepitheliale zellige Infiltration. c Sehr starke Zellinfiltration im Bindegewebe.

In Fig. 323 sieht man ein anormales („einfach atypisches") Portioepithel (ohne Hornschicht). Der Epithelbelag (a) macht aber einen sehr gleichmäßigen, ruhigen Eindruck; die einzelnen Zellen sind gleichmäßig groß, ihre Kerne sind nicht übermäßig oder verschieden stark gefärbt; eine pathologische Zapfenbildung in die Unterlage hat stattgefunden; die Epithelzapfen sind zum Teil quer getroffen (b). Das Bindegewebe zeigt geringgradige Zellinfiltration (c und d). Wir könnten bei solchen histologischen Bildern nicht von Karzinomverdacht sprechen. Fig. 324 zeigt ein unruhiges („gesteigert atypisches") Epithel (a): die Kerne sind verschieden groß, auch verschieden stark gefärbt, Mitosen treten reichlich auf. Das Bindegewebe zeigt weite Gefäße und stärkere Zellinfiltration (b und c). Trotz des Fehlens von Tiefenwachstum des Epithels würden solche Bilder als krebsverdächtig bezeichnet werden dürfen. Hier mit Sicherheit Karzinom zu diagnostizieren, wenn noch keine Aggressivität dieses Epithels nachweisbar ist, scheint uns nicht möglich; über die Reversibilität solcher Epithelveränderungen wissen wir zu wenig. Fig. 325 endlich zeigt die Polymorphie der Kerne (a) noch viel stärker ausgebildet als in Fig. 324, der Mitosenreichtum ist hier sehr stark; das Stroma (mit weiten Gefäßen) ist stark zellig infiltriert (b). Derartige Bilder sind noch mehr

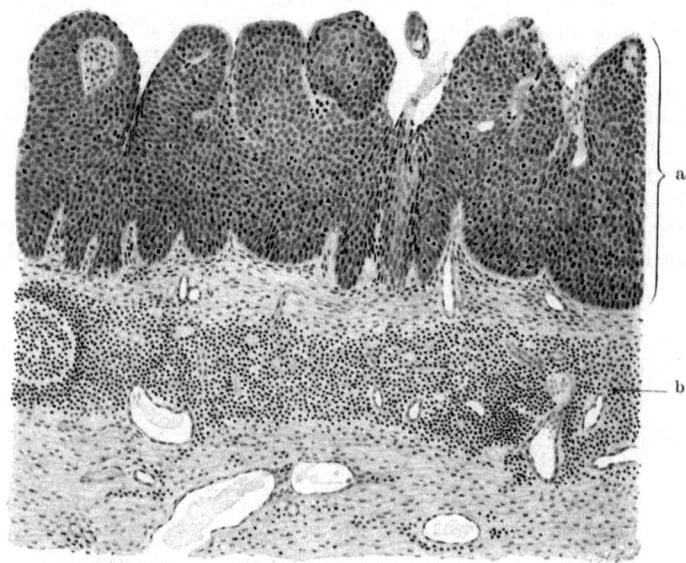

Fig. 325. **Hochgradig atypisches Epithel der Portio (sehr karzinomverdächtig).** (Nach einem Präparat von Prof. Hinselmann-Altona.) Vergr. 60fach. (Hämatoxylin.)
a Das Oberflächenepithel zeigt größte Atypie (Polymorphie, Mitosen); die Epithelschicht ist durch Wachstum nach außen stark verbreitert (= **Hinselmanns Rubrik IVa**). b Subepitheliales Bindegewebe mit weiten Gefäßen und starker Zellinfiltration.

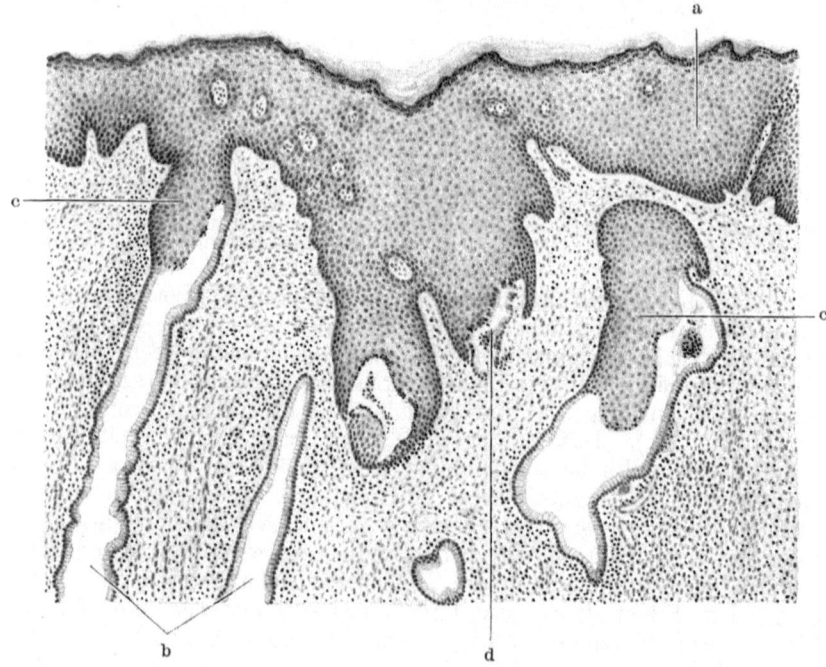

Fig. 326. **Vordringen des einfachen atypischen Oberflächenepithels der Portio vaginalis in die Zervixdrüsen.** (Nach einem Präparat von Prof. Hinselmann-Altona.) Vergr. 60fach. (Hämatoxylin.)
a Einfach atypisches verhornendes Pflasterepithel der Portio vaginalis. b Zervikaldrüsen. c Pflasterepithel in den Drüsen, welches deren Zylinderepithel ersetzt (= **Hinselmanns Rubrik IIc**). d Reste des verdrängten Zylinderepithels einer Zervikaldrüse.

krebsverdächtig als die Veränderungen in Fig. 324. Wenn ein solches Epithel noch obendrein unregelmäßige Zapfen in die Unterlage bildet oder in die Drüsen einwächst, so würde man stärksten Karzinomverdacht aussprechen dürfen, selbst wenn destruktives Wachstum im strengen Sinne noch nicht nachgewiesen werden kann. Keinesfalls ist es sicher, daß diese Rubriken obligatorische Vorstadien des Karzinoms sind, so sicher es auf der anderen Seite ist, daß ein Karzinom nicht gewissermaßen „aus heiler Haut" entsteht, sondern daß der endgültigen karzinomatösen Umwandlung immer sehr mannigfaltige atypische Epithelveränderungen vorausgehen.

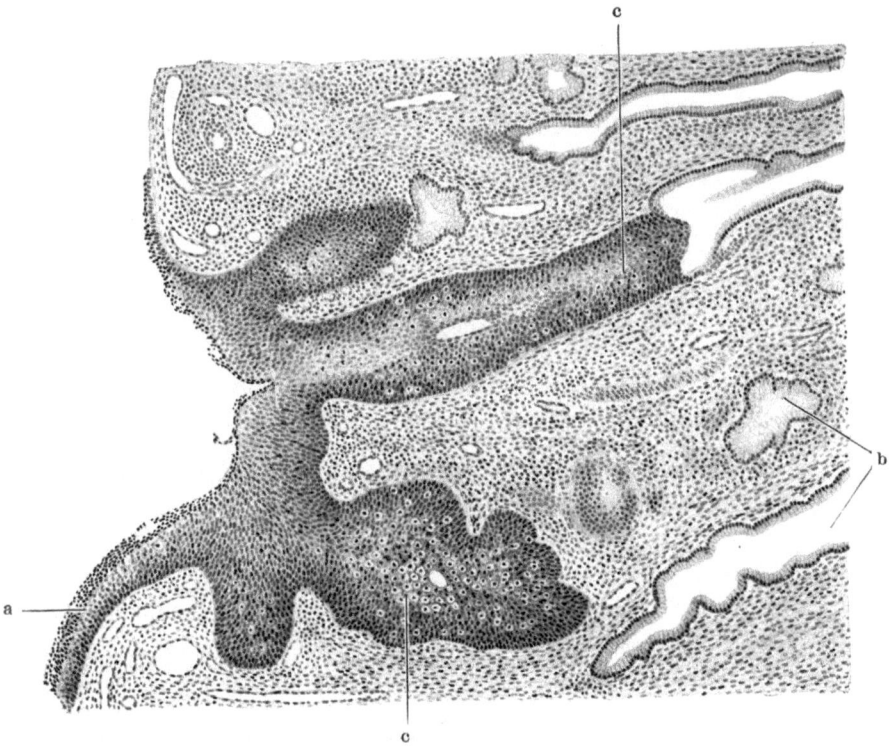

Fig. 327. Vordringen des stark atypischen Oberflächenepithels der Portio vaginalis in die Zervixdrüsen. (Nach einem Präparat von Prof. Hinselmann-Altona.) Vergr. 60fach. (Hämatoxylin.)
a Stark atypisches Pflasterepithel der Portio vaginalis. b Zervikaldrüsen. c Das stark atypische Pflasterepithel innerhalb der Drüsenräume (= Hinselmanns Rubrik IV c).

Von diesen atypischen Prozessen im Oberflächenepithel der Portio vaginalis bringen wir noch 2 Bilder, welche das Eindringen einfachen und hochgradig atypischen Epithels in die Zervikaldrüsen vor Augen führen. Die Fig. 326 zeigt einen Vorgang, welchen man an der Portio sehr häufig beobachtet und welcher noch in das Gebiet der harmlosen Epithelneubildungen gerechnet werden muß. Das Pflasterepithel der Oberfläche (a) ist in die Drüsenräume (b) eingedrungen (c) und verdrängt und ersetzt das hier befindliche Zylinderepithel. Wir haben früher schon (s. S. 261 ff.) von diesen Vorgängen gesprochen und dabei erwähnt, daß dieser Ersatz einer Epithelsorte durch eine andere von den echten Metaplasien des Zylinderepithels der Drüsen in Pflasterepithel unterschieden werden muß. In der Fig. 327 finden wir dagegen ein stark atypisches Epithel (a) mit großer Polymorphie der Kerne in den Zervikaldrüsen vor (c). In solchen Fällen erfolgt dann weiter (nach

Zerstörung der Membrana propria der Drüsen) ein Eindringen des atypischen Epithels in das Bindegewebe. An anderen Stellen erfolgt dieses Einwachsen ins Bindegewebe auch ohne Zusammenhang mit den Drüsen.

Endlich bringen wir ein Bild einer Epithelwucherung, welche wir mit großer Wahrscheinlichkeit für ein beginnendes Karzinom halten, obwohl das atypische Epithel noch nicht zerstörend in die Unterlage vorgedrungen ist (sog. potentielle Malignität). Das Präparat stammt vom Penis (Fig. 328). Das Pflasterepithel der Oberfläche ist sehr stark verbreitert und hat breite und lange Zapfen gebildet (a), zwischen welchen nur ganz schmale binde-

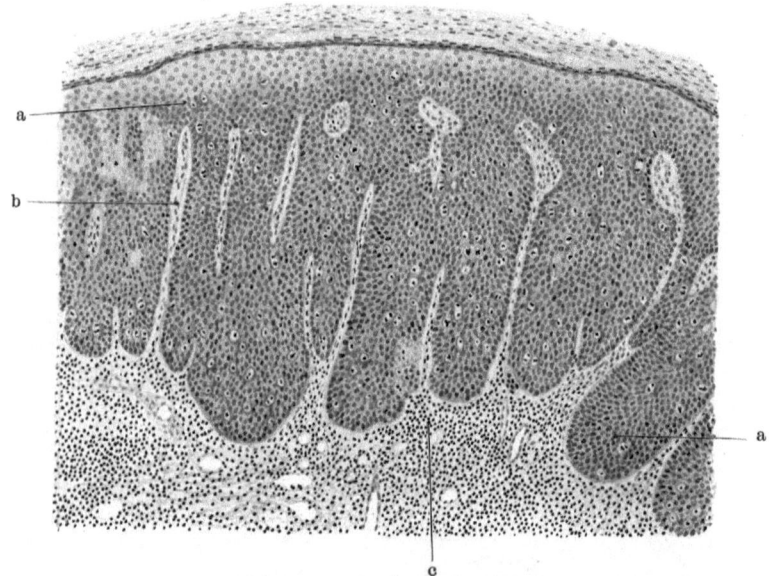

Fig. 328. Sehr karzinomverdächtige Wucherung des Pflasterepithels (Penis). Vergr. 60fach. (Hämatoxylin.)
a Stark atypisches, hochgradig verdicktes Pflasterepithel mit langen und breiten Zapfen. b Schmale Streifen Bindegewebes. c Dichte zellige (lymphozytäre) Infiltration des subepithelialen Bindegewebes.

gewebige Streifen des Papillarkörpers zu sehen sind (b). Die Grenzen der Epithelwucherung nach der Tiefe zu sind überall noch deutlich. An diesen Grenzen findet sich eine sehr starke entzündliche (vorwiegend lymphozytäre) Infiltration des Bindegewebes (c). Der Aufbau des gewucherten Pflasterepithels ist durchaus atypisch. Es zeigt nicht nur überall das Bild der Keimschicht ohne weitere Ausdifferenzierung, sondern es herrscht überall größte „Kernunruhe" (Polymorphie der Kerne) vor, und es finden sich auch massenhaft (auch pathologische) Mitosen. Fig. 329 bringt einen dieser Epithelzapfen bei starker Vergrößerung. Das histologische Bild kann mit dem vorher beschriebenen stark atypischen Epithel der Portio (Fig. 225) in Parallele gestellt werden.

b) Einteilung der Karzinome.

Wir teilen die Karzinome ein in: Deckepithel- und Drüsenepithelkarzinome. Die spezielle Namengebung erfolgt entweder nach der Zellform (Pflasterepithel- Zylinderepithel-, Flimmerepithelkarzinome), oder nach besonderen Eigentümlichkeiten, die durch Stromaentwicklung, Parenchymstrukturen, Sekretions- und Entartungsvorgänge usw. bedingt sind. Harte (skirrhöse), weiche (medulläre) Formen sind durch die starke oder geringe Entwicklung des Stromas gekennzeichnet. Spezifische Einwirkungen der Karzinomzellen auf das Stroma kommen vor: so unterscheiden wir desmo-, osteo-, angioplastische Karzinome, je nachdem die begleitende Wucherung des Bindegewebes, Knochengewebes, der Gefäße einen auffälligen und vorstechenden Befund bedingt. Hat das Stroma sarkomatösen Charakter, so spricht man von Karzinosarkom (s. später). Zeigen Parenchym und Stroma keine Besonderheiten, so sprechen wir von einem Carcinoma simplex. In einem solchen Karzinom stellen die Epithelmassen solide Nester und Stränge dar (Ca. solidum). Bildet das Parenchym Drüsen, so heißt die Geschwulst Carcinoma adenomatosum (auch Adenocarcinoma oder Adenoma malignum). Entwickeln sich aus den krebsigen Drüsen (durch Erweiterung derselben) Zysten, so haben wir das Cystocarcinoma vor uns (Adenocarcinoma cysticum). Erweichungszysten sollten als akzidentelle Erscheinungen nicht in der Namengebung zum Ausdruck kommen. Liefern die Karzinomzellen spezifische Substanzen, wie Horn, Kolloid, Schleim, so wird das durch Epitheta wie Ca. keratoides, Ca. cylindromatosum, Ca. mucinosum, muciparum, gelatinosum oder durch Namen wie Gallertkarzinom, Kolloidkarzinom ausgedrückt. Verkalkungen größeren Umfangs, besonders die Bildung verkalkter, sandartiger Körperchen, führen zu der Bezeichnung Ca. psammosum. Bildet das Karzinom Papillen, so sprechen wir von Ca. papillare, von malignem Papillom, von Adeno- und Cystocarcinoma papilliferum.

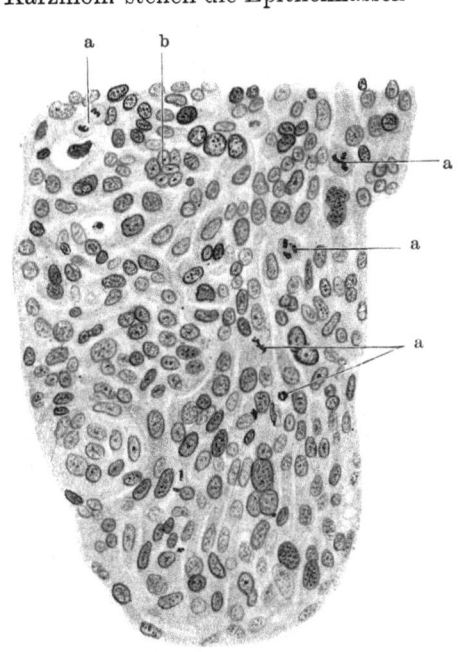

Fig. 329. Sehr karzinomverdächtige Wucherung des Pflasterepithels (Penis). Ein Epithelzapfen mit stärkster Polymorphie der Kerne. Vergr. 275fach.
a Mitosen. b Direkte Kernteilung.

Wie es ganz unreife Sarkome gibt, so auch ganz indifferent gebaute Karzinome. Sie bestehen aus rundlichen, länglichen, spindeligen, polymorphen Zellen; auch Riesenzellen kommen vor. Dabei ist nicht immer der geschlossene Wachstumstyp vorhanden (Nesterbildung: Ca. alveolare), sondern es gibt auch ganz diffus wuchernde solche Karzinome. Sie sind unter Umständen schwer von Sarkomen zu unterscheiden (s. S. 377). Bei den Riesenzellbildungen in Karzinomen muß man die dem Parenchym zugehörigen (epithelialen) Riesenzellen von ähnlichen Zellen trennen, die das bindegewebige Stroma liefert und die den Charakter der Fremdkörperriesenzellen haben. In verhornenden Hautkarzinomen z. B. liegen solche Fremdkörperriesenzellen in der Umgebung zerfallender epithelialer Hornmassen.

I. Deckepithelkarzinome.

1. Hautkarzinome.

Die Deckepithelkarzinome gehen von den Deckzellen der Haut und Schleimhäute, der serösen Häute (s. S. 411), der Hirn- und Rückenmarkshöhlen

(Ependym- und Plexusepithel) aus. Wo mehrschichtige Deckepithele vorhanden sind, ist die Keimschicht (Basalzellen) der Ausgangspunkt. Bei einschichtigen Epithellagen mit Kryptenbildungen sind wahrscheinlich die Kryptenepithelien die Mutterzellen der betreffenden Karzinome.

Die Deckepithelkarzinome der Haut gehen vom geschichteten Pflasterepithel aus (Pflasterepithelkarzinom). Wir erkennen sie an dem diffusen oder zapfenförmigen Einwuchern der Epidermis in das Korium. Die krebsigen Epithelstränge verbreiten sich hier „wurzelstockartig"; die einzelnen Wurzeln hängen vielfach untereinander zusammen. Die krebsigen Epithelstränge können annähernd den Bau der normalen Epidermis zeigen, also die verschiedenen Strata der Epidermis erkennen lassen. Sogar das Stratum corneum kann ausgebildet sein; es entstehen dann innerhalb der Krebszapfen geschichtete Hornmassen (Hornkrebs, Ca. keratoides). Oft ist es kein echtes Horn, sondern pathologisch abgeänderte, hornartige Masse (Ca. parakeratoides). Für die verhornenden Karzinome wird vielfach der Name Kankroid reserviert. In anderen Fällen weichen die Epithelzapfen des Karzinoms von dem Aufbau der normalen Epidermis mehr oder weniger ab. Das zeigt sich in einem geringeren Grad der Differenzierung. Durch mehr indifferente Epithelkörper sind die sog. Basaliome (Basalzellenkarzinome) ausgezeichnet (s. S. 447). So finden wir also unter den Hautkarzinomen Repräsentanten von höherer und niederer Gewebsreife. Oft ist in ein und derselben Geschwulst der Differenzierungsgrad sehr wechselnd. Besonders interessant sind Hautkarzinome, die neben ganz indifferenten und mehr oder weniger epidermisartigen Epithelzapfen auch drüsenähnliche Bildungen produzieren (gewundene solide Epithelkörper, lumenhaltige Epithelschläuche, zystische Epithelräume). Hierbei erinnern wir uns an die normale Entwicklung der Talg- und Schweißdrüsen aus der ektodermalen Deckschicht der Haut. Mutterzellen solcher Krebse sind also wohl indifferente Zellen, welche bei ihrer Wucherung ihre vielseitigen prospektiven Potenzen realisieren und gewissermaßen eine stümperhafte Kopie der normalen Entwicklung des Hautektoderms geben. Das Stroma der Hautkarzinome ist Bindegewebe. Bei den infiltrierenden Krebsformen ist es größtenteils das Bindegewebe des Standortes, welches von der epithelialen Wucherung entfaltet und als Stroma aufgebraucht wird. In exstruktiv wachsenden (fungösen, papillösen) Hautkarzinomen ist viel neugebildetes Stroma. Die sehr indifferenten Hautkarzinome haben auch ein besonderes Stroma, das jugendlich, zellreich ist und manchmal den Charakter des embryonalen Bindegewebes (Schleimgewebes) hat. Bilden es die indifferenten Epithelien selbst? Oder ist es ein Produkt des Bindegewebes der Örtlichkeit und erhält es seine besondere Modifikation durch die Einwirkung der jugendlichen Epithelzellen? In den indifferenten Hautkarzinomen ist das Stroma auch häufig hyalin umgewandelt. Verkalkungen kommen in Hautkarzinomen, besonders in relativ gutartigen, langsam wachsenden, vor. Der Kalk lagert sich im Stroma ab oder in abgestorbenen Krebszellennestern. Eine besondere Form des Hautkarzinoms ist das Ulcus rodens: es ist ein langsam wachsendes, mehr in die Fläche als in die Tiefe vordringendes Karzinom; gerade hier sind Krebszellenverkalkungen häufig zu finden. Die papillären Hautkarzinome (malignen Papillome) unterscheiden sich von den gutartigen Papillomen durch größere Polymorphie des Epithelbelags der Papillen, vor allem aber durch eine destruktive Komponente neben der papillenbildenden, exstruktiven. Das Epithel überzieht nicht nur die Papillen, sondern dringt auch an der Basis der Geschwülste in die Unterlage zapfenförmig ein.

a) Pflasterepithelzellenkarzinom der Haut.

Wir untersuchen zunächst ein gewöhnliches Plattenepithelkarzinom der Haut (Fig. 330). Der organoide Bau dieses Karzinoms ist bei schwacher Vergrößerung sofort zu erkennen: ein bindegewebiges Stroma (d) mit eingelagerten epithelialen Parenchymkörpern (a, b, c). Letztere haben die verschiedenste Größe und Gestalt. Es sind beliebig durchschnittene, in Räumen des Stromas liegende und diese völlig ausfüllende Epithelzapfen. In ihrem Inneren sind zum Teil geschichtete Hornmassen (a) zu sehen.

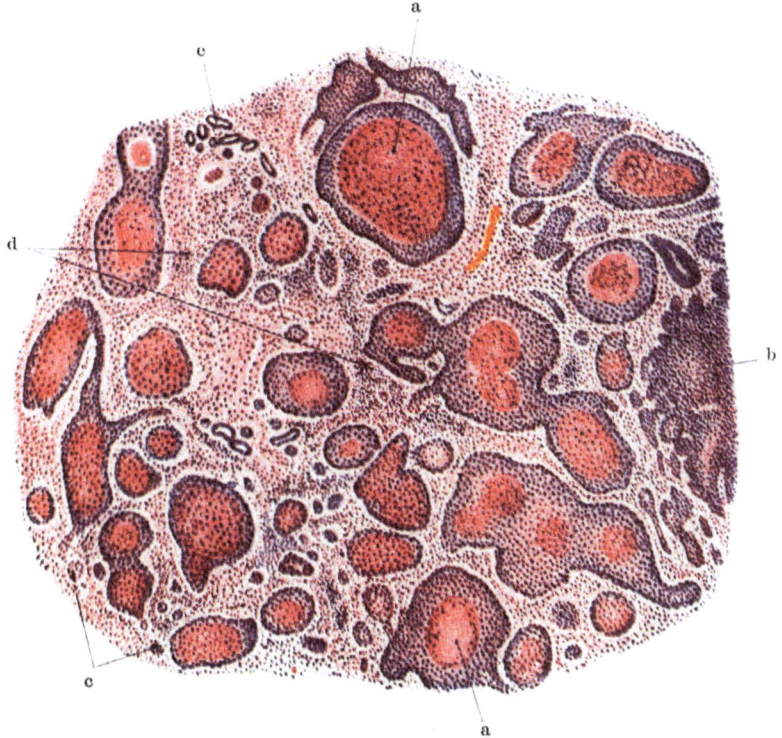

Fig. 330. Verhornendes Pflasterepithelkarzinom der Haut. Vergr. 25fach. (Hämatoxylin-Eosin.)
a Große Epithelzapfen mit geschichteten Hornkugeln b Zusammenhängende, wurzelartig verzweigte Epithelmasse ohne Verhornung. c Durchschnitte durch kleine Epithelzapfen jüngster Bildung. d Bindegewebiges Stroma mit entzündlichen Zellinfiltraten. e Schweißdrüsen.

Bei starker Vergrößerung zeigt sich ein epidermisartiger Bau der Epithelkörper. An manchen derselben kann man eine dem Stroma zunächst aufsitzende Basalschicht zylindrischer Zellen, weiter nach innen ein Stratum germinativum mit polygonalen Zellen und schließlich ganz nach innen eine Schicht abgeplatteter, vielfach auch kernloser und hyalinisierter Zellen, die sich im Zentrum der Krebskörper mannigfaltig schichten (Stratum corneum), nachweisen. Bei genauer Untersuchung wird man öfter auch Stachelzellen (Stratum spinosum) innerhalb der Keimschicht finden und ferner auch ein Stratum granulosum zwischen Keim- und Hornschicht. Die Schichtungskörper heißen auch Kankroidperlen (a). Sie sind nicht für Karzinom charakteristisch, sondern kommen auch in atypischen Epithelwucherungen vor. An vielen anderen Krebskörpern (b, c) vermißt man aber eine so reguläre Ausbildung der Epithelmassen; hier sind mehr ungeordnete Wucherungen polymorpher Zellen zu sehen. Zum Teil sind das auch jüngere Bildungen.

Bemerkenswert ist überall der große Wechsel in Größe und Chromatingehalt und Struktur der Kerne. Kern- und Zelldegenerationen finden sich in allen möglichen Bildern. Vielfach zeigen die größeren Epithelkörper zentralen Zerfall. Dann sind auch immer reichlich polymorphkernige Leukozyten inmitten solcher Krebszapfen nachweisbar (Abräumzellen!). Das bindegewebige Stroma ist reichlich von Wanderzellen (Leuko-, Lymphozyten, Plasmazellen) durchsetzt (entzündliche Reaktion!).

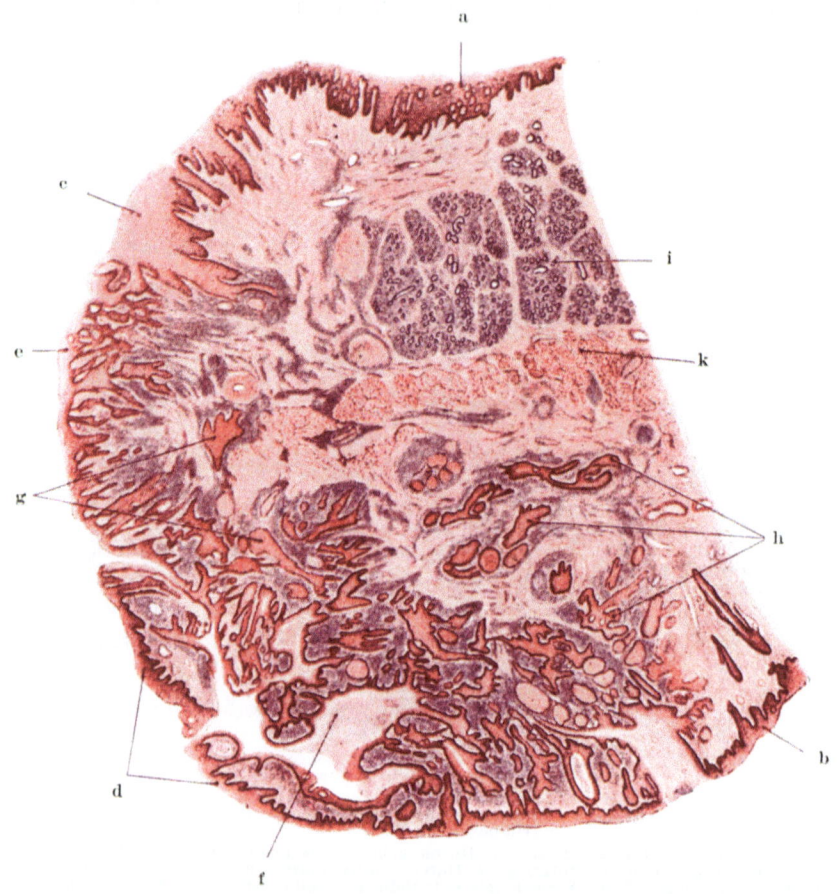

Fig. 331. Pflasterepithelkarzinom der Lippe. Vergr. 9fach. (Färbung: Hämatoxylin-Eosin.) a Schleimhautseite der Lippe (Lippenrot) mit unregelmäßig gestaltetem Papillarkörper. b Hautseite der Lippe (mit Haarbälgen, Haarbalgdrüsen, Schweißdrüsen). c Atypische Epithelwucherungen in der Nachbarschaft des Karzinoms. d Hautfetzen, über das buchtige Krebsgeschwür überhängend. e Oberflächenepithel in Zusammenhang mit krebsigen Epithelzapfen. f Krebsgeschwür. g und h Weit in die Tiefe vorgedrungene Pflasterepithelzapfen des Karzinoms. i Schleimdrüsenläppchen. k Muskulatur der Lippe.

b) Pflasterepithelzellenkarzinom der Lippe.

Ein anderes Präparat (Fig. 331) stellt eine Übersicht über ein geschwürig zerfallenes Krebsinfiltrat der Lippe dar. Es soll über die histologischen Verhältnisse in Grund und Rand solcher Krebsulzera eine Vorstellung geben. Wir sehen bei ganz schwacher Vergrößerung einen Durchschnitt durch die krebsig infiltrierte Unterlippe. An der einen Seite (a) sehen wir die Schleimhaut der Lippe (Lippenrot), ausgezeichnet durch einen mit geschichtetem Pflasterepithel bekleideten Papillarkörper. Auf der anderen Seite (b) die Hautseite der Lippe. Hier sind auch noch Anhänge der Epidermis,

Haare und Haarbälge, Talgdrüsen, Schweißdrüsen zu sehen. Zwischen diesen beiden Oberflächenschichten erkennen wir Bindegewebe, Fettgewebe, Muskulatur (k), Schleimdrüsen (i) — alles dem Gewebe der Örtlichkeit zugehörige Gebilde. Das Krebsgeschwür ist durch eine tiefe, unregelmäßige Bucht (f) gekennzeichnet. Ein Fetzen normalen Gewebes (d) hängt über die Geschwürsbucht hinüber. In Grund und Rändern der letzteren sieht man netzartig zusammenhängende Epithelkörper (g, h) verschiedensten Kalibers. Es sind die (auf den verschiedensten Durchschnitten getroffenen) karzinomatösen Wucherungen, die überall mehr oder weniger weit in die Tiefe verfolgt werden können. An einzelnen Stellen (z. B. bei e) hängen diese Epithelkörper mit dem Oberflächenepithel zusammen. Es sieht aus, als ob hier eine fortschreitende Umwandlung der Epidermis in das Krebsgewebe stattfände. Man muß aber diese Bilder sehr vorsichtig beurteilen. Denn erstens erzeugen die das Karzinom begleitenden entzündlichen Prozesse in der nachbarlichen Epidermis Wucherungen, die in die Kategorie der „atypischen Epithelproliferationen" gehören und die nicht als beginnende krebsige Entartung gedeutet werden dürfen, weil sie ganz ebenso auch bei nicht krebsiger (z. B. bei tuberkulöser und syphilitischer) Ulzeration vorkommen. So sehen wir an unserem Präparat noch weit entfernt von der eigentlichen Krebsbildung Verdickungen, Verlängerungen und unregelmäßige Gestaltung der interpapillären Epithelleisten (c). Sie sind eine Folge der entzündlichen Umgestaltung des Papillarkörpers. Zweitens aber treten am Rand von Krebsgeschwüren die krebsigen Epithelzapfen, von unten nach oben wachsend, mit der angrenzenden Epidermis sekundär in Verbindung. Ist diese Vereinigung zwischen normalem und krebsigem Epithel vollendet, dann sieht es so aus, als ob die Epidermis zapfenförmig in die Tiefe gewachsen wäre. So wird eine krebsige Entartung der Epidermis vorgetäuscht. Wir müssen uns immer vorhalten, daß eine Geschwulst aus sich heraus wächst und nicht durch sog. „homologe Infektion" des gesunden Nachbargewebes. Und ferner, daß die Geschwülste in der Regel von einem eng umschriebenen Gewebsbezirk, manchmal vielleicht von einer einzigen Zelle, ausgehen, und daß wir sie fast immer in Stadien zu sehen bekommen, bei welchen die Vorgänge der Entstehung längst abgeschlossen sind und wir nur Wachstumsvorgänge studieren können. Muß man sich also vor Trugbildern hüten, so soll damit nicht gesagt sein, daß man gelegentlich nicht doch eine krebsige Umwandlung normalen Epithels auffinden kann. Das wird der Fall sein, wenn man beginnende Karzinome zu untersuchen bekommt, oder wenn sich neue krebsbildende Bezirke in der Umgebung älterer Karzinome finden.

Bei starker Vergrößerung erkennen wir die Zusammensetzung der Krebsnester aus epidermoidalen Epithelien. Verhornungserscheinungen fehlen. Die Anordnung der Epithelien in den Nestern und Strängen entspricht teils dem Bilde der normalen Epidermis, teils sind die Krebszapfen von mehr indifferentem Aussehen. Das Stroma ist stark zellig infiltriert; wir finden neben Bindegewebszellen viele Leukozyten, Lymphozyten, Plasmazellen (entzündliche Reaktion!).

c) Sog. Hornkrebs der Haut (Lebermetastase).

Als Beispiel eines in ausgedehntem Maße verhornenden Hautkrebses diene die Lebermetastase eines solchen Karzinoms (Fig. 332). Wir sehen hier in der Leber, und zwar vorwiegend in deren periportalen Bindegewebsausbreitungen, ganz und gar fremdartige Einlagerungen. Es sind konzentrisch geschichtete Massen von verschiedenster Gestalt und Größe (a).

Im allgemeinen herrschen rundliche Konturen dieser Körper vor. An der Peripherie der geschichteten Körper sieht man schon bei schwacher Vergrößerung schmale, zellige Zonen, die ganz allmählich in die kernlosen, geschichteten Teile übergehen. Diese Körper sind verhornte Karzinommassen, die in Lymphgefäßen und Blutgefäßen (Pfortaderästen) liegen; sie haben diese Gefäße ganz ausgefüllt und beträchtlich ausgedehnt. An einzelnen Stellen sind kleinere Vorposten des Karzinoms (b) ins Lebergewebe selbst

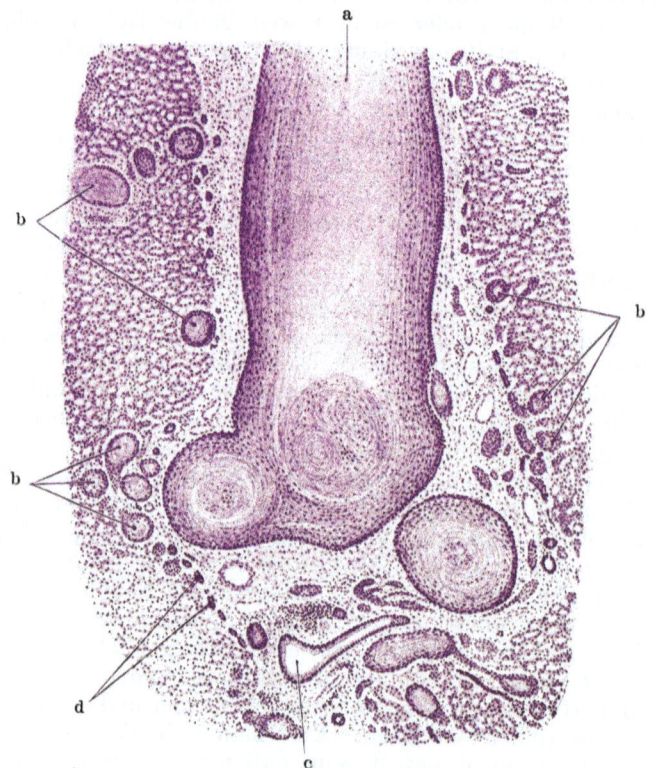

Fig. 332. Lebermetastase eines sog. Hornkrebses der Haut. Vergr. 25fach.
(Färbung: Hämatoxylin.)
a Mächtige, geschichtete Hornmasse (verhornter Pflasterepithelkörper) in einem stark erweiterten Pfortaderast. b Verhornte Pflasterepithelkörper in das feinere, interlobuläre Bindegewebe der Leber und in die Leberläppchen selbst vorgedrungen. c Gallengang. d Kleine, neugebildete Gallengänge.

vorgedrungen. Bei starker Vergrößerung wird die periphere zellige Zone der Hornkörper als epidermale Keimschicht erkannt. Die Zellen dieser Keimschicht sind gegen die Hornmassen hin stark abgeplattet und zeigen pyknotische Kerne (Übergang in Verhornung); die geschichteten Hornmassen bestehen aus kernlosen Schuppen.

d) Zelleinschlüsse in Hautkarzinomen.

In den Pflasterepithelkarzinomen der Haut findet man besonders reichlich jene eigenartigen Bilder der Zell- und Kerndegeneration, welche zur Verwechslung mit parasitischen Einschlüssen (Protozoen, Sporozoen, Blastomyzeten) geführt haben. Diese „Pseudokrebsparasiten" sollen in einem besonderen Präparat studiert werden. Es handelt sich wieder um einen gewöhnlichen Pflasterepithelkrebs der Haut, der auch rudimentäre Verhornungserscheinungen zeigte. Gerade in den zentralen Teilen der Krebskörper, wo deren Keimschicht in eigentümlich hyalinisierte Massen übergeht (pathologische Varietät von horniger Substanz!), finden wir die Pseudoparasiten. Sie zeigen sich uns bei starker Vergrößerung (Fig. 333) als sog. Zelleinschlüsse: in einer Zelle liegt, innerhalb einer Vakuole, ein protoplasmatischer Körper, der auch einen Kern oder „Kernpunkt" erkennen läßt. Manchmal wird man an das Bild erinnert, welches in Gewebszellen eingeschlossene Sporozoen bieten. Die Ähnlichkeit mit enzystierten Protozoen wird noch größer, wenn die Zelle eine besondere Abgrenzungsschicht gegen den pseudoparasitären Einschluß bildet und wenn nicht ein einzelnes, sondern wenn mehrere Körperchen in einer solchen „Zellzyste" eingeschlossen sind. Das erinnert an Sporulation. Derartige täuschende Bilder kommen besonders in Pflasterepithelkarzinomen vor, weil hier die platten Zellen die Neigung haben, sich umeinander zu schichten. So wird dann häufig eine Zelle rings von einer oder mehreren anderen umschlossen. Das geschieht besonders dann, wenn einzelne Zellen hyalin verquellen, wobei ihr Kern pyknotisch wird und zu einem „Kernpunkt" schrumpft. Solche degenerierte Zellen werden dann von anderen eingeschlossen. Der normale Verhornungsprozeß geht ja mit Hyalinisierung des Protoplasmas und mit Kernpyknose einher, und es zeigen daher vor allem die verhornenden Hautkrebse solche Bilder. Die pseudoparasitären Einschlüsse können auch auf andere als die geschilderte Weise entstehen. Wenn z. B. die Verhornung (Hyalinisierung) der Krebszellen nur in der Peripherie der Zellen ausgesprochen ist, dann sondert sich das unverhornte Protoplasma mit dem Kern von dem

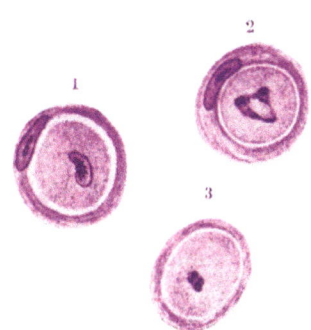

Fig. 333. 1—3. „Zelleinschlüsse" (Pseudoparasiten) aus einem verhornenden Pflasterepithelkarzinom der Haut. Vergr. 500fach. (Färbung: Hämatoxylin.) Krebszellen, welche andere Zellen des Karzinoms eingeschlossen haben. Die Kerne der eingeschlossenen Zellen in mannigfaltiger Degeneration.

peripher verhornten Teil; letzterer bildet eine Art Kapsel, ersteres stellt den pseudoparasitären „Zelleinschluß" dar. An diesem eingeschlossenen, kernhaltigen Protoplasma können sich allerlei Prozesse abspielen, durch welche die Ähnlichkeit mit Sporozysten noch vergrößert wird: z. B. Mitose und Zerfall der mitotischen Figur und des Protoplasmas, wodurch sich viele färbbare Körperchen bilden können. Es würde zu weit führen, alle die möglichen Degenerationen zu schildern, die sich an Protoplasma, Kern und Kernkörperchen abspielen und zu „Zelleinschlüssen" führen können. Erwähnt sei nur noch die Phagozytose: abgestorbene Zellen und Kerne werden von Karzinomzellen aufgenommen und in deren Protoplasma „verdaut". Hier kommen vor allem Leukozyten in Betracht, die von den Krebszellen „verzehrt" werden.

e) Basaliom.

Die typischen Basalzellenkarzinome kommen vorwiegend in der Haut vor; sie können auch von Schleimhäuten ausgehen; basaliomartige Strukturen können auch in Geschwülsten drüsiger Organe vorkommen (Speicheldrüsen, Hypophyse). Der Bereich der Basaliome ist allzu sehr ausgedehnt worden und es werden z. B. auch die sog. Karzinoide des Darms (s. S. 466) von manchen hereingerechnet. Die Bezeichnung Basaliom setzt voraus, daß es sich um Geschwülste handelt, welche von Basalzellen ausgehen, also von mehrschichtigen Epithellagen, welche eine Basal- oder Keimschicht besitzen. Es kommt daher für die Basaliome vor allem das mehrschichtige Epithel der Haut und einiger Schleimhäute als Muttergewebe in

Betracht. Das Basaliom der Haut bildet solide und drüsenartige (tubulöse, kleinzystische), manchmal eigenartig gewundene Epithelkörper; Ansätze zu Talg- und schweißdrüsenartigen Bildungen sind beschrieben worden. Die Epithelkörper erinnern in ihrem Bau also durchaus nicht durchweg an die Keimschicht des geschichteten Pflasterepithels. Die soliden epithelialen Bildungen bestehen aus polygonalen, rundlichen, auch länglichen, spindeligen Elementen; in den drüsenähnlichen Bildungen treten kubische und zylindrische Zellen auf; seltener geht die Differenzierung bis zur Ausbildung von

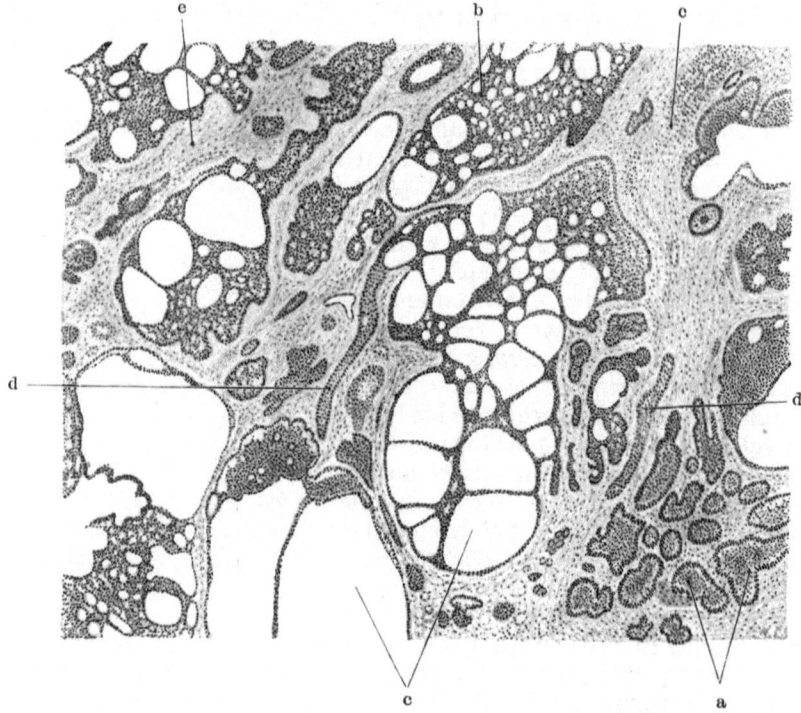

Fig. 334. Basaliom (Haut). Vergr. 30fach. (Hämatoxylin.)
a Solide Epithelkörper vom Aussehen der Keimschicht der Epidermis (zum Teil adamantinomartig). b Siebartig durchbrochene Epithelkörper (zylindromartig); die Hohlräume sind größtenteils durch Verflüssigung des bindegewebigen Stromas entstanden. c Größere Hohlraumbildungen. d Schlauchartige Epithelwucherungen. e Bindegewebiges Stroma.

Hornepithel. Das Stroma ist Bindegewebe; es zeigt häufig Hyalinisierung, Verschleimung, Verflüssigung. Es bestehen auch Beziehungen zu den Zylindromen (s. S. 412). Klinisch sind die Basaliome relativ gutartig; sie zerstören örtlich und setzen in der Regel keine Metastasen.

In Fig. 334 bringen wir ein Basaliom der Haut. Man sieht solide (a) und schlauchartige (d) Epithelkörper; daneben umfangreichere epitheliale Neubildungen, welche zahlreiche Lichtungen aufweisen und dadurch ein siebartiges durchbrochenes Aussehen darbieten (b). Diese Lichtungen, welche stellenweise kleinere zystische Hohlräume darstellen (c), sind durch Hyalinisierung und Verflüssigung des bindegewebigen Stromas entstanden. Die epithelialen Formationen erinnern teilweise an die Bilder in Adamantinomen (s. S. 483) und Zylindromen (s. S. 412).

Sog. benigne Epitheliome der Kopfhaut sind geschwulstartige Bildungen, welche häufig multipel auftreten und von der Epidermis oder deren drüsigen Anhängen ausgehen. Das histologische Bild mit soliden, verfettenden, verkalkenden

Epithelkörpern darf nicht mit Karzinom verwechselt werden. Die Epithelkörper zerfallen, das Bindegewebe wuchert um die zerfallenden Epithelmassen (Fremdkörperriesenzellen!), Vernarbung tritt ein. Neben Kalkablagerung kann es auch zu echter (metaplastischer) Knochenbildung kommen.

2. Schleimhautkarzinome

gehen 1. von geschichtetem Pflasterepithel aus. In diesem Falle sind es Pflasterepithelkarzinome. Sie bieten ein ähnliches histologisches Bild wie die eben untersuchten Hautkrebse (s. b. Lippenkarzinom). Auch

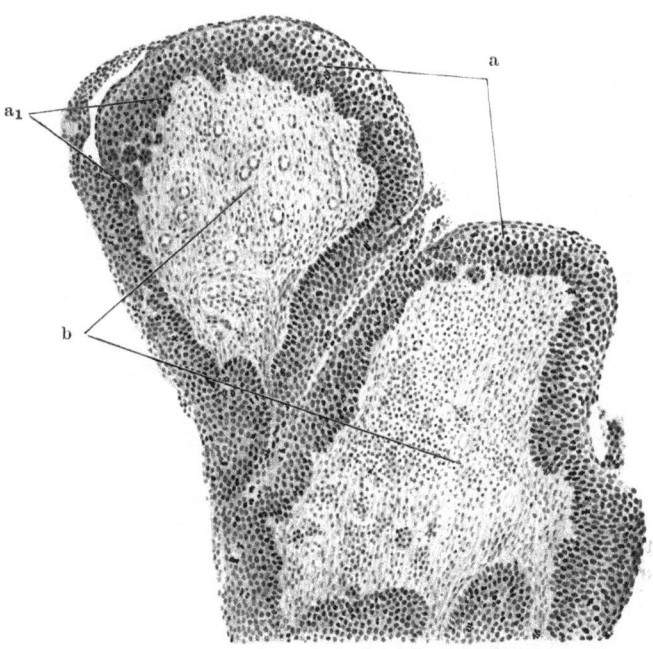

Fig. 335. Malignes Papillom des Kehlkopfes. (Hämatoxylin.)
Zwei Papillen mit unregelmäßigem Epithel (a), welches mehr der Keimschicht des Pflasterepithels entspricht; unscharfe Begrenzung des Epithels gegen das Bindegewebe bei a_1. Zahlreiche Mitosen im Epithel. b Gefäßführendes Bindegewebe der Papillen.

Verhornung kommt vor. Weniger differenzierte Karzinome vom Bau der Basaliome werden beobachtet. Papillöse Formen (sog. Zottenkrebse) sind nicht selten. Von Schleimhäuten, die mit ein- oder mehrschichtigem Zylinder- oder Flimmerepithel ausgekleidet sind, gehen 2. Karzinome mit zylindrischen oder flimmernden Zellen aus (Zylinderepithelkarzinome). Das Oberflächenepithel wuchert in die Tiefe und tapeziert die Binnenräume des Bindegewebes mit einer krebsigen Zylinderzellschicht aus. So entstehen drüsenartige Räume im Bindegewebe. Die Ähnlichkeit mit einem echte Drüsen bildenden Karzinom (Carcinoma adenomatosum) ist groß. Überhaupt ist es bei den Schleimhautkarzinomen viel schwieriger als bei den Hautkarzinomen zu unterscheiden, ob sie vom Deck- oder Drüsenepithel ausgegangen sind. Mehr exstruktive Formen der Schleimhautkarzinome sind die papillösen Abarten. Wenn Schleimhäute mit zylindrischem Deckepithel (Bronchien, Magen, Gallenwege, Uterus) Pflasterepithelkarzinome bilden, dann ist entweder eine Metaplasie vorausgegangen, oder es ist das krebsig wuchernde indifferente Epithel selbst,

Borst, Histologie, 4. Aufl.

welches eine ortsfremde Differenzierungsrichtung nimmt. Bildet es neben verhornendem Pflasterepithel auch noch drüsenartige Formen, so spricht man von Adenokankroid (s. S. 457). Über Basaliome der Schleimhäute s. S. 447.

Als Beispiel eines von der Oberfläche einer Schleimhaut ausgegangenen Karzinoms bringen wir ein histologisches Bild von einem Papillom des Kehlkopfes, welches sich klinisch als maligne erwiesen hatte (Fig. 335). Dieses Bild soll mit der Fig. 314, welche von einem ausgereiften und gutartigen Papillom des Kehlkopfs stammt, verglichen werden. Unser malignes Papillom hatte zum größten Teil exstruktive Wachstumstendenz, und es bildete makroskopisch blumenkohlartige Wucherungen. Aber an der basalen Fläche der Geschwulst war auch ein destruktives Eindringen des entarteten Pflasterepithels in die Unterlage festzustellen. Wir bringen bei schwacher Vergrößerung einen kleinen Teil der oberflächlichen blumenkohlartigen Wucherung: es sind 2 Papillen (a) gezeichnet, auf deren bindegewebigem Grundstock (b) ein atypisches geschichtetes Pflasterepithel aufsitzt. Dieses Epithel erinnert überall an die Keimschichtzone des geschichteten Pflasterepithels und zeigt dadurch seinen unreifen Charakter; die Grenze dieses Epithels gegen das Bindegewebe ist stellenweise undeutlich; viele Mitosen finden sich in dem atypischen Epithel.

II. Drüsenepithelkarzinome.

Die Drüsenepithelkarzinome können von **Haut, Schleimhäuten** und **drüsigen Organen** ihren Ausgang nehmen. In der **Haut** sind **Talgdrüsenkarzinome** durch große, verfettende Epithelkörper, **Schweißdrüsenkarzinome** durch schlauchartige Epithelwucherungen ausgezeichnet. Die **Drüsenepithelkarzinome der Schleimhäute und der inneren Organe** bilden in ihren höher differenzierten Formen drüsige, tubulöse Wucherungen (Ca. tubulare). Diese krebsige Drüsenimitation liefert keine einzelnen Drüsenindividuen, sondern es entstehen weitverzweigte, untereinander zusammenhängende, tubulöse Bildungen, die mit kubischen, zylindrischen (flimmernden) Epithelien ausgekleidet sind (Adenokarzinom, besser Carcinoma adenomatosum). Bleibt der Epithelbelag im wesentlichen einschichtig, so ist die Ähnlichkeit mit Adenom groß (malignes Adenom). Eine Verwechslung mit Adenom kann man vermeiden, wenn man auf die Massenhaftigkeit der drüsigen Wucherungen, auf die Üppigkeit der Epithelbeläge, auf die Unregelmäßigkeiten in der Anordnung der Epithelien, auf die Variabilität der Zell- und Kernausgestaltung usw. achtet. Vom sog. malignen Adenom unterscheidet sich das Ca. adenomatosum durch viel größere Willkür in der formalen Ausbildung der krebsigen Drüsen, wobei vor allem Mehrzeiligkeit und Mehrschichtigkeit des üppig wuchernden Epithels eine wichtige Rolle spielen. Vielfach sieht man das Lumen von reinen Epithelbrücken durchzogen, welche die ursprünglich einfache Lichtung in eine Anzahl von Teillumina zerlegen. Vielfach liegen ferner die Drüsen ohne trennendes Stroma mit ihren Epithelröhren an- und aufeinander. Richtige Membranae propriae fehlen allen diesen krebsigen Drüsenimitationen. Drüsige Organe von follikulärem Typus liefern ein Karzinom, das mehr zur Bildung geschlossener Epithelkörper neigt (Ca. folliculare). Daneben finden sich schlauchförmige Wucherungen mit verzweigten, sich abschnürenden Epithelsprossen, entsprechend dem normalen Entwicklungstyp solcher drüsiger Organe. Durch Erweiterung der krebsigen Drüsen entstehen Zysten (Ca. adenomatosum cysticum — Zystokarzinom).

Die Kombination mit papillären Wucherungen führt zum Cystocarcinoma papilliferum.

Die weniger differenzierten Formen des Drüsenepithelkarzinoms sind durch solide Epithelwucherungen ausgezeichnet. Hierin zeigt sich ein geringerer Grad von Gewebsreife. Das Stadium der soliden Epithelsprosse, welches bei der normalen Drüsenentwicklung durchlaufen wird, erscheint bei diesen Karzinomen gewissermaßen in Permanenz erklärt. Die Differenzierung geht nicht über dieses Stadium hinaus (Ca. solidum). Die krebsigen Epithelzellen sind dabei von mehr oder weniger undifferenziertem Aussehen, rundlich oder polymorph; sie liegen in Maschen („Alveolen") eines bindegewebigen Stromas (alveoläres Karzinom). Solche Karzinome bieten ein sehr einfaches histologisches Bild (Ca. simplex). Gehen Karzinome von innersekretorischen drüsigen Organen aus, so haben sie im allgemeinen ebenfalls den alveolären Bau des Ca. simplex und entsprechen darin der prinzipiellen Struktur ihres Mutterbodens.

Für alle Drüsenepithelkarzinome sei bemerkt, daß die krebsigen Drüsenepithelien niemals die vollkommenen funktionellen Strukturen ihrer Mutterzellen aufzeigen. Magenkarzinome mit Haupt- und Belegzellen, Nierenkrebse mit typischen Epithelien der Hauptstücke hat man noch nie gesehen. Über die Ausbildung von binnen- und zwischenzelligen Sekretkanälchen in Drüsenepithelkarzinomen liegen keine Mitteilungen vor. Die spezifischen Protoplasmastrukturen (Granula usw.) sind mangelhaft ausgebildet oder pathologisch verändert. Das gilt auch für die „innersekretorischen" Drüsenepithelkarzinome. Gleichwohl sind in den Drüsenkarzinomen die spezifischen Funktionen nicht immer völlig erloschen: Fettbildung in Haut- und Mammakarzinomen, Gallebildung in den Leberkarzinomen, Kolloidsekretion in Schilddrüsenkarzinomen, Schleimbildung in Karzinomen der Schleimhäute kommt vor. Diese sekretorischen Leistungen der Krebsparenchyme können pathologisch derartig gesteigert sein, daß sie sich in Entartung umkehren. Das ist z. B. bei den sog. Gallertkarzinomen der Fall (s. unten).

Das Verhältnis des Stromas zum Karzinomparenchym wechselt in den Karzinomen der drüsigen Organe in weiten Grenzen — viel mehr, als dies in Karzinomen der Deckepithele der Fall ist. Das wird wohl an besonderen (spezifischen?) Einwirkungen liegen, welche die krebsigen Drüsenepithelien auf das Stroma ausüben. Sog. Skirrhen zeichnen sich durch massiges Stroma bei quantitativ unter Umständen sehr zurücktretendem Parenchym aus. Letzteres bildet in den Skirrhen gewöhnlich solide, kleine Nester. Die Medullarkarzinome sind im Gegenteil stromaarme und parenchymreiche Geschwülste (sog. Markschwämme). Auch sie gehören meist dem Typus des Ca. solidum an. Doch gibt es auch höher differenzierte (adenomatöse) Formen medullären Charakters, wie denn überhaupt die Bezeichnungen skirrhös und medullär sich lediglich auf das quantitative Verhältnis zwischen Parenchym und Stroma und nicht auf besondere qualitative Strukturen beziehen.

Unsere Präparate werden das bisher Gesagte erläutern und noch weitere Einzelheiten hinzufügen lassen.

a) Verschiedene Grade der Epithelatypie bei Mastdarmpolypen.

Zuerst wollen wir die histologischen Beziehungen des Drüsenkarzinoms zu den drüsigen Hyperplasien und zum Adenom an einigen Bildern studieren. Dies kann am besten am Beispiel der Schleimhautpolypen geschehen. Bei chronischer Entzündung der Schleimhaut des Magen- und Darmkanals kommen nicht nur allerlei harmlose atypische Drüsenneubildungen vor, sondern es bilden sich oft auch Hyperplasien der Schleimhaut aus, welche bis zur Entwicklung von polypösen Neubildungen fortschreiten können, so z. B. bei der Gastritis polyposa oder bei der chronischen Dysenterie oder der Bilharziosis des Dickdarms. Diese gewöhnlichen Schleimhautpolypen haben den Bau der betreffenden Schleimhaut; die Drüsen sind vermehrt, oft auch stark verzweigt oder erweitert, zeigen aber im großen ganzen den Bau der ortsangehörigen Drüsen; geringe Atypien kommen vor. Solche einfachen Schleimhautpolypen haben keine engeren Beziehungen zum Karzinom. Von einem anderen Gesichtspunkt aus sind die polypösen

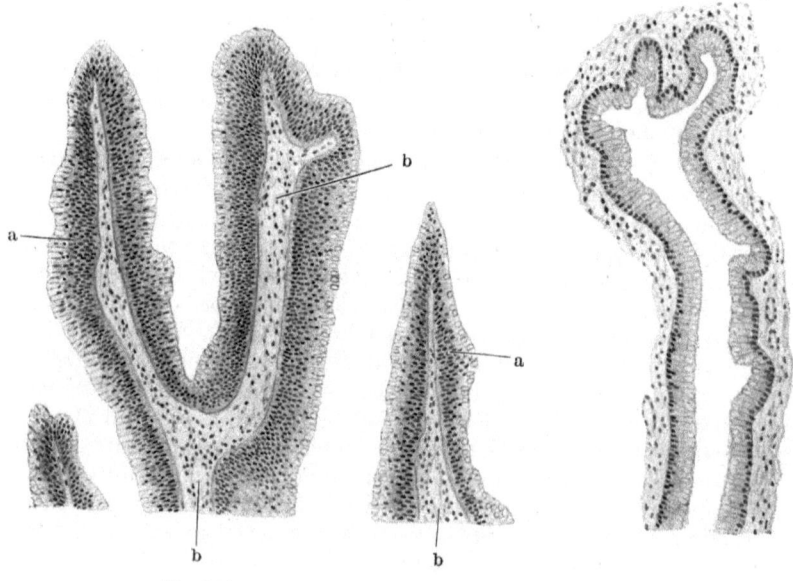

Fig. 336.   Fig. 337.

Fig. 336. Adenomatöser zottiger Dickdarmpolyp. Vergr. 80fach. (Hämatoxylin.) Einige Zotten mit einfach atypischem, sehr dichtgestelltem, mehrzeiligem Epithel (a). Zartes, gefäßführendes Bindegewebe der Zotten (b).

Fig. 337. Normale Dickdarmdrüse. Vergr. 80fach. (Hämatoxylin.)

Adenome, welche oft auch einen papillösen, zottigen oder blumenkohlartigen Bau haben, zu betrachten. Das sind echte Geschwülste, welche solitär oder multipel auftreten können. Bei der sog. Polyposis adenomatosa ist die Schleimhaut des ganzen Magendarmkanals von oft unzähligen kleineren und größeren Polypen besetzt. Diese Art von Polypen reproduziert nicht einfach die betreffende Schleimhaut in hyperplastischer Form, sondern sie zeigt das Bild des Adenoms, und die produzierten Drüsen weichen von den Drüsen der Örtlichkeit in vieler Hinsicht ab. Sie sind dicht gedrängt, stark verzweigt und weisen ein atypisches Epithel auf. Das Epithel ist mehrreihig, die zylindrischen Zellen sind stark vermehrt, ihre Kerne sind sehr dicht neben- und übereinander gelagert, die Schleimhautsekretion tritt nicht so deutlich hervor, wie bei den Drüsen der Matrix. Wichtig ist, daß das Drüsenepithel überall einer deutlichen Membrana propria aufsitzt. Zwischen den Drüsen ist ein spärliches gefäßführendes Bindegewebe vorhanden. In solchen polypösen Adenomen können sich weitergehende Atypien des Drüsenepithels entwickeln. Der Epithelbesatz der Drüsen wird unregelmäßig, die Form der Drüsenepithelien ändert sich, der schlanke Zylinderzellentyp wird verlassen, die Kerne der Drüsenepithelien werden größer, färben sich

Unreife, epitheliale Geschwülste.

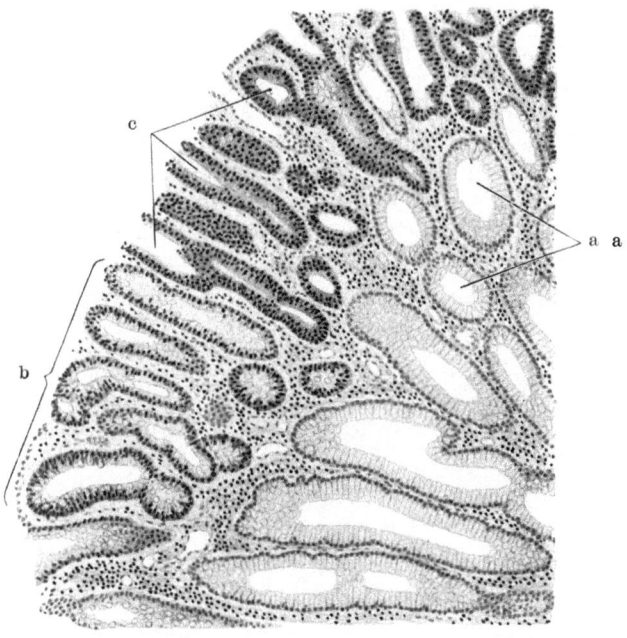

Fig. 338. Dickdarmpolyp mit stark atypischen Wucherungen des Drüsenepithels.
Vergr. 80fach.
a Normale Drüsen. b und c Verschiedene Grade der Atyphie des Epithels in einigen Drüsen.

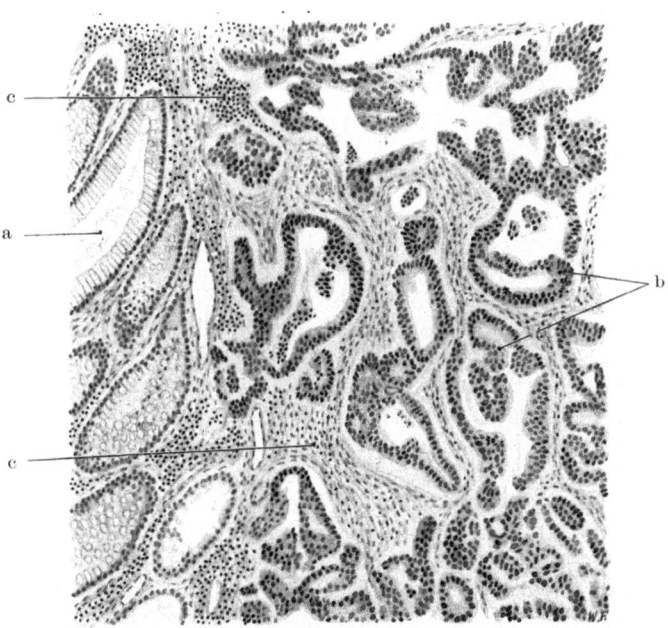

Fig. 339. Karzinom des Dickdarms. Vergr. 80fach. (Hämatoxylin.)
a Normale Dickdarmkrypten. b Stark atypische karzinomatöse drüsige Wucherungen in der Submukosa. c Entzündlich zellig infiltriertes bindegewebiges Stroma zwischen den karzinomatösen Drüsenimitationen.

stärker, neben Mehrreihigkeit tritt Mehrschichtigkeit auf. Diese Umwandlung vollzieht sich häufig an mehreren Stellen des Polypen zugleich, und sie ist verdächtig auf beginnendes Karzinom. Die sichere Diagnose auf Karzinom werden wir dann stellen dürfen, wenn dieses gesteigert atypische Epithel nicht nur innerhalb erhaltener Membranae propriae vorkommt, sondern wenn es diese Schranke durchbricht und zerstörend in das Bindegewebe, durch die Muscularis mucosae in die Submukosa und tiefer in die Darmwand eindringt. Wir bringen in Fig. 336 das Bild eines adenomatösen Zottenpolypen, dessen Papillen ein einfach atypisches Epithel zeigen (a). Daneben (Fig. 337) eine Dickdarmkrypte mit normalem Epithel. In Fig. 338 sehen wir die beginnende Entwicklung stark atypischen Epithels (b u. c) in einem kleinen Polypen und in Fig. 339 das Bild eines aus einem adenomatösen Polypen entstandenen Karzinoms; hier wuchern die stark atypischen Drüsen (b) bereits im Bereich der Submukosa; man vergleiche sie mit den normalen Dickdarmkrypten bei a! Die Bilder stammen alle vom Rektum.

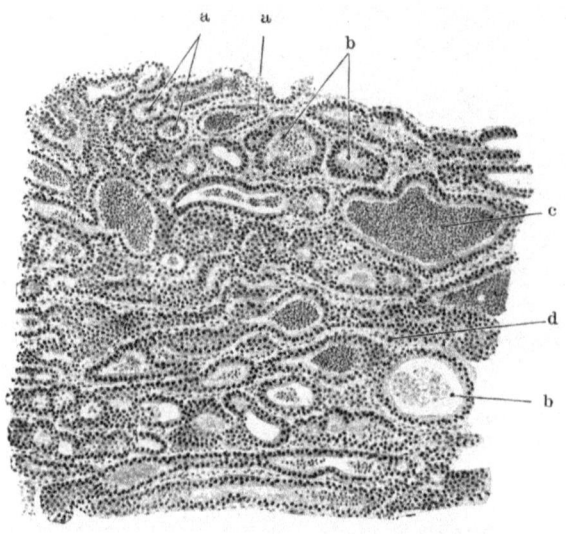

Fig. 340. Zylinderepithelkarzinom (Carcinoma adenomatosum) des Magens. Vergr. 50fach. (Färbung: Hämatoxylin.)
a Mit Zylinderepithel ausgekleidete drüsige Schläuche, des Karzinoms. b Erweiterte solche Schläuche, zum Teil mit etwas unregelmäßigem Epithel. c Leukozytenmassen als Inhalt stark erweiterter, krebsiger Drüsenschläuche.
d Bindegewebiges Stroma, spärlich entwickelt.

b) Zylinderepithelkarzinom (Ca. adenomatosum) des Magens.

Das Karzinom des Magens tritt in den verschiedensten makro- und mikroskopischen Bildern auf: umschriebene (auch primär multiple) Karzinome bilden polypöse, zottige, fungöse, mehr oder weniger ulzerierende Gewächse; daneben kommen diffuse Infiltrationen vor. Histologisch gibt es alle Formen von ganz unreifen bis zu hochgereiften adenomartigen Geschwülsten. Selten sind Pflasterepithelkarzinome. Abarten sind die skirrhösen, medullären, papillären und die gallertigen Karzinome. Engere Beziehungen zu den gewöhnlichen Schleimhautpolypen bestehen nicht, wohl aber zu den adenomatösen Polypen (Polyposis adenomatosa). Das typische Bild eines höher gereiften, drüsenbildenden Karzinoms soll uns ein Zylinderepitheliom (Ca. adenomatosum) des Magens vor Augen führen (Fig. 340). Wir sehen ein förmliches Labyrinth von drüsigen Gängen (a, b). Es sind die in der Submukosa des Magens wuchernden Karzinomschläuche. Sie sind mit hohem Zylinderepithel ausgekleidet. Als Inhalt (c) finden sich körnig-fädige Massen (Schleim) und Zellen (s. unten). Zwischen den krebsigen Drüsenbildungen ist nur wenig Stroma (d). Bei starker Vergrößerung zeigt sich das karzinomatös wuchernde Epithel in den Drüsenimitationen äußerst dicht gestellt. Die Kerne liegen in verschiedenen Höhen der Zylinderepithelsäume (mehrreihiges Epithel). Vielfach kommt auch echte Mehrschichtigkeit des Epithelbelags vor. Neben den Drüsen mit ein- oder mehrschichtigem Zylinderepithel sind auch Drüsen mit unregelmäßigem, polymorphem Epithel vorhanden. Die Epithelbeläge sind reichlich von Leukozyten durchsetzt, deren Kerne man zwischen den Epithelzellen sieht. Im Lumen der krebsigen Drüsen sind außer Schleim stellenweise ebenfalls zahlreiche polymorphkernige Leukozyten angehäuft (c). Diese Bilder erinnern an die physiologische Leukozytendurchwanderung in Schleimhäuten. Das Stroma (d) besteht aus fibrillärem Bindegewebe und führt die Gefäße. Es ist ebenfalls von Lympho- und Leukozyten durchsetzt.

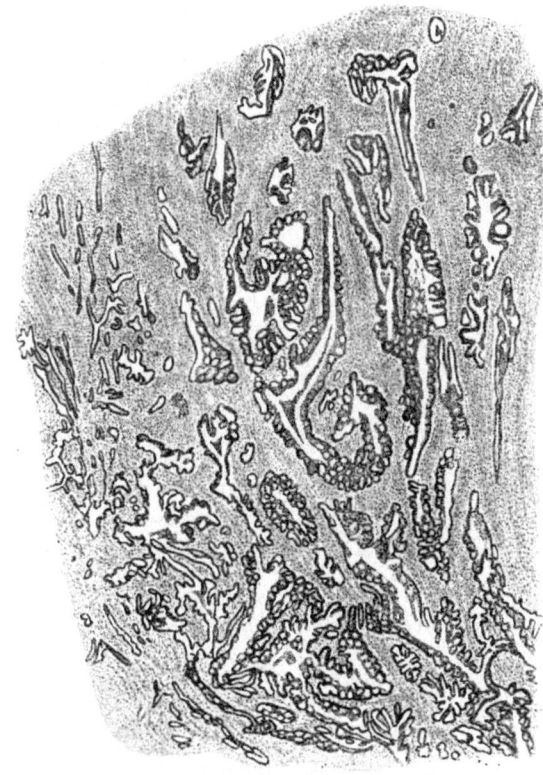

Fig. 341. Carcinoma adenomatosum corporis uteri. Vergr. 15fach.
(Färbung: Hämatoxylin.)
Die Uterusmuskulatur, von krebsigen, zum Teil sehr atypisch gestalteten, weit verzweigten und untereinander vielfach zusammenhängenden, drüsenartigen Schläuchen durchsetzt.

c) Carcinoma adenomatosum corporis uteri.

Die Karzinome der Gebärmutter können in den verschiedensten grobanatomischen und histologischen Formen auftreten; sie nehmen ihren Ausgang vom Corpus uteri, von der Zervix oder der Portio vaginalis. Die Korpuskarzinome können histologisch papilläre Formen aufweisen, oder sie entsprechen dem Typ des Carcinoma adenomatosum (malignen Adenoms), oder es sind solide Karzinome, manchmal von hohem Grad der Unreife, diffus wachsend, sarkomartig. Auch Pflasterepithelkarzinome kommen vor (s. u. Adenokankroid). Die Zervixkarzinome können ähnliche Formen aufweisen. Verschleimende Karzinome werden beobachtet. Das Karzinom der Portio vaginalis ist ein Pflasterepithelkrebs (manchmal mit Verhornung), kommt aber auch in sehr unreifen Formen vor; papilläre Karzinome sind nicht selten. Besondere Schwierigkeiten bereitet die histologische Unterscheidung des hochdifferenzierten Korpuskarzinoms von Hyperplasie und gutartiger Adenombildung[1]. Für Karzinom sprechen das Fehlen von einzelnen Drüsenindividuen, das Fehlen von Membranae propriae an den drüsigen Wucherungen, auffallend dunkle Färbung der Kerne der drüsigen Neubildungen, Mehrschichtigkeit der Epithelbeläge, solide Ausfüllung der Drüsenräume, Polymorphie der Zellen und Kerne, reichliche Mitosen, spärliches, oft stark entzündlich-zellig infiltriertes Stroma, Nachweis von Nekrosen. Immer bleibt als wichtigstes Zeichen die Feststellung selbständigen destruierenden Vordringens der wuchernden Epithelzellen in die Nachbarschaft.

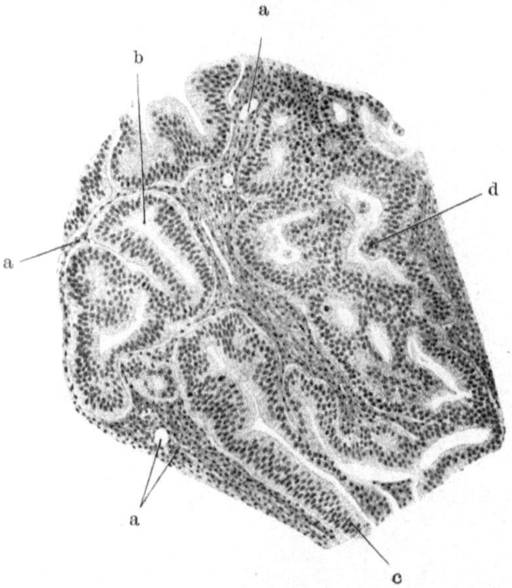

Wir bringen das Bild eines Ca. adenomatosum des Uterus. Es handelt sich um ein Korpuskarzinom. Wir wollen den geschwulstbildenden Prozeß zuerst in situ und dann an kürettierten Stückchen untersuchen. Es empfiehlt sich, die Präparate mit dem früher besprochenen Bilde der glandulären Hyperplasie des Endometriums zu vergleichen, um die großen Unterschiede zwischen einer einfach hyperplastischen und einer ungeordneten, blastomatösen Drüsenwucherung festzustellen. Das adenomartige Karzinom in situ zeigt uns die Schleimhaut des Uterus stark verbreitert und in eine Neubildung verwandelt, die aus lauter dicht gedrängten Drüsen besteht. Auch hier kann von einer Scheidung in Einzeldrüsen nicht gesprochen werden. Die Drüsen sind aufs ausgiebigste verzweigt und hängen untereinander vielfach zusammen. Das Stroma tritt bei schwacher Vergrößerung nicht deutlich hervor; die Drüsen liegen zu dicht.

Fig. 342. Carcinoma adenomatosum uteri (Kürettage). Vergr. 120fach. (Färbung: Hämatoxylin.)
a Bindegewebiges Stroma und Gefäße. b Durchschnitte durch die krebsigen Drüsen. c Mehrschichtigkeit des Epithels dieser drüsigen Wucherungen. d Rein epitheliale Knospenbildung des krebsigen Drüsenepithels.

Wichtig ist die Feststellung, daß die drüsige Neubildung überall in die Muskulatur des Uterus vorgedrungen ist (Fig. 341). Stellenweise ist dieses Einwuchern in große Tiefe der Muskularis erfolgt. Zeigt sich schon hierin die karzinomatöse Natur der Drüsenwucherung, so wird diese noch weiter bestätigt durch die feinere Analyse der neugebildeten Drüsen bei starker Vergrößerung. Hierbei zeigen sich die größten Unterschiede gegenüber dem Bau der normalen Korpusdrüsen. Zwar findet sich meist eine Differenzierung des Drüsenepithels zu Zylinderzellen; aber die Zylinderzellen sind viel dichter gedrängt, ihre Kerne liegen in verschiedenster Höhe (Mehrreihigkeit!), viele Mitosen sind zu sehen. Sehr häufig findet sich echte Mehrschichtigkeit der Epithelbeläge. Ferner haben sich an der Innenfläche der Drüsenräume an vielen Stellen umfangreiche, rein epitheliale Wucherungen aufgeschichtet, die wieder zahlreiche Teillumina gebildet haben: also eine Art sekundärer Drüsenbildung an der Wand der primär gebildeten Drüsen. Zwischen den Drüsenkomplexen finden wir die Bündel der glatten Muskulatur des Myometriums

---

[1] Über die Möglichkeit einer Ausartung der glandulären und polypösen Hyperplasie der Korpusmukosa sowie der Endometriosen und Adenomyosen in Karzinom sind die Meinungen geteilt.

oder bindegewebiges Stroma. Die lympho-leukozytäre Reaktion des Zwischengewebes ist überall stark. Zahlreiche Leukozyten durchsetzen die Epithelsäume der karzinomatösen Drüsenwucherung und haben sich in den Lichtungen der letzteren angehäuft.

Die Kürettage (Fig. 342) eines solchen Carcinoma corporis uteri zeigt uns ähnliche Bilder. Die einzelnen ausgeschabten Gewebsstückchen bestehen teils aus Uterusschleimhaut, teils aus karzinomatösem Gewebe. Daneben finden sich Blut und Gerinnsel. Die krebsige Drüsenwucherung ist durchaus irregulär. Die Drüsendurchschnitte (b) sind vielfach gar nicht durch Stroma getrennt, ihre Epithelbeläge liegen direkt aneinander. Das vorwiegend zylindrische Epithel ist häufig mehrschichtig (c). Es gibt auch Drüsen mit ganz ungeordnetem, polymorphem Epithel. Mitosen sind reichlich in den

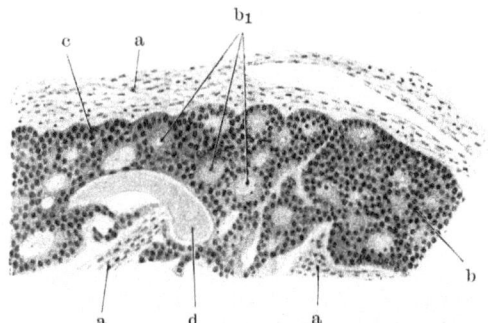

Fig. 343. Carcinoma adenomatosum uteri (Kürettage). Vergr. 120fach.
(Färbung: Hämatoxylin.)
a Bindegewebiges Stroma. b Rein epitheliale Wucherungen (ohne Stroma) mit multipler sekundärer Lumenbildung (b_1). c Mitosen in den krebsigen Drüsenepithelien. d Zylinderbildung aus homogenen, schleimigen Sekretmassen (Carcinoma cylindromatosum).

Epithelzellen; ihre Äquatorialplatten liegen in den verschiedensten Richtungen. Oft sieht man rein epitheliale Knospen (d), die in das Drüsenlumen vorragen; auch epitheliale Brücken, welche das Lumen durchqueren, sind reichlich vorhanden. Das Stroma (a) tritt stark zurück. Es ist von Lymphozyten und Plasmazellen durchsetzt.

Ein Detailbild (Fig. 343) zeigt in einer ungeordneten Epithelwucherung (b) mit zahlreichen Mitosen (c) die Entstehung einer Menge von sekundären Drüsenlichtungen (b_1) mit und ohne schleimig hyalinen Inhalt. Stellenweise finden sich zylindromartige Bilder (d). Bemerkenswert ist, daß diese sekundären drüsigen Bildungen von rein epithelialer Natur sind; Stroma ist hier unbeteiligt.

d) Adenokankroid des Uterus.

An zwei Abbildungen eines Falles von Adenokankroid des Uteruskörpers (Fig. 344 und 345) soll auch diese eigenartige Form des Karzinoms studiert werden, bei welcher das krebsig entartete Epithel nicht nur Drüsen, sondern auch (verhornendes) Pflasterepithel bildet. Man spricht hier von Metaplasie. Es handelt sich aber nicht darum, daß ein primär vorhandenes (durch Metaplasie entstandenes) Pflasterepithel von einer krebsigen Drüsenwucherung durchwuchert und zerstört wurde, sondern es wuchert ein indifferentes Epithel, welches pluripotent ist und sich nach zwei Richtungen hin ausdifferenziert. Dafür sprechen die allenthalben zu findenden fließenden Übergänge und Zwischenformen zwischen dem drüsenbildenden Zylinderepithel und den Pflasterepithelwucherungen.

In unserer Fig. 344 zeigt sich die Differenzierung des wuchernden krebsigen Epithels hauptsächlich in zwei Richtungen. An einzelnen Stellen sind breitere und schmälere sich verzweigende Zapfen eines **geschichteten Pflasterepithels** zu sehen (a). An den breitesten Zapfen kann man ein Stratum germinativum (stellenweise sogar mit zylindrischen Basalzellen) und ein Stratum corneum erkennen. Die schmalen Zapfen sind mehr indifferent

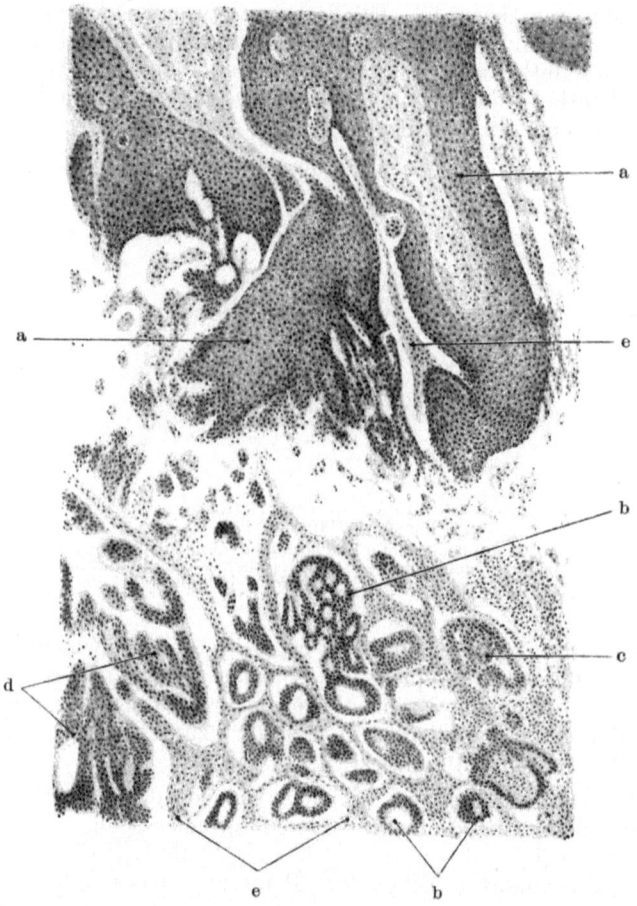

Fig. 344. **Adenokankroid des Uterus.** Vergr. 60fach. (Hämatoxylin-Eosin.)
a Breite, verzweigte Zapfen aus verhornendem Pflasterepithel. b Drüsenartige, ungeordnete Wucherungen zylindrischen, vielfach mehrschichtigen Epithels. c Drüsenartige Bildung, in indifferentes Epithel übergehend; hier eine geschichtete Hornkugel. d Wucherungen indifferenten Epithels. e Bindegewebiges Stroma.

aufgebaut. An anderen Stellen sieht man Drüsenimitationen (b). Die Drüsenlumina sind von teilweise mehrschichtigem Epithel umkleidet; ganz unregelmäßige und atypische drüsenartige Bildungen finden sich. Zwischenformen zwischen Pflaster- und Zylinderepithelbildungen sind nachzuweisen. In einer drüsigen Wucherung sieht man eine geschichtete Kugel verhornten Pflasterepithels (c). Das Stroma (e) ist spärlich und stellenweise von Lymphozyten infiltriert; letztere sind auch reichlich in die Lichtungen der drüsigen Räume eingewandert.

Die Fig. 345 soll den Übergang des Zylinderepithels der krebsigen Drüsen in Pflasterepithel zeigen. Das mehrreihige zylindrische Epithel eines Drüsenganges (a) geht (bei b und b_1) in eine mehrschichtige Lage polygonaler und platter Zellen von annähernden Aussehen eines geschichteten Pflasterepithels über.

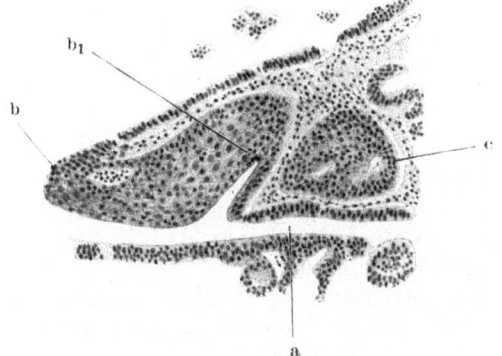

Fig. 345. Aus einem Adenokankroid des Uterus (Kürettage). Vergr. 120fach. (Färbung: Hämatoxylin.)
a Krebsige Drüsenschläuche mit teils ein-, teils mehrschichtigem Zylinderepithel. Bei b und b_1 Übergang des Zylinderepithels in mehrschichtiges Pflasterepithel. c Krebsiger Epithelkörper: zum Teil Differenzierung zu Zylinderepithel (um drüsige Lumina), zum Teil ungeordnete Wucherung polygonaler Zellen.

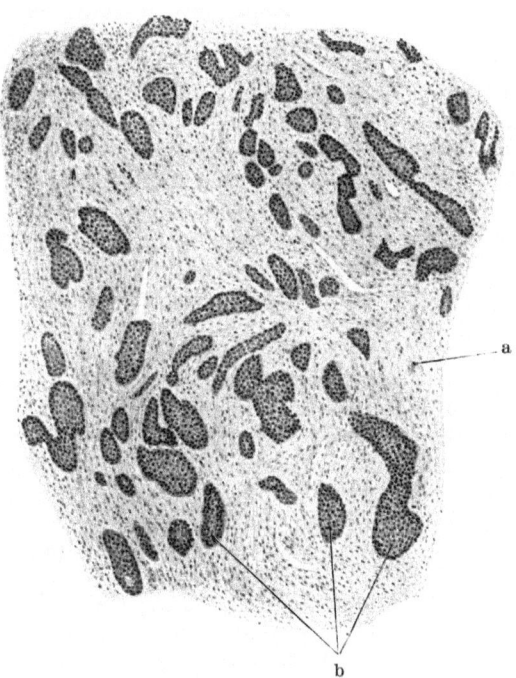

Fig. 346. Aus einem Pflasterepithelkrebs der Portio vaginalis uteri (Kürettage). Vergr. 50fach. (Färbung: Hämatoxylin.)
a Reichliches bindegewebiges Stroma. b Nester von Pflasterepithel.

e) Carcinoma portionis uteri.

Zum Vergleich untersuchen wir auch eine Kürettage von Portiokarzinom (Fig. 346). Die Portiokrebse sind zumeist Pflasterepithelkarzinome. Unter den ausgeschabten Stückchen finden sich auch Teilchen der Zervixschleimhaut: einzeln liegende Zervixdrüsen in faserreichem Schleimhautbindegewebe.

Andere Stückchen bestehen aus einem reichlichen bindegewebigen Stroma (a) mit eingelagerten, soliden Epithelzellennestern (b) von verschiedenster Größe und Gestalt. Manchmal finden sich auch hier noch Zervixdrüsen als Reste der Schleimhaut, und man kann den Einbruch der Krebszellenhaufen in diese Drüsen feststellen. Bei starker Vergrößerung erweisen sich die Krebszellennester aus mehr oder weniger ausdifferenziertem Pflasterepithel zusammengesetzt. Das bindegewebige Stroma ist von Leukozyten durchsetzt.

f) Carcinoma psammosum ovarii.

Über akzidentelle Verkalkungsvorgänge in Geschwülsten wurde schon bei verschiedener Gelegenheit gesprochen (s. S. 413). Wenn solche Verkalkungen, die sich am Bindegewebe, an den Gefäßen, an Zellen und Zellschichtungen meist im Anschluß an Hyalinose und Nekrose abspielen, größere Ausdehnung gewinnen, so können derartige Geschwülste schon grobanatomisch durch die Einlagerung kalkiger Massen eine eigenartige Beschaffenheit gewinnen. Besonders ist dies der Fall bei der Sandkörpergeschwulst, dem Psammom der älteren Autoren. Von den Hirnhäuten gehen solche Psammome aus, die sich manchmal wirklich wie sanderfüllte Beutel oder kalkige Schwämme anfühlen. In diesen sog. Meningeomen spielen sich die Verkalkungen vor allem an hyalinisierten, konzentrischen Schichtungen platter Zellen ab (s. S. 505). Da solche Verkalkungen sich aber auch in Geschwülsten anderer Genese abspielen können, hat das Psammom als selbständige Geschwulstart keine Existenzberechtigung. Aber die Eigenart, welche durch die ausgedehnten akzidentellen Verkalkungen manchen Geschwülsten aufgeprägt wird, kann durch das Adjektiv „psammosum" zum Ausdruck kommen. So gibt es auch ein Ca. psammosum, welches ebenfalls durch Verkalkung von Krebszellen und Krebszellenschichtungen ausgezeichnet ist.

Als Beispiel eines psammösen Karzinoms, in welchem die Sandkörper hauptsächlich durch Verkalkung der Geschwulstzellen gebildet werden, diene die Fig. 347. Die Geschwulst zeigt bei schwacher Vergrößerung an den verschiedenen Stellen einen sehr verschiedenen Bau: bald findet man eine weitgehende Ausreifung, bald einen sehr indifferenten Zustand der epithelialen Bildungen. Übergangsbilder, welche diese beiden extremen Stadien miteinander verbinden, sind reichlich nachzuweisen. Die am höchsten differenzierten Stellen zeigen drüsige und zystische Räume (a), welche (starke Vergrößerung!) von einem einfachen, manchmal mehrreihigen Zylinderepithel ausgekleidet sind. Der Inhalt dieser Drüsen und Zysten ist ein Sekret, welches sich als eine schollige oder homogene Masse darstellt. Zwischen den Drüsen und Zysten findet sich ein fibrilläres Bindegewebe als Stroma (d); es ist (starke Vergrößerung!) wechselnd reich an Fibroplastenkernen und Wanderzellen. Als Übergangsbilder trifft man auf einfache und verzweigte Zysten, welche ein üppig wucherndes, unregelmäßig aufgetürmtes, mehrschichtiges Epithel zeigen; da und dort ist eine echte Papillenbildung an der Wand der Zysten zu sehen. Außerdem trifft man auf Drüsenschläuche, welche dicht beisammen liegen und Übergänge zeigen zu soliden Epithelbildungen, deren Gestalt noch an Drüsenschläuche erinnert. Die weitere Ausartung des Wachstums und der Differenzierung zeigt sich in der Bildung von soliden Haufen, Nestern und Strängen polygonaler, indifferenter Epithelzellen (b), zwischen welchen sich ein sehr spärliches fibrilläres Stroma findet. Die drüsigen und zystischen Teile werden von den soliden Epithelwucherungen durchwachsen, indem die letzteren sich innerhalb des Stromas der ersteren ausbreiten. Es sieht so aus, als ob ein zystisches Adenom sekundär karzinomatös entartet sei. Was aber der ganzen Geschwulst ein besonderes

Gepräge gibt, das sind zahllose, kleinere und größere, mit Hämatoxylin stark färbbare, verkalkte Kugeln (c), welche bei stärkerer Vergrößerung meistens eine konzentrische Schichtung zeigen. Die eingehende Untersuchung lehrt, daß diese Sandkörper aus den Krebszellen entstehen, welche ihre Kerne

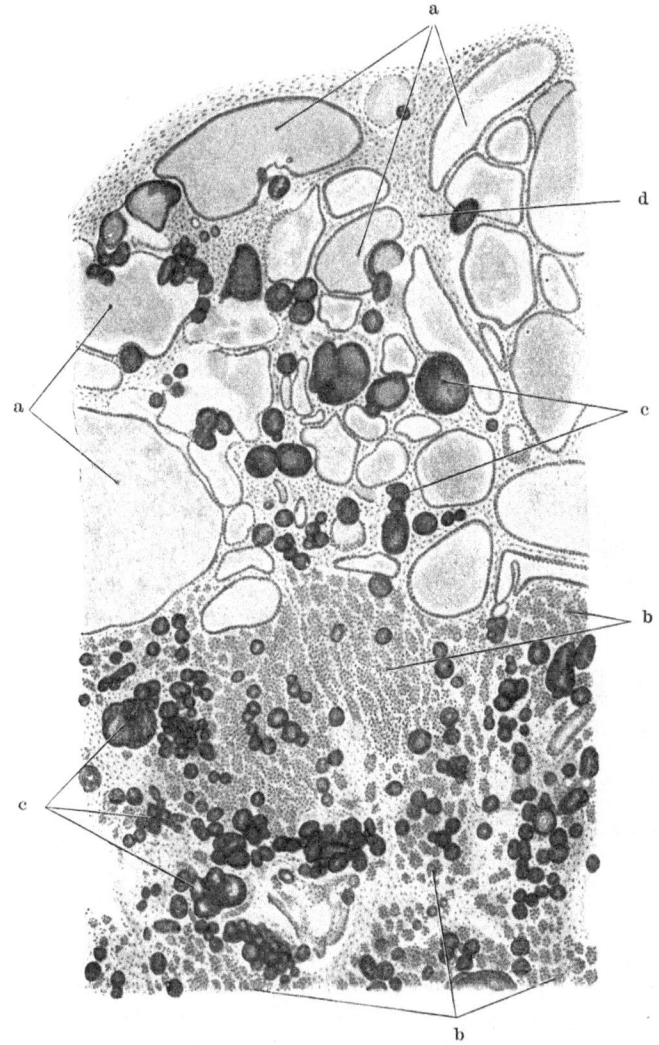

Fig. 347. Carcinoma psammosum ovarii. Vergr. 40fach. (Hämatoxylin-Eosin.)
a Zystisch erweiterte Drüsenräume, von Zylinderepithel ausgekleidet, mit schleimig-kolloiden Massen erfüllt. b Solide Haufen und Nester von polymorphen Epithelzellen. c Größere und kleinere, großenteils geschichtete Kalkkörper. d Bindegewebiges Stroma der Geschwulst.

verlieren, quellen und zugrunde gehen, worauf die Verkalkung erfolgt. So können große Teile der Geschwulst im Parenchym stark veröden, so daß das Stroma nur noch Massen von Kalkkugeln als Überreste der karzinomatösen Wucherung einschließt.

g) Carcinoma scirrhosum ventriculi.

Die krebsigen Skirrhen des Magens stellen sich als Infiltrationen der Magenwand dar. Meist ist die Regio pylorica erkrankt, die Magenwand hier verdickt, hart. Größere Ulzerationen werden meist vermißt. Durch Schrumpfungsprozesse (narbige Retraktion des massig gebildeten Stromas!) kommt es zu Stenosen. Der hinter der krebsigen Stenose der Regio pylorica gelegene Teil des Magens dehnt sich aus (Feldflaschenmagen). Beim Scirrhus diffusus geht die ganze Magenwand in eine brettharte Infiltration über, und bei der Schrumpfung verkleinert sich der Magen in toto. Ein Übersichtsbild (Fig. 348) soll zunächst eine Vorstellung geben von der krebsigen Invasion beim Skirrhus, die alle Schichten der Magenwand in Besitz genommen hat. Weiter tritt die gewaltige reaktive Stromawucherung deutlich in die Erscheinung. Durch Färbung nach van Gieson ist alles bindegewebige Stroma rot gefärbt. Wir erkennen bei ganz schwacher Vergrößerung Mukosa(a), Muscularis mucosae (b), Submukosa (c), Muskularis (d) und Serosa (e) des Magens auf einem senkrechten Durchschnitt. Die Schleimhaut ist ganz diffus von dunkelgefärbten Krebszellen durchsetzt. In den übrigen Schichten bildet das Krebszelleninfiltrat kleine, solide Häufchen und schmale Zeilen und Stränge (Ca. solidum). Nirgends ist eine höhere Differenzierung (zu Drüsen) zu sehen. Das Bindegewebe der Submukosa, das intermuskuläre und subseröse Bindegewebe sind stark vermehrt. Die Masse des bindegewebigen Stromas ist stellenweise bedeutender als die der Krebszellen; nur in der Schleimhaut ist relativ wenig Stroma. Bei stärkerer Vergrößerung erweisen sich die Krebszellennester überall aus indifferenten, rundlichen Zellen mit chromatinreichen, verschieden großen Kernen zusammengesetzt. Reichlich sind in allen Schichten der Magenwand auch entzündliche Zellinfiltrationen (Lymphozyten) vorhanden. Diese (gegen die Krebszelleninvasion gerichtete?) starke lymphozytäre Reaktion ist besonders beachtenswert. Die krebsigen Infiltrate lassen sich durch die bedeutendere Größe und den epithelialen Habitus ihrer Zellen leicht von den Infiltrationen mit Lymphozyten (kleine, runde Kerne) unterscheiden. Das Stroma ist jüngeres oder älteres, fibrilläres Bindegewebe mit zugehörigen Fibroplastenkernen.

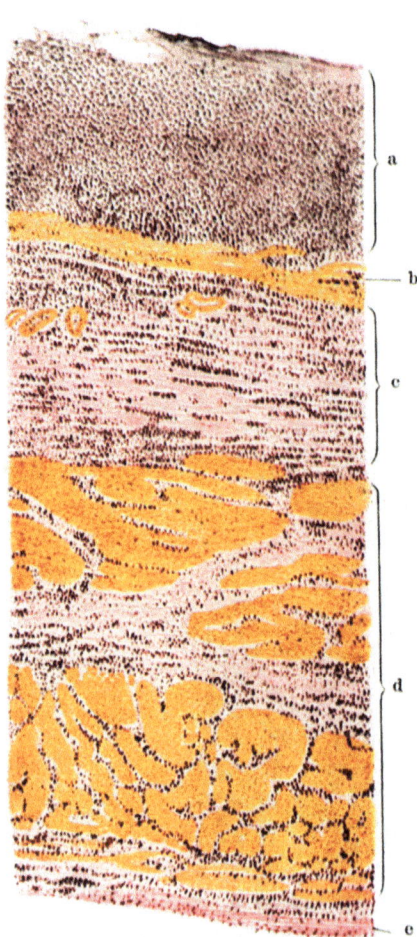

Fig. 348. Carcinoma scirrhosum des Magens. Vergr. 25fach. (Färbung nach van Gieson.)
a Diffus krebsig infiltrierte Schleimhaut. b Muscularis mucosae. c Krebsig infiltrierte Submukosa mit vermehrtem Bindegewebe. d Krebsig infiltrierte Muskularis, deren interstitielles Bindegewebe vermehrt ist. e Serosa des Magens, ebenfalls krebsig infiltriert und mit vermehrtem Bindegewebe.

Ein Detailbild eines anderen Scirrhus ventriculi (Fig. 349) führt Schleimhaut mit angrenzender Submukosa vor, einmal um die Art der Ausbreitung der Geschwulst in diesen Teilen zu zeigen, dann aber auch, um vor Augen zu führen, wie innerhalb einer und derselben Geschwulst höhere und niedere Differenzierungsstadien nebeneinander vorkommen können. Das ist in der

Tat sehr häufig in Geschwülsten der Fall. Unsere Geschwulst zeigt bei schwacher Vergrößerung eine starke Verbreiterung der Schleimhaut (a). Ihr Bindegewebe ist stark vermehrt und in ein (rot gefärbtes) zellreiches Krebsstroma verwandelt. Normale Magendrüsen finden sich nicht. Dagegen sieht man das Stroma durchsetzt von sehr unregelmäßig verzweigten Drüsenbildungen (d). Es fällt auf, daß diese krebsigen Drüsen im allgemeinen senkrecht zur Muscularis mucosae orientiert sind. Das rührt davon her, daß die Karzinomzellen **innerhalb der Magendrüsen** gewuchert sind, deren Epithel sie zerstört und an deren Stelle sie sich gesetzt haben. Das Wachstum der Krebszellen in vorgebildeten Gewebsräumen wird dadurch illustriert. Am Grund der Schleimhaut, dicht oberhalb der Muscularis mucosae (b), ferner innerhalb und unterhalb dieser Grenzschicht sehen wir ebenfalls drüsenartige Bildungen (e und f). Bis hierher herrscht also das Bild des Ca. adenomatosum vor. Tiefer, in der Submukosa, finden sich dagegen überall **solide Krebsnester** (g). Die starke Stromaentwicklung (rote Färbung nach **van Gieson**!) tritt auch in der Submukosa hervor. Lymphozytäre Reaktion findet sich überall im Bereich des Stromas. Bei starker Vergrößerung bestehen die soliden Krebszellennester aus indifferenten polymorphen Epithelien; die adenomartigen Karzinomwucherungen zeigen

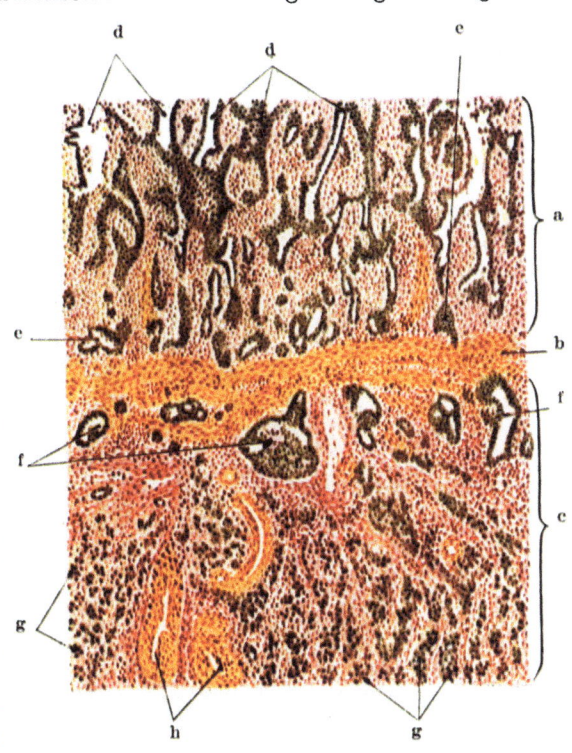

Fig. 349. Aus einem Carcinoma scirrhosum partim solidum partim adenomatosum des Magens. Vergr. 40fach. (Färbung nach van Gieson.)
a Mukosa. Bindegewebe der Schleimhaut vermehrt und entzündlich zellig infiltriert. b Muscularis mucosae. c Submukosa. d Krebszellen, die innerhalb der Magengrübchen wuchern und die normalen Magendrüsen ersetzt haben. e Krebsige Wucherungen am Boden der Schleimhaut, zum Teil im Begriffe, die Muscularis mucosae zu durchbrechen. f Atypische, drüsenartige Krebswucherungen inner- und unterhalb der Muscularis mucosae. g Solide Nester indifferenter Krebsepithelien (Carcinoma solidum) in der Submukosa, deren Bindegewebe stark vermehrt ist. h Gefäße der Submukosa.

zylindrische Elemente, zum Teil aber auch ungeordnete Epithelbeläge. Übergangsbilder zwischen beiden Typen finden sich reichlich.

h) Gallertkarzinom (Ca. gelatinosum) des Magens.

Diese Karzinome bilden (durch Sekretion oder schleimige Entartung der Krebszellen) so massenhaft Schleim, daß die Geschwulst schon grobanatomisch als eine gallertige, transparente Masse erscheint. Die Gallertkarzinome treten, ähnlich wie die Skirrhen, mehr in der Form von Infiltrationen auf. Doch gibt es auch fungöse Formen. Die infiltrierenden Gallertkrebse bevorzugen die Regio pylorica. Sie neigen zur Ausbreitung in continuo, greifen auf die Umgebung des Magens, das Netz usw. über. Die Metastasen sind meist regionär beschränkt, selten ist ausgebreitete Metastasenentwicklung. Ein mikroskopischer Durchschnitt durch eine von Gallertkarzinom infiltrierte Magenwand (Muskularis) (Fig. 350) bietet ein eigenartiges Bild. Bei schwacher Vergrößerung sieht man Reste der Magenmuskularis als vereinzelt liegende Züge glatter Muskelfasern (a), die häufig hyalin gequollen sind. Daneben finden sich Streifen bindegewebigen Stromas. Das Krebsinfiltrat beherrscht durchaus den Plan. Teilweise (bei d) sind fädige und streifige Massen (Schleim) ohne Zellen zu sehen: totale Verschleimung des Krebsparenchyms. An anderen Stellen sieht man Zellen (b und c). Ihre Kerne sind vielfach nur schwach gefärbt; die Zellen auffallend groß, hell,

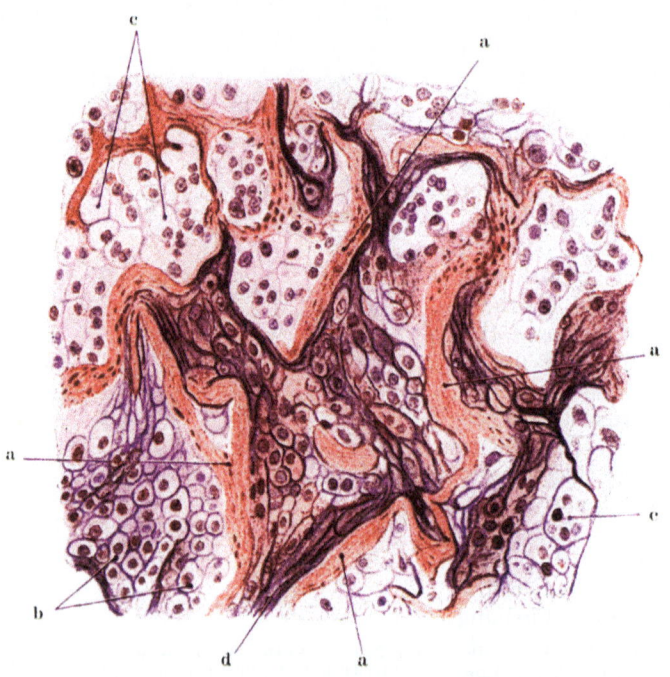

Fig. 350. Carcinoma gelatinosum (sog. Gallertkrebs) des Magens. Vergr. 130fach. (Färbung: Hämatoxylin-Eosin.)

a Reste der Muskularis des Magens, zum Teil in hyaliner Entartung. b Gruppen rundlicher, blasiger Krebszellen (schleimige Entartung des Zellprotoplasmas). c Stark vergrößerte, verschleimte und zum Teil in Auflösung begriffene Krebszellen. d Fädiger Schleim.

blasig (c). Diese Zellen sind zu Gruppen geordnet und bilden solide Nester, die dicht gedrängt liegen. An wieder anderen Stellen kann man gut gefärbte solche Zellnester finden, welche aus kleineren, rundlichen Krebszellen bestehen, die den Beginn der blasigen Umwandlung zeigen (b). Die starke Vergrößerung zeigt uns Krebszellen in allen Größen, auch die Größe der Kerne wechselt sehr. Protoplasmaarme und protoplasmareiche Zellen, mehrkernige größere Elemente finden sich. Nirgends ist eine höhere Differenzierung (zu Zylinderzellen, zu Drüsen) zu sehen. Die Zellen enthalten vielfach Vakuolen; manchmal hat eine einzige, große Vakuole die Zelle so ausgedehnt, daß der Kern abgeplattet zur Seite gedrängt ist (Siegelringzellen). Vielfach ist das ganze Protoplasma wie aufgequollen, ganz hell; die Zellen sehen dann blasig, fast wie Knorpelzellen aus; die Kerne liegen inmitten der blasigen Elemente. Die blasigen Zellen liegen entweder mosaikartig dicht aneinander, oder sie sind durch fädige, mit Hämatoxylin dunkelblau gefärbte Massen (Schleim) voneinander getrennt. Vakuolenbildung und blasige Umwandlung sind der morphologische Ausdruck der Schleimbildung im Protoplasma. Häufig zeigen die blasigen Zellen auch eine blasige Umwandlung der Kerne. Schließlich kommt es zu Zerfall und Auflösung der blasigen Elemente: totale schleimige Entartung der Krebszellen.

Bemerkt sei, daß es auch höher differenzierte Gallertkarzinome gibt, von der Struktur des Ca. adenomatosum. Bei diesen herrscht weniger die schleimige Entartung als die schleimige Sekretion vor (Ca. muciparum). Der Schleim wird von den krebsigen Drüsenepithelien gebildet (Becherzellen!) und in die Drüsenlichtungen (und Zysten) abgesetzt; manchmal

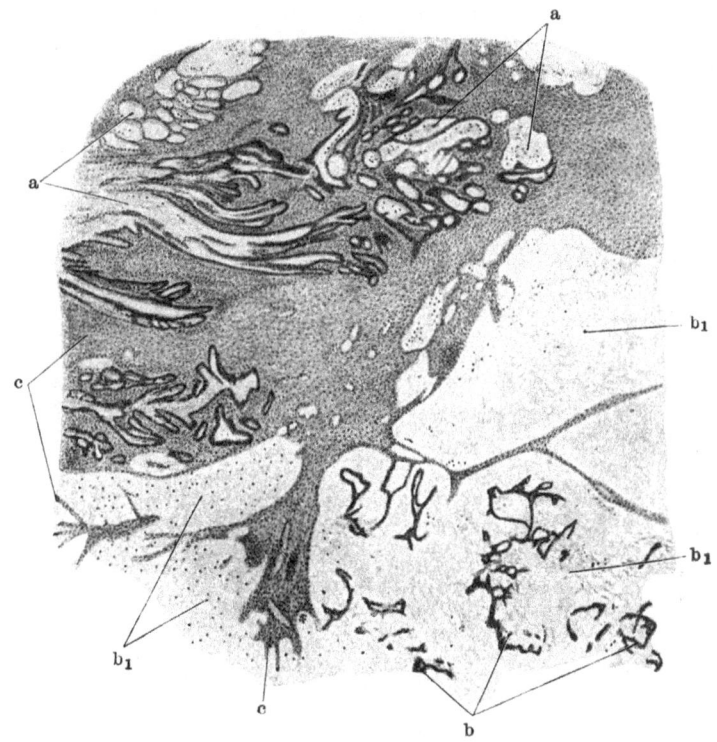

Fig. 351. Gallertkarzinom des Zökums. Vergr. 25fach. (Hämatoxylin-Eosin.)
a Unregelmäßige krebsige Drüsenbildungen. b Stellen starker Verschleimung mit eingeschlossenen Resten der krebsigen Epithelsäume. b_1 Stellen totaler Verschleimung des Stromas und der Epithelkörper. c Muskularis des Darmes.

häuft er sich auch zwischen den Epithelsäumen und dem Stroma an, wobei er das Epithel von seiner bindegewebigen Unterlage abdrängt; auch in das Stroma hinein kann der Schleim infiltriert werden. Sehr selten sind Gallertkarzinome, bei welchen nicht die Krebszellen den Schleim bilden, sondern das Stroma.

i) Gallertkarzinom des Zökums.

Dieser Fall (Fig. 351) zeigt die ebenerwähnte Schleimbildung an der Grenze von Parenchym und Stroma in einem Carcinoma adenomatosum des Dickdarmes (Zökums). Es ist ein Teil der krebsig infiltrierten Muskularis des Darmes gezeichnet. Man sieht unregelmäßige Drüsenbildungen (a), welche in die Darmmuskularis (c) vorgedrungen sind. Manche der Drüsen sind erweitert und mit Schleim gefüllt. An anderen Stellen (b) sieht man helle schleimige Massen, innerhalb welcher die Epithelsäume krebsiger Drüsen liegen. Reste des Muskularis des Darmes ziehen sich als dünne Septen durch die schleimigen Massen hindurch. An Übergangsbildern kann man bei genauer Untersuchung solcher Fälle feststellen, daß der Schleim sich vorwiegend an den Grenzflächen zwischen Stroma und Karzinomparenchym anhäuft und die Epithelsäume vom Stroma abdrängt. Weiterhin verfällt auch das Stroma samt seinen Gefäßen der schleimigen Auflösung. Endlich gehen auch die Karzinomzellen zugrunde (b_1).

k) Karzinoide.

Karzinoide werden Geschwülste genannt, welche histologisch karzinomähnlich aussehen, klinisch aber relativ gutartige Neubildungen sind. Über-

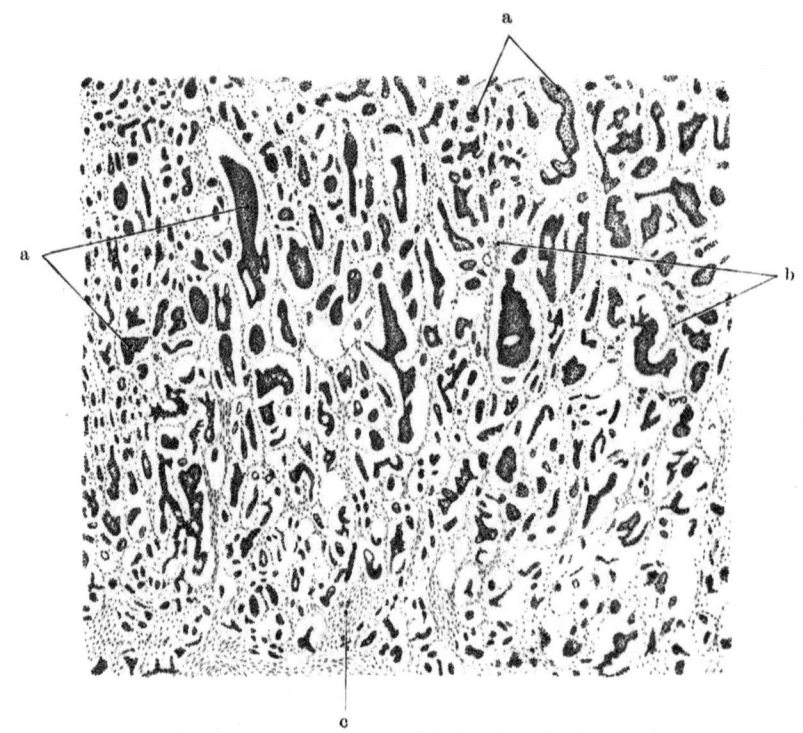

Fig. 352. Karzinoid des Dünndarms. Vergr. 30fach. (Hämatoxylin.)
a Kleinere und größere solide Nester und Stränge, zum Teil schlauchartig, in der Submukosa und Muskularis des Darms. Die Zellen verhältnismäßig klein mit sehr gleichartigen rundlichen Kernen.
b Bindegewebe der Submukosa. c Muskelbündel der Muskularis.

gang zu malignen, auch metastasierenden Formen ist beschrieben worden. Diese Karzinoide finden sich vor allem am Dünndarm und am Wurmfortsatz. Sie bestehen aus indifferenten, auffallend gleichmäßig ausgebildeten rundlichen, polygonalen, kleinen Zellen, welche in Haufen und Strängen angeordnet sind und manchmal auch Ansätze zu drüsiger Differenzierung zeigen. Die Darmwand wird infiltriert, aber in der Regel nicht zerstört.

Unser Präparat stammt vom Dünndarm. In Fig. 352 ist ein Teil der Darmwand gezeichnet. Submukosa und Muskularis sind von kleinen und größeren soliden Nestern und Strängen kleiner Epithelzellen (a) infiltriert.

Außer den Karzinoiden des Dünndarms und des Wurmfortsatzes sind ähnliche Geschwülste des Magens beschrieben worden. Nach Feyrter gehen diese Tumoren von den sog. gelben Zellen (s. S. 175) durch Knospung (Endophytie) aus. Auf Endophytie besonderer Zellen werden auch gewisse Geschwülste der Gallenblase, des Uterus, der Lunge, die Basaliome der Haut,

Pflasterepithelkrebse, die sich aus Schleimhäuten mit zylindrischem Epithel entwickeln, endlich auch solide Karzinome zurückgeführt. Durch Verschleppung der Elemente solcher Endophytien sollen auch ortsfremde (sog. ektopische) Primärgewächse entstehen können (Feyrter).

l) Carcinoma simplex solidum mammae.

Das Karzinom der Brustdrüse tritt in Form harter Knoten und Infiltrationen auf; die Mammille ist oft eingezogen (Cancer occultus). Wenn die Knoten aufbrechen, entstehen tiefe kraterartige Geschwüre (Cancer apertus);

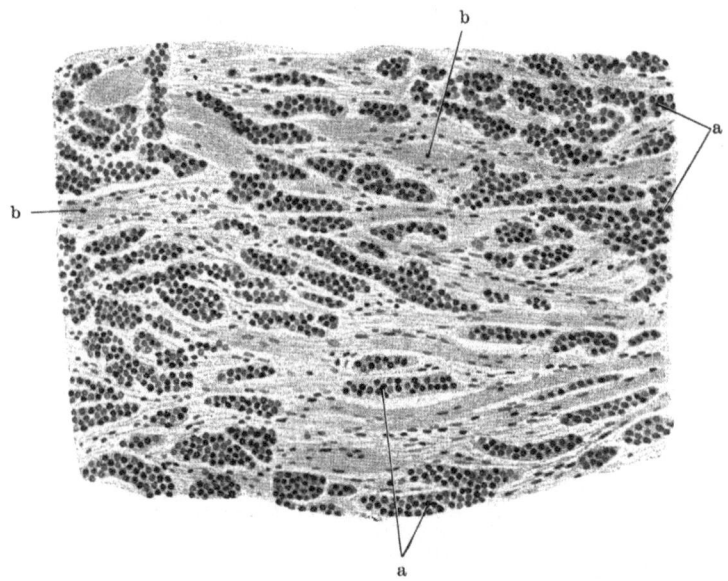

Fig. 353. Carcinoma solidum simplex mammae. Vergr. 80fach. (Färbung: Hämatoxylin.) a Solide Nester indifferenter, rundlicher und polygonaler Krebszellen. b Bindegewebiges Stroma.

diffuse Ausbreitung mit panzerartiger Verhärtung der Brustwand wird Cancer en cuirasse genannt.

In der Mamma kommen histologisch sehr verschiedene Karzinomformen vor. Häufig findet man ein Karzinom von ganz indifferentem Bau (Fig. 353). Die Krebszellen bilden solide Häufchen und Nester (a). Das Stroma (b) ist derbes, gewöhnliches Bindegewebe; seine Massenentfaltung wechselt oft an verschiedenen Stellen einer und derselben Geschwulst. Dadurch ist das Bild bald mehr dem Skirrhus, bald mehr dem Medullarkrebs, bald mehr dem Ca. simplex entsprechend. Ein etwas höherer Grad von Differenzierung spricht sich darin aus, daß die Krebszellenwucherungen manchmal schlauchartige, auch verzweigte Formen zeigen, jedoch ohne Lumenbildung. Diese Strukturen führen zum Ca. adenomatosum, in welchem atypische Drüsen mit Lumina und zylindrischen Zellen gebildet werden. Gelegentlich findet man alle diese Formvariationen in einer Geschwulst gemischt.

Man muß sich aber davor hüten, Drüsen, die in das Krebsgewebe eingeschlossen sind, ohne weiteres für Produkte der Karzinomzellen zu halten. Denn bei dem infiltrierenden Wachstum der Karzinome kommt es auch zum Einwachsen in die normalen Drüsenläppchen der Mamma, und man findet Reste der normalen Tubuli vielfach ins Krebsgewebe eingeschlossen. Sie sind an der typischen Ausbildung von den atypischen Drüsenimitationen des Karzinoms leicht zu unterscheiden.

Paget-Karzinom.

Eine besondere Form des Brustdrüsenkarzinoms tritt an der Brustwarze und im Bereich des Warzenhofes auf. Hier handelt es sich entweder um Karzinome, welche von der Brustdrüse oder ihren Ausführungsgängen selbst ausgehen und bei welchen die Karzinomzellen sich unter- und innerhalb der Epidermis des Warzenhofes ausbreiten; oder es sind primär von der Epidermis oder deren drüsigen Anhängen ausgehende Karzinome. Chronische Ekzeme des Warzenhofes (Paget) sind für das klinische Bild bezeichnend; man findet (ähnlich wie bei der sog. Bowenschen Dermatitis) intraepidermale Ansammlungen eigenartiger großer Zellen mit polymorphen, stark gefärbten Kernen. Diese Befunde bei den erwähnten Ekzemen werden als „präkanzeröse" Prozesse (s. S. 437) gedeutet.

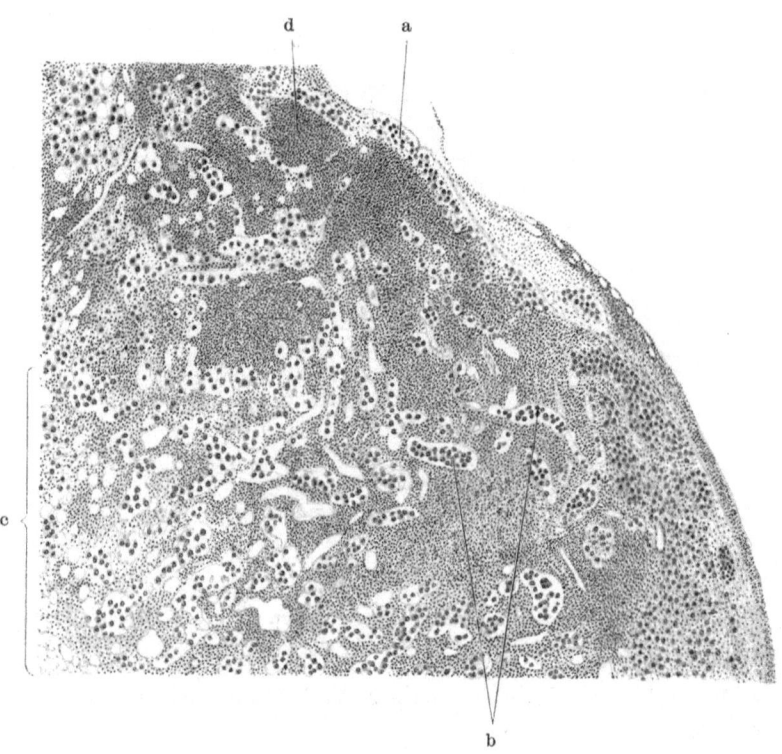

Fig. 354. Metastase eines Dickdarmkarzinoms in einem Lymphknoten. Vergr. 40fach. Hämatoxylin.
a Randsinus und b Intermediärsinus mit Karzinomzellen erfüllt. c Fast alle Lymphsinus der Marksubstanz von Karzinomzellen besetzt. d Lymphadenoides Gewebe.

m) Metastase eines Dickdarmkarzinoms in einem Lymphknoten.

Schließlich folgt noch ein Bild von Metastase eines Dickdarmkarzinoms in einem Lymphknoten. Die Fig. 354 zeigt besonders eindrucksvoll die Erfüllung der Lymphsinus (a und b) mit den großen polymorphen Karzinomzellen und den Ersatz auch des lymphoadenoiden Gewebes (d) durch diese.

E. Anhang. Besondere Geschwulstformen.

Unsere Geschwulstnamen haben in erster Linie histogenetische Bedeutung. Aber wir verbinden mit ihnen auch bestimmte Vorstellungen über den histologischen Bau der Geschwulst. Adenom z. B. bedeutet eine aus Drüsengewebe hervorgehende Geschwulst von homoiotypischem Aufbau. Wir meinen mit diesem Namen, daß die betreffende Geschwulst aus annähernd typisch gebauten Drüsenschläuchen oder Drüsenfollikeln besteht. Nun nennen wir aber auch die homologen Geschwülste der **innersekretorischen Drüsen Adenome**, obwohl hier häufig keine Tubuli oder Follikel, sondern **solide Zellnester**, entsprechend dem Bau der Matrix, gebildet werden. Besser wäre es, für diese Geschwülste neue Namen zu bilden und sie nicht einigermaßen gewaltsam in das Schema der Adenome einzureihen. Noch mehr drängt sich die Forderung, neue Namen zu prägen, bei den heterologen Geschwülsten auf. Gewisse sehr indifferente Geschwülste epithelialer Abkunft ähneln histologisch den Sarkomen. Und umgekehrt können heterologe Geschwülste von nicht epithelialer Genese ähnlich wie Karzinome alveolär gebaut sein. Statt solche Gewächse je nach ihrer Struktur mit Sarkom oder Karzinom zu bezeichnen, sollte man sie lieber mit neuen Namen versehen, welche die Matrix besser zum Ausdruck bringen. So sind z. B. manche früher als Rundzellensarkome benannte Geschwülste jetzt richtiger als Medulloblastome, Sympathoblastome bezeichnet worden. Bei Besprechung der Sarkome wurde bereits erwähnt, daß die Namengebung Schwierigkeiten bereitet, wenn es sich um Geschwülste handelt, die vom blutbildenden, pigmentbildenden, muskulösen, gliösen, nervösen Gewebe ausgehen. Neue Namen, welche bezeichnender sind als „Sarkom", sind dabei aufgeführt worden. Im folgenden sollen einige Beispiele für neue Benennungen eigenartiger Gewächse gegeben werden.

Von der **Placenta fetalis** gehen bösartige Wucherungen aus, welche den Namen **Chorionepithelioma** erhielten, weil sie vom fetalen chorialen Epithel ihren Ausgang nehmen.

Von der **Nebenniere** entwickeln sich sehr verschiedenartige Blastome. Von den Zellen der Nebennierenrinde gehen lipoidreiche Tumoren aus, welche **Grawitz-Tumoren** oder **Hypernephrome** genannt werden. Die **Zona pigmentosa** der Nebenniere liefert ein **falsches Melanom** mit Geschwulstzellen, welche Lipofuszinpigment enthalten. Die Tumoren der **Marksubstanz** der Nebenniere gehen aus dem hier vorhandenen chromaffinen oder aus dem nervösen Gewebe hervor. Die chromaffinen Geschwülste werden **Phäochromoblastome und -zytome** genannt; sie zeigen alveolären Bau und bestehen aus großen polyedrischen Zellen, welche Affinität zu Chrom haben. Manchmal enthalten diese Tumoren neben chromaffinem auch nervöses Gewebe. Chromaffine Geschwülste können auch von anderen Stellen des chromaffinen Gewebssystems ausgehen (z. B. vom **Zuckerkandl**schen Organ). Die eigenartigen Geschwülste, welche von dem **Sympathikusanteil** der Nebenniere ihren Ausgang nehmen, bestehen aus unreifen Sympathikusbildungszellen und heißen daher **Sympathogoniome und -blastome** (s. S. 513). Endlich kann das melaninbildende, dem Sympathikusanteil der Nebenniere zugestellte Gewebe zur Bildung **echter Melanome** Veranlassung geben.

Die **Schilddrüse** ist eine wahre Fundgrube nicht nur für gutartige Neubildungen, sondern auch für die verschiedensten bösartigen Gewächse. Es kommen allerlei Sarkomformen vor. Unter den bösartigen epithelialen Geschwülsten gibt es hochdifferenzierte Arten, welche histologisch von den gewöhnlichen gutartigen Kröpfen schwer zu unterscheiden sind, ihre Bösartigkeit aber durch die Metastasierungsfähigkeit (mit Vorliebe in Knochen und Lungen) beweisen: sog. **maligne Adenome** (s. S. 472). Die **wuchernde Struma (Langhans)** bildet solide Epithelkörper mit unvollkommener Ausdifferenzierung nach der Seite der Schilddrüsenfollikel (s. S. 474). Ferner kommen in der Schilddrüse auch **Zylinderzellenkarzinome (Adenokarzinome)** und **papilläre Karzinome** (auch in zystischer Ausbildung), endlich **Pflasterepithelkarzinome**, **Karzinosarkome** und **Mischgeschwülste** vor. Eine besondere Geschwulstform ist die **Struma postbranchialis**, welche von Resten des sog. postbranchialen Körpers abgeleitet wird; sie besteht aus großen Zellen, welche in kleinen (alveolären) Nestern angeordnet sind (S. 472). Die Parastruma endlich setzt sich aus eigenartigen großen, hellen, glykogenhaltigen Zellen zusammen, welche an gewisse Elemente der Epithelkörperchen erinnern; diese Geschwulst wird deshalb von parathyreoiden Einschlüssen in die Schilddrüse abgeleitet (S. 473). Siehe hierzu auch S. 351. In den Glandulae parathyreoidea werden hyperplastische und adenomatöse Geschwülste gefunden, welche meist ebenfalls aus den ebengenannten wasserhellen Zellen, seltener aus oxyphilen Elementen bestehen (s. a. bei Osteodystrophia fibrosa).

Von der Hypophyse gehen sehr verschiedenartige Geschwülste aus. Das sind sog. Adenome (des Vorderlappens) mit chromophoben, eosino-, basophilen Parenchymzellen, ferner Gliome oder Ganglioneurome (des Hinterlappens) und Teratome. Eine besondere Geschwulstform hat den Namen Hypophysengangtumor erhalten, weil sie aus Resten dieses Ganges, also in letzter Linie aus dem Epithel der embryonalen Mundbucht abgeleitet wird (s. S. 502).

In der Zirbeldrüse werden Gliome und Teratome gefunden; eine besondere Geschwulst sind die Pinealome (s. S. 499).

In der Thymusdrüse entstehen nicht nur gewöhnliche Sarkome und Karzinome (auch Pflasterepithelkarzinome) und die früher erwähnten lymphoepithelialen Tumoren (s. S. 417), sondern auch besondere, auch bösartige, hochdifferenzierte Gewächse mit Markzellen, Hammarschen Epithelsträngen, Lymphozyten, Hassalschen Körperchen, Geschwülste, welche als Thymone bezeichnet worden sind.

Besondere Geschwulstformen liefern die Keimdrüsen. Wir erwähnen hier vom Ovarium die sog. Krukenberg Tumoren (S. 482); es sind meist doppelseitig auftretende Geschwülste metastatischen Ursprungs (z. B. bei primärem Magenkrebs). Bezeichnend ist das sehr reichliche, ödematös-schleimige, bindegewebige Stroma mit den infiltrierenden verschleimten Geschwulstzellen (Siegelringzellen); die epithelialen Tumorzellen liegen einzeln oder in soliden Reihen oder Nestern; daneben kommen auch drüsige Bildungen vor mit Zylinder- und Becherzellen. Wir nennen ferner die sog. Brennertumoren: Fibroepithelioma, Fibroadenoma cysticum, mucosum, benignum ovarii, Oophoroma. In der Regel einseitig auftretende, solidkleinzystische Tumoren. Histologisch sind große Teile der Geschwulst aus einem Bindegewebe aufgebaut, welches an das Eierstocksstroma erinnert; in dieses Bindegewebe sind spärlich oder reichlicher epitheliale Bildungen eingelagert. Diese sind teils solide Nester, teils zeigen sich follikelartige Epithelnester oder Schläuche mit Lichtungen und kolloidem oder schleimigem Inhalt; kleine Zystchen können sich bilden. Der Charakter des Epithels in diesen Formationen ist verschieden; teils ähnelt das Epithel dem Pflasterepithel, teils findet man zylindrische, auch schleimbildende Zellen (Pseudomuzinepithel). Besonders um die Lichtungen herum differenziert sich das Epithel zu zylindrischem und Schleimepithel. In den Lichtungen der follikelähnlichen Bildungen findet man auch degenerierte Geschwulstzellen, welche als „eiähnliche" Bildungen beschrieben worden sind („Oophoroma"). Diese Geschwülste werden von embryonalen Zellhaufen (Walthard) abgeleitet. Andere besondere Geschwülste des Eierstocks werden je nach der hypothetischen Matrix als Theka-, Lutein- oder Granulosazelltumoren bezeichnet. Die Thekazelltumoren bestehen aus Bindegewebe mit epitheloiden Zellwucherungen; sie rufen Hyperplasie des Endometriums hervor. Die Granulosazelltumoren sind häufig mit Verweiblichung (sexuelle Frühreife oder Nachreife) verbunden (s. S. 480). Es gibt im Ovarium auch Gewächse, welche vermännlichend wirken: Arrhenoblastome. Zu ihnen gehört das sog. Adenoma testiculare tubulare ovarii, welches Pick aus dem männlichen Anteil eines zwittrigen Ovariums abgeleitet hat. Eine völlig gleichartige Geschwulst kommt auch im Hoden vor. Beziehungen der Geschwulst zum Rete sind für Eierstock und Hoden wahrscheinlich gemacht worden. Histologisch bestehen diese Geschwülste aus Schläuchen mit einfachem kubischem bis niedrigzylindrischem Epithel; diese Schläuche liegen dichtgedrängt in zartem bindegewebigem Stroma; in letzterem wurden manchmal Leydigsche Zwischenzellen gesehen. Es gibt auch bösartige vermännlichende Gewächse im Eierstock; sie werden zum Teil als unreife Abarten des eben kurz erwähnten tubulären Adenoms angesehen. Die Histologie dieser bösartigen Arrhenoblastome des Eierstocks ist nicht einheitlich; es wurden drüsige, zystische, karzinom- und sarkomartige Bilder gefunden. Es ist möglich, daß sich alle diese Geschwülste aus einer Zwitterdrüse entwickeln; vielleicht entstehen sie aber aus Resten der ursprünglichen Keimdrüsenanlage, welche sich fehlerhaft zu männlich gerichteten Geschwulstzellen entwickelt haben. Es wird auch noch eine großzellige Abart von vermännlichenden Eierstockstumoren unterschieden, für welche eine Ableitung von versprengten Nebennierenrindenkeimen in Betracht gezogen worden ist. Endlich seien Geschwülste des Eierstocks erwähnt, welche den Bau der Schilddrüse haben: sog. Struma ovarii (s. S. 482).

Für den Hoden sind Tumoren beschrieben worden, welche sich aus den Leydigschen Zwischenzellen oder aus den Sertolizellen herleiten sollen; sie sind dementsprechend benannt worden. Besonders wichtig sind die als Seminome bezeichneten bösartigen Gewächse des Hodens (s. S. 479).

Vom drüsigen Anteil des Pankreas (Drüsen und Ausführungsgängen) gehen Adenome und Zystadenome, vor allem aber als Hauptgeschwulst der Bauchspeicheldrüse Karzinome in verschiedenen Abarten, auch Pflasterepithelkarzinome aus. Sarkome sind selten. Als besondere Geschwülste werden Adenome und Karzinome beschrieben, welche von den Inselzellen abgeleitet werden (gut- und bösartige sog. Insulome).

Vom Schmelzkeimepithel gehen Geschwülste aus, welche früher unzutreffend unter die Zystadenome eingereiht wurden, jetzt aber viel bezeichnender Schmelzkeimepitheliome oder Adamantinome genannt werden.

Endlich produziert das zentrale und periphere Nervensystem eine große Reihe eigenartiger Tumoren, die eine besondere Benennung und Beschreibung verdienen (S. 484 ff.)

Von den eben kurz besprochenen eigenartigen Blastomen werden wir jetzt einige im histologischen Bild kennenlernen.

1. Bösartige epitheliale Geschwülste der Schilddrüse
(malignes Adenom, maligne Parastruma, wuchernde Struma-Langhans).

Wir bringen 3 Bilder von bösartigen epithelialen Gewächsen der Schilddrüse. Die vorliegenden Abbildungen können mit den Fig. 270—274, welche von gutartigen Strumen der Schilddrüse stammen, verglichen werden.

Die Schilddrüse gerät nicht nur sehr häufig in geschwulstartige Hyperplasie, sondern sie neigt auch in hohem Maße zur Bildung echter Geschwülste. Gutartige Blastome von nichtepithelialer Genese sind selten; von bösartigen Gewächsen dieser Reihe sind ganz unreife zellige Sarkome verschiedener Art, ferner Endotheliome, angioplastische Sarkome zu erwähnen. Von den gutartigen epithelialen Strumen haben wir bereits früher (s. S. 351ff.) gesprochen und auch erwähnt, daß die hierher gehörigen knotigen Strumen von manchen als echte Adenome angesehen werden. In dieser Gruppe der knotigen Hyperplasien (oder Adenome) gibt es nun Gewächse, welche trotz weitgehender histologischer Ausreifung bösartig sein können. Dies sind echte Blastome, welche man maligne Adenome nennt. Unter diesen malignen Adenomen unterscheidet man klein- und großzellige Formen. Die kleinzelligen Adenome können histologisch den Bildern, die wir für die Struma parenchymatosa und colloides (s. S. 352) beschrieben haben, weitgehend gleichen. Man findet in diesen Gewächsen Schilddrüsengewebe in verschiedenen Stadien der Reifung: solide Zellhaufen und Stränge, Schläuche und Differenzierung von Follikeln, die verflüssigtes, schlecht

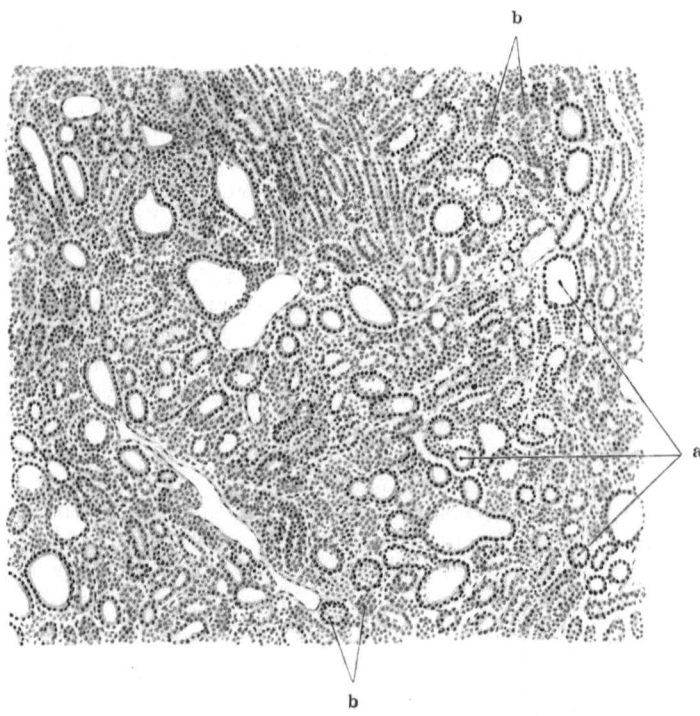

Fig. 355. Malignes Adenom der Schilddrüse (Metastase in der Lunge) nach einem Präparat von Prof. Wegelin-Bern. Vergr. 75fach. (Hämatoxylin.)
Dichtgedrängte kleine Schläuche und Follikel (a), letztere zum Teil unregelmäßig in der Form und erweitert; das Stroma dazwischen ist äußerst gering entwickelt. Man beachte den vielfach unfertigen Charakter der Drüsenbläschen (b).

färbbares oder typisches Kolloid enthalten können. In letzterem Fall spricht man auch von metastasierender Kolloidstruma. Im Bereich der blastomatösen Wucherungen fällt die dichte Lagerung der epithelialen Parenchymbestandteile und die sehr geringe Entwicklung des Stromas auf. Untersucht man viele Stellen dieser Geschwülste, so wird man auch primäre (also nicht degenerative) Atypien der wuchernden Epithelien finden können. Das großzellige Adenom (sog. Struma des postbranchialen Körpers — Getzowa) setzt sich aus Haufen und Strängen eigenartig großer, protoplasmareicher, mit großen, rundlichen Kernen versehenen Epithelien zusammen; das Aussehen dieser Zellen ist mit den Leberzellen verglichen worden. Bildung von Lichtungen in den Schläuchen und von Follikeln mit zylindrischen großen Zellen kommen vor. Dieses großzellige Adenom setzt nicht immer Metastasen. Seine Entstehung aus Resten des postbranchialen Körpers ist nicht sichergestellt; es ist vielmehr wahrscheinlich, daß sich dieses Adenom aus dem Schilddrüsengewebe entwickelt, wie man denn überhaupt mit einer

Besondere Geschwulstformen.

pluripotenten Differenzierung des Schilddrüsenepithels auch bei verschiedenen anderen Gewächsen der Schilddrüse rechnen darf (s. u. Parastruma).

Die sog. **Parastruma**, welche nicht immer maligne ist oder Metastasen setzt, wird von Einschlüssen des Gewebes der Glandulae parathyreoideae in die Schilddrüse abgeleitet. Die Geschwulst ist histologisch durch das Auftreten von großen, hellen Zellen ausgezeichnet, welche stark glykogenhaltig sind. Diese Zellen bilden Haufen und Stränge; auch Bildung von Bläschen wird beobachtet. Neben den großen hellen Zellen, welche der

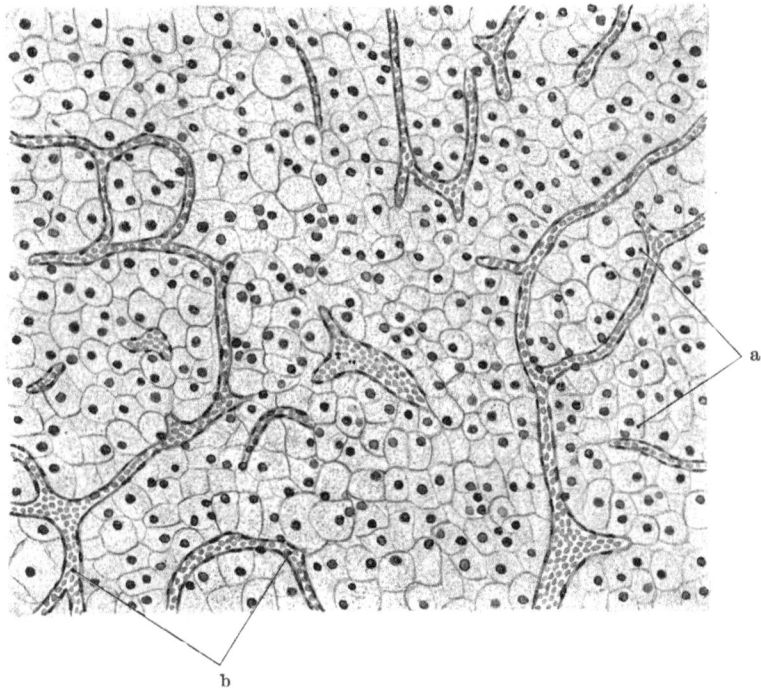

Fig. 356. Parastruma (nach einem Präparat von Prof. Wegelin-Bern). Vergr. 200fach. (Hämatoxylin.)
a Große Geschwulstzellen mit hellem Protoplasma und sehr deutlichen Zellgrenzen. b Blutkapillaren.

Geschwulst eine gewisse Ähnlichkeit mit dem Hypernephrom (s. d. S. 477) geben, kommen auch kleinere Zellen mit kleinen Kernen vor; ferner sind auch oxyphile Zellen beschrieben worden. Durch diese Befunde erinnert die Geschwulst an das Nebenschilddrüsengewebe. Da aber auch in Gewächsen, welche sicher vom Schilddrüsengewebe ausgehen, nicht selten auch Stellen mit den großen hellen Zellen der Parastruma vorkommen, ist es wahrscheinlich, daß auch ein pluripotenter Geschwulstkeim des Schilddrüsengewebes sich nach der Seite des Nebenschilddrüsengewebes ausdifferenzieren kann. Parastrumen gehen auch von den Epithelkörperchen selbst aus. Bei der Osteodystrophia fibrosa-Recklinghausen (s. S. 326) werden geschwulstähnliche Hyperplasien der Epithelkörperchen gefunden, welche wohl auch als Adenome bezeichnet werden.

Die **wuchernde Struma (Langhans)** besteht aus mangelhaft ausgereiftem Schilddrüsengewebe. Man findet histologisch große solide Parenchymkörper, in welchen sich als Stroma fast nur Kapillaren nachweisen lassen. In diesen Körpern differenzieren sich, zunächst ohne Stroma und unscharf begrenzt, Follikel aus, so daß die Parenchymfelder ein filigran- oder gitterartig durchbrochenes Aussehen gewinnen.

Die Fig. 355 stammt von der Lungenmetastase eines malignen Adenoms der Schilddrüse. Man sieht dichtgedrängte kleine und größere Schläuche und follikelähnliche Bildungen (a u. b), die allerdings insoferne einen unfertigen Eindruck machen, weil sie nicht so scharf abgegrenzt sind, und weil sie auch ein Epithel besitzen, welches nicht die Gleichmäßigkeit des Epithels aufweist,

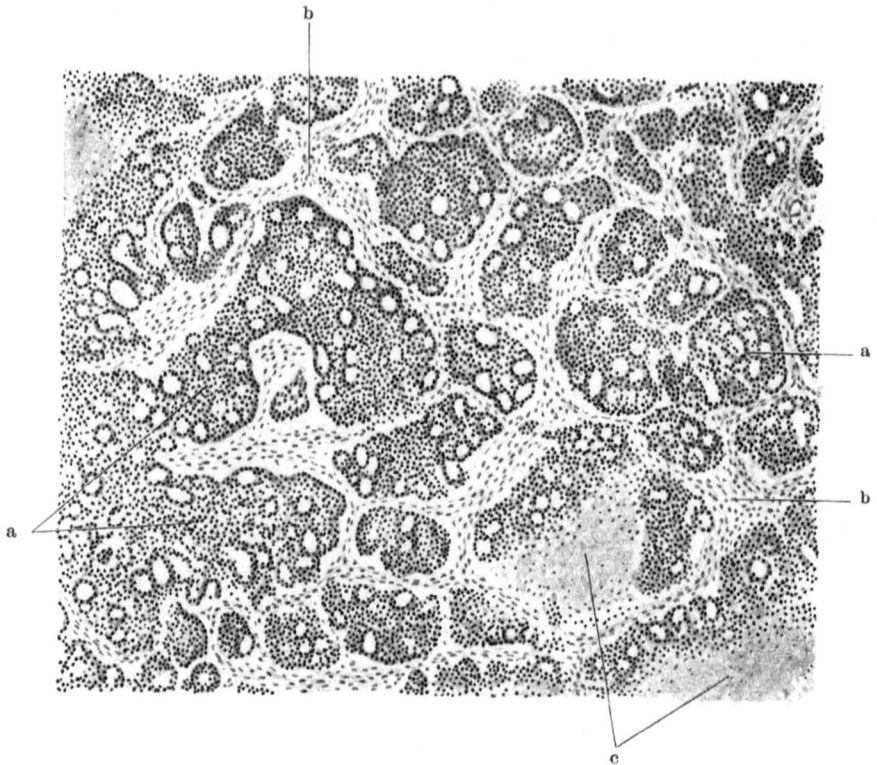

Fig. 357. Wuchernde Struma (Langhans) (nach einem Präparat von Prof. Wegelin-Bern). Vergr. 100fach. (Hämatoxylin.)
a Größere und kleinere Parenchymkörper, von zahlreichen Lichtungen siebartig durchbrochen. b Bindegewebiges Stroma. c Nekrosen.

wie es in gutartigen Strumen der Fall ist; die Kolloidbildung tritt ganz zurück. Es gibt freilich — wie schon gesagt — auch maligne Adenome der Schilddrüse, welche noch weiter ausgereift sind als es die Fig. 355 zeigt und welche trotzdem zerstörend wachsen und Metastasen setzen.

In der Fig. 356 sieht man die großen Tumorzellen (a) einer Parastruma; sie füllen die Alveolen des sehr spärlichen Stromas, welches hauptsächlich aus Kapillaren (b) besteht, solide aus. Das Protoplasma der Tumorzellen erscheint ganz hell, die Zellgrenzen sind sehr deutlich; die runden Kerne liegen inmitten des Protoplasmas.

Die Fig. 357 zeigt den histologischen Befund einer wuchernden Struma. Der Charakter der Unreife ist sehr deutlich. Die kleineren und größeren Parenchymfelder (a) der Geschwulst sind größtenteils solide Epithelwucherungen, welche durch die Neigung zur Herausdifferenzierung von follikelartigen Lichtungen ein siebartig durchbrochenes Aussehen zeigen; Kolloidbildung in den Follikeln tritt ganz zurück.

2. Chorionepithelioma malignum.

Diese sehr maligne Geschwulst entwickelt sich nach normaler oder pathologischer Schwangerschaft (Abort, Blasenmole) an der Plazentarstelle. Entweder entsteht ein weicher, schwammiger, von Blutungen und Nekrosen durchsetzter, dunkelroter Tumor, oder ein mehr diffuses Infiltrat. Manchmal ist mit bloßem Auge gar nichts von Neubildung zu erkennen, und die Geschwulstbildung wird erst an ihren Metastasen erkannt. Diese finden sich in der Scheide, in den Parametrien, in den Lungen, in der Leber und gelegentlich in fast allen Organen des Körpers. Die Metastasierung erfolgt auf dem Blutweg. Die Metastasen sind — wie die Muttergeschwulst — dunkelrote, hämorrhagische, von gelblichen Nekrosen durchsetzte Neubildungen.

Das Verständnis für diese eigenartigen Geschwülste gewinnt man aus den histologischen Vorgängen bei der normalen Plazentation und bei der einfachen und der intravasalen Blasenmole. Die mit Epithel bekleideten Zotten der Placenta fetalis (s. S. 264) dringen schon normalerweise in das mütterliche Gewebe ein; besonders tun dies wuchernde Zottenepithelien, die als sog. choriale Wanderzellen in die Dezidua gewebsauflösend vordringen und die mütterlichen Blutgefäße eröffnen. Wir haben es hier also mit einem **physiologischen destruierenden Wachstum fetaler Zellen** im mütterlichen Organismus zu tun („benigne Chorionepithelinvasion"). Dieses Wachstum bleibt normalerweise nur beschränkt und hört auf, wenn die Ernährung des Fetus garantiert ist. Bei der **einfachen Blasenmole** entarten die Zotten schleimig; ihr Epithel zeigt aber oft stärkere Wucherungen, die als eine Steigerung der schon normalerweise am Zottenepithel auftretenden Zellknospen (s. früher) aufgefaßt werden können. Bei der **intravasalen Blasenmole** dringen mit üppig wuchernden Epithelbelägen versehene Zotten in die Venen der Uteruswand vor und wachsen innerhalb der Venen weiter. Beim **Chorionepitheliom** wächst nur das Zottenepithel, aber in durchaus maligner Weise. Wir finden in diesen Geschwülsten die beiden Komponenten des Zottenepithels: **Langhanssche Zellen und Synzytien** nebeneinander vor. Beim **atypischen Chorionepitheliom** verwischen sich diese Zellengegensätze, und wir finden einen unter Umständen großartigen Zellpolymorphismus. Immer aber bleibt die Neigung zu synzytialen Bildungen charakteristisch, neben den offenkundigen Beziehungen der Geschwulstzellen zu den Blutgefäßen. Diese Beziehungen bedingen ja auch den hämorrhagischen Charakter, die Neigung zu Thrombosen und Nekrosen in den Chorionepitheliomen. Die charakteristischen ausgedehnten **Fibrinkoagulationen** hängen wohl mit fermentativen Einwirkungen des Tumorgewebes zusammen. Immerhin ist bei der Diagnose atypischer Chorionepitheliome Vorsicht geboten, weil auch Endotheliome, angioplastische Sarkome, Karzinome derartige synzytiale (plasmodiale und symplasmatische) Bildungen zeigen können — sog. **Pseudochorionepitheliom**. Über Chorionepitheliombildung in **Teratomen** s. später.

Die histologische Unterscheidung der pathologischen Wucherungen des Chorions nach Gut- und Bösartigkeit kann recht schwierig sein. Die Proliferationen des chorialen Epithels bei den Blasenmolen können sehr bedeutend sein. Wenn bei der einfachen Blasenmole ein Vordringen der chorialen Zellen in das Uterusgewebe gefunden wird, so darf dies nicht ohne weiteres als Zeichen von Bösartigkeit angesehen werden; denn solche Bilder kommen ja auch bei der normalen Plazentation vor. Trotz Einwachsen der mit stark wuchernden Epithelbelägen versehenen Zotten in die Venen bei der intravasalen Blasenmole liegt ebenfalls keine echte Malignität vor, solange das Endothel der Venen nicht zerstört wird und die wuchernden chorialen Zellen nicht in die Venenwand und deren Umgebung einwachsen. Beim malignen Chorionepitheliom dringen die Chorionepithelien ohne begleitendes Zottenstroma vor. Dieses maligne Vordringen ist von der benignen chorialen Invasion auch nicht immer leicht zu unterscheiden; es handelt sich eben um mehr quantitative als qualitative Unterschiede; immerhin ist auch hier der Rekurs auf Polymorphie und Atypie der wuchernden fetalen Zellen wichtig, wobei Polymorphie auf degenerativer Grundlage von echter primärer Polymorphie zu unterscheiden ist. Bei degenerativen Prozessen können sehr vielgestaltige atypische Kernbilder auftreten, so z. B. in der Umgebung von Blutungen, Gerinnungen und Nekrosen. Findet man aber im Bereich üppiger frischer Zellwucherungen ausgesprochene Atypie und Polymorphie der Zellen und Kerne, und daneben eine sehr massige Invasion solcher Elemente in die Uteruswand, so spricht dies für Malignität.

Wir bringen zuerst ein Präparat von Blasenmole. Die Fig. 358 zeigt zwei Chorionzotten, deren Bindegewebe (bei a und a_1) stark ödematös durchtränkt

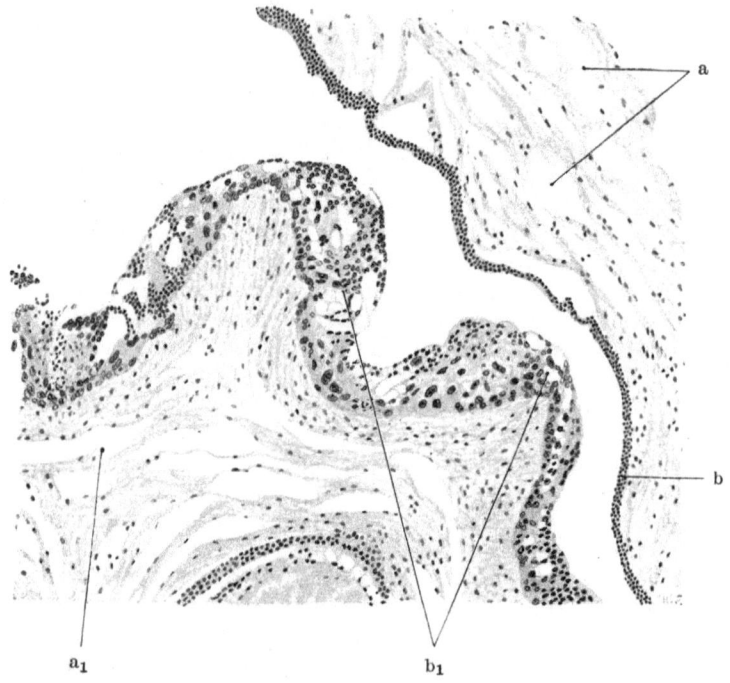

Fig. 358. Blasenmole. Vergr. 80fach. (Hämatoxylin-Eosin.)
a und a_1 Chorionzotten mit wässeriger Durchtränkung des Zottenstromas. b und b_1 Choriales Epithel; besonders bei b_1 sehr starke Wucherung des Trophoblasten.

ist. Das choriale Epithel zeigt beträchtliche Wucherungen des Trophoblasten; es sind teils Langhanszellen (b), teils vorwiegend Synzytien (b_1).

Es folgt ein Fall von Lungenmetastase eines Chorionepithelioms. Makroskopisch zeigte sich eine rundlich begrenzte Neubildung in das Lungengewebe eingelagert (= Querschnitt durch einen metastatischen Geschwulstknoten). Größtenteils war die Neubildung nekrotisch; nur an der Peripherie sah man eine schmale, kerngefärbte Zone von Geschwulstgewebe mit stark erweiterten Gefäßen und Hämorrhagien. Studieren wir bei starker Vergrößerung diese Zone erhaltenen Geschwulstgewebes (Fig. 359), so stellen wir ihre Zusammensetzung aus zwei deutlich unterscheidbaren Elementen fest. Einmal finden sich schmale und breite Protoplasmabalken, die vielfach Netze bilden. In diesen Protoplasmamassen liegen dunkelgefärbte Kerne von sehr verschiedener Größe und Gestalt; sie zeigen häufig die Bilder der direkten Teilung (Kernzerschnürung); Zellgrenzen fehlen. Wir haben es hier mit Synzytien (c) zu tun. Diese synzytialen Protoplasmamassen zeigen ein körnig-vakuoläres Aussehen. In den Maschen dieser synzytialen Netze oder auch in kleineren und größeren selbständigen Anhäufungen treten ferner Zellen auf mit hellerem Protoplasma (Glykogenreichtum!) und mit rundlichen, relativ gleichförmigen Kernen. Mitotische Teilungsfiguren finden sich hier reichlich. Diese Einzelzellen (d) sind die Abkömmlinge der Langhansschen Zellschicht der Chorionzotten, während die synzytialen Geschwulstmassen der synzytialen Schicht der Chorionzotten entsprechen. Der Gefäßreichtum des Geschwulstgewebes ist groß; die Gefäße stellen weite Endothelröhren dar. Große lakunäre Bluträume kommen vor, die von den synzytialen Massen durchsetzt sind. Solche Blutlakunen dürfen nicht mit Hämorrhagien verwechselt werden. Das Geschwulstgewebe, besonders die synzytialen Massen, lagern um die Gefäße; nicht selten fehlt das Endothel und die Synzytien bilden selbst die Gefäßwand. Blutungen (a) in das Geschwulstparenchym finden sich reichlich. Sie sind besonders ausgedehnt im Bereich der nekrotischen Partien (b); hier finden sich auch immer reichlich Leukozyten und Fibrinkoagulationen.

3. Malignes Hypernephroma (Maligner Grawitzscher Tumor).

Dies ist eine Geschwulst, welche die lipoidspeichernden Zellen der Nebennierenrinde zu Mutterzellen hat. Der Name ist unglücklich gewählt, hat sich aber eingebürgert. Ein Verständnis gewinnt man, wenn man von der Betrachtung jener gelblichen Knötchen und Knoten ausgeht, die sich so häufig in der Rinde der Nebenniere finden. Sie bestehen aus Nebennierenrinden-

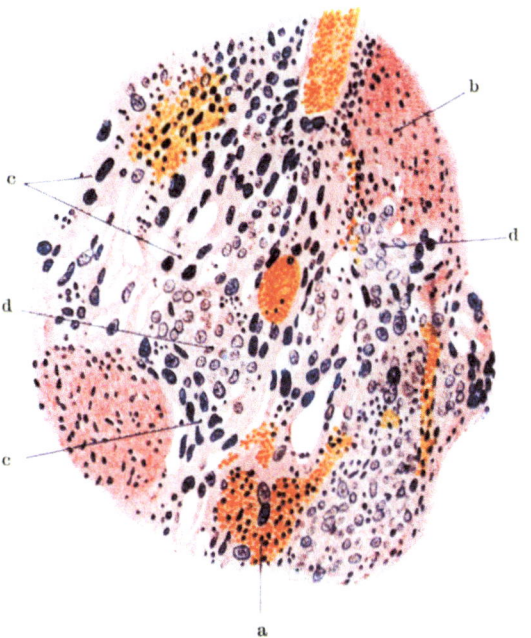

Fig. 359. Chorionepithelioma malignum uteri. Vergr. 120fach. (Hämatoxylin-Eosin.)
a Blutungen. b Nekrosen und Fibrinabscheidungen.
c Synzytiale Geschwulstmassen. d Hellkernige Einzelzellen (Langhanszellen).

zellen und sind auch ähnlich wie die Nebennierenrinde gebaut. Diese gutartigen, mehr in das Gebiet der Hyperplasie gehörigen Neubildungen, können beträchtliche Größe erreichen und werden dann als Strumae suprarenales (auch als „Adenome" der Nebenniere) bezeichnet. In der Niere findet man häufig ähnliche gelbliche Knötchen subkapsulär in der Rinde; sie verdanken Absprengungen von Nebennierenrindenzellen während der Entwicklung ihre Entstehung. Größere solche Knoten in der Niere werden als Strumae suprarenales aberratae renis bezeichnet. Sie können sich gelegentlich auch an anderen Körperstellen, welche die Entwicklung der Nebenniere berührt, finden (s. S. 361). Auch im Ovarium kommen sie vor. Interessant ist, daß sich von diesen abgesprengten, in die Niere verlagerten Nebennierenkeimen auch bösartige Geschwülste entwickeln, während in der Nebenniere selbst solche maligne Wucherungen nur äußerst selten vorkommen. Die Absprengung führt also vielleicht zu pathologischen Variationen des Zellcharakters. Diese malignen Hypernephrome sind buttergelbe, weiche, gefäßreiche, von Blutungen und Nekrosen durchsetzte Geschwülste, welche zerstörend wachsen, besonders gern in die Venen einbrechen, hier in continuo fortwuchern und auch metastasieren. Ihr Bau kann weitgehend an die Nebennierenrinde erinnern (typische Formen), oder die Tumorzellen weichen in bezug auf formale Ausgestaltung und Zusammenordnung von ihrer Matrix oft weitgehend ab. Dann haben die Geschwülste mehr sarkomartigen Habitus (sogar mit länglichen, spindeligen Zellen), und es weist nur ihr starker Lipoid- (und Glykogen-) Gehalt auf das Muttergewebe hin (atypisches Hypernephrom). Ist der Lipoidgehalt nicht sehr ausgesprochen, so muß die histogenetische Diagnose offen bleiben, wie denn überhaupt bei der Diagnose Hypernephrom Vorsicht zu üben ist, besonders bei Geschwülsten, welche außerhalb der Nebenniere oder Niere gefunden werden. Es können Geschwülste verschiedener Abkunft, wenn die Geschwulstzellen reichlich Lipoide und Glykogen enthalten, ein den Hypernephromen ähnliches Bild zeigen.

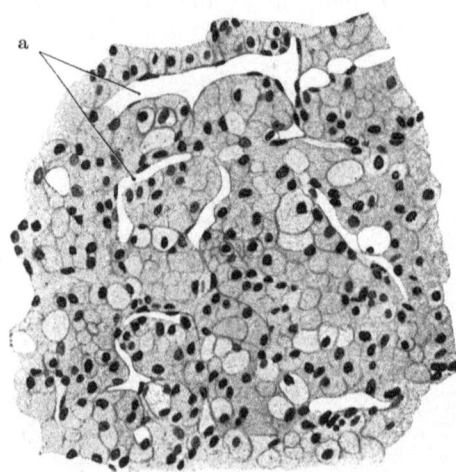

Fig. 360. Hypernephroma. Vergr. 300 fach. (Färbung: Hämatoxylin.)
a Blutgefäße (Endothelröhren). Zwischen ihnen die eigenartigen, hellen (blasigen) Geschwulstzellen.

Unser Präparat (Fig. 360) zeigt eine typische Varietät. Bei schwacher Vergrößerung sehen wir den allgemeinen Bau der sog. innersekretorischen Drüsen. Ein Stroma, spärlich entwickelt, und hauptsächlich aus weiten Gefäßen (a) bestehend, bildet ein netzartiges Gerüst mit weiten, vielgestaltigen Maschen. Diese sind ausgefüllt mit einem eigenartig hell erscheinenden Parenchym. Bei starker Vergrößerung erweist sich dieses zusammengesetzt aus sehr charakteristischen Zellen: es sind polygonale Elemente mit scharfer Begrenzung (Zellmembran!) und ganz hellem, völlig durchsichtigem Protoplasma, in welchem der Kern liegt. Der reichliche Lipoidgehalt der Tumorzellen kann nur an frischen oder nicht mit fettlösenden Mitteln behandelten Präparaten durch geeignete Fettfärbungen erwiesen werden. In unserem Falle ist das Fett extrahiert, daher das helle (vakuoläre) Aussehen des Protoplasmas. Manchmal erinnern die Tumorzellen, welche besonders reichlich Glykogen enthalten, an das Aussehen von Pflanzenzellen. Diese eigenartigen Geschwulstzellen füllen die Maschen des gefäßführenden Stromas zumeist solide aus. Nur da und dort ist eine Art von Lichtung innerhalb der rundlichen und länglichen Zellkonglomerate zu sehen. Es handelt sich hier nicht um echte Drüsenlumina, sondern um pathologische Hohlraumbildungen innerhalb der Zellkomplexe; ein zartrosa gefärbter, homogener oder fädiger Inhalt (Eiweißfällungen!) findet sich in diesen Spalten. Es werden zwar auch Hypernephrome der Niere mit Bildung echter Drüsenlumina, ja sogar zystische und papilläre Formen beschrieben, aber es ist fraglich, ob auch diese Geschwülste von suprarenaler und nicht vielleicht von renaler Abkunft sind.

Auf die Kontroverse, ob nicht auch das sog. typische Hypernephrom aus dem Nieren- oder nierenbildendem Gewebe abzuleiten sei, kann hier nicht eingegangen werden. Es gibt z. B. Adenome und Adenokarzinome der Niere, welche nur stellenweise die für das Hypernephrom charakteristischen hellen (lipoid- und glykogengespeicherten) Zellen aufweisen.

Hypernephromartige Geschwülste können auch von den akzessorischen Nebennierenrindenkeimen (z. B. am oder im Ovarium) ausgehen. Bei Jugendlichen können die Hypernephrome sexuelle Frühreife (Pubertas praecox), nach der Pubertät heterosexuelle Umstimmungen (Hirsutismus usw.) beim weiblichen Geschlecht, Veränderungen in Nebenniere, Hypophyse, Knochen, hervorrufen (Cushings Interrenalismus).

4. Disgerminoma, Seminoma.

Diese Geschwulst kommt hauptsächlich im Hoden, seltener im Eierstock vor. Die Seminome des Hodens entwickeln sich im geschlechtsreifen Alter. Es sind weiche oder derbere, grauweiße Geschwülste, welche durch Blutungen und Nekrosen ausgezeichnet sind; die Albuginea des Hodens bleibt meistens erhalten, manchmal wird sie von der Geschwulst durchbrochen. Diese Tumoren können bei früzeitiger Erkennung mit Dauererfolg operativ entfernt werden. Bei längerem Bestand zeigt sich ihre Bösartigkeit durch zerstörendes Wachstum und Metastasenbildung. Das Seminom ist die häufigste Hodengeschwulst. Sie hat histologisch alveolären Bau. Das bindegewebige Stroma ist in der Regel relativ spärlich entwickelt; es ist reich an Blutkapillaren. Entzündliche (in der Regel lymphozytäre) Zellinfiltrationen des Stromas hängen wohl mit Zerfallsvorgängen im Parenchym zusammen. Die Parenchymzellen füllen die alveolären Räume des Stromas solide aus; manchmal sitzen sie den Kapillaren peritheliomartig auf. Es sind mittelgroße Zellen, welche Ähnlichkeit mit den Spermatogonien, Spermatozyten, Sertolizellen haben. Die Kerne sind arm an Chromatin, das Protoplasma spärlich, hell, vakuolär (glykogenhaltig); die Zellgrenzen können deutlich sein oder nicht. Synzytiale, chorionepitheliomartige Zellwucherungen sind beschrieben worden. Charakteristisch ist die große Hinfälligkeit der Geschwulstelemente. Im Hoden wächst die Geschwulst zwischen und in die Hodenkanälchen hinein, welche zugrunde gehen. Das Muttergewebe dieser Geschwülste ist nicht sicher festzustellen. Wahrscheinlich handelt es sich um indifferente Zellen der Keimdrüsenanlage (Disgerminome). Beziehungen der Tumoren zum Rete testis scheinen zu bestehen. Da die Geschwulstzellen indifferent, weder männlich noch weiblich gerichtet sind, wirken die Geschwülste weder iso- noch heterosexuell. Manche leiten die Geschwülste von dem Epithel der Samenkanälchen ab oder halten die Seminome für einseitig entwickelte Teratome (s. S. 520).

Die Disgerminome des Eierstocks kommen bei normalen Frauen, oder zusammen mit Mißbildungen der Genitalsphäre, manchmal bei Scheinzwittern und echten Zwittern vor. Gelegentlich ist bei diesen Geschwülsten sexuelle Frühreife beobachtet worden. Es sind zellreiche, stromaarme Gewächse von ganz ähnlichem Bau wie die entsprechenden Hodengewächse.

Als Arrhenoblastome werden vermännlichende Tumoren bezeichnet. Im Ovarium kommt das Adenoma testiculare, eine zwittrige Bildung vor. Außerdem eine virilisierende Geschwulst mit teils undifferenzierten und soliden, teils tubulösen Wucherungen (gelegentlich auch mit Zwischenzellen); der in der Regel gutartige Tumor wird von heterosexuellen Zellen des Rete, der Markstränge oder auch von Zwischenzellen abgeleitet. Virilisierung wird auch bei Hypernephromen und Hypophysenadenomen beobachtet.

Im Hoden kommen sehr selten Tumoren vor, welche aus Leydigschen Zwischenzellen bestehen. Starke Zwischenzellenwucherungen finden sich häufig in atrophischen und hypoplastischen Hoden (s. S. 245). Von solchen Hyperplasien, welche auch in Form kleinerer, schon mit bloßem Auge sichtbarer Knötchen auftreten können, sind die echten Zwischenzellenblastome, von welchen auch maligne, metastasierende Formen beschrieben worden sind, zu unterscheiden. Diese Geschwülste haben den Bau der innersekretorischen Drüsen (Zellhaufen zwischen Kapillaren). Bezeichnend sind die verschieden großen, polyedrischen, glykogenfreien Zellen, in welchen azidophile Granula, Lipoide, Pigment, Reinckesche Kristalle gefunden werden können.

Von einem Seminom des Hodens stammt die Fig. 361. Große solide Parenchymkörper (a) sind in ein bindegewebiges Stroma (b) eingelagert.

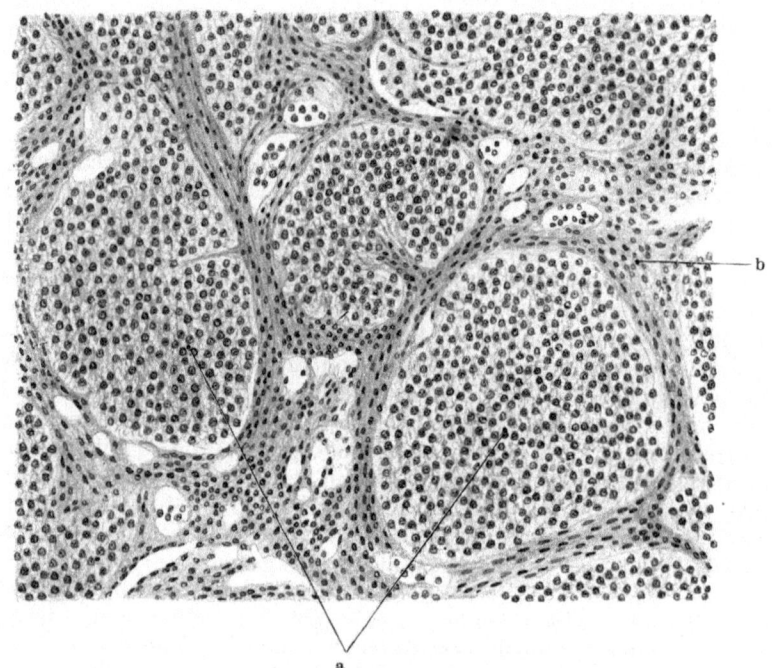

Fig. 361. Seminom (Hoden). Vergr. 100fach. (Hämatoxylin.)
a Große solide Geschwulstparenchymkörper; sie bestehen aus großen, zusammenhängenden Tumorzellen; diese mit hellem, vakuolärem Protoplasma und großen zart granulierten Kernen. b Bindegewebiges Stroma.

Die Geschwulstmassen sind aus großen, protoplasmareichen Elementen zusammengesetzt; deutliche Zellgrenzen sind nicht zu sehen. Die Kerne sind rundlich, groß, zart granuliert, das Protoplasma von vakuolärer Beschaffenheit.

5. Granulosazelltumoren.

Diese Gewächse werden auch Basalzellenkarzinome (Basaliome) genannt und als solche von den übrigen Eierstockskarzinomen (Skirrhen, Medullarkrebsen, soliden, adenomatösen, papillären Karzinomen) unterschieden. Im allgemeinen sind es gutartige, meist nur einseitig auftretende Tumoren, doch kommen auch, wie bei den Basaliomen (s. d. S. 447), bösartige Formen vor mit Rezidiven, sogar Metastasen. Granulosazelltumoren können schon vor oder zu Beginn der Pubertät, im geschlechtsreifen Alter oder jenseits der Menopause auftreten. Sie können sexuelle Frühreife oder Nachreife hervorrufen; bei Frauen im geschlechtsreifen Alter zeigen sich Menstruationsstörungen, Hyperplasia endometrii, anregende Einwirkungen auf Uterus und Brustdrüsen. Klinisch: Blutungen mit Hyperplasie der Muskulatur des Uterus und des Endometriums. Alle diese Veränderungen werden als hormonale Effekte im Sinne von „Verweiblichung" aufgefaßt. In den Granulosazelltumoren wurde Follikulin nachgewiesen. Es können auch andersartige Geschwülste des Eierstocks sexuelle Frühreife und Verweiblichung hervorrufen, wie z. B. die Hypernephrome des Ovariums[1].

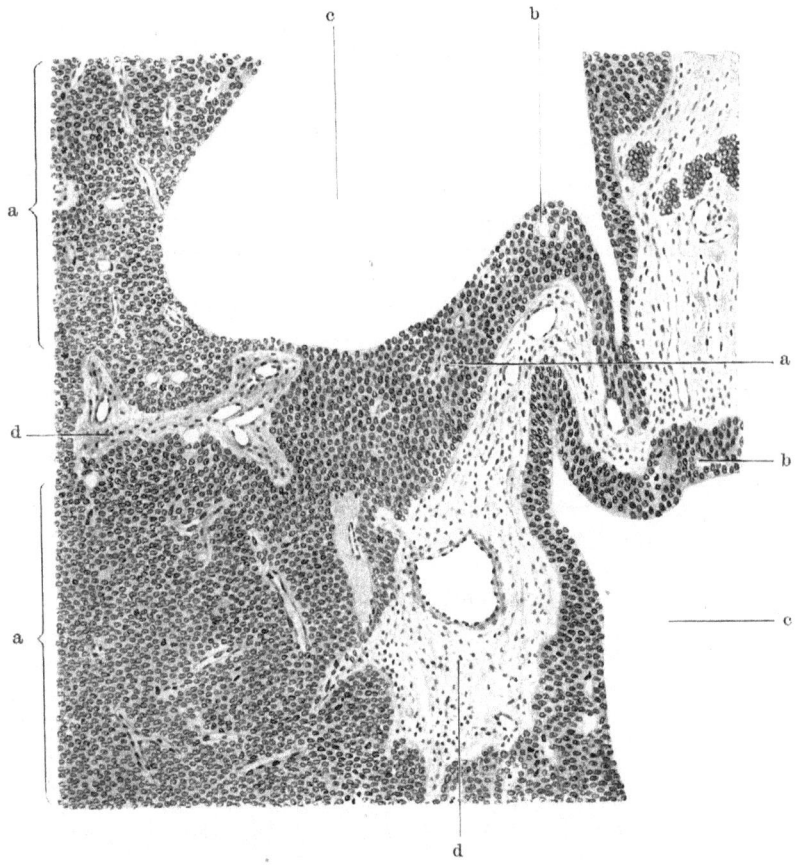

Fig. 362. Granulosazelltumor (Eierstock). Vergr. 100fach. (Hämatoxylin.)
a Mächtige Wucherungen der granulosazellähnlichen Tumorelemente. b Kleinste drüsenähnliche Lichtungen in den Parenchymkörpern. c Zysten, welche von den Tumorzellen begrenzt sind. d Gefäßführendes gröberes Bindegewebsstroma.

Histologisch zeigen die Granulosazelltumoren ein sehr wechselvolles Bild. In typischen Fällen sieht man in bindegewebiges Stroma eingelagert Epithelkörper von verschiedenster Größe und Gestalt; die sie zusammensetzenden Zellen sind von sehr gleichförmigem Aussehen und erinnern an die Elemente der Granulosa der Eifollikel. Die Epithelkörper sind solid, oder sie sind von oft sehr zahlreichen kleinen Lichtungen durchbrochen; follikelähnliche Bildungen werden gefunden („Folliculoma"); in den kleinsten Lichtungen sieht man „eiähnliche" Einschlüsse (degenerierte Zellen!); um die größeren Lichtungen sind die Geschwulstzellen oft radiär gestellt. Daneben werden kleine Zysten beobachtet; die Zysten sind mit einer

---

[1] Auch bei Hypernephromen der Niere, bei Hypophysenadenomen ist Verweiblichung beobachtet worden. Über vermännlichende Geschwülste s. S. 479.

einschichtigen oder mehrschichtigen Epithellage ausgekleidet. Luteinisierung der Zellen, thekaähnliche äußere Begrenzung der Zysten sind beschrieben worden. In weniger typischen Varietäten zeigt sich ein buntes Bild in dem epithelialen Parenchym der Geschwülste, ähnlich wie in Basaliomen der Haut. Alveoläre, schmalstreifige, schlauchförmige Wucherungen rundlicher und polyedrischer Zellen finden sich neben größeren, breiten Epithelkörpern, welche mit zylindrischen Basalzellen gegen das Stroma abgegrenzt sind; diese Epithelkörper sind entweder solid oder von zahlreichen kleinen Lichtungen wie siebartig durchlöchert; gyriforme, mäanderartige Epithelwucherungen treten auf. Schließlich gibt es auch sehr indifferente epitheliale Wucherungen, sogar mit spindeligen Zellen, sarkomartig, mit mehr diffusem Wachstum. Das Stroma kann Hyalinose zeigen, und es können durch Quellung und Auflösung des Stromas zylindromartige Bilder entstehen. An die Speicheldrüsen-Mischgeschwülste (s. d. S. 517) erinnern Bilder mit unscharfer Begrenzung der verschiedenartigen epithelialen Wucherungen gegen das Stroma. Übergänge zu sarkomartigen oder karzinomatösen Bildern kommen vor. Als Muttergewebe dieser Granulosazelltumoren werden unverbraucht liegengebliebene Granulosazellballen angesehen.

Die Fig. 362 zeigt solide Wucherungen (a) granulosazellartiger Geschwulstelemente; im Bereich dieser soliden Wucherungen läßt sich nur ein sehr spärliches, größtenteils nur aus Blutkapillaren bestehendes Stützgerüst nachweisen. Kleinste Lichtungen (b) treten innerhalb der soliden Parenchymmassen hervor. Die Geschwulst zeigt auch zystische Hohlräume (c), welche von den Geschwulstzellen in schmalen oder breiten Schichten umgeben sind. Gröbere Stromazüge (d) finden sich zwischen den Ausbreitungen des Geschwulstparenchyms.

6. Struma colloides ovarii.

Diese Eierstocksgeschwülste gleichen makro- und mikroskopisch den Schilddrüsentumoren, welche wir als Struma parenchymatosa, colloides, cystica beschrieben haben (s. S. 353). Es wird angenommen, daß es sich um einseitig entwickelte Teratome handelt (s. S. 520), daß sie also aus einem eiwertigen Keim hervorgegangen sind, welcher von allen seinen Differenzierungspotenzen nur die Schilddrüsenkomponente entwickelt hat. Man findet tubulöse Schläuche, von welchen sich Follikel abschnüren und kleinere und größere Follikel, ferner Zysten, welche mit typischem Schilddrüsenepithel ausgekleidet und mit Kolloid gefüllt sind.

7. Krukenberg-Tumor des Eierstocks.

Die sog. Krukenberg-Tumoren des Eierstocks sind meist doppelseitig auftretende metastatische Gewächse des Eierstocks. Sie entstehen vorwiegend im Anschluß an primäres Magenkarzinom durch peritoneale Verschleppung und Implantation der Karzinomzellen auf das Ovarium, welches von den einwachsenden Geschwulstelementen mehr und mehr besetzt wird. Es kommen aber auch bei Primärkarzinom anderer Organe durch Verschleppung der Karzinomzellen auf dem Blut- und Lymphwege metastatische Eierstockskarzinome vor. Das histologische Bild dieser Eierstockskarzinome wechselt je nach dem Charakter des Primärtumors. Besonders häufig findet man das Bild verschleimender Karzinome. Die reaktive Wucherung des Eierstocksbindegewebes ist in der Regel sehr bedeutend; die Geschwülste können bedeutende Größe erreichen. Wir bringen in Fig. 363 ein Bild von Krukenberg-Tumor nach Magenkrebs. Es fällt die überaus starke Entwicklung bindegewebigen Stromas (a) auf;

dieses Stroma hat vielfach einen ödematös-schleimigen Charakter (a_1). Die Karzinomzellen (b) liegen in diesem massigen Stroma zerstreut, einzeln oder zu kleinen Häufchen angeordnet; hie und da findet man sog. Siegelringzellen (b_1),

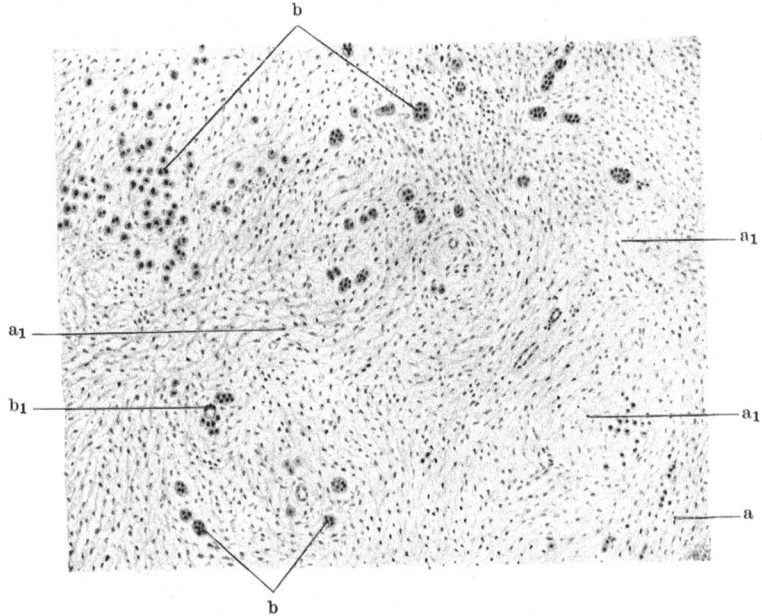

Fig. 363. **Krukenberg-Tumor des Ovariums** (Metastase eines Magenkarzinoms). Vergr. 70fach. (Hämatoxylin.)
a Reichliches Stroma, bei a_1 locker gebaut, ödematös, schleimig. b Karzinomzellen einzeln und in Häufchen; bei b_1 eine „Siegelringzelle".

d. h. rundliche Karzinomzellen mit einem Schleimtropfen, welcher den Kern der Zelle zur Seite geschoben und platt gedrückt hat. In Fig. 364 ist eine solche „Siegelringzelle" bei starker Vergrößerung abgebildet.

8. Adamantinom.

Diese Geschwulstart wird vor allem in den Kiefern angetroffen (sog. Polykystom der Kiefer). Der Name Schmelzkeimepitheliom weist darauf hin, daß die Geschwulst von Resten des Schmelzorganes abgeleitet wird. Sie treibt den Kiefer auf und zerstört das Knochengewebe; aber sie bleibt in der Regel örtlich beschränkt und zeigt keine Neigung zu Metastasenbildung. Histologisch findet man in bindegewebigem Stroma verschieden große Epithelkörper von sehr charakteristischem Bau. Die soliden Epithel-

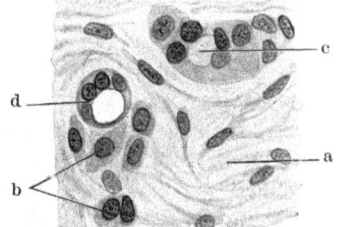

Fig. 364. **Dasselbe.** Vergr. 350fach. (Hämatoxylin.)
a Stroma. b Karzinomzellen. c Schleimvakuole. d „Siegelringzelle".

körper zeigen eine basale Zylinderzellenschicht, auf welche nach innen mehrfache Lagen von polyedrischen Zellen folgen; ganz nach innen findet sich ein sog. Sternepithel mit netzartig zusammenhängenden Zellen. Durch zentralen Zerfall der Epithelkörper entstehen Hohlräume und kleinere und größere Zysten. Manchmal findet sich eine höhere Differenzierung zu Hornepithel mit Schichtungskugeln. Ähnliche Bildungen kommen in gewissen Geschwülsten der Hypophyse vor (s. S. 502).

484 Geschwülste.

Fig. 365 zeigt in einem bindegewebigen Stroma eingelagerte Epithelkörper (a) vom Bau des Schmelzorgans: dem Stroma sitzt eine Schicht zylindrischer Zellen auf, dann folgen nach innen polygonale Elemente und zentral findet sich ein netzförmiges Epithel. Durch zentralen Zerfall der Epithelkörper entstehen kleinere und größere Zysten (b und c). Zwischen den Epithelkörpern ein bindegewebiges Stroma (d).

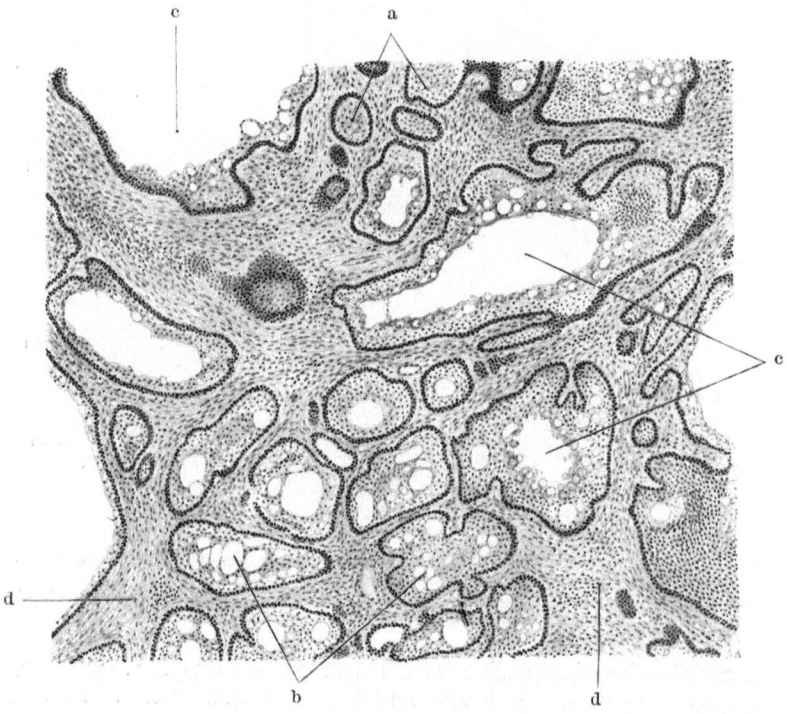

Fig. 365. Adamantinom (Kiefer). Vergr. 30fach. (Hämatoxylin.)
a Epithelkörper von typischem Aufbau (außen Zylinderzellenschicht, dann breite Zone polygonaler Elemente, innen Netzepithel). b Lückenbildung in den Epithelkörpern durch Zerfall. c Zystische Zerfallsräume. d Bindegewebiges Stroma.

9. Die Blastome des nervösen Gewebes.
A. Blastome des Gehirns und Rückenmarks.

Die Fortschritte der Hirn- und Rückenmarkschirurgie haben zu einem vertieften Studium der Histologie der Tumoren des Zentralnervensystems geführt. Es hat sich gezeigt, daß Geschwülste von bestimmter geweblicher Beschaffenheit mit Vorliebe an bestimmten Stellen des Zentralnervensystems sitzen, und es sind auch Beziehungen dieser Tumoren zu Entwicklungsstörungen aufgezeigt worden. Die Frage der Malignität ist in Hinsicht auf die Aussichten operativen Vorgehens eingehend erörtert worden. Wenn auch jede Geschwulst im Bereich des Zentralnervensystems schon allein wegen der Raumbeschränkung gefährlich werden kann, und wenn auch voll ausreifende Tumoren nicht immer mit scharfen Grenzen gegen das gesunde Gewebe abgesetzt sind, so gibt es doch andererseits Tumoren, die nicht nur durch ihren Sitz, sondern auch durch ihr besonderes aggressives Verhalten und durch die Art ihrer Ausbreitung in strengerem Sinne als maligne bezeichnet werden dürfen. Eine Einreihung der Geschwülste des Zentralnervengewebes in das übliche Schema nach Reife und Unreife bietet daher gewisse Schwierigkeiten; immerhin gilt auch hier im allgemeinen der

Satz, daß die Geschwülste um so bösartiger sind und um so rascher wachsen, je weniger differenziert ihr Gewebe ist. Es kommt hinzu, daß die Unterbringung der im engeren Sinne malignen Formen bei den Sarkomen nicht mehr dem heutigen Stande unserer Kenntnisse von dem Bau dieser Geschwülste entspricht[1]. Denn einmal sind alle diejenigen Tumoren, welche aus nervösem oder gliösem Gewebe bestehen, in letzter Linie ektodermalen Ursprungs, und es gibt darunter Blastome, die einen rein epithelialen Charakter haben; dann aber erfordert die sehr verschiedenartige histologische Zusammensetzung gegenüber der alten Sammelbezeichnung Sarkom eine treffendere neue Namengebung. Für diese Neubenennung sind verschiedene Vorschläge gemacht worden (Bailey und Cushing, Bergstrand, Hortega, Gagel). Diese Vorschläge beruhen alle auf dem histogenetischen Prinzip, wobei die einzelnen Phasen, welche das Zentralnervengewebe bei seiner embryonalen Entwicklung durchmacht, zugrunde gelegt werden. Diese Entwicklung geht vom Medullo-(Neuro-)epithel einerseits zum Medulloplasten und über die Neuroplasten zur Ganglienzelle, und andererseits zum primitiven Spongioplasten und über die Spongio(glio)plasten zum Astroplasten und Astrozyten bzw. über den ependymalen Spongioplasten zum ependymalen Epithel. Spongioglioplasten werden auch vom Medulloplasten geliefert, von welchem auch die Oligodendroglia abgeleitet wird. Die Herkunft der Mikroglia ist umstritten (mesodermal?). Vom Medulloepithel stammen das chorioideale Epithel und das Pinealparenchym ab. Es versteht sich von vornherein, daß diese Differenzierungsstadien in mannigfaltiger Mischung und Abartung auch in einer und derselben Geschwulst vorkommen können, und daß es Tumoren gibt, in welchen sich alle Phasen der neuroektodermalen Differenzierung vorfinden. Die Benennung erfolgt nach demjenigen Gewebe, welches in einer bestimmten Geschwulst vorherrschend ist. Wie auch in anderen Geschwülsten kann das histologische Bild an verschiedenen Stellen einer und derselben Geschwulst in weitem Umfange wechseln; trotzdem wird man in der Regel einen Typ feststellen können, welcher in der Geschwulst vorwiegt.

Nach diesen einleitenden Bemerkungen gehen wir zu einer kurzen Schilderung der einzelnen Hauptformen der Blastome des Zentralnervensystems über[2].

I. Die Blastome der nervösen Reihe. Hierher gehören: 1. Das Medulloepitheliom (auch Neuroepitheliom genannt). Die wuchernden Medulloepithelien sind zylindrische, mit innerer und äußerer Grenzmembran versehene Zellen; sie ordnen sich zu gewundenen Bändern, drüsenschlauchartigen Bildungen und sog. Rosetten; ein- und mehrschichtige Zylinderepithelwucherungen sind festzustellen; daneben finden sich ungeordnete und undifferenzierte Zellwucherungen. Rein epitheliale Geschwülste sind selten; meist zeigen sie auch noch andere nervöse und gliöse Differenzierungen. Neuroepitheliale Differenzierungen treten auch stellenweise in andersartigen Tumoren der nervösen oder gliösen Reihe auf. Ausgangsort der (seltenen) Medulloepitheliome sind Dach- und Bodenplatte des Gehirns, Pars ciliaris

---

[1] Hier sei erwähnt, daß es im Zentralnervensystem auch echte Sarkome (angioplastische und andere Sarkome) gibt; solche Sarkome können sich intrazerebral oder von den Meningen aus entwickeln.

[2] Die diesem Abschnitt beigegebenen Abbildungen entsprechen Präparaten, die mit den gewöhnlichen Färbemethoden behandelt sind. Einzelne histologische Besonderheiten der Tumoren des Zentralnervensystems können erst mit Spezialmethoden festgestellt werden: Färbung nach Nissl für die Ganglienzellenreihe, Färbung nach Weigert oder Holzer für die Glia, Metallimprägnationen nach Golgi, Cajal, Hortega für die Spongio-Astroplasten und Astrozyten, Methoden zur Darstellung der Achsenzylinder und Markscheiden usw.

retinae. Die Fig. 366 von einem Medulloepitheliom zeigt ein Grundgewebe mit dichtgedrängten undifferenzierten Zellen (a); daneben sieht man zahlreiche schlauchartige epitheliale Differenzierungen (b).

2. Das **Medulloblastom** ist eine ausgesprochen maligne, weiche, gefäßreiche, rasch wachsende Geschwulst, die sich durch hochgradigen Zellreichtum auszeichnet. Die Zellen sind klein oder mittelgroß, rund oder länglich, protoplasmaarm; sie haben rundliche oder ovoide Kerne von wechselndem Chromatingehalt. Die Zellen sind diffus oder in Reihen, Haufen und größeren Zellballungen angeordnet; nicht selten finden sich auch rosettenartige Gruppierungen[1]. Bindegewebiges Stroma ist verschieden reichlich entwickelt. Die Medulloblastome wachsen infiltrierend, auch in die Leptomeninx, innerhalb

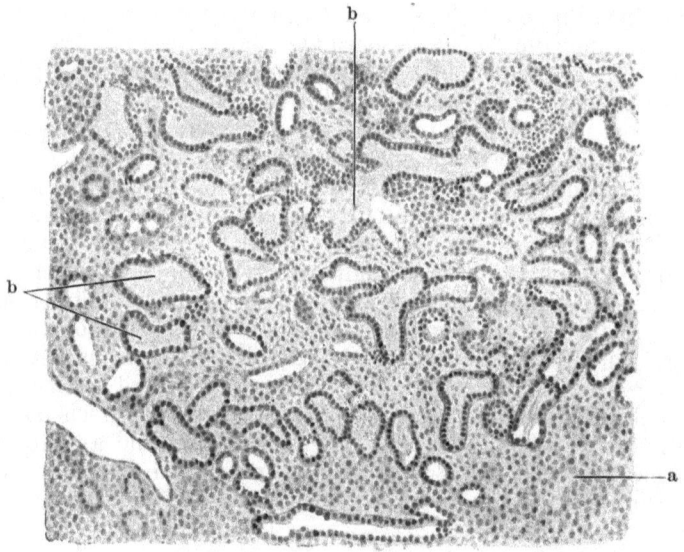

Fig. 366. Medulloepitheliom (nach einem Präparat von Prof. Gagel-Wien). Vergr. 100fach. (Thionin.)
a Wucherungen indifferenter Zellmassen. b Schlauchartige, mit zylindrischem Epithel bekleidete Bildungen.

welcher sie sich flächenhaft ausbreiten; sie können auch in die Ventrikel einwachsen und im Bereich der Hirnhöhlen Metastasen setzen. Hauptfundort ist das Kleinhirn (Wurm); sie kommen aber (selten) auch an verschiedenen Stellen des Großhirns und im Rückenmark vor. Als **Medulloblastoma gliomatosum** sind Geschwülste beschrieben worden, in welchen sich neben Medulloplasten auch Spongio-Astroplasten und Astrozyten finden. Wenn sich in Medulloblastomen Differenzierungen in Richtung der Neuroplasten und Ganglienzellen abspielen, spricht man von Medulloblastoma **neuromatosum**. Es gibt auch die Kombination eines Medulloblastoma neuro-gliomatosum.

---

[1] Unter den rosettenartigen Bildungen, wie sie in verschiedenartigen Hirngeschwülsten vorkommen, unterscheidet man echte und falsche. Die echten Rosetten zeigen ein feines Lumen, um welches die Zellen epithelartig mit scharfem Saum gegen das Lumen angeordnet sind, so daß drüsenschlauchartige Bilder entstehen; die epithelartigen Zellen gehen nach außen in einen langen Fortsatz über. Andere Rosetten haben keine Lichtung, sondern die Mitte der Rosette ist mit einer feinfaserigen Substanz, den Fortsätzen der Zellen, ausgefüllt, wobei die ringsum gelagerten Zellen nicht so scharf gegen die zentrale Grundsubstanz abgesetzt sind. Von diesen Rosetten sind radiäre Anordnungen der Zellen um die Blutgefäße zu unterscheiden (Pseudorosetten).

Von einem **Medulloblastom des Kleinhirns** bringen wir 2 Abbildungen. Die Fig. 367 zeigt bei schwacher Vergrößerung dichtgedrängte Massen rundlicher Zellen, die in Haufen (a) oder diffus (b) angeordnet sind. An der Oberfläche des Tumors (d) und im Tumorgewebe (c) selbst finden sich Differenzierungen zu kubischen Epithelzellen. In der Fig. 368 ist bei starker Vergrößerung die rundzellige Grundmasse zu sehen, innerhalb welcher sich umschriebene, besonders dichte Zellballungen (a) finden.

Eine früher als „Glioma" bezeichnete Geschwulst der Retina — jetzt **Neuro-** oder **Retinaepitheliom**, auch **Neuroblastom** oder am besten

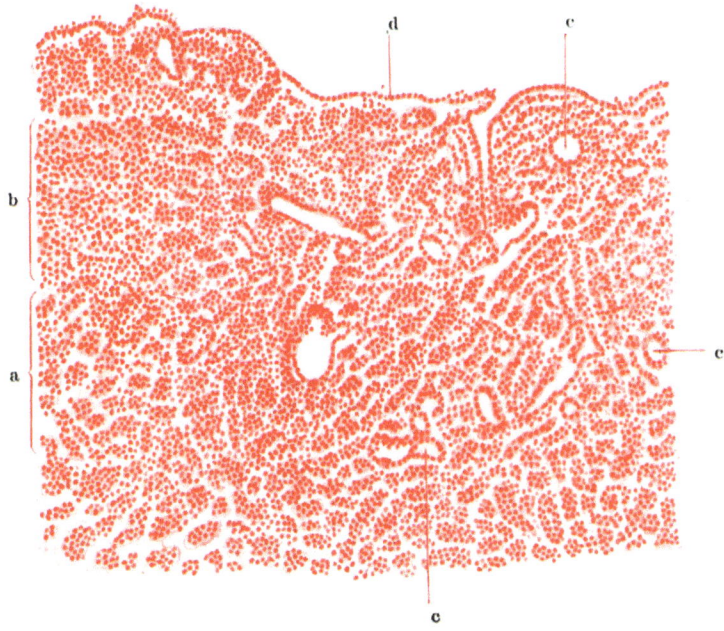

Fig. 367. Medulloblastom des Kleinhirns. Vergr. 100fach. (Hämatoxylin-Eosin.)
a Haufen und b diffuse Wucherungen kleinerer rundlicher Zellen. c Kleine Lichtungen, um welche die Tumorzellen einen einschichtigen Belag aus kubischen Epithelien gebildet haben. d Die gleiche epitheliale Differenzierung an der Oberfläche des Tumors.

Retinablastom genannt — setzt sich, wie die Medulloblastome, aus kleinen Rundzellen zusammen, die diffus, in Haufen und Reihen, oder auch zu Rosetten angeordnet sind. Das Stroma ist retikuläres Bindegewebe. Dieses sehr bösartige Gewächs der Netzhaut tritt im kindlichen Alter, oft schon sehr frühzeitig, familiär, auch doppelseitig auf, wächst in den Glaskörper ein, durchbricht die Sklera, setzt manchmal auch Metastasen. Histologisch bietet sich das Bild eines kleinzelligen Rundzellensarkoms; manchmal zeigen die Zellen kurze Fortsätze. Falsche und echte Rosettenbildungen sind oft sehr reichlich; je mehr die Differenzierung in diese epitheliale Richtung geht, desto mehr rechtfertigt sich die Bezeichnung **Neuroepitheliom** oder **Retinaepitheliom**. Differenzierungen nach der nervösen oder gliösen Reihe sind in Retinablastomen beobachtet worden. Das Gewebsbild eines Retinablastoms bringt die Fig. 369. Die Geschwulst besteht größtenteils aus dichtgedrängten kleinen rundlichen Zellen (a). An manchen Stellen finden sich epithelähnliche Strukturen: rosettenartige Bildungen (b). Fig. 370 bringt eine echte Rosette bei starker Vergrößerung.

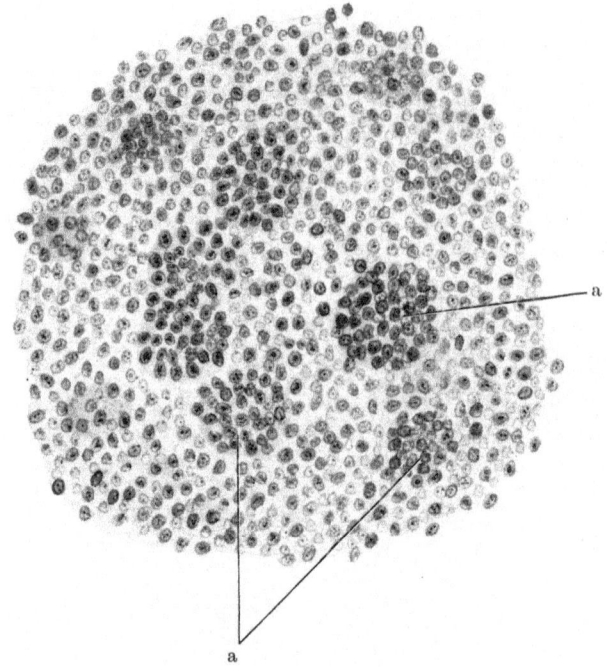

Fig. 368. Medulloblastom des Kleinhirns. Vergr. 450fach. (Hämatoxylin-Eosin.)
Zellballungen (a) innerhalb einer Grundmasse aus dichtgedrängten indifferenten rundlichen Zellen.

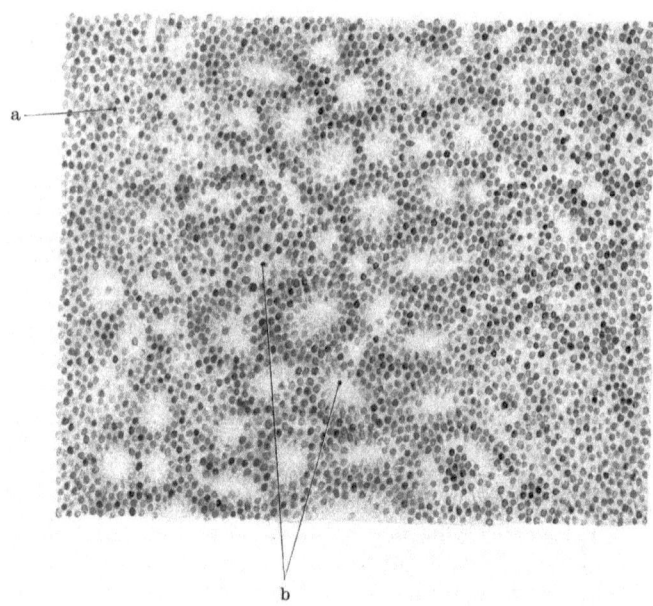

Fig. 369. Retinablastom. Vergr. 170fach. (Hämatoxylin.)
a Dichtgedrängte Massen kleiner rundlicher Geschwulstzellen. b Rosettenartige Bildungen.

Bei der Angiogliosis retinae (v. Hippel-Lindau) findet man erweiterte Gefäße und oft auch Gliagewebe. Da diese Angiosis der Netzhaut mit Angiosis im Gehirn verbunden sein kann, liegt es nahe, an eine Fehl-

Besondere Geschwulstformen.

bildung zu denken. Von manchen wird die Angiogliosis retinae als die reife Form des Retinablastoms angesehen.

Den Medulloblastomen ähnlich sind auch die Sympathikoblastome und Pinealoblastome, die später (s. S. 513 und 499) beschrieben werden.

3. Das Ganglioblastom. Es gibt Tumoren, welche mehr oder weniger vollausgebildete Ganglienzellen produzieren; sie sind im Zentralnervengewebe selten, häufiger gehen sie vom Gewebe des Sympathikus aus. Es sind je nach dem geringeren oder höheren Reifegrad weiche oder festere, mehr oder weniger umschriebene, z. T. auf die Meninx übergreifende Tumoren. In solchen Geschwülsten kann man neben Medulloplasten (manchmal auch neben Medulloepithelwucherungen) Differenzierungen zu Neuroplasten und Ganglienzellen feststellen. Die Neuroplasten sind größere, protoplasmareiche Zellen, deren Kerne durch die Ausbildung einer deutlichen Kernmembran und eines großen Kernkörperchens an die Ganglienzellen erinnern; diese Ähnlichkeit wird noch verstärkt, wenn sich im Protoplasma dieser Zellen Andeutungen

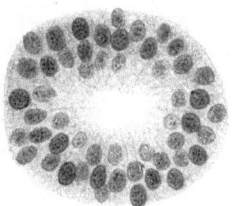

Fig. 370. Eine Rosette bei starker Vergrößerung. Vergr. 600fach.

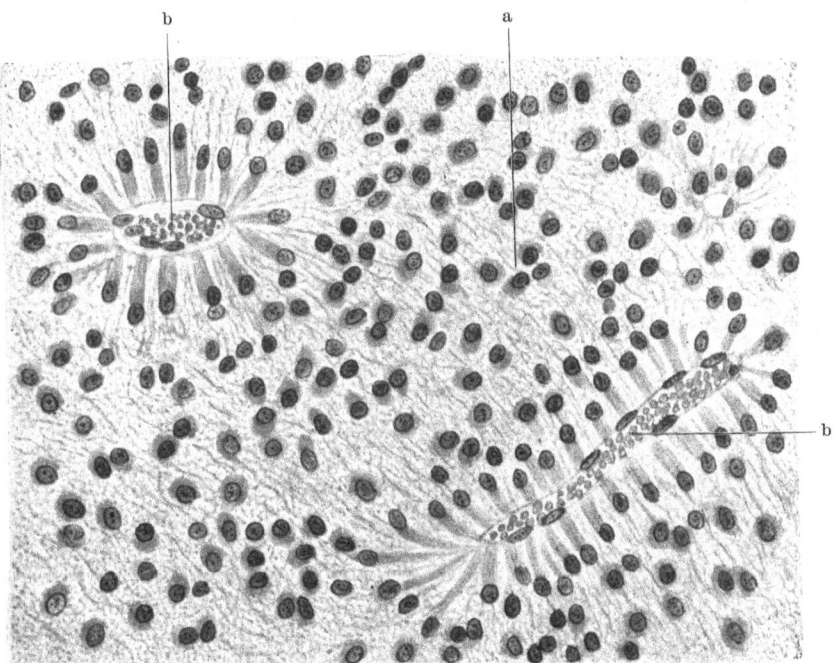

Fig. 371. Astroblastom (nach einem Präparat von Prof. Gagel-Wien). Vergr. 350fach. (Hämatoxylin-Eosin.)
a Gliöses Grundgewebe mit Zellen und feinfaseriger Grundsubstanz. b Zwei Blutgefäße, an deren Wand sich die Tumorzellen (Astroplasten) mit breiten Fortsätzen anheften, während sich die gegenseitigen Fortsätze in der faserigen Grundsubstanz verlieren.

von Nissl-Granulation nachweisen lassen. Überwiegen die (apolaren, unioder bipolaren) Neuroplasten, so kann man solche Geschwülste Neuroblastome nennen. Überwiegen mehr oder weniger ausgereifte Neuroplasten und multipolare Neuronen (fertige Ganglienzellen), so spricht man von Ganglioblastom oder Gangliozytom oder kurzweg von Ganglioma. Die ausgebildeten Ganglienzellen solcher Geschwülste zeigen den typischen

Kern; im Protoplasma finden sich deutliche Nissl-Schollen; gelegentlich auch Innenkörper. Neben Ganglienzellen können sich in diesen Tumoren auch Achsenzylinder neuer Bildung mit und ohne Markscheiden finden. Auch nach der gliösen Seite können sich in diesen Geschwülsten Differenzierungen abspielen; es finden sich Spongio-Astroplasten und Astrozyten. Je nach diesen verschiedenen histologischen Befunden werden derartige Tumoren als Ganglio(glio)-neurom (myelinicum oder amyelinicum) bezeichnet. Über Gangliome des N. sympathicus s. S. 512.

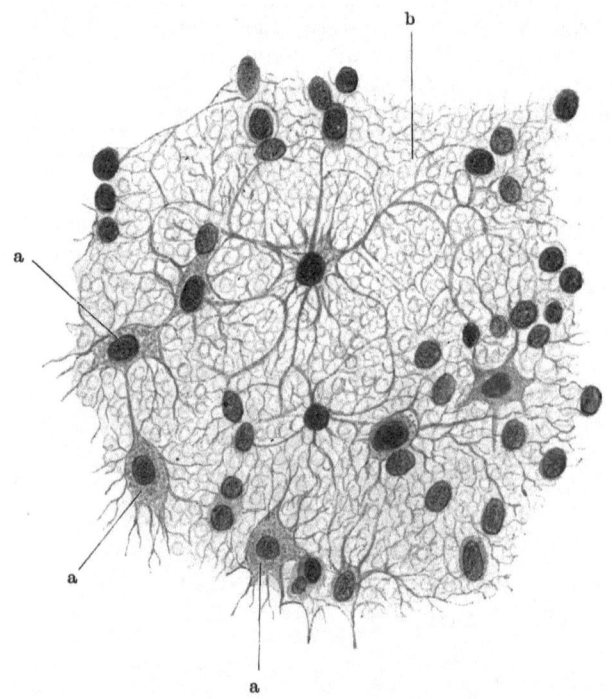

Fig. 372. Astrozytoma fibrillare. Vergr. 600fach. (Färbung nach v. Gieson.)
a Typische Astrozyten. b Filzwerk feiner Gliafibrillen.

II. Die Blastome der gliösen Reihe. 1. Das Spongioblastom. In diesen Geschwülsten überwiegen Spongioplasten; das sind langgestreckte, uni- (oder bi-) polare Zellen, welche die Eigenschaft haben, sich mit Metallsalzen zu imprägnieren. Diese Elemente ordnen sich oft zugartig an, wodurch Strukturen entstehen, welche an die Neurinome (s. S. 510) erinnern. Besondere Beziehungen zu den Blutgefäßen zeigen die Spongioplasten im Gegensatz zu den Astroplasten (s. später) nicht. In den Spongioblastomen findet man aber auch neben Spongioplasten in verschiedenem Maße höhere Ausdifferenzierungen zu Astroplasten und Astrozyten und dementsprechend bald mehr, bald wenig Gliafasern. Sitz: häufiger im Hirnstamm.

Das primitive Spongioblastom wird von Bailey und Cushing als Neuroepitheliom bezeichnet. Die Abgrenzung gegen das Medulloepitheliom (s. d.) ist schwierig. Die Geschwülste setzen sich aus primitiven Spongioplasten zusammen. Das sind langgestreckte Zellen mit Zilien, einer inneren Grenzmembran und mit Blepharoplastenkörnern dicht unter dieser Grenzmembran. Diese Zellen sind um kleine Hohlräume angeordnet, bilden auch wahre Rosetten; nach außen gehen sie in einen langen Fortsatz über, der sich im umgebenden Gewebe verliert oder sich an Gefäße heftet. Zwischen den epithelartigen Formationen liegen weniger differenzierte, verschieden gestaltete Elemente. Es sind Tumoren beschrieben

Besondere Geschwulstformen.

worden, die neben primitiven Spongioplasten auch Medullo-Neuro-Ependymoplasten und Ependymzellen, Spongioglio- und Astroplasten aufwiesen. Primitive Spongioblastome sind von den verschiedensten Gegenden des Gehirns und Rückenmarks, der Retina, der peripheren Nerven beschrieben worden.

2. Das Astroblastom ist durch Geschwulstelemente (Astroplasten) charakterisiert, die sich mit einem oft stark verbreiterten Fortsatz („Saugfuß") an die Blutgefäße anheften, während der andere Fortsatz sich in feine Ausläufer spaltet; durch radiäre Anordnung um die Blutgefäße kommen „sonnen-

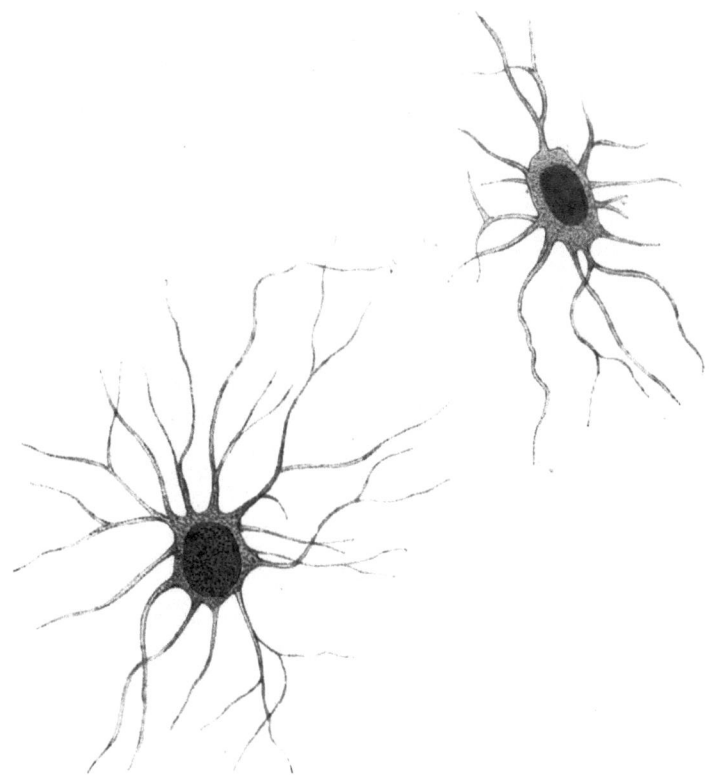

Fig. 373. Astrozytoma fibrillare. Vergr. 1200fach. (Cajals Methode.)
Zwei typische Astrozyten.

blumenartige" Figuren zustande. Neben Astroplasten werden auch Spongioplasten und Astrozyten gefunden. An den Gefäßen der Astroblastome kommen eigenartige, von der Adventitia ausgehende Neubildungen vor (s. a. unter Glioblastoma multiforme). Sitz der Astroblastome: Großhirn, Balken. Astroplastische Bezirke in einem Astrozytom zeigt die Fig. 371. Die Astroplasten sind um Blutgefäße (b) radiär angeordnet; durch breite Fortsätze sind sie mit der Gefäßwand verbunden, während sie sich auf der entgegengesetzten Seite mit feinen Fortsätzen in der faserigen Grundsubstanz (a) verlieren.

3. Das Astrozytom ist die am meisten ausgereifte Form der gliösen Geschwulstreihe. Sitz: Großhirn, Kleinhirn, Rückenmark und andere Stellen. Das Astrozytoma fibrillare setzt sich aus sternförmigen, nach allen Seiten hin reich verästelten Zellen zusammen; ein Filz von Gliafibrillen bildet die Grundsubstanz; die Geschwulst ist relativ gefäßarm. Zystische Entartung,

492 Geschwülste.

Verkalkungen kommen vor. Das typische Bild eines fibrillären Astrozytoms gibt die Fig. 372 wieder. Man sieht Sternzellen mit nach allen

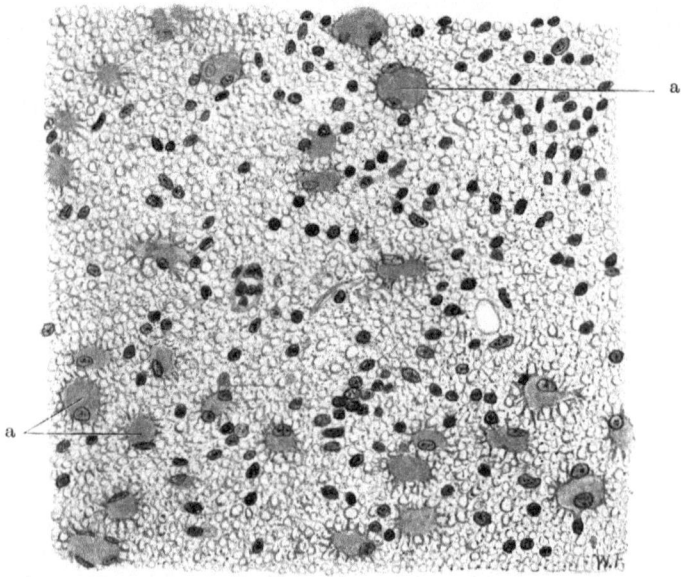

Fig. 374. Astrozytoma gigantocellulare. Vergr. 250fach. (Färbung nach v. Gieson.)
Zahlreiche Riesengliazellen (a), zum Teil mit mehreren Kernen, deren Fortsätze in das gliafibrilläre Grundgewebe übergehen.

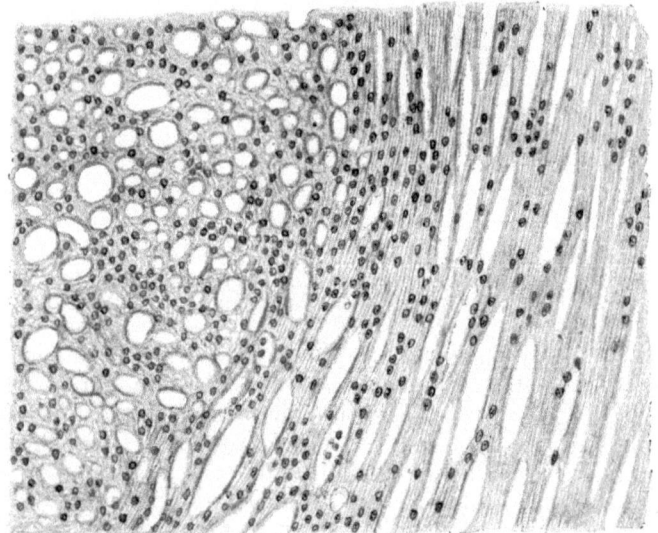

Fig. 375. Astrozytoma fusiforme (piloides) et reticulare. Vergr. 120fach. (Karmin.)
In der rechten Hälfte der Abbildung: Längsbündel fibrillärer Glia; der gegenseitige Zusammenhang der Bündel wird durch zwischenliegende Spalten deutlich. In der linken Hälfte zeigt sich auf dem Querschnitt ein netzartiger Zusammenhang des Geschwulstgewebes.

Richtungen ausstrahlenden Fortsätzen und die rundlichen Kerne der Gliazellen; dazwischen feinere und gröbere Gliafasern. Die Astrozyten bei starker Vergrößerung, nach der Methode von Cajal dargestellt, zeigt die Fig. 373.

Als Astrozytoma protoplasmaticum werden weiche, gefäßarme Geschwülste bezeichnet, die sich aus protoplasmareicheren, nicht so deutlich sternförmigen Gliazellen zusammensetzen, deren Fortsätze weniger reichlich, plump, unregelmäßig ausgebildet sind. Degenerationen, auch zystische, werden beobachtet. Das Astrozytoma gigantocellulare ist durch den oft sehr reichlichen Gehalt an ein- und mehrkernigen Riesenzellen ausgezeichnet. Gliafibrillen können reichlich entwickelt sein. Manchmal finden sich neben Astrozyten auch Astroplasten und Spongioglioplasten. Übergänge zum

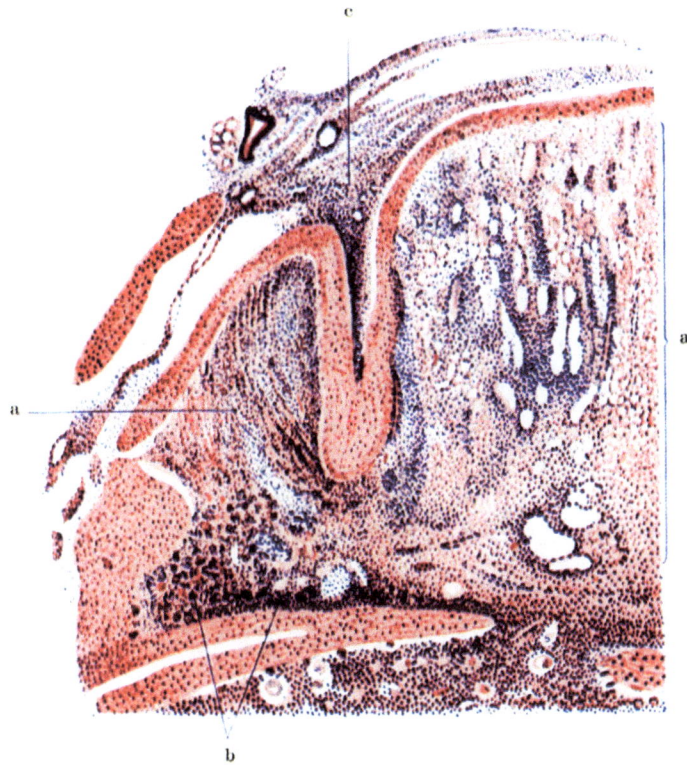

Fig. 376. Astrozytom des Kleinhirns (nach einem Präparat von Prof. Gagel-Wien). Vergr. 20fach. (Hämatoxylin-Eosin.)
Geschwulstzelleninfiltrat a in der Markschicht, b in der Körnerschicht einer Kleinhirnwindung. c Geschwulstinfiltrat in der Leptomeninx.

Glioblastoma multiforme (S. 496) sind beschrieben worden. Riesenzellen kommen auch in den Astroblastomen und in den im engeren Sinne malignen Tumoren der gliösen Reihe (s. später) vor. Ein Astrozytom mit zahlreichen Riesengliazellen bringt die Fig. 374. Die ein- und mehrkernigen Riesenzellen verlieren sich mit ihren zahlreichen Fortsätzen in der gliafibrillären Grundmasse, in welche auch zahlreiche Kerne der normalgroßen Astrozyten eingelagert sind. Die Astrozytome sind entweder deutlich, in anderen Fällen aber unscharf gegen ihre Umgebung abgesetzt.

Nicht immer ist in diesen ausgereiften Formen der Gliome die sternförmige Gestalt der Elemente deutlich. Es kommen auch ausgereifte Gliome mit länglich und zugartig angeordneten Gliazellen vor, wobei auch die mehr oder weniger reichlich entwickelte fibrilläre gliöse Grundsubstanz eine entsprechende zugartige Anordnung zeigt (Astrozytoma fusiforme, piloides Astrozytom). Ferner gibt es ausgereifte Gliome mit retikulärer Anordnung des gliösen Gewebes. Die Fig. 375 ist nach einem subependymären Astrozytom gezeichnet, in welchem das gliöse Gewebe zu Längsbündeln angeordnet ist; die Bündel sind durch seitliche Abzweigungen miteinander verbunden. Zwischen den Bündeln finden sich längliche Gewebsspalten. Auf Querschnitten durch das bündelförmig angeordnete Gliomgewebe tritt ein netzartiger Zusammenhang mit rundlichen Gewebsspalten hervor.

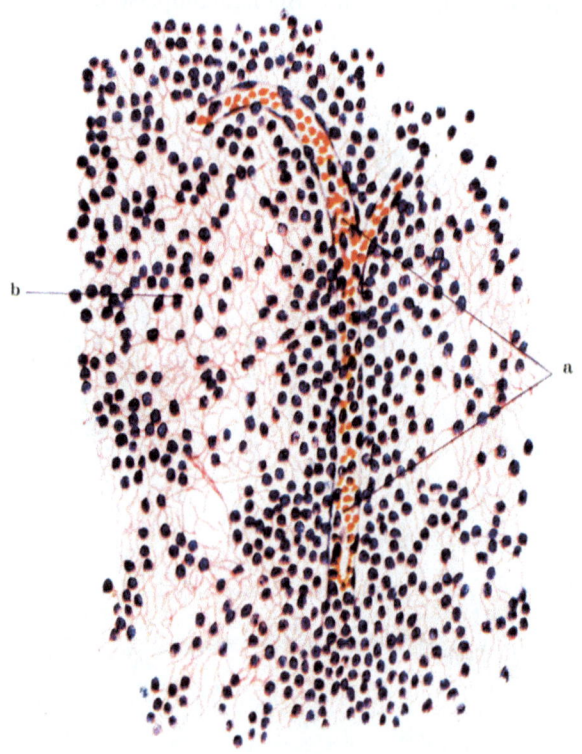

Fig. 377. Astrozytom des Kleinhirns (nach einem Präparat von Prof. Gagel-Wien). Vergr. 300fach. (Hämatoxylin-Eosin.)
a Blutgefäß mit dicht gelagerten kleinen Geschwulstzellen. b Weniger zellreicher Teil der Geschwulst mit faseriger Grundsubstanz und eingelagerten kleinen Gliomkernen.

Gewissen Astrozytomen des Kleinhirns wird eine Sonderstellung eingeräumt. Diese Geschwülste müssen von den Medulloblastomen des Kleinhirns, mit welchen sie manche Ähnlichkeit haben, getrennt werden. Histologisch bestehen die Geschwülste aus zum Teil kleinen (medulloplastenähnlichen) rundlichen Zellen, zum Teil aus einem retikulären gliösen kleinzelligen Gewebe; stellenweise sind die Zellen auch mehr langgestreckt und zu Zügen angeordnet. Fibrilläre Glia ist bald reichlich, bald wenig entwickelt. Die Geschwülste wachsen infiltrierend, auch in die Leptomeninx hinein. Wir bringen 2 Abbildungen von einem Astrozytom des Kleinhirns. Die Fig. 376 soll als Übersichtsbild die diffuse Ausbreitung der Geschwulst in zwei Kleinhirnwindungen (a und b) und die Geschwulstzelleninfiltration auch der Leptomeninx (c) zeigen. Bei starker Vergrößerung gibt die Fig. 377 ein Detailbild aus der Geschwulst, und zeigt die dichte Lagerung der Gliomzellen um ein Gefäß (a); in der weiteren Umgebung des Gefäßes ist feinfaseriges Gliomgewebe (b) mit reichlich eingelagerten kleinen Kernen zu sehen.

Im Rückenmark haben manche Gliome die Neigung, sich in die Längsachse des medullären Zylinders auszubreiten und zentral zu zerfallen. Das ist die gliomatöse Syringomyelie, welche meistens den Fehlbildungen nähersteht als den echten Geschwülsten.

Gliöse Geschwülste kommen nicht nur im Gehirn und Rückenmark, sondern (selten) auch an Nervenstämmen, in der Nebenniere, Hypophyse, Zirbeldrüse vor.

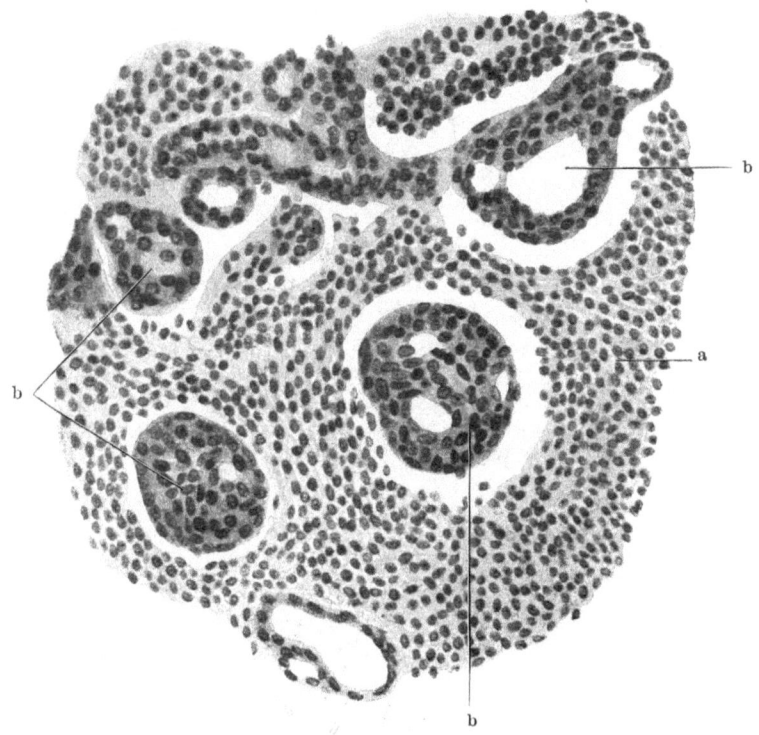

Fig. 378. Glioblastoma microcellulare des Großhirns. Vergr. 300fach. (Hämatoxylin-Eosin.)
a Dicht gedrängte Massen kleiner rundlicher Geschwulstzellen. b „Glomerulusartige" adventitielle Wucherungen.

Neben umschriebenen Gliomen gibt es diffuse Gliomatosen, sog. gliomatöse Hypertrophien gewisser Hirnteile; hier ist bei erhaltener Nervenfaserstruktur die Glia zu übermäßiger Entwicklung gekommen.

4. Das Glioblastoma (früher glioplastisches Sarkom). Diese vorwiegend im Großhirn vorkommende Geschwulst ist die im engeren Sinne maligne, sehr unreife Form des Glioms. Die hierher gehörigen Tumoren sind durch großen Zellreichtum und durch eine oft sehr hochgradige Polymorphie der Zellen und Kerne ausgezeichnet; oft finden sich auch reichlich Riesenzellen in den allerverschiedensten Formen. Unterarten sind: a) das Glioblastoma microcellulare mit kleinen Rundzellen, die trotz einer gewissen Gleichförmigkeit doch einen gewissen Grad von Kernpolymorphie (auch mit Riesenkernen) zeigen. Diese Geschwülste wachsen infiltrierend in die Leptomeninx ein. b) Das Glioblastoma fusiforme, welches wegen des Gehalts an länglichen Zellen an das Spongioblastom erinnert, von diesem aber auch durch Kernpolymorphie unterschieden ist. c) Das Glioblastoma

multiforme: Eine äußerst zellreiche Geschwulst mit größter Zell- und Kernpolymorphie und grotesken Riesenzellbildungen, reichlichen Mitosen. Die Zellen liegen sarkomartig dicht, diffus. Gliafibrillen sind in diesen sarkomartigen Massen nicht zu finden. Neben den ganz unreifen Elementen können manchmal Spongio-Astroplasten, auch Astrozyten gefunden werden. Fibrilläre Glia ist in diesen Glioblastomen wenig vorhanden und fehlt in den sehr zellreichen Gebieten ganz. Eigenartige adventitielle Zellwucherungen an den Blutgefäßen, auch mit Neubildung von Gefäßen, kommen in diesen

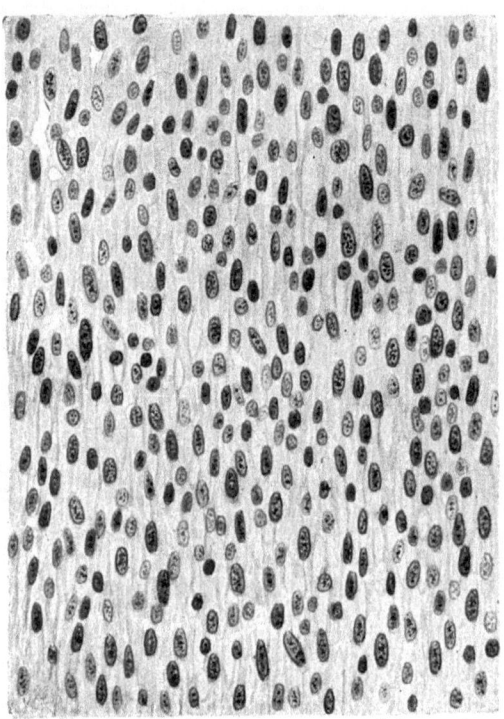

Fig. 379. Glioblastoma fusiforme des Großhirns. Vergr. 350fach. (Hämatoxylin-Eosin.) Langgestreckte, zugartig angeordnete Geschwulstzellen mit deutlicher Kernpolymorphie.

Geschwülsten nicht selten vor. Zelldegenerationen, Nekrosen, Blutungen, Erweichungen, zystische Verflüssigungen sind häufig. Von den verschiedenen Formen des Glioblastoms geben die Fig. 378, 379, 380 je ein Bild. Fig. 378 stammt von einem Glioblastoma microcellulare. Die Geschwulstmasse setzt sich aus dicht und ohne Ordnung liegenden kleinen rundlichen Zellen (a) zusammen, zwischen welchen nur Spuren einer Grundsubstanz zu sehen sind. An den Blutgefäßen sieht man die in Glioblastomen häufig vorkommenden Wucherungen von adventitiellen Zellen (b), zwischen welchen die Lichtungen neugebildeter Gefäße zu sehen sind. Die Abb. 379 von einem Glioblastoma fusiforme zeigt zugartige Anordnung länglicher Geschwulstzellen mit dazwischen liegender feinfaseriger Grundsubstanz. Deutlich ist die Polymorphie der Kerne ausgesprochen. In Fig. 380 (Glioblastoma multiforme) herrscht Kernpolymorphie höchsten Grades vor. Sehr zahlreich finden sich große vielkernige Riesenzellen.

Besondere Geschwulstformen.

5. Das **Oligodendrogliom**[1] ist eine unscharf abgegrenzte Geschwulst, die histologisch ein von den übrigen Gliomen abweichendes, aber sehr charakteristisches Bild gibt. Die Geschwulstzellen zeigen ein auffallend helles Protoplasma, in dessen Mitte der rundliche, chromatinreiche Kern liegt. Die Zellgrenzen sind bald sehr deutlich, bald nicht. Zwischen den Zellen ist eine Grundsubstanz zu sehen, deren Natur fraglich

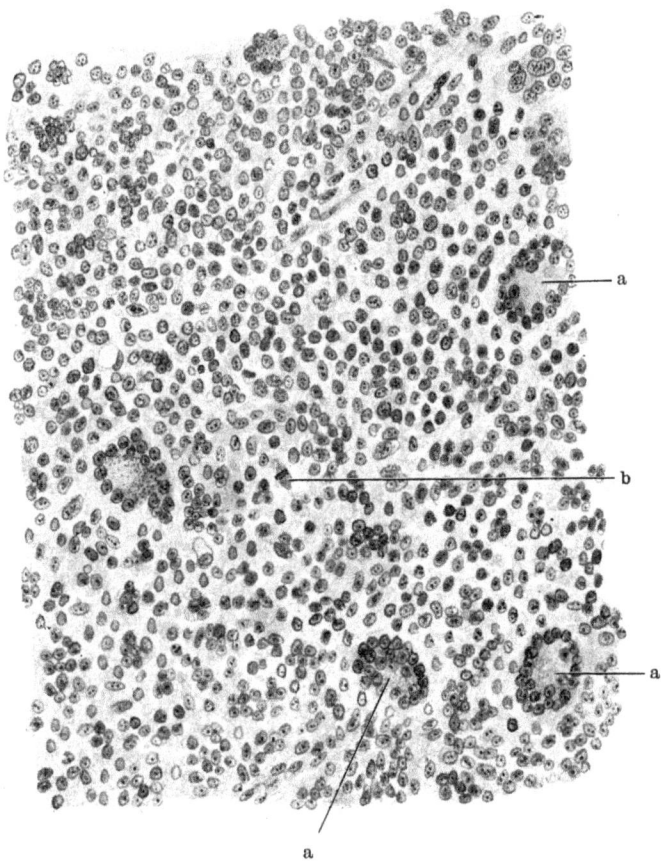

Fig. 380. Glioblastoma multiforme des Großhirns. Vergr. 350fach. (Hämatoxylin-Eosin.) a Vielkernige Riesenzellen. b Geschwulstzellen in Mitose.

ist. Die ganze Geschwulstmasse macht bei schwacher Vergrößerung einen sehr gleichförmigen Eindruck, weil die Kerne in der Masse ziemlich regelmäßig verteilt sind. Kernpolymorphie besteht nicht. Kleine Kalkkörperchen sind oft reichlich vorhanden. Übergänge des Oligodendroglioms zu den Medulloblastomen sind beschrieben worden. Sitz: Großhirn, Rückenmark. Das typische Bild eines Oligodendroglioms gibt die Fig. 381. Die Geschwulstzellen sind größtenteils scharf begrenzt, durch das helle Protoplasma und die gleichmäßig ausgebildeten rundlichen Kerne ausgezeichnet. Zwischen den Zellen findet sich eine nicht näher bestimmbare Grundsubstanz.

---

[1] Ob sich auch von der Mikroglia Geschwülste entwickeln können, ist nicht bekannt.

III. Geschwülste mit ependymaler Differenzierung (Ependymome). Das Ependym entwickelt sich aus dem Medullarepithel über die primitiven Spongioplasten zu den ependymären Spongioplasten und schließlich zu dem reifen ependymalen Epithel. Dieser Entwicklung entsprechend können vom Ependym (sehr selten) echte Medullo-(Neuro-)epitheliome ausgehen. Die Ependymome werden je nach dem Grad der Reife als Ependymoblastome und Ependymome unterschieden. Reife und unreife Stadien kommen auch in einer und derselben Geschwulst vor. Blutgefäße und das

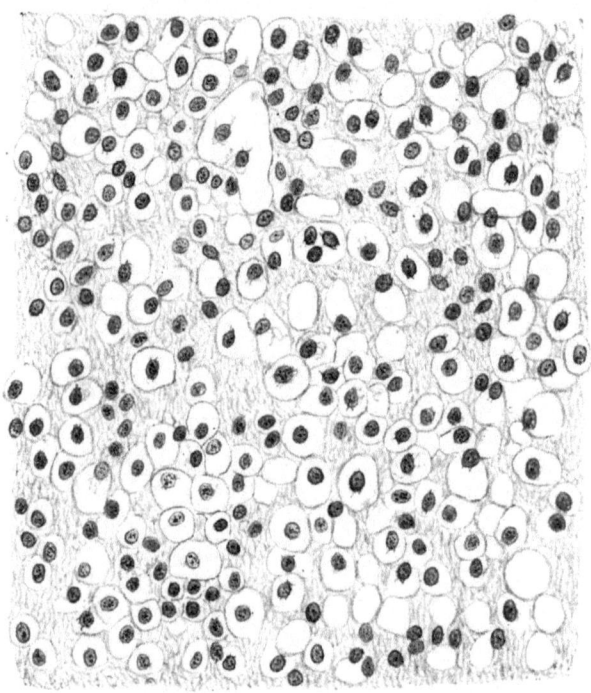

Fig. 381. Oligodendrogliom. Vergr. 500fach. (Hämatoxylin-Eosin.)
Helle Geschwulstzellen mit rundlichem Kern; zwischen ihnen eine körnige Grundsubstanz.

sie begleitende Bindegewebe bilden ein Gerüst. In den reifen Formen sind die Geschwulstzellen polygonal, ohne Ausläufer. Manchmal differenzieren sie sich epithelial und es finden sich Schläuche und Kanäle wie in den Neuroepitheliomen. Als ependymäre Spongioblastome (Ependymoblastome) sind Geschwulstformen beschrieben worden, in welchen die (nicht bewimperten) Geschwulstzellen länglich, schmal sind, und gegen die Gefäße gerichtete Fortsätze aufweisen; um die Blutgefäße, die von Bindegewebe begleitet sind, sieht man helle Zonen, welche durch die Fortsätze der Zellen gebildet sind. Ein papillärer Bau der ependymären Tumoren kommt bei den reifen und unreifen Formen vor. Bezeichnend für die Ependymzellen, für die reifen und die unreifen, sind körnige Einlagerungen im Protoplasma: sog. Blepharoplasten, die hier nahe dem Kern liegen. In Ependymomen kann auch Glia neben epithelialen Schläuchen und epithelbekleideten Zysten gefunden werden (sog. ependymäres Glioepitheliom). Je mehr sich Glia (astrozytäres Gewebe) zeigt, desto mehr ist die Bezeichnung ependymäres Gliom (Astrozytom) berechtigt. Verkalkungen kommen auch in den Ependy-

Besondere Geschwulstformen.

momen vor. Übergänge zum Medulloblastom werden beschrieben. Sitz: Ventrikel des Gehirns, Rückenmark. Von Ependymomen bringen wir 2 Abbildungen. In der Fig. 382 sind die ependymalen Geschwulstzellen zugweise vereinigt und in ein feinfaseriges, die Blutgefäße (a) führendes Bindegewebe eingelagert. In der Fig. 383 sieht man zahlreiche Blutgefäße (a), deren Wandung größtenteils hyalinisiert ist. Die Räume zwischen den Gefäßen sind ausgefüllt mit rundlichen und polygonalen ependymalen Geschwulstzellen (b); da und dort ist eine radiäre Anordnung der Zellen um die Gefäße deutlich. Feine Spalten in der Zellmasse sind von den Ependymzellen begrenzt.

Von einer Geschwulst, die gut umschrieben in der Mitte des Rückenmarks gelegen war und die graue Substanz völlig zum Schwund gebracht hatte, stammt die Fig. 384. Gezeichnet ist ein Blutgefäß (a), um welches die Geschwulstmasse derart radiär angeordnet ist, daß die Fortsätze der Geschwulstzellen in einer kernarmen hellen Zone sich an das Gefäß anheften, während die Masse der Kerne, dicht und parallel gelagert, weiter nach außen angeordnet ist. Die Geschwulstzellen sind von länglicher Gestalt, ebenso ihre Kerne. Die Geschwulst ist nach diesem Bauprinzip als ependymäres Spongioblastom zu bezeichnen.

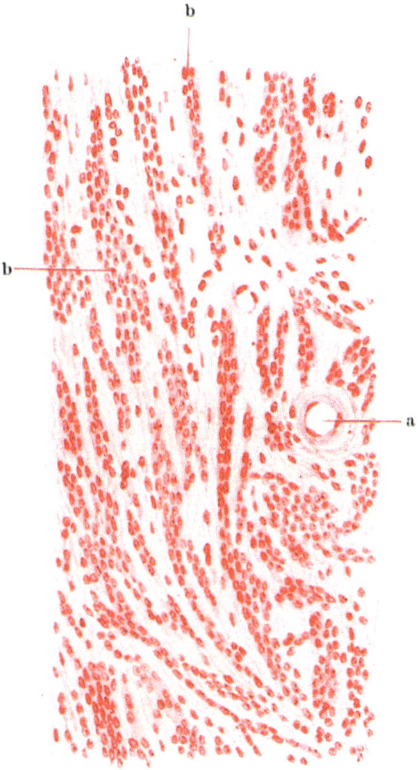

IV. Plexusgeschwülste. Es sind Papillome. Reich verzweigte Blutgefäße mit bindegewebigem Stroma sind von kubischen bis niedrig zylindrischen Epithelien in ein- oder mehrfacher Schichte umgeben. Kalkkonkremente sind häufig. Maligne Plexusepitheliome (Karzinome) sind selten beobachtet worden. Ein Papillom des Plexus chorioideus bringt die Fig. 385. Die Abbildung zeigt verzweigte Papillen in verschiedenen Durchschnitten; sie sind von kubischem Epithel in einfacher Schicht bekleidet, und bestehen sonst aus gefäßführendem Bindegewebe.

Fig. 382. Ependymom. Vergr. 150fach. (Karmin.)

a Blutgefäß. b Schmälere und breitere Züge von ependymalen Geschwulstzellen. Zwischen ihnen ein feinfaseriges, gefäßführendes Stroma.

V. Geschwülste der Glandula pinealis. Außer teratoiden Gewächsen (s. d.) und Gliomen kommen in der Zirbeldrüse reife und unreife Tumoren vor, die sich aus Pinealzellen zusammensetzen. Das reife Pinealom ist eine gegen die Umgebung gut abgegrenzte Geschwulst, die nur expansiv wächst. In einem Bindegewebsgerüst sind große, helle, rundliche, auch längliche und birnförmige Zellen, mehr gleichmäßig oder in Nestern angeordnet; die Zellen haben bläschenförmige Kerne und deutliche Kernkörperchen. Neben diesen Elementen finden sich Einlagerungen von kleinen lymphozytenartigen Rundzellen; Gliagewebe kommt gelegentlich vor. Das (maligne) Pinealoblastom ist dem Medulloblastom ähnlich (s. d.). Wir bringen ein Übersichtsbild (Fig. 386) von einem Pinealom. Die Pinealzellen liegen in den Maschen eines bindegewebigen Stromas, die verschieden gestalteten, epithelartigen Geschwulstzellen sind bei stärkerer Vergrößerung in Fig. 387 gezeichnet.

Borst, Histologie, 4. Aufl.

VI. Geschwülste der Glandula pituitaria. Am Vorderlappen der Hypophyse, der sog. Adenohypophyse, kommen diffuse Vergrößerungen (z. B. bei der Schwangerschaft) und knotige Wucherungen (sog. Strumen) vor. Letztere werden auch als Adenome bezeichnet. Sie verdrängen und komprimieren die Nachbarschaft und können auch den Knochen zur Atrophie bringen (Erweiterung der Sella turcica). Sie bestehen entweder aus eosinophilen oder aus basophilen Zellen, aus Hauptzellen oder „Übergangszellen".

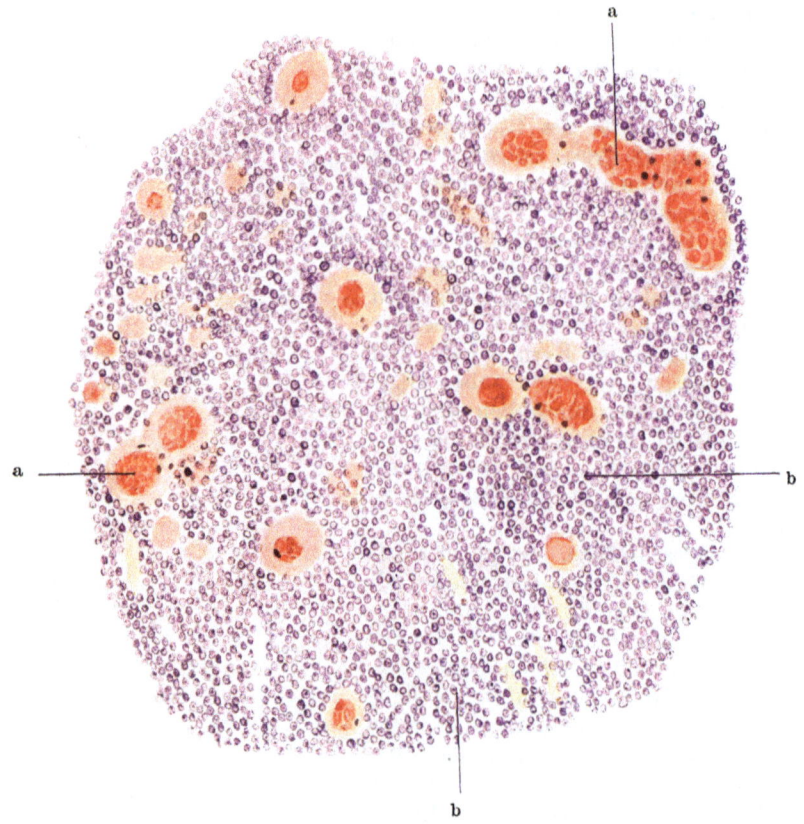

Fig. 383. Ependymom. Vergr. 200fach. (Färbung nach v. Gieson.)
a Blutgefäße. b Geschwulstzellen.

Meist ist nur eine Zellart, selten sind mehrere vertreten. Der histologische Bau dieser sog. Adenome entspricht dem Strukturprinzip des Vorderlappens: solide Haufen von Zellen zwischen Kapillaren. Abgekapselt sind die Knoten in der Regel nicht; komprimiertes, atrophisches Hypophysengewebe findet sich in ihrer Umgebung. Ob echte Adenome im Sinne der Geschwulstlehre vorliegen, ob ihnen also ein unaltruistischer Charakter zukommt, ist schwer zu entscheiden; zum Teil handelt es sich wohl um nur geschwulstartige (korrelative) Hyperplasien. Es gibt bösartige Formen dieser „Adenome", welche durch Zellatypie, infiltrierendes und destruierendes Wachstum (Eindringen in die Hirnsubstanz) gekennzeichnet sind. Das sind selbstverständlich echte Blastome.

Wir bringen zunächst ein Übersichtsbild von einem eosinophilen Adenom bei Akromegalie (Fig. 388). Die Abbildung soll die Lage des

Tumors und die Beziehungen desselben zu seiner Umgebung vor Augen führen. Es handelt sich um einen Sagittalschnitt durch die Hypophysenregion. Nach vorn (ventral) ist ein Teil der Nasenschleimhaut (Submukosa) mit reichlichen weiten Blutgefäßen und Schleimdrüsen zu sehen (a). Es folgt weiter nach hinten (dorsal) die Keilbeinhöhle (b) mit ihrer knöchernen Wand. Die wohlerhaltene Schleimhaut der Keilbeinhöhle mit ihrem Oberflächenepithel ist deutlich zu sehen. Vom Tumor ragt ein Teil (c) gegen die Keilbeinhöhle vor; dieser Teil der Geschwulst drängt (nach Druckatrophie der

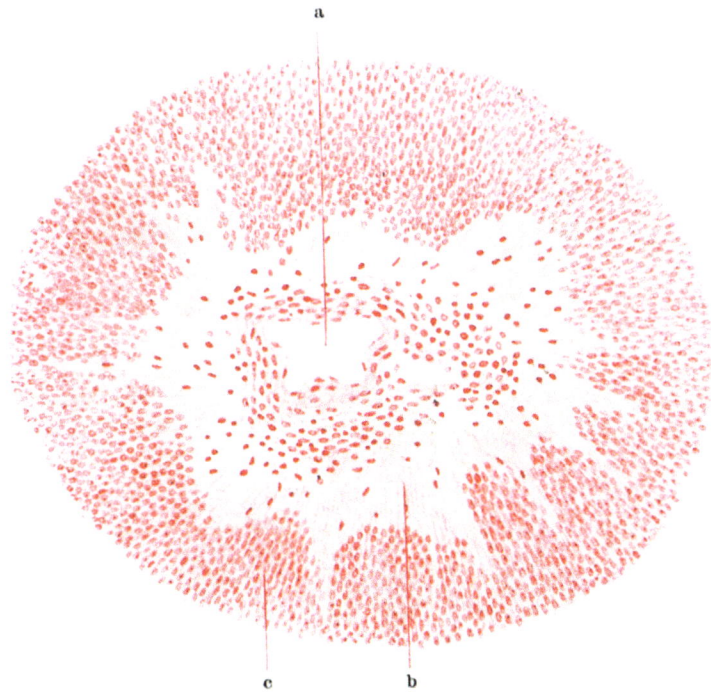

Fig. 384. Ependymäres Spongioblastom des Rückenmarks. Vergr. 120fach. (Karmin.)
a Blutgefäß, um welches die Geschwulstmasse radiär angeordnet ist. b Fortsätze der Geschwulstzellen, welche sich an die Gefäßwand anheften. c Dicht liegende Kerne der länglichen Geschwulstzellen.

knöchernen Scheidewand) die Schleimhaut der Keilbeinhöhle von oben her in die Lichtung der Höhle vor. Ein anderer Teil des Tumors (d) findet sich, der Lage der Hypophyse entsprechend, in der Sella turcica. Bei schwacher Vergrößerung ist lediglich der Reichtum der Geschwulst an Zellen und Gefäßen festzustellen.

Ein Detailbild (Fig. 389) zeigt die Zusammensetzung des Tumors bei starker Vergrößerung. Man sieht zahlreiche Kapillarröhren (a), auch kleine Venen (b). Das bindegewebige Stützgerüst ist äußerst spärlich und durch einige spindelige Bindegewebskerne (c) gekennzeichnet. Die Tumorzellen (d) sind im allgemeinen rundlich-polygonal; sie besitzen rundliche Kerne und ein reichliches, größtenteils eosinophiles Protoplasma.

Die Akromegalie ist eine Allgemeinstörung, welche sich auf oft sehr lange Zeit ausdehnen kann. Sie ist vor allem durch ein abnormes Wachstum der knöchernen und weichen Spitzenteile des Körpers (Hände, Füße, Nase, Ohren, Zunge), manchmal auch der inneren Organe (Splanchnomegalie) ausgezeichnet. Die Sexualtätigkeit erlischt im Laufe der Erkrankung. Glykosurie kann auftreten. Die

502 Geschwülste.

Kranken sind nicht selten zugleich auch Riesen. In der Regel findet sich bei der Akromegalie ein Tumor des Vorderlappens aus eosinophilen Zellen. Manchmal sitzen solche Tumoren nicht im Hauptorgan, sondern auf dem Wege des Hypophysenganges (s. unten). Diese Befunde lassen die Akromegalie als Ausdruck einer Hyperfunktion des Vorderlappens auffassen.

Eine aus der Entwicklungsgeschichte der Adenohypophyse verständliche Geschwulst ist der sog. Hypophysengangtumor, Kraniopharyngeom

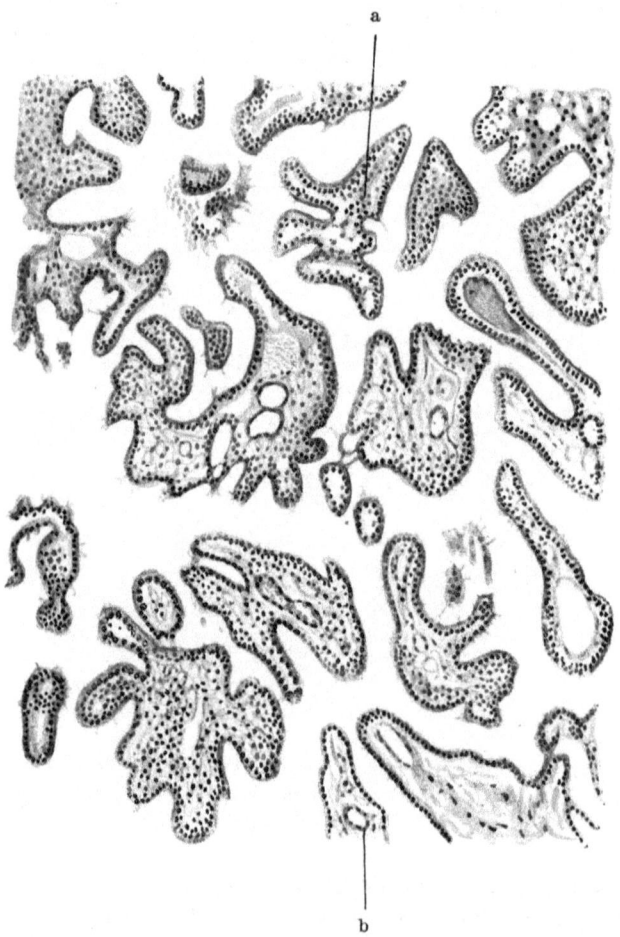

Fig. 385. Plexuspapillom. Vergr. 125fach. (Färbung nach van Gieson.) a Papillen mit bindegewebigem Grundstock und kubischem Epithelbelag. b Blutgefäße der Papillen.

genannt. Diese Geschwulst wird von Resten des Hypophysengangs, also in letzter Linie vom Ektoderm der embryonalen Mundbucht, abgeleitet. Solche Reste finden sich im Pharynxgewölbe, im Keilbein und an der Hypophyse selbst. Diese Geschwülste setzen sich aus verschieden differenzierten Wucherungen eines Pflasterepithels zusammen; basaliomartige Bilder (s. S. 447) treten auf; auch Schleimepithel wird gefunden; Zysten bilden sich aus den epithelialen Neubildungen; histologische Bilder, welche an die Zahnentwicklung erinnern (s. u. Adamantinom S. 483), kommen vor. Die Differenzierung des wuchernden Pflasterepithels kann bis zur

Besondere Geschwulstformen. 503

Verhornung gehen; Verkalkungen, Verknöcherungen werden beobachtet.
Maligne, metastasierende Formen sind selten. Ein Gewebsbild aus einem

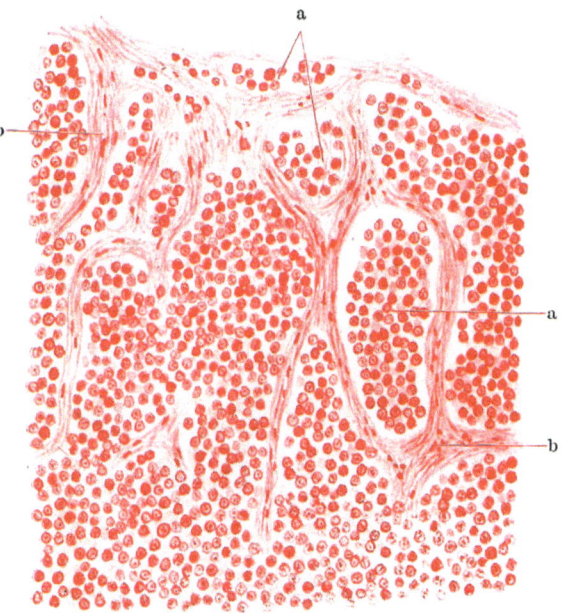

Fig. 386. Pinealom (nach einem Präparat von Prof. Gagel-Wien). Vergr. 150fach. (Karmin.)
a Pinealzellen. b Stroma.

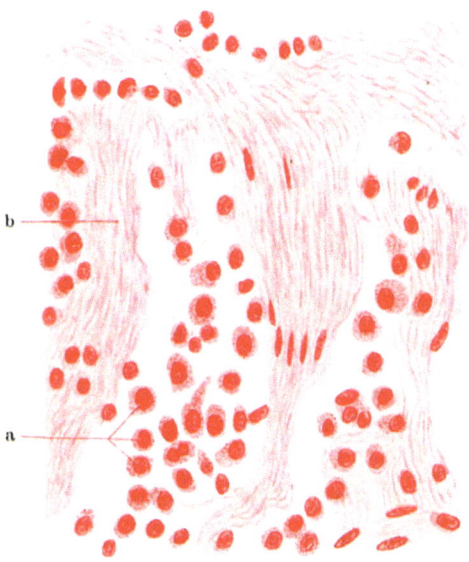

Fig. 387. Pinealom (nach einem Präparat von Prof. Gagel-Wien). Vergr. 400fach. (Karmin.)
a Verschiedengestaltete Pinealzellen. b Bindegewebiges Stroma.

Kraniopharyngeom bringt die Fig. 390. Man sieht einen großen, weitverzweigten Parenchymkörper aus typischem Pflasterepithel (a); da und dort finden sich in diesem Pflasterepithel konzentrische Zellschichtungen (b); an

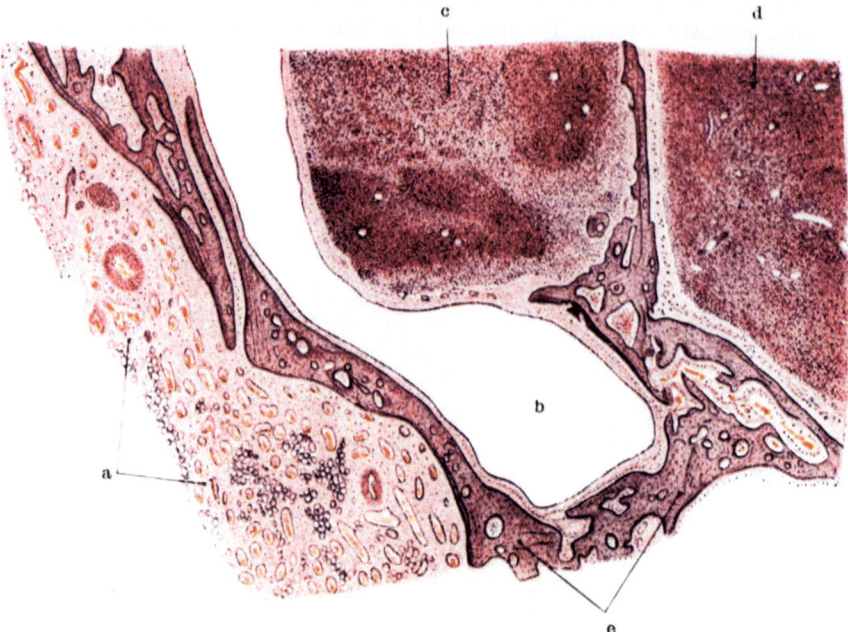

Fig. 388. Hypophysentumor bei Akromegalie. Übersichtsbild. Vergr. 8fach. (Hämatoxylin-Eosin.)
a Nasenschleimhaut mit reichlichen Blutgefäßen und Schleimdrüsen. b Keilbeinhöhle. c Tumorknoten, der sich in die Keilbeinhöhle vorwölbt. d Teil des im Türkensattel liegenden Teiles des Tumors. e Knochen des Türkensattels.

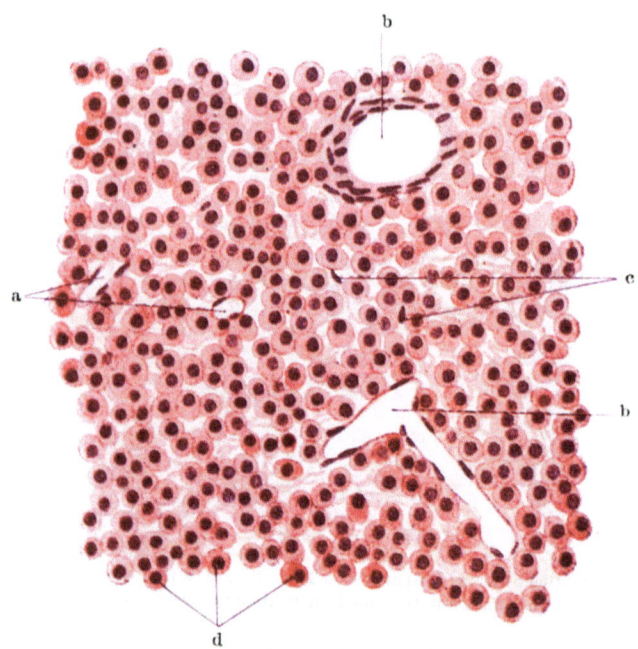

Fig. 389. Hypophysentumor bei Akromegalie. Vergr. 380fach. (Hämatoxylin-Eosin.)
a Blutkapillaren. b Größere Blutgefäße (Arterie und Vene). c Kerne des spärlichen bindegewebigen Stromas. d Tumorzellen (größtenteils eosinophile Elemente).

einigen Stellen ist sogenanntes Netzepithel (c) entwickelt; bei d und e sind Kalkkörper zu sehen.

Vom Hinterlappen der Hypophyse können gliöse Geschwülste ihren Ausgang nehmen.

VII. Geschwülste der Hirn- und Rückenmarkshäute: Meningeome. Die sog. Meningeome treten in der Pachymeninx als weißliche, derbe Fungi, in der Leptomeninx als weichere Knoten, selten in diffuser Form auf. Das Wachstum ist in der Regel verdrängend, selten

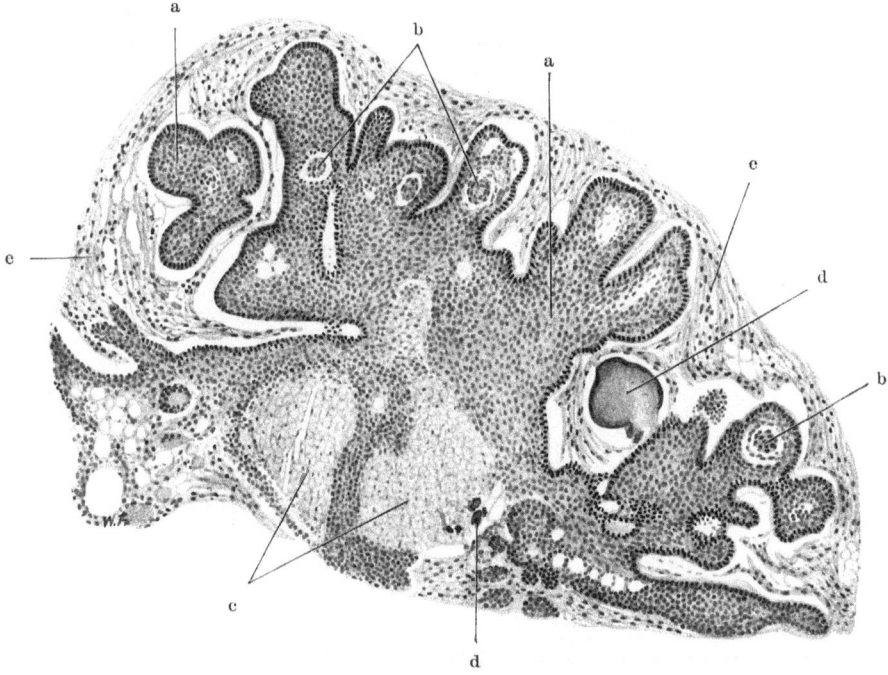

Fig. 390. Kraniopharyngeom (nach einem Präparat von Prof. Chiari-Wien). Vergr. 70fach. a Verzweigte Wucherungen epidermoiden Pflasterepithels. b Schichtungskugeln. c Netzepithel. d Verkalkungen. e Bindegewebiges Stroma.

infiltrierend. Multiple Entwicklung kommt in beiden Häuten vor. Das Meningeom der Pachymeninx (Fig. 391) hat mehr den Bau eines zelligen Sarkoms. Die flachen Zellen der Geschwulst werden von der Endothelschicht an der inneren Fläche der Dura und von den Deckzellen der Arachnoidealzotten abgeleitet: daher die Bezeichnung Endotheliom. Die Tumorzellen sind zu Bündeln (a) geordnet, die in ein bindegewebiges Stroma (b) eingelagert sind. Zwischen den Tumorzellen kann feinfibrilläre und hyaline Grundsubstanz entwickelt sein. Konzentrische Schichtungen der Zellen (c), Hyalinisierungen und Verkalkungen der Schichtungskugeln (d) erinnern an die Bildung der Sandkörper des Zentralnervensystems (s. unter Psammoma S. 413). Verkalkungen kommen auch an Stroma und Gefäßen (nach vorausgegangener Hyalinisierung) vor (s. auch Fig. 392). Die Meningeome der Leptomeninx erinnern in ihrem Bau an die Arachnoides. Wenn wir uns deren Bälkchen als Stroma vorstellen und deren Maschenräume mit gewucherten Endothelzellen ausgefüllt denken, bekommen wir ein ungefähres Bild von der Struktur dieser Geschwülste. Zellschichtungen, Verkalkungen usw. kommen auch hier vor. Es gibt auch papilläre Formen dieser pialen Geschwülste; ein solches Bauprinzip legt den Vergleich mit den Arachnoidealzotten (Pacchionischen Granulationen) nahe. Ein an Zellen und verkalkten Schichtungskugeln besonders reiches Psammon der Arachnoides bringt die Fig. 393. Die umschriebene Geschwulst fühlte sich wie ein mit Sand gefüllter Beutel an. An manchen Stellen bestand sie nur aus Kalkkugeln, die in ein spärliches Stroma eingelagert waren. Die Fig. 393 zeigt eine nicht so weit ausgereifte Stelle dieser Geschwulst. Das Geschwulst-

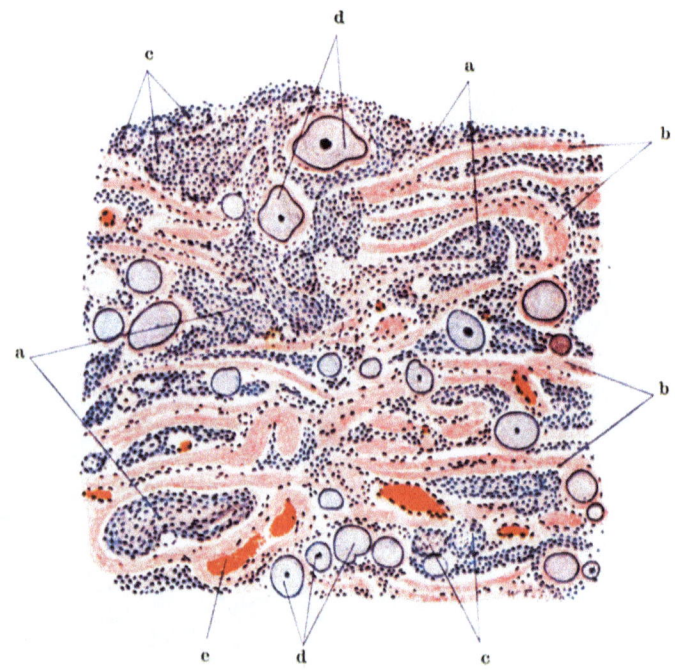

Fig. 391. Aus einem Meningeom der Dura mater cerebri. Vergr. 80fach. (Färbung: Hämatoxylin-Eosin.)
a Bündel platter Geschwulstzellen. b Fibrilläres Bindegewebe (Stroma). c Konzentrische Schichtungen der platten Geschwulstzellen (Schichtungskugeln). d Hyalin entartete und verkalkte Schichtungskugeln. e Gefäße.

parenchym besteht aus dicht gedrängten Zellen; als Stützgerüst sieht man nur Blutkapillaren (a und a_1). Eingelagert sind massenhaft Kalkkörper (b). Die Auffassung der Meningeome als Endotheliome wird nicht allgemein geteilt. Manche leiten diese Geschwülste von Zellen der Ganglienleiste ab, die in die Meningen eingewandert sein sollen (s. hierzu auch S. 510). Bei dieser Auffassung wären die Meningeome als neuroektodermale Geschwülste anzusehen. In diesem Sinne wird auch die gelegentlich beobachtete Kombination der Meningeome mit anderen neuroektodermalen Tumoren (Neurinomen der Hirnbasis, multiplen Neurinomen und Neurofibromen gedeutet. Schmincke fand ganglienzellenartige Elemente in Meningeomen.

VIII. Epidermoide (Cholesteatome) und Dermoide. Epidermis und Zentralnervengewebe sind Produkte des fetalen Ektoderms. Daraus wird verständlich, daß Zellen mit der Differenzierungsrichtung der Epidermis in die Anlage des Gehirns und des Rückenmarks geraten können. Am falschen Ort werden sich solche Zellen weiter entwickeln können und epidermales, verhornendes Pflasterepithel, manchmal auch die Anhangsgebilde der Epidermis (Talgdrüsen, Schweißdrüsen, Haare) produzieren. So entstehen im Bereich des Gehirns und des Rückenmarks die sog. Epidermoide und Dermoide. Man findet solche heterotopen Gewebsbildungen häufig in der Form der sog. Cholesteatome vor. Es sind solitäre oder multiple, seidenartig weiße oder perlmutterartig glänzende kugelige Gebilde („Perlen" — daher der Name Perlgeschwulst) von geschichtetem, feinblätterigem Aufbau. Mikroskopisch bestehen die Schichtungen aus fest aufeinander gepreßten, kernlosen

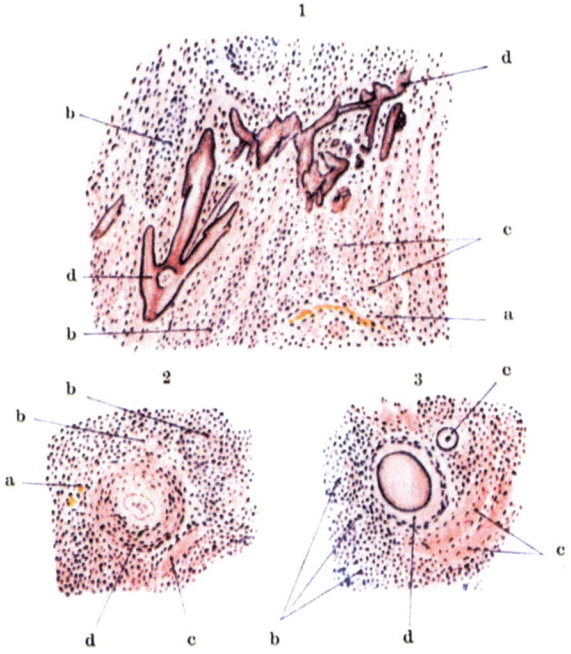

Fig. 392, 1—3. Aus einem Meningeom der Dura mater cerebri. Vergr. 80fach. (Hämatoxylin-Eosin.)

1. a Blutgefäß. b Züge von Geschwulstzellen. c Hyaline Grundsubstanz zwischen den Geschwulstzellen. d Verkalkte, eigenartig verzweigte Gebilde (verkalkte Gefäße?).
2. a Blutgefäß. b Platte, aufeinander geschichtete Geschwulstzellen. c Hyaline Grundsubstanz. d Große, zellige Schichtungskugel, zentral verkalkt.
3. b Geschwulstzellen. c Hyaline Grundsubstanz zwischen den Tumorzellen. d Schichtungskugel, in der Mitte verkalkt, peripher hyalin, ganz außen mit einem Kranz aufgeschichteter platter Zellen. e Total verkalkte, kleine Schichtungskugel.

und kernhaltigen Hornschüppchen. Das Ganze ist umhüllt von einer bindegewebigen Kapsel, die an ihrer Innenfläche mehr oder weniger gut erhaltenes Pflasterepithel aufweist. Die Cholesteatome sitzen häufig an der Basis des Gehirns, im Bereich der Mittellinie, in Zusammenhang mit den Meningen. Sie kommen aber auch an anderen Stellen des Gehirns vor. Manchmal zeigen sie keinen Zusammenhang mit den Meningen und liegen intrazerebral. Diese Cholesteatome können auch als Epidermoide bezeichnet werden, weil ihre Matrix die Epidermis ist, die einem dermalen Bindegewebe aufliegt. Die (intrazerebralen und meningealen) Dermoide zeigen außerdem auch die drüsigen Anhangsgebilde der Epidermis, Haarbälge und Haare. Durch Zerfallsvorgänge in Epidermoiden und Dermoiden entsteht ein bröckeliger Inhalt; reaktive Prozesse von seiten der bindegewebigen Kapsel dieser Gebilde führen zur Entstehung eines gefäßreichen Granulationsgewebes, das — ähnlich wie in Atheromen der Haut — in die fettigen Zerfallsmassen einwächst, wobei sich um die reichlich vorhandenen Cholesterinkristalle massenhaft Fremdkörperriesenzellen entwickeln. Diese Epidermoide und Dermoide sind keine echten

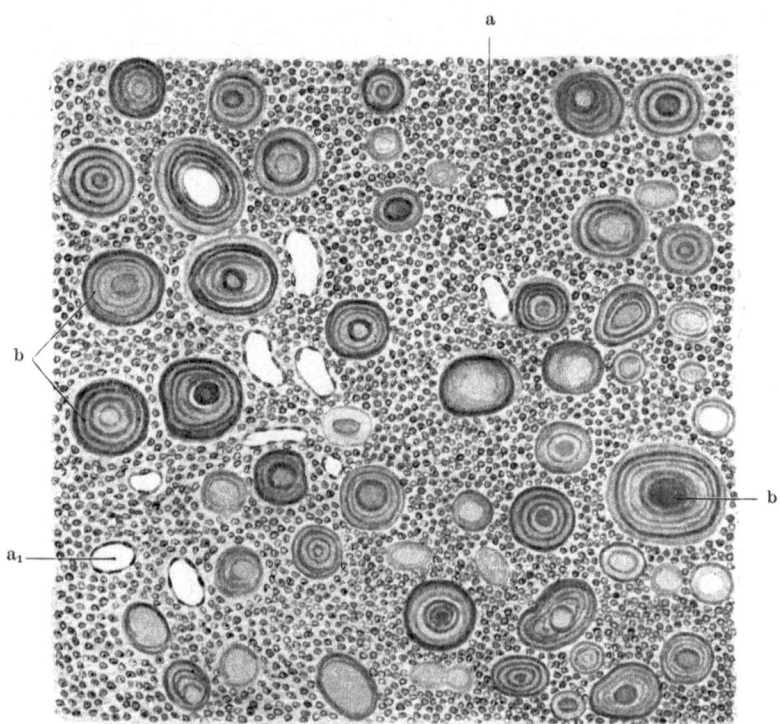

Fig. 393. Psammöses Meningeom der Leptomeninx. Vergr. 120fach. (Färbung nach v. Gieson.)
a Geschwulstparenchym mit Blutgefäßen (a_1), b Verkalkte Schichtungskugeln.

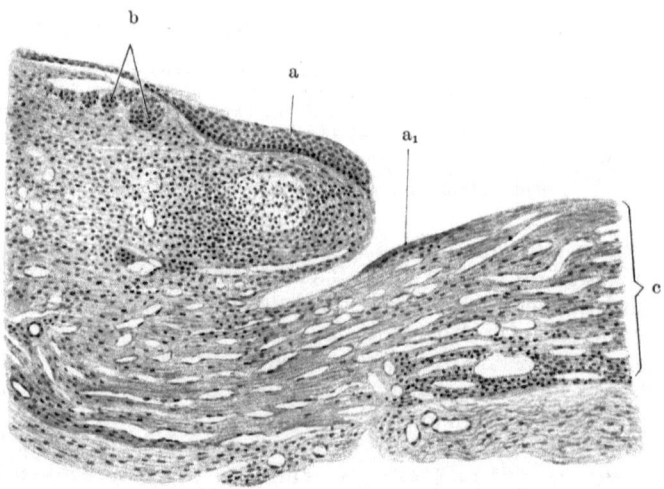

Fig. 394. Epidermoid des Balkens. Vergr. 60fach. (Färbung nach v. Gieson.)
a und a_1 Epidermisbelag. b Haufen von Epidermiszellen. c Bindegewebige Kapsel der Neubildung.

Geschwülste, sondern nur geschwulstartige Fehlbildungen. Selten erreichen sie aber eine solche Größe, daß ein raumbeanspruchendes, die Nachbarschaft

Besondere Geschwulstformen.

verdrängendes Produkt entsteht. Wir bringen 2 Abbildungen von einem Epidermoid des Balkens. Die Fig. 394 gibt eine Übersicht über die Außen- und Innenschicht der Neubildung. Innen (im Bild oben) sieht man teils wohlerhaltene, teils stark abgeflachte Epidermis (a und a_1); an manchen Stellen fehlt dieser Belag. Stellenweise (im Bild links) findet sich unter der Epidermis feinfaseriges, von Lymphozyten reichlich durchsetztes Bindegewebe und Haufen von Epidermiszellen (b). Bei c ist grobbalkiges kollagenes, gefäßreiches Bindegewebe (als Kapsel der Neubildung) zu sehen.

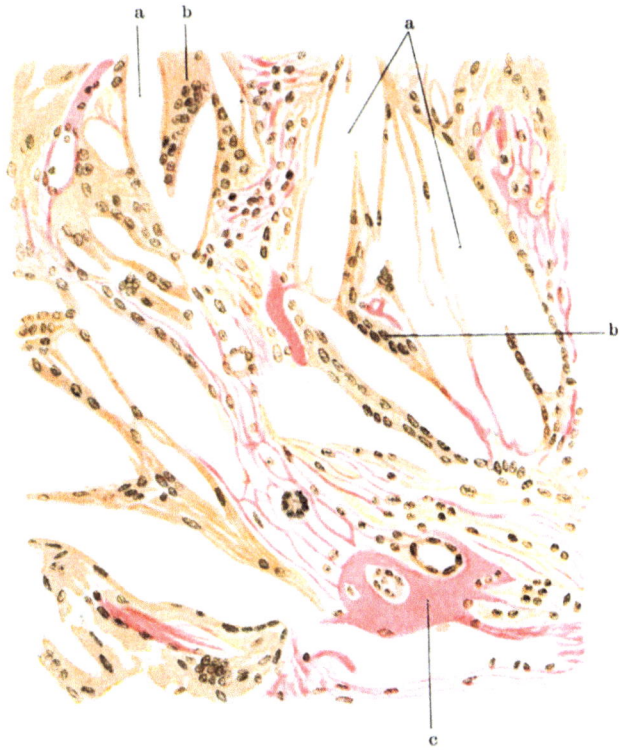

Fig. 395. Epidermoid des Balkens. Vergr. 200fach. (Färbung nach v. Gieson.) a Cholesterindepots, hier als Spalten und Lücken erscheinend. b Fremdkörperriesenzellen. c Hyalin entartetes Bindegewebe.

Die Fig. 395 stammt von einer anderen Stelle des gleichen Epidermoids; sie zeigt die organisatorischen Vorgänge, die sich von der Innenwand des Epidermoids in dessen Inhalt hinein entwickelt haben. Längsspalten bezeichnen die Stellen, an welchen Cholesterinkristalle gelegen haben. Diese Ablagerungen sind umwachsen von gefäßführendem kollagenem Bindegewebe, welches zum Teil hyalinisiert ist (c). Die Cholesterinablagerungen sind überall umgeben von zum Teil sehr großen vielkernigen plasmodialen Fremdkörperriesenzellen (b).

Mit dem Namen Cholesteatom sind auch Bildungen bezeichnet worden, die in die Kategorie der entzündlichen hyper- und metaplastischen Prozesse gehören. Sie kommen in den ableitenden Harnwegen, in der Schleimhaut der Gallenblase, des Uterus und in der Brustdrüse vor. Es handelt sich hier um Umwandlungen des ortsangehörigen Epithels in verhornendes Pflasterepithel. Zu diesen „falschen" Cholesteatomen gehört auch das sog. Cholesteatom des Gehörgangs (Gehörgang, Mittelohr). Die Epidermoid- und Dermoidzysten der Haut und anderer Organe seien hier nur der Vollständigkeit wegen erwähnt (s. hierzu auch S. 413).

B. Geschwülste der zerebralen und spinalen Nerven und des Sympathikus: echte und falsche Neurome, Neurinome, Ganglioneurome.

An den Nervenstämmen, besonders der Hirnbasis (Nervus acusticus, Kleinhirnbrückenwinkeltumoren) entstehen Geschwülste, welche aus Nervenfaserbildungszellen bestehen (sog. Neurinome). Auch an den Rückenmarksnerven und an den peripheren Nerven können sich Neurinome entwickeln. Sie sind in der Regel gutartig. Die Mutterzellen dieser Gewächse sollen indifferente Nervenbildungszellen sein, welche in die betreffenden Nerven von der Ganglienleiste her eingewandert sind. Mikroskopisch finden sich Fibrillenbündel, deren Kerne häufig in eigenartigen Reihen entsprechend der Faserrichtung zusammengehäuft sind (sog. „Pallisaden- oder Paradestellung der Kerne", „rhythmische Strukturen")[1]. Die fibrilläre Grundsubstanz dieser Neurinome erweist sich bei Spezialfärbungen weder deutlich nervös noch gliös. Manchmal findet sich aber richtiges glia- und ganglienhaltiges nervöses Gewebe in Neurinomen vor. Kombination der Neurinome mit Meningeomen, Neurofibromen, Muttermälern spricht für eine kongenitale Anlage dieser Geschwülste.

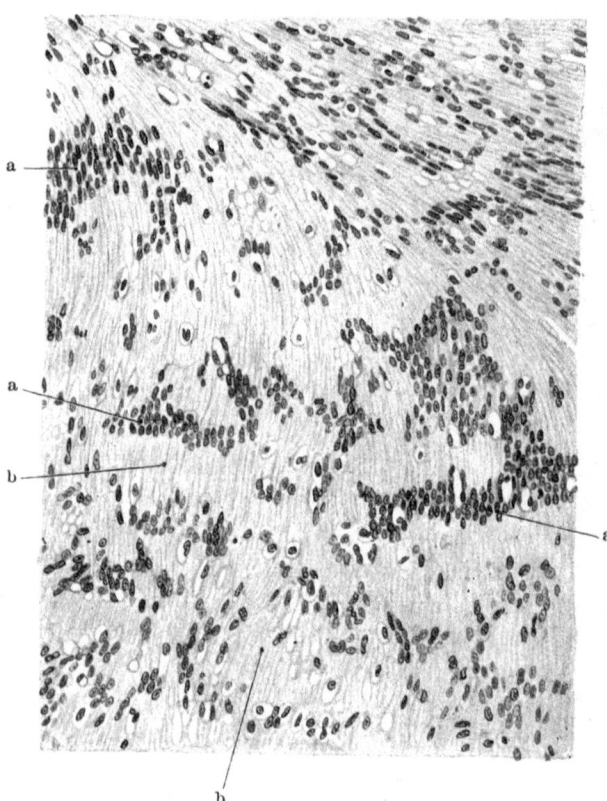

Fig. 396. Neurinom. Vergr. 150fach. (Hämatoxylin.) a Sog. Paradestellung der Kerne. b Feinfaserige nervöse Grundsubstanz.

Die Neurinome sind wohlabgegrenzte, kugelige Tumoren von derber oder weicher Konsistenz. Histologisch unterscheiden wir fibrilläre und retikuläre Formen, je nachdem das nervöse Grundgewebe aus dichtgedrängten und nach allen Richtungen des Raumes sich durchflechtenden Fibrillenbündeln besteht, oder in netzförmig maschiger Anordnung zur Entwicklung gekommen ist. Rückläufige Erscheinungen sind häufig; sie bestehen in Hyalinisierungen oder Verflüssigungen des Geschwulstgewebes; so können zystische Formen entstehen. Die Fig. 396 stammt von einem fibrillären Neurinom. Im Bereich der Fibrillenbündel (b) sind die zugehörigen Kerne (a) eigenartig zusammengelagert (sog. rhythmische Struktur).

An den zerebrospinalen und sympathischen Nerven entwickeln sich manchmal multiple Geschwülste, durch welche diese Nerven diffus verdickt

---

[1] Rhythmische Strukturen kommen auch in anderen als nervösen Geschwülsten (Fibromen, Myomen) vor.

oder knollig, rosenkranzartig aufgetrieben erscheinen (plexiforme Neurome, Rankenneurome); die Neubildungen können auch die Nerven der Organe (Darm, Haut) befallen. Histologisch gehören diese Bildungen nur zum Teil den echten Neuromen an. Sie zeigen dann den Charakter der Neurinome und werden, wie diese, auf Entwicklungsstörungen zurückgeführt. Zum größeren Teil sind es aber sog. falsche Neurome, für welche sich der Name Neurofibrom und Neuromyxom (besser Fibrom und Myxom der Nerven) eingebürgert hat. Hier handelt es sich um Wucherungen des endo- und besonders des perineuralen Bindegewebes; die Nervenstränge sind dann von mehr oder weniger dicken bindegewebigen Scheiden umgeben.

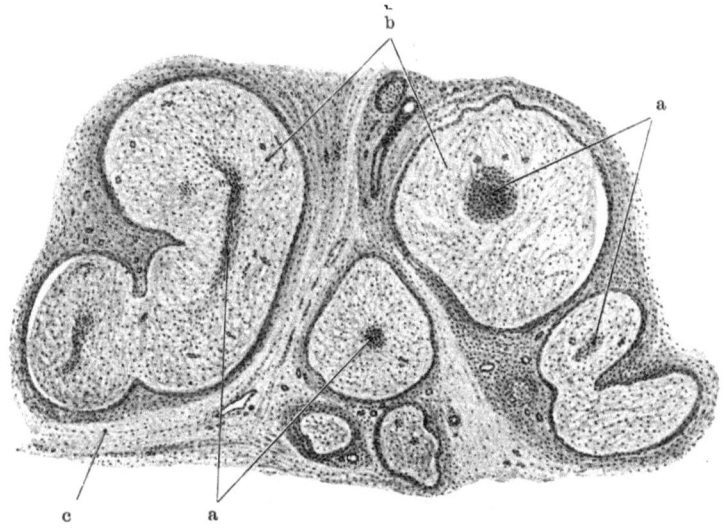

Fig. 397. Sog. falsches Neurom (Neurofibrom) aus einer Steißgeschwulst. Vergr. 20fach. (Hämatoxylin.)
a Nervenbündel auf Längs- und Querschnitten. b Gewuchertes Perineurium (ödematöses Bindegewebe.) c Fibrilläres Bindegewebe zwischen den Nervensträngen.

Von einem falschen Neurom stellt die Fig. 397 ein Bild dar. Es handelt sich um einen Fall von Rankenneurom (s. oben). Wir sehen bei schwacher Vergrößerung Durchschnitte durch Nervenbündel verschiedensten Kalibers, die eine eigenartige Umwandlung erlitten haben. Inmitten jeden Durchschnitts erkennen wir ein kleines (dunkel gefärbtes) Nervenbündel (a); das Perineurium (b) ist zu einer mehr oder weniger breiten Zone entwickelt, die aus einem locker gefügten Gewebe besteht. Bei starker Vergrößerung zeigen die Nervenbündel das normale Bild eines peripheren Nerven bei Quer-, Schräg- oder Längsschnitt. Die umhüllende, perineurale Zone besteht aus einem maschigen, feinfaserigen, ödematösen Bindegewebe. Eine periphere Schicht zeigt etwas dichter gefügtes, parallelstreifiges Bindegewebe. Das maschige Bindegewebe zeigt außer fixen, fibroplastischen Zellen viel freie, vakuolisierte (hydropische) Zellen. Ferner verlaufen in diesem Bindegewebe auch vereinzelte nervöse Fasern neuer Bildung. Zwischen den so umgewandelten Nervensträngen ist Bindegewebe (c) mit zahlreichen Gefäßen zu sehen.

Die echten und falschen Neurome der peripheren Nerven kommen auch in einer malignen sarkomartigen Form vor. Die malignen echten Neurome (Neurinome) sind durch großen Zellreichtum und durch geringe fibrilläre Differenzierung ausgezeichnet; auch hier ist das fibrilläre Grundgewebe schwer zu identifizieren. Es gibt weder nach der Seite der Neuro- noch der Gliafibrillen deutliche Reaktionen. Sog. falsche Neurosarkome sind sarkomatöse Wucherungen, die von den bindegewebigen Nervenscheiden ausgehen.

Ein Verständnis für die histologischen Befunde in den vom Gewebe des Sympathikus ausgehenden Geschwülsten gewinnt man aus der Entwicklungsgeschichte des sympathischen Nervensystems: aus indifferenten Wanderzellen der Ganglienleiste (Sympathogonien) differenzieren sich Sympathikoplasten, welche sich über neuroplastische Zellformen zu

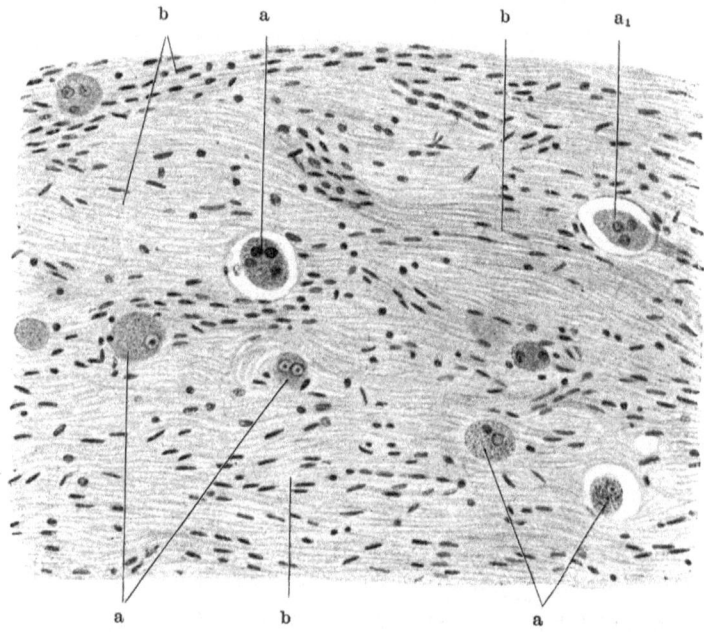

Fig. 398. Ganglioneurom des Sympathikus (Bruststrang). Vergr. 200fach. (Hämatoxylin-Eosin.)

a Ganglienzellen, zum Teil mit mehreren Kernen, zum Teil in Kapseln liegend. Bei a_1 geht seitlich der Neurit ab. b Fibrilläres Grundgewebe in bündelförmiger Anordnung (marklose und markhaltige Nervenfasern enthaltend).

den reifen sympathischen Ganglienzellen differenzieren; auch Kapselzellen und Schwannsche Zellen (Neurilemm) werden von den indifferenten Zellen der Ganglienleiste geliefert; endlich auch Glia, die Elemente des chromaffinen Gewebssystems und die Meningoplasten. Vom Grenzstrang, den Ganglien und Paraganglien des Sympathikus, ferner von der Marksubstanz der Nebenniere können sich Geschwülste entwickeln, in welchen wir die genannten Zellen und Gewebe in den verschiedensten Reifegraden antreffen.

Die ausgereiften Ganglioneurome des Sympathikus sind gut umschriebene Geschwülste, die bedeutende Größe erreichen können. Histologisch bestehen sie aus einem Flechtwerk von Nervenfaserbündeln, in welchen man auch Achsenzylinder und Markscheiden nachweisen kann. Außerdem finden sich, oft sehr reichlich, vollausgebildete, in Kapseln liegende sympathische Ganglienzellen. Die Fig. 398 bringt das Bild eines ausgereiften Ganglioneuroms des Bruststrangs des Nervus sympathicus mit Ganglienzellen (a) und Nervenfaserbündeln (b). Diesem Ganglioneuroma simplex (s. Fig. 398) stehen

Geschwülste gegenüber, die keine so vollkommene Ausreifung aufweisen und als Ganglioneuroblastoma immaturum und imperfectum bezeichnet worden sind. Einen höheren Grad von Unreife, die auch nur in Teilen der Geschwulst nachweisbar sein kann, zeigen die Geschwülste, die man Neuroblastoma ganglionare oder wucherndes Ganglioneurom nennt.

In der Marksubstanz der Nebenniere gehen von dem dort befindlichen sympathischen Gewebe bösartige Geschwülste aus, welche die embryonale Entwicklung des Sympathikus in blastomatös verzerrter Weise wiederholen. Sie sehen wie Rundzellensarkome aus, zeigen aber bei näherer Betrachtung

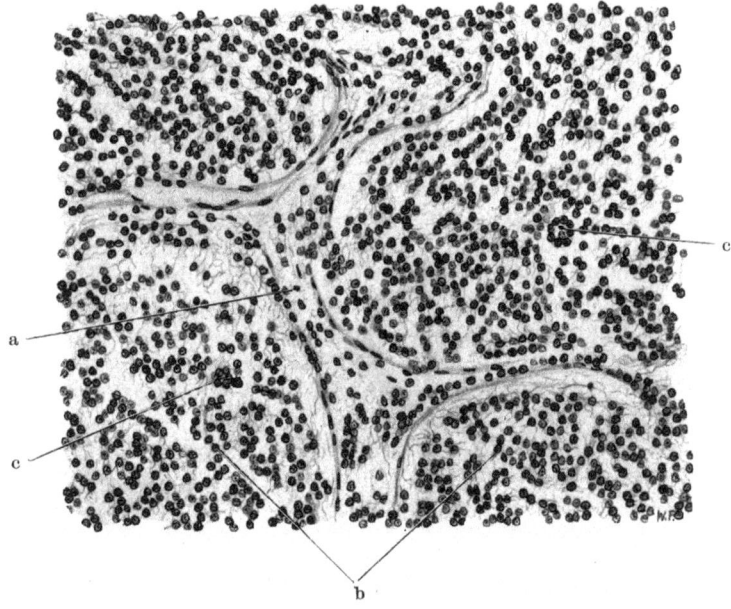

Fig. 399. Sympathogoniom (Nebenniere). Vergr. 200fach. (Hämatoxylin.)
a Bindegewebiges Stroma, zum Teil von den Geschwulstzellen infiltriert. b Massen kleiner, dunkelkerniger Geschwulstzellen. c Rosettenartige Gebilde.

Wucherungen kleiner rundlicher, protoplasmaarmer Sympathikusbildungszellen mit Bildung von charakteristischen Zellballen und Rosetten; daneben findet sich eine feinfaserige Grundsubstanz (sog. malignes Neuroblastom des Sympathikus, Sympathogonioma, Sympathoblastoma). Diese malignen, metastasierenden Geschwülste, die sich auch vom Bauchstrang des Sympathikus entwickeln können, werden bei Neugeborenen, Säuglingen, Kindern gefunden. In etwas höher gereiften Formen dieser Sympathoblastome tritt auch fibrilläre (nervöse) Grundsubstanz auf, deren Natur schwer festzustellen ist, und die Geschwulstzellen zeigen Übergänge von sympathischen Neuroplasten zu ganglienzellartigen Elementen. Ausgereifte Formen sind schließlich die Ganglio-(glio)neurome und (selteneren) Gliome des Sympathikus der Erwachsenen (s. o.).

Wir bringen ein Bild von einem Sympathogoniom der Nebenniere. Diese Geschwülste, welche sich in sehr frühem Lebensalter von der Marksubstanz der Nebenniere entwickeln, sind sehr gefäßreich, zu Blutungen, Nekrosen, ausgedehntem Zerfall und Metastasen neigend. Das histologische Bild erinnert an das Bild der Medulloblastome, welche früher vielfach als Gliome oder auch als Rundzellensarkome bezeichnet worden sind (s. S. 486). Es gibt ganz unreife und ein wenig höher gereifte Formen. Die ersteren sehen wie ein kleinzelliges Rundzellensarkom aus. Massen von kleinen Elementen mit kleinen dunkelgefärbten rundlichen Kernen und mit Spuren von Protoplasma finden sich; bindegewebiges Stroma ist verhältnismäßig wenig vorhanden. Manchmal sind die Rundzellen in kleinste Häufchen zusammengelagert (sog. Zellballen = Sympathogonienkapseln); diese Zellballen können sich um ein helles Zentrum gruppieren, so daß rosettenartige Bilder entstehen. Die Fig. 399 zeigt ein septal entwickeltes bindegewebiges, die reichlichen Gefäße führendes Stroma (a), in dessen Maschen dicht gedrängte kleine rundliche Zellen (b) mit kleinen dunkel gefärbten Kernen eingelagert sind. Nur selten sieht man den Zusammenschluß dieser Elemente zu kleinen soliden Zellballen, sog. Pseudorosetten (c).

Über chromaffine Tumoren der Nebenniere s. S. 469.

F. Mischgeschwülste.

Bei diesen Blastomen ist das Geschwulstparenchym aus mehreren Gewebsarten zusammengesetzt. Wir unterscheiden gemischte Bindesubstanzgeschwülste und gemischte Bindesubstanzepithelgeschwülste. Bei den ersteren setzt sich das Geschwulstparenchym aus verschiedenen Bindesubstanzgeweben zusammen, bei den letzteren enthält es außer Bindesubstanzgeweben auch noch Epithelformationen; auch diese können von verschiedenster Art sein. Die Beziehungen der Bindesubstanzen zu den epithelialen Bildungen entsprechen dem Verhältnis des Stromas zum Parenchym. Gleichwohl ist alles — Bindesubstanzen und Epithelgewebe — als Parenchym, d. h. als blastomatöses Gewebe, anzusehen. Die Frage nach der Matrix der Mischgeschwülste führt uns auf indifferente Keime, die einer Differenzierung nach verschiedenen Richtungen hin fähig sind. Die gemischten Bindesubstanzgeschwülste müssen aus indifferenten Mesenchymzellen abgeleitet werden: mesenchymale Mischgeschwülste. Die gemischten Bindesubstanzepithelgeschwülste leiten wir ab von (ekto-, meso-, entodermalen) Epithelkeimen, wobei in den einzelnen Fällen fraglich bleibt, ob die vorhandenen Bindesubstanzen nach frühembryonalem Vorbild von den Epithelien gebildet werden, oder ob die Matrix von vornherein ein gemischter Bindesubstanzepithelkeim ist. Den einfachen Mischgeschwülsten stellen wir die komplizierten Formen gegenüber. Zeigen sich in ersteren nur gewebs- oder organbildende Tendenzen, so treten bei den letzteren Bilder hervor, die an die embryonale Entwicklung von Körperregionen erinnern, und bei den kompliziertesten Formen sehen wir die Differenzierung von Organsystemen rekapituliert, ja die embryonale Entwicklung eines ganzen Organismus in blastomatös verzerrtem Bilde wiedergegeben. Die komplizierten Mischgeschwülste werden auch Teratoide und Teratome, die Geschwülste mit organismoiden Bildungstendenzen auch Embryoide und Embryome genannt. Zu jeder Zeit der Embryonalentwicklung können die Keime für Mischgeschwülste entstehen. Die kompliziertesten Formen müssen auf fast eiwertige Keime zurückgeführt werden, die mindestens vor der Gastrulation entstanden sind (Furchungszellen, Ursomazellen, Urgeschlechtszellen, Blastulazellen). Geschwülste solcher Herkunft werden auch proterogenetische Teratome genannt. Weniger kompliziert gebaute Teratome entstehen aus Keimen, die nach erfolgtem Gastrulationsprozeß gebildet wurden (hysterogenetische Mischgeschwülste). Die Vorstellung, daß die Mischgeschwülste allesamt aus indifferenten Keimen entstehen, die während der Embryonalentwicklung unverbraucht liegen geblieben und aus den regulären Gewebsverbänden „ausgeschaltet" sind, nimmt also einen genetischen Zusammenhang der verschiedenen in einem Mischtumor vorhandenen Gewebe in dem Sinne an, daß alle Gewebe aus dem Geschwulstkeim hervorgehen, welcher unter Umständen aus einer einzigen pluripotenten embryonalen Zelle bestehen kann. Diese Vorstellung bedarf insofern einer Korrektur, als es auch Mischtumoren gibt, bei welchen von vornherein mehrere, voneinander genetisch unabhängige Gewebe zur Geschwulstbildung beitragen. Das ist vor allem an Körperstellen der Fall, wo im Zusammenhang mit pathologischen Spaltbildungen die an den Spalt angrenzenden (unter Umständen sehr verschiedenartigen) Gewebe gemeinsam wuchern (sog. Holoblastose) und in geschwulstmäßig exzedierender Weise den Spalt oder Defekt ausfüllen. Manche Teratome der Körperpole z. B. gehören in diese Kategorie. Eine solche Holoblastose ist auch in einem Organ denkbar, wenn alle Komponenten des Organs gleichzeitig in Wucherung geraten und dadurch eine vielseitig zusammengesetzte Geschwulst bilden. Weiter auf die hochinteressante Frage der formalen Genese der Mischgeschwülste einzugehen, ist hier nicht der Ort. Es soll nur auf Spemanns entwicklungsphysiologische Experimente hingewiesen werden, durch welche die ganze Frage der Doppelmißbildungen und der Teratome in ein neues Licht gerückt worden ist. Durch bestimmte Teile des Urmundes kann nach Verlagerung in indifferente Gegenden des jungen Keimes eine Embryonalanlage induziert werden.

Aus dem Gesagten geht jedenfalls hervor, daß ein Verständnis für den geweblichen Aufbau der Mischgeschwülste nur auf Grund genauer Kenntnis der embryonalen Differenzierungsvorgänge der Organe, Regionen, Systeme des Körpers gewonnen werden kann. Mischgeschwülste der Mammaregion mit drüsenartigen Wucherungen neben Bildung verhornender Epidermismassen erinnern daran, daß sowohl die Epidermis (und deren drüsige Anhänge) als auch die Brustdrüse von dem Ektoderm der Brustregion gebildet werden; ein Ektodermkeim wird hier also die Matrix sein (ektodermale Mischgeschwülste). Mischgeschwülste des Gaumens und der Speicheldrüsen, die neben unfertigen Drüsen auch Faserepithel und daneben allerlei Bindesubstanzen (Schleim-, Fett-, Knorpelgewebe) produzieren, weisen auf das Ektoderm der Mundbucht hin und erinnern in ihrem Bau an die epitheliale Entstehung auch der mesenchymalen Gewebsformationen. Mischgeschwülste der Urogenitalsphäre bestehen aus urnierenartigen Kanälchen, quergestreiften Muskelfasern, Knorpel — alles Bildungen des Mesoderms der Urnierenregion (mesodermale Mischgeschwülste). Enthalten sie obendrein noch epidermisartige Wucherungen, so wird ein früher Ektodermkeim, der auch noch mesodermale Potenzen enthielt, als Matrix angesehen werden dürfen. Teratome endlich, in welchen Gewebsformationen aller drei Keimblätter zu finden sind (sog. Tridermome), müssen auf eiwertige Keime bezogen werden. Nicht immer sind die drei Keimblätter in solchen Geschwülsten gleichmäßig vertreten (einseitig entwickelte Teratome); aber die systematoide Bildungstendenz in der Geschwulst erlaubt gleichwohl die Diagnose eines Teratoms. Schließlich sei bemerkt, daß wir bei allen Mischgeschwülsten wiederum reife und unreife Formen unterscheiden können, je nachdem die verschiedenen Gewebe eine höhere Ausdifferenzierung zeigen oder in unreifem, embryonalem, ja frühembryonalem Zustand verharren. Völlig ausgereifte Mischgeschwülste und Teratome haben mehr den Charakter geschwulstartiger Fehlbildungen. Es gibt Teratome, die nicht als echte Geschwülste anzusehen sind, sondern den Übergang zu den rudimentären (parasitären) Doppelmißbildungen darstellen (adulte, koätane Teratome). In diesen ausgereiften Formen, deren Gewebe dem Alter des Geschwulstträgers entspricht, können aber sekundär maligne Wucherungen (Karzinome, Sarkome) auftreten, wie in einem normal gebildeten Körper. Die unreifen Formen des Teratoms zeigen alle Gewebe in einem mehr oder weniger jugendlich bleibenden Differenzierungszustand — embryonale Teratome —. Jedoch können auch hier bestimmte Gewebsformationen in ganz unreifer Form auftreten und in besonders maligne Entartung geraten.

Grobanatomisch stellen die Mischgeschwülste eine sehr wechselvolle Geschwulstgruppe dar. Sie treten in Form von knotigen, knolligen, nicht

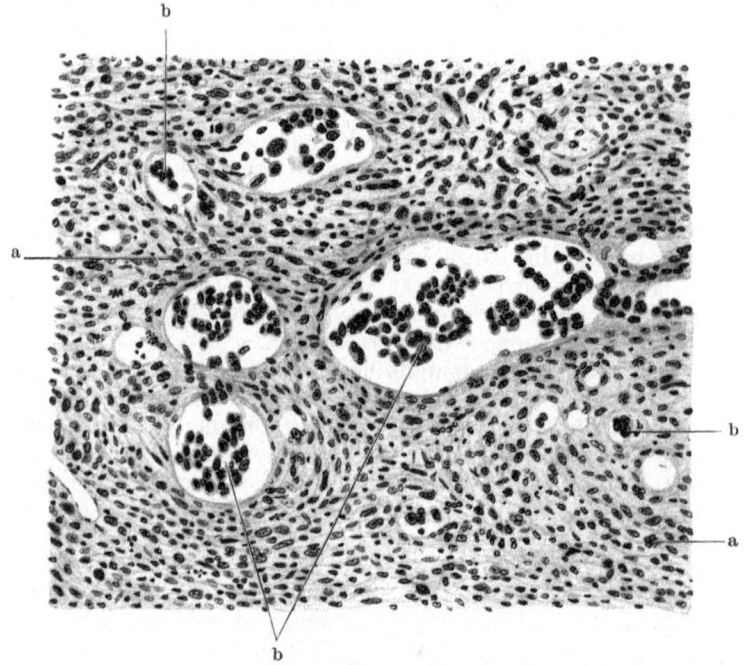

Fig. 400. Karzinosarkom des Uterus. Vergr. 150fach. (Hämatoxylin.)
a Diffus wucherndes sarkomatöses Gewebe (mit starker Kernpolymorphie). b Nester großer, epithelähnlicher Tumorzellen (= in Lymphräumen wuchernde Karzinomzellen.)

selten auch kapsulierten Geschwülsten auf. Häufig zeigen sie einen zystischen Charakter. An Oberflächen können sie polypöse, traubige Geschwülste bilden. Nicht selten kann der Beisatz gewisser Gewebe (z. B. Knorpel, Knochen) schon makroskopisch erkannt werden, oder es treten bestimmte Organe, wie Haut, Zähne, Haare, Darmschlingen, Extremitäten hervor.

A. Einfache Mischgeschwülste.

1. Gemischte Bindesubstanzgeschwülste (mesenchymale Mischgeschwülste).

Sie bestehen aus den verschiedensten Formen der Bindesubstanz, aus Bindegewebe, Schleimgewebe, Knorpelgewebe usw., und werden dementsprechend benannt: z. B. Fibromyxochondroma usw. Die unreifen Formen haben sarkomatösen Habitus: z. B. fibromyxochondroplastisches Sarkom.

2. Gemischte Bindesubstanzepithelgeschwülste.

Hier sind neben Bindesubstanzen auch epitheliale Formationen in der Geschwulst nachweisbar, sei es von der Art der Deckepithelien oder der

Drüsenepithelien. Organartige Bildungstendenzen treten hervor. Die Namengebung erfolgt dem Aufbau entsprechend, z. B. Fibromyxoadenoma, Fibromyxochondrozystadenoma. Nicht selten zeigen die Bindesubstanzen sarkomartige Entwicklung (z. B. Adenomyxochondrosarcoma). Oder es treten die epithelialen Gewebe in unreifer Form und mit destruktiver Wachstumsneigung auf (z. B. Fibromyxoadenocarcinoma). Wenn Bindesubstanzen und Epithel in unreifer Form wuchern, haben wir das Carcinosarcoma vor uns. Das echte Karzinosarkom zeigt ein sarkomatöses mesenchymales „Stroma" und darin eingelagert ein epitheliales, karzinomatöses Parenchym. Die Möglichkeit einer epithelialen Entstehung des „Stromas" ist dabei in Berücksichtigung zu ziehen. Das echte Karzinosarkom darf nicht verwechselt werden mit einfach sarkomatösen oder karzinomatösen Geschwülsten, bei welchen die Geschwulstzellen teils diffus, teils nesterartig wuchern: sog. Carcinoma sarcomatodes oder Sarcoma carcinomatodes. Auch ist der Fall denkbar, daß ein selbständiges Sarkom in enger Nachbarschaft mit einem selbständigen Karzinom entsteht, und daß beide Geschwülste schließlich ineinander hineinwuchern. Dann haben wir eine Kombinations- oder Kollisionsgeschwulst vor uns, in welcher ebenfalls karzinomatöse und sarkomatöse Strukturen nebeneinander bestehen.

Von einem Karzinosarkom des Uterus stammt die Fig. 400. Die Geschwulst hatte an verschiedenen Stellen einen sehr wechselnden Bau, teils vom Charakter eines Karzinoms mit soliden Zellnestern, teils eines Sarkoms mit sehr starker Zell- und Kernpolymorphie. Man sieht ein zellreiches Sarkomgewebe (a), welches bedeutende Kernpolymorphie zeigt. An einzelnen Stellen sind in dieses diffus wuchernde Sarkomparenchym Nester auffallend großer, protoplasmareicher Tumorzellen von epithelialem Habitus eingelagert (b); es sind in Lymphräumen wuchernde Karzinomzellen.

B. Komplizierte Mischgeschwülste.

Diese Geschwülste bestehen aus Bindesubstanzen und epithelialen Geweben; aber es treten Bilder auf, die an die Entwicklungsgeschichte von Körperregionen erinnern. Statt allgemeiner Schilderungen wollen wir einige wichtige Formen dieser Gruppe im histologischen Bild kennenlernen.

1. Mischgeschwulst der Parotis.

In dem Bereich der embryonalen Mundbucht (in Speicheldrüsen, am Gaumen) kommen Geschwülste vor, deren Bösartigkeit sich meist nur in lokaler Destruktivität äußert. Es handelt sich um eine Geschwulstgruppe, die auch ein Kontingent zu den sog. Zylindromen stellt. Die hierher gehörigen Blastome wurden früher vielfach für Endotheliome gehalten. Von manchen werden sie in die Gruppe der Basaliome (S. 447) gerechnet. Das indifferente Aussehen der Geschwulstzellen, die netzartigen Zusammenhänge der soliden oder lumenhaltigen Parenchymkörper, die Neigung zu Hyalinose und Verflüssigung des Stromas erinnern wohl an gewisse Formen der Basaliome. An der epithelialen Natur der Geschwulstzellen besteht aber kein Zweifel mehr. Es finden Differenzierungen der indifferenten Epithelstränge bis zu richtigen Drüsentubuli mit kolloidem sekretorischem Inhalt statt, und nicht selten finden sich auch Differenzierungen nach der Seite verhornenden Pflasterepithels mit Schichtungskugeln. Als Muttergewebe dieser Geschwülste kommen das Epithel der Mundbucht oder die Speicheldrüsen in Betracht. Da die Geschwülste neben den epithelialen Formationen oft viel Knorpel-, Schleim- und Fettgewebe enthalten können, frägt es sich, ob diese Bindesubstanzen von den Epithelien geliefert werden oder ob von vornherein

ein aus Epithel und Mesenchym zusammengesetzter Geschwulstkeim anzunehmen ist.

Unser Präparat (Fig. 401) zeigt Epithelformationen 1. in Gestalt von soliden Sprossen und Strängen indifferenter Epithelzellen (b). Ein netzartiger Zusammenhang dieser Epithelstränge, die als unreife Drüsenbildungen anzusehen sind, tritt stellenweise hervor. 2. in Form von Schläuchen mit Lumenbildung (c) und Ausdifferenzierung der Epithelien zu kubischen und zylindrischen Zellen. Weiterer Fortschritt in der Drüsenentwicklung! Auch diese Tubuli sind zum Teil netzartig verzweigt und hängen untereinander zusammen. Die Schläuche enthalten vielfach kolloide Massen. Zwischen den Strängen und Schläuchen findet sich ein bindegewebiges, oft auch hyalin entartetes Stroma; 3. in Form von zystischen, epithelbekleideten Räumen (d) von verschiedenster Größe und Gestalt. Die auskleidenden Zellen sind kubisch oder abgeplattete Epithelien. Von Bindesubstanzen finden sich fibrilläres Bindegewebe, Schleimgewebe, Knorpelgewebe (a). Bei starker Vergrößerung sehen wir oft eine sehr undeutliche Abgrenzung der indifferenten Zellstränge von den Bindesubstanzen, ja förmliche „Übergänge"

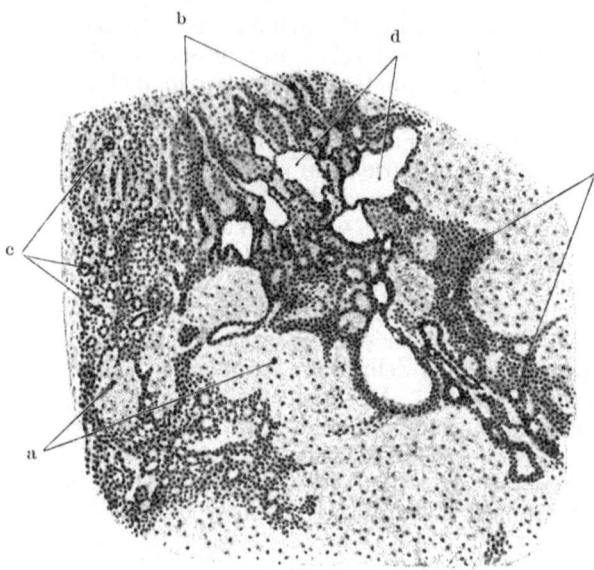

Fig. 401. **Mischgeschwulst der Parotis.**
Vergr. 50fach. (Färbung: Hämatoxylin.)
a Knorpelgewebe. b Solide (epitheliale) Zellstränge. c Drüsenartige Schläuche, aus den soliden Zellsträngen durch prosoplastische Differenzierung entstanden. d Zystisch erweiterte Schläuche.

der epithelialen Zellnetze in das Schleim- und Knorpelgewebe. Diese Bilder erinnern an die embryonale Entstehung des Mesenchyms durch Ablösung von Zellen aus primären epithelialen Verbänden.

2. Mischgeschwulst der Niere.
(Sog. embryonales Adenosarkom.)

Im Bereich des ganzen Urogenitalsystems vorkommende, bösartige Geschwülste, welche an die Bildung der Urniere, des Sklerotoms und des Myotoms aus dem mittleren Keimblatt und damit an die Entwicklungsgeschichte der Urnierenregion erinnern.

Die Fig. 402 läßt schon bei schwacher Vergrößerung eine Art von „Stroma" erkennen, in welches dunkelgefärbte Zellhaufen von beträchtlichem Umfang eingelagert sind. Die Zellhaufen stellen solide, gegen das „Stroma" mehr oder weniger scharf abgesetzte Massen dar, in welchen entweder keinerlei höhere Differenzierung zu erkennen ist (a), oder doch da und dort eine drüsenartige Gruppierung der Elemente hervortritt (b). In manchen dieser zelligen Inseln sind reichlich Drüsen zu sehen; sie heben sich aber von der umgebenden Zellmasse zum Teil nur sehr undeutlich ab. Übergänge zu deutlich abgegrenzten Drüsenbildungen sind zu sehen. Das alles sind Differenzierungsstadien, die von völlig indifferenten „sarkomartigen" Zellhaufen zur Entstehung schlauchartiger Drüsen führen. Die spezielle Form und Ausbildung der Drüsen erinnert vielfach an Urnierenkanälchen; auch glomerulusartige Bildungen kann man gelegentlich in diesen Geschwülsten finden. Die starke Vergrößerung läßt die drüsige Differenzierung im einzelnen verfolgen. Innerhalb der Masse indifferenter, rundlicher Keimzellen entstehen feine Lücken, um welche sich die benachbarten Zellen epithelartig gruppieren, wobei unter fortschreitender Differenzierung mehr und mehr eine kubische bis zylindrische Gestalt der Epithelzellen erreicht wird. Eine bindegewebige Begrenzung zeigen diese unreifen Drüsen noch nicht. Man findet aber in der Geschwulst

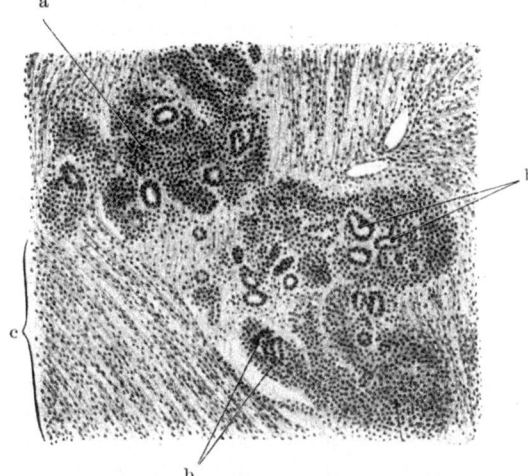

Fig. 402. Mesodermale Mischgeschwulst der Niere. Vergr. 80fach. (Färbung: Hämatoxylin-Eosin.)
a Haufen indifferenter, embryonaler Geschwulstzellen. b Drüsige Differenzierungen innerhalb der embryonalen Zellhaufen. c Zellreiches „Stroma"; es enthält quer gestreifte Muskelfasern von embryonalem Habitus.

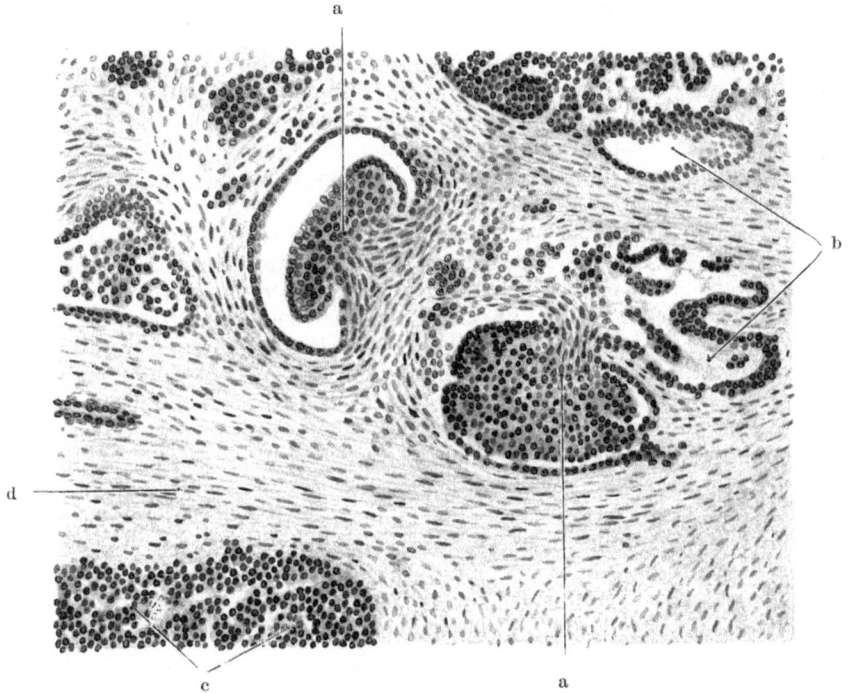

Fig. 403. Embryonales Adenosarkom der Niere. Vergr. 200fach. (Hämatoxylin.)
a Glomerulusartige Bildungen (= Einstülpung gefäßreichen jungen Bindegewebes in einen epithelialen Raum; dieser hat einen inneren und einen äußeren Epithelbelag). b Drüsenartige Differenzierungen. c Indifferentes (sarkomartiges) epitheliales Keimgewebe. d Bindegewebe.

auch fertig gebildete Drüsengruppen, die in einem bindegewebigen Stroma liegen (Endstadium der Differenzierung). Das „Stroma" ist an verschiedenen

Stellen der Geschwulst ebenfalls in unreifer und in reiferer Form ausgebildet. Hier ist es sehr zellreich, fast sarkomartig, aus länglichen, spindeligen Zellen aufgebaut, dort ist es zellärmer und reicher an fibrillärer Substanz. Zellen vom Aussehen glatter und quergestreifter Muskelfasern werden in diesen Geschwülsten häufig gefunden. In unserem Präparat gibt es ebenfalls Züge langgestreckter Zellen und bandartiger Zellgebilde, die bei starker Vergrößerung zum Teil Andeutungen von Querstreifung zeigen (bei c). Die Fig. 403 bringt glomerulusartige Bildungen (a) bei stärkerer Vergrößerung.

C. Teratoide und Teratome.

Das sind die kompliziertesten Mischgeschwülste, deren Mutterzellen totipotent, eiwertig sind. Sie kommen vor allem in den Keimdrüsen (Hoden, Ovarium), an den Körperpolen (angeborene Sakraltumoren, Teratome des Kopfes) und in den Leibeshöhlen (Zölomteratome) vor. Die geweblichen Leistungen aller drei Keimblätter können in der Geschwulst vertreten sein, oder ein Keimblatt ist ganz vorwiegend entwickelt (einseitig differenzierte Teratome). Die verschiedenartigen Gewebe treten vielfach zu Bildungen höherer Ordnung zusammen, die als Organ- und Systemanlagen zu betrachten sind. Bleibt, unbeschadet solcher Anlagen, alles Gewebe jugendlich, so haben wir die unreifen, sog. embryonalen Teratome (Embryoide) vor uns (Teratoma blastomatosum). Sie sind klinisch maligne und zeigen histologisch in einem räumlichen Durch- und Nebeneinander die verschiedenartigsten Gewebe und Gewebskompositionen. Von der Art eines solchen „histologischen Potpourri" können auch die Metastasen sein. Manchmal geraten bestimmte Gewebsarten in eine besonders maligne Wucherung (Neuroepithelien, Chorionepithelien z. B.). Wenn diese Gewebe die übrigen Beisätze überwuchern, kann die teratoide Geschwulst vorwiegend neuroepithelialen oder chorionepitheliomartigen Charakter zeigen. Die Metastasen sind dann von entsprechend einfacherem Bau. Die reifen Formen Teratoma adultum, coaetaneum, simplex, parasiticum) können bis zur Entwicklung fertiger Organe fortschreiten. Schon mit bloßem Auge kann man in solchen Fällen Darmschlingen, rudimentäre Extremitäten sehen (Übergänge zu den rudimentären Doppelmißbildungen!). Oder es bleibt alles minutiös; die Organanlagen bleiben mikroskopisch klein, reifen aber aus. Dabei können die gebildeten Anlagen der Organe und Systeme auch räumlich in einer gewissen Ordnung zur Entwicklung kommen, so daß wir Kopfregion, Mundbucht, Respirations- und Digestionsanlagen wie in einem Embryokörper gelagert vorfinden (Embryome). Oft ist auch hier ein bestimmtes System, z. B. das ektodermale, besonders vordringlich entwickelt. In solchen Fällen treten die Geschwülste (z. B. im Ovarium) unter dem Bild der sog. komplizierten Dermoidzysten hervor. Eine mit Talg und Haaren gefüllte Zyste, die mit Haut ausgekleidet ist, herrscht vor. An irgendeiner Stelle ihrer Wand findet man aber eine mehr oder weniger ansehnliche Gewebsmasse (sog. Wilmssche „Zotte"), welche manchmal schon makroskopisch Knochen, Zähne usw. erkennen oder erst mikroskopisch ihre teratomatöse, vielseitige Zusammensetzung feststellen läßt. Auch diese reifen Teratome können maligne entarten, indem sich von ihren ekto-, ento- oder mesenchymalen Komponenten Karzinome oder Sarkome entwickeln.

a) Teratoma embryonale (blastomatosum) testis.

In unserem Präparat (Fig. 404) herrschen Drüsen und Zysten vor (a). Daneben sieht man auch solide Epithelinseln (c), zum Teil mit geschichteten Hornmassen (f). Diese epithelialen Beisätze sind in ein Gewebe eingebettet, das wie ein gewöhnliches Stroma erscheint, bei genauerer Betrachtung aber sehr verschiedenartig zusammengesetzt ist. Zunächst fällt viel glatte Muskulatur auf, die, zu Bündeln zusammengefaßt, besonders in der Umgebung der epithelialen Bildungen angeordnet ist; so stellt sie eine Art von Muskularis für die Epithelschläuche dar. An manchen Stellen findet man Inseln von Knorpelgewebe. Manchmal sind diese Knorpelinseln, zusammen mit glatter Muskulatur, in der nächsten Umgebung epithelialer Zysten zu finden (b) oder liegen scheinbar frei im Lumen solcher

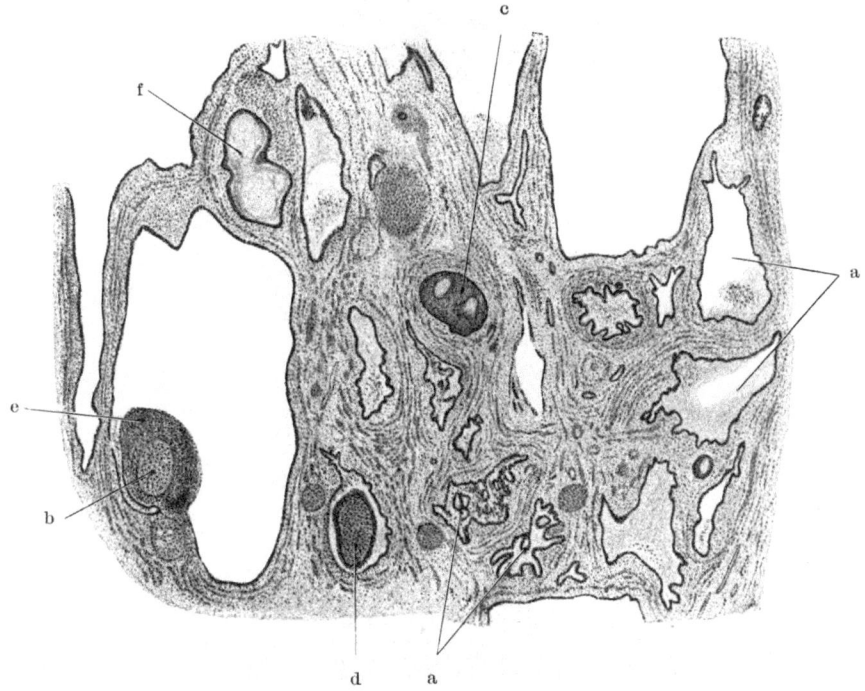

Fig. 404. Teratoma embryonale testis. Vergr. 16fach. (Färbung mit Hämatoxylin.) a Drüsen und Zysten (mit entodermalem Epithel). b Knorpel. c Solide Epithelinseln (ektodermales Epithel.) d Knorpel innerhalb von Zysten. e Lymphadenoides Gewebe. f Geschichtete Hornmassen.

Zysten (d). Bei stärkerer Vergrößerung zeigen die Drüsen und Zysten verschiedenartiges Epithel: zylindrisches Epithel vom Aussehen der Darmepithelien (Becherzellen!), hohes, flimmerndes Epithel wie in Respirationsröhren. Andere epitheliale Schlauchbildungen erinnern an Neuroepithel. Die Drüsen haben teils das Aussehen von Schleimdrüsen, teils von serösen Drüsen. Die soliden Epithelinseln bestehen aus verhornendem Faserepithel (Pflasterepithel). Das Stützgewebe ist vorwiegend fibrilläres Bindegewebe, vielfach ist es von Lymphozyten durchsetzt, die auch förmliche Lymphknötchen bilden (e). Der Knorpel ist zellreicher Knorpel von embryonalem Aussehen. Findet sich nervöses Gewebe, so erweist es sich zusammengesetzt aus einem Gewirr feinster Fäserchen (Glia) mit zugehörigen Zellen; Nervenfasern, Ganglienzellen finden sich nicht. Zusammengefaßt können wir also finden:

1. ektodermale Bildungen: Hornepithel, Glia, Neuroepithel;
2. entodermale Bildungen: Drüsen und Zysten. Zysten mit Darmepithel, glatter Muskulatur, Lymphknötchen in der Umgebung sind

Digestionsanlagen. Zysten mit Flimmerepithel, glatter Muskulatur und Knorpel sind Respirationsanlagen;

3. **mesodermale und mesenchymale Bildungen**: Bindegewebe, glatte Muskulatur, Knorpel.

Alle diese Bildungen zeigen mehr oder weniger jugendlichen Charakter.

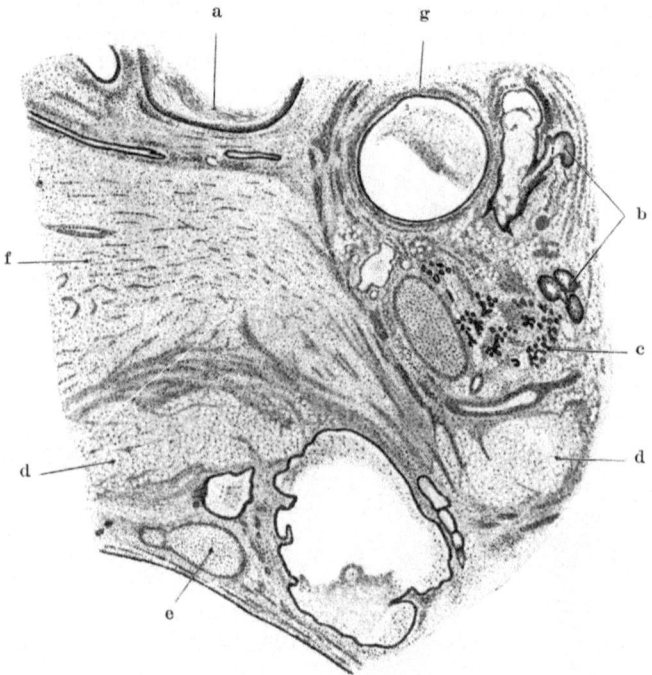

Fig. 405. **Teratoma adultum ovarii** (aus einer sog. komplizierten Dermoidzyste des Eierstocks). Vergr. 15fach. (Färbung: Hämatoxylin.)
a Zysten mit geschichtetem Pflasterepithel und Hornmassen als Inhalt (ektodermale Zysten). b Haarbalgdrüsen. c Schweißdrüsen. d Fettgewebe. e Knorpel. f Zentralnervengewebe. g Zysten mit Zylinderepithel und schleimigen Inhalt (entodermale Zysten).

b) Teratoma ovarii (adultum, coaetaneum, parasiticum, simplex).
Sog. komplizierte Dermoidzyste.

Zur Untersuchung (Fig. 405) kommt ein Stück aus der Wand einer Ovarialzyste, die mit Talg und Haaren erfüllt war. Bei schwacher Vergrößerung erkennt man Zysten, die mit Hornepithel ausgekleidet und mit abgestoßenen Hornmassen erfüllt sind (a). Ferner finden sich Haarbalgdrüsen (b); Gruppen von Schweißdrüsen (c); Fettgewebe (d); Knorpel (e). Auch Zysten mit Zylinderepithel finden sich (g). An einer Stelle ist reichlich nervöses Gewebe (Hirngewebe) zu finden (f). Die verschiedenen Gewebe sind weitgehend ausgereift.

Sachverzeichnis.

Ablagerungen der Niere 194.
Abnützungspigmente 4.
Abortreste 263.
Abscheidungsthrombus 42.
Abszesse, bronchogene der Lunge 103.
—, embolische der Lunge 99.
—, — des Myokards 11.
—, — der Niere 230.
— der Gallengänge 150.
— des Großhirns 285.
Adamantinoma 471, 483, 502.
Adams-Stokessches Phänomen 14.
Addisonsche Krankheit 362.
Adenohypophyse 500.
Adenokankroid 450.
— des Uterus 457.
Adenokarzinom 450.
—, gelatinöses des Magens 463.
—, — des Zökums 465.
—, Magen 454.
—, psammöses des Ovars 460.
—, Uterus 455.
—, verschleimendes des Magens 463.
—, — des Zökums 465.
Adenolymphoma 417.
Adenoma, Allgemeines 425, 468.
—, eosinophiles der Hypophyse 500.
— fibrosum 425.
—, malignes 426, 469.
— der Nebenniere 477.
— der Niere 478.
—, des Pankreas 471.
—, polypöses des Mastdarms 452.
— der Schilddrüse 353, 471.
— testiculare tubulare ovarii 479.
Adenomyoma 392.
Adenomyosis 259, 456.
Adenosarkom, embryonales der Niere 518.
Adipositas cordis 9.
Agranulozytose 39, 44.
Akanthose der Haut 341.
Akne 341.

Akromegalie 500, 501.
Aktinomykose der Haut 344.
— der Knochen 332.
Akute gelbe Leberatrophie 135.
Aleukie, hämorrhagische 44.
Allergie bei Tuberkulose 49.
Allgemeininfektion, septikopyämische 33.
Alkoholismus 131.
Aluminosis 76.
Alveolarkatarrh 78, 84.
Alveolarphagozyten 74, 77.
Alveolarsarkome 398.
Amöben 181.
Amnion 264.
Amyloidose, Allgemeines 60.
—, Leber 133.
—, lokale 63.
—, Milz 60.
—, Niere 208.
—, Reaktionen 60.
—, Tumoren 63.
Amyotrophische Lateralsklerose 294.
Anämie, aplastische 39, 44.
—, perniziöse 40, 44.
—, sekundäre 40.
Anastomosen, arteriovenöse 21.
Aneurysma der Herzwand 14.
—, bei Periarteriitis nodosa 29.
—, syphilitisches 31.
Angiektasie 22, 383.
Angina pectoris 14.
Angiogliosis retinae 488.
Angioma 383.
— cavernosum 383.
— simplex 383.
Angiomatosis 383.
Angioneuromyoma 386.
Angioplastisches Sarkom 408, 410.
Ankylose 333.
Anschoppung der Lunge 89.
Anthrakosis 76.
Aorta, Atherosklerose 25.
—, Histologie, normale 21.
—, Lues 30.
—, Medianekrose 28.
Appendix, normale Histologie 175.
Appendizitis 185.

Arachnoidealzotten 280.
Areae gastricae 171.
Argyrosis der Niere 199.
Arnoldsche Wirbelstellung der Kerne 115.
Arrhenoblastoma 471.
Arterien, normale Histologie 22.
Arteria bronchialis 75.
— pulmonalis 74.
Arteriitis, gummöse 31.
—, —, der Hirnarterien 307.
—, rheumatische 28.
Arteriolosklerose s. Atherosklerose.
—, Schrumpfniere 215.
Arteriosklerose 28.
Arteriosklerotische Schrumpfniere 219.
Arthritis acuta 333.
— deformans 335.
— gummosa 336.
— pauperum 334.
— rheumatica 333.
— tuberculosa 336.
— urica 337.
Arthropathia deformans 335.
Arthrosis deformans 335.
Askariden 185.
Aspirationspneumonie 97.
Asthma bronchiale 81.
— cardiale 14.
Astroblastoma 491.
Astrocytoma 491.
— fibrillare 491.
— gigantocellulare 493.
— des Kleinhirns 494.
— protoplasmaticum 493.
Ataxie, Friedreichsche familiäre 299.
Atelektase 78, 81, 96, 106.
Atherosklerose 23.
— der Aorta 22.
—, experimentelle 22.
— der Herzklappen 16.
— der Kranzarterien 13.
— der Lungenarterie 23.
—, rheumatische Form 28.
Atrophie, akute gelbe der Leber 135.
—, braune der Leber 127.
—, — des Myokards 3.
—, Hoden 244.
—, Lungengewebe 79.

Atrophie, Muskulatur 311.
—, senile, der Gefäße 22.
—, spinale progressive der Muskeln 311.
Atypie und Karzinom (Hinselmann) 437.
— bei Mastdarmpolypen 451.
— der Portioschleimhaut 262, 437.
— in Zervixpolypen 262.
Ausscheidungsabszesse der Niere 230.
Ausscheidungstuberkulose der Niere 238.
Autolyse 6.

Bantische Krankheit 67.
Basaliomader Haut 442,447.
— des Ovars 480.
Basalzellenkarzinom 447.
Basedowstruma 356.
Basilarmeningitis 288.
Bauchdecken, Desmoid der 378.
Bauernwurstmilz 67.
Bechterewsche Krankheit 328.
Bence-Jonesscher Eiweißkörper 388.
Bennholds Kongorotfärbung 61.
Berlinerblaureaktion 82.
Bestsche Karminfärbung 135.
Bewegungsorgane 308.
Bilharziosis 452.
Bilirubininfarkt 198.
Bindegewebe, Glissonsches 127.
Bindesubstanzgeschwülste, reife 377.
—, unreife s. Sarkoma.
Blasenmole 475.
Blastome s. Geschwülste.
—, dysontogenetische 374.
—, hyperplaseogene 374.
Blut, Agranulozytose 44.
—, Aleukie 44.
—, Anämie 40.
—, —, aplastische 40, 44.
—, —, perniziöse 40.
—, —, sekundäre 40.
—, Chlorose 40.
—, Erythrophagie 40, 44, 66.
—, Erythroplasten 37.
—, Erythrozyten 37.
—, Erythrozytose 39.
—, Granulozyten 37.
—, Hämoblastosen 52.
—, Hämochromatose 4, 139.
—, Histologie, normale 37.
—, Leukämie 40.
—, —, lymphatische 40.
—, —, myeloische 40.
—, —, Stammzellen- 40.

Blut, Leukanämie 42.
—, Leukozyten 37.
—, Leukozytose 39.
—, Makrozyten 38.
—, Megakaryozyten 37.
—, Megaloplasten 38.
—, Megalozyten 38.
—, Monozyten 38.
—, Myeloplasten 37.
—, Myelozyten 37.
—, Normoplasten 37.
—, Panmyelophthise 39, 40, 44.
—, Perniziosa 40.
—, Poikilozyten 38.
—, Polyglobulie 39.
—, Polyzythämie 38.
—, Pseudoleukämische Affektionen 52.
—, Pyämie 100.
Blutbildung 36.
—, extramedulläre 37.
Blutbildungsherde in der Leber 154.
Blutende Mamma 432.
Blutgefäßapparat der Geschwülste 376.
Blutkrisen 39.
Blutlymphknoten 45.
Blutplättchen 37.
Bowensche Dermatitis 468.
Branchiogene Karzinome 417.
Braune Atrophie der Leber 127.
— — des Myokards 3.
Brennertumoren des Ovars 470.
Bronchialtuberkulose 119.
Bronchiolitis fibrinosa 91.
Bronchitis 94.
— tuberculosa 120.
Bronchopneumonie 94.
—, käsige 116.
Botriozephalus 40.
Bronzediabetes 144.
Bulbärparalyse, progressive 294.
Buergersche Erkrankung 29.

Cancer 434.
— apertus 467.
— en cuirasse 467.
— occultus 467.
Caput medusae 35. 143.
Carcinoma, Allgemeines 374, 434.
— adenomatosum corporis uteri 455.
— — cysticum 450.
— — des Dickdarms 452, 465, 468.
— — des Magens 454.
— cylindromatosum 441.

Carcinoma folliculare 450.
— gelatinosum ventriculi 463.
— — des Zökums 465.
— keratoides 441.
— medullare 440.
— muciparum 465.
— parakeratoides 465.
— portionis uteri 459.
— psammosum 441.
— — ovarii 460.
— scirrhosum ventriculi 461.
— simplex 441, 451.
— — solidum mammae 467.
— solidum 441, 467.
— tubulare 450.
Caries sicca 330.
Catarrhus verrucosus ventriculi 171.
Chalikosis 76.
Chloroleukämie 42, 414.
Chlorom 391, 414.
Chloromleukämie 414.
Chlorose 39, 40.
Cholangitis 150.
Cholera asiatica 177.
— nostras 177.
Cholesteatoma 413, 506, 509.
—, „falsches" 509.
Chondroblastoma 381.
Chondrodystrophie 317.
Chondroma 381.
Chondroplastisches Sarkom 402.
Chordom 382.
Choriale Wanderzellen 264.
Chorion 264.
Chorionepithelinvasion, benigne 264, 475.
Chorionepithelioma malignum 475.
Chorionzotten 264.
Choristoma 374.
Chromaffine Organe 361.
Chromatolyse 68.
Chromatophoroma 389, 419.
Chylangioma 386.
Cirrhose paludienne 144.
Colitis cystica 182.
Coma diabeticum 164.
Cor villosum 18.
Corpora amylacea, Allgemeines 64.
— — der Lunge 125.
— — der Prostata 242.
— — des Rückenmarks 295.
Corpus luteum 277.
Cortex corticis der Niere 192.
Crepitatio index 89.
— redux 89.

Cushings Interrenalismus 479.
Cylindroma 412.
Cystadenoma papilliferum 426.
— phyllodes 425.
Cystoma multiloculare 429.
— ovarii glandulare s. pseudomucinosum 429.
— — papillare, s. serosum 431.
— uniloculare 429.

Darm, Appendicitis acuta 185.
—, Cholera asiatica 177.
—, — nostras 177.
— Colitis cystica 182.
— Dysenterie 181.
—, Enteritis 175.
—, — catarrhalis acuta bei Trichinelleninfektion 175.
—, — — bei Cholera asiatica 176.
—, Gallertkarzinom des Zökums 465.
—, Histologie, normale 174.
—, Karzinoide des Dünndarms 466.
—, Lentikulärgeschwüre bei Darmtuberkulose 187.
—, Polyp, adenomatöser des Mastdarms 452.
—, Trichinose 175.
—, Tuberkulose 187.
—, Typhus abdominalis 178.
Deckepithelkarzinome 441.
Degeneration, graue, der Hinterstränge 296.
— hyalintropfige der Nierenepithelien 193.
— wachsartige der Muskulatur 313.
Dermatitis 340.
Dermatomykosen 341.
Dermatozoonosen 341.
Dermoid 506.
Dermoidzyste, komplizierte des Ovars 522.
Dezidua 263.
Desquamativpneumonien 99.
— bei Tuberkulose 115.
Diabetes insipidus 64, 364.
— mellitus, Kernglykogen 64.
— —, Pankreas 162.
— —, Leber 134.
Diapedesisblutungen 87.
Dickdarmkarzinom 452, 465, 468.

Dickdarmpolyp, adenomatöser 452.
Dioxyphenylalaninreaktion 389.
Diphtherie des Darmes 70.
— der Harnblase 70.
— des Kehlkopfes 70.
— -Pneumonie 98.
— des Rachens 70.
— der Trachea 70.
Disgerminoma 479.
Dissesche Räume 126.
Dissoziation der Leberzellen 131.
Dopareaktion 389.
Drüsen, innersekretorische 450.
Distomum 160.
Drüsenepithelgeschwülste, reife 425.
Drüsenepithelkarzinome 450.
Duchenne-Aranscher Typ der Muskelatrophie 311.
Dura mater, Entzündung 281.
— —, normale Histologie 280.
— —, Pachymeningitis cervicalis, hypertrophica 306.
— —, — haemorrhagica interna 281.
— —, Geschwülste 505.
Dysenterie 181.
Dysmenorrhoea membranacea 268.
Dysthyreose 351.
Dystrophia adiposogenitalis 245, 364.

Echinokokkus 160.
Eierstock s. Ovar.
Eitertube, gonorrhoische 272.
Eiweißkörper, Bence-Jonesscher 388.
Eiweißzylinder, ikterische 198.
Ekchondroma 381.
Ekchondrosis 381.
Eklampsie, Leber bei 135.
— Niere bei 215.
Ekzem 340.
Embolie, blande der Lungenarterie 87.
— — der Nierenarterie 212.
— Fett- 85.
— infektiöse der Lungenarterie 99.
— — der Nierenarterie 230.
— Luft- 86.

Embolische Herdnephritis Löhleins 227.
Embryoide 514.
Embryom 514.
Emphysem 78.
— und Pneumonie 78, 94.
Empyem der Hirnhöhlen 282, 286.
— der Pleurahöhle 103.
Encephalitis epidemica (Economo) 284.
— purulenta 285.
Endarteriitis deformans Virchow 23.
— Heubnersche 31.
— luetische 33.
— obliterans 29.
Endobronchitis caseosa 119.
— tuberculosa 119.
Endocarditis lenta 16.
— ulcerosa 15, 17.
— verrucosa 16, 18.
Endokard, normale Histologie 14.
Endometriosen 259, 456.
Endometritis 254.
— post abortum 265.
— tuberculosa 269.
Endophlebitis hepatica obliterans 35.
— luetica 33.
— der Nabelvene 35.
— tuberculosa 33.
— typhosa 33.
Endophytie 466.
Endothelioma 408.
—, hämoplastisches 410.
—, sog. der Dura mater 505.
Endothelkrebs 411.
Enostosis 383.
Entamoeba histolytica 181.
Entartung, hyaline der kleinen Organarterien 23, 28.
— — der Lymphknoten 51.
—, kleinzystische des Eierstocks 278.
Enteritis catarrhalis acuta 175.
—, nekrotisierende 176.
—, pseudomembranöse 176.
Entzündung 6, 70.
—, Organisation 20.
—, parenchymatöse 6.
—, seröse 142.
—, spezifische 108.
Enzephalitis 284.
Ependymäre Spongioblastome 498.
Ependymoblastoma 498.
Ependymoma 498.
Epidermoid 506.
— des Balkens 509.
Epididymitis gonorrhoica 247.
— tuberculosa 247.

Epiphysis cerebri s. Zirbeldrüse.
Epithelatypie 434.
—, Beziehung zum Karzinom 434.
— bei Mastdarmpolypen 451.
— der Portio vaginalis uteri 437.
Epithelioma 412.
—, benignes der Kopfhaut 448.
Epithelkörperchen s. Parathyreoidea.
Epitheloidgewebe 109, 112.
Epulis sarcomatosa 399.
Erbscher Typ der Muskelatrophie 312.
Ergotinvergiftung 296.
Erosion der Portio 260.
Erysipel 340.
Erythem 340.
Erythrasma 341.
Erythroblastoma 387.
Erythrophagie 44.
Erythroplasten 37.
Erythrozytose 38.
Erythrozyten 37.
État mamelonné der Magenschleimhaut 171.
Eunuchoidismus 245.
Ewing-Sarkom 408.
Exanthem 340.
Exostosis 383.
Exsudation bei Tuberkulose 109, 115.
Exsudative Meningealtuberkulose 291.
Exsudatives Knötchen 291.
Extrauteringravidität 267.
Extremitätengangrän 30.

Facies myopathica 313.
Favus 341.
Feldflaschenmagen 462.
Fermentmetastase 167.
Fettembolie 85.
Fettfärbungen 7.
Fettgewebsnekrose 164.
Fettgranulom 381.
Fettherz 9.
Fettkalkinfarkt der Nierenpapille 200.
Fettkörnchenzellen 287.
Fettleber 131.
Fettmark 43.
Fettphanerose 7.
Fettreaktionen 7.
Fettriesenzellen 402.
Fettsynthese, granuläre 7.
Fettwanderung 6.
Fettzirrhose 147.
Feuersteinleber 154.
Fibrinkeil 213.
Fibrinthromben 42.

Fibroadenoma 425.
— benignum ovarii 470.
— cysticum 470.
— mammae 426.
— mucosum 470.
Fibroblastoma 377.
Fibroepithelioma 470.
Fibroma 377.
— durum 377.
— molle 379.
Fibromatose des Nervensystems (v. Recklinghausen) 377.
Fibroplasten 20.
Fibroplastisches Sarkom 401.
Fibrosis testis 244.
Fleckfieber, Milz 67.
Fleckfieberexanthem 341.
Follikuloma 481.
Fragmentatio myocardii 5.
Friedreichsche familiäre Ataxie 299.
Frühinfiltrat, tuberkulöses 110.
Fruchtwasseraspiration 97.
Frühreife, sexuelle, bei Granulosazelltumoren 480.
—, —, bei Hypernephromen 479.
Funikuläre Myelose s. kombinierte Strangerkrankung 299.
Furunkel 341.

Gallengangsabszesse 150.
Gallengangstuberkulose 152.
Gallenthromben 150.
Gallertbauch 430.
Gallertkarzinom des Magens 463.
— des Zökums 465.
Gallertmark 43.
Ganglioblastoma 489.
Ganglioneuroma 490, 510, 512.
Gangliozytoma 489.
Gangrän, foudroyante 342.
Gasgangrän 343.
Gasödem 343.
Gasphlegmone 342.
Gastritis hypertrophicans chronica 171.
— polyposa 171.
Gauchersche Krankheit, Knochenmark 45.
—, Milz 64.
Gefäße 20.
—, Anastomosen, arteriovenöse 21.
—, Aneurysma bei Aortenlues 31.
—, bei Periarteriitis nodosa 29.

Gefäße, Arteriitis, gummöse 31.
—, — — der Hirnarterien 307.
—, — rheumatische 28.
—, Arteriosklerose 28, 215.
—, Arteriolosklerose 28, 215.
—, Atherosklerose 22.
—, — Aorta 23, 25.
—, — experimentelle 24.
—, — Kranzgefäße 13.
—, — Lungenarterie 23.
—, — rheumatische Form 28.
—, Atrophie, senile 22.
—, Buergersche Krankheit 29.
—, Endarteriitis deformans Virchow 23.
—, — obliterans 29.
—, —, syphilitische 31.
—, —, — der Hirnarterien 31, 307.
—, —, —, Pneumonia alba 107.
—, —, tuberkulöse 30.
—, Extremitätengangrän 29.
—, Endophlebitis hepatica obliterans 35.
—, — luetica 33.
—, — Nabelvene 35.
—, — tuberculosa 35.
—, — typhosa 34.
—, Entartung, hyaline der kleinen Organarterien 23, 28.
—, Glomustumoren 386.
—, Histologie, normale 20.
—, Hyperplasie, elastische 24.
—, Intima, Granulom bei Typhus 34.
—, — Hyperplasie 24.
—, —, Tuberkel 35, 239.
—, Medianekrose 28.
—, Mediaverkalkung 28.
—, Mesaortitis luetica 30.
—, Periarteriitis nodosa 29.
—, Phlebektasie 35.
—, Phlebitis 35.
—, Phlebosklerose 35.
—, Pulmonalsklerose 23.
—, Raynaudsche Krankheit 29.
—, Thrombangitis obliterans 30.
—, Thrombose 42.
—, Varizen 35.
—, Verkalkung, senile 23 28.
Gehirn s. Zentralnervensystem.
Gelbe Zellen (Feyrter) 466.

Gelenke, Arthritis acuta 333.
—, — deformans 335.
—, — gummosa 336.
—, — pauperum 334.
—, — rheumatica 333.
—, — tuberculosa 336.
—, — urica 337.
—, Arthropathia (Arthrosis) deformans 335.
—, Gicht 337.
—, Histologie, normale 333.
—, Kapsel 333.
—, Lues 336.
—, Malum coxae senile 333.
—, Pannus 336.
—, Polyarthritis 333.
—, Reiskörper 336.
—, Rheumatismus 333.
—, Synovia 333.
—, Tophi, gichtische 337.
—, Tuberkulose 328, 336.
Gerinnungsthrombus 42.
Geschlechtsorgane, männliche 240.
—, weibliche 253.
Geschwülste, Allgemeines 365.
—, Einteilung:
— reife nicht epitheliale 377.
—, unreife nicht epitheliale 393.
—, reife epitheliale 421.
—, unreife epitheliale 434.
—, besondere Geschwulstformen 468.
—, Mischgeschwülste 514.
—, Namengebung 374.
Getzowasche Struma 472.
Gibbus 328.
Gicht 337.
Gitterfasern 127.
Glandula carotica 22, 362.
— pinealis 365.
— —, Tumoren 470, 499.
— pituitaria 363.
— —, Tumoren 500.
Glioblastoma 495.
— fusiforme 495.
— microcellulare 495.
— multiforme 496.
Gliomatosen, diffuse 495.
Glioepitheliom ependymäres 498.
Glioma 487.
—, ependymäres 498.
— gigantocellulare 493.
— retinae 487.
Glioplastisches Sarkom 495.
Gliose, reparatorische 298.
Glissonsches Bindegewebe 127.
Glomerulitis acuta 222, 277.
Glomerulonephritis, akute hämorrhagische 222.
—, chronische 225.

Glomerulonephritis, herdförmige 227.
Glomustumoren 386.
Glykogeninfiltration der Leber 135.
— der Niere 211.
Glykogenspeicherkrankheit 64, 134.
Gonorrhöe, Epididymitis 277.
—, Salpingitis 272.
Graafscher Follikel 276, 277.
Granularatrophie der Niere 215.
Granulationsgewebe, aktinomykotisches 332, 345.
—, Allgemeines 20.
—, atypisches 395.
—, Epitheloidzellen 109, 112.
—, Fibroplasten 20.
—, Gumma, Differentialdiagnose 156, 250.
—, Histiozyten 20.
—, Lymphogranulomatose 52.
—, Plasmazellen 38.
—, Polyplasten 20.
—, Schüller-Christiansche Krankheit 64
—, spezifisches 108.
—, syphilitisches 109, 156, 250.
—, —, Differentialdiagnose 156, 250.
—, tuberkulöses 111.
—, Wanderzellen 20.
Granulom, malignes 53, 415.
Granulosazellen 277.
Granulosazelltumoren 470.
Granulozyten 37.
Graue Degeneration der Hinterstränge 296
Gravidität s. Schwangerschaft.
Grawitz-Tumoren 477, 469.
Grippepneumonien 99.
Großhirnabszeß 285.
Gumma, Aufbau 109, 156, 250.
—, Differentialdiagnose 156, 250.
—, Herz 13.
—, Hoden 249.
—, Leber 156.
—, —, miliare Form 155.
—, —, Milz 69.

Hämatom, subdurales 281.
Hämangioblastoma 383.
Hämangioendothelioma 408.

Hämangioma 383.
Hämoblastosen 52.
Hämochromatose, allgemeine 4, 129.
Hämofuszin 4.
Hämogonie 38.
Hämorrhoidalknoten 35.
Hämosiderin 4, 82.
Hämosiderininfarkt 195.
Hämosiderose der Niere 195.
Hämozytoplasten 45.
Halisterese 317, 321.
Hamartom 374.
Hand-Schüller-Christiansche Krankheit 64.
Hanotsche (hypertrophische) Leberzirrhose 144.
Harnsäureinfarkt 194.
Harnzylinder 228.
Haut, Akanthose 341.
—, Aktinomykose 344.
—, Basaliom 442, 447.
—, Dermatitis 340.
—, Epitheliome, benigne der Kopfhaut 448.
—, Ekzem 340.
—, Gasgangrän 343.
—, —, Ödem 343.
—, —, Phlegmone 342.
—, Hämangioma 383.
—, Histologie, normale 339.
—, Hornkrebs 442.
—, Hyperkeratose 341, 434, 442.
—, Kankroid 455.
—, —, Perlen 457.
—, —, Perlen 443.
—, Karzinom 441.
—, Keloidfibrom 379.
—, Lupus 346.
—, Melanoma 389.
—, —, malignes 390, 418.
—, Melanosarkom 418.
—, Mycosis fungoides 395.
—, Nävus 389, 390.
—, —, Zellhaufen 394.
—, Phlegmone, subkutane 342.
—, Pigmentierung, normale 389.
—, Pigmentmäler 389, 418.
—, Primäraffekt, syphilitischer 348.
—, Skrophuloderma 346.
—, Strahlenpilz 344.
—, Tuberculosis verrucosa 346.
—, Tuberkulide 346.
—, Ulcus rodens 442.
—, Xanthelasma 380.
—, Xanthoma 380.
Hautroseolen 178.
Heine-Medinsche Krankheit 302.

Hepatisation der Lunge,
  gelbe 93.
— —, graue 92.
— —, rote 89.
— —, tuberkulöse 116.
Hepatitis, akute exsudative 141.
—, eitrige 142.
— epidemica 142.
— interstitialis (b. Lues congenita) 154.
— seröse 126, 142.
— simplex 141.
Herbstlaubleber 139.
Herdnephritis, embolische 227.
Herpes 340.
Herz, Adipositas cordis 9.
—, Angina pectoris 14.
—, Atrophie, braune 3.
—, Atherosklerose der Herzklappen 16.
—, Cor villosum 18.
—, Endokard, normale Histologie 14.
—, Endocarditis ulcerosa 15, 17.
—, — verrucosa 16, 18.
—, Fettherz 9.
—, Fragmentatio myocardii 5.
—, Infarkt, anämischer 11.
—, Myokard, braune Atrophie 3.
—, —, normale Histologie 3.
—, —, trübe Schwellung 5.
—, —, Verfettung 6.
—, Myokarditis, eitrige 11.
—, — interstitialis chronica 10.
—, — rheumatica 13,
—, — simplex 12.
—, — syphilitica 13.
—, — tuberculosa 13.
—, Myomalacia cordis 11.
—, Obesitas cordis 9.
—, Perikard, normale Histologie 18.
—, Perikarditis, fibrinöse 18.
—, —, Organisation 20.
Herzblock 14.
Herzfehlerlunge, indurierte 83.
Herzfehlerzellen 83.
Herzmuskelabszeß 11.
Herzschwielen 10.
Herzwandaneurysma 14.
Heterotopie, destruierende bei Karzinom 435.
Heubnersche Endarteriitis 31.
Hinselmann, Grade der Epithelatypie 437.
v. Hippel-Lindausche Krankheit 488.

Hirn s. Zentralnervensystem.
Hirnsklerose, diffuse 304.
Hirsutismus 479.
Histiozytosen 55.
Hoden, Atrophie 244.
—, Disgerminoma 479.
—, Epididymitis gonorrhoica 247.
—, — tuberculosa 247.
—, Fibrosis testis 244.
—, Geschwülste 471, 520.
—, Gumma 249.
—, Histologie, normale 243.
—, Hypoplasie 245.
—, Leydigsche Zwischenzellen 244.
—, Orchitis gonorrhoica 247.
—, — gummosa 249.
—, — interstitalis 251.
—, — bei Mumps 245.
—, — tuberculosa 247.
—, Periorchitis 247.
—, Seminoma 471, 479.
—, Teratoma embryonale testis 520.
—, Tuberkulose 247.
—, Zwischenzellenwucherung bei Hodenatrophie 244.
Hodgkinsche Krankheit 52, 67.
Holoblastose 515.
Homologe Infektion bei malignen Geschwülsten 445.
Hornkrebs 442.
Hungerosteomalazie 321.
Hyaline Entartung der kleinen Organarterien 23.
Hyalinkörperchen, Russelsche 172.
Hyalinose der kleinen Follikelarterien der Milz 64.
— der Lymphknoten 51.
Hyalintropfige Entartung 6, 193.
Hydrocephalus internus 282.
Hydronephrose 234.
Hydrosalpinx 273.
Hyperämie, Leber 139.
—, Lunge 82.
Hyperkeratose 341.
Hypernephroma 469, 477.
Hyperplasie, Endometrium 255.
—, Gefäßintima 24.
—, Leber 157.
—, Lymphknoten 54, 56.
—, Schilddrüse 351.
—, Thymus 359.
Hyperthyreose 351.

Hypertonie, Niere 215.
Hypertrophia vera mammae 428.
Hypertrophie der Prostata 240.
Hypertrophischer Magenkatarrh 171.
Hypophyse, Adenome 500.
—, Akromegalie 500
— Diabetes insipidus 364.
— Dystrophia adiposogenitalis 364.
—, Histologie, normale 363.
—, Kachexie, hypophysäre 364.
—, Tumoren 500.
Hypoplasie des Hodens 245.
— des Thymus 359.
Hypostasis der Lunge 95.
— und Pneumonie 82.

Ikterus, Allgemeines 148.
— gravis neonatorum 150.
—, Leber 150.
—, Niere 198.
Impetigo 340.
Indophenolblausynthese 38.
Induration, braune der Lunge 84.
—, rote der Leber 139.
—, schiefrige der Lunge 124.
—, zyanotische der Leber 139.
Infarkt, anämischer des Herzens 11.
—, — der Niere 212.
—, hämorrhagischer der Lunge 86.
—, septischer der Lunge 99.
—, — der Niere 230.
Infarktschrumpfniere 213.
Initialsklerose 348.
Innersekretorische Organe 350.
Insuloma 471.
Interrenalismus 479.
Intimagranulome bei Typhus 33.
Intimatuberkel 33.
Inveteriertes Ödem der Lunge 107, 115.

Kachexie, hypophysäre 364.
Käsige Pyometra 269.
— Sacktube 275.
Kalichloricumvergiftung 196.
Kalkgicht 200.
Kalkgitter 330.
Kalkinfarkt der Niere 200.
Kalkmetastase 200.
Kalkspieße 413.

Kalkzylinder 202.
Kankroid 434, 442.
Kankroidperlen 443.
Kapillaraneurysmen 82.
Kapillarangiom 383.
Kapillarfibrose der Leber 155.
Karbunkel 341.
Karies 325.
Karnifikation 93.
Karotisdrüse 22, 362.
Karyolyse 68.
Karyorrhexis 68.
Karzinoid 466.
Karzinom s. Carcinoma.
Karzinosarkoma 375, 517.
— des Uterus 517.
Kavernen bei Pneumokoniose 76.
— bei Tuberkulose 122.
Kavernom der Leber 384.
Kehlkopf, Amyloidtumor 63.
—, Diphtherie 70.
—, Histologie, normale 70.
Keimdrüsengeschwülste 470.
Keloidfibrom 379.
Keloid, spontanes 379.
Kerasinspeicherkrankheit (Gaucher) 64.
Kernikterus 150.
Kernunruhe 440.
Kernvariabilität 435.
Keuchhusten-Pneumonie 98.
Kinderlähmung, spinale 302.
Kleinhirnbrückenwinkeltumoren 510.
Kleinzystische Entartung des Eierstocks 278.
Knochen, Aktinomykose 332.
—, Bechterewsche Krankheit 328, 330.
—, braune Tumoren 329.
—, Chondrodystrophie 317.
—, Entwicklung 316.
—, Epulis sarcomatosa 399.
—, Ewing-Sarkom 408.
—, Exostosen 383.
—, Gibbus 328.
—, Halisterese 317, 321.
—, Histologie, normale 315.
—, Howshipsche Lakunen 317.
—, Hyperostosen 383.
—, Kalkgitter bei Osteochondritis luetica 330.
—, Karies 325, 328.
—, Knorpelknochen 320.
—, Kongestionsabszesse 328.
—, Lues 330.
—, Mikrospongiosa 406.

Knochen, Mosaikstrukturen 326.
—, Osteoblastoma 382.
—, Osteochondritis luetica 330.
—, Osteodystrophia fibrosa 326, 401, 473.
—, Osteogenesis imperfecta 317.
—, Osteoid 318.
—, Osteoidsarkom 403, 406.
—, Osteoklasten 34, 317, 327.
—, Osteoma 382.
—, Osteomalazie 321.
—, Osteomyelitis, eitrige 324.
—, —, tuberkulöse 328.
—, Osteoplasten 317.
—, Osteoplastisches Sarkom 402.
—, Osteoporose 321.
—, Osteosklerose 322.
—, Ostitis deformans (Paget) 326.
—, — eitrige 324.
—, — fibrosa (v. Recklinghausen) 323, 326.
—, — gummosa 330.
—, — kondensierende 325.
—, — rarefizierende 325, 330.
—, Pagetsche Krankheit 326.
—, Panostitis 325.
—, Periostitis, eitrige 324.
—, —, gummöse 330.
—, Recklinghausensche Krankheit 326.
—, Rhachitis 317.
—, Riesenzellensarkom 399.
—, —, xanthomatöses 401.
—, Sequester 325.
— Spina ventosa 328.
— Spondylitis ankylopoetica (Bechterew) 328.
—, — deformans 327.
—, Totenlade 325.
—, Tuberkulose 328.
—, Volkmannsche Kanäle 316.
—, Zwiewuchs 318.
Knochenfraß 325.
Knochenmark, Agranulozytose 39, 44.
—, Blutbildung im Knochenmark 36.
—, Erythroblastom 387.
—, Erythrophagie 44.
—, Fettmark 43, 316.
—, Gallertmark 43, 316.
—, Histologie, normale 43.
—, Megakaryozyten 37.
—, Myelom 388.

Knochenmark, Myelozytoblastom 387.
—, Osteomyelitis, eitrige 324.
—, —, gummöse 330.
—, —, tuberkulöse 328.
—, Panmyelophthise 39, 44.
—, Perniziosa 40.
—, Plasmozytom 387.
—, Retikulumzellen 43.
—, Riesenzellen 37.
—, Speicherkrankheiten 45.
Knochensarkome 403.
Knochentuberkulose 328.
Knorpelknochen 320.
Knorpelmark 318.
Kohlehydratspeicherung in der Leber 134.
Kollapsatelektase 81.
Kolliquationsnekrose des Rückenmarks 294.
Kolloid-(hyalin-)tropfige Entartung der Niere 204.
Kolonisationen von Blutkörperchen 158.
Kombinierte Strangerkrankung (funikuläre Myelose) 299.
Komplizierte Dermoidzyste 522.
Kompressionsatelektase 81.
Kompressionsmyelitis 299.
Kondensierende Ostitis 325.
Kondylome, breite 348.
Konglomerattuberkel der Milz 68.
— der Meninx 289.
Körnchenzellen 302.
Korpuspolypen 261.
Krampfadern 35.
Kraniopharyngeom 502.
Krebs s. Carcinoma.
Kretinismus 245, 351.
Kriegsnephritis 227.
Kropf s. Struma.
Krukenberg-Tumor des Eierstocks 482.
Krupp des Larynx 70.
— der Trachea 72.
Kürettagenmaterial 256.
Kupffersche Sternzellen 126.
Kystadenoma 425.
Kystoma 425.

Laënnecsche (atrophische) Leberzirrhose 143.
Landrysche Paralyse 300.
Langerhanssche Zellinseln des Pankreas 162.

Langhanssche Grund-
	schicht des Chorion-
	epithels 264, 475.
— Tuberkelriesenzellen
	113.
Lanugohärchen 97.
Lateralsklerose, amyotro-
	phische 294.
Leber, akute gelbe Leber-
	atrophie 135.
—, Amyloidose 133.
—, Atrophie, akute, gelbe
	135.
—, —, braune 127.
—, —, rote 140.
—, Blutbildungsherde 154.
—, Bronzediabetes 144.
—, Cholangitis 150.
—, Cirrhose paludienne
	144.
—, Diabetes mellitus 134.
—, Dissesche Räume 126.
—, Dissoziation der Leber-
	zellen 131.
—, Echinokokkus 160.
—, Endophlebitis hepatica
	obliterans 35.
—, Fettleber 131.
—, Fettzirrhose 147.
—, Feuersteinleber 154.
—, Gallengangstuberkulose
	152.
—, Gallenthromben 150.
—, Glissonsches Binde-
	gewebe 127.
—, Glykogeninfiltration
	135.
—, Gitterfasern 127.
—, Gummen 156.
—, —, miliare bei Lues con-
	genita 154.
—, Hanotsche (hyper-
	trophische) Zirrhose
	144.
—, Hepatitis, akute exsu-
	dative 141.
—, —, interstitialis 155.
—, —, seröse 126, 142.
—, Herbstlaubleber 139.
—, Histologie, normale
	126.
—, Ikterus 148.
—, Induration, rote 139.
—, Kapillarofibrosis der
	Leberläppchen 155.
—, Kavernom 384.
—, Kohlehydratspeiche-
	rung 135.
—, Laënnecsche (atrophi-
	sche) Zirrhose 143.
—, Läppchennekrose, zen-
	trale 127.
—, Leukämie 157.
—, Lues 154.
—, Miliartuberkulose 152.
—, Muskatnußleber 139.

Leber, Parenchymdegene-
	ration akute, toxische
	130.
—, Pigmentatrophie 128.
—, Pigmentzirrhose 144.
— bei Schwangerschaft
	131.
—, Speckleber 133.
—, Verfettung, einfache
	131.
—, —, degenerative 133.
—, Stauungsleber 139.
—, Stauungszirrhose 140,
	144.
—, Sternzellen 126.
—, Strümpell-West-
	phalsche Krankheit,
	Zirrhose bei 144.
—, trübe Schwellung 129.
—, Wachsleber 133.
—, Wilsonsche Krankheit,
	Zirrhose bei 144.
—, Zirrhose 142.
Leberatrophie, akute gelbe
	135.
Leberzirrhose 142.
Leichentuberkel 346.
Leiomyoblastoma 392.
Leiomyoma 391.
—, malignes 421.
Leishmaniosis 341.
Lentikulärgeschwüre bei
	Darmtuberkulose 187.
Leptomeningitis purulenta
	282.
— tuberculosa 288.
Leptomeninx s. Pia mater.
Leukämie, lymphatische 40.
—, —, Knochenmark 45.
—, —, Leber 157.
—, —, Lymphknoten 57,
	415.
—, myeloische 40.
—, —, Knochenmark 45.
—, —, Leber 159.
—, —, Lymphknoten 57,
	415.
—, Sarkoleukämie 414.
—, Stammzellen- 40.
Leukanämie 40.
Leukomyelitis 300.
Leukopenie 39.
Leukoplakie der Portio 262,
	437.
Leukosarkomatose 414.
Leukozyten 37.
Leukozytenthromben 42.
Leukozytose 39.
Lichen 340.
Liesegangsche Ringe 242.
Lipämie 64.
Lipoblastoma 380.
Lipofuszin 4, 128.
Lipoidgranulomatose
	Schüller-Christian
	64.

Lipoidnephrose 205.
Lipoidosen 64.
Lipoma 380.
Lipoplastisches Sarkom 402.
Lithopädion 267.
Lobärpneumonie 89.
Lobulärpneumonie 95.
Lochkaverne 110.
Löhleins embolische Herd-
	nephritis 227.
Lückenschädel 64.
Lues, Allgemeines, con-
	genita 332.
—, —, — tarda 307.
—, —, exsudative Form
	106.
—, —, Endarteriitis 31, 33,
	307.
—, —, Gumma, Aufbau
	109, 156, 250.
—, —, —, Differential-
	diagnose 156,
	250.
—, —, Initialsklerose 348.
—, —, Kapillarofibrosis
	155.
—, —, Primäraffekt 348.
—, Aorta 30.
—, Gefäße 30.
—, Gelenke 336.
—, Haut 348.
—, Herz 13.
—, Hoden 249.
—, Knochen 330.
—, Leber 154.
—, Lebervene 35.
—, Lunge 106.
—, Meningen 307.
—, Milz 69.
—, Nabelvene 35.
—, Pankreas 167.
Luftembolie 86.
Lunge, Abszeß, broncho-
	gener 103.
—, —, embolischer 99.
—, Aluminosis 76.
—, Alveolarkatarrh 78, 84.
—, Alveolarphagozyten 74,
	77.
—, Anschoppung 89.
—, Anthrakosis 76.
—, Aspirationspneumonie
	97.
—, Asthma, bronchiale 81.
—, —, cardiale 14.
—, Atelektase 78, 81, 96,
	106.
—, Blähung, akute 78.
—, Bronchialtuberkulose
	119.
—, Bronchiolitis fibrinosa
	91.
—, Bronchitis 94.
—, Bronchopneumonie 94.
—, Chalikosis 76.
—, Crepitatio indux 89.
—, —, redux 89.

Lunge, Corpora amylacea 125.
—, Desquamativpneumonie 99.
—, — bei Tuberkulose 115.
—, Emphysem 78.
—, —, und Pneumonie 78, 94.
—, Endobronchitis tuberculosa 119.
—, Fettembolie 85.
—, Frühinfiltrat, tuberkulöses 110.
—, Grippepneumonie 99.
—, Hepatisation, gelbe 93.
—, —, graue 92.
—, —, rote 89.
—, Herzfehlerlunge 83.
—, Histologie, normale 73.
—, Hyperämie, passive 82.
—, Hypostase 35.
—, — und Pneumonie 82.
—, Induration, rote 84.
—, —, schiefrige 124.
—, Infarkt, hämorrhagischer 86.
—, —, septischer 99.
—, inveteriertes Ödem 107, 115.
—, Karnifikation 93.
—, Kavernen bei Pneumokoniose 76.
—, — bei Tuberkulose 122.
—, Kollapsatelektase 81.
—, Kompressionsatelektase 81.
—, Lobärpneumonie 89.
—, Lobulärpneumonie 95.
—, Lochkaverne 110.
—, Lymphangitis, eitrige 99.
—, —, obliterierende 76.
—, Miliartuberkulose 111.
—, Ödem, entzündliches 89.
—, —, inveteriertes 107, 115.
—, Peribronchitis tuberculosa 119.
—. Phthise s. Tuberkulose.
—, Pleuritis, fibrinosa 103, 105.
—, Pneumonia alba 106.
—, Pneumonie, dissezierende 103.
—, —, fibrinöse 89.
—, —, gelatinöse 115.
—, —, käsige 115.
—, —, katarrhalische 97.
—, —, kruppöse 89.
—, Pneumokoniosen 76.
—, Siderofere Zellen 82.
—, Siderosis 46.
—, Soorpneumonie 170.
—, Splenisation 82, 96.
—, Staublunge 75.
—, Stauungsbronchitis 84.
—, Stauungslunge 82.

Lunge, Tuberkulose, Einteilung 110.
—, —, Heilungsvorgänge 123.
—, Vaguspneumonie 97.
—, Zellenembolie 86.
—, Zirrhose, tuberkulöse 124.
Lungenabszesse 103.
Lungenarterie 74.
—, Atherosklerose 23.
—, elastische Hyperplasie 74.
Lungenemphysem 78.
Lungengeschwüre 122.
Lungentuberkulose 109.
Lungenzirrhose 124.
Lupus pernio 395.
Lupus vulgaris 346.
Luschkasche Steißdrüse 362.
Luteinzellen 277.
Luteinzelltumoren 470.
Lymphadenitis 46.
Lymphadenose 41.
Lymphangioblastoma 386.
Lymphangioendothelioma 408.
Lymphangioma 386.
Lymphangitis, eitrige der Lunge 99.
—, obliterierende der Lunge 76.
Lymphknoten, Blut- 45.
—, Entartung, hyaline 51.
—, Entzündung, akute 46.
—, —, chronische 47.
—, —, spezifische 49.
—, Granulom, malignes 53, 415.
—, Histiozytosen 55.
—, Histologie, normale 45.
—, Hodgkinsche Krankheit 52.
—, Hyalinose 51.
—, Hyperplasie, einfache 54.
—, —, großzellige tuberkulöse 51.
—, —, leukämische 56.
—, —, Differentialdiagnose gegen Sarkom 415.
—, Lymphadenitis 46.
—, Lymphoepitheliale Tumoren (Schmincke) 415, 417.
—, Lymphogranulomatose
—, Lymphom, malignes 52.
—, Lymphosarkomatose 414.
—, Lymphozyten 37.
—, Miliartuberkulose 49.
—, Perilymphadenitis 47.
—, Retikuloendotheliosen 55.

Lymphknoten, Retikulom 55.
—, Retikulose 56.
—, Retothelsarkom 414.
—, Sinuskatarrh 47, 56.
—, Sternbergsche Zellen 54.
—, Tuberkulose 49.
LymphoepithelialeTumoren (Schmincke) 415, 417.
Lymphogranulomatose, Allgemeines 52.
—, atypische Formen 54.
— und Geschwülste 415.
—, Lymphknoten 52.
—, Milz 67.
Lymphom, malignes 52.
Lymphopenie 39.
Lymphoplasten 37.
Lymphoplastisches Sarkom 414.
Lymphosarkomatose 414.
Lymphozyten 37.
Lymphozytenwall 114.
Lymphozytoblastoma 387.
Lymphozytosen 39.

Magen, Areae gastricae 171.
—, Carcinoma adenomatosum 454.
—, — gelatinosum 463.
—, — scirrhosum 461.
—, Catarrhus verrucosus 171.
—, État mamelonné 171.
—, Feldflaschenmagen 462.
—, Gallertkarzinom 463.
—, Gastritis hypertrophicans chronica 171.
—, polyposa 171.
—, Geschwürsbildung 172.
—, Histologie, normale 170.
—, Ulcus pepticum 172.
Magenkatarrh 171.
Makroglossie 386.
Makrozyten 38.
Maladie de Reclus 432.
Maligne Parastruma 471.
Malignes Adenom 426, 471.
— Granulom 53.
— Leiomyom 421.
— Melanom 418.
— Myom 420.
— Ödem 343.
Malum coxae senile 333.
Mamma, blutende 432.
—, Carcinoma solidum simplex 467.
—, Fibroadenoma 426.
—, Hypertrophia vera 428.
—, lactans 429.
—, Maladie de Reclus 432.
—, Mastopathia cystica 432.
Marchi-Reaktion 294.
Markhyperplasie des Thymus 359.

Markschwämme 451.
Masern 95, 340.
— -Pneumonie 98.
Mastdarm, Bilharziosis 452.
Mastleukozyten 37.
Mastopathia cystica 432.
Matrix der Geschwülste 374.
Medianekrose 28.
Mediaverkalkung 23, 28.
Medullarkarzinome 451.
Medulloblastoma 486.
Medulloepithelioma 485.
Megakaryozyten 37.
Megaloplasten 38.
Megalozyten 38.
Mekoniumkörper 97.
Melanin 4.
Melanoblastoma 389.
Melanokarzinom 419.
Melanoma 389.
—, falsches 469.
—, malignes 390, 418.
Melanosarkom 418.
Meningealtuberkulose, exsudative 291.
—, produktive 288.
Meningeoma 411, 505.
Meningitis cerebrospinalis epidemica 282.
— spinalis syphilitica 306.
Meningococcus intracellularis 282.
Meningo-Enzephalitis 283.
Mesaortitis luetica 30.
Mesarteriitische Flecken Kösters 31.
Mesenterialdrüsen bei Typhus 179.
Mesothelioma 411.
Metaplasie 10, 38.
— der Korpusschleimhaut 261, 263.
— der Zervixschleimhaut 261, 262.
Methämoglobininfarkt der Niere 196.
Methämoglobinzylinder 197.
Methylviolettreaktion 60, 134.
Metropathia haemorrhagica 259.
Mikrogliageschwülste 497.
Mikrospongiosa 406.
Mikuliczsche Krankheit 395.
Miliares Gumma 155.
Miliartuberkulose, Haut 346.
—, Hoden 249.
—, Leber 152.
—, Lunge 111.
—, Lymphknoten 49.
—, Meningen 288.
—, Milz 67.
—, Niere 237.

Milz, Amyloid 60.
—, Bantische Krankheit 67, 175.
—, Bauernwurstmilz 67.
—, Erythrophagie 44.
—, Fleckfieber 67.
—, Gauchersche Krankheit 64.
—, Histologie, normale 58.
—, Hodgkinsche Krankheit 67.
—, Hyalinisierung der Milzfollikel 64.
—, Hyperplasie, akute, infektiöse 66, 67.
—, Intimagranulome bei Typhus 33.
—, Lipoidose 64.
—, Lues 67.
—, Lymphogranulomatose 67.
—, Miliartuberkulose 67.
—, Niemann-Picksche Krankheit 64.
—, Phagozytose 66.
—, Porphyrmilz 67.
—, Sagomilz 61.
—, Schinkenmilz 61.
—, Schüller-Christiansche Krankheit 64.
—, Speckmilz 61.
—, Speicherkrankheiten 55, 64.
—, Splenitis infectiosa 66.
—, Splenomegalie 64.
—, Splenozyten 59.
—, Thesaurismosen 64.
—, Tuberkulose, chronische disseminierte 68.
—, Tumor, infektiöser 65.
—, — bei Leberzirrhose 67.
—, —, spodogener 59, 65, 66.
—, Typhus 66.
Milzschwellung, spodogene 59, 65, 66.
Mischgeschwülste, Allgemeines 517.
—, Hoden 520.
—, Niere 518.
—, Ovar 522.
—, Parotis 517.
Monozyten 38.
Monozytenleukämien 40.
Morbus Banti 67, 145.
— Basedowii 356.
— Brightii 193.
Mosaikstruktur des Knochens 326.
Multiples Myelom 388.
Multiple Sklerose 303.
Muskatnußleber 139.
Muskeln, Atrophie, spinale progressive 294, 311.
—, Degeneration, wachsartige 313.

Muskeln, Duchenne-Aranscher Typ der Muskelatrophie 311.
—, Erbscher Typ der Muskelatrophie 312.
—, Facies myopathica 313.
—, Histologie, normale 308.
—, Leiomyoma 391.
—, — sarkomatöses 421.
—, Myoblastoma 375, 391.
—, Myogelose 314.
—, Myoplastenmyom 393.
—, Pseudohypertrophia lipomatosa 312.
—, Rhabdomyoma 391, 421.
—, Rheumatismus 314.
—, Sarkolyten 315.
—, Sarkom, myoplastisches 420.
—, Trichinen 309.
Muskelgelose 314.
Muskelkernschläuche 312.
Muskelrheumatismus 314.
Muskeltrichinen 309.
Mycoderma albicans 169.
Mycosis fungoides 395.
Myelinfiguren 7.
Myelitis, akute 299.
— disseminata 300.
Myelomalazie 294.
Myelom, multiples 388.
Myeloplasten 37.
Myelose, aleukämische 41.
—, funikuläre „kombinierte Strangerkrankung" 299.
—, leukämische 41.
Myelozyten 37.
Myelozytoblastoma 387.
Myoblastoma 375, 391.
Myogelose 314.
Myokard, braune Atrophie 3.
—, normale Histologie 3.
—, trübe Schwellung 5.
—, Verfettung 7.
Myokarditis, eitrige 11.
—, interstitielle 10.
—, rheumatische 13.
—, simplex 12.
—, syphilitische 13.
—, tuberkulöse 13.
Myomalacia cordis 11.
Myoma 391.
— laevicellulare 391.
—, malignes 421.
— striocellulare 391.
Myometritis 254.
Myoplasten 11.
Myoplastenmyom 393.
Myxadenoma 425.
Myxoblastoma 380.
Myxochondrosarkom 404.
Myxödem 351, 359.
Myxoma 380.

Nabelvene, syphilitische Endophlebitis 35.
Naevus pigmentosus 389.
— vasculosus 383.
— -zellhaufen 390.
Narbenkeloid 379.
Nasenpolyp 379.
Nebenhoden, Epididymitis 247.
—, Histologie, normale 244.
Nebenniere, Addisonsche Krankheit 362.
—, Adenom 477.
—, Histologie, normale 361.
—, Phäochromoblastoma 469.
—, Struma suprarenalis 477.
—, Sympathoblastoma 469, 513.
—, Sympathogonioma 469, 513.
—, Tuberkulose 362.
Nebenschilddrüse s. Parathyreoidea.
Nekrose, käsige 68, 116.
—, toxische der Leber 193.
Nephritis 193, 220.
—, herdförmige (Löhlein) 227.
—, interstitielle 227.
—, eitrige 230.
—, nichteitrige 193, 220.
—, papillaris mycotica 231.
Nephrocirrhosis arteriolosclerotica lenta 215.
Nephrocirrhosis arteriolosclerotica progressiva 215.
Nephropyelitis caseosa 238.
— tuberculosa 238.
Nephrose 193, 203, 205.
—, Lipoidnephrose 205.
Nephrosklerose 193, 215.
Nervensystem s. Zentralnervensystem 280.
Netzknorpel 404.
Neurinoma 510.
Neuroblastoma 487.
— ganglionare 513.
— des Sympathikus 513.
Neuroepithelioma 485, 487.
Neuroma 510.
—, plexiformes 511.
Neuromyoma 386.
Neuronophagie 285, 302.
Niemann-Picksche Krankheit 64.
Niere, Ablagerungen 194.
—, Abszeß, embolischer 230.
—, Adenokarzinom 478.
—, Adenom 478.
—, Adenosarkom, embryonales 478.
—, Amyloidose 208.
—, Argyrosis 199.

Niere, arteriolosklerotische Schrumpfniere 215.
—, arteriosklerotische Schrumpfniere 219.
—, Ausscheidungsabszesse 230.
—, Ausscheidungstuberkulose 238.
—, Bilirubininfarkt 198.
—, Eiweißzylinder, ikterische 198.
—, Entartung, hyalintropfige 210.
—, Glomerulitis, akute 222.
—, Glomerulonephritis, akute 222.
—, —, chronische 225.
—, —, herdförmige 227.
—, Glykogeninfiltration 211.
—, Granularatrophie 215.
—, Grawitzscher Tumor 469, 477.
—, Hämosiderininfarkt 195.
—, Hämosiderose 195.
—, Harnsäureinfarkt 194.
—, Harnzylinder 228.
—, Herdnephritis, embolische 227.
—, Histologie, normale 191.
—, Hydronephrose 234.
—, Hypernephroma 469, 477.
—, Hypertonie 215.
—, Ikterusniere 198.
—, Infarkt, anämischer 212.
—, —, septischer 230.
—, Infarktschrumpfniere 213.
—, Kalichloricumvergiftung 196.
—, Kalkgicht 200.
—, Kalkinfarkt 200.
—, Kalkmetastase 200.
—, Kriegsnephritis 227.
—, Löhleins embolische Herdnephritis 227.
—, Methämoglobininfarkt 146.
—, Nephritis 193, 220.
—, —, herdförmige (Löhlein) 227.
—, —, interstitielle 227.
—, —, eitrige 230.
—, —, nichteitrige 193, 220.
—, — papillaris mycotica 231.
—, Nephrocirrhosis arteriolosclerotica 215.
—, Nephrose 193, 203, 205.
—, Pyelonephritis 231.
—, Pyonephrose 235.
—, Sackniere, tuberkulöse 238.

Niere, Schrumpfniere, arteriolosklerotische 215.
—, —, arteriosklerotische 219.
—, —, genuine 215.
—, —, glomeruläre 223, 226.
—, —, hydronephrotische 234.
—, —, Mischformen 216.
—, —, senile 219.
—, —, tuberkulöse 238.
—, —, tubuläre 220.
—, Silberinfarkt 199.
—, Sklerose, maligne 216.
—, Stauungsniere 219.
—, Stoffwechselstörungen 203.
—, Struma suprarenalis aberrata renis 477.
—, Sublimatniere 200.
—, trübe Schwellung 203.
—, Tuberkulose 237.
—, Verfettung 205.
Nitabuchscher Fibrinstreifen 264.
Normoplasten 37.
Normozyten 37.
Nutritive Reizung 5.

Obesitas cordis 9.
Ödem, entzündliches der Lunge 89.
—, inveteriertes der Lunge 107, 115.
—, malignes 343.
Ösophagus, normale Histologie 169.
—, Schaffersche Inseln 169.
—, Soor 169.
—, Varizen 143.
Oligodendroglioma 497.
Oophoroma 470.
Orchitis gonorrhoica 247.
— gummosa 251.
— interstitialis 251.
— bei Mumps 245.
— tuberculosa 247.
Organisation, pathologische 20.
Osteoblastoma 382.
Osteochondritis luetica 330.
Osteodystrophia fibrosa 326, 401, 473.
Osteogenesis imperfecta 317.
Osteoid 318.
Osteoidchondrom 406.
Osteoidsarkom 403, 406.
Osteoklasten 37, 317, 327.
Osteoklastoma 401.
Osteoma 382.
Osteomalazie 321.

Osteomyelitis, akute eitrige 324.
—, gummöse 330.
—, tuberkulöse 328.
Osteoplasten 317.
Osteoplastisches Sarkom 402.
Osteoporose 321.
Osteosklerose 322.
Ostitis deformans (Paget) 326.
—, eitrige 324.
— fibrosa (v. Recklinghausen) 324, 326.
— gummosa 330.
—, kondensierende 325.
—, rarefizierende 324.
— tuberculosa 328.
Ovar, Adenoma testiculare tubulare ovarii 479.
—, Arrhenoblastoma 471.
—, Brenner-Tumoren 470.
—, Corpus luteum 277.
—, Cystoma glandulare s. pseudomucinosum 429.
—, — papillare s. serosum 431.
—, Degeneration, kleincystische 278.
—, Dermoidzyste, komplizierte 522.
—, Graafscher Follikel 277.
—, Granulosazellen 277.
—, Granulosazelltumoren 470.
—, Histologie, normale 276.
—, Krukenberg-Tumoren 482.
—, Parovarialzysten 278.
—, Struma ovarii 430, 471, 482.
—, Teratoma ovarii 522.
Ovula Nabothi 260.
Oxydasereaktion 38.
Oxyuren 185.

Pachymeninx s. Dura mater.
Pachymeningitis cervicalis hypertrophica 306.
— haemorrhagica interna 281.
Paget-Karzinom 468.
Pagetsche Erkrankung der Knochen 326.
Pallisadenstellung der Kerne 510.
Pankreas, Atrophie 162.
—, Diabetes mellitus 162.
—, Fettgewebsnekrose 164.
—, —, Fermentmetastasen 167.
—, Glykosurie 163.
—, Histologie, normale 162.

Pankreas, Insuloma 471.
—, Langerhanssche Inseln 162.
—, Pancreatitis haemorrhagica 165.
—, — interstitialis luetica 167.
—, Tumoren 471.
—, zentroazinäre Zellen 162.
Pankreatitis haemorrhagica 165.
— interstitialis gummosa 168.
— — luetica 167.
— — simplex 168.
Panmyelophthise 39, 44.
Panostitis 325.
Pannus der Gelenke 336.
Papillom, Allgemeines 442.
— der Harnblase 423.
— der Haut 422.
—, hartes 425.
—, malignes 422.
— des Plexus chorioideus 499.
—, weiches 425.
Paracholie 149.
Paradestellung der Kerne 510.
Paraganglien 22, 362.
Parakeratose 341.
Paralyse, Landrysche 300.
—, progressive 307.
Parametritis 254.
Parasiten der Leber 160.
Parastruma 470, 473, 474.
Parathyreoidea (Epithelkörperchen) 450.
—, Tumoren der 470.
— — bei Osteodystrophia fibrosa 327.
Parenchym der Geschwülste 375.
Parenchymatöse Degeneration der Niere 203.
— Entzündung 6.
Parenchymdegeneration der Leber, akute toxische 130.
Parietalthromben 23.
Parotis, Mischgeschwulst der 517.
Parotitis epidemica 245.
Parovarialzysten 278.
Pellagra 296.
Pelveoperitonitis 272.
Penis, karzinomverdächtige Wucherungen 440.
Pemphigus 340.
Pergamentknittern 403.
Periarteriitis, luetische 33.
— nodosa 29.
Peribronchitis tuberculosa 119.
Perikard, normale Histologie 18.

Perikarditis, fibrinöse 19.
— in organisatione 20.
Perilymphadenitis 47.
Perimetritis 254.
Periorchitis 247.
Periostitis, eitrige 324.
— gummosa 330.
Periportales Bindegewebe 127.
Perithelioma 408, 411.
Peritonealtuberkulose 275.
Peritoneum, Endothelkrebs 411.
—, Histologie, normale 175.
—, Peritonitis fibrinosa 189.
—, Pseudomyxoma peritonei 430.
—, Zölomkarzinom 411.
Peritonitis acuta fibrinosa 189.
Perlgeschwulst 413.
Perniziosa 40.
Peyersche Plaques 174.
Pflanzenzellen 478.
Pflasterepithelkarzinom 440, 442.
— der Haut 443.
— der Lippe 444.
— des Penis 440.
— der Portio 459.
— der Schleimhaut 449.
Phäochrome Zellen 361.
Phäochromoblastoma 469.
Phäochromozytoma 469.
Phagozytose, Alveolarepithelien 74, 77.
—, Körnchenzellen 302.
—, Lymphknoten 46.
—, Milz 59, 66.
Phlebektasie 33, 35.
Phlebitis 33.
— der Nabelvene 35.
Phlebosklerose 33.
Phlegmone 342.
Phosphorvergiftung 6.
Phthisis s. Tuberkulose.
Physaliden 382.
Pia mater 280.
— —, Entzündung 282, 306.
— —, Geschwülste 505.
— —, Histologie, normale 280, 291.
— —, Tuberkulose 288.
Pigmente 4.
Pigmentatrophie des Herzens 3.
— der Leber 128.
Pigmentmäler 389, 418.
Pigmentnävi 389, 418.
Pigmentzirrhose 144, 148.
Pilzdrusen 332.
Pinealis, glandula s. Zirbeldrüse.
Pinealoblastoma 499.
Pinealoma 499.

Pityriasis versicolor 341.
Plättchenthromben 42.
Plasmazellen 37.
Plasmozytoma 387.
Plazenta 264.
—, Geschwülste 469, 475.
—, weißer Infarkt 264.
Pleuraschwarten 105.
Pleuritis 103, 105.
Plexusgeschwülste 499.
Pneumonia alba 106.
Pneumonie, Aspirations- 97.
— Broncho- 94.
— Desquamativ- 99.
— — bei Tuberkulose 115.
—, dissezierende 99, 103.
—, fibrinöse 89.
—, gelatinöse 115.
—, genuine 89.
— Grippe- 99, 103.
—, hypostatische 82.
—, indurierende 83.
—, interstitielle 89, 103.
—, käsige 115.
— Karnifikation 93.
—, katarrhalische 97.
—, kruppöse 89.
— Lobär- 89.
— Lobulär- 89, 95.
—, perifokale 113.
—, schlaffe 96.
— Soor- 170.
— Vagus- 97.
Pneumokoniosen 76.
Poikilozyten 38.
Poliomyelitis 300.
— anterior (Heine-Medin) 302.
Polyarthritis 333.
Polyglobulie 39.
Polykaryozyten 37.
Polykystoma 483.
Polymorphie, sekundäre, degenerative und primäre, echte der Zellkerne 476.
Polymorphzelliges Sarkom 397.
Polyplasten 20.
Polyposis adenomatosa des Magens 452.
Polypen, adenomatöse 454.
Polyzythämie 38.
Porphyrmilz 67.
Portioepithel, „einfach atypisches" 437.
Postbranchialer Körper 351.
— —, Struma 470.
Potentielle Bösartigkeit (Ewing) 435.
Präkanzeröse Prozesse 435, 437, 468.
Prämenstruelle Umwandlung der Uterusschleimhaut 253.

Primäraffekt, syphilitischer 348.
—, tuberkulöser 110.
Primäre Systemerkrankungen 294.
Primärkomplex, tuberkulöser 110.
Primitives Spongioblastom 490.
Probeexzisionen 256.
Progressive Paralyse 307.
Proliferationszentren 378, 402.
Prostata, Corpora amylacea 242.
—, Histologie, normale 240.
—, Hypertrophie 240.
—, Konkretionen 240.
Psammoma 413.
Psoriasis 340.
Pseudochorionepitheliom 475.
Pseudoerosion der Portio 260.
Pseudohypertrophia lipomatosa 312.
Pseudohypertrophien 4.
Pseudokrebsparasiten 446.
Pseudoleukämie 52.
Pseudomuzinkystom 429.
Pseudomyxoma peritonei 430.
Pseudoneuronophagie 302.
Pseudoperitheliom 411.
Pseudorosetten 486.
Pseudotubuli bei Leberregeneration 136.
Pseudoxanthomzellen 346.
Pubertätsstruma 352.
Pulmonalarterie 75.
Pulmonalsklerose 23.
Pubertas praecox 479.
Pyämie 100.
Pyelonephritis 231.
Pyknose 4.
Pyometra, käsige 269.
Pyonephrose 235.
Pyosalpinx 272.
— caseosa 275.

Querschnittsmyelitis 300.

Rachitis s. Rhachitis.
Randwülste bei Arthritis 335.
Rankenaneurysma 383.
Rankenangiom 383.
Rankenneurom 511.
Rankenvarix 383.
Rankesche Stadienlehre der Tuberkulose 110.
Raynaudsche Erkrankung 29.
v. Recklinghausensche Gitterfiguren 323.

v. Recklinghausensche Erkrankung des peripheren Nervensystems 377.
— — des Knochensystems 326.
Reinckesche Kristalle 480.
Reinfektion bei Tuberkulose 110.
Reiskörper 336.
Reiswasserstühle 177.
Reizung, nutritive 5.
Reizungsformen 38.
Resorptionsikterus 149.
Retikuloendotheliales System, Allgemeines 46.
—, Hyperplasie 54.
—, Leber 126.
—, Milz 58, 64.
Retikuloendotheliosen 55.
Retikulose 56.
Retikulozyten 37.
Retinablastom 487.
Retinaepitheliom 487.
Retentionsikterus 150.
Retothelsarkom 408, 414.
Rhabdomyoma 391, 421.
Rhabdomyosarkom 421.
Rhachitis 317.
Rhachitischer Rosenkranz 318.
Rhachitis tarda 321.
Rheumatismus, Arterien 28.
—, Gelenke 333.
—, Herz 13, 16.
—, -knötchen 13.
— Muskel- 314.
Rhexisblutung 87.
Rhythmische Strukturen 510.
Riesenzellen, epitheliale in Karzinomen 441.
—, Fett- 402.
—, Fremdkörper 64, 441.
— Knochenmarks- 37.
— Langhanssche 50, 113.
— — im Gumma 250.
—, Osteoklasten 37, 317. 399.
— Sternberg-Paltauf- 54.
— Xanthom 401.
Riesenzellensarkom 399.
Ringgeschwür 188.
Röhrentuberkulose 119, 152.
Rosenkranz, rhachitischer 318.
Rosetten in Gliomen 486.
Rougetsche Zellen 20.
Rückenmark s. Zentralnervensystem.
Rückenmarksschwindsucht s. Tabes dorsalis.

Ruhr 181.
Rundzellensarkome 395.
Russelsche Hyalinkörperchen 172, 380.

Sackniere, hydronephrotische 238.
—, tuberkulöse 238.
Sacktube, tuberkulöse 275.
Säulenknorpel 316, 319.
Sagokörner 183.
Sagomilz 61.
Salpingitis gonorrhoica 272.
— nodosa isthmica 259.
— tuberculosa 275.
Sandkörper 413.
Sarkoid Boeck 395.
— Darier 395.
Sarkoleukämien 414.
Sarkolyten 315.
Sarkom, Allgemeines 374, 393.
— Alveolär- 398.
—, angioplastisches 408, 410.
—, chondroplastisches 403.
— Ewing- 408.
—, fibroplastisches 401.
—, „glioplastisches" 495.
—, lipoplastisches 402.
—, lymphoplastisches 414.
—, melanoplastisches 418.
—, myeloplastisches 414.
—, myoplastisches 420.
—, myxoplastisches 401.
— Osteoid- 402.
—, osteoplastisches 403.
—, polymorphzelliges 397.
— Retothel- 408, 415.
— Riesenzellen- 399.
— Rundzellen- 395.
— Spindelzellen- 396.
—, zylindromatöses 412.
Sarkomatosen 414.
Schaffersche Inseln des Ösophagus 169.
Schanker, harter 348.
Scharlach 340.
Scharlachniere 227.
Schaumzellen 381.
Schilddrüse, s. a. Struma.
—, Adenom 353.
—, —, malignes 471.
—, Aplasie 352.
— Basedow- 356.
—, Histologie, normale 350.
—, Hyperplasie, gutartige 351.
—, Karzinome 471.
—, Kretinismus 352.
—, Kropf 352.
—, Myxödem 352.
—, Parastruma 473.
—, Struma 352.
—, — maligna 469, 471.
—, Thyreotoxikose 356.
Schinkenmilz 61.

Schleimhautkarzinome 449.
Schleimknorpel 404.
Schluckpneumonie 97.
Schmelzkeimepitheliom 471, 483.
Schnürleber 128.
Schokoladezysten 260.
Schrumpfniere, arteriolosklerotische 215.
—, arteriosklerotische 219.
—, genuine 215.
—, glomeruläre 223, 226.
—, hydronephrotische 234.
— Mischformen 216.
—, primäre 215.
—, senile 219.
—, sekundäre 226.
—, tuberkulöse 238.
—, tubuläre 220.
Schultzesches Kommafeld, Verhalten bei Tabes 297.
Schüller-Christiansche Krankheit 64.
Schwangerschaft, Abortreste 263.
—, Blasenmole 475.
—, —, intravasale 475.
—, Chorion 264, 266.
—, Chorionephitelioma malignum 475.
—, Decidua graviditatis 263, 265.
—, Eklampsie, Leber bei 135.
—, — Niere bei 215.
—, Extrauteringravidität 267.
—, histologische Veränderungen der Korpusschleimhaut 263.
— Langhans-Zellen 264, 476.
—, Lithopädien 267.
—, Nitabuchscher Fibrinstreifen 264.
—, Plazenta 264.
—, Proliferationsinseln der Chorionepithelien 264.
—, Synzytien 264, 476.
Schwellung, trübe 193.
Schwindsucht, galoppierende 110.
Seminoma 471, 479.
Septikopyämie 11.
Sequester, Knochen- 325.
Siderofere Zellen 82.
Siderosis 76.
Siegelringzellen 470, 483.
Silberinfarkt der Niere 199.
Simmondssche Krankheit 364.
Sinuskatarrh der Lymphknoten 47, 56.
Sinusretikulum 46.

Sinusthrombose 33.
Skabies 341.
Skelettmuskulatur s. Muskeln.
Skirrhus 451.
Sklerose, Arterien- s. Atherosklerose.
—, maligne der Niere 216.
— multiple 303.
— tuberöse 304.
Skoliz es 160.
Skrophuloderma 346.
Soor des Ösophagus 169.
Soormetastasen 170.
— -pneumonie 170.
Speckleber 133.
Speckmilz 61.
Speicherkrankheiten 55, 64.
Speiseröhre s. Ösophagus.
Spezifität, ätiologische 108.
— histologische 109.
Spinale Kinderlähmung 302.
Spinalparalyse, spastische 294.
Spina ventosa 328.
Spindelzellensarkom 396.
Splanchnomegalie 502.
Splenisation 82, 96.
Splenitis infectiosa 66.
Splenomegalie 64.
Spondylitis ancylopoetica (Bechterew) 328.
— deformans 327.
Spongioblastoma 490.
— ependymäres 498.
Spongioide Schicht 318.
Spongiose der Haut 341.
Sporotrichose 341.
Stammzellenleukämien 40, 41.
Status lymphaticus 360.
— thymolymphaticus 360.
Staublunge 75.
Stauungsatrophie 140.
Stauungsbronchitis 84.
Stauungsikterus 149.
Stauungsleber 139.
Stauungslunge 82.
Stauungsniere 219.
Stauungszirrhose der Leber 140, 144.
Steatoklasten 165.
Steißdrüse, Luschkasche 362.
Sternbergsche Zellen 54.
Sternzellen, Kupffersche 126.
Sternzellensarkom 402.
Strahlenpilz, s. Aktinomykose.
Strangentartung, kombinierte (funikuläre Myelose) 299.
—, sekundäre 294.
Stroma der Geschwülste 375.

Strümpell-Westphal-
 sche Krankheit 144.
Struma, Adenom, malignes
 der Schilddrüse 471.
— Basedow- 356.
—, basedowificata 357.
—, bösartige Formen 471.
—, colloides 351.
—, congenita 353.
— Getzowa- 353, 472.
—, gutartige Formen 351.
—, inflammatoria 352.
— bei Kretinismus 352.
— maligna 463, 471.
—, Myxödem 352.
— ovarii 430, 471, 481, 482.
— parenchymatosa 351.
— Parastruma 351.
—, — maligna 473.
— postbranchialis 351, 472.
— Pubertäts- 352.
—, regressive Verände-
 rungen 354.
— Schwangerschafts- 352.
—, suprarenalis 477.
—, Thyreotoxikose 356.
—, wuchernde Struma,
 Langhans 473.
Stückchendiagnose 256.
Sublimatniere 200.
Sympathoblastoma 469,
 513.
Sympathogonioma 469, 513.
Synzytium 264, 475.
Syphilis s. Lues.
Syringomyelie 495.
Systemerkrankungen,
 primäre des Rücken-
 marks 294.
System, hepato-lienales 58.
—, retikuloendotheliales 46.

Tabes dorsalis 296.
Teleangiektasie 383.
Teratoide 514.
Teratoma, Allgemeines 514,
 520.
— adultum 522.
— embryonale testis 520.
— ovarii 522.
—, Wilmssche Zotte 520.
—, Zirbeldrüse 365.
Thekazellen 277.
Thekazelltumoren 470.
Thesaurismosen 64.
Thromben 42.
Thrombangitis obliterans
 30.
Thromboarteriitis 28.
Thromboendokarditis 15.
Thrombose 42.
— phlebitische 100.
Thrombozyten 37.
Thrombozytopenie 40.
Thymoma 470.

Thymus, Aplasie 359.
—, Fettkörper 359.
—, Hassalsche Körper-
 chen 359.
—, Histologie, normale 358.
—, Hypoplasie 359.
—, Markhyperplasie 359.
— bei Morbus Basedowii
 360.
—, persistens 359.
—, Status lymphaticus 360.
—, Status thymolymphati-
 cus 360.
—, Thymoma 470.
—, Thymustod 360.
Thymustod 360.
Thyreotoxikose 351, 356.
Tophi, gichtische 337.
Totenlade 325.
Toxische Nekrosen 193.
Trachea, Diphtherie 72.
—, Histologie, normale 72.
—, Krupp 72.
Trichinella spiralis 176,
 309.
Trichinose der Muskeln 309.
Trichophytie 341.
Trichozephalus 185.
Tridermoma 515.
Tropfige Entmischung 6.
Trophoblast 264.
Tropenruhr 182.
Trübe Schwellung des Herz-
 muskels 5.
— — der Leber 129.
— — der Niere 193, 203.
Tubargravidität 268.
Tube, Eitertube, gonorrhoi-
 sche 272.
—, Gravidität 267.
—, Histologie, normale 272.
—, Hydrosalpinx 273.
—, Mole 274.
—, Pyosalpinx 272.
—, — tuberculosa 275.
—, Ruptur 267.
—, Schokoladezysten 260.
—, Sacktube, tuberkulöse
 275.
—, Salpingitis gonorrhoica
 242.
—, — tuberculosa 274.
— Tuberkulose 274.
Tuberculosis verrucosa cutis
 346.
Tuberkel 49.
— exsudative 113.
— fibröse 123.
— fibrös-käsige 124.
— interstitielle 113.
—, pneumonische 111, 113.
—, produktive 113.
Tuberkelriesenzellen, Lang-
 hanssche 113.
Tuberkulose, Allgemeines,
 Allergie 49, 110.

Tuberkulose, Allgemeines,
 Arnoldsche
 Wirbelstellung
 der Zellkerne im
 Tuberkel 115.
—, —, Epitheloidgewebe
 109, 112.
—, —, Exsudative Vor-
 gänge 109, 115.
—, —, Frühinfiltrat 110.
—, —, Immunitätslage und
 histologische Aus-
 drucksform 49,
 110.
—, —, Intimatuberkel 33,
 239..
—, —, Kochscher Bazillus
 110.
—, —, Langhanssche Rie-
 senzellen 113.
—, —, Lochkaverne 110.
—, —, Primäraffekt 110.
—, —, Primärkomplex 110.
—, —, Produktive Vor-
 gänge 110.
—, —, Rankesche Stadien
 110.
—, —, Reinfekt 110.
—, —, Verkäsung 49, 120,
 121.
—, —, Virus, granuläres 52.
—, Darm 187.
—, Gefäße 33.
—, Gelenke 328, 336.
—, Haut 346.
—, Herz 13.
—, Hirnhäute 288.
—, Hoden 247.
—, Knochen 328.
—, Leber 152.
—, Lunge 109.
—, Lymphknoten 49.
—, —, großzellige Hyper-
 plasie 51.
—, Milz 67, 68.
—, Nebenniere 362.
—, Niere 237.
—, Tube 274.
—, Uterus 269.
Tuberöse Sklerose 304.
„Tumor infectiosus lienis"
 65.
Tumoren s. Geschwülste.
Typhus abdominalis 178.
— — Intimagranulome 33.
— —, — -knötchen 55,
 180.
—, Milz 65, 180.
— exanthematicus s. Fleck-
 fieber.

Ulcus pepticum ventriculi
 172.
— rodens 442.
Urämie 104.

Urämie, Perikarditis bei 19.
Urogenitaltuberkulose 238, 247.
Uterus, Adenokankroid 457.
—, Adenomyosis 259.
—, Atypie der Portioschleimhaut 262, 437.
—, — und Karzinom (Hinselmann) 437.
—, Carcinoma adenomatosum corporis uteri 455.
—, — portionis uteri 459.
—, Dysmenorrhoea membranacea 268.
—, Endometriose 259, 456.
—, Endometritis und Hyperplasie 254.
—, — post abortum 265.
—, —tuberculosa 269.
—, Erosion der Portio 260.
—, Histologie, normale 253.
—, Hyperplasie, glanduläre des Endometriums 255.
—, Karzinosarkom 517.
—, Korpuspolyp 261.
—, Leiomyoma 391.
—, —, sarkomatöses 421.
—, Leukoplakie der Portio 262, 437.
—, Menstruationszyklus 253.
—, Metaplasie der Uterusschleimhaut 261, 263.
—, Zervixschleimhaut 261, 262.
—, Metropathia haemorrhagica 259.
—, Myoma 391.
—, —, malignes 421.
—, prämenstruelle Umwandlung der Uterusschleimhaut 253.
—, Pseudoerosion 260.
—, Pyometra, käsige 269.
—, Schwangerschaftsprodukte 263.
—, Tuberkulose 269.
—, Zervixpolyp 262.
—, Zona compacta der Uterusschleimhaut 253.
—, Zona spongiosa der Uterusschleimhaut 253.

Vaguspneumonie 97.
Vakuoläre Entartung 6.
Variola 340.
Varizen 35.
— des Ösophagus 143.
Varizellen 340.

Venenentzündungen, syphilitische 33.
—, tuberkulöse 33.
Verfettung, Allgemeines 6.
—, degenerative 6.
—, einfache 6.
—, Herzmuskel 6.
—, Leber 131.
—, Niere 205.
Verkalkung, senile, der Gefäße 23, 28.
—, nach käsiger Nekrose 123.
Verkäsung 49, 120.
Vermännlichung durch Geschwülste 471.
Vernix caseosa 97.
Verstopfungsatelektase 81, 96.
Verweiblichung durch Geschwülste 470.
Virus, granuläres des Tuberkelbazillus 52.

Wabenzellen 381.
Wachsartige Degeneration der Muskulatur 313.
Wachsleber 133.
Wallersche Entartung der Nervenfasern 294.
Wanderzellen 21.
—, choriale 264.
Weibliche Geschlechtsorgane 253.
Wilmssche Zotte 520.
Wilsonsche Krankheit 144.
Wirbelstellung der Kerne, Arnoldsche 115.
Wuchernde Struma-Langhans 469, 471, 473.
Wundgranulationen 20.
Wurmfortsatz s. Appendix

Xanthelasma 380.
Xanthofibrome der Sehnenscheiden 381, 401.
Xanthoma 380.
Xanthomatose 64, 381.

Zelleinschlüsse in Hautkarzinomen 446.
Zellenembolie der Lunge 86.
Zellverwilderung 397.
Zentralnervensystem, Amyotrophische Lateralsklerose 294.
—, Basilarmeningitis 288.
—, Bulbärparalyse, progressive 294.
—, Corpora amylacea des Rückenmarks 295.
—, Encephalitis epidemica 284.
—, — purulenta 285.

Zentralnervensystem, Fettkörnchenzellen 287.
—, Friedreichsche familiäre Ataxie 299.
—, Funikuläre Myelose (kombinierte Strangerkrankung) 299.
—, Geschwülste, Allgemeines 484.
—, —, Cholesteatoma 506.
—, — des Ependyms 498.
—, —, Epidermoide 506.
—, —, gliöse Reihe 490.
—, — der Hirnhäute 595.
—, —, der Hypophyse 500.
—, —, nervöse Reihe 485.
—, — der Retina 487.
—, — des Sympathikus 510.
—, — der zerebralen und spinalen Nerven 510.
—, — der Zirbeldrüse 499.
—, Gliose, reparatorische 298.
—, Graue Degeneration der Hinterstränge 296.
—, Großhirnabszeß 285.
—, Haematoma durae matris 281.
—, Heine-Medinsche Krankheit 302.
—, Heubnersche syphilitische Arteriitis 307.
—, Histologie, normale 280, 291.
—, —, Gehirn 280.
—, —, Hirnhäute 280, 291.
—, —, Rückenmark 291.
—, Kinderlähmung, spinale 302.
—, Leptomeningitis purulenta 282.
—, — tuberculosa 288.
—, —, —, exsudative Form 291.
—, — —, Konglomerattuberkulose 289.
—, Leptomeninx s. Pia mater.
—, Leukomyelitis 300.
—, Lues tarda congenita 307.
—, Marchi-Reaktion 294.
—, Meningeoma 411, 505.
—, Meningitis cerebrospinalis epidemica 282.
—, — spinalis syphilitica 306.
—, multiple Sklerose 305.
—, Myelitis acuta 299.
—, — disseminata 300.
—, Myelomalazie 294.
—, Myelose, funikuläre 299.
—, Neuronophagie 285, 302.

Zentralnervensystem,
    Pachymeningitis cervicalis hypertrophica 306.
—, — haemorrhagica interna 281.
—, Pachymeninx s. Dura mater.
—, Paralyse, Landrysche 300.
—, —, progressive 307.
—, Poliomyelitis 300.
—, — anterior (Heine-Medin) 302.
—, Pseudoneuronophagie 302.
—, Querschnittsmyelitis 300.
—, Rückenmarksdegeneration, toxische 294.

Zentralnervensystem, Rückenmarksschwindsucht 296.
—, Spinalparalyse, spastische 294.
—, Syringomyelie 495.
—, Systemerkrankungen des Rückenmarks 294.
—, Tabes dorsalis 296.
—, tuberöse Sklerose 304.
—, Wallersche Entartung der Nervenfasern 294.
Zervixpolyp 261.
Zirbeldrüse, Histologie, normale 365.
—. Pinealoma 470, 499.
—, Teratoma 470.
Zirrhose der Leber 142.
—, Lunge 124.

Zökum 465.
Zölomkarzinome 411.
Zölomteratom 520.
Zottenkrebs 449.
Zuckerkandlsches Organ 469.
Zwergwuchs 351.
Zwiewuchs 318.
Zwischenzellenblastom des Hodens 479.
Zwischenzellenvermehrung bei Hodenatrophie 244.
Zylinderepithelkarzinome 449, 454.
Zylindroma 412.
Zystokarzinoma 450.
Zystoma s. Kystoma u. Cystoma.
Zytoma 393.

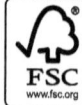

MIX
Papier aus verantwortungsvollen Quellen
Paper from responsible sources
FSC® C105338

If you have any concerns about our products,
you can contact us on
ProductSafety@springernature.com

In case Publisher is established outside the EU,
the EU authorized representative is:
**Springer Nature Customer Service Center GmbH
Europaplatz 3, 69115 Heidelberg, Germany**

Printed by Libri Plureos GmbH
in Hamburg, Germany